Por Qué a Millones de Mamis, Papis y Médicos les Encanta *Qué Puedes Esperar® Cuando Estás Esperando*

"¡Lo que a ninguna madre le puede faltar!".
—DRA. NIRA COLYN

◆ ◆ ◆

"*Qué Puedes Esperar Cuando Estás Esperando* es un recurso increíble para el embarazo… El libro es muy accesible y tiene un índice excelente… Te permite encontrar enseguida cualquier tema que puedas imaginar".
—BRENDA SMALLEGAN, ENFERMERA CERTIFICADA

◆ ◆ ◆

"Este libro lo contiene literalmente todo. Jamás he encontrado una guía más completa y, a la vez, agradable para un embarazo saludable y feliz".
—SUSAN KANE, DIRECTORA DE *BABYTALK* MAGAZINE

◆ ◆ ◆

"*Qué Puedes Esperar Cuando Estás Esperando* es un verdadero salvavidas. ¡Muchísimas gracias!"
—DR. MIGUEL A. CANO

◆ ◆ ◆

"Como madre, este libro fue mi guía de supervivencia para salir adelante día tras día".
—DRA. BALA MUNIPALLI

◆ ◆ ◆

"¡Una biblia fabulosa para las mamás primerizas! ¡Sin *Qué Puedes Esperar Cuando Estás Esperando* habría tenido 20 libras más de peso y un poquito menos de cordura!"
—CATHERINE SKOBE, MADRE

P9-CJK-011

ii

"¡Me encantan estos libros! Están llenos de información útil".
—Dra. Suzy A. Thompson

❖ ❖ ❖

"Empecé a leer *Qué Puedes Esperar Cuando Estás Esperando* en cuanto descubrí que estaba embarazada. Me proporcionó una guía para un embarazo sin estrés".
—Caroline Goldstein, Madre

❖ ❖ ❖

"Excelente para aliviar los temores de las pacientes y suministrar información… Lo recomiendo calurosamente".
—Dra. Donnica L. Moore

❖ ❖ ❖

"Este libro revolucionó el cuidado prenatal en los Estados Unidos".
—Dr. James Faherty

❖ ❖ ❖

"Los leí minuciosamente para mis dos embarazos y como pediatra comprobé que dan en el blanco".
—Dra. Susan Walter Mangiameli

❖ ❖ ❖

"¡Éste es el único libro que recomiendo a mis pacientes!".
—Dra. Elizabeth Doyle

❖ ❖ ❖

"Éste es el libro 'imperdible' para toda futura mamá, ¡ya sea el primero o el quinto bebé!".
—Sofía García, Madre

❖ ❖ ❖

"Como diseñadora de ropa maternal y como madre, sé que no hay otro libro que signifique tanto para tantas mujeres embarazadas en todas partes".
—Liz Lange
Madre, Fundadora y Directora General
de Liz Lange Maternity

QUÉ PUEDES ESPERAR®
CUANDO ESTÁS ESPERANDO

CUARTA EDICIÓN

por Heidi Murkoff
y Sharon Mazel

Prólogo del Dr. Charles J. Lockwood

Profesor de la cátedra Anita O'Keefe Young de Salud Femenina y director del Departamento de Obstetricia, Ginecología y Ciencias Reproductivas de la Escuela de Medicina de la Universidad de Yale

WORKMAN PUBLISHING • NEW YORK

Para Emma y Wyatt, mis grandes esperanzas
Para Erik, mi todo
Para Arlene, con mucho amor, por y para siempre
Para todas las mamás, papás y bebés del mundo

La serie de What to Expect® When You're Expecting y What to Expect® fue concebida por Heidi Murkoff, Arlene Eisenberg y Sandee Hathaway.

Datos del Catálogo de Publicaciones en la Biblioteca del Congreso.
ISBN 978-0-7611-5738-0 (en rústica)

Diseño del libro: Lisa Hollander
Diseño de la portada: John Seeger Gilman
Ilustraciones de la portada: Tim O'Brien
Fondo de la portada: Lynette Parmentier, Quilt Creations
Fotografía de la portada: Davies + Starr
Ilustraciones en el interior: Karen Kuchar
Ilustraciones médicas: Tom Newsom

Workman Publishing Company, Inc.
225 Varick Street
New York, NY 10014-4381
www.workman.com

Impreso en los Estados Unidos
Primera impresión enero del 2010
10 9 8 7 6 5 4 3 2 1

NO TENGO PALABRAS PARA AGRADECER A ARLENE EISENBERG,
MI PRIMERA Y MÁS IMPORTANTE COLABORADORA EN WHAT TO EXPECT.
TU LEGADO DE BONDAD, COMPASIÓN E INTEGRIDAD PERDURAN ETERNAMENTE;
SERÁS AMADA Y RECORDADA POR SIEMPRE.

Muchas (Muchas) Gracias

SI HAY ALGO QUE HE APRENDIDO EN los últimos 23 años, es que los niños no se crían solos... ni tampoco los libros se escriben solos (sin importar cuántas horas te quemes las pestañas mirando la pantalla en blanco).

Afortunadamente, no he tenido que cargar sola con ninguna de las dos tareas. Para la crianza infantil (oficialmente concluida aunque, seamos sinceros, ¿se termina alguna vez?), he tenido el mejor colaborador de paternidad... mi marido Erik, quien también es mi socio en Qué Puedes Esperar Cuando Estás Esperando. Para escribir el libro, he contado con el aporte de colegas y amigos que contribuyeron con su apoyo, sus sugerencias e ideas para la creación (y re-creación, re-creación... re-creación) de cuatro ediciones de *Qué Puedes Esperar® Cuando Estás Esperando*.

Algunas de esas manos amigas han pasado y se han ido, pero otras se han mantenido a mi lado desde el primer día y la primera edición. Mil gracias a:

Sandee Hathaway por todas tus valiosas contribuciones a Qué Puedes Esperar Cuando Estás Esperando. Eres una gran hermana y sobre todo una gran amiga.

Suzanne Rafer, editora y amiga, que guiaste fielmente Qué Puedes Esperar Cuando Estás Esperando desde la concepción hasta la entrega nada menos que cuatro veces, poniendo el punto a cada i y el palito en cada t, eliminando todo juego de palabras involuntario (y algún par de paréntesis). ¿Qué se encierra en un nombre? En lo que respecta a Qué Puedes Esperar Cuando Estás Esperando, mucho... y tenemos que agradecer a Suzanne por el memorable apodo que ayudó a lanzar no solamente 29 millones de ejemplares, sino también cientos de titulares, tiras cómicas y parodias.

Peter Workman, editor de integridad poco común y un compromiso a toda prueba, quien creyó en nuestro libro cuando las librerías no lo hacían, que permitió que las raíces de Qué Puedes Esperar Cuando Estás Esperando fueran arraigándose lentas pero seguras, que nunca abandonó la pequeña serie en potencia, y que cumplió.

Todos los demás en Workman que contribuyeron a nuestra más reciente entrega: David Matt, por creer en la evolución (de Cover Mom), por asumir riesgos artísticos y supervisar nuestra exigente y exitosa remodelación total. John Gilman, por tu paciencia extrema en esta remodelación extrema, y por hacer posible la magia de las ilustraciones. Lisa Hollander, por ser siempre mi diseñadora femenina favorita, como también Weiheng Tang. Tim O'Brien por infundir vida a Cover Mom, The Next Generation, y por hacer que finalmente tomara vuelo. Lynette Parmentier por recrear el fondo de nuestra portada como si fuera una colcha de verdad. Karen Kuchar por dibujar nuestras mamis (¡casi me hace desear volver a quedar embarazada!) y Tom Newsom por nuestros fetos fabulosos. Irene Demchyshyn por ir con la corriente y ayudar a mantenerla en movimiento. Y mis otros amigos fantásticos en Workman, incluyendo Suz2 (Suzie Bolotin), Helen Rosner, Beth Doty, Walter Weintz, Jenny Mandel, Kim Small y Amy Corley.

Mi otra colaboradora, Sharon Mazel. Tú eres mi yo en miniatura, mi otra (y mejor) mitad, mi mejor amiga. Y te quiero. A la hermosa Daniella, Arianne, Kira y Sophia, por compartir a su notable mami conmigo (y por enfermarte y fracturarte sólo en caso de extrema necesidad). Y al médico de la casa, Jay, por sus estupendas lecciones de biología y su bondad, pero sobre todo, por dejarme ser la otra mujer en la vida de Sharon.

El Dr. Charles Lockwood, nuestro notable asesor médico, por tu consejo conciso y certero, tu atención meticulosa a todo detalle (médico y otro), y tu evidente compasión por las mamás y los bebés. Realmente es increíble todo lo que sabes y lo que haces (me agota sencillamente leer tu hoja de vida), y cuánto te preocupas.

Steven Petrow (MG), Mike Keriakos, Ben Wolin, Jim Curtis (CSOB), Sarah Hutter y todos mis maravillosos amigos y colaboradores en Waterfront Media, por convertir en realidad nuestra visión de whattoexpect.com y What to Expect. Gracias, también, a la sorprendente comunidad de mamis, no solamente por hacer de nuestro sitio web el lugar especial que es, sino también por compartir conmigo todos los días sus vientres, bebés e infantes.

Los otros dos compañeros de mi vida (una chica puede malacostumbrarse): Marc Chamlin, por tu ojo de águila en cuestiones legales, tu sagacidad comercial, tu apoyo y amistad inagotable; y Allan Nevis, por tu dirección magistral, tu tacto fenomenal, y tu paciencia, persistencia y apoyo sin límites.

Jennifer Geddes y Fran Kritz, por ayudarnos a corregir nuestros datos (¡revisar, revisar, revisar!) Dra. Jessica Wu, por tu impecable consejo sobre el cuidado de la piel durante el embarazo, y el Dr. Howie Mandel, por ser tolerante frente a las preguntas de What to Expect que le hago en cada edición. Y siempre, a la permanente fuente de inspiración Lisa Bernstein, directora ejecutiva de la Fundación What to Expect, por concretar milagros (milagros hechos y derechos), y a Zoe, "Oh, ese Teddy", y Dan Dubno.

A Erik, mi compañero en todo lo que hago, siempre y para siempre, por todos los motivos enumerados antes, y más de los que puedo enumerar. No hay nadie más con quien preferiría mezclar negocios y placer. Y te amo por siempre. Y hablando de amor, a mi orgullo y alegría (no digo quién es quién), Emma (la bebé que dio origen a todo) y Wyatt (el bebé que le siguió). Los amo, chicos. Me han hecho una mamá afortunada.

El adorable Howard Eisenberg, padre y amigo (no necesariamente en ese orden); Victor Shargai (y John Aniello) por vuestro amor y apoyo, y a los mejores suegros del mundo, Abby y Norman Murkoff. Y a Rachel, Ethan y Liz, los tres fantásticos de Sandee, y a Tim, su Número Uno.

A ACOG, por ser promotores de mujeres y bebés, y a todos los médicos, parteras, enfermeras y practicantes de enfermería que trabajan día a día para permitir embarazos más seguros y felices para las familias en la dulce espera. Y sobre todo, a todas las mamás expectantes, primerizas y veteranas (y los papás) que han contribuido a hacer que cada edición de Qué Puedes Esperar Cuando Estás Esperando fuese mejor que la anterior. Lo he dicho antes y lo repito: los padres y madres son mi más valioso recurso, de modo que ¡sigan enviando sus tarjetas, cartas y correos electrónicos!

Una y otra vez gracias, a todos... ¡y que se cumplan sus mejores expectativas!

Contenidos

Parte 1: Empecemos por el Principio

Parte 2: Nueve Meses ¡Y Empieza a Contar!:
De la Concepción al Parto

xi

Dificultad para Dormir • *Preserva el Momento (en una Cápsula)* • El Ombligo Protuberante • Las Pataditas del Bebé • Picazón en la Barriga • Torpeza • Entumecimiento de las Manos • Calambres en las Piernas • *Estiramiento para Calambres en las Piernas* • *Cuando Algo No Parece Estar Bien* • Hemorroides • Un Bulto en el Seno • Dolor del Parto • *Sangrado a Mediados o al Final del Embarazo* • *El Diagnóstico de Preeclampsia* • Inhibición en el Parto • Tomar el Control de la Situación • Visitas al Hospital

Los Beneficios de Inscribirte en una Clase para el Parto • Cómo Escoger una Clase de Preparación para el Parto • *De Vuelta a Clases* • *Información sobre Clases de Embarazo y Parto* • Opciones para la Educación sobre el Parto • *Clases para las "Reincidentes"*

Capítulo 12: El Séptimo Mes

Alimento para el Cerebro del Bebé

Un Vistazo Interior

Fatiga Recurrente • Hinchazón • *Quítatelos Mientras Puedas* • Erupciones en la Piel • Dolor en la Parte Inferior de la Espalda y las Piernas (Ciática) • Síndrome de las Piernas Inquietas • *Cuenta las Pataditas* • Hipo Fetal • Caídas Accidentales • El Orgasmo y las Pataditas • Sueños y Fantasías • *Preparando a Fido y Micifuz* • Cómo Lidiar con Todas las Responsabilidades • Un Plan para el Nacimiento • *¿Algunas Galletitas Junto al Plan de Nacimiento?* • Exprímete a Gusto con la Ayuda de Kegel • No te Aguantes • *Exámenes Salvavidas para Recién Nacidos* • Examen Exploratorio de Glucosa • Un Bebé con Bajo Peso al Nacer • *Doulas: ¿La Mejor Medicina para el Parto?* • Indicios de Parto Prematuro

Cómo Manejar el Dolor con Medicamentos • *Para Empujar sin Dolor* • Cómo Combatir el Dolor con Técnicas de Medicina Complementaria y Alternativa (CAM) • *Respira Hondo* • Para Tomar la Decisión

Parte 5: Para los Papás

Parte 6: Cómo Mantenerte Saludable durante el Embarazo

Parte 7: Un Embarazo Complicado

Prólogo
para la Cuarta Edición

Por el Dr. Charles J. Lockwood

*Profesor de la cátedra Anita O'Keefe Young de Salud Femenina
y director del Departamento de Obstetricia, Ginecología y Ciencias Reproductivas
de la Escuela de Medicina de la Universidad de Yale*

EL OTRO DÍA RECIBÍ UNA maravillosa y sentida carta de agradecimiento de una paciente. Me adjuntaba la fotografía de un fornido jugador universitario de hockey ¡a quien yo había ayudado a nacer 19 años atrás! Tengo el mejor trabajo del mundo. Comparto el momento más feliz, emocionante y asombroso que pueden experimentar los seres humanos –el nacimiento de sus hijos– y puedo presenciar la experiencia una y otra vez. Por cierto, ser obstetra tiene sus momentos difíciles: algunos momentos agotadores a las 3 de la mañana y otros muy frustrantes cuando el ritmo del proceso de parto parece congelarse. Está la ocasional descarga de adrenalina, la paciente con un síntoma desafiante y la inevitable catarata de emociones complejas, pero por lo general, es una experiencia realmente entretenida.

En cierto modo mi trabajo se parece mucho a lo que será probablemente tu embarazo: una pequeña aventura cada día, pero la mayor parte del tiempo entretenida. *Qué Puedes Esperar Cuando Estás Esperando* es como tener un obstetra personal para guiarte durante esa aventura. He recomendado este libro durante años y he disfrutado muchísimo al leer la cuarta edición, porque lo mejor

mejoró todavía más. Completamente nuevo, desborda información y consejos útiles, los mismos que oirías de boca de tu médico favorito o tu partera: un profesional que es sabio y a la vez divertido, cuidadoso pero práctico, experimentado pero entusiasta, organizado pero compasivo.

El libro te ayudará, incluso, antes de la concepción, con sólidas recomendaciones de lo que te conviene hacer o evitar antes del embarazo. Luego te va guiando gentilmente de la mano durante la concepción hasta tu primera visita a un profesional. Te explica los cambios que necesitas hacer en tu estilo de vida, tu trabajo y tu dieta. Una de las mejores características del libro es que es una guía mes a mes –de hecho semana por semana– de cómo tu bebé se va desarrollando y de lo que va haciendo en tu útero. Y lo acompaña con una descripción de cómo tú misma te vas desarrollando –no sólo tu vientre sino todo tu cuerpo, desde el cabello hasta los dedos de los pies– y de lo que deberías sentir. Te dice lo que tu médico te hará en cada visita y reseña qué exámenes te encargará y por qué. Hacia el final, te prepara para el gran día sea como sea el alumbramiento, vaginal o por cesárea. Aprenderás los planes para el nacimiento, cómo reconocer el parto real del falso parto, y qué posiciones son las más eficaces para el parto. Responderá tus preguntas sobre el monitoreo fetal, la episiotomía, el alivio del dolor y la anestesia, incluso si no supieras cómo preguntar. Y luego, *Qué Puedes Esperar Cuando Estás Esperando* te guía por todos los aspectos del increíble proceso del nacimiento.

El libro también incluye el período de posparto, entregando consejos para diferenciar la melancolía de la depresión posparto. Un capítulo importante incluye las complicaciones sobre las que puedes leer si se producen o pasar por alto si no se presentan. Abarca el embarazo en las mujeres con afecciones médicas comunes, como asma, hipertensión sanguínea y diabetes, y cómo aumentar al máximo las probabilidades de un embarazo normal. También te explica qué debes hacer si experimentas una pérdida, con una maravillosa mezcla de sentido práctico y compasión. Y no se olvida de los compañeros: el libro da una guía práctica para que tengas un gran entrenador a tu lado. También incluye a los padres de los nacimientos múltiples. Dedica todo un capítulo a sus preocupaciones y preguntas que indudablemente serán por partida doble.

Como especialista en medicina materno-fetal, me impresiona todo lo que cubre este libro. Como editor, me impresiona su escritura clara, convincente y concisa. Y como marido y padre, me impresiona que las autoras supieran exactamente lo que las futuras mamás y sus compañeros necesitan saber. Pero las mejores juezas de este libro han sido las centenares de pacientes que lo han alabado delante de mí, de mi personal y de otras pacientes en la sala de espera.

Si estás leyendo estas palabras, es probable que estés en el comienzo o en el umbral de un embarazo. ¡Felicitaciones! Te aconsejo que te reclines, te pongas cómoda y leas… te estás por embarcar en la gran aventura de tu vida.

Por Qué Este Libro Nació Una y Otra Vez

ACE VEINTICUATRO AÑOS, DI A luz a una hija y concebí un libro pocas horas después (fue un día muy agitado). A medida que se han ido desarrollando y evolucionando durante los años, la crianza de ambos bebés, Emma Bing y *Qué Puedes Esperar Cuando Estás Esperando* (como también el siguiente bebé, mi hijo Wyatt, y luego *Qué Puedes Esperar*), ha sido a la vez estimulante y agotadora, satisfactoria y frustrante, reconfortante y estresante. Y como cualquier madre o padre, no cambiaría un solo día. (Aunque recuerdo esa semana cuando Emma tenía trece… bueno, digamos un año, o quizás dos).

Y ahora estoy encantada de anunciar otro nacimiento. Un libro completamente nuevo del que no podría estar más orgullosa de mostrar y compartir: la cuarta edición de *Qué Puedes Esperar Cuando Estás Esperando*. Se trata de una revisión minuciosa, de tapa a contratapa, de la primera a la última página, que ha sido completamente reescrita de principio a fin. Un nuevo libro para una nueva generación de padres que esperan un bebé (¡ustedes!), con una apariencia y perspectiva fresca y una voz más amistosa que nunca.

¿Qué hay de nuevo en *Qué Puedes Esperar Cuando Estás Esperando*?

Tanto, que desbordo de entusiasmo. Actualizaciones semana a semana sobre la transformación de tu pequeño ser de un conglomerado de células a un adorable recién nacido; el increíble desarrollo de tu bebé por nacer que hará valer la pena con creces cada acidez, cada corrida al baño, cada gas, cada dolor y cada privación de sueño. Y (hablando de acidez y gases) la enumeración de más síntomas y más soluciones que nunca, y más respuestas a tus preguntas (incluso aquellas que todavía no sabías que te plantearías). Hay una sección ampliada sobre tu trabajo durante el embarazo (¡como si el embarazo no fuera trabajo suficiente!). Y yendo de lo práctico a los mimos, una nueva sección sobre belleza de la embarazada: cómo adorar, o al menos aceptar, tu piel durante el embarazo, aunque esté cubierta de manchas, granos, o esté demasiado aceitosa o seca; qué regímenes para la piel, el cabello, las uñas y tratamiento cosmético puedes emplear hasta el alumbramiento. Te dirá mucho sobre tu estilo de vida durante el embarazo (desde el sexo hasta los viajes pasando por la gimnasia y la moda), el perfil de tu embarazo (de qué modo tus antecedentes obstétricos, médicos y ginecológicos podrían afectar o no la gestación), tus relaciones, tus emociones. Incluye un capítulo más realista sobre la alimentación de la embarazada que responde a todo estilo alimentario: la comida en la oficina o al paso, alimentación vegetariana o de escasos carbohidratos, desde las adictas a la cafeína hasta las amantes de las comidas rápidas. Hay una sección ampliada sobre la preconcepción, un capítulo nuevo para todas las mamás de alumbramientos múltiples. Y hay mucho más para ese compañero tan importante (pero al que con frecuencia se le descuida) que es el futuro papá. Y por supuesto, lo más nuevo sobre todo lo relacionado con el embarazo (noticias prácticas sobre todo lo que tenga que ver con el diagnóstico prenatal hasta el trabajo de parto, alumbramiento y más allá).

Y como una revisión de punta a punta no sería completa sin una nueva portada, también tenemos una. Te presentamos a nuestra nueva mamá de portada, abrazándose el vientre y celebrando una de las experiencias más mágicas de la vida (además del hecho de que las embarazadas de hoy lucen lindas ropas). Disfruta plenamente de su condición y, en lo que a mí respecta, no podría estar más feliz por ella. Casi me hace salir corriendo y volver a embarazarme (dije casi).

Como siempre, tan importante como lo que es nuevo en esta cuarta edición es lo que se mantiene. Cuando *Qué Puedes Esperar Cuando Estás Esperando* fue concebido por primera vez, tenía una sola misión en mente: ayudar a las futuras mamás a preocuparse menos y disfrutar más de su embarazo. Esa misión ha crecido, pero no ha cambiado. Al igual que en las primeras tres ediciones, esta cuarta fue escrita para responder a tus preguntas, tranquilizarte, identificarme contigo, acompañarte y ayudarte a dormir mejor (al menos una noche lo más tranquila posible que puedas tener cuando corres al baño o combates los calambres en las piernas y el dolor de espalda).

Espero que disfrutes de mi nuevo bebé tanto como disfruté al crearlo, y que te ayude a crear ese nuevo bebé que esperas. Te deseo el más saludable de los embarazos y una vida de maternidad feliz. ¡Que se cumplan tus mayores deseos!

heidi

Acerca de la Fundación Qué Esperar

Todo padre y madre debe saber qué esperar. Por eso hemos creado la Fundación Qué Esperar (What to Expect Foundation), una organización sin fines de lucro que entrega apoyo e información prenatal vitales para las mamás necesitadas, para que ellas también puedan esperar embarazos más saludables, alumbramientos más seguros y bebés felices. Para mayor información acerca de cómo puedes ayudar, visita nuestra página web en whattoexpect.org.

PARTE 1

Empecemos por el Principio

Antes de Concebir

¿ASÍ QUE HAS DECIDIDO EMPEZAR a formar una familia (o aumentar la que ya tienes)? Ése es un excelente y emocionante primer paso. Pero antes de que el esperma fecunde al óvulo y creen al bebé de tus sueños, aprovecha este periodo previo para prepararte a tener el más saludable embarazo –y bebé– posible. Los próximos pasos enumerados en este capítulo te ayudarán a ti (y al futuro papá) a prepararte a fondo, a ponerte al día en lo que necesitas saber sobre la concepción y a iniciar con luz verde la travesía del embarazo.

Si no quedas embarazada inmediatamente, tranquilízate y sigue tratando (¡no te olvides de seguir divirtiéndote mientras lo intentas!). Y si ya estás embarazada –y no tuviste la oportunidad de seguir estos pasos– no te preocupes. A veces la concepción toma por sorpresa a la pareja, reduciendo el período de preconcepción y haciendo irrelevantes estos consejos. Si la prueba del embarazo ya te ha dado la buena noticia, sencillamente empieza a leer este libro en el Capítulo 2 y sácale el mayor provecho al proceso que tienes por delante.

Preparación para las Futuras Mamás

¿Estás lista para recibir a ese adorable pequeño pasajero en el arca materna? He aquí algunos consejos que puedes seguir para asegurarte de que el barco llegue a buen puerto.

Hazte una revisión antes de concebir. Si todavía no has elegido a un doctor (aunque es el momento perfecto para hacerlo; mira la página opuesta), sería buena idea que visitaras a tu ginecólogo regular o médico familiar para someterte a una exhaustiva revisión médica. Un examen detectará cualquier problema que requiera ser corregido antes o que necesite ser observado durante el embarazo. Además, tu médico podrá guiarte sobre los medicamentos que puedan interferir con la concepción o el embarazo, asegurarse de que tus vacunas estén al día y aconsejarte sobre tu peso, tu dieta, bebidas y otros hábitos de tu estilo de vida, además de todo asunto relativo a la preconcepción.

Sal a la búsqueda de un ginecólogo. Es más fácil empezar a buscar un ginecólogo o una partera ahora, cuando todavía no está corriendo el reloj, que cuando se te viene encima el primer control prenatal. Si decides quedarte con tu ginecólogo regular, ya has dado un paso adelante. De no ser así, pregunta, averigua y tómate tu tiempo para escoger al profesional que más te convenga (ve a la página 22 para consejos sobre su elección). Y entonces fija una cita y un examen previo al embarazo.

Sonríele al dentista. ¿Sabías que una visita al dentista antes de quedar embarazada es casi tan importante como la visita al médico? Eso se debe a que tu futuro embarazo puede afectar tu boca y viceversa. Las hormonas del embarazo pueden agravar los problemas de encías y dientes y estropear una boca que no ha recibido el cuidado suficiente. Además, las investigaciones demuestran que la enfermedad de las encías puede estar vinculada con algunas complicaciones del embarazo. Por eso, antes de ponerte a trabajar para traer un bebé al mundo, visita a tu dentista hasta que tu boca esté en forma. Eso incluye trabajos de cirugía dental, tapaduras y radiografías, realizados antes y no durante el embarazo.

Investiga tu árbol genealógico. Revisa el historial médico de ambas ramas del árbol familiar (la tuya y la de tu pareja). Es sumamente importante detectar si existen antecedentes de problemas médicos y trastornos genéticos o de cromosomas como el síndrome de Down, la enfermedad de Tay-Sachs, la anemia de célula falciforme, talasemia, hemofilia, fibrosis cística, distrofia muscular o síndrome del cromosoma X frágil.

Organízate

Cuando miras esta lista de consejos ¿piensas que efectivamente hay miles de cosas que hacer, incluso antes de que el esperma fecunde el óvulo? ¿No sabes bien por dónde empezar? Si quieres saber las preguntas que debieras formular al elegir tu ginecólogo, cómo reunir los antecedentes médicos personales y los de tu familia y muchas otras informaciones útiles para organizar el viaje que estás por emprender, consulta *The What to Expect Pregnancy Journal and Organizer* (El diario y organizador de qué esperar en el embarazo) y whattoexpect.com

Toma en cuenta tus propios antecedentes. Si has tenido un embarazo con complicaciones o que haya terminado en un alumbramiento prematuro o en una pérdida tardía, o si has tenido múltiples abortos espontáneos, pregúntale a tu médico qué medidas tomar para evitar que estas complicaciones se repitan.

Hazte una prueba genética si la necesitas. Pregúntale a tu médico si necesitas hacerte un examen por enfermedades genéticas frecuentes en tu grupo étnico: fibrosis quística, si alguno de los dos es caucásico; Tay-Sachs, si hay ascendencia judía europea (Ashkenazi), canadiense francés o cajún de Luisiana; célula falciforme, si son de origen africano; algún tipo de talasemia, si son de ascendencia griega, italiana, filipina o del sudeste asiático.

Dificultades previas (como dos o más abortos espontáneos, si el bebé nació sin vida o un niño con defectos de nacimiento), o estar casada con un primo u otro familiar de sangre también son motivos para buscar asesoramiento genético.

Examínate. Mientras consultas con todos tus médicos y revisas tus antecedentes clínicos, pregunta si puedes adelantar algunos de los exámenes y estudios clínicos a que se somete toda mujer embarazada. Por lo general, se trata de exámenes sencillos, como los de sangre, y sirven para detectar:

- Hemoglobina o hematocrito (para ver si hay anemia).

- Factor RH (para comprobar si eres positivo o negativo). Si tu RH es negativo, tu pareja debiera chequearse para saber si es positivo. (Si ambos tienen RH negativo, no hay que preocuparse más del asunto).

- Rubéola (para comprobar la inmunidad a esta enfermedad).

- Varicela (para comprobar la inmunidad a ésta).

- Tuberculosis (si vives en un área de alta incidencia).

- Hepatitis B (si estás en una categoría de alto riesgo, como por ejemplo si trabajas en el cuidado de la salud y no te has vacunado).

- Anticuerpos al citomegalovirus (CMV, en inglés, para determinar si eres inmune o no al CMV –ver página 544). Si te han diagnosticado CMV, se recomienda generalmente que esperes seis meses antes de tratar de concebir.

- Toxoplasmosis (si tienes un gato en el jardín, si comes regularmente alimentos crudos o carne poco cocida, o si efectúas tareas de jardinería sin guantes). Si resultas inmune, olvídate para siempre de la toxoplasmosis. Y si no lo eres, empieza ahora a tomar las precauciones que te indicamos en la página 87.

- Función tiroidea. Ésta puede afectar el embarazo, por lo tanto, si hay antecedentes en tu familia, o si has tenido problemas de tiroides o síntomas de algún trastorno de tiroides (consulta las páginas 187 y 565), ésta es una prueba que no debieras dejar pasar.

- Enfermedades de transmisión sexual. Todas las mujeres son examinadas rutinariamente para detectar este tipo de enfermedades, como sífilis, gonorrea, clamidia, herpes, virus del papiloma humano (HPV, en inglés) y VIH (HIV, en inglés). Hacerte estas pruebas antes de la concepción es aun mejor (o vacunarte en caso de tener HPV; mira la próxima página). Si estás convencida de que no puedes tener este tipo de enfermedades, asegúrate a ciencia cierta y hazte los exámenes.

Sométete a tratamiento. Si alguno de los exámenes detecta algún trastorno que requiere tratamiento, asegúrate de hacerlo antes de intentar concebir. Además, puede ser hora de considerar esa pequeña o gran operación o tratamiento médico que has estado postergando. Éste es también el momento de tratar cualquier trastorno ginecológico que pueda interferir con la fertilidad o el embarazo, incluyendo:

- Pólipos uterinos, fibroides, quistes o tumores benignos.

- Endometriosis (cuando las células que normalmente recubren el útero se propagan a otras partes del cuerpo).

- Inflamación pélvica.

- Infecciones recurrentes del tracto urinario u otras infecciones, como vaginosis bacteriana.

- Una enfermedad de transmisión sexual.

Ponte al día con las vacunas. Si no te has vacunado contra el tétanos-difteria en los últimos diez años, es hora de hacerlo. Si sabes que no has tenido rubéola o que no te has vacunado contra ella, o que no eres inmune a ella, vacúnate contra el sarampión, paperas y rubéola (MMR, en inglés), y luego espera un mes antes de intentar concebir (no te preocupes si accidentalmente ocurre antes). Si los exámenes revelan que nunca tuviste varicela o que corres riesgo de hepatitis B, son también recomendables las vacunas correspondientes antes de la concepción. Si tienes menos de 26 años, considera también vacunarte contra el virus del papiloma humano (VPH), aunque no necesitas recibir la serie completa de tres dosis antes de tratar de concebir, de modo que puedes planificar teniendo ese dato en cuenta.

Controla las enfermedades crónicas. Si padeces de diabetes, asma, una deficiencia cardíaca, epilepsia u otra enfermedad crónica, asegúrate de que tu médico te dé el visto bueno antes de quedar embarazada, que tu problema esté bajo control antes de concebir, y empieza a cuidarte plenamente ahora (si es que ya no lo estás haciendo). Si naciste con fenilcetonuria (PKU, en inglés), comienza una dieta estricta libre de fenilalaninas antes de concebir y continúala durante el embarazo. Aunque resulte poco atractiva, es esencial para el bienestar de tu futuro bebé.

Si necesitas vacunas antialérgicas, aplícatelas ahora. (Si comienzas ya mismo el proceso de desensibilización, probablemente podrás continuar después de concebir). La depresión puede interferir con la concepción –y con un embarazo feliz y saludable–, por lo tanto también debiera ser tratada antes de comenzar tu gran aventura.

Despídete del control de natalidad. Puedes olvidarte de ese último paquete de condones y de tu diafragma (de todos modos deberás ser reacondicionada después del embarazo). Si estás usando píldoras anticonceptivas, el aro vaginal o el parche anticonceptivo, consulta tus planes con tu médico. Algunos recomiendan esperar varios meses después de abandonar este tipo de métodos anticonceptivos, para permitir que tu sistema reproductivo complete por lo menos dos ciclos normales (usa condones mientras esperas). Otros médicos consideran en cambio que puedes empezar tan pronto como quieras. Pero ten en cuenta que podrían pasar algunos meses o más antes de que tus ciclos se normalicen y que empieces a ovular nuevamente.

Si usas un dispositivo intrauterino (IUD, en inglés), haz que te lo remuevan antes de intentar concebir. Y si te aplicas inyecciones de Depo Provera, termina con ellas y luego espera de tres a seis meses antes de tratar de quedar embarazada (después de terminar con ese anticonceptivo, muchas mujeres no son fértiles por un promedio de 10 meses).

Mejora tu dieta. Aunque todavía no estás comiendo por dos, nunca es demasiado pronto para empezar a alimentarte bien pensando en el bebé que quieres traer al mundo. Lo más importante es ingerir ácido fólico. Esta vitamina no sólo parece mejorar la fertilidad, sino también hay estudios que muestran que su consumo adecuado antes y al comienzo del embarazo puede reducir notablemente el riesgo de defectos en el tubo neural (como la espina bífida) y el nacimiento prematuro. El ácido fólico se halla naturalmente en los granos integrales y en los vegetales de hojas verdes, y por ley se agrega a la mayoría de los granos refinados. Pero también se recomienda consumir al menos 400 mcg de ácido fólico (ver página 112).

También es buena idea que te despidas de la comida chatarra y de los ali-

Se Necesitan Dos para Bailar el Tango

Por cierto, tú y él están más cerca que nunca físicamente ahora que tratan de traer al mundo un bebé (eso es algo que garantizan los esfuerzos por tener un bebé), pero ¿cómo anda la relación amorosa? Mientras los dos intentan formar esa unión perfecta (de esperma y óvulo), ¿están descuidando la otra unión significativa en vuestras vidas (la de ustedes dos)?

Cuando la expansión de la familia se convierte en prioridad, cuando el sexo pasa a ser funcional en vez de recreativo (y cuando la estimulación erótica consiste en correr al baño para revisar la mucosidad cervical), las relaciones pueden resentirse. Pero la tuya decididamente no tiene por qué y, por el contrario, puedes mantenerla más saludable que nunca. Algunos consejos para mantenerse emocionalmente conectados mientras tratan de concebir:

- **¡Salgan!** Las mamás expertas te dirán que ahora es el momento para que tu

esposo y tú salgan de la ciudad… o por lo menos de la casa. Una vez que el bebé esté a bordo, tus días (y noches) de levantar el vuelo y despegar estarán contados (¿Licencia por maternidad? ¡Más bien es trabajo de maternidad!) Por eso tómense esas minivacaciones para las que habían estado ahorrando o programa una segunda luna de miel (puedes llamarla luna de encargo). ¿No tienen tiempo para salir de vacaciones? Inventa algo nuevo para los fines de semana, preferentemente algo que no seas capaz de hacer cuando el embarazo cambie tu estilo de vida (¿Equitación?, ¿Canotaje en río revuelto? ¿Algún interesado?). ¿Necesitas una alternativa más tranquila para dos? Visiten un museo una tarde de fin de semana, vean una película (o dos) en la función de trasnoche o disfruten de tu restaurante favorito. ¡Aprovecha que todavía no hace falta una niñera!

mentos ricos en grasas y que les des la bienvenida a granos integrales, frutas, verduras y productos lácteos bajos en grasa (importantes para la consistencia ósea). Puedes usar la Dieta para el Embarazo (Capítulo 5) como un plan alimenticio básico, positivo y equilibrado, aunque sólo necesitarás diariamente dos porciones de proteínas, tres de calcio y no más de seis de granos integrales hasta que concibas. Y por cierto no tendrás que preocuparte por agregar calorías extra (si necesitas bajar de peso antes de la concepción, podrías eliminar algunas calorías más).

Modifica tu consumo de pescado según las normas establecidas para las mamás en la dulce espera (ver página 124).

Pero no elimines el pescado, ya que es una fuente ideal de nutrientes para el crecimiento del bebé.

Dile a tu médico si tienes hábitos alimenticios que puedan no ser saludables durante el embarazo (como ayunos periódicos), si has sufrido algún trastorno de la alimentación (como anorexia nerviosa o bulimia), o si sigues alguna dieta especial (vegetariana, macrobiótica, diabética u otra).

Toma una vitamina prenatal. Aunque estés comiendo muchos alimentos ricos en ácido fólico, es recomendable que comiences a tomar un suplemento con 400 mcg de la vitamina, ojalá dos meses antes de tratar de concebir. Además, las investigaciones indican que las mujeres

■ **Revivan el romance.** Los exámenes de ovulación que te obligan a orinar en una cinta reactiva y las presiones para desempeñarte en forma (¡ahora!) pueden hacer que el sexo parezca un trabajo pesado. Por eso vuelve a traer diversión a la cama. Sube la temperatura ambiente con una prenda sexy, una película erótica, un juguete sexual o una rueda de póker o lucha libre al desnudo. O prueba alguna nueva posición (la pista del kama sutra se pondrá más pesada una vez que tengas la barriga abultada), algún nuevo lugar (¿por qué no en la mesa de la cocina?) o una nueva táctica (chocolate caliente sobre la piel en vez de crema batida). ¿La aventura erótica no es lo tuyo? Entonces revive el romance con un paseo a la luz de la luna, una cena a la luz de las velas, o caricias románticas a la luz del fuego de la chimenea.

■ **Manténganse en la misma sintonía.** ¿Te preocupa que tu esposo esté más interesado en consultar los precios de las acciones que en ayudarte a tomar-te la temperatura basal? ¿Notas en él cierta indiferencia? No lo presiones. Sólo por el hecho de que no esté obsesionado por la ovulación o que no se vuelva loco frente a la vitrina de una tienda de ropa para bebés no significa que no esté tan ansioso como tú. Tal vez sólo esté actuando como… hombre (relajado en vez de súper entusiasmado, para más pistas). O quizás esté guardándose sus tensiones sobre la concepción (para no estresarte a ti también). O a lo mejor se está concentrando en las cuestiones financieras (está trabajando horas extra porque le interesa respaldar el nido que quieren crear juntos). Sea como sea, recuerda que embarcarse en la maternidad y paternidad es un paso enorme para ambos, pero que tendrán que dar como equipo. Para mantenerse en la misma sintonía (aunque estén usando distintas palabras), comuníquense mientras tratan de procrear. Los dos se sentirán mejor si saben que están juntos en esta empresa común, aunque los enfoques difieran ligeramente.

que toman una multivitamina que contenga por lo menos 10 mg de vitamina B_6 antes de concebir o durante las primeras semanas del embarazo, experimentan menos episodios de vómitos y náuseas durante los nueve meses. El suplemento debiera contener también 15 mg de zinc, ya que podría mejorar la fertilidad. Pero no exageres y deja de tomar otros suplementos nutricionales antes de concebir, ya que el exceso de determinados nutrientes puede resultar riesgoso.

Controla tu peso. Estar excedida de peso o demasiado delgada no sólo reduce las posibilidades de concepción sino que, además, si concibes, los problemas de peso pueden elevar el riesgo de complicaciones en el embarazo. Por eso te conviene añadir o reducir calorías en el período previo a la concepción, según requiera tu organismo. Si tratas de perder peso, hazlo gradual y sensiblemente, aunque signifique postergar la concepción por un par de meses. Las dietas extenuantes o sin el adecuado equilibrio nutricional (incluyendo dietas de escasos carbohidratos y elevadas proteínas) pueden dificultar la concepción y producir un déficit nutricional, lo que con toda probabilidad no será el mejor modo de empezar tu embarazo. Si en el último tiempo has hecho dietas extremas, empieza a comer normalmente y dale a tu cuerpo algunos meses para que recupere el equilibrio antes de tratar de concebir.

Cómo Detectar la Ovulación

Saber cuándo llega el gran día (¡el momento de la ovulación!) es clave para la Danza de la Cigüeña (en otras palabras, los esfuerzos por tratar de concebir). Aquí te ofrecemos algunas medidas que te ayudarán a precisar el gran día, y a que ambos se pongan en campaña para el objetivo común.

Controla el calendario. La ovulación suele ocurrir a mitad de tu ciclo menstrual. El ciclo promedio dura 28 días, a partir del primer día de un período (Día 1) hasta el primero del siguiente ciclo. Pero como en todo lo relacionado con el embarazo, hay una amplia gama de lo que se considera normal cuando se trata del ciclo de una mujer (puede ser de 23 a 35 días). Tu propio ciclo puede variar ligeramente de un mes a otro. Mantener un calendario menstrual durante algunos meses, te dará pistas claras sobre tu ciclo. (Y cuando estés embarazada, este calendario te ayudará a calcular con mayor certeza la fecha de la llegada del bebé). Si tus períodos son irregulares, necesitarás estar más alerta a otros signos de la ovulación (mira más abajo).

Tómate la temperatura. Llevar el registro de tu temperatura corporal basal (BBT en inglés; necesitarás un termómetro especial para esto) puede ayudarte a precisar el momento de la ovulación. Tu BBT es la lectura basal que obtienes a primera hora del día, después de por lo menos tres a cinco horas de sueño, y antes de levantarte de la cama, de hablar o, incluso, de sentarte. Tu BBT cambia durante tu ciclo: baja a su menor nivel con la ovulación y sube notablemente (aproximadamente medio grado) un día o dos después de

que ésta ocurre. Llevar el registro de tu BBT no te permitirá pronosticar el día de la ovulación, pero te dará evidencias de que ha ocurrido, dos o tres días después. A lo largo de varios meses te ofrecerá una pauta de tus ciclos y te permitirá pronosticar el día de la ovulación en los ciclos futuros.

Revisa tu ropa interior. Otro indicio que puedes tener en cuenta es la presencia, aumento y cambio de consistencia de la mucosidad cervical (esa sustancia pegajosa que se adhiere a tu ropa interior). Después que termina tu período no esperes encontrar rastros de ella. A medida que avanza el ciclo, notarás un aumento en la cantidad de mucosidad, a menudo con una apariencia blanca o algodonada -y si tratas de estirarla entre tus dedos se resquebrajará. Los días previos a la ovulación, se torna aun más abundante, pero más delgada, clara y de una consistencia resbalosa similar a la clara de huevo. Si tratas de estirarla entre los dedos podrás formar una especie de espagueti de unas cuantas pulgadas (centímetros) antes de que se rompa (¿no habrá mejor forma de divertirse en el baño?). Éste es otro indicio de que la ovulación es inminente, como también un signo de que es hora de salir del baño y mostrarse activa en la cama. Una vez que ovules, podrías volver a quedar seca o bien desarrollar una descarga más espesa. Junto con el registro de la posición cervical (mira más abajo) y la BBT en un solo gráfico, la mucosidad puede ser una herramienta extremadamente útil (aunque un poquito engorrosa) para precisar el día en que tienes mayor probabilidad de ovular. Y te lo

Ponte en forma, pero sin perder la cabeza. Un buen programa de ejercicios puede encaminarte con éxito a la concepción, además de tonificar y forta-

lecer tus músculos en preparación para los exigentes desafíos de albergar y dar a luz a tu bebé. También te ayudará a deshacerte de esos kilitos de más. Pero que

indica con mucho tiempo por delante para que hagas lo que debas hacer al respecto.

Explora. Cuando tu organismo percibe los cambios hormonales que le advierten que el gran día está cerca, éste se pone en forma para recibir la horda de esperma a fin de dar al óvulo la mejor oportunidad de ser fertilizado. Un signo de que la ovulación es inminente es la posición del cuello del útero –una suerte de conducto entre la vagina y el útero, que se tiene que estirar durante el alumbramiento para acomodar la cabeza del bebé. Durante el comienzo de un ciclo, el cuello del útero está bajo, duro y cerrado. Pero a medida que se acerca la ovulación, se levanta, se suaviza y se abre un poquito para permitir que el esperma apunte a su blanco. Para algunas mujeres es muy fácil sentir estos cambios, mientras que para otras es más difícil. Si quieres intentarlo, palpa diariamente tu cuello del útero, usando uno o dos dedos, y lleva un registro de tus observaciones.

Sintonízate con tu cuerpo. Si eres como el 20% de las mujeres, tu organismo te alertará cuando estés ovulando, enviando un mensaje traducido en un leve dolor o una serie de calambres en la zona abdominal baja (generalmente localizado a un costado, en el que estás ovulando). Llamado mittelschmerz –término alemán por "dolor medio" o "dolor intermenstrual" en español–, este recordatorio mensual de la fertilidad parece ser el resultado de la maduración o liberación de un óvulo por parte de un ovario.

Orina en una cinta reactiva. Los equipos que predicen la ovulación (OPK, en inglés) pueden precisar el gran día con 12 a 24 horas de anticipación, midiendo los niveles de hormona lutenizante (LH, en inglés) que es la última de las hormonas en alcanzar su nivel más alto antes de la liberación del óvulo. Todo lo que tienes que hacer es orinar en una cinta reactiva y esperar que el indicador te diga si estás por ovular (¡más fácil imposible!).

Dale cuerda al reloj. Otra opción en el arsenal de posibilidades es un dispositivo que debes usar en la muñeca con la forma de un reloj, para detectar las numerosas sales (cloruro, sodio, potasio) en tu transpiración, que difieren durante el transcurso del mes. Conocidos como aumentos del ión cloruro, estos cambios se producen incluso antes del aumento de estrógeno y LH, de modo que esta prueba le da a la mujer una antesala de cuatro días previos al momento de ovulación versus las 12 a 24 horas de la cinta reactiva. La clave del éxito en el uso de esta novedosa tecnología consiste en obtener con precisión la línea basal de tu nivel de iones (lo que significa que deberás usar el dispositivo en la muñeca durante por lo menos seis horas seguidas para conseguir un registro basal adecuado).

Escupe un poquito. Otra manera de predecir la ovulación es la prueba de la saliva, que examina los niveles de estrógeno en ésta a medida que se aproxima el gran día. Cuando estés ovulando, la saliva en el visor del aparato revelará una muestra microscópica que se asemeja a las hojas de un helecho o a la escarcha en el cristal de la ventana. No todas las mujeres reciben un "helecho" de la buena suerte, pero esta prueba, que es reutilizable, puede ser más barata que las cintas reactivas.

no se te pase la mano, ya que el ejercicio excesivo (especialmente si conduce a una delgadez extrema) puede interferir con la ovulación, y si no ovulas, no puedes concebir. Mantente fresca mientras haces ejercicio ya que el aumento prolongado en la temperatura corporal puede interferir con la concepción.

Mitos sobre la Concepción

Seguramente habrás escuchado muchos cuentos de viejas –y algunos nuevos por Internet– acerca de la mejor receta para hacer un bebé. He aquí algunos que están a punto de salir de circulación.

Mito: Mantener relaciones sexuales todos los días disminuirá el recuento de esperma y hará más difícil la concepción.

Realidad: Aunque alguna vez se consideró como verdad, investigaciones recientes han revelado que tener relaciones sexuales todos los días en el periodo de ovulación aumenta ligeramente la probabilidad de quedar embarazada, que si se tienen día por medio. Al parecer, más es mejor.

Mito: El uso de los calzoncillos tipo bóxer (pantaloncillo) aumenta la fertilidad.

Realidad: Los expertos todavía no han dado un fallo definitivo en el debate entre la conveniencia de usar calzoncillos regulares o tipo bóxer, pero la mayoría cree que la ropa interior masculina tiene poco efecto sobre la carrera por procrear. Aunque algo puede decirse a favor de mantener los testículos frescos y darles espacio de movimiento (ver página 14).

Mito: La posición sexual llamada del misionero (la mujer recostada de espaldas y el hombre sobre ella cara a cara) es el mejor modo para que el esperma dé en el blanco.

Realidad: La mucosidad cervical que disminuye de espesor y se estira en el momento de la ovulación, es el medio perfecto para el esperma, ayudando a los esforzados chicos a nadar hacia el interior de la vagina, pasando por el cuello del útero, el útero, las trompas de Falopio hasta alcanzar el óvulo expectante. A menos que tenga un problema de movilidad, el esperma dará en el blanco independientemente de la posición de la pareja. Pero no está de más recostarse durante un rato después del acto sexual, para que el esperma no salga de la vagina antes de comenzar su carrera.

Mito: El lubricante ayudará al esperma a llegar a buen puerto.

Realidad: De hecho, todo lo contrario. Los lubricantes pueden cambiar el equilibrio del pH en la vagina, creando un ambiente hostil para el esperma. Deja a un lado el Astroglide hasta que puedan declarar ¡misión cumplida!

Mito: Las relaciones sexuales durante el día te ayudan a concebir mejor.

Realidad: Los niveles de esperma parecen ser mayores por la mañana, pero ninguna evidencia clínica confirma que amarse a la luz del día aumenta las probabilidades de concepción. (Pero no dejes que eso te impida disfrutar de un bocadito diurno antes del banquete nocturno).

(Por ese mismo motivo, evita los baños calientes, saunas y la exposición directa a las almohadillas térmicas y mantas eléctricas).

Revisa tu gabinete de medicinas. Algunos medicamentos –aunque no todos– son considerados peligrosos si son usados durante el embarazo. Si estás tomando algún medicamento (regularmente o de vez en cuando, ya sea con o sin receta), consulta con tu médico si es seguro antes de la concepción y durante el embarazo. Si necesitas cambiar un medicamento no seguro por un sustituto que lo sea, éste es el momento de hacerlo.

Eso no significa que las medicinas herbales y otros medicamentos alternativos deban pasar a primer plano. Si bien las hierbas son naturales, no todo lo natural es seguro. De hecho, algunas hierbas populares –como equinácea, ginkgo biloba o la hierba de San Juan– pueden interferir con la concepción. No tomes ninguno de esos productos ni suplementos sin la aprobación de un médico familiarizado con las medicinas de hierbas y alternativas y su efecto potencial sobre la concepción y el embarazo.

Reduce el consumo de cafeína. No hay necesidad de decirle adiós a ese café expreso con leche o pasarte al descafeinado si planeas quedar embarazada o, incluso, después de estarlo. La mayoría de los expertos considera que hasta dos tazas de café cafeinado por día (o el equivalente en otras infusiones con cafeína) es aceptable. Pero si acostumbras a tomar más de esa cuota, es hora de empezar a moderarte. Algunos estudios asocian el exceso de cafeína a una menor fertilidad.

Ponle freno al alcohol. Piénsalo dos veces antes de beber. Aunque una copa diaria no perjudicará tu fase de preparación para el embarazo, el consumo elevado de alcohol puede perturbar tu ciclo menstrual, interfiriendo con la fertilidad. Además, una vez que estés tratando activamente de concebir, siempre cabe la posibilidad de que lo logres, y no se recomienda beber alcohol durante el embarazo.

Deja de fumar. ¿Sabías que el cigarrillo no sólo puede interferir con la fertilidad sino acelerar el envejecimiento de tus óvulos? Así es: los óvulos de una fumadora de 30 años actúan más bien como los de una mujer de 40, lo que dificulta la concepción y aumenta la probabili-

dad de un aborto espontáneo. Dejar el cigarrillo en esta fase no sólo es el mejor regalo que puedes hacer a tu futuro bebé (antes y después del nacimiento), sino también puede aumentar la probabilidad de concebirlo. Revisa algunos consejos prácticos para dejar el cigarrillo en las páginas 80-81.

¡Diles no a las drogas ilegales! La marihuana, la cocaína, el crack, la heroína y otras drogas ilícitas pueden ser peligrosas para el embarazo. En distintos grados, pueden impedir la concepción y después, si la consigues, son potencialmente dañinas para el feto. Además, pueden aumentar los riesgos de aborto espontáneo, nacimiento prematuro o de que el bebé nazca sin vida. Si consumes drogas, ya sea de manera ocasional o regular, abandónalas inmediatamente. Y si no puedes hacerlo, busca ayuda antes de tratar de concebir.

Evita la exposición innecesaria a la radiación. Si necesitas tomarte radiografías, asegúrate de que tus órganos reproductivos estén protegidos (a menos que sean el objeto del examen) y que se aplique la menor cantidad posible de radiación. Una vez que empieces a tratar de concebir, informa a todos los radiólogos que podrías estar embarazada y pídeles que tomen todas las precauciones necesarias.

Protégete de los riesgos ambientales. Algunas sustancias químicas –aunque por cierto pocas y por lo general sólo en dosis elevadas– son potencialmente perjudiciales para tus óvulos antes de la concepción y, luego, para el embrión o feto en desarrollo. Aunque el riesgo en la mayoría de los casos es ligero o aun hipotético, opta por lo seguro evitando una exposición potencialmente peligrosa en el trabajo. Ten especial cuidado en determinados campos (medicina y odontología, arte, fotografía, transporte, agricultura y jardinería, construcción, peluquería y cosmetología, limpieza en seco y algunas tareas de fábrica). Consulta a la Administración de Seguridad y Salud Ocupacional (Occupational Safety and Health Administration, OSHA) sobre información actualizada relativa a seguridad laboral y embarazo (revisa también la página 209). En algunos casos sería prudente solicitar la transferencia a otra actividad, cambiar de empleo o tomar precauciones especiales, de ser posible, antes de que empieces a tratar de concebir.

Hazte un chequeo si has estado expuesta al plomo, ya sea en tu lugar de trabajo o en el hogar, debido a que elevados niveles de este químico podrían representar un problema para tu embarazo (revisa la página 88). Evita, además, la exposición excesiva a otras toxinas en el hogar.

Cuida el bolsillo. Tener un bebé puede ser costoso. Por eso, junto con tu pareja, estudia tu presupuesto y traza un plan financiero adecuado. Como parte de ese plan, averigua si tu seguro de salud cubre el costo del cuidado prenatal, el nacimiento y la atención del bebé. Si la cobertura no comienza hasta determinada fecha, considera la posibilidad de aplazar tu embarazo hasta entonces. O si planeas cambiar de póliza, hazlo antes de quedar embarazada, ya que algunas pólizas consideran el embarazo como una condición preexistente. Si todavía no has preparado un testamento, ahora es el momento de hacerlo.

Trabaja los aspectos laborales. Averigua todo lo que puedas sobre los derechos laborales para las trabajadoras embarazadas (mira la página 202). Si planeas cambiar de trabajo, trata de hallar el que más le convenga a tu rol de futura mamá ahora, y así no tendrás que acudir a las entrevistas con el vientre abultado.

Lleva la cuenta. Familiarízate con tu ciclo mensual y aprende a detectar los signos de ovulación. Así podrás planear el mejor momento para el contacto sexual (mira el recuadro en la página 8). Llevar la cuenta de cuándo mantienes relaciones también te ayudará más adelante a precisar el momento de concepción, lo que a su vez facilitará calcular la fecha del nacimiento.

Dale tiempo. Ten en cuenta que a una mujer saludable de 25 años le toma un promedio de seis meses quedar embarazada, y más aún a las de mayor edad. También podría tardar más si tu pareja es mayor. Por eso no te inquietes si la cigüeña se muestra un poco esquiva al principio. Sencillamente diviértete mientras lo intentas y espera por lo menos seis meses antes de consultar al médico y, de ser necesario, a un especialista en fertilidad. Si tienes más de 35 años, podrías consultar a tu médico después de tres meses de intentos.

Mantén la calma. Éste es quizás el paso más importante de todos. Por supuesto estás entusiasmada tratando de quedar embarazada y, con toda probabilidad, un poquito estresada. Pero la tensión y la rigidez pueden impedirte concebir. Aprende técnicas de relajación, practica meditación y reduce lo más posible el estrés de tu vida cotidiana.

Papi: También Hay Consejos para Ti

Como futuro papá, todavía no tienes que suministrar casa y comida para tu inminente descendencia, pero puedes estar seguro de que aportarás una inestimable contribución al proceso de procreación (¡mami no puede hacerlo sola!). Estos consejos pueden ayudarte a hacer de la concepción el proceso más saludable posible.

Consulta a tu propio médico. Aunque por cierto no serás tú el portador del bebé –al menos no hasta después del nacimiento– es importante que también te hagas una revisión. Después de todo, para traer un bebé sano al mundo hacen falta dos organismos saludables. Una revisión completa puede detectar cualquier trastorno médico (como testículos no palpables, quistes o tumores testiculares) que pudiera interferir con la concepción o un embarazo saludable para tu compañera. También asegurará que cualquier condición crónica que pueda reducir la fertilidad, tal como la depresión, esté bajo control. Cuando estés en la consulta, aprovecha para preguntar por los efectos que pueden tener en tu vida sexual los medicamentos que estás tomando, ya sean naturales, recetados o no. Algunos pueden causar disfunción eréctil y reducir el recuento de esperma, dos factores que decididamente querrás evitar cuando estés tratando de concebir.

Hazte un examen genético, de ser necesario. Considera la posibilidad de hacerte un examen genético si tu pareja lo tiene en sus planes, especialmente si existen antecedentes familiares de problemas genéticos u otros indicios.

Mejora tu dieta. Mientras mejor sea tu nutrición, más saludable será tu esperma y mayor la probabilidad de concebir.

Tu dieta debe ser equilibrada y sana, rica en frutas y verduras frescas, granos integrales y proteínas no grasas. Para asegurarte de ingerir la cantidad adecuada de los nutrientes más importantes (especialmente las vitaminas C, E, D; zinc y calcio, todas las cuales parecen incidir sobre la fertilidad o la salud del esperma), toma un suplemento vitamínico mineral mientras intentas concebir. El suplemento debe contener ácido fólico; un consumo bajo de este nutriente en los futuros papás se ha vinculado a una menor fertilidad como también a defectos de nacimiento.

Examina tu estilo de vida. Aunque todavía no se conocen todas las respuestas, las investigaciones revelan que el uso de drogas –incluyendo cantidades excesivas de alcohol– por parte del hombre antes de la concepción puede impedir el embarazo o generar un embarazo de riesgo. Los mecanismos no están claros, pero su consumo puede dañar el esperma, disminuir su número, alterar la función testicular y reducir los niveles de testosterona (un panorama poco alentador cuando tratas de concebir). El consumo excesivo de alcohol (equivalente a dos copas diarias o cinco en un mismo día) durante el mes anterior a la concepción, puede afectar el peso del bebé al nacer. Ten en cuenta que si reduces o eliminas el alcohol será mucho más fácil que tu compañera también lo haga. Si no puedes dejar las drogas o reducir el consumo de alcohol, busca ayuda ya mismo.

Pon tu peso en forma. Los hombres con un índice muy elevado de masa corporal (BMI en inglés), basada en la altura y el peso, tienen más probabilidades de ser infértiles que los de peso normal. Según las investigaciones, un aumento de 20 libras (9 kilogramos) en tu peso, puede elevar la probabilidad de infertilidad en un 10%. De modo que pon tu peso en forma antes de tratar de concebir.

Deja el cigarrillo. Nada de pretextos: fumar reduce el número de esperma y dificulta la concepción. Además, si dejas de fumar ahora mejorarás la salud de todo el resto de la familia, ya que el cigarrillo es casi tan peligroso para los fumadores pasivos como lo es para ti. Es más, el tabaquismo puede aumentar el riesgo de que tu futuro bebé sufra del síndrome de muerte súbita (SIDS, en inglés).

No te expongas. Los niveles elevados de plomo, como algunos solventes orgánicos que se hallan en pinturas, adhesivos, barnices y desgrasantes metálicos, así como pesticidas u otras sustancias químicas, pueden interferir con la fertilidad masculina. Por eso evita o limita tu exposición a ellos durante el período previo de concepción.

Mantenlos frescos. La producción de esperma se dificulta cuando los testículos se recalientan. De hecho, prefieren estar un par de grados más frescos que el resto del organismo y es precisamente por eso que cuelgan del cuerpo. Evita los baños calientes de inmersión, sauna, mantas eléctricas y ropa ceñida, como vaqueros ajustados. También evita los pantalones y ropa interior sintéticos, especialmente cuando hace calor. No trabajes con la computadora portátil sobre tus piernas, ya que el calor puede elevar tu temperatura escrotal y reducir el recuento de esperma. Hasta que concibas, usa mejor el escritorio.

¡Protégelos! Si practicas deportes rudos (incluyendo fútbol americano, fútbol, baloncesto, hockey, béisbol o equitación) usa protectores para impedir lesiones genitales, que pueden perjudicar la fertilidad. Incluso ser adicto a la bicicleta podría causar problemas. Según algunos expertos, la presión constante de los genitales sobre el asiento de la bici puede dañar arterias y nervios, interfiriendo con la concepción. Si experimentas entumecimiento y/o hormigueo genital, y si no te alivia levantarte a ratos del asiento mientras conduces, sería prudente que estacionaras la bicicleta durante el período previo de concepción. Los genitales entumecidos no funcionan como deben. Si el entumecimiento u hormigueo no se van, consulta al médico.

Relájate. Está claro que tienes mucho en que pensar mientras consideras incorporar un bebé a tu vida. Y también es cierto que ahora tienes una lista de tareas por hacer que te mantendrán ocupado, incluso antes de que te ocupes de crear al pequeño. Pero no te olvides de tomar un respiro y relajarte también. La tensión no sólo afecta tu libido y tu desempeño, sino también tus niveles de testosterona y tu producción de esperma. Mientras menos te preocupes, más fácil será concebir. ¡Relájate y diviértete en el intento!

¿Estás Embarazada?

Quizás tu período se ha atrasado un solo día o ya han pasado tres semanas. O a lo mejor todavía no es el momento de que llegue, pero tienes una sensación en el estómago (específicamente en la barriga) de que algo se está cocinando… ¡como un nuevo panecillo en el horno! Quizás la única señal que te ha dado tu cuerpo hasta ahora es ese período atrasado. O ya has desarrollado todos los síntomas de la concepción. A lo mejor lo has estado intentando durante seis meses o más. O quizás esa noche apasionada de hace dos semanas fue tu primer encuentro sin anticonceptivos. O tal vez no has estado intentando activamente para nada. Sean cuales sean las circunstancias que te han traído hasta este libro, te estarás preguntando: ¿estoy embarazada? Bueno, lee para averiguarlo.

Lo que Podrías Estar Preguntándote

Primeros Síntomas del Embarazo

"Una amiga me dijo que sabía que estaba embarazada aun antes de hacerse un examen. ¿Hay algún modo de saber si estoy embarazada tan pronto?"

La única manera de estar absolutamente segura de que estás embarazada -al menos tan pronto- es a través de un examen de embarazo. Pero eso no significa que tu organismo no te esté dando señales de que estás a punto de convertirte en mamá. De hecho, es posible que te esté dando algunas pistas. Aunque muchas mujeres nunca sienten síntomas prematuros de embarazo (o no los sienten hasta semanas de iniciado), otras captan ciertos indicios de que hay un bebé en gestación. Experimentar alguno de los siguientes síntomas o advertir ciertas pistas podría ser el pretexto perfecto que necesitas para ir corriendo a la tienda en busca de un test de embarazo:

Senos y pezones sensibles. ¿Reconoces esa sensibilidad dolorosa en los senos antes de que llegue tu período? Eso no es nada comparado con la que podrías sentir después de la concepción. Los senos delicados, llenos, hinchados, con sensación de hormigueo, sensibles y dolorosos al tacto son algunas de las primeras señales que muchas mujeres (aunque no todas) advierten luego del encuentro del esperma con el óvulo. Esa sensibilidad puede comenzar pocos días después de la concepción (aunque comúnmente se afianza semanas después), y mientras avanza tu embarazo, podría pronunciarse aún más. Digamos mucho más.

Aréolas oscurecidas. No sólo puedes tener sensibles los senos, sino también tus aréolas (el círculo que rodea el pezón) podrían estar cambiando de color. Es perfectamente normal que adquieran un tinte más oscuro durante el embarazo e, incluso, que aumenten algo de diámetro en las semanas posteriores a la concepción. Por éstos y otros cambios de coloración en la piel puedes agradecer a las hormonas del embarazo que están en plena ebullición (hablaremos mucho más sobre estas hormonas en los próximos meses).

¿Piel de gallina? Bueno, no exactamente, pero al comienzo del embarazo podrías notar un aumento y alargamiento en los diminutos bultos de las aréolas (llamados tubérculos de Montgomery), que no habías notado antes. Aunque dan la sensación de piel de gallina, en realidad son glándulas sebáceas que lubrican tus pezones y aréolas; lubricación que, por cierto, será muy útil cuando tu bebé succione tus pezones si lo amamantas. Otra señal de que tu organismo está planificando con tiempo.

Sangrado ligero. Algunas mujeres (aunque por cierto no todas) experimentan un sangrado ligero cuando el embrión se implanta en el útero. Ese sangrado de implantación, como lo llaman, probablemente ocurrirá antes del día en que debería llegar tu flujo mensual (usualmente alrededor de cinco a diez días después de la concepción) y probablemente tendrá una ligera o mediana coloración rosada (rara vez roja, como la del período).

Frecuencia urinaria. ¿Estás visitando el inodoro varias veces al día últimamente? Al inicio del embarazo (por lo general de dos a tres semanas después de la concepción) podrías tener la necesidad de orinar con mucha mayor frecuencia. ¿Te preguntas por qué? Consulta la página 146 para conocer los motivos.

Fatiga. Fatiga extrema. O mejor dicho agotamiento. Completa falta de energía. Pereza total. Como quiera que la llames, ¡es una lata! Y a medida que tu cuerpo empieza a movilizar los engranajes de la máquina fabricante de bebés, se agotará aún más. Consulta la página 138 para saber por qué.

Náusea. He aquí otro motivo por el que podrías considerar mudarte al baño, al menos hasta que termine el primer trimestre. La náusea y los vómitos -en lo que también se conoce como "malestar matutino" (morning sickness)… ¡si sólo se limitara a la mañana!- pueden afectar a la embarazada tan pronto después de la concepción, aunque hay mayor probabilidad de que comiencen alrededor de la sexta semana. Para conocer las causas, consulta la página 140.

Sensibilidad al olor. La extrema sensibilidad del olfato es uno de los primeros cambios que experimentan algunas recién embarazadas, por lo tanto si tu nariz se vuelve más sensible y se ofende fácilmente, es posible que esté oliendo el embarazo.

Hinchazón. ¿Te sientes como si fueras un flotador ambulante? Esa sensación podría aparecer y desaparecer al comienzo del embarazo, aunque podría ser difícil diferenciar entre la hinchazón previa al período y la del embarazo. Es demasiado pronto como para atribuir la hinchazón al crecimiento de tu bebé, pero una vez más le puedes pasar la cuenta a las hormonas.

Alza de temperatura. De la temperatura basal. Si has estado controlando tu temperatura matinal con un termómetro especial de temperatura basal, podrías notar que ésta sube alrededor de un grado cuando concibes -y continuará elevada durante todo tu embarazo. Aunque no es una prueba segura (es posible que tu temperatura suba por otros motivos), podría anticiparte una gran noticia, aunque todavía de tamaño muy pequeñito.

Atraso. Es posible que esté revelando lo evidente, pero si no has tenido un período (especialmente si tus períodos funcionan como reloj) podrías sospechar ya de un embarazo, aun antes de que un examen lo confirme.

El Diagnóstico del Embarazo

"¿Cómo puedo saber con seguridad si estoy embarazada o no?"

Aparte de ese sistema notable de diagnóstico que es la intuición femenina (algunas mujeres "sienten" que están embarazadas momentos después de la concepción), la ciencia médica moderna sigue siendo la mejor arma para diagnosticar un embarazo con precisión. Por suerte, en estos días hay muchos medios para descubrir con certeza que llevas un bebé a bordo:

El test de embarazo en casa. Es tan fácil como hacer pipí, y puedes hacerlo en la privacidad y comodidad de tu propio baño. Las pruebas caseras del embarazo (*home pregnancy test*, HPT en inglés) son rápidas y confiables e, incluso, puedes usar algunas marcas antes de un atraso en tu período (aunque la precisión mejora a medida que te acercas al día de tu menstruación).

Todos los exámenes que puedes hacer en casa miden los niveles urinarios de la gonadotropina coriónica (hCG, por sus siglas en inglés), una hormona del embarazo producida por la placenta. La hCG entra en el flujo sanguíneo y la orina luego de que el embrión empieza a implantarse en el útero, entre 6 y 12 días después de la fertilización. En cuanto se detecte hCG en tu orina, podrás (teóricamente) obtener una lectura positiva. Pero hay un límite en qué tan rápido pueden arrojar un resultado: son sensibles, pero no siempre demasiado. Una semana después de concebir tendrás hCG en tu orina, pero no lo suficiente como para que la prueba la detecte, lo que significa que si te haces la prueba siete días antes del momento en que esperas el período, probablemente obtendrás un resultado negativo aunque estés embarazada.

¿No puedes esperar el momento de orinar en esa cinta reactiva? Algunas pruebas prometen un 60% de precisión cuatro días antes del momento en que esperas el período. ¿No eres de las que apuestan? Espera hasta el día en que tu período debiera llegar y tendrás un 90% de probabilidad de obtener un resultado correcto. Si lo intentas una semana después, el porcentaje ascenderá al 97%. La buena noticia de estas pruebas es que un resultado positivo tiene más probabilidad de ser correcto que un resultado negativo. Es decir, si el test dio positivo, tú también podrás estarlo. Otra buena noticia: como las

HPT dan un diagnóstico preciso tempranamente en el embarazo –probablemente antes de que considerarías consultar a un médico o una partera– te ofrecen la oportunidad de empezar a cuidarte lo mejor posible días después de la concepción. De todos modos, es esencial consultar a un médico después de la prueba. Si el resultado es positivo, confírmalo con un análisis de sangre y un control prenatal completo.

El análisis de sangre. El más sofisticado examen de sangre para el embarazo puede detectarlo con una precisión del 100% tan solo una semana después de la concepción (a menos que haya un error de laboratorio), usando apenas unas gotas de sangre. También puede ayudar a fechar el embarazo midiendo la cantidad exacta de hCG en la sangre, ya que éstos varían a medida que avanza el embarazo (consulta la página 151 para conocer más detalles sobre los niveles de hCG). Muchos médicos ordenan tanto análisis de orina como de sangre, para asegurarse del diagnóstico por partida doble.

El examen médico. Con los test caseros y los análisis de sangre precisos, el examen médico –que busca detectar las señales físicas del embarazo como alargamiento del útero, cambios de coloración en la vagina y el cuello del útero, y un cambio en la textura de este último– es casi innecesario para confirmar el diagnóstico de un embarazo. Sin embargo, no lo es someterte a ese primer examen y comenzar el cuidado prenatal regular (consulta la página 21).

Una Línea Tenue

"Cuando me hice un test de embarazo en mi casa, me mostró una línea muy tenue. ¿Estaré embarazada?"

¿Cuándo Examinarte?

¿Tus ciclos menstruales no son regulares? Eso hará más difícil saber cuándo hacerte un test de embarazo. Después de todo, ¿cómo puedes hacerte un examen el día en que esperas tu período, si no sabes cuándo vendrá ese día? Si tienes períodos irregulares, tu mejor estrategia es esperar el mismo número de días al ciclo más prolongado que hayas tenido en los últimos seis meses, y después hacerte un test. Si el resultado es negativo y todavía no has tenido el período, repite el examen después de una semana (o después de unos pocos días, si no puedes esperar).

El único modo de que una prueba de embarazo arroje un resultado positivo es si tu organismo tiene un nivel detectable de hCG (más precisamente en la orina). Y la única manera de que el hCG pueda circular por tu cuerpo es si estás embarazada. Eso significa que si tu examen muestra una línea, no importa lo tenue que sea, estás embarazada.

El hecho de que aparezca una línea tenue en vez de la línea firme e inequívoca que esperabas, tiene mucho que ver con el tipo de examen que hayas usado (algunos son mucho más sensibles que otros) y con la etapa en la que está tu embarazo (los niveles de hCG aumentan día a día, por lo tanto si te examinas demasiado pronto, habrá muy poquito hCG que registrar).

Revisa el envase para saber qué tan sensible es tu test de embarazo, leyendo la medida de miliunidades internacionales por litro (*milli-international units*, *mIU/L* en inglés). Mientras más bajo el número, mejor (20 mIU/L te dirá si estás embarazada más pronto que un examen con una sensibilidad de 50 mIU/L). No es de sorprender que los test más sensibles sean los más caros.

Ten en cuenta, además, que mientras más avanzado esté tu embarazo, mayor será el nivel de hCG. Si te haces la prueba muy pronto (por ejemplo, unos pocos días antes o después del día en que debiera llegar tu período), es posible que aún no tengas suficiente hCG en tu sistema como para generar una línea inequívoca. Espera un par de días, vuelve a hacer la prueba y verás una línea que despejará toda duda de una vez por todas.

Ya No Es Positivo

"Mi primer test de embarazo dio positivo, pero unos días después me hice otro que resultó negativo. Y después me llegó el período. ¿Qué es lo que pasa?"

Da la impresión de que hubieras experimentado un embarazo químico, que termina prácticamente antes de empezar. En un embarazo químico, el óvulo es fertilizado y empieza a implantarse en el útero, pero por algún motivo nunca completa el proceso de inserción.

Si No Estás Embarazada ...

Si esta vez tu test de embarazo es negativo, pero estabas ansiosa por estar embarazada, sácale partido a los pasos a seguir en el período de preconcepción delineados en el Capítulo 1. Una buena preparación antes de la concepción te ayudará a tener el mejor embarazo posible en el futuro.

En vez de resultar en un embarazo viable, desemboca en un período. Aunque los expertos calculan que hasta un 70% de todas las concepciones son químicas, la mayoría de las mujeres que lo experimenta ni siquiera se da cuenta de que ha concebido (de hecho, antes de que hubiese test caseros, las mujeres no se enteraban de que estaban embarazadas hasta mucho después). A menudo, un temprano resultado positivo de embarazo seguido de un período tardío (con demora de unos pocos días a una semana), son los únicos indicios de un embarazo químico. Por lo tanto, si hubo algún inconveniente con ese test que te realizaste demasiado pronto, quiere decir que decididamente experimentaste un embarazo químico.

Desde el punto de vista médico, un embarazo químico es, más que un aborto espontáneo, un ciclo en el que no ocurrió un embarazo. Emocionalmente, para las mujeres como tú que se han hecho un temprano examen y han obtenido un resultado positivo, puede tener una connotación diferente. Aunque técnicamente no es una pérdida, la pérdida de la promesa de un embarazo puede ser una desilusión para ti y tu pareja. La información sobre cómo sobrellevar una pérdida de embarazo en la página 621, te puede ayudar emocionalmente. Y ten en cuenta que si la concepción ya ocurrió una vez, es muy probable que vuelva a ocurrir pronto, y con el final feliz de un embarazo saludable.

Un Resultado Negativo

"Siento como si estuviera embarazada, pero los tres test que me hice dieron negativo. ¿Qué puedo hacer?"

Si estás experimentando los síntomas del comienzo del embarazo y sientes —con prueba o sin ella– que estás embarazada, actúa como si lo estuvie-

Cómo Examinarte Mejor

El test del embarazo hecho en casa es probablemente el examen más sencillo al que nunca te someterás (no tienes que estudiar nada, sólo leer las instrucciones del envase y seguirlas para obtener un resultado preciso). Los siguientes consejos pueden parecer obvios, pero con el entusiasmo del momento (¿estaré? ¿no estaré?) podrías olvidarte de un par de detalles:

- Dependiendo de la marca, podrías tener que dejar caer el flujo de tu orina durante algunos segundos en la cinta reactiva o en un recipiente para luego introducir la cinta en él. Para evitar una posible contaminación, la mayoría de las pruebas recomienda lo siguiente: orina durante uno o dos segundos, detente, retenla y después coloca la cinta o el recipiente en posición para recoger el resto del flujo.

- Si necesitas esperar por los resultados, coloca la muestra sobre una superficie plana, lejos del calor y donde no sea perturbada. Lee los resultados en el tiempo recomendado: no aguardar lo necesario o esperar demasiado puede afectar el resultado.

- No es necesario que uses tu primera orina de la mañana, pero si te estás examinando tempranamente (por ejemplo, antes de que tu período debiera llegar), es probable que obtengas un resultado más preciso si no has orinado en las cuatro horas anteriores (porque tu orina contendrá niveles más concentrados de hCG).

- Vigila el indicador de control (que va de una línea horizontal o vertical a un círculo completo, o un símbolo de control intermitente en los exámenes digitales), para saber si la prueba funciona.

- Observa cuidadosamente antes de llegar a una conclusión apresurada. Cualquier línea que veas (rosada o azul, signo positivo o lectura digital), independientemente de lo débil que sea (o sin importar cuán débil te sientas), implica que hay hCG en tu sistema y, por lo tanto, la probabilidad de que viene un bebé en camino. ¡Felicitaciones! ¡Estás embarazada! Si el resultado es negativo y todavía no has tenido tu período, espera unos días más y vuelve a hacerte un test. Tal vez era demasiado pronto como para detectar el embarazo.

ras (tomando vitaminas prenatales, evitando las bebidas alcohólicas, dejando de fumar, comiendo bien, y todo eso) hasta que descubras definitivamente que no lo estás. Las pruebas de embarazo no son infalibles, especialmente cuando se hacen demasiado pronto. Conoces tu propio cuerpo mejor que ese chorrito de orina en una cinta. Para descubrir si tu intuición es más acertada que los exámenes, espera una semana y vuelve a intentarlo: a lo mejor era demasiado pronto para detectarlo.

O pide a tu médico un análisis de sangre, que es más sensible a la hCG que el examen de orina.

Es posible, por supuesto, experimentar todos los signos y síntomas tempranos del embarazo y no estar embarazada. Después de todo, ninguno de ellos por sí solo o en combinación constituye una prueba absoluta de embarazo. Si los tests siguen siendo negativos, pero todavía no te ha llegado el período, consulta a tu médico para descartar otras causas biológicas de tus síntomas. Si también éstas son descartadas, es posible que tus síntomas puedan tener motivaciones emocionales. A veces, la mente puede ejercer una influencia sorprendentemente poderosa sobre el organismo, generando incluso síntomas de embarazo cuando no lo hay, en el caso de un deseo intenso de tenerlo (o temor a él).

La Primera Cita

"El test que me acabo de hacer en casa salió positivo. ¿Cuándo debo fijar la primera cita con mi médico?"

Un buen cuidado prenatal es uno de los ingredientes más importantes para tener un bebé sano. Por eso no te tardes. En cuanto sospeches que puedas estar embarazada o nada más el test dé positivo, pide una cita con tu médico. ¿Cuándo te la dará? Depende del trabajo del consultorio y de la política del médico. Algunos lo harán inmediatamente, mientras que otros consultorios muy ocupados podrían dártela varias semanas después. En algunos consultorios, el procedimiento de rutina para esa primera visita prenatal oficial es esperar hasta que la mujer tenga de seis a ocho semanas de embarazo, aunque algunos ofrecen una visita previa para confirmar que estás embarazada en cuanto tú sospechas que lo estás (o tienes los resultados positivos de HPT para demostrarlo).

Pero aun si tu cuidado prenatal oficial debe esperar hasta mediados del primer trimestre, eso no significa que debas postergar el cuidado de tu cuerpo y de tu bebé. Independientemente de cuándo es la cita con tu médico, empieza a actuar como embarazada nada más tengas el resultado positivo de la HPT. Probablemente estás familiarizada con muchos de los cuidados básicos (tomar vitaminas prenatales, eliminar el alcohol y el cigarrillo, comer bien, etc.), pero no dudes en llamar al médico si tienes preguntas específicas sobre el mejor modo de encaminarte en el programa del embarazo. Para ayudarte a responder algunas de tus dudas podrías incluso recoger un set de folletos informativos para embarazadas (muchos consultorios los ofrecen, con consejos que van desde lo que conviene o no para la dieta hasta las recomendaciones sobre vitaminas prenatales, pasando por una lista de medicamentos que puedes tomar sin problemas).

En un embarazo de bajo riesgo y desde el punto de vista médico, no se considera necesario que la primera visita sea pronto, aunque se te haga difícil la espera. Si ésta te pone demasiado nerviosa, o si crees que podrías ser un caso de alto riesgo (debido a antecedentes de abortos espontáneos o embarazos ectópicos, por ejemplo), pregunta al consultorio si puedes ir antes de la fecha fijada. (Para más detalles sobre lo que puedes esperar en tu primera visita prenatal, consulta la página 134).

La Fecha de Parto

"Mi médico calculó mi fecha de parto, ¿pero qué tan certera es?"

La vida sería mucho más sencilla si pudieras estar segura de que la fecha que te da el médico será exactamente la del parto, pero no suele ser tan simple. Según la mayoría de los estudios, sólo 1 de cada 20 bebés nace efectivamente en la fecha calculada. Como un embarazo normal de desarrollo completo puede durar entre 38 y 42 semanas, la mayoría nace dentro de las dos semanas de ese margen… lo que mantiene a los padres en una incógnita hasta el día del parto.

Por eso el término que usan los médicos es "fecha estimada de parto" (*estimated date of delivery*, EDD en inglés). La fecha es sólo un cálculo general, que puedes obtener así: resta tres meses desde el primer día de tu último período menstrual (*last menstrual period*, LMP en inglés) y luego suma siete días, y ésa será la fecha de parto. Por ejemplo, supongamos que tu último período empezó el 11 de abril. Cuenta tres meses hacia atrás, lo que te lleva hasta enero, y después suma siete días. Tu fecha de parto sería el 18 de enero.

Este sistema de cálculo funciona bien para las mujeres que tienen un ciclo menstrual regular. Pero si tu ciclo es irregular, el sistema puede que no funcione para nada. Supongamos que típicamente tienes tu período cada seis a siete semanas y no has tenido ninguno en tres meses. Al hacerte la prueba, te das cuenta que estás embarazada. ¿Cuándo concebiste? Como es importante tener una fecha de parto confiable, tú y tu médico deben tratar de calcularla. Aunque no puedas precisar el momento de concepción o no estés segura de cuándo ovulaste por última vez, hay indicios que te pueden ayudar.

El primero de todos es el tamaño de tu útero, que se determinará cuando te hagas el primer examen interno de embarazo. El segundo indicio será un temprano ultrasonido que podrá precisar más exactamente la fecha del embarazo. (Ten en cuenta que no todas las mujeres se someten a un ultrasonido al comienzo del embarazo. Algunos médicos lo practican regularmente, pero otros sólo lo recomendarán si tus períodos son irregulares, si tienes antecedentes de abortos espontáneos o si la fecha estimada de parto no se puede calcular en base a tu último período menstrual y tu examen físico). Más adelante, hay otros factores que confirmarán la fecha: la primera vez que se detecta el latido cardíaco fetal (de unas 9 a 12 semanas con un Doppler), cuando se sienten las primeras palpitaciones de vida (de unas 16 a 22 semanas), y la altura del fondo del útero en cada visita (por ejemplo, alcanzará la altura del ombligo aproximadamente a la semana 20). Estos indicios serán útiles, pero no definitivos. Sólo tu bebé sabe cuándo nacerá… y por ahora no abre la boquita.

TODO ACERCA DE...

Cómo Elegir a un Profesional de la Salud y Trabajar con Él

Todos sabemos que hacen falta dos para concebir un bebé, pero se necesita un mínimo de tres –madre, padre y por lo menos un profesional de la salud– para hacer que la transición del óvulo fertilizado al recién nacido sea segura y exitosa. Asumiendo que tú y tu pareja ya se han encargado de llamar a la cigüeña, el siguiente desafío que ambos deben enfrentar es seleccionar a ese tercer miembro de tu equipo de gestación y asegurarte de que sea una decisión confiable y que puedas trabajar con él (por supuesto, puedes hacer esta selección aun antes de concebir).

Alternativas para Dar a Luz

Desde el comienzo (cuándo concebir) hasta el final (cómo dar a luz), el embarazo ofrece en estos días numerosas opciones personales. Para traer al mundo a tu bebé, la gama de alternativas puede marear a cualquiera, aun en un ámbito hospitalario. Y si sales del hospital, todavía tienes más para elegir.

Aunque tus preferencias para dar a luz no deberían ser el único criterio para elegir al médico o partera es, por cierto, un factor a tener en cuenta. A continuación, te ofrecemos las opciones que puedes considerar. Pregunta a los posibles candidatos qué opinión tienen sobre cualquiera de éstas u otras alternativas que te atraigan (ten en cuenta que no podrás tomar decisiones firmes sobre el alumbramiento hasta que estés más avanzada en el proceso, y para algunas de ellas, tendrás que esperar hasta el momento del parto):

Salas de natalidad. La disponibilidad de las salas de parto en la mayoría de los hospitales permite que permanezcas en la misma cama desde el proceso de parto hasta la recuperación (en vez de comenzar la dilatación en una sala y luego ser trasladada a la sala de parto cuando estés lista para parir). Y a veces, incluso, durante toda tu permanencia en el hospital, y aun teniendo a tu bebé a tu lado a partir de su nacimiento. Y lo mejor de todo es que estas salas de natalidad son acogedoras y cómodas.

Algunas se usan sólo para el proceso de parto, el alumbramiento y la recuperación (LDR, por sus siglas en inglés). Si estás en una LDR, tú (junto a tu bebé, si comparte la habitación) serás trasladada a una sala de posparto después de una hora de reunión familiar ininterrumpida. Si eres suficientemente afortunada como para estar en un hospital que ofrece salas de parto,

alumbramiento, recuperación y posparto (LDRP, por sus siglas en inglés) no tendrás que mudarte para nada. Tú y tu bebé –y en algunos casos hasta el papi y los hermanitos– podrán compartir tu alegría durante todo el horario de visitas.

La mayoría de las salas de natalidad luce un aspecto hogareño, con luz tenue, mecedoras, un bonito empapelado, cuadros relajantes en las paredes, y camas que más bien parecen haber salido de una exposición de muebles que de un catálogo de hospital. Aunque las salas están completamente equipadas para los nacimientos de bajo riesgo e, incluso, emergencias inesperadas, el instrumental médico suele estar fuera de la vista detrás de puertas o armarios y en otros muebles similares a los de un dormitorio. El respaldo de la cama de parto puede elevarse para soportar a la mamá en posición de cuclillas o casi de cuclillas (a menudo se puede adosar una barra para acomodar esa posición si se desea) y el pie de la cama se puede quitar para dar paso a los que atienden el parto. Después del parto, se cambian las sábanas, se activan algunos interruptores y ¡listo!, vuelves a estar en la cama. Muchos hospitales y centros de natalidad también ofrecen duchas y/o bañeras de hidromasaje, que pueden proporcionar alivio con hidroterapia durante el parto. Algunos también ofrecen bañeras para el nacimiento en el agua (consulta la página 25 para saber más sobre el tema). Muchas salas de natalidad tienen sofás para la comodidad de tu equipo de apoyo y/u otros acompañantes e, incluso, a veces una cama desplegable para pasar la noche.

En algunos hospitales las salas de natalidad sólo están disponibles para mujeres con bajo riesgo de complica-

(continúa en la página siguiente)

(viene de la página anterior)

ciones; si ése no es tu caso, no tendrás más remedio que ir a la sala de parto tradicional, donde hay más recursos tecnológicos a mano. Y todo parto por cesárea se efectúa siempre en un quirófano completo (sin ese aspecto hogareño). Pero afortunadamente, con el aumento de la disponibilidad de salas de natalidad para la mayoría de las mujeres, es muy probable que puedas experimentar un parto sin carreras, en un ambiente familiar, y sin muchas intervenciones en el ambiente tradicional de un hospital.

Centros de natalidad. Por lo general, son instalaciones independientes para dar a luz (aunque podrían estar adjuntas a un hospital o, incluso, dentro de éste), que ofrecen un ambiente hogareño, de baja tecnología y personalizado. Aquí podrás recibir todo tu cuidado prenatal, desde visitas del profesional hasta instrucción para el parto y clases de lactancia (los centros que funcionan dentro de un hospital son, por lo general, sólo para el parto). La mayoría ofrece comodidades amenas, desde cuartos privados con una acogedora decoración y luces tenues hasta duchas e hidromasaje. También podrían tener una cocina para uso de los familiares. Suelen ser manejados por parteras, aunque muchos tienen obstetras de servicio; otros están situados a minutos de un hospital, en caso de emergencia. Y aunque, por lo general, no usan intervenciones como monitoreo fetal, sí cuentan con instrumental médico a mano, incluyendo IV, oxígeno para la madre y el infante, y resucitadores de infantes para iniciar un tratamiento de emergencia (en caso de

necesidad) mientras se espera la transferencia al hospital cercano. Sin embargo, sólo las embarazadas de bajo riesgo son buenas candidatas para dar a luz en este tipo de centros. Algo más a tener en cuenta: los centros de natalidad se concentran en los partos sin medicación, y aunque disponen de narcóticos suaves, no proporcionan anestesia epidural. Si después de todo quieres esta anestesia, deberás ser conducida al hospital

El método apacible Leboyer. Cuando el obstetra francés Frederick Leboyer propuso por primera vez su teoría del parto sin violencia, la comunidad médica se mostró escéptica. Hoy en cambio, son comunes muchos de los procedimientos que propuso para hacer más apacible la llegada del bebé al mundo. Los bebés suelen nacer en salas de natalidad sin las luces brillantes que alguna vez se consideraron necesarias, bajo la premisa de que la luz tenue puede hacer más gradual y menos estremecedora la transición de la oscuridad del útero al brillo del mundo exterior. Ya ha dejado de ser rutina la práctica de poner al bebé boca abajo y darle palmadas; ahora se prefieren procedimientos menos agresivos para estimular la respiración cuando no se produce espontáneamente. En algunos hospitales no se corta inmediatamente el cordón umbilical; en cambio, este último lazo físico que une a madre e hijo permanece intacto mientras se reconocen mutuamente por primera vez. Y aunque el baño tibio que Leboyer recomendó para tranquilizar al bebé y suavizar la transición de un ámbito acuoso a otro seco no es común, sí lo es llevar al recién nacido inmediatamente a los brazos de la madre.

¿Obstetra? ¿Médico de Familia? ¿Partera?

¿Dónde comenzar la búsqueda del asistente perfecto que te guíe durante tu embarazo y en adelante? En primer lugar, tienes que pensar qué tipo de profesional se adecuará mejor a tus necesidades.

Parto en casa. A algunas mujeres no les hace gracia la idea de estar hospitalizadas sin estar enfermas. Si ése es tu caso —o si estás convencida de que la vida debe empezar en el hogar— tal vez quieras dar a luz en tu casa. La ventaja es evidente: tu recién nacido llega al mundo en medio de familiares y amistades, en un ambiente cálido y amoroso, y puedes dar a luz en la intimidad de tu hogar, sin protocolos hospitalarios ni personal de por medio. La desventaja es que, si algo sale mal inesperadamente, las instalaciones para una cesárea de emergencia o resucitación del recién nacido no estarán a mano.

Según el Colegio Estadounidense de Enfermeras-Parteras (American College of Nurse-Midwifes), si quieres dar a luz en casa, deberías llenar los siguientes requisitos:

- Estar en categoría de bajo riesgo: es decir, no sufrir de hipertensión, diabetes u otros problemas médicos crónicos, como tampoco tener un historial de parto o alumbramiento con dificultades.

- Ser atendida por un médico o por una enfermera-partera certificada (CNM). Esta última debe trabajar con un médico, preferentemente alguien que te haya atendido durante el embarazo y que haya trabajado antes con la CNM.

- Disponer de un medio de transporte y vivir a no más de 30 millas de un hospital, si las carreteras son buenas y no hay problemas de tránsito, o de 10 millas de no ser así.

Nacimiento bajo el agua. La técnica de parir bajo el agua para simular el ambiente del útero no ha tenido mayor aceptación en la comunidad médica, aunque es más aceptada entre las parteras. En un nacimiento en el agua, el bebé sale de la acuosidad templada del útero a otro ambiente templado y húmedo que le proporciona bienestar después del estrés del nacimiento. Inmediatamente después de nacer, el bebé es retirado del agua y es llevado a los brazos de la madre. Y como su respiración no comienza hasta estar expuesto al aire, prácticamente no existe riesgo de que se ahogue. Los nacimientos en el agua pueden hacerse en el hogar, en centros de natalidad y en algunos hospitales. Muchas parejas acompañan a la madre dentro de la bañera o piscina portátil, a menudo sosteniéndola desde atrás para brindarle respaldo.

La mayoría de las mujeres con embarazos de bajo riesgo puede optar por el parto en el agua siempre que encuentre un profesional y hospital dispuestos al procedimiento (es más probable que lo ofrezcan los centros de natalidad). Pero si estás en una categoría de alto riesgo probablemente no te conviene, y es poco factible que encuentres a una partera que te permita intentarlo.

Si no te seduce la idea de dar a luz en el agua —o si no cuentas con esa posibilidad— podrías optar por sobrellevar el trabajo de parto en una bañera con hidromasaje o una tina regular. A la mayoría de las mujeres el agua no sólo les permite relajarse, aliviar los dolores y liberarse del peso de la gravedad, sino que también ayuda a acelerar el parto. Algunos hospitales y la mayoría de los centros de natalidad ofrecen tinas en las salas de parto. Para mayor información sobre los nacimientos en el agua, visita gentlebirthchoices.org o waterbirth.org.

El obstetra. ¿Buscas a un profesional entrenado para manejar todo aspecto médico imaginable del embarazo, trabajo de parto, alumbramiento y período posparto, desde lo más evidente hasta la complicación más recóndita? Entonces querrás un obstetra ginecólogo. Estos profesionales no sólo proporcionan una completa atención obstétrica, sino también pueden hacerse cargo de todas tus necesidades de salud femenina no relacionadas con el embarazo (Papanicolaou, anticoncepción, exámenes de senos y otros procedimientos). Algunos ofrecen atención médica general y, por lo tanto, también pueden actuar como médico general.

Si tu embarazo es de alto riesgo, probablemente necesitarás un obstetra ginecólogo. Incluso podrías buscar un obstetra especializado en embarazos de alto riesgo que esté certificado en medicina materno-fetal. Aunque desde el punto de vista médico tu embarazo luzca normal, podrías optar por un obstetra, tal como lo hace más del 90% de las mujeres. Si has estado consultando a un obstetra ginecólogo que te gusta, respetas y con quien te sientes cómoda, no hay motivo para cambiarlo ahora que estás embarazada. Si no has consultado a ninguno, o si no estás segura de que quieres dejar tu embarazo en manos del profesional al que has estado viendo, es hora de empezar a buscar otro.

El médico de familia. Al igual que el médico general de hace años, el médico de familia de hoy (*family physician*, FP en inglés) provee un servicio médico integral. A diferencia del obstetra, que después de obtener el doctorado en medicina se especializa en el sistema reproductivo de la mujer, el médico de familia después de doctorarse en medicina se especializa en atención primaria, obstetricia y pediatría. Si te decides por un médico familiar, éste podría desempeñarse como tu internista, obstetra ginecólogo y, llegado el momento, como pediatra. Idealmente, conocerá la dinámica de tu familia y se interesará en todos los aspectos de tu salud, no sólo en los del embarazo. Si se presentan complicaciones, podría remitirte a un obstetra, pero se mantendrá continuamente involucrado en tu atención.

La enfermera-partera certificada. Si buscas un profesional que te vea más como persona que como paciente, que dedique tiempo extra para hablarte no sólo sobre tu estado físico sino también de tu bienestar emocional, que ofrezca consejos nutricionales y apoyo en la lactancia, y que esté orientado hacia lo que sea "natural" en el nacimiento, entonces una enfermera-partera certificada (*certified nurse-midwife*, CNM en inglés) podría ser ideal para ti (aunque, por supuesto, muchos médicos también responden a ese perfil). Una enfermera-partera certificada es una profesional médica, una enfermera registrada que ha completado programas avanzados en obstetricia y está certificada por el Colegio Estadounidense de Enfermeras-Parteras. Está capacitada para atender mujeres con embarazos de bajo riesgo y para asistir partos sin complicaciones. En algunos casos, podría proporcionar atención ginecológica de rutina y, a veces, cuidado del recién nacido. La mayoría trabaja en ambientes clínicos mientras que otras asisten partos en centros de natalidad y/o a domicilio. Aunque en la mayoría de los estados estas profesionales tienen derecho a administrar anestesia epidural y otras formas de analgésicos, como también recetar medicamentos inductores del parto, no es común que un alumbramiento asistido por una enfermera-partera incluya dichas intervenciones. En promedio, las parteras tienen una tasa de parto por cesárea mucho menor que los médicos, como también mayores tasas de éxito en el parto vaginal después de una cesárea (*vaginal birth after cesarean*, VBAC en inglés), lo que en parte se debe a que sólo atienden embarazos de bajo riesgo, que tienen menor probabilidad de complicarse o requerir partos quirúrgicos. Los estudios demuestran que para los embarazos de bajo riesgo, los partos atendidos por enfermeras-parteras son tan seguros como los de los médicos. Y algo más para tener en cuenta: el costo de la atención prenatal de una enfermera-partera suele ser menor que el de un obstetra-ginecólogo.

Si optas por una enfermera-partera certificada (como lo hace un 8% de las futuras mamás), asegúrate de escoger una que tenga título y licencia (los 50 estados les otorgan licencias). La mayoría de ellas cuenta con un médico como respaldo en caso de complicaciones (muchas practican con uno o con un grupo). Para mayor información, consulta la página web midwife.org.

Parteras. No son enfermeras de profesión, aunque podrían tener títulos en otras áreas de la salud. Es común que asistan más nacimientos en el hogar que las enfermeras-parteras, aunque algunas también lo hacen en centros de natalidad. Las que son evaluadas y certificadas por medio del Registro Norteamericano de Parteras (*North American Registry of Midwives*, NARM) son llamadas parteras profesionales certificadas (CPM, en inglés) mientras que hay otras que no lo son. Algunos estados ofrecen licencias para las parteras no enfermeras y, en algunos de estos casos, sus servicios son reembolsados por medio del seguro de salud Medicaid y otros planes privados de salud. En otros estados, las parteras no enfermeras no pueden practicar legalmente. Para mayor información, llama a la Alianza de Parteras de América del Norte (*Midwives Alliance of North America*) al (888) 923-6262 o consulta su página web en mana.org.

Tipos de Consulta

Una vez que has optado por un obstetra, un médico de familia o una enfermera-partera, deberás decidir el tipo de práctica médica que mejor te acomode. He aquí los tipos más comunes y sus posibles ventajas y desventajas:

Consulta médica individual. El médico trabaja solo, utilizando los servicios de otro médico en los casos en que no esté disponible. Los obstetras o médicos de familia pueden atender en un consultorio individual; en cambio las enfermeras-parteras, en casi todos los estados, deben trabajar en una práctica colectiva con un médico. La ventaja principal de un consultorio individual es que en cada visita te atiende el mismo profesional. De este modo te familiarizas con él e, idealmente, te sientes más cómoda con esta persona antes del parto. La principal desventaja es que, si no está disponible, un sustituto a quien no conoces podría asistirte en el parto (aunque este contratiempo se puede remediar si te aseguras de conocer al médico suplente antes del parto). El consultorio individual también podría ser un problema si, a mediados del embarazo, descubres que no estás muy entusiasmada con el médico. Si eso ocurre y decides cambiar de profesional, tendrás que empezar de cero y buscar nuevamente al más adecuado.

Consulta participativa o de grupo. Dos o más médicos de la misma especialidad atienden conjuntamente a los pacientes, viéndolos a menudo de manera rotativa (aunque por lo general te atienes a tu médico favorito durante la mayor parte del embarazo y sólo hacia el final del proceso, cuando empiezas a ir al consultorio semanalmente, comienza la rotación). En este tipo de práctica puedes encontrar tanto obstetras como médicos de familia. La ventaja es que al ver a un médico diferente cada vez llegas a conocerlos bien a todos, lo que significa que cuando los dolores del parto empiezan a sentirse intensa y rápidamente, tendrás la seguridad de contar con una cara familiar en la habitación. La desventaja es que no todos los médicos del consultorio podrían ser de tu agrado y,

División del Trabajo

Aunque todavía no es práctica habitual en toda la nación, existe una tendencia que podría llegar a un hospital (y consultorio obstétrico) cercano a ti. Algunos obstetras, cansados de correr después de largas horas de consulta y largas noches en el hospital ayudando a traer bebés al mundo —y preocupados de que la fatiga pueda afectar la calidad del cuidado que entregan— están buscando una alternativa mejor. Aquí entran a jugar los obstetras de hospital (conocidos en inglés como laborists), que trabajan exclusivamente en el hospital, atendiendo sólo partos y alumbramientos. No tienen consultorio ni atienden a las pacientes durante el período de embarazo.

Si tu médico dice que uno de ellos va a estar en tu parto, no te preocupes. Pero toma algunas medidas para asegurarte de que estás cómoda con el acuerdo. En primer lugar, pregúntale a tu médico si ha trabajado en el pasado en estrecho contacto con los obstetras del hospital (y asegúrate de que sus filosofías y protocolos sean similares). También podrías llamar al hospital para preguntarles si puedes conocer a los obstetras antes del trabajo de parto y evitar ser atendida por un completo desconocido cuando llegue el minuto. Si tienes un plan de nacimiento por escrito, lleva copias extra para distribuir en el hospital, de modo que todo el que te atienda esté familiarizado con tus deseos aunque no esté familiarizado contigo.

Si no estás cómoda con todo este arreglo, piensa en la posibilidad de cambiar de profesional antes de que sea tarde. Pero recuerda que si ya estás en un consultorio de varios médicos, existe una alta probabilidad de que tu obstetra "regular" no esté de guardia el día en que des a luz. Ten en cuenta que como los obstetras de hospital se concentran únicamente en los partos, están más que preparados para proporcionar la mejor atención posible. Y bien descansados, también, porque trabajan por turnos en vez de todo el día.

---

por lo general, no podrás elegir al que quieras el día del parto. Asimismo, oír distintos puntos de vista de los distintos profesionales podría ser una ventaja o una desventaja, dependiendo de si eso te tranquiliza o te inquieta.

Consulta combinada. Incluye a uno o más obstetras y a una o más enfermeras-parteras. Las ventajas y desventajas son similares a las de cualquier consulta en grupo. En algunas visitas existe la ventaja adicional de tener el tiempo y atención extra que puede ofrecer una partera y, en otras, el conocimiento médico extra que proporciona el amplio entrenamiento y experiencia de un doctor. Podrías tener la opción de un parto asistido por una partera, además de la garantía de que, si surge algún problema, habrá un médico conocido a tu lado.

Centros de maternidad o centros de alumbramiento. En estos centros la atención está a cargo principalmente de las enfermeras-parteras certificadas, y sólo se llama a los médicos cuando es necesario. Algunos centros de maternidad tienen su sede en hospitales con salas especiales de alumbramiento, mientras que otras son instalaciones independientes. En todos ellos se atienden sólo a pacientes de bajo riesgo.

La ventaja de este tipo de consulta es evidente para aquellas mujeres que prefieren ser atendidas por parteras certificadas. Una desventaja potencial es que, si surge una complicación durante el embarazo, tendrías que comenzar a ver a un médico y a desarrollar una relación con él desde cero. O bien, si se presenta una complicación durante el parto o el alumbramiento, podrías dar a luz atendida por el médico de guardia, que probablemente será un completo extraño. Y finalmente, si hay complicaciones cuando estás dando a luz, podrías tener que ser trasladada al hospital más cercano para una atención de emergencia. Sin embargo, hay una ventaja potencialmente decisiva: los centros de maternidad o alumbramiento generalmente cobran menos que los médicos y los hospitales.

Consulta independiente de la enfermera-partera certificada. En los estados que permiten su práctica independiente, la enfermera partera ofrece a la embarazada de bajo riesgo la ventaja de una atención personalizada y un alumbramiento natural (a veces en el hogar, aunque más a menudo en centros de alumbramiento u hospitales). Una enfermera-partera independiente debe contar con un médico disponible tanto para consultas como de guardia, en caso de emergencia: durante el embarazo, el alumbramiento y el posparto. La atención está cubierta por la mayoría de los planes de seguros de salud, aunque algunos sólo cubren los nacimientos asistidos por parteras en el hogar o en centros asistenciales que no sean un hospital.

Cómo Encontrar el Candidato

Una vez que tienes una buena idea del tipo de atención que deseas y la consulta que prefieres, ¿dónde puedes encontrar a los posibles candidatos? Éstas son algunas fuentes confiables:

- Tu ginecólogo, médico de familia (si no atiende partos) o internista, siempre y cuando estés conforme con la atención que brinda (los médicos tienden a recomendar a otros con filosofía similar a la suya).

- Amistades o compañeras de trabajo que han tenido bebés recientemente y cuya manera de pensar sobre el embarazo sea similar a la tuya.

- Una enfermera obstétrica que atienda en un consultorio de tu vecindario.

- La sociedad médica local puede darte una lista de nombres de médicos que asisten alumbramientos, junto con informaciones sobre su preparación médica, especialidades, intereses especiales, tipo de consulta y certificación.

- La Asociación Médica Estadounidense (*American Medical Association, ama-assn.org*) te puede ayudar a buscar un médico en tu zona.

- El Directorio del Colegio Estadounidense de Médicos Obstetras y Ginecólogos (*American College of Obstetricians and Gynecologist Physician Directory*) tiene los nombres de obstetras-ginecólogos y especialistas en atención materno-fetal. Consulta acog.org o llama al 202-638-5577.

- El Colegio Estadounidense de Enfermeras-Parteras (*American College of Nurse-Midwives*), si buscas una CNM. Visita la página acnm.org o mybirthteam.com, o llama al 240-485-1800.

- La Liga La Leche local (*Leche League*), especialmente si estás firmemente interesada en amamantar.

- Un hospital cercano que ofrezca los servicios que sean importantes para ti —por ejemplo, salas de natalidad provistas de bañeras hidromasaje, alojamiento tanto para el bebé como para el papá, o una unidad de cuidado neonatal intensivo– o una maternidad o centro de alumbramiento local. Solicita los nombres de los médicos asistentes.

■ Si esta información no te sirve de ayuda, consulta las Páginas Amarillas en Internet o tu guía telefónica local en Médicos (Physicians). Busca los encabezamientos Obstetricia y Ginecología (Obstetrics and Gynecology), Medicina Materno-Fetal (Maternal-Fetal Medicine) o Consulta Familiar (Family Practice).

Si tu compañía de seguros te proporciona una lista de profesionales de la salud, averigua sobre ellos por medio de amistades, conocidos u otros médicos para encontrar el más adecuado. Si esto no es posible, visita personalmente a varios de los candidatos. En la mayoría de los casos, debieras estar en condiciones de encontrar a alguno compatible. Y si no, finanzas de por medio, podrías cambiar de planes.

Cómo Elegir

Una vez que hayas seleccionado el nombre de un candidato, pide una cita. Prepara preguntas que te permitan determinar si tu manera de pensar está en sintonía con la de él y si te sientes cómoda con su personalidad. No esperes que coincidan en todo; eso no ocurre ni en las relaciones más fructíferas. En la entrevista, observa cuidadosamente y trata de leer entre líneas (¿el médico o la partera sabe escuchar? ¿Explica con claridad? ¿Toma en serio tanto tus necesidades emocionales como las físicas?). Éste es el momento para descubrir su postura en las cuestiones de mayor importancia para ti: parto natural o con anestesia, lactancia,

parto inducido, uso de monitoreo fetal o uso rutinario de intravenosa (IV), partos por cesárea, entre otras. Saber es poder, y saber cuál es la filosofía de tu médico evitará encontrarte con sorpresas desagradables más adelante.

Casi tan importante como lo que el profesional revele en la entrevista es lo que tú reveles sobre ti. Di todo lo que piensas y deja que tu personalidad se exprese sin tapujos. La respuesta del profesional te permitirá juzgar si éste se sentirá cómodo contigo y si será sensible a tus necesidades.

También querrás tener información sobre el hospital o centro de alumbramiento al que está afiliado el profesional. ¿Tiene suficientes salas de parto (*Labor / Delivery / Recovery*, LDR en inglés), salas de parto y posparto (labor, delivery, recovery and post-partum, LDRP), asistencia para la lactancia, bañera para el parto, equipos de monitoreo fetal avanzados, unidad de cuidado neonatal intensivo? ¿Hay flexibilidad respecto a procedimientos que te conciernen como, por ejemplo, suero intravenoso? ¿Permite la presencia de los hermanos en las salas de parto? ¿Permite a otros familiares durante un parto quirúrgico?

Antes de tomar una decisión definitiva, piensa en si el profesional te ins-

Embarazada y sin Seguro

Si estás embarazada y no tienes seguro, probablemente estarás más preocupada pensando en cómo vas a poder solventar los gastos del cuidado prenatal en vez de quién te lo va a proporcionar. Si necesitas consejos que te puedan ayudar a recibir la atención que tú y tu bebé necesitan, consulta la página 60.

pira confianza. El embarazo es uno de los viajes más importantes en los que te embarcarás y vas a necesitar un copiloto en el que puedas depositar toda tu fe.

Cómo Sacar el Mayor Provecho a la Relación entre Paciente y Médico

Escoger el profesional adecuado que te acompañará es sólo el primer paso. El siguiente es establecer una buena relación. Aquí te aconsejamos cómo hacerlo:

- Di toda la verdad y nada más que la verdad. Dale al profesional un panorama completo de tus antecedentes generales, ginecológicos y obstétricos. Revela si tienes un trastorno alimentario con el que has estado luchando o hábitos alimenticios poco saludables. Cuéntale sobre cualquier medicamento, ya sea con o sin receta (incluyendo herbales), drogas legales o ilegales, medicinales o recreativas, incluyendo alcohol y tabaco, que hayas estado tomando o hayas tomado recientemente, como también toda enfermedad o cirugía pasada o presente. Recuerda que lo que le dices a tu médico es confidencial y nadie lo sabrá.

- Cuando entre una visita y otra te plantees un interrogante o una preocupación que no requiere una consulta inmediata, escríbela y llévala a tu próxima cita (podría ser de ayuda tener tu agenda electrónica a mano o hacer anotaciones en lugares convenientes –la puerta de la heladera, escritorio o mesa de luz–, para que siempre estén al alcance). De ese modo te asegurarás de recor-

Para que No lo Olvides

Como habrá momentos en los que querrás registrar algo de lo que leas, anotar un síntoma para poder comentarlo con tu médico, confirmar el peso de esta semana para compararlo con el de la próxima, escribe lo que necesitas recordar para que no lo olvides: encontrarás mucho espacio para todas tus anotaciones en el Diario y Organizador de Qué Esperar en el Embarazo (*The What to Expect Pregnancy Journal and Organizer*).

dar todas las preguntas y de anotar todos tus síntomas (te olvidarás si no los anotas; como descubrirás pronto, las embarazadas se vuelven muy olvidadizas). Junto con tu lista de preguntas, a cada visita al consultorio lleva una libreta y un lápiz, o tu agenda electrónica o el Diario y Organizador de Qué Esperar en el Embarazo (*What to Expect Pregnancy Journal and Organizer*) para anotar las indicaciones del médico. Si éste no te da toda la información que necesitas (los efectos secundarios de los tratamientos, cuándo dejar de tomar un medicamento si te lo recetan, cuándo volver a consultar sobre una situación problemática), pregunta antes de irte para evitar confusiones una vez que estés en la casa. Si hay tiempo, revisa rápidamente todas tus notas frente al profesional, para asegurarte de que escribiste exactamente lo que te aconsejó.

- En la duda, llama. ¿Te asusta algún síntoma? ¿Algún medicamento o tratamiento parece haber desencadenado alguna reacción adversa? No te quedes sentada preocupándote. Llama a tu médico (o envíale un correo electrónico, si es que él prefiere responder de ese modo las cuestiones que no son de emergencia). Aunque no querrás llamar o enviar un correo cada vez que tengas una puntada en la pelvis, nunca dudes de consultar las preguntas que no pueden responderse en un libro como éste, y si sientes que no puedes esperar hasta la próxima visita. No temas si tus preocupaciones parecen tontas; si hay algo que te preocupa, no será una tontería. Además, los médicos y las parteras esperan que las futuras mamás les hagan muchas preguntas, especialmente si son primerizas. Cuando llames por teléfono o escribas ese correo electrónico, prepárate para describir tus síntomas con toda precisión. Si estás experimentando dolor, sé precisa sobre su ubicación, duración, descripción (¿es agudo, leve, como un calambre?) y su intensidad. Si puedes, explica qué lo empeora o alivia, por ejemplo, al cambiar de posición. Si se presenta flujo vaginal, describe su color (rojo brillante, rojo oscuro, marrón, amarillento, rosado), cuándo comenzó y su volumen. También reporta los síntomas que acompañan al dolor como fiebre, náusea, vómitos, escalofríos o diarrea. (Consulta Cuándo Llamar a tu Médico en la página 148).

■ Mantente al día. No vaciles en leer esas revistas para madres y en consultar las páginas web de embarazo. Pero también ten en cuenta que no puedes creer todo lo que leas, especialmente debido a que los medios de comunicación suelen publicar los progresos médicos antes de que se compruebe su seguridad o efectividad por medio de estudios, o bien reportan advertencias inquietantes sobre el embarazo en base a datos preliminares todavía no confirmados. Cuando leas (o escuches) acerca de algo nuevo en obstetricia, pídele la opinión a tu médico, por lo general, tu mejor fuente informativa.

■ Cuando oigas o leas algo que no coincide con lo que tu médico te ha dicho, no te lo guardes. Pídele una opinión, pero no de manera desafiante sino sólo para recibir la información correcta.

■ Si sospechas que tu médico puede estar equivocado sobre algún tema (por ejemplo, autorizar relaciones sexuales cuando tienes antecedentes de cuello uterino incompetente o insuficiencia cervical), no te calles. No asumas que tu médico o partera, aun con tu ficha médica a mano, recordará todos tus antecedentes médicos y personales. Como socia activa en el cuidado de tu salud, y como la que conoce tu organismo mejor que nadie, compartes la responsabilidad con el médico de asegurarte de que no se cometan errores.

■ Pide explicaciones. Averigua los efectos secundarios potenciales de cualquier medicamento recetado y si hay alternativas. Pregunta por qué te ordenan un examen, qué involucra, cuáles son sus riesgos y cómo y cuándo conocerás los resultados.

■ Escríbelo. Si te da la sensación de que tu médico no parece tener tiempo para responder todas tus preguntas o inquietudes, entrégale una lista por escrito. Si no puede contestar durante la visita, pregúntale si puede responder en un llamado telefónico posterior, en un correo electrónico o en una próxima visita más prolongada.

■ Sigue las recomendaciones de tu médico sobre fechas de citas, aumento

de peso, descanso, ejercicio, medicamentos, vitaminas y demás, a menos
que tengas buenos motivos para sentir que no debes o no puedes (en cuyo
caso, háblalo con el médico antes de
guiarte por tus instintos).

- Recuerda que el cuidado personal es
un componente vital para un cuidado
prenatal adecuado. Por eso, una vez
que descubras que estás embarazada
o, mejor todavía, nada más empieces
a tratar de concebir, cuídate lo mejor
que puedas, con suficiente descanso
y ejercicio, comiendo bien y evitando
el alcohol, el cigarrillo y otras drogas
y medicinas no recetadas.

- Si tienes alguna queja –como tener
que esperar demasiado o no recibir
respuestas a tus preguntas– plantéalo
de la manera más amistosa posible.
Si dejas que un problema se agrave,

podrías poner en peligro la buena
relación entre médico y paciente.

- Las compañías de seguros suelen ofi-
ciar como mediadores entre paciente
y médico cuando hay un problema o
una queja. Si tienes un problema con
el profesional que no se soluciona
hablando, contacta a tu compañía de
seguro para buscar ayuda.

Si sientes que no puedes seguir las
instrucciones de tu médico o un tratamiento recomendado, tal vez no estás
en la misma sintonía con la persona que
has escogido para que cuide de ti y de
tu bebé durante tu embarazo, el parto
y el alumbramiento. En ese caso –o si,
por algún motivo, tu relación con el
médico o partera no funciona– considera buscar un reemplazante (en el caso
de que sea financieramente posible y
que tu plan médico lo permita).

El Perfil de tu Embarazo

ACABAS DE RECIBIR LOS RESULTADOS del examen y todavía estás tratando de asimilar la noticia: ¡vas a tener un bebé! Crece la emoción (además de tu útero), y también la lista de preguntas. Muchas, sin duda, tienen que ver con esos síntomas salvajes y alocados que ya podrías estar experimentando (luego hablaremos más de eso). Pero muchas otras preguntas podrían tener que ver con el perfil personal de tu embarazo. ¿Y qué es ese perfil del embarazo? Es la suma de tus antecedentes ginecológicos, médicos generales y obstétricos (si no eres primeriza). En definitiva, tu historial. En tu primera visita prenatal al médico discutirás con él este panorama (que puede tener gran incidencia sobre la historia del embarazo que está por desarrollarse). Mientras tanto, este capítulo puede ayudarte a hacer un balance del perfil de tu embarazo y determinar cómo podría o no afectar tus nueve meses de gestación del bebé.

Este Libro Es para Ti

A medida que leas *Qué Puedes Esperar Cuando Estás Esperando*, notarás muchas referencias a relaciones familiares tradicionales: "esposas", "esposos", "cónyuges". Estas referencias no tienen el propósito de excluir a las futuras madres (y sus familias) que podrían considerarse "poco tradicionales", por ejemplo, aquellas que son solteras, que tienen compañeras del mismo sexo, o que han optado por no casarse con sus parejas. Más bien, es una manera de evitar frases del tipo "tu marido u otra persona significativa", que si bien son más incluyentes, son también un engorro para leer. Por favor, edita mentalmente cualquier frase que no se ajuste a tu situación y reemplázala por otra que sí lo haga.

Ten en cuenta que gran parte de este capítulo podría no aplicarse en tu caso, debido a que tu perfil de embarazo (al igual que el bebé que esperas) es único. Lee lo que te corresponda y deja pasar lo demás.

Tus Antecedentes Ginecológicos

Control de Natalidad durante el Embarazo

"Me embaracé mientras usaba píldoras anticonceptivas. Las seguí tomando durante más de un mes, porque no tenía idea de que estaba embarazada. ¿Esto afectará a mi bebé?"

Lo ideal sería que una vez que dejas de tomar anticonceptivos orales, tuvieras por lo menos un ciclo menstrual regular antes de intentar quedar embarazada. Pero la concepción no siempre espera las condiciones ideales y, ocasionalmente, una mujer se embaraza mientras toma la píldora. Pese a las advertencias que leerás en el envase, no hay motivos para preocuparte. No hay evidencias sólidas que prueben que el riesgo del bebé aumenta cuando la mamá ha concebido tomando pastillas anticonceptivas. ¿Necesitas mayor tranquilidad? Comenta la situación con tu médico y, por cierto, te la dará.

"Concebí mientras usaba un condón con espermicidas y los seguí usando antes de saber que estaba embarazada. ¿Hay motivo de preocupación sobre defectos del nacimiento?"

No debes preocuparte si quedaste embarazada mientras usabas un condón o un diafragma con espermicidas, un condón cubierto de espermicida, o solamente espermicidas. La buena noticia es que no existe ningún vínculo conocido entre los espermicidas y los defectos de nacimiento. De hecho, los estudios más recientes y convincentes no han detectado ningún aumento en la incidencia de problemas aun con el uso reiterado de espermicidas en el comienzo del embarazo. Tranquilízate y disfruta de tu estado, aunque haya llegado un poquito de sorpresa.

"He estado usando un dispositivo intrauterino (IUD, por sus siglas en inglés) y acabo de descubrir que estoy embarazada. ¿Podré tener un embarazo saludable?"

Quedar embarazada mientras usas algún método para el control de natalidad es siempre un poquito inquietante (¿no era ése el motivo por el que lo usabas?), pero decididamente sucede. Las probabilidades de que quedes embarazada usando un dispositivo intrauterino son muy escasas. Para ser más precisos, aproximadamente un caso de cada 1.000, dependiendo del tipo de dispositivo usado, cuánto tiempo estuvo en su lugar, y si fue insertado correctamente o no.

Si venciste las probabilidades y te embarazaste usando un dispositivo, tienes dos opciones que deberías consultar con tu médico lo antes posible: dejar el dispositivo donde está o retirarlo. La mejor opción dependerá de si a través de un examen se puede ver o no el cordón del dispositivo sobresalir del cuello del útero. Si no está a la vista, existen buenas probabilidades de que el embarazo siga su curso sin problemas con él en tu interior. Cuando el saco amniótico que rodea al bebé comience a expandirse, el dispositivo será empujado hacia arriba contra las paredes del útero y, durante el parto, lo más probable es que sea expulsado junto con la placenta. Sin embargo, si el cordón del dispositivo está visible al comienzo del embarazo, puede aumentar el riesgo de una infección. En ese caso, las probabilidades de un embarazo seguro y exitoso son mayores si éste es removido tan pronto sea posible, una vez confirmada la concepción. Si no se retira, es probable que se produzca un aborto espontáneo, riesgo que se reduce a sólo un 20% cuando es removido. Si eso no te tranquiliza, ten en cuenta que la tasa estimada de abortos espontáneos en los embarazos conocidos es de un 15% a 20%.

Si el dispositivo intrauterino se queda en tu interior durante el primer trimestre podría aumentar el riesgo de complicaciones al comienzo del embarazo, por lo tanto mantente alerta a signos de hemorragia, calambres o fiebre. Avisa inmediatamente al médico si tienes algunos de estos síntomas.

Fibroides

"He tenido fibroides durante varios años y nunca me causaron problemas. ¿Podría tenerlos ahora que estoy embarazada?"

Lo más probable es que los fibroides no te provoquen complicaciones en el embarazo. De hecho, en la mayoría de los casos la presencia de estos diminutos tumores no malignos en las paredes del útero no afecta el embarazo en absoluto.

A veces, una mujer con fibroides siente presión o dolor abdominal. Si te ocurre, dile a tu médico, aunque por lo general no hay razones para preocuparse. El reposo en cama durante cuatro o cinco días tomando analgésicos seguros (pídele a tu médico que te los recomiende) suele ser santo remedio.

Sólo ocasionalmente, los fibroides pueden aumentar el riesgo de complicaciones como el desprendimiento prematuro de la placenta, nacimiento prematuro y parto de nalgas, pero éstos pueden ser reducidos aún más con las precauciones adecuadas. Pídele a tu médico que te informe sobre esta condición y de si hay riesgos en tu caso. Si tu médico sospecha que los fibroides podrían interferir con un alumbramiento vaginal seguro, es posible que opte por la cesárea. En la mayoría de los casos, sin embargo, aun un fibroide abultado se apartará del paso del bebé a medida que el útero se vaya expandiendo durante el embarazo.

"Me extirparon un par de fibroides hace algunos años. ¿Afectará mi embarazo?"

En la mayoría de los casos, una cirugía para extraer pequeños fibroides uterinos (particularmente si se practicó laparoscopia) no afecta un embarazo posterior. Pero una intervención quirúrgica de consideración para remover fibroides grandes podría debilitar el útero lo suficiente como para que no sea capaz de afrontar el trabajo del parto. Si después de estudiar tus antecedentes quirúrgicos el médico decide que éste es el caso, planeará una cesárea. Familiarízate con los signos del inicio del proceso de parto, en caso de que las contracciones comiencen antes de la operación prevista (consulta la página 387). Además, diseña un plan para llegar rápidamente al hospital si comienzas con contracciones.

Endometriosis

"Después de años de padecer de endometriosis, por fin estoy embarazada. ¿Tendré problemas con mi embarazo?"

La endometriosis se asocia típicamente con dos desafíos: dificultad para concebir y dolor. Si quedaste embarazada significa que has superado el primero de los dos (¡felicitaciones!). Y las buenas noticias mejoran aún más. Estar embarazada podría realmente ayudarte con el segundo desafío.

Los síntomas de la endometriosis, incluyendo el dolor, mejoran durante el embarazo. Al parecer, debido a los cambios hormonales. Cuando la ovulación se toma un descanso, los implantes del endometrio generalmente se vuelven más pequeños y menos sensibles. La mejoría es mayor en algunas mujeres que en otras. Muchas no presentan síntomas durante todo el embarazo mientras que otras podrían sentir una incomodidad creciente a medida que el feto va creciendo y va dando patelitas fuertes (en especial si esos golpecitos impactan en zonas sensibles). Pero afortunadamente, tener endometriosis no parece plantear ningún riesgo durante el embarazo o el alumbramiento (aunque si has tenido cirugía uterina, tu médico probablemente optará por practicar una cesárea).

La noticia menos buena es que el embarazo sólo te da un respiro de los síntomas de la endometriosis, pero no representa una cura. Después del embarazo y lactancia (y a veces antes), los síntomas suelen reaparecer.

Colposcopia

"Un año antes de quedar embarazada me hice una colposcopia y una biopsia de cuello uterino. ¿Corre algún riesgo mi embarazo?"

La colposcopia, por lo general, sólo se efectúa después de que un Papanicolaou de rutina detecta algunas células irregulares en el cuello del útero. El sencillo procedimiento requiere el uso de un microscopio especial para visualizar mejor la vagina y el cuello del útero. Si el Papanicolaou revela células anormales, como probablemente ocurrió en tu caso, el médico practica una biopsia de cuello uterino (en las que se extraen muestras de tejido de la zona sospechosa y se envían al laboratorio para su evaluación a fondo), criocirugía (durante la cual las células anormales son congeladas) o una extirpación electrocauterizada (*loop electrocautery excision procedure*, LEEP en inglés, durante la cual se extirpa el tejido afectado, utilizando una corriente eléctrica indolora). La buena noticia es que la mayoría de las mujeres que ha sido sometida a estos procedimientos ha tenido embarazos normales. Sin embargo y, dependiendo de cuánto tejido se haya extirpado durante el procedimiento, algunas mujeres podrían correr mayor riesgo para determinadas complicaciones del embarazo, como cuello del útero incompetente (o insuficiencia cervical) y nacimiento prematuro. Asegúrate de que tu médico conozca tus antecedentes en esta área, para que controle tu embarazo rigurosamente.

Si se detectan células anormales durante tu primera visita prenatal, el médico podría optar por efectuar una colposcopia, pero las biopsias o procedimientos ulteriores suelen ser aplazados hasta después de que nazca el bebé.

Virus del Papiloma Humano (VPH) (Human Papillomavirus, HPV en Inglés)

"¿Tener VPH genital puede afectar mi embarazo?"

El VPH genital es el virus de transmisión sexual más frecuente en Estados Unidos, afectando a más del 75% de las personas sexualmente activas.

Otras Enfermedades de Transmisión Sexual y Embarazo

Como es lógico, la mayoría de las enfermedades de transmisión sexual (STD, por sus siglas en inglés) pueden afectar el embarazo. Afortunadamente, un gran porcentaje de ellas se diagnostica con facilidad y se trata con seguridad, aun durante el embarazo. Pero como las mujeres a menudo ignoran que están infectadas, el Centro para el Control y Prevención de las Enfermedades (*Centers for Disease Control and Prevention*, CDC) recomienda que todas las embarazadas sean examinadas al comienzo del embarazo por lo menos para detectar o descartar las siguientes STDs: clamidia, gonorrea, tricomoniasis, hepatitis B, VIH y sífilis.

Ten en cuenta que las enfermedades de transmisión sexual no se presentan en un solo grupo de gente o de un determinado nivel económico. Pueden aparecer en mujeres (y varones) de cualquier grupo de edad, raza y ascendencia étnica, nivel de ingresos y tanto en quienes viven en pueblos pequeños como en grandes ciudades. Las principales STD incluyen:

Gonorrea. Desde hace mucho se sabe que la gonorrea causa conjuntivitis, ceguera y una grave infección generalizada, en un feto que nace a través de un canal de parto infectado. Por este motivo, las embarazadas son examinadas regularmente por esta enfermedad, en su primera visita prenatal. A veces, el examen se repite más adelante durante el embarazo, especialmente en las mujeres con elevado riesgo de STDs. Si se detecta una infección con gonorrea, es tratada inmediatamente con antibióticos. El tratamiento es seguido con otro cultivo para asegurarse de que la mujer esté libre de la infección. Como precaución extra, se unta un ungüento antibiótico en los ojos de todo recién nacido al nacer. (Este tratamiento puede retrasarse por una hora –pero no más– si no deseas tener un primer contacto visual borroso con tu bebé).

Sífilis. Debido a que esta enfermedad puede causar una variedad de defectos de nacimiento como también dar a luz a un bebé muerto, el examen es también de rutina en la primera visita prenatal. El tratamiento con antibióticos antes del cuarto mes, cuando la infección suele empezar a atravesar la barrera de la placenta, casi siempre previene el daño al feto. La buena noticia es que la transmisión de sífilis de la madre al bebé ha disminuido en los últimos años.

Clamidia. En este país hay más casos de clamidia que de gonorrea o sífilis, y la enfermedad afecta con frecuencia a las mujeres menores de 26 años sexualmente activas. Es la infección más común transmitida de la madre al feto, y es considerada un riesgo potencial para los dos. Por eso es buena idea un examen de clamidia durante el embarazo, particularmente si has tenido varias parejas sexuales en el pasado, lo que aumenta la posibilidad de infección. Como aproximadamente la mitad de las mujeres con clamidia no presenta síntomas, a menudo no es diagnosticada si no se hace el examen.

Su tratamiento rápido antes o durante el embarazo, puede prevenir

La mayoría de quienes se infectan ni siquiera se entera, debido a que comúnmente el VPH no causa síntomas evidentes y, por lo general, se soluciona por sí solo dentro de seis a diez meses.

Pero algunas veces el VPH sí presenta síntomas. Algunas variantes causan irregularidades en las células

que las infecciones originadas por clamidia (neumonía, que afortunadamente suele ser leve, e infección ocular, que ocasionalmente es severa) sean transmitidas de la mamá al bebé durante el parto. Aunque el mejor momento para el tratamiento es antes de la concepción, la administración de antibióticos (por lo general azitromicina) a la embarazada infectada también puede ser efectiva para prevenir la infección del infante. El ungüento antibiótico usado regularmente en el nacimiento, protege al recién nacido de la infección ocular por clamidia o gonorrea.

Tricomoniasis. Los síntomas de esta infección causada por un parásito (también conocida como infección de tricomonas, o "trich" en inglés por trichomoniasis) son un flujo vaginal verdoso y espumoso, un olor desagradable como a pescado y, a menudo, picazón. Aproximadamente la mitad de las afectadas no presenta ningún síntoma. Aunque la enfermedad no causa enfermedades serias o problemas en el embarazo (ni afecta a un bebé cuya mamá está infectada), los síntomas pueden ser irritantes. Por lo general, las mujeres son tratadas durante el embarazo sólo si presentan síntomas.

Infección del VIH. Cada vez es más común que las embarazadas se hagan un examen de VIH, virus de inmunodeficiencia adquirida (*human immunodeficiency virus*, HIV en inglés), sin importar si tienen o no antecedentes de un comportamiento sexual riesgoso. Muchos estados exigen a los médicos ofrecer asesoría y exámenes de VIH a las embarazadas, y el Colegio Estadounidense de Obstetras y Ginecólogos (*American College of Obstetricians and Gynecologists*,

ACOG) recomienda que todas las embarazadas sean examinadas, independiente del nivel de riesgo. La infección en el embarazo por el VIH, que causa Sida (AIDS, por sus siglas en inglés) no sólo es una amenaza para la futura mamá sino también para su bebé. Un 25 % de los bebés nacidos de mujeres sin tratamiento desarrollará la infección (el examen lo confirmará en los primeros seis meses de vida). Afortunadamente, existen muchas esperanzas con los tratamientos disponibles hoy en día. Antes de tomar cualquier medida, toda mujer cuyo examen de VIH dio positivo, podría considerar una segunda prueba (los exámenes son sumamente precisos, pero a veces pueden dar positivo en alguien que no es portador del virus). Si el segundo también da positivo, es imperativo recibir asesoramiento formal sobre el Sida y sus opciones de tratamiento. Tratar a una madre que es VIH positivo con AZT (también conocido como Zidovudina –*Zidovudine* o ZVD, por sus siglas en inglés– o Retrovir) u otros fármacos antirretrovirales puede reducir notablemente el riesgo de que transmita la infección a su hijo, al parecer sin efectos secundarios perjudiciales. El parto con cesárea electiva (antes de que empiecen las contracciones y de la ruptura de membranas) puede reducir aún más el riesgo de la transmisión.

Si sospechas que te has infectado con alguna enfermedad de transmisión sexual, pregúntale a tu médico si te han practicado las pruebas; de no ser así, pídele que te las hagan. Y si un examen da positivo, asegúrate de que tú –y tu pareja, de ser necesario– sean tratados. El tratamiento no sólo protegerá tu salud sino también la de tu bebé.

del cuello del útero (detectadas en el Papanicolaou); otras pueden causar verrugas genitales en la vagina, vulva y recto (y cuya apariencia puede variar

de una lesión apenas visible a una protuberancia suave, plana y aterciopelada o en forma de coliflor. Su color varía de rosado pálido a rosado oscuro). Aunque por lo general no duelen, las verrugas genitales pueden arder, picar o, incluso, sangrar. En la mayoría de los casos desaparecen solas en un par de meses.

¿De qué manera el virus del papiloma humano afecta el embarazo? Afortunadamente, es improbable que lo afecte. Sin embargo, algunas mujeres notarán que el embarazo incide sobre su VPH haciendo que las verrugas se vuelvan más activas. Si ése es tu caso, y si las verrugas no desaparecen por sí solas, tu médico podría recomendarte un tratamiento durante el embarazo. Las verrugas pueden extirparse con seguridad mediante el frío, el calor eléctrico o la terapia con láser, aunque en algunos casos este tratamiento podría aplazarse hasta después del parto.

Si tienes VPH, tu médico también querrá examinar el cuello del útero para asegurarse de que no hay irregularidades en las células. Si detecta células anormales, probablemente postergará hasta después del parto cualquier biopsia necesaria para su extirpación.

Como el VPH es altamente contagioso, la mejor manera de prevenir su reaparición es practicar sexo seguro y la monogamia (atenerse a un solo compañero). Aunque actualmente existe una vacuna para prevenir el VPH en mujeres menores de 26 años, no se recomienda aplicarla durante el embarazo. Si comenzaste la serie de la vacuna (se administra en tres dosis) y quedaste embarazada sin completarla, deberás aplazar las dosis restantes hasta después del nacimiento del bebé.

Herpes

"Tengo herpes genital. ¿Podría transmitírselo a mi bebé?"

Tener herpes durante el embarazo requiere cierta cautela, pero no alarma. De hecho, las probabilidades

de que tu bebé llegue sano y salvo sin verse afectado son excelentes, particularmente si tú y tu médico toman las medidas necesarias durante el embarazo y el alumbramiento. Esto es lo que debes saber.

En primer lugar, la infección en un recién nacido no es común. El bebé sólo tiene menos del 1% de probabilidad de contagiarse si la madre padece de una infección recurrente durante el embarazo (eso es, si ya ha tenido herpes antes). En segundo lugar, una infección que aparece por primera vez al comienzo del embarazo tampoco es común –aunque de hacerlo aumenta el riesgo de aborto espontáneo y alumbramiento prematuro. Aun para los bebés con alto riesgo –aquellos cuyas madres tienen su primer brote de herpes a medida que se acerca el parto (lo que de por sí es raro debido a que se toman frecuentes pruebas para detectarlo)– hay hasta un 50% de probabilidades de que escapen a la infección. Finalmente, aunque la enfer-

Signos y Síntomas del Herpes Genital

El herpes genital tiene más probabilidades de ser transmitido al feto durante un primer episodio, por lo tanto consulta con tu médico si presentas los siguientes síntomas de infección: fiebre, jaqueca, malestar e incomodidad durante dos o más días, acompañados de dolor genital, picazón, dolor al orinar, flujo vaginal y uretral y sensibilidad en la ingle, así como también lesiones que forman ampollas y luego una costra. La cicatrización de las lesiones se produce generalmente tras dos o tres semanas, período en el que la enfermedad todavía puede ser transmitida.

medad es seria, parece ser actualmente más benigna de lo que era en el pasado.

Por eso si contrajiste una infección de herpes antes del embarazo, que es lo más probable, el riesgo para tu bebé es muy bajo. Y con buena atención médica puede reducirse todavía más.

A las mujeres que tienen antecedentes de herpes y que tienen herpes recurrente durante el embarazo se les suele recetar medicamentos antivirales

para proteger a sus bebés. Las que presentan lesiones activas al comienzo del parto tienden a ser sometidas a cesárea. En el caso improbable de que el bebé contraiga la infección, será tratado con un fármaco antiviral.

Después del alumbramiento, tomar las precauciones adecuadas permitirá cuidar y amamantar a tu bebé sin transmitirle el virus, aunque tengas una infección activa.

Tus Antecedentes Obstétricos

Fertilización in Vitro (FIV) (In Vitro Fertilization, IVF en Inglés)

"Concebí a mi bebé mediante fertilización in vitro. ¿Qué tan diferente será mi embarazo?"

Antes que nada, ¡merecidas felicitaciones por tu éxito con la fertilización in vitro! Con todo lo que has pasado hasta llegar a este punto, te has ganado el derecho a tener un proceso apacible y, felizmente, lo tendrás. Haber concebido en un laboratorio en vez de la cama no debería afectar mucho tu embarazo, al menos una vez que pase el primer trimestre. Al comienzo, sin embargo, habrá algunas diferencias en tu embarazo y en tu propio cuidado. Como un resultado positivo en un examen no significa necesariamente que el embarazo prosperará, las primeras seis semanas de un embarazo por medio de la FIV suelen ser las de mayor tensión. Eso porque no hay certeza de cuántos de los embriones de probeta se desarrollarán en fetos, sumado a que la idea de volver a intentarlo puede ser agotadora emocional y financiera-

mente. Además, si has tenido abortos espontáneos en intentos anteriores, las relaciones sexuales y otras actividades físicas podrían verse restringidas. Como precaución adicional, probablemente te recetarán la hormona progesterona para apoyar el proceso del embarazo durante los dos primeros meses.

Pero una vez pasado este período, puedes esperar que tu embarazo sea muy parecido al de cualquier otra mujer, a menos que seas portadora de más de un feto, como ocurre con más del 30% de las madres con FIV. Si es tu caso, lee el Capítulo 16.

La Segunda Vez

"Éste es mi segundo embarazo. ¿En qué se diferenciará del primero?"

Como no hay dos embarazos exactamente iguales, no hay manera de predecir qué tan diferentes (o similares) serán estos nueve meses a los de la primera vez. Pero existen algunas generalidades sobre el segundo y subsiguientes embarazos que tendrán validez al menos parte del tiempo (al igual que toda generalidad, ninguna es válida todo el tiempo):

- Probablemente te "sentirás" embarazada antes. La mayoría de las madres embarazadas por segunda vez están más atentas a los síntomas tempranos del embarazo y los reconocen con mayor facilidad. Los síntomas en sí pueden variar: podrías tener más o menos náusea, indigestión y otros problemitas del estómago; o estar más cansada (especialmente si pudiste dormir siesta durante tu primer embarazo, pero ahora apenas tienes tiempo para sentarte) o menos cansada (quizás porque estás demasiado ocupada como para darte cuenta de qué tan cansada estás o porque ya te acostumbraste a estarlo); podrías tener mayor o menor frecuencia urinaria (aunque es probable que aparezca antes).

  Los síntomas que, por lo general, son menos pronunciados en el segundo y siguientes embarazos incluyen antojos o aversiones de alimentos, sensibilidad de los senos, y preocupación (como ya lo has experimentado, has hecho esto y aquello, y has sobrevivido para contarlo, es menos probable que el embarazo te provoque pánico).

- "Lucirás" embarazada antes. Gracias a los músculos abdominales y uterinos que están más flojos (no hay una manera más diplomática de decirlo), es probable que tu barriga aparezca mucho antes que la primera vez. También es posible que el bebé número dos (o tres o cuatro) sea más grande que el primero, por lo tanto tendrás más peso que cargar. Producto de esos abdominales "ablandados", el dolor de espalda y otros dolores del embarazo podrían pronunciarse más.

- Sentirás los movimientos más pronto. Gracias a la soltura de esos músculos, esta vez podrías llegar a sentir las pataditas del bebé mucho antes, alrededor de las 16 semanas (quizás antes, quizás después). También es más probable que te des cuenta antes por haberlas experimentado antes. Claro que si el embarazo anterior te dejó muchos rollitos extras de los que no te has podido deshacer, esas primeras pataditas podrían ser más difíciles de sentir.

- Es posible que no te sientas tan entusiasmada. Eso no significa que no estés encantada de estar embarazada nuevamente. Podrías notar que el nivel de entusiasmo (y esa ansiedad por contarles la buena nueva a todos con quienes te cruzas en la calle) no es tan elevado. Es una reacción completamente normal (claro, ya has pasado por ello antes) y de ningún modo refleja tu amor por este bebé. Ten en cuenta también que estás preocupada (física y emocionalmente) con el bebé que ya tienes en casa.

- Probablemente tendrás un parto más fácil y un alumbramiento más rápido. Ésa es la mejor parte de tener los músculos más flojos. Todo ese aflojamiento (particularmente en las áreas relacionadas con el parto), combinado con la experiencia anterior de tu cuerpo, puede asegurar una salida más rápida del bebé número dos. Es posible que cada fase del trabajo del parto y el alumbramiento sea más breve y que se reduzca el tiempo en que tengas que hacer fuerza para empujar.

Podrías preguntarte cómo contarle al bebé número uno sobre el nuevo bebé que está en camino. Durante el embarazo, debes preparar al primogénito para que haga la transición de hijo único a hermano mayor de una manera realista y adecuada para su edad. Para consejos, consulta los libros El Primer Año del Bebé (*What to Expect the First Year*), y *What to Expect the Toddler Years*. Los libros ilustrados *What to Expect When Mommy's Having a Baby* y *What to Expect When the New Baby Comes Home* también te ayudarán a preparar al hermanito mayor.

"Mi primer bebé fue perfecto. Ahora que estoy embarazada nuevamente, no puedo quitarme el temor de que esta vez no seré tan afortunada".

Las probabilidades de volver a ganarte el premio mayor de la lotería son excelentes e, incluso, todavía mejores por ya haber tenido un embarazo exitoso. Además, con cada embarazo tienes la oportunidad de mejorar las probabilidades aún más, acentuando todos los factores positivos (buena atención médica, dieta y ejercicios apropiados y elección de estilos de vida sanos).

Tus Antecedentes Obstétricos: una Historia que se Repite

"Mi primer embarazo fue muy incómodo; debo haber experimentado todo síntoma posible. ¿Volveré a tener tan mala suerte?"

En general, tu primer embarazo puede ayudar a predecir tus embarazos futuros, si todo se mantiene más o menos igual. Por eso, es un poquito menos probable que respires tranquila durante el nuevo embarazo que alguien que ya lo ha hecho. Sin embargo, siempre existe la esperanza de que tu suerte cambie para bien. Todos los embarazos, como todos los bebés, son diferentes. Por ejemplo, si la náusea o los antojos te pesaron durante tu primer embarazo, tal vez casi no los notarás durante el segundo (o viceversa). Aunque una combinación de suerte, predisposición genética y el que hayas experimentado determinados síntomas anteriormente, tiene mucho que ver con lo tranquilo o incómodo que sea este embarazo, hay

otros factores -incluyendo algunos que están bajo tu control- que pueden alterar el pronóstico. Estos factores incluyen:

Salud general. Estar en buenas condiciones físicas te da mayores posibilidades de tener un embarazo cómodo y tranquilo.

Aumento de peso. Ganar peso a un ritmo regular y mantenerlo dentro de las pautas recomendadas (consulta la página 179) puede mejorar tus probabilidades de evitar o reducir al mínimo algunos inconvenientes del embarazo como hemorroides, várices, estrías, dolor de espalda, fatiga, indigestión y falta de aliento.

Dieta. Aunque no ofrece ninguna garantía, comer bien (lee el Capítulo 5) mejora las probabilidades de tener un embarazo más saludable y cómodo. No sólo puede ayudar a evitar o reducir al mínimo las molestias de la náusea y la indigestión, sino también a combatir la fatiga excesiva, el estreñimiento y las hemorroides, e impedir infecciones del tracto urinario y la anemia por deficiencia de hierro. E, incluso, evitar jaquecas. Si de todos modos tu embarazo resulta molesto, tu buena alimentación le dará a tu bebé las mejores posibilidades de nacer saludablemente.

Estado físico. Practicar los ejercicios apropiados y en una dosis suficiente (consulta las recomendaciones en la página 232) te ayudará a mejorar tu bienestar general. El ejercicio es especialmente importante en el segundo y siguientes embarazos, porque los músculos abdominales tienden a estar más flojos, lo que te hará más propensa a tener una variedad de molestias y dolores, particularmente en la espalda.

Ritmo de vida. Llevar un ritmo de vida frenético (¿quién no lo tiene en estos días?) puede agravar o, a veces, desencadenar uno de los síntomas más molestos del embarazo -la náusea- y acentuar otros, como fatiga, jaqueca, dolor de espalda e indigestión. Conseguir alguna ayuda en la casa, tomarte un descanso de lo que más te irrite, reducir la carga en el trabajo, postergar las tareas de menor prioridad, o practicar técnicas de relajación o de yoga, pueden ayudarte a recobrar la calma y sentirte mejor.

Niños en casa. Algunas embarazadas que ya tienen niños notan que cuidar de sus hijos las mantiene tan ocupadas que apenas tienen tiempo para darse cuenta de las molestias del embarazo. Para otras, en cambio, todo lo que implica correr tras los niños tiende a realzar los síntomas del embarazo. Por ejemplo, la náusea puede aumentar durante los momentos de estrés (la prisa por llevar a los niños a la escuela o por servir la comida en la mesa); la fatiga puede aumentar, porque da la impresión de que no te queda tiempo para descansar; el dolor de espalda puede representar una carga extra si además tienes que cargar en brazos a los niños; incluso el estreñimiento se vuelve más probable si nunca tienes tiempo para ir al baño cuando lo necesitas. Además, estarás más susceptible a los resfríos u otras enfermedades, cortesía de los pequeños propagadores de gérmenes que tienes en casa. (Lee el Capítulo 20 para prevenir y combatir esas enfermedades).

No sería realista anteponer tu propio confort a las necesidades de tus otros niños (la época del embarazo consentido se terminó con tu primer parto), pero algunas medidas podrían ayudarte a aliviar la carga, reduciendo al mínimo esas molestias del embarazo. Por ejemplo, tómate más tiempo para cuidar de ti, pon tus pies en alto mientras lees un artículo, duerme una siesta (en vez de pasar la aspiradora) mientras tu niño lo hace, acostúmbrate a comer un bocadillo saludable aun cuando no hay tiempo para sentarse a la mesa, y aprovecha toda ayuda que encuentres disponible.

"Tuve algunas complicaciones en mi primer embarazo. ¿Será éste igualmente difícil?"

Un embarazo complicado decididamente no significa que el siguiente también lo será. Si bien algunas complicaciones pueden repetirse, muchas comúnmente no lo hacen. Otras pueden haber sido desencadenadas por un episodio puntual, como una infección o un accidente, lo que significa que es extremadamente improbable que se vuelvan a presentar. Tampoco lo harán si fueron causadas por hábitos en tu estilo de vida que ya has cambiado (como fumar, beber o consumir drogas), o por haber estado expuesta a un riesgo ambiental (como plomo) al que ya no lo estás, o por no haber recibido atención médica al comienzo del embarazo (asumiendo que esta vez sí la has tenido). Si la causa fue un problema crónico de salud, como diabetes o hipertensión sanguínea, corregir o controlar ese estado antes de la concepción o muy temprano en el embarazo puede reducir en gran medida el riesgo de sufrir las mismas complicaciones. También ten en cuenta que aunque las dificultades anteriores se puedan volver a presentar, su detección y tratamiento a tiempo (porque tanto tú como tu médico estarán atentos a ellas) puede marcar una gran diferencia.

Discute con tu médico las complicaciones que tuviste anteriormente y qué puedes hacer para evitar su repetición. Independiente de los problemas o sus causas (aunque no se haya precisado ninguna), los consejos enunciados en respuesta a la pregunta anterior te pueden ayudar a tener un embarazo más cómodo y seguro para ti y tu bebé.

Embarazos Seguidos

"Quedé embarazada inesperadamente sólo 10 semanas después de tener a mi primer hijo. ¿Qué efecto tendrá sobre mi salud y la del bebé que llevo dentro?"

¿Estás ampliando tu familia (y tu vientre) un poquito antes de lo esperado? Iniciar otro embarazo antes de haberte recuperado del anterior puede ser lo suficientemente duro, sin contar el estrés que puede generar. Por eso, en primer lugar, relájate. Aunque dos embarazos muy próximos pueden dejar su huella física en la futura mamá que recién se ha convertido en mamá, hay muchas medidas que puedes tomar para ayudar a que tu organismo enfrente mejor el desafío de gestar un bebé tras otro, incluyendo:

- Conseguir la mejor atención prenatal tan pronto como sospeches que estás embarazada.

- Comer tan bien como puedas (consulta el Capítulo 5). Es posible que tu cuerpo no haya tenido la oportunidad de reponer su reserva de vitaminas y nutrientes, y eso puede dejarte en desventaja nutritiva, particularmente si sigues amamantando. Podrías necesitar una compensación nutritiva para asegurarte de que tanto tú como el bebé en gestación reciban lo suficiente. Presta particular atención a la proteína y el hierro (pregunta a tu médico si deberías tomar un suplemento) y sigue tomando tus vitaminas prenatales. Trata de que la falta de tiempo o de energías (sin duda te escasearán las dos) no te impida comer lo suficiente. Los bocadillos saludables pueden ayudarte a acomodar esos nutrientes en tu apretada agenda de actividades.

- Ganar peso suficiente. Al pequeño feto le tiene sin cuidado si has tenido tiempo para deshacerte de las libras de más que su hermanito o hermanita te dejó. Ambos necesitan ganar peso en este embarazo, a menos que tu médico te recomiende otra cosa. Por eso, abandona por ahora cualquier plan para bajar de peso. Si ganas peso gradualmente, bajo un cuidado controlado, será más fácil que lo pierdas después, sobre todo si se debió a una dieta de alta calidad y, especialmente, una vez que tengas que atender a un bebé y a un infante al mismo tiempo. Controla tu aumento de peso y, si los números no suben como debieran, vigila cuidadosamente el consumo de calorías y sigue los consejos para aumentar el peso, enunciados en la página 194.

- Tener una alimentación apropiada. Si estás dando de mamar a tu primer bebé, continúa tanto como puedas. Pero si estás absolutamente agotada, podrías optar por un suplemento con fórmula o considerar el destete. Discute las opciones con tu médico. Si decides seguir amamantando, consume calorías extra para alimentar tanto a tu bebé como a tu feto (pregúntale a tu médico el mejor modo de hacerlo). También necesitarás mucho descanso.

- Descansar. Necesitas más descanso de lo que se considera humanamente (y ahora maternalmente) posible. Ello no sólo requerirá de toda tu determinación, sino también de la ayuda de tu esposo (y de otros) quien deberá encargarse de la comida, la limpieza y el cuidado del bebé tanto como sea posible. Establece prioridades: despreocúpate de las tareas domésticas menos importantes y oblígate a descansar cuando tu bebé esté durmiendo la siesta. Si no estás amamantando, deja que el papi se encargue de alimentar al bebé por las noches; y si lo estás haciendo, al menos deja que él se encargue de atender al bebé a las 2 de la mañana.

- Ejercítate. Pero sólo lo suficiente como para cargarte de energías y no para quedar con la lengua afuera. Si te parece que no tienes el tiempo para una rutina regular de ejercicios para embarazadas, entonces diseña tu propia actividad física que puedas integrar a las tareas diarias con el bebé. Sal a pasear con el cochecito a paso ligero. O inscríbete en una clase de ejercicios o de natación para embarazadas en un club o centro comunitario que ofrezca servicio de niñeras.

- Elimina o reduce al mínimo todos los demás factores de riesgo para el embarazo que se apliquen en tu caso, como el cigarrillo y el alcohol. Tu organismo y tu futuro bebé no necesitan estrés adicional.

Tener una Familia Numerosa

"Estoy embarazada por sexta vez. ¿Significa esto un riesgo para mi bebé o para mí?"

¿Estás tratando de averiguar si es más barato por docena? Afortunadamente para ti y para tu descendencia numerosa, las mujeres que reciben buena atención prenatal tienen excelentes probabilidades de gestar bebés saludables y normales en el sexto embarazo… y posteriores. De hecho, más allá de un pequeño aumento en la incidencia de nacimientos múltiples (mellizos, trillizos, etc., lo que implica que tu familia numerosa podría aumentar todavía más), estos embarazos al estilo de "mientras más, mejor", tienen casi tantas probabilidades de carecer de complicaciones como el primero o segundo.

De modo que disfruta de tu embarazo y de tu familia numerosa. Pero mientras tanto:

- Descansa… todo lo que puedas. A esta altura el embarazo no tiene secretos para ti, pero eso no significa que no debas reposar. Toda embarazada necesita descanso, pero las que además cuidan de un hogar con muchos niños (además de la casa) necesitan aun más.

- Consigue toda la ayuda que puedas. Esto te permitirá recibir el descanso que necesitas (o por lo menos en parte). Empieza por tu marido, que debería encargarse lo más posible del cuidado de los niños y de la casa. Pero no te detengas allí. Si todavía no lo has hecho, enséñales a tus hijos mayores a ser más autosuficientes y asígnales tareas apropiadas. Deja por ahora las tareas de menor importancia que puedas encargar a alguien más.

- Aliméntate. Las mamás con muchas bocas que alimentar suelen descuidar su propia alimentación. Pasar por alto el desayuno o la cena o consumir comida chatarra no sólo perjudica a tu organismo (dejándote con menos energías de las que tenías), sino también al bebé a bordo. Por eso tómate el tiempo para comer bien. Crearte el hábito de prepararte bocadillos saludables puede ayudarte mucho (pero comerse los restos de un emparedado de mantequilla de maní y jalea y trocitos de pollo rebozados no cuentan precisamente).

- Vigila tu peso. Es frecuente que las mujeres que han tenido varios embarazos aumenten unas libras de más con cada bebé. Si es tu caso, preocúpate de alimentarte adecuadamente y de mantener el aumento dentro de las pautas del embarazo (las que deben ser fijadas por tu médico). En la otra cara de la moneda, asegúrate de no estar tan ocupada como para que no comas lo suficiente para obtener el peso apropiado.

Abortos Previos

"He tenido dos abortos. ¿Afectarán mi actual embarazo?"

Los abortos múltiples en el primer trimestre de gestación, probablemente no tendrán ningún efecto en los embarazos futuros. Por lo tanto, si tuviste abortos antes de la semana 14, es posible que no tengas motivos para preocuparte. Sin embargo, los abortos múltiples en el segundo trimestre (es decir, entre las semanas 14 y 27), podrían aumentar ligeramente el riesgo de nacimiento prematuro. En cualquiera de los dos casos, es imprescindible que tu médico esté al tanto de tus abortos. Mientras más conozca tus antecedentes

Dilo

Sean cuales sean tus antecedentes ginecológicos u obstétricos, éste no es el momento para tratar de olvidarlos. Contarle todo a tu médico es más importante (y relevante) de lo que piensas. Embarazos anteriores, abortos espontáneos, abortos, operaciones quirúrgicas o infecciones podrían tener o no un impacto sobre lo que te ocurra en tu actual embarazo, pero debes informar a tu médico sobre ellos, o sobre cualquier aspecto de tus antecedentes obstétricos o ginecológicos (la información será tratada confidencialmente). Mientras más sepa sobre ti, mejor será la atención que te podrá dar.

obstétricos y ginecológicos, mejor será la atención que recibas.

Nacimiento Prematuro

"Tuve un nacimiento prematuro en mi primer embarazo. He eliminado todos mis factores de riesgo, pero sigo preocupada de que se repita".

Felicitaciones por estar haciendo todo lo posible para que esta vez tu embarazo sea muy saludable, y por dar a tu bebé las mejores oportunidades de seguir a bordo hasta el momento adecuado. Ése es un gran primer paso. En colaboración con tu médico, hay otros pasos que puedes dar para reducir la posibilidad de que se repita un parto prematuro.

En primer lugar, pregunta a tu médico sobre las investigaciones más recientes que existen para prevenir el parto prematuro. Los investigadores han concluido que la hormona progesterona –administrada en inyecciones o en un gel durante las semanas 16 a 36– reduce el riesgo de nacimiento prematuro en las mujeres que ya tuvieron uno. Si ése es tu caso, pregunta a tu médico si eres una buena candidata para recibir esta hormona.

Segundo, pregúntale si es conveniente que te hagas alguno de los dos exámenes disponibles que existen para pronosticar el riesgo de tener un alumbramiento prematuro. Usualmente, estos exámenes sólo se recomiendan para las mujeres en alto riesgo, porque los resultados positivos no se consideran un pronóstico certero mientras que los resultados negativos pueden ayudar a evitar intervenciones innecesarias, como también a descartar la ansiedad. El examen de fibronectina fetal (fetal fibronectin, fFN en inglés) detecta una proteína en la vagina que sólo está presente si el saco amniótico se ha separado de la pared uterina (un indicador temprano

El Perfil de tu Embarazo y el Nacimiento Prematuro

¿Quieres recibir buenas noticias? Es mucho más probable que tu bebé llegue tarde (después de la fecha calculada) que antes de tiempo. Aproximadamente el 12% de los partos y nacimientos es considerado prematuro, es decir, que ocurre antes de la semana 37 del embarazo. Y más o menos la mitad de éstos se produce en mujeres en las que ya se sabe que tienen un elevado riesgo de parto prematuro, incluyendo el cada vez mayor porcentaje de embarazos múltiples.

¿Hay algo que puedas hacer para ayudar a prevenir un nacimiento prematuro si tu perfil de embarazo te sitúa en alto riesgo de que ocurra? En algunos casos no hay nada que hacer, incluso cuando se identifique un factor de alto riesgo (y no siempre será identificado), no necesariamente podrá ser controlado. Pero en otros casos, el factor o factores de riesgo pueden ser controlados o al menos reducidos al mínimo. Si eliminas todos los que se aplican en tu caso, podrías tener la oportunidad de que tu bebé se mantenga en posición hasta completar los nueve meses. Éstos son algunos de los riesgos conocidos de un parto prematuro, que pueden controlarse:

Muy poco o excesivo aumento de peso. Un aumento de peso mínimo puede incrementar las probabilidades de que tu bebé nazca prematuramente, al igual que añadir demasiadas libras. El aumento adecuado a tu perfil de embarazo puede proporcionar al bebé un ámbito uterino más saludable e, idealmente, una mejor oportunidad de quedarse en él hasta completar su período.

Nutrición inadecuada. Dar a tu bebé un comienzo más saludable en la vida no es sólo cuestión de aumentar el número adecuado de libras, sino lograrlo con el tipo de alimentos apropiado. Una dieta carente de los nutrientes necesarios (especialmente folato) aumenta el riesgo de un nacimiento prematuro; en cambio una dieta nutritiva lo disminuye. De hecho, algunas evidencias indican que comer bien regularmente puede reducir el riesgo de parto prematuro.

Mucho tiempo de pie o trabajo físico pesado. Consulta a tu médico si debes reducir el tiempo que permaneces de pie, especialmente avanzado el embarazo. En algunos estudios, pasar largos períodos de pie –especialmente cuando involucra un trabajo físico intenso y levantar objetos pesados– ha sido vinculado al parto prematuro.

Estrés emocional agudo. Algunos estudios han revelado una relación entre el estrés emocional agudo (no precisamente el estrés cotidiano del tipo "Tengo demasiado que hacer y no me alcanza el tiempo") con el parto prematuro. A veces, la causa de dicho estrés excesivo puede eliminarse o reducirse (por ejemplo, renunciando a un trabajo o reduciendo en él un nivel de presión demasiado elevado); otras veces es inevitable (como cuando se pierde el empleo o cuando alguien en la familia está muy enfermo o ha muerto). De todos modos, muchos tipos de estrés pueden reducirse con técnicas de relajación, una buena nutrición, un equilibrio de ejercicios y descanso, y discutiendo el problema con tu esposo o amistades, tu médico o un terapeuta.

Uso de alcohol y drogas. Las futuras mamás que consumen alcohol y drogas ilegales elevan el riesgo de tener un parto prematuro.

Cigarrillo. Fumar durante el embarazo puede estar asociado a un mayor riesgo de parto prematuro. Lo mejor es dejar el cigarrillo antes de la concepción o lo antes posible al inicio del embarazo, aunque abandonar el hábito en cualquier momento durante el embarazo es decididamente mejor que seguir fumando.

Infección de las encías. Algunos estudios revelan que la enfermedad de las encías o periodontitis está relacionada con el parto prematuro. Algunos investigadores sospechan que la bacteria que causa la inflamación en las encías puede entrar en el flujo sanguíneo, llegar hasta el feto e iniciar el parto prematuro. Otros investigadores conjeturan otra posibilidad: que esta misma bacteria puede inducir al sistema inmunológico a producir una inflamación en el cuello del útero, desencadenando un parto prematuro. Una buena higiene oral acompañada de visitas regulares al dentista puede prevenir la infección bacterial y, posiblemente, reducir este tipo de riesgo. El tratamiento para las infecciones existentes previas al embarazo –aunque no necesariamente durante el embarazo– puede ayudar también a reducir el riesgo de una variedad de complicaciones, incluyendo el parto prematuro.

Insuficiencia cervical o cuello del útero incompetente. El riesgo de parto prematuro como resultado de una insuficiencia cervical –en la que el cuello del útero debilitado se abre antes de tiempo (y de la que desafortunadamente sólo se puede sospechar después de que una mujer ha experimentado un aborto espontáneo tardío o parto prematuro)– puede reducirse cerrando con sutura el cuello del útero y/o observando a fondo su longitud mediante un ultrasonido (consulta la página 50 para mayor información).

Antecedentes de partos prematuros. Tus probabilidades de tener un parto prematuro son mayores si experimentaste uno en el pasado. Si los has tenido, tu médico podría recetarte progesterona durante el segundo y tercer trimestres de este nuevo embarazo, para evitar que vuelva a ocurrir.

Los siguientes factores de riesgo no son controlables, pero en ciertos casos pueden ser modificados en algún grado. En otros, saber que existen puede ayudar a tu médico y a ti a manejarlos mejor, como también a mejorar el resultado en el caso de que el parto prematuro sea inevitable.

Múltiples. Las mujeres portadoras de más de un feto dan a luz un promedio de tres semanas antes (aunque se ha sugerido que el término completo para los mellizos es, en realidad, de 37 semanas, lo que significaría que esa diferencia de tres semanas no lo sitúa en el rango de prematuro). Un buen cuidado prenatal, una nutrición óptima y la eliminación de otros factores de riesgo, junto con más tiempo de descanso y la restricción de ciertas actividades en el último trimestre, podrían ayudar a prevenir un nacimiento demasiado prematuro. Lee el Capítulo 16 para mayor información.

Borramiento del cuello uterino y dilatación prematuros. Por motivos desconocidos y aparentemente no relacionados con una insuficiencia cervical, el cuello del útero de algunas mujeres empieza a perder su espesura y a abrirse prematuramente. Recientes investigaciones sugieren que esto podría estar relacionado con un cuello uterino más corto de lo normal. Un ultrasonido de rutina a mitad del embarazo descubre qué mujeres presentan mayor riesgo.

Complicaciones del embarazo. La diabetes gestacional, la preeclampsia y un exceso de líquido amniótico, como también problemas con la placenta (como placenta previa o desprendimiento de la placenta) pueden aumentar la probabilidad de un parto prematuro. Tratar estas complicaciones lo mejor

(continúa en la página siguiente)

(viene de la página anterior)

posible, podría prolongar el embarazo hasta completar su término.

Enfermedades maternales crónicas. Las afecciones crónicas como hipertensión sanguínea; enfermedades cardíacas, hepáticas o renales; o la diabetes podrían aumentar el riesgo de un parto prematuro, aunque la combinación de un buen tratamiento médico y el cuidarse a sí misma pueden reducirlo.

Infecciones generales. Determinadas infecciones (algunas enfermedades de transmisión sexual; infecciones urinarias, del cuello uterino, vaginales, rena-

les y del líquido amniótico) pueden situar a la futura mamá en una posición de mayor riesgo de un parto prematuro. Cuando la infección podría resultar perjudicial para el feto, el parto prematuro podría ser una reacción del organismo para intentar rescatar al bebé de un ambiente peligroso. Prevenir la infección o tratarla de inmediato, podrían prevenir un nacimiento adelantado.

Menor de 17 años. Las futuras mamás adolescentes suelen correr un mayor riesgo de parto prematuro. Una buena nutrición y un adecuado cuidado prenatal pueden reducir el riesgo, ayudando a compensar el hecho de que tanto la madre como el bebé están creciendo.

---

del parto). Si tu fFN da negativo, es improbable que tengas un parto prematuro en las semanas siguientes al examen, por lo tanto puedes respirar tranquila. Si da positivo, el riesgo es significativamente mayor, y tu médico podría tomar medidas para prolongar tu embarazo y preparar los pulmones de tu bebé para un nacimiento prematuro.

El segundo examen medirá la longitud del cuello del útero. Ésta se mide por vía ultrasónica, y si hay algún indicio de que se acorta o se abre, el médico podría tomar medidas para reducir el riesgo de parto prematuro, como ordenar reposo en la cama o suturar el cuello del útero (si aún no se han completado las 22 semanas).

Saber es poder, pero en este caso el conocimiento también puede ayudar a que tu segundo bebé no nazca demasiado pronto. Y eso es muy positivo.

Insuficiencia Cervical

"Tuve un aborto espontáneo en el quinto mes de mi primer embarazo. El médico dijo que fue producto de una insuficiencia

cervical. Un test de embarazo me acaba de dar positivo y me preocupa volver a tener el mismo problema".

La buena noticia (y aquí realmente la hay) es que no tiene por qué suceder nuevamente. Ahora que te han diagnosticado cuello del útero incompetente o insuficiencia cervical como la causa de tu primera pérdida, tu obstetra podrá tomar medidas para impedir que se produzca otra. Con un tratamiento adecuado y atenta vigilancia, las probabilidades de que esta vez tengas un embarazo saludable y un alumbramiento seguro están muy a tu favor. (Si ahora tienes un médico distinto, infórmale sobre tus antecedentes de insuficiencia cervical a fin de recibir el mejor tratamiento posible).

El cuello del útero incompetente, es decir, el que se abre antes de tiempo bajo la presión del crecimiento del útero y del feto, se produce aproximadamente en uno a dos de cada 100 embarazos y se le considera responsable del 10% al 20% de los abortos espontáneos ocurridos en el segundo trimestre. Puede ser el resultado de una debilidad genética del cuello del útero, del estiramiento extremo o lesiones severas en éste durante uno o más partos anteriores, de una extensa biopsia practicada para detectar células precancerosas, de una intervención quirúrgica o terapia con láser en el área. Portar más de un feto también puede producir insuficiencia cervical, pero el problema, por lo general, no se repite en embarazos subsiguientes con un solo feto.

Usualmente, se diagnostica insuficiencia cervical cuando una mujer tiene un aborto espontáneo en el segundo trimestre, después de haber experimentado un progresivo e indoloro borramiento y dilatación del cuello del útero, sin aparentes contracciones ni sangrado vaginal.

Para ayudar a proteger este embarazo, tu obstetra podría practicarte cerclaje (un procedimiento en el que se sutura la abertura del cuello uterino), cuando estás en el segundo trimestre (entre 12 y 22 semanas). Aunque recientes investigaciones han cuestionado seriamente la efectividad del cerclaje (hacen falta más estudios), muchos médicos lo siguen practicando. Pero con mayor frecuencia, los médicos sólo lo harán cuando un examen ultrasónico o vaginal revela que el cuello del útero se está acortando o abriendo. Este simple procedimiento se realiza a través de la vagina, con anestesia local. Doce horas después de la cirugía podrás reanudar tus actividades normales, aunque podrían prohibirte las relaciones sexuales por el resto del embarazo. Y es posible que necesites exámenes médicos frecuentes. El momento para retirar los puntos dependerá, en parte, de las preferencias del médico y, en parte, de la situación. Por lo general, se retiran unas semanas antes de la fecha estimada de parto.

En algunos casos, no se removerán hasta que comience el proceso de parto a menos que haya infección, hemorragia o ruptura prematura de las membranas.

Tendrás que estar alerta a los signos de posibles problemas en el segundo o comienzo del tercer trimestre: presión en la parte inferior del abdomen, flujo sanguíneo, frecuencia urinaria inusual, o la sensación de tener un bulto en la vagina. Si experimentas cualquiera de estos problemas, llama a tu médico inmediatamente.

Rh Incompatible

"Mi médico me dijo que mis exámenes de sangre indican que tengo Rh negativo. ¿Qué significa eso para mi bebé?"

Afortunadamente no significa mucho, al menos ahora que tanto tú y tu médico lo saben. Con esta información a mano, se pueden tomar medidas sencillas que protegerán efectiva y completamente a tu bebé de la incompatibilidad de Rh.

¿Qué es exactamente el Rh incompatible y por qué tu bebé necesita protección? Una sencilla lección de biología puede ayudarte a aclarar la cuestión rápidamente. Cada célula del organismo tiene numerosos antígenos o estructuras en forma de antenas. Uno de dichos antígenos es el factor Rh. Todos heredan células sanguíneas que tienen el factor Rh (que hace a la persona Rh positivo) o carecen del factor (que la hace Rh negativo). En un embarazo, si la madre es Rh negativa mientras que el bebé es Rh positivo, el sistema inmunológico de la mujer podría considerar al feto (y a sus células sanguíneas Rh positivo) como un "cuerpo extraño". En una reacción inmunológica normal, el sistema de la mamá generará ejércitos de anticuerpos para atacar a este extranjero. A esto se le conoce como Rh incompatible.

Todas las mujeres son examinadas al comienzo del embarazo para determinar su factor Rh, usualmente, en la primera visita prenatal. Si la mujer es Rh positivo, como en el 85% de los casos, la cuestión de la incompatibilidad es irrelevante debido a que ya sea que el feto tenga Rh positivo o Rh negativo, no habrá antígenos extraños en sus células que hagan movilizar el sistema inmunológico de la madre.

En cambio cuando la madre es Rh negativo, como en tu caso, el padre debe ser examinado. Si tu pareja es Rh negativo, tu feto también lo será (puesto que dos padres "negativos" no pueden engendrar un bebé "positivo"), lo que significa que tu cuerpo no lo considerará un "extraño". Pero si tu esposo es Rh positivo, existe una posibilidad significativa de que tu feto heredará el mismo factor Rh, creando una incompatibilidad entre tú y el bebé.

Esta incompatibilidad no suele ser un problema en un primer embarazo. Las dificultades comienzan a gestarse en el caso de que parte de la sangre del bebé entre en la circulación sanguínea de la madre durante su primer embarazo o alumbramiento (o aborto provocado o aborto natural). El organismo de la madre, en una respuesta de protección natural, produce anticuerpos contra el factor Rh. Los anticuerpos en sí son inofensivos, hasta que vuelve a quedar embarazada con otro bebé Rh positivo. Durante el siguiente embarazo, estos anticuerpos nuevos podrían cruzar la placenta hasta la circulación del bebé y atacar sus glóbulos rojos, causando una anemia en el feto que puede ser desde muy leve (si los niveles de los anticuerpos maternales son bajos) a muy seria (si son elevados). Muy rara vez estos anticuerpos se forman en los primeros embarazos, como reacción a la filtración de la sangre fetal por la placenta hasta el sistema circulatorio de la mamá.

Prevenir el desarrollo de anticuerpos es la clave para proteger al feto cuando hay un Rh incompatible. La mayoría de los médicos ataca por partida doble. A las 28 semanas, a la madre se le aplica una inyección de inmunoglobulina Rh, conocida como RhoGAM (*Rh- immune globulin*, en inglés), para prevenir el desarrollo de anticuerpos. Si los exámenes de sangre indican que su bebé es Rh positivo, se le administra una segunda dosis dentro de las 72 horas después del alumbramiento. Pero si éste es Rh negativo, no se requiere ningún tratamiento. RhoGAM también es administrada en otros casos como, por ejemplo, después de un aborto natural, un nacimiento ectópico, un aborto, un análisis de vellosidades coriónicas, una amniocentesis, sangrado vaginal o un trauma durante el embarazo. La aplicación de RhoGAM según sea necesario en esas instancias puede prevenir problemas en embarazos posteriores.

Si una mujer Rh negativo no recibió RhoGAM durante su embarazo anterior, y los exámenes revelan que ha desarrollado anticuerpos Rh capaces de atacar a un feto Rh positivo, es posible que le practiquen una amniocentesis para verificar el tipo de sangre del feto. Si éste es Rh negativo, la mamá y el bebé tienen tipos de sangre compatibles, por lo tanto no hay razón para preocuparse ni de tratamiento. Pero si es Rh positivo y, por lo tanto, incompatible con el tipo de sangre de la madre, los niveles de anticuerpos maternales se deben controlar regularmente. Si los niveles se vuelven peligrosamente altos, se deben realizan exámenes de ultrasonido para evaluar la condición del feto. Si en cualquier momento se ve amenazada su seguridad debido al desarrollo de una enfermedad hemolítica o del Rh, podría ser necesario hacer una transfusión de sangre Rh negativo al feto.

El uso de RhoGAM ha reducido a menos del 1% la necesidad de transfusiones en casos de embarazos de Rh incompatible, y en el futuro podría hacer de este procedimiento salvador un milagro médico del pasado.

Una incompatibilidad similar puede surgir con otros factores en la sangre, como el antígeno Kell, aunque éstos son menos comunes que el Rh incompatible. Si el padre tiene el antígeno y la madre no, existe la posibilidad de un problema. Una prueba regular, que es parte del primer examen de sangre de rutina, busca detectar la presencia de anticuerpos circulando en la sangre de la madre. Si hay presencia de estos anticuerpos, se le practica un examen al padre del bebé para ver si es positivo, en cuyo caso el tratamiento es el mismo que con el Rh incompatible.

Tus Antecedentes Médicos

Niveles de Anticuerpos a la Rubéola

"Me vacunaron contra la rubéola cuando era niña, pero mis exámenes prenatales de sangre demuestran que mis niveles de anticuerpos a la rubéola son bajos. ¿Debo preocuparme?"

En estos días no hay muchos motivos para preocuparse de la rubéola, al menos en los Estados Unidos. No porque la enfermedad no siga siendo perjudicial para el bebé que está por nacer (todavía lo puede ser, particularmente en el primer trimestre; consulta la página 546), sino porque es casi imposible contraerla. El Centro para el Control y Prevención de las Enfermedades (*Centers for Disease Control and Prevention*, CDC) considera que la rubéola ha sido erradicada en los Estados Unidos, y como la mayoría de niños y adultos ha sido –y seguirá siendo– vacunado contra ella, la probabilidad de quedar expuesto a la enfermedad es casi nula.

Aunque no serás inmunizada durante el embarazo, te aplicarán una nueva vacuna contra la rubéola inmediatamente después de que des a luz, incluso antes de que salgas del hospital. Entonces será seguro, aunque estés amamantando.

Vacunas durante el Embarazo

Como las infecciones pueden causar problemas en el embarazo, es buena idea recibir todas las vacunas necesarias antes de concebir. La mayoría de las inmunizaciones que utiliza virus vivos no es recomendada durante el embarazo, incluyendo las vacunas MMR (sarampión, paperas, rubéola) y varicela. Según el Centro de Control de Enfermedades (CDC), hay vacunas que sólo deben ser aplicadas en caso de ser necesarias. Éstas incluyen las vacunas para la hepatitis A y vacuna neumococal. También puedes ser inmunizada sin riesgos contra tétanos, difteria y hepatitis B, con vacunas que contengan virus muertos, es decir, no activos. Lo que no debe faltar: el CDC recomienda que todas las embarazadas se vacunen contra la gripe, durante la temporada de influenza (generalmente de octubre hasta abril).

Consulta con tu médico qué vacunas son seguras durante el embarazo y cuáles podrías necesitar (especialmente si planeas viajar a destinos exóticos).

Obesidad

"Tengo unas 60 libras de más. ¿Significa un riesgo para mí y para mi bebé durante el embarazo?"

La mayoría de las madres excedidas de peso –e, incluso, las obesas (definida como alguien cuyo peso es superior en un 20% o más a su peso ideal)– tiene embarazos completamente seguros y bebés absolutamente saludables. Sin embargo, la obesidad siempre plantea riesgos a la salud, y eso ocurre también durante el embarazo. Cargar mucho peso extra mientras también se carga a un bebé, aumenta la posibilidad de determinadas complicaciones en el embarazo, incluyendo hipertensión sanguínea y diabetes gestacional. Estar excedida de peso también plantea algunos problemas prácticos. Puede ser más difícil precisar las fechas del embarazo sin un ultrasonido temprano, no sólo porque la ovulación es a menudo irregular en las mujeres obesas, sino también porque algunos de los criterios que suelen usar los médicos para establecer la fecha de parto (como la altura del fondo del útero, el tamaño del útero, la audición del latido cardíaco) podrían ser difíciles de detectar a través de las capas de grasa. Esos rollos podrían impedir también al médico determinar el tamaño y posición del feto (y a ti sentir esas primeras pataditas). Finalmente, puede haber dificultades en el alumbramiento si el bebé es mucho más grande que el promedio, lo que suele ocurrir con madres obesas (aun entre aquellas que no comen de más durante el embarazo y, particularmente, con las diabéticas). Y si hace falta una cesárea, el abdomen abultado puede complicar tanto la operación quirúrgica como tu recuperación.

Además, está la cuestión de la comodidad –o más bien incomodidad– durante el embarazo. Lamentablemente, a medida que aumentan las libras también aumentan los síntomas de incomodidad en el embarazo. Las libras de más (ya sean las que ya tenías o las que has ido ganando ahora) pueden provocarte más dolores de espalda, várices, hinchazón, acidez estomacal, entre otros problemas.

¿Te intimida? No hay motivos. Hay muchas medidas que tú y tu médico pueden tomar para disminuir los riesgos para ti y tu bebé así como las incomodidades… sólo te requerirá un esfuerzo extra. Desde el punto de vista médico, probablemente tendrás que someterte a más exámenes que la embarazada de bajo riesgo: un ultrasonido temprano para fechar tu embarazo de manera más precisa y, más adelante, para determinar el tamaño y posición del bebé; por lo menos, un examen de tolerancia a la glucosa para determinar si presentas signos de desarrollo de diabetes gestacional; y hacia el final del embarazo, un monitoreo cardíaco fetal y otros exámenes de diagnóstico para controlar el estado de tu bebé.

En lo que a ti respecta, cuidarte bien hará una gran diferencia. Eliminar todos los riesgos del embarazo que esté en tus manos –como el alcohol y el cigarrillo– será muy importante. También deberás mantener a raya tu aumento de peso, y es posible que tu objetivo sea menor que el de la mamá promedio y que sea controlado más atentamente por tu médico. El Colegio Estadounidense de Obstetras y Ginecólogos (*American College of Obstetricians and Gynecologists*, ACOG) recomienda que las mujeres excedidas de peso ganen entre 15 y 20 libras y que las obesas no aumenten más de 15 libras, aunque las sugerencias de tu médico podrían variar.

Aun con un tope menor al que atenerte, tu dieta diaria deberá contener calorías adecuadas y estar cargada de alimentos con gran concentración de vitaminas, minerales y proteínas (consulta la Dieta para el Embarazo en el Capítulo 5). Considera la calidad en vez de la cantidad y haz que cada bocado cuente, lo que ayudará a que rindas esas calorías y a que tu bebé reciba el mayor impacto nutritivo por las calorías que consumes. Tomar religiosamente tus vitaminas prenatales te brindará más seguridad (pero no incluyas en tu menú esos inhibidores de apetito que se venden sin receta y que puedes haber estado tomando antes del embarazo. Y tampoco las bebidas que proclaman suprimirte el apetito). Hacer ejercicios regularmente dentro de las pautas recomendadas por tu médico, te permitirá comer más de los alimentos saludables que tú y tu bebé necesitan, sin cargarte de libras excesivas.

El Embarazo después del Bypass Gástrico

¡Felicitaciones por partida doble: has perdido mucho peso y estás esperando un bebé! Pero mientras te das palmaditas en la espalda (o el vientre), también podrías estar preguntándote si el bypass gástrico o la operación de banda gástrica a la que te acabas de someter podrían afectar tu embarazo. Afortunadamente, no tanto. Es probable que te hayan aconsejado no quedar embarazada al menos en los primeros 12 a 18 meses después de la operación, considerado el período de mayor pérdida de peso y posibilidad de desnutrición. Pero una vez superada esa etapa, tus probabilidades de tener un embarazo saludable con un resultado feliz son, por cierto, mejores a que si no te hubieses operado y perdido esa cantidad de peso. De todos modos, como probablemente ya lo sabes, tendrás que trabajar extra para asegurar el resultado más saludable:

- Incluye en tu equipo prenatal al cirujano que te hizo perder peso. Será el más capacitado para asesorar a tu obstetra ginecólogo o partera sobre algunas de las necesidades específicas de una paciente después del bypass gástrico.

- Necesitarás mantenerte al día con tus suplementos vitamínicos recomendados mientras esperas el bebé (éste no es el momento de estar en una desventaja nutricional). Una vitamina prenatal es un buen comienzo, pero podrías necesitar más hierro, calcio, ácido fólico, vitamina B_{12} y vitamina A debido a determinadas cuestiones de malabsorción. Consulta tanto a tu médico prenatal como a tu cirujano sobre los suplementos que necesitas.

- Vigila tu peso de cerca (en colaboración con tu médico, por supuesto). Aunque estás acostumbrada a verlo bajar, ahora tendrá que empezar a subir. Si tu peso no aumenta lo suficiente durante el embarazo, tu bebé no podrá crecer al máximo de su potencial. Infórmate sobre cuánto peso necesitas subir (podría ser diferente que para la futura mamá promedio) y diseña un plan alimenticio que te ayude a alcanzar ese objetivo.

- Vigila también lo que comes. Como paciente de bypass gástrico, la cantidad de alimentos que consumes es limitada, por lo tanto deberás concentrarte en la calidad (lo que no es mala idea cuando estás embarazada). Trata de no desperdiciar calorías y de escoger alimentos que contengan la mayor cantidad de nutrientes en el menor volumen posible.

- Si en algún momento sientes dolor abdominal e hinchazón, llama al médico inmediatamente.

Si planeas tener otro embarazo, intenta acercarte a tu peso ideal antes de concebir. Todo lo relativo al embarazo te resultará más fácil y menos complicado.

Falta de Peso

"Siempre he sido delgada. ¿De qué manera mi bajo peso afectará mi embarazo?"

El embarazo es decididamente el momento para comer bien y aumentar de peso, tanto para las delgadas como para quienes no lo son. Pero tendrás que llenar tu plato un poco más si has llegado al embarazo superdelgada (un IMC de 18,5 o menos, en inglés body mass index, BMI. Consulta la página 179 para calcular el tuyo). Eso debido a que hay algunos riesgos potenciales (como tener un bebé de crecimiento restringido) vinculados al embarazo con un peso excesivamente bajo, en especial si también estás desnutrida. Pero todo riesgo adicional puede eliminarse con una buena dieta (que no sólo incluya calorías extra, sino también frutas y verduras frescas, que proporcionan las vitaminas y minerales de las que suelen carecer las personas delgadas); vitaminas prenatales, y un adecuado aumento de peso. Dependiendo de cuál haya sido tu punto de partida en la balanza, tu médico te podría aconsejar ganar un poquito más, posiblemente de 28 a 40 libras en vez de las 25 a 35 libras recomendadas para las mujeres de peso promedio. Si tienes la suerte de tener un metabolismo rápido que te dificulte ganar libras, consulta la página 195 para algunos consejos. Sin embargo, mientras tu aumento de peso siga en buen camino, tu embarazo no debería encontrar ningún otro desnivel (excepto el de tu barriga).

Un Trastorno Alimentario

"He estado combatiendo la bulimia durante los últimos diez años. Pensé que podría terminar con el ciclo de comilonas y vómitos ahora que estoy embarazada, pero parece que no puedo. ¿Perjudicaré a mi bebé?"

No lo harás si recibes la ayuda adecuada inmediata. Si has sufrido de bulimia (o anorexia) durante varios años significa que probablemente tus reservas nutricionales están bajas, lo que pone a tu bebé y a tu cuerpo en una desventaja al comienzo del partido. Pero afortunadamente, la necesidad de nutrición es menor al principio del embarazo que al avanzar el proceso, por lo tanto tienes la oportunidad de compensar tu escasez nutritiva antes de perjudicar a tu bebé.

Hay pocos estudios en materia de trastornos alimentarios y embarazo, en parte debido a que estos trastornos alteran los ciclos menstruales, reduciendo el número de mujeres bulímicas o anoréxicas que quedan embarazadas. Pero los estudios que se han hecho sugieren lo siguiente:

- Si logras poner tu trastorno alimentario bajo control, probablemente tendrás un bebé saludable como cualquier otra mujer, siempre que los demás factores no se alteren demasiado.

- Es importante que el médico que te atiende sepa de tu trastorno alimentario (no lo ocultes, aunque lo hayas tenido en el pasado).

- Toda mujer que sufre trastornos alimentarios debiera buscar la ayuda de un especialista, pero es esencial si estás embarazada. También podrías encontrar grupos de apoyo (busca en la Internet, o pídele recomendaciones a tu médico o terapeuta).

- Las mujeres bulímicas y anoréxicas que siguen tomando laxantes, diuréticos y otras drogas, pueden perjudicar a sus bebés en formación. Éstos le quitan a tu organismo nutrientes y fluidos antes de que puedan ser utilizados para alimentar a tu bebé (y más adelante para producir leche) y, de ser usados regularmente, podrían desembocar en anormalidad fetal. Las embarazadas no debieran tomar este tipo de medicamentos, así como ningún otro, a menos que sean recetados por un médico que esté en conocimiento del embarazo.

- Las comilonas seguidas de vómitos durante el embarazo (en otras palabras, una bulimia activa) parecen aumentar el riesgo de aborto espontáneo, nacimiento prematuro y depresión posparto. Abandonar ahora ese hábito dañino te permitirá nutrir bien tanto a tu bebé como a tu cuerpo. Si tienes dificultades para lograrlo, busca la ayuda necesaria.

- No ganar suficiente peso durante el embarazo puede conducir a numerosos problemas, incluyendo parto prematuro y un bebé pequeño para su edad gestacional.

La sola decisión de superar tu trastorno alimentario para empezar a nutrir al pequeño que llevas dentro, es el primer paso y el más importante. También deberás comprender la dinámica del aumento de peso durante el embarazo. Ten en cuenta:

- El cuerpo de la embarazada es considerado universalmente saludable y hermoso. Su redondez es normal y un indicio de que está gestando un bebé. ¡Celebra esas curvas! ¡Acepta tu condición de embarazada!

- Se supone que tienes que aumentar de peso durante el embarazo. La cantidad adecuada es vital para el crecimiento y bienestar de tu bebé como también para tu propia salud.

- El peso ganado al ritmo apropiado, con las comidas adecuadas, irá a parar a los sitios que corresponda (tu bebé y esos productos secundarios esenciales para el bebé). Si te mantienes dentro de las pautas recomendadas (que son mayores para quienes comienzan el embarazo con una significativa falta de libras), no será tan difícil quitarte el peso de encima una vez que llegue el bebé. Esta estrategia (una cantidad moderada de peso ganada gradualmente con alimentos nutritivos) te ayudará a volver más rápido a tu estado anterior al embarazo y a asegurar un bebé saludable.

- Cuando pasas hambre, también se lo haces pasar a tu bebé. Tu bebé depende de ti para una cuota regular de nutrientes. Si no comes, tampoco lo hará tu bebé. Si eliminas los nutrientes que consumes (ya sea vomitando o tomando laxantes o diuréticos), tu bebé no tendrá lo suficiente para crecer.

- El ejercicio puede mantener tu aumento de peso a niveles razonables a la vez que conduce esas libras extra al lugar indicado. Debes elegir un programa de ejercicios adecuado para el embarazo (consulta primero con tu médico), y evitar el ejercicio agotador o excesivo (que puede quemar demasiadas calorías o aumentar tu temperatura).

- No todo el aumento de peso durante el embarazo se perderá en los días posteriores al parto. Comiendo de manera razonable, la mujer promedio vuelve a acercarse a su peso anterior al embarazo –aunque no totalmente–, unas seis semanas después de dar a luz. Deshacerse de todo el peso de más y volver a estar en forma (lo que requiere ejercicio) puede tomar mucho más tiempo. Por este motivo, las mujeres con trastornos alimentarios sienten que esos sentimientos negativos sobre su aspecto corporal las llevan nuevamente al ciclo de comilonas y vómitos o a pasar hambre durante el período de posparto. Como estos hábitos nocivos pueden interferir con tu habilidad para recuperarte después de dar a luz, para desempeñarte como madre y para producir leche si deseas amamantar, es importante que después del parto recibas consejo profesional de algún experto en el tratamiento de trastornos alimentarios.

Lo más importante a tener en cuenta: el bienestar de tu bebé depende de tu propio bienestar durante el embarazo. Si no te alimentas bien, tampoco lo hará tu bebé. Un refuerzo positivo puede ser de gran ayuda, de modo que trata de colocar imágenes de hermosos bebés rellenitos en la puerta del refrigerador, en tu oficina y en el auto, para que te hagan recordar lo necesario que es tener una alimentación saludable. Imagina cómo los alimentos que comes llegan hasta tu bebé (y a tu bebé saboreando felizmente las comidas).

Si no puedes abandonar el ciclo de comilonas seguidas por vómitos, diuréticos o laxantes, o la práctica de matarte de hambre durante el embarazo, consulta a tu médico la posibilidad de hospitalizarte hasta que puedas controlar tu trastorno.

Tener un Bebé después de los 35

"Tengo 38 años y estoy embarazada con mi primer bebé. He leído mucho sobre los riesgos de un embarazo después de los 35 años y me pregunto si tengo motivos para preocuparme".

Si quedaste embarazada después de los 35 años estás en buena –y creciente– compañía. Mientras la tasa de embarazos entre mujeres veinteañeras ha bajado ligeramente en las últimas décadas, la de mujeres mayores de 35 años ha aumentado casi un 40%. Y aunque el número de bebés nacidos entre las de 40 sigue siendo relativamente reducido, sus filas también han aumentado en un tercio en los años recientes.

Si has vivido más de 35 años, probablemente sabes bien que nada en la vida está libre de riesgos. En estos días, los peligros del embarazo son muy escasos, pero aumentan ligera y gradualmente a medida que lo hace tu edad. Sin embargo, los beneficios de iniciar una familia en el momento oportuno para ti pueden compensar con creces cualquier riesgo pequeño (que puede ser reducido de todos modos, gracias a los progresos médicos).

El mayor riesgo reproductivo que enfrenta una mujer en tu grupo de edad es el de no quedar embarazada debido a su menor fertilidad. Una vez que has superado ese obstáculo y has quedado embarazada (¡felicitaciones!) también enfrentas una probabilidad algo mayor de tener un bebé con el síndrome de Down. La incidencia aumenta con la edad de la mamá: 1 entre 1.250 para las madres de 25 años, unos 3 entre 1.000 para las de 30 años, 1 entre 300 para las de 35, y 1 entre 35 para las madres de 45 años (notarás que el riesgo aumenta gradualmente con la edad y no sólo culmina a los 35). Se especula que ésta y otras anormalidades en los cromosomas, aunque relativamente infrecuentes, son más comunes en las mujeres de mayor edad debido a que sus óvulos son también más viejos (toda mujer nace con una provisión de óvulos que envejecen junto con ella) y han tenido mayor exposición a los rayos X, fármacos e infecciones, entre otros. (Actualmente se sabe, sin embargo, que el óvulo no siempre es el responsable de dichas anormalidades en los cromosomas. Se calcula que por lo menos un 25% de casos del síndrome de Down puede vincularse a un defecto en el esperma de un padre mayor).

Algunos otros riesgos aumentan ligeramente con los años. Tener más edad, particularmente más de 40, implica mayor probabilidad de desarrollar hipertensión sanguínea (especialmente si estás excedida de peso), diabetes o enfermedad cardiovascular durante el embarazo. Pero, por lo general, todas esas afecciones son más comunes en los grupos de mayor edad, y son usualmente controlables. Estas futuras mamás también son más propensas a los abortos espontáneos (debido a sus óvulos más viejos), preeclampsia y parto prematuro. En promedio, el proceso de parto y el parto en sí son más prolongados y con probabilidades ligeramente mayores de presentar alguna complicación, y también son más comunes las cesáreas y otras formas de parto asistido (como extracción por ventosa o forceps). En algunas mujeres de mayor edad, la disminución del tono muscular y de la flexibilidad en las articulaciones podría dificultar un poco más el proceso de parto. Pero en muchas otras no es el caso, especialmente para quienes están en excelente estado físico gracias a un ejercicio regular y una dieta saludable.

Pero pese a estos riesgos, hay buenas noticias para las futuras mamás de más de 35 años. En estos tiempos, estas madres tienen mucho a su favor. Aunque el síndrome de Down no se puede prevenir, sí es posible identificarlo en el útero a través de una variedad de exámenes y pruebas de diagnóstico. Y las noticias mejoran aún más: los actuales controles no invasivos realizados en el primer trimestre (consulta la página 64), que se recomiendan a todas las embarazadas

independiente de la edad, son mucho más precisos que en el pasado. Eso significa que muchas mujeres no necesitan someterse a una prueba de diagnóstico más invasiva (aun las de más de 35 años), lo que ahorra dinero y estrés. Las afecciones crónicas que son más comunes en las mamás de más de 35 años pueden controlarse bien. Los medicamentos y una supervisión médica rigurosa pueden prevenir a veces un parto prematuro. Y los progresos médicos siguen reduciendo los riesgos en la sala de parto.

Pero si bien la ciencia médica puede ayudarte a tener un embarazo y un bebé saludable, no es nada comparado con lo que tú misma puedes lograr con ejercicios, dieta y un buen cuidado prenatal. La edad más avanzada, por sí sola, no te pone en una categoría de mayor peligro, pero sí lo hace una acumulación de riesgos individuales. Elimina o reduce al mínimo todos los factores de riesgo y podrás restar años a tu perfil de embarazada, haciendo que tus probabilidades de dar a luz a un bebé sano sean prácticamente tan buenas como las de una madre más joven. Y quizás mejores.

Por eso relájate, disfruta de tu embarazo. Nunca ha habido un mejor

¿Es el 35 el Número Mágico?

El solo hecho de que tu reloj haya llegado a los 35 años no significa que necesitarás más pruebas que las de tus colegas embarazadas más jóvenes. De hecho, se recomiendan exámenes exploratorios para todas las mujeres, sin importar cuántos cumpleaños han celebrado. Sólo aquellas cuyos exámenes revelan un posible aumento de riesgo, deben considerar diagnósticos prenatales más invasivos.

momento para tener más de 35 años y esperar un bebé.

La Edad del Padre

"Sólo tengo 31 años, pero mi marido tiene más de 50. ¿Su edad puede afectar a nuestro bebé?"

A lo largo de casi toda la historia, se pensaba que la responsabilidad del padre en el proceso reproductivo se limitaba a la fertilización. Sólo recién en el siglo veinte (demasiado tarde como para ayudar a esas reinas que perdían la cabeza por no dar a luz a un heredero varón) se descubrió que el esperma del padre emitía el voto genético decisivo para determinar el género del bebé. Y sólo en las últimas décadas los investigadores empezaron a sospechar que el esperma de un padre mayor podría aumentar el riesgo de aborto espontáneo o defectos del nacimiento. Al igual

---

Mamá, ¿No Tienes Seguro Médico?

En estos días, tener un hijo puede resultar costoso, incluso antes de que le compres el primer trajecito a tu bebé. Como sea, ninguna futura mamá tiene por qué pasar el embarazo y el parto sin el cuidado prenatal que ella y su bebé necesitan, incluso si no tiene seguro médico. Si no puedes pagar uno ahora, aquí hay otros medios para encontrar atención a un precio accesible:

- Consulta en Internet o en la guía telefónica. Busca Clínicas (*Clinics*) o Centros de Atención Médica (*Health Care Centers*). La mayoría de las comunidades ofrece servicios médicos por medio de organizaciones como Planned Parenthood y en centros de salud para mujeres. Muchos pueden dar alguna atención gratuita, y la mayoría te ofrecerá servicios basándose en lo que puedas pagar.

- Recurre al gobierno. Si tu ingreso es suficientemente bajo, podrías cumplir con los requisitos para optar por el seguro Medicaid. Este programa te dará derecho a atención prenatal. Si no eres elegible para Medicaid, el gobierno ofrece programas de seguro de salud de bajo costo (que cubrirán tu embarazo como también el cuidado de la salud de tu hijo después

del nacimiento). Busca información en cualquier clínica o llama al (877) KIDS-NOW o (877) 543-7669. Si tienes problemas para conseguir alimentos nutritivos –o si llegaras a tenerlos una vez que tengas que alimentar otra boca– contacta a Mujeres, Infantes y Niños (*Women, Infants, and Children*, WIC en inglés), un programa del gobierno que entrega alimentos y consejos para la nutrición a las mujeres embarazadas y en período de lactancia. Para más información, visita la página www.fns.usda.gov/wic o llama al (703) 305-2746.

- Llama a tu hospital local. Algunos hospitales proporcionan una cierta cuota de atención obstétrica gratis o de bajo costo a las mujeres que la necesitan. Clases gratuitas de parto o a bajo costo, también podrían estar disponibles para aquellas que no puedan pagar la tarifa completa.

- Como último recurso (y éste debería ser realmente el último), recurre a la sala de emergencia (ER). Si experimentas un problema de embarazo o si llega la hora del parto antes de haber podido consultar a un médico, dirígete inmediatamente a la sala de emergencia del hospital más cercano.

que los óvulos de la madre mayor de 35 años, los espermatocitos (los espermatozoides no desarrollados) del padre de mayor edad han tenido más exposición a los riesgos ambientales y podrían contener genes o cromosomas alterados o dañados. De hecho, los investigadores concluyeron que, sin importar la edad de la madre, el riesgo de aborto espontáneo de una pareja aumenta junto con la edad del papá. También parece haber un aumento en la incidencia del síndrome de Down cuando el padre tiene más de 50 ó 55 años (independientemente de la edad de la madre), aunque la relación es más débil que en el caso de la edad de la mujer.

De todos modos las evidencias no son concluyentes, principalmente porque la investigación sobre los padres de mayor edad todavía está en su período de infancia. Pese a las mínimas pero crecientes evidencias sobre las implicancias que tiene la edad del padre en los defectos de nacimiento y abortos espontáneos, los asesores genéticos no recomiendan practicar una amniocentesis sólo basándose en la edad avanzada del hombre. Los exámenes que ahora se ofrecen regularmente a toda futura madre, sin importar su edad, deberían tranquilizarte. Si las pruebas dan resultado normal, puedes dejar de pensar en la edad de tu pareja, sin necesidad de someterte a una amniocentesis.

Asesoramiento Genético

"Me pregunto si tendré algún problema genético sin saberlo. ¿Debo buscar asesoramiento genético?"

Prácticamente todos portamos al menos un gen de un trastorno genético. Pero afortunadamente, como la mayoría de los trastornos requiere

---

El Embarazo de la Madre Soltera

¿Eres soltera y esperas un bebé? Sólo porque no tengas un compañero a tu lado no significa que debas estar sola durante el embarazo (ni tampoco deberías intentarlo). El tipo de apoyo que necesitas puede provenir de otras fuentes y no necesariamente de una pareja. Una amistad cercana o un familiar con quien te sientas cómoda pueden darte una mano, acompañándote emocional y físicamente durante todo el embarazo. En muchos sentidos, esa persona puede desempeñar el papel del compañero durante los nueve meses y más allá, acompañándote a las consultas prenatales y clases de educación para el parto, prestando un oído (y el hombro) cuando necesites hablar de tus preocupaciones y temores, así como también de tu emocionante espera, ayudándote a preparar tu casa y tu vida para la llegada del recién nacido, y actuar como apoyo durante el parto y alumbramiento. Y como nadie sabrá mejor lo que estás pasando que otra mamá en tu misma situación, podrías considerar incorporarte (o iniciar) un grupo de apoyo para madres solteras, o buscar un grupo de apoyo en Internet (revisa la plantilla de mensajes de las madres solteras (*single moms*) en la página web whattoexpect.com).

---

la combinación de un par de genes, uno de la mamá y otro del papá, no es probable que aparezca en sus hijos. Uno o ambos padres deben examinarse antes o durante el embarazo, pero estas pruebas sólo se justifican si existe una posibilidad mayor al promedio de que ambos sean portadores de un trastorno particular. La clave suele ser de origen étnico o geográfico. Por ejemplo, se recomienda que todos los caucásicos sean examinados por fibrosis quística (puesto que una mutación de ésta está presente en 1 de cada 25 caucásicos de ascendencia europea). Las parejas judías cuyos antepasados provienen de Europa Oriental deberían examinarse para detectar las enfermedades de Tay-Sachs y Canavan y, posiblemente, otros trastornos. Tay-Sachs también ha sido advertida en otros grupos étnicos, incluyendo los cajuns de Luisiana y los francocanadienses, por lo tanto debes considerar un examen si tu familia tiene estas raíces. Así también, las parejas afroamericanas deberían someterse a una prueba para detectar la presencia de la anemia de células falciformes (sickle cell anemia trait, en inglés), y las de ascendencia mediterránea y asiática, para el caso de talasemia (una forma hereditaria de anemia). Generalmente, se recomienda que sólo uno de los padres se haga el examen; el otro deberá hacerlo únicamente si el primero da positivo.

Las enfermedades que pueden ser transmitidas por un portador (la hemofilia, por ejemplo) o por uno de los dos padres afectado (enfermedad de Huntington), habitualmente se han manifestado antes en la familia, aunque no todos estén al tanto. Por eso cuando estés embarazada (o estés intentando concebir), es importante que lleves un historial médico de la familia y trates de averiguar a fondo los detalles sobre la salud de vuestros padres, abuelos y otros familiares cercanos.

Afortunadamente, la mayoría de los futuros padres corre un riesgo tan bajo de transmitir sus problemas genéticos que no necesita un asesoramiento en esta área. En muchos casos, un médico prenatal discute con la pareja las cuestiones genéticas más comunes y remite a un asesor en genética o a un especialista en medicina materno-fetal a quienes necesiten un asesoramiento especializado. Por ejemplo:

- Parejas cuyos exámenes de sangre revelan que son portadores de un trastorno genético que podrían transmitir a sus hijos.

- Padres o madres que ya han tenido uno o más hijos con defectos genéticos de nacimiento.

- Parejas que han experimentado tres o más abortos espontáneos.

- Parejas que sepan de la existencia de un trastorno hereditario en cualquiera de las ramas de su árbol genealógico. En algunos casos (como en la fibrosis quística o en determinadas talasemias), tomar una prueba de ADN de los padres antes del embarazo facilitará la interpretación posterior de las pruebas del feto.

- Parejas en las que uno de los dos tiene un defecto congénito (como enfermedad cardíaca congénita).

- Mujeres embarazadas cuyos exámenes para detectar un defecto fetal han resultado positivos.

- Parejas emparentadas entre sí: el riesgo de una enfermedad heredada en la descendencia es mayor cuando los padres tienen un parentesco cercano (por ejemplo, 1 de cada 9 en el caso de primos hermanos).

El mejor momento para consultar a un asesor genético es antes de quedar embarazada o, en el caso de parientes cercanos que quieran comenzar una familia, antes de casarse. Este tipo de especialista está preparado para informar a las parejas sobre las probabilidades de que tengan un hijo saludable en base a sus perfiles genéticos, y puede guiarlos en la decisión de si tener o no tener hijos. Pero no es demasiado tarde aun después de confirmado el embarazo. El asesor podría sugerir un examen prenatal adecuado sobre la base del perfil genético de la pareja y, si el examen revela un defecto serio en el feto, puede comunicar a los padres todas las opciones posibles y ayudarles a decidir cómo proceder. El asesoramiento genético ha ayudado a incontables parejas de alto riesgo a evitar el dolor de dar a luz a niños con graves problemas, y a otras a cumplir sus sueños de tener bebés completamente saludables.

TODO ACERCA DE...

Diagnóstico Prenatal

¿Es niño o niña? ¿Tendrá el pelo rubio o castaño? ¿Ojos verdes o azules? ¿Heredará la boca de la mamá y los hoyuelos del papá? ¿La voz del papá y la habilidad para los números de la mamá (o al revés)?

Los bebés decididamente mantienen a sus padres a la expectativa (y realizando apuestas amistosas) mucho antes de su llegada al mundo… a veces antes de ser concebidos. Pero la pregunta que los futuros padres se hacen con mayor frecuencia es aquella de la que casi ni se atreven a hablar: ¿Tendré un bebé saludable?

Hasta hace poco, esa pregunta sólo podía ser respondida al momento del nacimiento. Hoy, la respuesta se puede asomar ya desde el primer trimestre por medio de los exámenes prenatales y de diagnóstico. La mayoría de las futuras mamás se somete a varias pruebas durante sus 40 semanas, aun aquellas que tengan escasas probabilidades de tener un hijo con un defecto (debido a la edad, buena nutrición y excelente atención prenatal). Eso se debe a que este tipo de exámenes (desde las pruebas combinadas e integradas hasta el ultrasonido y la prueba cuádruple) no imponen riesgos a la mamá o el bebé y pueden ser una fuente de tranquilidad.

Sin embargo, no todas las mujeres deben dar un paso más adelante y someterse a los exámenes de diagnóstico definitivo (muestra de vellosidades coriónicas o CVS, amniocentesis o ultrasonidos más detallados). Muchos padres –particularmente aquellos cuyos exámenes dan resultado negativo– pueden seguir en la dulce espera con la feliz garantía de que tienen enormes probabilidades de que sus bebés sean completamente sanos. Pero para aquellas parejas cuyas preocupaciones van más allá de la ansiedad normal de esperar un hijo, los beneficios del diagnóstico prenatal pueden superar los riesgos con creces. Las mujeres que son buenas candidatas para dichas pruebas incluye a aquellas que:

- Tienen más de 35 años (aunque una mamá con resultados positivos tempranos podría optar por no hacerse los exámenes de diagnóstico, previa consulta con su médico).

- Han estado expuestas desde la concepción a una o más sustancias que puedan resultar perjudiciales para su bebé en gestación (consultar al médico puede ayudar a determinar si se justifica el diagnóstico prenatal en un caso particular).

- Tienen un historial familiar de enfermedad genética y/o se ha demostrado que son portadoras de un tipo de ella.

- Padecen de un trastorno genético (como fibrosis quística o enfermedad cardíaca congénita).

- Han estado expuestas a infecciones (como rubéola o toxoplasmosis) que podrían causar un defecto de nacimiento.

- Han tenido pérdidas de embarazos anteriores, o han tenido bebés con defectos de nacimiento.

- Han tenido resultado positivo en un examen prenatal.

¿Por qué someterse a un examen de diagnóstico si implica algún riesgo? El principal motivo para hacerlo es la tranquilidad que casi siempre proporciona. La gran mayoría de los bebés cuyas madres en riesgo potencial se somete a este tipo de pruebas recibe un visto bueno perfecto, lo que significa que papá y mamá pueden dejar de preocuparse y empezar a disfrutar del embarazo.

Primer Trimestre

Ultrasonido en el Primer Trimestre

¿Qué es? El ultrasonido es uno de los exámenes exploratorios más sencillos. Utilizando ondas sonoras de alta frecuencia que no pueden ser captadas por el oído humano, el ultrasonido permite visualizar y "examinar" el feto sin rayos X. Pese a que suele ser muy preciso para la mayoría de los usos, en la detección de defectos de nacimiento puede dar algunos resultados negativos falsos (parece como si todo estuviera bien, pero no es así) y algunos positivos falsos (da la impresión de que hubiese un problema cuando no lo hay).

Un ultrasonido en el primer trimestre (generalmente de nivel 1) se efectúa para:

- Confirmar la viabilidad de un embarazo

- Precisar las fechas del embarazo

- Determinar el número de fetos

- Determinar la causa de hemorragia, si la hay

- Localizar un dispositivo intrauterino que estaba colocado en el momento de la concepción

- Localizar el feto antes de una muestra de vellosidades coriónicas (CVS, por sus siglas en inglés) o amniocentesis

- Evaluar el riesgo de anormalidad de los cromosomas como parte de un examen exploratorio

¿Cómo se hace? Aunque el ultrasonido suele practicarse pasando un dispositivo manual o transductor sobe el abdomen (transabdominal), durante el primer trimestre podría optarse por un examen transvaginal, especialmente al principio. Los procedimientos pueden durar de 5 a 30 minutos y son indoloros, excepto por la incomodidad que provoca la vejiga llena, necesaria para realizar el examen transabdominal del primer trimestre. Durante cualquiera de los dos exámenes la futura madre permanece acostada de espaldas. Para el transabdominal, se esparce una capa de gel en el abdomen descubierto para facilitar la conducción de las ondas sonoras. Después, un transductor se desplaza lentamente sobre el vientre. Para el examen transvaginal, se inserta el transductor en la vagina. En ambos procedimientos, los instrumentos registran los ecos de las ondas sonoras al rebotar en partes del bebé y las traducen en imágenes en una pantalla.

¿Cuándo se hace? El ultrasonido se efectúa en cualquier momento durante el primer trimestre del embarazo, dependiendo del motivo por el cual se está realizando. El saco gestacional puede ser visualizado tan pronto como a las 4 ½ semanas después de tu último período; el pulso cardíaco puede detectarse ya desde las semanas 5 a 6 (aunque es posible que no se detecte tan pronto en todos los casos). Para mayor información sobre el ultrasonido en el segundo trimestre, consulta la página 71.

¿Qué tan seguro es? Después de muchos años de utilizarlo y de estudiarlo clínicamente, no se han descubierto riesgos conocidos y, en cambio, muchos beneficios han sido asociados al uso del ultrasonido. Muchos médicos lo ordenan regularmente, al menos una vez durante el embarazo. Sin embargo, la mayoría de los expertos recomienda que sólo se use cuando haya un indicio válido.

Examen Exploratorio Combinado en el Primer Trimestre

¿Qué es? Este examen incluye un ultrasonido y un análisis de sangre. El primero mide una película delgada de fluido que se acumula en la nuca del bebé, llamada translucidez nucal (*nuchal*

translucency, NT, en inglés). Un aumento de fluido podría indicar un mayor riesgo de cromosomopatías, como el síndrome de Down, defectos cardíacos congénitos y otros trastornos genéticos.

Luego, el análisis de sangre mide los niveles elevados de proteína A plasmática asociada al embarazo (*pregnancy-associated plasma protein A*, PAPP-A en inglés) y la gonadotropina coriónica (hCG), dos hormonas producidas por el feto y transmitidas al flujo sanguíneo materno. Estos niveles, combinados con la medida de NT y la edad de la madre, pueden proporcionar un nivel de riesgo del síndrome de Down y el síndrome de Edwards o trisomía 18.

Algunos centros médicos también consideran la ausencia de un hueso nasal en el feto durante el ultrasonido. Algunos estudios han demostrado que la falta de un hueso nasal durante el primer trimestre podría indicar un mayor riesgo de síndrome de Down, aunque otros estudios no lo han confirmado, abriendo paso a la controversia.

Aunque la prueba combinada en el primer trimestre no te dará el diagnóstico definitivo que recibirías con pruebas de diagnóstico más invasivas, sí te podrá ayudar a decidir si quieres someterte a estas últimas. Si tus exámenes exploratorios revelan que tu bebé podría correr un mayor riesgo de sufrir una cromosomopatía, te pedirán una prueba de diagnóstico como la muestra de vellosidades coriónicas (CVS, consulta la página siguiente) o amniocentesis (consulta la página 69). Si el examen exploratorio no arroja un resultado de alto riesgo, tu médico podría recomendarte la prueba cuádruple durante el segundo trimestre (consulta la página 68), para descartar los defectos del tubo neural. Y como un registro mayor de NT también se asocia a defectos cardíacos fetales, si tus niveles son altos tu médico podría sugerir un ecocardiograma fetal alrededor de las 20 semanas. Los mayores niveles de NT también podrían relacionarse con un riesgo ligeramente mayor de parto prematuro, de modo que podrían examinarte también para esa posibilidad.

¿Cuándo se hace? El examen exploratorio combinado en el primer trimestre se practica entre las semanas 11 y 14 del embarazo.

¿Qué tan preciso es? Este examen exploratorio no busca directamente problemas de cromosomas ni tampoco diagnostica una afección específica. Más bien, los resultados sólo te dan las probabilidades estadísticas de que tu bebé tenga algún problema. Un resultado anormal en el examen combinado no significa que tu bebé presenta un problema de cromosomas, sino que tiene un mayor riesgo de presentarlo. De hecho, la mayoría de las mujeres que recibe un resultado anormal en su examen exploratorio llega a tener un niño perfectamente normal y sano. Al mismo tiempo, un resultado normal no es garantía de que tu bebé lo sea, sino que es muy improbable que presente un defecto de cromosomas.

El examen combinado del primer trimestre puede detectar en aproximadamente un 80% tanto el síndrome de Down como el problema de trisomía 18.

¿Qué tan seguro es? Tanto el ultrasonido como el análisis de sangre son indoloros (a menos que cuentes el pinchazo de la inyección para el examen de sangre) y no representan un riesgo para tu bebé. Pero hay una advertencia. Este tipo de examen exploratorio requiere de una sofisticada tecnología ultrasónica. Para asegurar una mayor precisión en los resultados, sólo debería hacerse con equipo especial (una máquina de ultrasonido de alta calidad) y por médicos y

expertos en ultrasonido, con entrenamiento especial. Ten en cuenta también que otros de sus riesgos es que un resultado positivo falso (positivo en la pantalla) puede conducir a procedimientos de seguimiento que presentan un riesgo aun mayor. Antes de considerar cualquier acción sobre la base de la prueba de examen exploratorio, espera a que un médico especializado o un asesor genético evalúen los resultados. En caso de duda, consulta una segunda opinión.

Análisis de Vellosidades Coriónicas (CVS o Chorionic Villus Sampling, en Inglés)

¿Qué es? Es un examen de diagnóstico prenatal que requiere de una pequeña muestra del tejido que sobresale de la placenta (en forma de minúsculos dedos llamados vellosidades coriónicas), para la detección de anormalidades de cromosomas. Actualmente, se usa para detectar trastornos como el síndrome de Down, Tay-Sachs, anemia de células falciformes y la mayoría de los tipos de fibrosis quística. Este examen no puede revelar defectos anatómicos del tubo neural y otros. En general, los exámenes para detectar enfermedades específicas (aparte del síndrome de Down) sólo se hacen cuando hay antecedentes familiares o si se sabe que los padres son portadores. Se cree que con el tiempo, el análisis de vellosidades coriónicas llegará a detectar más de 1.000 trastornos de los que son responsables los genes o cromosomas defectuosos.

¿Cómo se hace? Se practica habitualmente en un hospital, aunque también puede hacerse en un consultorio médico. Dependiendo de la ubicación de la placenta, la muestra de células se extrae de la vagina y el cuello del útero (CVS transcervical) o por medio de una aguja insertada en la pared abdominal (CVS transabdominal). Ninguno de los dos métodos es totalmente indoloro; la molestia puede ir de muy ligera a moderada. Cuando se extrae la muestra, algunas mujeres experimentan calambres (similares a los calambres menstruales). Ambos métodos duran unos 30 minutos, de principio a fin, aunque la remoción en sí de las células no lleva más de uno o dos minutos.

En el procedimiento transcervical, la mujer se acuesta de espalda, y se le inserta un tubo largo y delgado por la vagina hasta el útero. Guiado por las imágenes del ultrasonido, el médico coloca el tubo entre el revestimiento del útero y el corion, la membrana fetal que eventualmente formará el costado fetal de la placenta. Luego toma una muestra del vello coriónico para el diagnóstico.

En el procedimiento transabdominal la paciente también se acuesta con la barriga hacia arriba. El ultrasonido se usa para localizar la placenta y para ver las paredes del útero. También con la guía del ultrasonido, se inserta una aguja por el abdomen y la pared del útero hasta el borde de la placenta y mediante ésta se extraen las células para examinar.

Como las vellosidades coriónicas son de origen fetal, examinarlas puede proporcionar un panorama claro sobre la composición genética del bebé en desarrollo. Los resultados del examen están disponibles entre una y dos semanas.

¿Cuándo se hace? El análisis de vellosidades coriónicas se realiza entre las semanas 10 y 13 del embarazo. Su principal ventaja es que puede practicarse en el primer trimestre y aportar resultados (y con frecuencia tranquilidad) antes que la amniocentesis, que suele realizarse después de la semana 16.

¿Niño o Niña? ¡Sorpresa!

Las pruebas de diagnóstico pueden determinar el sexo de tu bebé. Pero a menos que sea parte necesaria del diagnóstico, tendrás la opción de enterarte cuando recibas los resultados del Análisis de Vellosidades Coriónicas (CVS) o de la amniocentesis (si es que ya no lo sabes luego del ultrasonido) o esperar las novedades a la antigua, es decir, en la sala de parto. Dile a tu médico por anticipado sobre tu decisión para que no arruine la sorpresa sin querer.

El diagnóstico temprano es particularmente valioso para quienes podrían considerar terminar el embarazo por medios terapéuticos si algo grave se presenta, ya que un aborto temprano es menos complicado y traumático.

¿Cuál es su precisión? Es capaz de detectar problemas cromosomáticos en el 98% de los casos.

¿Qué tan seguro es? Es seguro y confiable, con una tasa de abortos espontáneos de 1 entre 370. Escoger un centro de exámenes con buenos antecedentes de seguridad y esperar hasta justo después de tu décima semana puede reducir todo riesgo asociado con el procedimiento.

Después del análisis de vellosidades coriónicas puedes sufrir sangrado vaginal y aunque no debe ser motivo de preocupación, debes informar al médico. También si el sangrado perdura por tres o más días. Como existe un ligero riesgo de infección, deberás llamar al médico en caso que tengas fiebre en los primeros días después del procedimiento.

Primer y Segundo Trimestre

Examen Exploratorio Integrado

¿Qué es? Al igual que la prueba combinada del primer trimestre, el examen exploratorio integrado incluye un ultrasonido y un análisis de sangre. Sin embargo, en este caso el ultrasonido (para medir la translucidez nucal, NT) y un primer examen de sangre (para medir la concentración de proteína A plasmática asociada al embarazo, PAPP-A) se realizan en el primer trimestre, y un segundo examen de sangre (para medir los mismos cuatro marcadores en la sangre que la prueba cuádruple -consulta más abajo) se practica en el segundo trimestre. Los tres exámenes se integran parar dar un resultado. Al igual que otros exámenes exploratorios, éste no busca identificar problemas de cromosomas ni diagnostica una afección específica, sino que sus resultados te indican únicamente la probabilidad estadística de que tu bebé presente algún problema. Con esa información en la mano puedes decidir, junto con tu médico, si deseas someterte a pruebas de diagnóstico.

¿Cuándo se hace? El ultrasonido y el primer examen de sangre se realizan el mismo día, entre las semanas 10 y 14. El segundo análisis sanguíneo se práctica entre las semanas 16 y 18. Obtendrás los resultados finales después de este segundo examen.

¿Qué tan preciso es? Un conjunto de exámenes con información integrada del primer y segundo trimestre del embarazo, es más efectivo que una prueba que contenga datos sólo del primer o del segundo trimestre. Con el examen exploratorio integrado, se detecta un 90% de los casos de síndrome de Down y de un 80% a 85% de defectos del tubo neural.

¿Qué tan seguro es? Tanto el ultrasonido como los análisis de sangre son indoloros y no representan riesgos para la mamá o para su bebé.

Segundo Trimestre

Examen Cuádruple

¿Qué es? Se trata de un análisis de sangre que mide los niveles de cuatro sustancias producidas por el feto y que pasan al flujo sanguíneo de la madre: alfa-fetoproteína (*alpha-fetoprotein*, AFP en inglés), gonadotropina coriónica (hCG), estriol y, por último, inhibina-A. (Algunos médicos sólo examinan tres de las sustancias en una pantalla triple).

Los niveles altos de AFP podrían sugerir la posibilidad (pero de ningún modo la probabilidad) de que un bebé corra mayor riesgo de un defecto del tubo neural. Los niveles bajos de AFP sumados a niveles anormales del resto de los marcadores, podrían indicar que el bebé en desarrollo tiene un riesgo más alto de presentar una anormalidad de cromosomas, como el síndrome de Down. Al igual que todos los exámenes exploratorios, la prueba cuádruple no puede diagnosticar un defecto de nacimiento, sino sólo indicar un riesgo mayor. Un resultado anormal sólo significa que es necesario practicar más exámenes.

Curiosamente, los estudios señalan que las mujeres que reciben resultados anormales en el examen cuádruple, seguidos de resultados normales en los exámenes posteriores, como la amniocentesis, aún podrían correr un riesgo ligeramente mayor de presentar determinadas complicaciones del embarazo como un feto pequeño para su estado de desarrollo, parto prematuro o preclampsia. Si recibes resultados de estas características, consulta con tu médico qué medidas puedes tomar para reducir las posibles complicaciones posteriores, aunque teniendo en cuenta que la asociación entre resultados anormales y dichas complicaciones es muy pequeña.

¿Cuándo se hace? Se realiza entre las semanas 14 y 22.

¿Qué tan preciso es? El examen cuádruple puede detectar un mayor riesgo aproximadamente en el 85% de los defectos del tubo neural, en casi el 80% de los casos del síndrome de Down y en el 80% de los problemas de trisomía 18. Su tasa de resultados positivos falsos es elevada. Sólo 1 ó 2 sobre 50 mujeres con registros altos de anormalidad, llegan a tener un feto con problemas. En el caso de las otras 48 a 49, exámenes posteriores revelan que el motivo por el que los niveles hormonales son anormales se debe a que hay más de un feto, o que el feto es unas semanas mayor o menor de lo que se pensaba, o que los resultados de la prueba simplemente fueron erróneos. Si la mujer tiene un solo feto y el sonograma revela que las fechas son correctas, se practica una amniocentesis como seguimiento.

¿Qué tan seguro es? Como el examen cuádruple sólo requiere de una muestra de sangre, es completamente seguro. Su principal riesgo es que un resultado positivo pueda conducir a procedimientos posteriores que presentan mayores riesgos. Antes de considerar cualquier acción sobre la base del examen exploratorio prenatal, espera a que un médico especializado o un asesor genético evalúen los resultados.

Amniocentesis

¿Qué es? Las células fetales, las sustancias químicas y los microorganismos del líquido amniótico que rodea el feto proporcionan una amplia gama de información sobre el bebé en desarrollo, tales como su composición genética, estado actual y nivel de madurez. Uno de los progresos más importantes en el diagnóstico prenatal, ha sido poder extraer y examinar muestras del líquido, por medio de la amniocentesis. Se recomienda cuando:

- Los resultados del examen exploratorio (el examen combinado del primer trimestre, el examen integrado, el examen cuádruple o triple o el ultrasonido) son anormales y es necesario evaluar el líquido amniótico para determinar si hay o no una anormalidad fetal.

- La madre tiene mayor edad (por lo general, más de 35 años), para determinar sobre todo si el feto tiene el síndrome de Down (aunque una mamá mayor con resultados alentadores en los exámenes exploratorios podría optar, en consulta con su médico, por esquivar la amniocentesis).

- La pareja ya ha tenido un hijo con una anormalidad de cromosoma, tales como el síndrome de Down, un tras-

Resultados Engañosos

Te sometes a los exámenes exploratorios para que te proporcionen la tranquilidad que esperas, pero lamentablemente lo que suele ocurrir –sobre todo con el examen triple o cuádruple– es un positivo falso (parece como que hay algún problema, pero en definitiva todo resulta estar bien). Así se va por la borda la tranquilidad que buscabas y llegan los nervios y preocupaciones que tanto esperabas evitar.

Por eso es importante iniciar el proceso de los exámenes con una discusión franca con tu médico acerca de la elevada tasa de positivos falsos y lo que ello implica si se da en tu caso. Lo que oirás será por cierto tranquilizante: más del 90% de las mamás que recibe ese resultado positivo tendrá bebés perfectamente normales y sanos. ¡Hablando de positivo!

torno metabólico o una deficiencia enzimática, como fibrosis quística.

- La madre es portadora de un trastorno genético asociado al cromosoma X, como hemofilia (que tiene un 50% de probabilidades de transmitir a todo hijo que conciba).

- Ambos padres son portadores de un trastorno hereditario autosómico recesivo, como la enfermedad de Tay-Sachs o la anemia de células falciformes y, por lo tanto, tienen 1 probabilidad entre 4 de que su hijo padezca de estas enfermedades.

- Se sospecha de la existencia de toxoplasmosis, eritema infeccioso o quinta enfermedad (*"fifth disease"* en inglés), citomegalovirus u otras infecciones fetales.

- Es necesario evaluar la madurez de los pulmones fetales en un embarazo avanzado (ya que se cuentan entre los últimos órganos que están preparados para funcionar por sí solos).

¿Cómo se hace? Mientras la paciente está acostada de espaldas, el bebé y la placenta son localizados por vía del ultrasonido, lo que le permitirá al médico mantenerse alejados de ellos durante el procedimiento. Es posible aplicar una inyección de anestesia local en el abdomen, pero como la inyección es tan dolorosa como el procedimiento en sí, la mayoría de los médicos la evita. Se inserta una larga aguja hueca en la pared abdominal hasta el útero y se extrae una pequeña cantidad de líquido del saco que rodea al feto. (No hay que preocuparse: el bebé producirá más líquido amniótico para reemplazar el que le extraen). El ligero riesgo de pinchar al feto accidentalmente durante esta parte del procedimiento se reduce por el uso de una guía de ultrasonido simultánea. El procedimiento -incluyendo la preparación y el ultrasonido- tarda generalmente unos 30 minutos, de comienzo a fin (aunque la extracción en sí del líquido amniótico no requiere más que uno o dos minutos). Si la embarazada es Rh negativo, se le aplicará una inyección de inmunoglobulina Rh (RhoGAM) después de la amniocentesis, para asegurarse de que el procedimiento no provoque problemas de Rh (consulta la página 51).

¿Cuándo se hace? La amniocentesis se realiza entre las 16 y 18 semanas del embarazo, aunque ocasionalmente tan pronto desde la 13 ó 14, o tan tarde hasta la 23 ó 24. Los resultados suelen estar después de 10 a 14 días. Algunos laboratorios ofrecen la hibridación in situ con fluorescencia (*fluorescent in situ hybridization*, FISH, en inglés), un método que hace un recuento rápido de

Cómo Alarmar a una Embarazada

Afortunadamente, la mayoría de los ultrasonidos revela que todo está bien (y creciendo) con el bebé. Sin embargo, en un ultrasonido de nivel 2 algunas mujeres podrían pasar por lo siguiente: en un minuto están maravilladas observando la milagrosa imagen de su bebé flotando majestuosamente dentro de su vientre, y en un dos por tres, el técnico llama al médico. Éste las hace descender del séptimo cielo a un estado de pánico, con una sentencia escalofriante: "Vemos una anomalía que podría indicar un problema".

Pero antes de entrar en pánico, es importante ver la situación en perspectiva. Aunque las irregularidades que arroja un ultrasonido (detectadas durante el 5% a 10% de estos exámenes en el segundo trimestre, dependiendo de la anomalía) son características sutiles que podrían indicar un mayor riesgo de un problema de cromosomas (principalmente el síndrome de Down o trisomía 18), éstas también se pueden encontrar en numerosos bebés perfectamente saludables. De hecho, muy pocos bebés que revelan estas anomalías (como quiste del plexo coroide, foco ecogénico, o pielectasia por nombrar sólo algunas) terminan teniendo una anormalidad de cromosomas. Lo que significa que en la mayoría de los casos, estos llamados resultados anormales no indican ninguna anormalidad.

Tu médico podría sugerirte otras pruebas (como amniocentesis) para estar seguros, pero mientras tanto respira hondo y recuerda que a veces la tecnología –que tantas satisfacciones brinda– también puede causar preocupaciones innecesarias.

determinados cromosomas dentro de las células. Se puede usar en una muestra de la amniocentesis para obtener un resultado más rápido, a menudo en uno o dos días (el Flash FISH ofrece resultados en un par de horas) –pero como el resultado no será completo, siempre se sigue con el examen habitual de cromosomas en el laboratorio. La amniocentesis también puede efectuarse en el último trimestre para evaluar la madurez de los pulmones fetales.

¿Qué tan precisa es? La amniocentesis tiene una precisión superior al 99% para diagnosticar –o descartar, que es mucho más probable– el síndrome de Down (un examen FISH regular tiene un 98% de precisión).

¿Qué tan segura es? La amniocentesis es extremadamente segura; se calcula que el riesgo de que el procedimiento termine en un aborto espontáneo es de apenas 1 en 1.600. Es posible experimentar unas pocas horas o minutos de calambres leves después del procedimiento. Algunos médicos recomiendan reposo por el resto del día. Rara vez puede ocurrir un ligero sangrado vaginal o una pérdida del líquido amniótico. En cualquiera de los dos casos, infórmalo inmediatamente. Lo más probable es que tanto una como otra cesen después de unos pocos días, pero el reposo y una observación cuidadosa suelen recomendarse hasta que así sea.

Ultrasonido del Segundo Trimestre

¿Qué es? Aunque te hayas hecho un ultrasonido en el primer trimestre para fechar tu embarazo o como parte de los exámenes combinados o integrados, probablemente tendrás otro en el segundo trimestre. Este ultrasonido de nivel 2, o "dirigido", es una exploración

Si se Descubre un Problema

En la gran mayoría de los casos, el diagnóstico prenatal arroja los resultados que todos los padres esperan, confirmándoles que todo está bien con su futuro bebé. Pero cuando las noticias no son buenas –cuando algo no anda bien con el bebé– la información recibida por un diagnóstico tan doloroso puede igualmente ser valioso para los padres. En combinación con la asesoría genética de un experto, puede servir para tomar decisiones vitales sobre éste y futuros embarazos. Las posibles opciones incluyen:

Continuar con el embarazo. Esta opción suele escogerse cuando la pareja cree que tanto ellos como el futuro bebé podrán hacerle frente al defecto detectado, o cuando los padres se oponen al aborto bajo toda circunstancia. Saber lo que les espera, permite a los padres hacer preparativos (tanto emocionales como prácticos) para recibir en la familia a un niño con necesidades especiales o para hacer frente a la inevitable pérdida de un hijo. Los padres también pueden empezar a lidiar con los sentimientos (negación, resentimiento, culpa) que pueden surgir al descubrir que su bebé tiene un problema, en vez de esperar hasta el alumbramiento. Pueden comenzar a aprender de antemano sobre el problema particular y prepararse para facilitar la mejor vida posible para su hijo. Unirse a un grupo de apoyo –incluso en Internet– puede ayudarles a sobrellevarlo un poco mejor.

Terminar el embarazo. Si las pruebas sugieren un defecto que será fatal o extremadamente serio, y el diagnóstico es confirmado por exámenes posteriores y por la interpretación de un asesor genético, algunos padres podrían optar por darle fin al embarazo. Si deciden hacerlo, una autopsia –en la que se examina el tejido fetal– podría ayudar a determinar las probabilidades de que la anormalidad se repita en embarazos futuros. Con esta información

mucho más detallada que se concentra a fondo en la anatomía fetal y que puede ser utilizada para revisar el feto en desarrollo en busca de una variedad de otras razones a medida que avanza el embarazo. También puede ser mucho más entretenido de presenciar, ya que ofrece una imagen mucho más clara de tu futuro bebé.

En estos días, a medida que las imágenes del ultrasonido se vuelven cada vez más nítidas, incluso los no expertos (como los padres) pueden distinguir la cabeza de las nalgas, y mucho más. Durante tu ultrasonido de nivel 2, y con la ayuda del técnico o el médico, podrás divisar el corazón palpitante del bebé; la curva de la médula espinal; el rostro, los brazos y las piernas. Incluso lo podrías ver chupándose el pulgar. Por lo general se pueden distinguir los genitales y predecir el sexo, aunque sin un 100% de seguridad y dependiendo de la cooperación del bebé (si quieres que el sexo sea una sorpresa hasta el día del parto, asegúrate de que el médico o el técnico lo sepan por anticipado). En la mayoría de los casos, podrás llevarte a casa un recuerdo de tu examen, una "foto" o una copia del video digital de 3-D o 4-D para lucirte entre tus amistades y familiares.

en mano más la guía de un médico o un asesor genético, la mayoría de las parejas vuelve a intentarlo, con la esperanza de que los exámenes y el embarazo sean completamente normales la próxima vez. Y en la mayoría de los casos lo es.

Tratamiento prenatal del feto. El tratamiento podría consistir en una transfusión de sangre (como en la enfermedad del Rh), anastomosis (*shunts*) o cirugía (para drenar una vejiga obstruida, por ejemplo), o administración de enzimas o medicamentos (como esteroides para acelerar el desarrollo de los pulmones cuando el bebé debe nacer antes de tiempo). A medida que avanza la tecnología, también podrían ser de uso común nuevos tipos de cirugía prenatal, manipulación genética y otros tratamientos.

Donación de órganos. Si el diagnóstico indica que los defectos fetales no son compatibles con la vida, uno o más órganos saludables podrían ser donados a un infante necesitado. Al hacerlo, algunos padres encuentran un poco de consuelo de su propia pérdida. Un especialista materno-fetal o neonatólogo podría ser una fuente de información útil en estos casos.

A pesar de los avances que ha alcanzado el diagnóstico prenatal, es importante recordar que está lejos de ser infalible. A veces ocurren errores, aun en los mejores laboratorios e instalaciones, aun con los profesionales más experimentados y los equipos más avanzados, y con resultados falsos positivos más comunes que los falsos negativos. Por eso siempre se deben realizar más exámenes y/o consultar a otros profesionales para confirmar un resultado que indique alguna irregularidad en el feto.

También es importante tener en cuenta que la enorme mayoría de las parejas, nunca enfrentará una situación de este tipo. Un amplio porcentaje de las futuras mamás que se somete a exámenes prenatales recibe el diagnóstico que esperaba desde el comienzo: todo está bien con el bebé y el embarazo.

¿Cuándo se hace? Por lo general entre las 18 y 22 semanas.

¿Qué tan seguro es? No se conocen riesgos y, por el contrario, se han asociado muchos beneficios al uso del ultrasonido.

Muchos médicos ordenan exámenes de ultrasonido, al menos una vez en el embarazo y, a menudo, varias veces. Sin embargo, la mayoría de los expertos recomienda que sólo se utilice en el embarazo cuando exista un indicio válido.

Tu Estilo de Vida durante el Embarazo

Como es lógico, ahora que estás esperando familia tendrás que hacer algunos ajustes en tu vida cotidiana (adiós tacones, bienvenidas zapatillas). Y tal vez te estés preguntando qué tan drástico tendrá que ser este cambio de estilo de vida ahora que estás viviendo por dos. ¿Qué pasa con ese cóctel antes de la cena? ¿Tendrá que esperar hasta después del nacimiento? ¿Y esas zambullidas en la tina caliente después del gimnasio, también se deben posponer? ¿Podrás limpiar el lavamanos del baño con ese hediondo (¡pero efectivo!) desinfectante? ¿Y qué es lo que has oído sobre las cajas de arena de los gatos? ¿Acaso estar embarazada significa que tienes que pensar dos veces acerca de todos esos aspectos que nunca antes te cuestionaste... desde dejar que tu mejor amiga fume en la sala de tu casa hasta calentar tu cena en el microondas? En algunos pocos casos la respuesta es un rotundo sí (como en "nada de vino para mí, por favor"). Pero en muchos otros, serás capaz de seguir desarrollando tus actividades y disfrutando de tus placeres como de costumbre, quizás con una pizca de precaución ("Querido, es tu turno de limpiar la cajita del gato... ¡por los próximos nueve meses!").

Lo que Podrías Estar Preguntándote

Deportes y Ejercicios

"¿Puedo seguir con mi programa regular de ejercicios ahora que estoy embarazada?"

En la mayoría de los casos, el embarazo no significa abandonar la actividad deportiva; sólo recuerda que es razonable usar la moderación ahora que eres portadora de otra vida. Muchos médicos no sólo permiten sino también estimulan a las futuras mamás con embarazos normales a continuar con sus rutinas de ejercicios y actividades atléticas, siempre y cuando sean apropiadas y tengan en cuenta algunas advertencias. Entre las más importantes: consulta siempre con tu médico antes de continuar o iniciar un programa de ejercicios, y nunca ejercites al extremo de fatigarte. (Consulta la página 232 en busca de más información).

La Cafeína

"Consumo café para mantenerme en pie todo el día. ¿Tengo que abandonar la cafeína durante mi embarazo?"

No tienes por qué deshacerte de tu tarjeta de Starbucks, pero posiblemente tendrás que visitarlo con menos frecuencia. La mayoría de las evidencias sugiere que beber hasta aproximadamente 200 mg de cafeína por día es seguro durante el embarazo. Dependiendo de como tomes tu café (negro o con mucha leche), tendrías que limitarte a unas dos tazas (más o menos) por día. Eso significa, además, que puedes seguir bebiéndolo (y abastecerte de tu cuota diaria de energía) si eres una bebedora de ligera a moderada, pero que tendrás que reconsiderar tu consumo si no puedes resistir la tentación de Java Jones y acostumbras a regalarte *lattes* bien cargados varias veces al día.

¿Por qué es necesario reducir tanto la dosis? Bueno, para empezar, tú compartes esos lattes –como todo lo que comes y bebes cuando estás embarazada– con tu bebé. La cafeína (característica del café pero también presente en otros alimentos y bebidas) atraviesa la placenta, aunque no está del todo claro en qué medida afecta al feto. Información actualizada indica que un alto consumo de cafeína al inicio del embarazo aumenta ligeramente el riesgo de un aborto espontáneo.

Pero la historia de la cafeína no termina ahí. Nadie discute que tiene extraordinarios poderes estimulantes, pero igualmente tiene notables poderes diuréticos, provocando que el calcio y otros nutrientes claves para el embarazo sean eliminados de tu sistema antes de que sean absorbidos. Otro inconveniente de este diurético es que te hace orinar con más frecuencia, y eso es lo último que necesita una embarazada (aun sin el café, harás mucho pipí por el hecho de estar esperando). ¿Necesitas más motivación para reducir su consumo? Los efectos estimulantes de la cafeína pueden acentuar tus cambios de ánimo, volviéndolos aun más inconstantes e intensos de lo que ya son (o de lo que serán una vez que tus hormonas entren en acción). También pueden impedir que recibas el descanso que tu cuerpo reclama más que nunca, especialmente si la consumes después del mediodía. Además, el exceso de cafeína puede interferir con la absorción de hierro que tú y tu bebé necesitan.

Cada médico tiene sus propias recomendaciones sobre el consumo de cafeína, por lo tanto consulta con él para que te dé las indicaciones precisas sobre tu infusión favorita. Calcular tu consumo diario de cafeína no es tan simple como contar las tazas que bebes. La cafeína no sólo está presente en el café, sino también en algunos refrescos (¡ojo con tomar una montaña de Mountain Dew!), café con helado de crema, té, barras energéticas y chocolate (aunque la cantidad varía de producto a producto). Necesitas saber, además, que algunas infusiones que se venden en las cafeterías contienen mucha más cafeína que las caseras; asimismo, el café instantáneo contiene menos que el café con filtro (consulta el recuadro en la próxima página).

¿Cómo puedes reducir un arraigado hábito de cafeína (o suprimirlo completamente)? Depende de lo que la cafeína te ofrezca. Si es parte de tu ritual diario (una ayuda para despejarte cuando te despiertas, un acompañante camino al trabajo, un infaltable en tu escritorio, una taza para revitalizarte por la tarde) del que no te quieres separar, no tienes necesidad de hacerlo. Limítate a hacer tus cafés regulares por la mañana y descafeinados por la tarde. O pide tu latte descafeinado en vez de regular, o con menos expreso y más leche (de todos modos te vendrá bien para el calcio).

Si lo que buscas es el impulso energético –al que tu organismo se ha acostumbrado–, reducir su consumo será más difícil. Como todo amante del café lo sabe bien, una cosa es motivarse a reducir o suprimir la cafeína y otra muy distinta pasar del dicho al hecho. La cafeína es adictiva (por eso la ansiedad) y abandonarla –o, incluso, reducirla– desencadenará una serie de síntomas del llamado síndrome de abstinencia, incluyendo jaqueca, irritabilidad, fatiga y letargo. Por eso es buena idea reducir gradualmente su consumo. Trata de eliminar de una taza por vez y de darte algunos días para ir ajustándote a la dosis menor, antes de eliminar una segunda taza. Otro modo de reducir su consumo: toma cada taza mitad regular y mitad descafeinada, pasando gradualmente a descafeinada total, hasta que tu consumo de cafeína se reduzca al objetivo de dos tazas diarias o menos.

Independientemente de lo que te haya impulsado al hábito del café, reducir o eliminar la cafeína será menos pesado si sigues algunas de las siguientes soluciones energizantes:

- Mantén un nivel elevado de azúcar en la sangre (y, por lo tanto, tu nivel de energía). Recibirás un impulso natural y duradero si consumes con frecuencia alimentos saludables, especialmente carbohidratos complejos y proteínas (un dúo que te dará una fuente interminable de energía).

- Ejercítate todos los días con alguna rutina apropiada para el embarazo. El ejercicio también te alimenta de energía y, a la vez, libera esas endorfinas tan reconfortantes. Si al ejercicio le agregas aire fresco, la energía será todavía mayor.

- Duerme lo suficiente. Darle a tu cuerpo el descanso necesario por la

---

La Cuenta de Cafeína

¿Cuánta cafeína consumes por día? Podría ser más –o menos– de lo que crees (y más o menos del límite seguro de 200 mg). Revisa esta conveniente lista para poder sacar las cuentas antes de que corras a la cafetería:

- 1 taza de café preparado (8 onzas) = 135 mg

- 1 taza de café instantáneo = 95 mg

- 1 taza de café descafeinado = 5 mg

- 6 onzas de café latte o capuchino = 90 mg

- 1 onza de expreso = 90 mg

- 1 taza de té = de 40 a 60 mg (el té verde tiene menos cafeína que el té negro)

- 1 lata de gaseosa (12 onzas) = cerca de 35 mg de cafeína

- 1 lata de gaseosa de dieta = 45 mg

- 1 onza de chocolate blanco = 6 mg

- 1 onza de chocolate negro = 20 mg

- 1 taza de chocolate con leche = 5 mg

- 8 onzas de helado de café = 40 a 80 mg

noche (que probablemente te resultará más fácil sin toda esa cafeína que te mantenía en vilo) te ayudará a sentirte más fresca por la mañana, aun antes de haber disfrutado de tu primera taza.

El Alcohol

"Tomé algunos tragos un par de veces antes de enterarme de que estaba embarazada. ¿Es posible que el alcohol haya perjudicado a mi bebé?"

¿No sería agradable que tu cuerpo te enviara un mensaje instantáneo para anunciarte el momento exacto de la cita entre el esperma y el óvulo? ("Sólo quería avisarte que tenemos un bebé a bordo... Es hora de que te pases a Evian"). Pero como esa biotecnología no existe (no todavía, por lo menos), muchas futuras mamás ignoran que están embarazadas hasta después de varias semanas de gestación. Y mientras tanto, pueden haber hecho un par de cosas que no habrían hecho de haberlo sabido. Como tomarse unos cuantos traguitos en más de una oportunidad. Por eso tu preocupación es una de las más comunes que se plantean durante la primera visita prenatal.

Por suerte, es una preocupación que puedes eliminar de la lista. No hay evidencias de que un par de tragos tomados al inicio del embarazo, cuando ni siquiera sabías de tu condición, pueda perjudicar a un embrión en desarrollo. Por eso tú –y todas las demás mamás que no recibieron el mensaje enseguida– pueden tranquilizarse.

Pero es, decididamente, el momento de cambiar ahora mismo esa práctica. A pesar de que has escuchado historias sobre mujeres que bebieron moderadamente durante el embarazo –un vaso de vino todas las noches, por ejemplo– y que dieron a luz a bebés perfectamente saludables, no hay ningún estudio que asegure que es una apuesta segura. De hecho, el secretario de salud (Surgeon General), el Colegio Estadounidense de Obstetras y Ginecólogos (ACOG) y la Academia Estadounidense de Pediatría (AAP) concuerdan en que no hay una cantidad de alcohol segura para las embarazadas. Esa notificación –y las investigaciones que la sustentan– conducen a una recomendación: aunque no deberías preocuparte sobre lo que bebiste antes de saber que estabas embarazada, sería prudente que dejaras el alcohol durante el resto de tu embarazo. (También puedes preguntarle a tu propio médico qué recomienda).

¿Por qué la comunidad médica es tan tajante en el tema? Porque es preferible pecar de prudente cuando hay un bebé a bordo. Aunque nadie sabe a ciencia cierta si hay un límite seguro de consumo de alcohol durante el embarazo (o si ese límite puede variar en diferentes mujeres), sí se sabe que el alcohol entra en el flujo sanguíneo fetal aproximadamente en la misma concentración presente en la sangre materna. En otras palabras, una mujer embarazada nunca bebe sola: comparte por igual con su bebé cada copa de vino, cada cerveza, cada cóctel. Como al feto le toma el doble de tiempo que a la madre eliminar el alcohol de su sistema, el bebé podría estar completamente borracho cuando la mamá sólo está gratamente mareada.

El consumo excesivo (considerado por lo general de cinco a seis copas de vino, cerveza o licor por día) durante todo el embarazo, no sólo puede provocar serias complicaciones obstétricas sino también el síndrome de alcoholismo fetal (fetal alcohol syndrome, FAS). Descrito como "la resaca que dura toda una vida", esta condición es responsable de bebés más pequeños de lo normal, por lo general mentalmente deficientes, con deformaciones múltiples (sobre todo en la cabeza y el rostro, miembros, corazón y sistema nervioso central) y de una elevada tasa de mortalidad. Posteriormente, los que sobreviven padecen problemas de visión, aprendizaje, comportamiento y ajuste social y, por lo general, carecen de habilidad como para formarse juicios sensatos. También es más probable que terminen con un problema de alcoholismo al llegar a los 21 años. Mientras más temprano deje el alcohol una bebedora excesiva, menores riesgos correrá su bebé.

Los riesgos de seguir bebiendo son decididamente proporcionales a la dosis: mientras más bebes, mayor será el riesgo potencial para tu bebé. Pero aun el consumo moderado durante todo el embarazo (una o dos copas diarias o en alguna velada de cinco o más tragos), está asociado a una variedad de problemas serios como un mayor riesgo de aborto espontáneo y complicaciones en el parto, bajo peso al nacer, nacimiento sin vida, crecimiento anormal y problemas de desarrollo y bajo coeficiente intelectual en la niñez. Ese nivel de consumo también ha sido asociado al más sutil efecto alcohólico fetal (*fetal alcohol effect*, FAE), caracterizado por numerosos problemas de desarrollo y comportamiento.

Dejar de beber durante el embarazo es muy fácil para algunas mujeres, especialmente para las que desarrollan una aversión al gusto y al olor del alcohol al inicio del período, sensación que a veces se prolonga hasta el nacimiento. Para las que están acostumbradas a relajarse con un *Cosmopolitan* al final del día o a disfrutar de una copa de vino tinto en la cena, la abstinencia podría requerir un esfuerzo continuado e incluir un cambio en su estilo de vida. Si bebes para relajarte, por ejemplo, trata de sustituirlo por otro método de relajación: música, baños tibios, masajes, ejercicios o lectura. Si la bebida es parte de una rutina diaria que no quieres abandonar, prueba con un *Virgin Mary* (un *Bloody Mary* sin

vodka) en el almuerzo, jugos efervescentes o cerveza sin alcohol en la cena, o un jugo spritzer (mitad jugo de frutas, mitad agua con gas, con una rodajita de limón) –servidos a la misma hora, en los mismos vasos o copas (a menos, por supuesto, que esas bebidas de apariencia similar te impulsen a buscar la versión original). Si tu esposo te acompaña en el viaje (al menos mientras está en tu compañía) el trayecto será considerablemente más llevadero.

Si tienes problemas para dejar el alcohol, consulta a tu médico para que te remita a un programa que te pueda ayudar a hacerlo.

El Cigarrillo

"He fumado durante diez años. ¿Le hará daño a mi bebé?"

Por fortuna, no hay evidencias claras de que todo lo fumado antes del embarazo –incluso si lo has hecho por diez años o más– pueda perjudicar a un feto en desarrollo. Pero está comprobado (como también impreso en cada cajetilla de cigarros) que fumar durante

---

¡Cuidado con los Puros y las Pipas!

Tu bebé también te agradecerá si no fumas puros o pipa, al igual que si evitas situaciones donde otros lo hagan. Como no son inhalados, los puros y las pipas despiden todavía más humo que los cigarrillos, volviéndolos potencialmente más peligrosos para tu bebé. ¿Quieres anunciar a los cuatro vientos tu orgullo y alegría con algo seguro y festivo? Reparte en cambio cigarros de chocolate.

el embarazo, particularmente después del tercer mes, no sólo es peligroso para tu salud sino también para tu bebé.

En efecto, cuando fumas el feto queda confinado en un útero lleno de humo. Su pulso cardíaco se acelera y, lo que es peor, debido a la insuficiencia de oxígeno no puede crecer y desarrollarse como es preciso.

Los resultados pueden ser devastadores. Fumar puede aumentar el riesgo de una serie de complicaciones en el embarazo, incluyendo (entre los más graves) un embarazo ectópico, implantación anormal de la placenta, desprendimiento prematuro de la placenta, ruptura prematura de la membrana y, posiblemente, parto prematuro.

También existen evidencias claras de que el desarrollo intrauterino del bebé se ve directa y adversamente afectado por el tabaquismo de la futura mamá. Los riesgos más comunes para los bebés de las fumadoras son escaso peso al nacer, piernas más cortas y circunferencia de la cabeza más pequeña, como también fisura del paladar o labio leporino y defectos cardíacos. Y nacer demasiado pequeño es la mayor causa de enfermedades infantiles y muerte perinatal (las que ocurren justo antes, durante o inmediatamente después del nacimiento).

Los riesgos potenciales no terminan ahí. Los bebés de las fumadoras tienen mayor probabilidad de sufrir del síndrome de muerte súbita del lactante (*sudden infant death syndrome*, SIDS). También son más proclives a la apnea (falta o suspensión de la respiración) y, en general, no son tan saludables al nacer como los bebés de las no fumadoras. La mamá que fuma tres cajetillas diarias tiene cuatro veces mayor riesgo de que su bebé obtenga una baja puntuación en

Al Bebé, con Amor

Cuando se trata de traer al mundo a un niño, no puedes dar nada por seguro, pero hay muchas maneras de aumentar las probabilidades de obtener el mejor resultado posible: un embarazo y alumbramiento sin complicaciones y un bebé perfectamente saludable al término de los nueve meses. Y dejar de fumar y beber decididamente es lo primero de la lista.

Por supuesto, existe la posibilidad de que tengas ese resultado feliz incluso si has fumado o bebido durante todo el embarazo (o aunque lo hayas hecho ligera pero regularmente); al fin y al cabo, todos hemos escuchado historias de embarazadas fumadoras y bebedoras que tuvieron bebés saludables y a tiempo. Pero también existe la posibilidad –y un riesgo muy significativo, dependiendo de cuánto fumes o bebas– de que tú y tu bebé no tengan la misma suerte. Considera que diferentes mamás y diferentes bebés se ven afectados de manera distinta por el cigarrillo y la bebida durante el embarazo (y no hay modo de pronosticar cómo les afectará en tu caso). Ten en cuenta también que algunos de los déficits –físicos e intelectuales– asociados al consumo materno de alcohol y cigarrillos no siempre se manifiestan en el nacimiento sino años después (un bebé aparentemente saludable puede pasar a ser un niño con predisposición a enfermarse, hiperactivo o con dificultades de aprendizaje).

Abandonar los malos hábitos para el embarazo como beber y fumar no siempre es fácil y, a veces, casi imposible. Pero brindar a tu bebé las mejores posibilidades de que nazca sano es, decididamente, el mejor regalo que le puedes hacer.

Cómo Dejar el Cigarrillo

¡Felicitaciones! Has decidido regalar a tu bebé un ambiente libre de humo, dentro y fuera del útero. Tomar esa resolución es el primer paso y el más importante. Pero seamos francos. Como probablemente lo sabes si es que has intentado dejar el cigarrillo antes, no es el paso más difícil. Dejarlo por completo sí lo es. Pero con una firme determinación y la pequeña ayuda de estos consejos, puedes hacerlo.

Identifica tus motivos para dejarlo. Cuando estás embarazada, es fácil. Nunca has tenido una motivación más justificada.

Escoge el método para dejarlo. ¿Deseas terminar de golpe o gradualmente? Sea como sea, elige un "último día" que no esté lejos. Planea un puñado de actividades divertidas para ese día, que no asocies precisamente con el cigarrillo (preferiblemente en lugares donde no se permita fumar).

Identifica los motivos por los cuales fumas. Por ejemplo, ¿fumas por placer, para estimularte o para relajarte? ¿Para reducir la tensión o la frustración? ¿Para tener algo en la mano o en la boca? ¿Para satisfacer un antojo? Quizás fumas por hábito y enciendes el cigarrillo sin pensarlo. Una vez que entiendas tus motivaciones, será más fácil encontrar sustitutos:

- Si fumas principalmente para mantener tus manos ocupadas, trata de jugar con un lápiz o un palillo. Cose, juega Sudoku en la computadora, estruja una pelota antiestrés, ponte al día con tu correo electrónico, elige un videojuego, pinta, dibuja, soluciona palabras cruzadas o cualquier cosa que te haga olvidar encender un cigarrillo.

- Si fumas por gratificación oral, prueba con un sustituto: un mondadientes, goma de mascar, verduras crudas, palomitas de maíz, un chupetín o una barra de caramelo.

- Si fumas como estimulación, intenta animarte con una caminata a paso enérgico, una sesión de ejercicios en el gimnasio, un libro que te atrape, una larga conversación con una amiga.

- Si fumas para reducir las tensiones y relajarte, prueba en cambio hacer ejercicios. O practica técnicas de relajación. O escucha música suave. O da una larga caminata. O date un masaje. O haz el amor.

- Si fumas por placer, búscalo en otras actividades, preferiblemente en ambientes donde no se permita fumar. Ve al cine, recorre tiendas para bebés, visita tu museo favorito, asiste a un concierto o a una obra de teatro, comparte una cena con una amiga que no fume. O prueba algo más activo, como una clase de entrenamiento físico prenatal.

- Si fumas por hábito, evita los ambientes donde fumas regularmente y a las amistades que lo hacen; frecuenta en

la prueba de Apgar (una escala estándar para evaluar las condiciones del bebé al nacer). Y las evidencias indican que, en promedio, estos niños padecerán de un déficit físico e intelectual en el largo plazo, especialmente si los padres siguen fumando delante de ellos. Son particularmente proclives a tener un sistema inmunológico más débil, enfermedades respiratorias, infecciones en el oído, cólicos, tuberculosis, alergias a los alimentos, asma, baja estatura y problemas escola-

cambio lugares donde esté prohibido fumar.

- Si asocias el cigarrillo con una bebida, alimento o comida en particular, evítalos o come en un lugar diferente. (Supongamos que fumas en el desayuno, pero nunca en la cama. Desayuna entonces en la cama durante algunos días. ¿Siempre fumas con el café? Entonces toma tu *latte* en la cafetería, donde fumar no figura en el menú).

- Cuando sientas ansias de fumar, respira hondo varias veces y haz una pausa entre una y otra aspiración. Retén el aire mientras enciendes un fósforo y exhala lentamente para apagarlo. Piensa que era un cigarrillo y aplástalo.

Si te tientas y fumas uno, olvídate. No te atormentes por el cigarrillo que fumaste. Piensa en cambio en los que has dejado de lado. Aférrate nuevamente a tu programa, sabiendo que cada cigarrillo que no fumas es beneficioso para tu bebé.

Considera el tabaco como un tema no negociable. Cuando fumabas, no podías hacerlo en los cines, en el metro, en los centros comerciales, en muchos restaurantes y, probablemente, tampoco en tu lugar de trabajo. Eso era así y no había vuelta. Ahora trata de convencerte de que no puedes fumar y punto. Fin de la discusión.

Deja que tu bebé te inspire. Pon copias del ultrasonido de tu bebé en cada lugar donde podrías sentir la tentación de fumar (como fondo de pantalla de tu computadora, en un marco en la mesa de la cocina, en el parabrisas de tu auto, o lleva una en tu cartera). ¿No tienes un ultrasonido todavía? Coloca fotografías de bebés adorables que hayas recortado de revistas.

Busca apoyo. Hay muchas fuentes de ayuda para los fumadores que quieren dejar el hábito. Considera la hipnosis, la acupuntura y las técnicas de relajación, que han restado muchos nombres a la lista de fumadores. Si te sientes cómoda con las redes de apoyo en grupo para dejar de fumar, considera los programas que ofrece Anónimos de la Nicotina (*Nicotine Anonymous*), la Sociedad Estadounidense Pulmonar (*American Lung Association*), la Sociedad Estadounidense Oncológica (*American Cancer Society*) y SmokEnders, que han ayudado a millones de fumadores a dejar el tabaco. O busca por medio de Internet el apoyo de otras mujeres que estén tratando de abandonar el cigarrillo. En la desdicha, es bienvenida la compañía y el apoyo.

Si no lo logras al primer intento, vuelve a intentarlo una y otra vez. La nicotina es una droga poderosa y aunque abandonarla no es fácil, tampoco es imposible. Muchos fumadores no lo logran la primera vez que lo intentan, pero si insisten lo conseguirán. No te sientas culpable si caes en el intento. Levántate, felicítate por tus esfuerzos y sigue adelante. ¡Tú puedes!

Nota: El uso de parches de nicotina, tabletas de nicotina o goma de mascar de nicotina durante el embarazo es riesgoso y no se recomienda.

---

res, incluyendo el trastorno de hiperactividad con déficit de atención (*attention deficit hyperactivity disorder*, ADHD). Algunos estudios también indican que las embarazadas que fuman tienen más probabilidad de tener hijos anormal-

mente agresivos durante su infancia que siguen teniendo problemas de conducta hasta que son adultos. Los hijos de mujeres que fumaron durante el embarazo son hospitalizados con más frecuencia en su primer año de vida que los de las mujeres que no lo hicieron. Estos niños tienen mayor probabilidad de convertirse en fumadores en el futuro.

Los efectos del uso del tabaco, al igual que del alcohol, están íntimamente relacionados. El uso del tabaco reduce el peso de los bebés al nacer en directa proporción al número de cigarrillos fumados; la fumadora de una cajetilla diaria tiene una probabilidad 30% mayor de dar a luz a un niño de escaso peso que una no fumadora. Por eso, reducir el número de cigarrillos puede ser de ayuda. Pero sólo reducirlo puede ser engañoso, porque una fumadora a menudo compensa esta disminución con pitadas más profundas y frecuentes, y fumando más de cada cigarrillo. Esto también puede ocurrir cuando trata de reducir el riesgo fumando cigarrillos bajos en alquitrán o nicotina.

Pero no todas las noticias son negativas. Algunos estudios revelan que las embarazadas que dejan el cigarrillo antes del tercer mes, pueden eliminar todos los riesgos asociados. Para algunas fumadoras, es más fácil dejar de fumar al principio del embarazo cuando es posible que desarrollen un repentino desagrado por los cigarrillos (probablemente la advertencia de un organismo intuitivo). Cuanto antes, mejor, pero incluso abandonar el hábito en el último mes puede ayudar a preservar el flujo de oxígeno al bebé durante el parto.

A algunas les preocupa que al dejar el cigarrillo aumentarán de peso. Aunque no hay evidencias de que fumar impedirá que engorden (muchas fumadoras están excedidas de peso, después de todo), es cierto que algunas fumadoras suben de peso en el proceso de dejar el cigarrillo. Curiosamente, las que aumentan un poco de peso al tratar de abandonar el hábito tienen más probabilidades de lograrlo, y no tienen dificultades para bajar esas libras extras más adelante. Si intentas hacer dieta al mismo tiempo que dejar de fumar, es probable que lleves las de perder en los dos frentes. Es más, nunca es buena idea hacer dieta durante el embarazo. Por eso, aunque debes olvidarte del cigarrillo para siempre, no te preocupes si empiezas a aumentar unas libras de más. Nunca ha habido una mejor razón para dejar de fumar y subir de peso.

Como la nicotina es una droga adictiva, la mayoría experimenta el síndrome de abstinencia al dejar de fumar, aunque los síntomas y su intensidad varían de una persona a otra. Además de la explicable ansia por el tabaco, algunos de los síntomas más comunes son irritabilidad, ansiedad, inquietud, hormigueo o entumecimiento de manos y pies, aturdimiento, fatiga y trastornos de sueño y gastrointestinales. Algunas personas sienten que al comienzo disminuye su desempeño físico y mental. La mayoría advierte que durante un tiempo tose más porque su cuerpo es repentinamente capaz de expulsar todas las secreciones que se han acumulado en los pulmones.

Para tratar de suavizar la liberación de nicotina y el consiguiente nerviosismo que puede generar, evita la cafeína, que puede contribuir a ese estado de ansiedad. Descansa bastante (para contrarrestar la fatiga) y haz ejercicios (para reemplazar la excitación que solías recibir de la nicotina). Evita las actividades que requieran de mucha concentración si es que te encuentras un poco distraída, pero mantente ocupada cumpliendo tareas mecánicas. También puede servir de ayuda frecuentar lugares públicos donde las leyes de tu estado prohíben fumar. Si experimentas una depresión aguda como parte de la abstención, consulta inmediatamente a tu médico.

Los peores efectos de la abstención durarán de unos pocos días a unas pocas semanas. Pero sus beneficios perdurarán durante toda la vida: tanto para tu bebé como para ti. Consulta el recuadro de la página anterior con más consejos para dejar de fumar.

El Humo de Segunda Mano

"Yo no fumo, pero mi marido sí. ¿Puede perjudicar a nuestro bebé?"

Fumar no afecta solamente al fumador. También afecta a todos los que le rodean, incluyendo un feto en desarrollo si la madre está cerca. Por eso si tu marido (o cualquier otro cercano) fuma, el organismo de tu bebé absorberá casi tanta contaminación por los derivados del humo del tabaco como si tú hubieras encendido el cigarrillo.

Si tu pareja dice que no puede dejar de fumar, pídele que por lo menos lo haga fuera de la casa, lejos de ti y el bebé (pero recuerda que el humo y sus derivados se adherirán a sus ropas y su piel, lo que implica que igualmente estarás expuesta a ellos). Por supuesto que dejar de fumar sería mejor, no sólo para su propia salud, sino también para el bienestar del bebé a largo plazo. Si cualquiera de los padres fuma, aumenta el riesgo del síndrome de muerte súbita en la infancia, de problemas respiratorios a toda edad y de daños a los pulmones aun en la adultez. Y también es mayor la probabilidad de que tus hijos se conviertan en fumadores algún día.

Probablemente no podrás lograr que tus amistades y otros familiares dejen de fumar, pero podrías pedirles que no fumen cerca de ti (de otro modo deberás pasar menos tiempo en su compañía). Mantener a tus colegas fumadores a distancia será más fácil si en tu lugar de trabajo hay leyes que protegen a los no fumadores (muchos estados las tienen). Pero si la ley no está de tu lado, intenta persuadirlos diplomáticamente: muéstrales esta sección sobre los peligros del humo de segunda mano para el feto. Si

esto falla, trata que en tu lugar de trabajo se establezca una regulación para limitar el tabaquismo a determinadas áreas, como una sala, y que prohíba fumar cerca de los no fumadores. Si nada de eso da resultado, trata de mover tu espacio de trabajo durante el embarazo.

El Uso de Marihuana

"He fumado marihuana ocasionalmente –sólo socialmente– y lo he venido haciendo por años. ¿Puede haber causado perjuicios al bebé que espero? ¿Es peligroso fumar marihuana durante el embarazo?"

Lo pasado, pisado. Aunque se suele recomendar a las parejas que tratan de concebir que no fumen marihuana porque puede interferir con la concepción, tú ya estás embarazada y, por consiguiente, eso no será problema para ti. Por el momento, no hay evidencias de que la marihuana que has fumado antes de concebir dañe al feto.

Pero ahora que estás embarazada, es hora de despedirse del hábito. Las investigaciones están a mitad de camino, y las que se han hecho hasta ahora no son las más aclaratorias. Eso, debido a que es difícil estudiar el uso de marihuana –al igual que muchos otros estilos de vida– en un vacío. A menudo quienes la fuman durante el embarazo también beben alcohol, fuman cigarrillos o usan otras drogas, restando contundencia a los datos (¿ese problema fetal se debe a la marihuana, a la cerveza o a los cigarrillos?). Otras veces, las embarazadas que fuman marihuana pueden tener una atención prenatal que dista de ser ideal, por lo tanto, es difícil saber si un mal resultado se debe a la droga o a la falta del cuidado médico. Lo que se sabe hasta ahora es que la droga atraviesa la placenta, lo que significa que cuando fumas marihuana, la estás compartiendo con tu bebé por nacer. Algunos estudios asocian su consumo con un escaso crecimiento del feto y con bebés pequeños para su edad gestacional mientras que otros estudios no indican esa relación. Otras investigaciones han revelado efectos más nocivos, desde temblores y un llanto parecido al síndrome de abstinencia durante el período postnatal hasta problemas de atención, aprendizaje y comportamiento durante la niñez.

Sin pruebas que confirmen que la marihuana no representa un riesgo durante el embarazo –y algunas evidencias que sugieren que podría ser perjudicial– es sabio tratarla como si fuese cualquier otra droga: aprende a decir que no.

Si ya has fumado al inicio de tu embarazo, no te preocupes. Pero si te tienta la idea de seguir haciéndolo, prueba con algunas de las sugerencias para dejar el cigarrillo (y el alcohol); dejar una adicción es similar a abandonar otra. Concéntrate especialmente en las prácticas saludables de relajación como yoga, meditación, masaje e, incluso, ejercicio liberador de endorfinas. Si no puedes dejar de fumar marihuana, consulta con tu médico o busca otro tipo de ayuda profesional lo antes posible.

Cocaína y otras Drogas

"Consumí algo de cocaína una semana antes de saber que estaba embarazada. Ahora me preocupa lo que pueda haber hecho a mi bebé".

No te inquietes si consumiste cocaína en el pasado, pero asegúrate de que haya sido la última vez. Una noticia alentadora: un solo uso de cocaína antes de descubrir que estabas embarazada probablemente no tendrá ningún efecto. Pero si la sigues consumiendo durante el embarazo puede ser peli-

groso. ¿En qué medida? No está claro. Los estudios sobre el uso de cocaína durante el embarazo no son fáciles de interpretar, principalmente porque quienes la consumen suelen ser también fumadores, lo que dificulta separar los probables efectos negativos del uso de uno y otro. Lo que han demostrado numerosos estudios es que la cocaína no sólo penetra la placenta una vez que se desarrolla, sino que también puede dañarla, reduciendo el flujo sanguíneo al feto y restringiendo el desarrollo fetal, particularmente la cabeza del bebé. También se cree que puede conducir a defectos de nacimiento, abortos espontáneos, parto prematuro, escaso peso al nacer; nerviosismo y llantos similares a los de la abstención en el recién nacido. Asimismo, podría ocasionar numerosos problemas para el niño a largo plazo, incluyendo los de tipo neurológico y conductual (como dificultad para controlar los impulsos, para prestar atención y para responder a otros), déficit en el desarrollo motor y, posiblemente, un bajo coeficiente intelectual durante la niñez. Por cierto, mientras más cocaína use la futura mamá, mayor será el riesgo para su bebé.

Cuéntale a tu médico sobre la cantidad de cocaína que has consumido desde que concebiste. Al igual que con el resto de tus antecedentes médicos, mientras más información tenga tu médico o partera, mejor será el cuidado que pueda brindarte a ti y a tu bebé. Si tienes dificultad para dejar atrás la cocaína, busca ayuda profesional inmediatamente.

Las embarazadas que usan cualquier tipo de drogas –excepto las prescritas por un médico que esté al tanto del embarazo– ponen en riesgos a sus bebés. El uso continuado de toda droga ilícita conocida (incluyendo heroína, metanfetamina, crack, Ectasy, "ice", LSD y fenciclidina) y de muchos fármacos bajo receta de cuyo uso se suele abusar (narcóticos, tranquilizantes, sedantes y otras píldoras de dieta), puede causar serios daños al feto en desarrollo y/o a tu embarazo. Consulta con tu médico u otro profesional experto sobre cualquier droga que hayas consumido durante el embarazo. Y si sigues usándolas, busca ayuda profesional (de un especialista en el tratamiento de adicciones o en un centro de tratamiento) para ayudarte a dejarlas ya mismo. Inscribirte ahora en un programa de embarazo libre de drogas puede marcar una enorme diferencia en el resultado de tu embarazo.

Los Teléfonos Celulares

"Paso horas al día hablando por mi teléfono celular. ¿Puede tener algún efecto sobre mi bebé?"

Mira quién habla (en el celular): prácticamente todo el mundo. Y, por suerte, no hay necesidad de apagar tu celular ahora que estás hablando por dos. Jamás se ha sugerido que el uso del teléfono celular genere algún riesgo al embarazo. Y hay muchas buenas razones para mantenerte conectada a él: te permite estar disponible para ese llamado del médico o de la partera que no puedes esperar en casa, hacer citas con pediatras mientras esperas tu turno en el consultorio del obstetra, alertar a tu esposo cuando sientes la primera contracción y estás lejos de cualquier teléfono fijo. El celular también podría darte más flexibilidad en tu jornada laboral y en la cantidad de tiempo que pasas encadenada al escritorio (lo que podría darte a su vez más tiempo para el necesario descanso y relajación o los preparativos para el bebé).

Dicho esto, hay que agregar que los teléfonos celulares no son totalmente inofensivos. Es peligroso manejar mientras hablas con el celular en la mano–a cualquier velocidad y en cualquier cir-cunstancia– especialmente cuando la bruma del embarazo te tiene más distraída que nunca. Incluso una conversación usando el sistema de manos libres puede ser riesgosa, si te quita la atención de la carretera. Sé prudente y detente en un área segura si necesitas hacer un llamado.

Los Microondas

"Uso mi microondas prácticamente todos los días para calentar la comida o, incluso, cocinar. ¿Es segura la exposición al microondas durante el embarazo?"

El microondas puede ser el mejor amigo de una madre, permitiéndole preparar rápidamente comidas saludables, con un mínimo de esfuerzo y de olor a cocina. Afortunadamente, todas las investigaciones señalan que los microondas son completamente seguros para usar durante el embarazo (como también en todo otro momento). Sólo dos precauciones: utiliza sólo los utensilios de cocina especialmente producidos para su uso en el microondas y no dejes que los envoltorios de plástico toquen la comida mientras se calientan.

Jacuzzis y Saunas

"Tenemos un jacuzzi en casa. ¿Hay algún riesgo al usarlo durante el embarazo?"

No es necesario cambiarlo por duchas de agua fría, pero es buena idea que te mantengas fuera de la bañera de hidromasaje. Todo lo que provoque un aumento de la temperatura del cuerpo por encima de los 102 grados Fahrenheit y la mantenga en ese nivel durante un tiempo –ya sea un remojo en el jacuzzi o en un baño extremadamente caliente, o un ejercicio excesivo en el verano– es potencialmente peligroso para el embrión en desarrollo o el feto,

El Calor Tiene sus Límites

¿Te agrada envolverte en una manta eléctrica en una fría noche de invierno? ¿O aliviar esa espalda adolorida con una almohadilla térmica? El exceso de calor no es conveniente cuando estás embarazada, ya que puede elevar demasiado tu temperatura corporal. Por eso, acurrúcate junto a tu amorcito en vez de abrazar a esa manta eléctrica (o si sus pies están tan helados como los tuyos, invierte en un edredón, sube la calefacción o calienta la cama con una manta eléctrica y apágala antes de acostarte). ¿Sigues con frío? No por mucho tiempo. Ten en cuenta que a medida que pasen los meses posiblemente comenzarás a sentir más y más calor –gracias al metabolismo activado por el embarazo– y terminarás por quitar todas las mantas de encima.

En cuanto a esa almohadilla térmica, envuélvela en una toalla antes de aplicártela a la espalda, el vientre o los hombros, para reducir el calor que propague (una rodilla o un tobillo podrían recibir el calor), mantenla al mínimo, limita las aplicaciones a 15 minutos y evita dormir con ella. ¿Ya te has pasado algún tiempo bajo la manta eléctrica o la almohadilla térmica? No te preocupes… no hay riesgos comprobados.

especialmente en los primeros meses. Algunos estudios han revelado que una bañera de hidromasaje no eleva de inmediato la temperatura de la mujer a niveles peligrosos, sino que tarda por lo menos 10 minutos (más si no tiene sumergidos hombros y brazos, o si el agua está a 102 grados Fahrenheit o menos). Pero como las respuestas individuales y las circunstancias varían, sé prudente y mantén tu vientre fuera del jacuzzi. Aunque puedes remojar los pies.

Si ya te has dado algunas zambullidas en el jacuzzi, probablemente no hay motivos para preocuparse. La mayoría de las mujeres se sale de la bañera antes de que su temperatura corporal alcance los 102 grados Fahrenheit, porque el calor las incomoda rápidamente. Es probable que también te ocurra. Pero si estás preocupada y quieres tranquilizarte, consulta con tu médico sobre la posibilidad de que te haga un ultrasonido u otro examen prenatal.

Tampoco es prudente pasarse mucho tiempo en el sauna o cuarto de vapor. Una embarazada corre mayor riesgo de deshidratación, mareo y una baja de presión y todos estos síntomas pueden pronunciarse en condiciones de calor extremo. Y al igual que con el jacuzzi, las embarazadas deberían evitar todo lo que pueda elevar su temperatura.

Para mayor información sobre la seguridad de otros tipos de tratamientos spa (masaje, aromaterapia y otros) consulta la página 158.

El Gato de la Familia

"Escuché que los gatos son portadores de una enfermedad que puede dañar al feto. Tengo dos gatos en casa, ¿tendré que deshacerme de ellos?"

No es necesario que tus amiguitos felinos hagan sus maletas. Como has vivido con ellos durante un tiempo, es muy probable que ya hayas contraído toxoplasmosis, la enfermedad relacionada con los gatos y que, por lo tanto, hayas desarrollado inmunidad a ella. Se calcula que hasta el 40% de la población estadounidense ha estado expuesta, y el porcentaje es mucho mayor entre las personas que tienen gatos que pasan tiempo al aire libre, como también entre quienes comen carne cruda con frecuencia o beben leche no pasteurizada, factores que también pueden alojar y transmitir la infección. Si no te examinaron en la etapa prenatal para saber si eras inmune, probablemente no lo harán a esta altura, a menos que muestres síntomas de la enfermedad (aunque algunos médicos practican el test a todas las embarazadas y otros sólo a las que viven con gatos). Si fuiste examinada en el período prenatal y detectaron que no eres inmune, o si no estás segura si lo eres o no, toma las siguientes precauciones para evitar la infección:

- Lleva a tus gatos al veterinario para saber si tienen una infección activa. Si es así, déjalos en una residencia para animales o pídele a algún amigo que los cuide durante al menos seis semanas, período durante el cual la infección se puede transmitir. Si no están infectados, no permitas que coman carne cruda, que vagabundeen fuera de la casa, que cacen ratones o pájaros (que pueden transmitir la toxoplasmosis a los gatos) o que jueguen con otros gatos.

- Deja que otra persona manipule la caja de arena de los gatos. Si no hay nadie más que pueda hacerlo, usa guantes desechables y lávate las manos al terminar, como también después de tocar a tus animales. La caja de arena debería cambiarse diariamente.

- Usa guantes cuando realices tareas de jardinería y no trabajes en terreno donde los gatos puedan haber defecado. Si tienes niños, no los dejes jugar en la arena que pueda haber sido usada por los gatos u otros animales.

- Lava las frutas y verduras, especialmente las que crecen en los jardines caseros, enjuagándolas rigurosamente o pelándolas y/o cocinándolas.

- No comas carne cruda o poco cocida ni tomes leche sin pasteurizar. En los restaurantes, pide la carne bien cocida.

- Lávate las manos rigurosamente después de manipular carne cruda.

Algunos médicos ordenan exámenes de rutina a todas las mujeres antes de la concepción o al inicio del embarazo, a fin de que las que den positivo se relajen sabiendo que son inmunes, y quienes den negativo puedan tomar las precauciones necesarias para prevenir la infección. Sin embargo, las autoridades de salud pública creen que el costo financiero de dichos exámenes no justifica sus beneficios. Consulta a tu médico para saber qué te recomienda.

Los Riesgos Caseros

"¿En qué medida debo preocuparme por los peligros domésticos como los productos de limpieza y los insecticidas? ¿Y qué hay del agua del grifo... es segura para tomar durante mi embarazo?"

El sentido común puede ser uno de tus mejores aliados durante el embarazo. Seguramente habrás leído u oído que los productos de limpieza, insecticidas, agua potable y otras sustancias en el hogar pueden representar algún riesgo, especialmente cuando estás viviendo por dos. Pero el hecho es que tu casa es probablemente un lugar muy seguro para ti y para tu bebé, especialmente si refuerzas el sentido común con una pizca de precaución. He aquí lo que debes saber sobre los llamados riesgos del hogar:

Productos de limpieza para el hogar. Barrer el piso de la cocina o lustrar la mesa del comedor pueden ser tareas exigentes para tu espalda de embarazada, pero no lo es para tu embarazo. De todos modos, la prudencia exige que lo hagas con cuidado. Deja que tu nariz y las siguientes recomendaciones sean tu guía:

- Si el producto tiene un olor penetrante o despide gases, no lo respires directamente. Úsalo en un ambiente con mucha ventilación o deja de usarlo (¿qué mejor pretexto para hacer que tu marido limpie el inodoro?).

- Jamás (aun cuando no estés embarazada) mezcles amoníaco con productos en base a cloro, ya que la combinación produce gases mortíferos.

- Trata de no usar productos como limpiadores de hornos y líquidos para la limpieza en seco cuyas etiquetas adviertan claramente sobre su toxicidad.

- Usa guantes de goma cuando utilices productos muy fuertes. Además de proteger tus manos del ajetreo, impedirá que tu piel absorba sustancias químicas.

Plomo. La exposición al plomo no es sólo un peligro potencial para los niños pequeños sino también para las embarazadas y sus bebés en gestación. Afortunadamente, es un riesgo muy fácil de evitar. ¿Cómo?

- Como beber agua es una fuente común de plomo, asegúrate de que la tuya esté libre de él (consulta más abajo).

- La pintura vieja es una fuente importante de plomo. Si tu casa fue construida antes de 1955 y por alguna razón han decidido remover capas de pintura, mantente alejada de tu hogar mientras se trabaja en ello. Si la pintura se está descascarando en una casa vieja o si tienes un mueble antiguo cuya pintura se está pelando, considera la idea de que vuelvan a pintarlos para evitar el descascarillado de la pintura con plomo o que la remuevan. Una vez

más, no debes estar presente mientras hacen el trabajo.

- ¿Eres aficionada a los mercados de pulgas? Entonces te interesará saber que el plomo también puede filtrarse de vajillas antiguas, piezas de cerámica y de loza. Como la Administración de Alimentos y Medicamentos (*Food and Drug Administration*, FDA) no estableció límites de plomo en la fabricación de platos sino hasta 1971, si tienes jarros o platos de fabricación casera, importados, antiguos o simplemente viejos no los uses para servir comidas o bebidas, especialmente aquellas que son ácidas (limón, vinagre, tomates, vino, refrescos).

Agua del grifo. Sigue siendo la mejor bebida de la casa y, en la mayoría de lo hogares, es perfectamente seguro beber agua del grifo. Para tener certeza de que al llenar un vaso de agua beberás a tu salud –y a la de tu bebé– haz lo siguiente:

- Consulta con la oficina local de la Agencia de Protección Ambiental (*Environmental Protection Agency*, EPA) o el departamento de salud sobre la pureza y seguridad del agua potable en la comunidad o de un pozo, si es la fuente del agua de tu casa (visita en Internet la dirección epa.gov/safewater/dwinfo/index.html). O consulta la línea telefónica de EPA (*Water Safety Hotline*) al (800) 426-4791 o la dirección de Internet scorecard.org. Si existe alguna posibilidad de que la calidad del agua de tu casa sea diferente a la del resto de la comunidad (debido al deterioro de una cañería, o de que tu casa está junto a un vertedero o debido a un gusto o color extraño), solicita una prueba para medir su pureza. La oficina local de EPA o el departamento de salud te pueden indicar cómo hacerlo.

- Si el agua del grifo de tu casa no aprueba el examen, invierte en un filtro (cuya clase dependerá de la composición del agua) o usa agua embotellada para beber y para cocinar. Pero ten en cuenta que ésta no está automáticamente libre de impurezas; algunas contienen más que el agua del grifo y otras son embotelladas directamente del grifo (hablando de tirar el dinero por el desagüe). Muchas no contienen fluoruro (fluoride), un mineral importante, especialmente para el crecimiento de los dientes (de tu bebé). Para controlar la pureza de una marca particular, consulta con la Fundación Nacional de Salubridad (*National Sanitation Foundation*) llamando al (800) 673-6275 o visitando nsf.org. Evita las aguas destiladas (de las que se han suprimido minerales beneficiosos).

- Si sospechas que el agua de tu casa contiene plomo, o si un examen revela que tiene altos niveles, reemplazar la cañería sería la solución ideal, aunque esta opción no siempre es posible. Para reducir los niveles de plomo en el agua que bebes, usa sólo agua fría cuando bebas y cocines (el calor filtra más plomo de las cañerías), y haz correr el agua fría durante unos cinco minutos por la mañana (o en cualquier momento en que el grifo haya estado cerrado durante más de seis horas) antes de usarla. Puedes advertir que el agua fresca sin plomo de la cañería de la calle ha llegado a tu grifo cuando ha pasado de fría a tibia y nuevamente a fría.

- Si el agua huele o sabe a cloro, ponla a hervir o déjala reposar durante 24 horas, para que se evapore buena parte de la sustancia química.

Insecticidas. ¿No soportas las cucarachas, hormigas y otros insectos desagradables? Por algo les has declarado la guerra con pesticidas químicos. Afortunadamente, el control de las plagas y el embarazo pueden ser compatibles, si se toman unas cuantas precauciones básicas. Si en tu vecindario están fumigando, evita pasar mucho rato afuera hasta que el olor de las sustancias químicas desaparezca, habitualmente después de dos o tres días. Si estás dentro de la casa, cierra las ventanas. Si están fumigando para matar cucarachas u otros insectos en tu departamento o tu casa, cierra herméticamente los armarios de ropa y de la cocina (para que las sustancias químicas no se filtren y se adhieran a los platos y los alimentos) y cubre todas las superficies donde preparas la comida. Ventila los cuartos con las ventanas abiertas hasta que los gases se disipen. Una vez que el pulverizador esté asentado, hay que limpiar aquellas superficies donde se prepara comida que estén cerca o en la zona fumigada.

Cuando sea posible, trata de combatir las pestes con métodos naturales. Despeja la maleza en vez de fumigarla. Elimina algunas pestes del jardín y las plantas dentro de la casa, rociándolas con la manguera o con una mezcla de jabón insecticida biodegradable (hay que repetir el proceso varias veces para que funcione). Invierte en un ejército de mariquitas (también conocidas como vaquitas de San Antonio, petacas o ladybugs) u otros depredadores beneficiosos (disponibles en algunos comercios de artículos para jardín) a quienes les encanta alimentarse de los insectos que te fastidian.

Dentro de la casa usa el "motel" u otros tipos de trampas para insectos, ubicándolas estratégicamente en los rincones de mayor tráfico de cucarachas y hormigas; usa bloques de cedro aromáticos en vez de naftalina en los armarios de ropa; y busca pesticidas que no sean

Violencia Doméstica

Proteger a su bebé de todo peligro es el instinto básico de toda futura mamá. Pero lamentablemente, algunas mujeres ni siquiera pueden protegerse a sí mismas durante el embarazo, cuando son víctimas de violencia doméstica.

La violencia doméstica puede ocurrir en cualquier momento, pero es especialmente común durante el embarazo. Aunque esperar un bebé aporta una nueva (o renovada) ternura a muchas relaciones, puede conmocionar a otras. Sobre todo si la concepción no fue planeada, la noticia de un bebé puede desencadenar emociones inesperadamente negativas en el compañero de la mujer (desde furia hasta celos pasando por una sensación de estar atrapados). Y por desgracia, en algunos casos esas emociones se manifiestan en forma de violencia tanto contra la madre como contra el bebé por nacer.

Sorprendentemente, la violencia doméstica es la principal causa de muerte entre las mujeres embarazadas, causando más víctimas que las complicaciones del embarazo o los accidentes automovilísticos. Aun sin los homicidios, las estadísticas son igual de alarmantes: casi un 20% de las mujeres padece de violencia a manos de su compañero durante el embarazo. Estadísticamente, esto significa que las embarazadas tienen el doble de probabilidad de experimentar abusos físicos durante sus nueve meses que tener un nacimiento prematuro o preeclampsia.

El abuso doméstico (emocional y físico) conlleva más que el riesgo inmediato de lesiones a la futura madre y su bebé (como ruptura uterina o hemorragia). Ser objeto de abusos durante el embarazo puede conducir a un sinfín de consecuencias negativas para la salud de la afectada, incluyendo desnutrición, atención prenatal precaria, abuso de sustancias y otras. Sus efectos sobre el embarazo pueden incluir aborto espontáneo o que el bebé muera al nacer, ruptura prematura de las membranas o peso insuficiente al nacer. Y una vez que el bebé llega a un hogar donde hay abusos físicos, éste también puede convertirse en víctima de violencia directa.

Las mujeres abusadas provienen de todos los estratos sociales y niveles de educación, y son de todas las edades, razas y etnias. Si eres víctima de violencia doméstica, recuerda que no es tu culpa. No has hecho nada malo. Si estás en una relación abusiva no esperes más, busca ayuda ahora mismo. Sin la intervención necesaria, la violencia sólo empeorará. Ten en cuenta que si no estás segura en tu relación, tu bebé tampoco lo estará.

Habla con tu médico, cuéntaselo a tus familiares y amistades íntimas, y llama a una línea telefónica local para casos de violencia doméstica. Muchos estados tienen programas que ofrecen refugio, ropas y atención prenatal. Consulta La Zona de Seguridad (*The Safety Zone*, thesafetyzone.org); La Violencia Contra las Mujeres (*Violence Against Women*, 4woman.gov/violence/index.cfm); Fondo de Prevención de Violencia Familiar (*Family Violence Prevention Fund*, endabuse.org); o llama a la línea directa de la Coalición Nacional Contra la Violencia Doméstica (*National Coalition Against Domestic Violence Hotline*) en el (800) 799-7233.

Si estás en peligro inminente, llama al 911.

tóxicos en catálogos o tiendas ambientalistas. Si tienes niños pequeños o mascotas, mantén las trampas e insecticidas fuera de su alcance. Aun los llamados insecticidas naturales, incluyendo el ácido bórico, pueden ser tóxicos si se ingieren o inhalan, y pueden irritar los ojos. Para mayor información sobre un control natural de plagas, contacta a la oficina local del Servicio de Extensión Cooperativa (Cooperative Extensión Service) o a algún grupo ambientalista local. Es posible que también haya un fumigador "verde" en tu vecindario.

Ten presente que es improbable que una exposición breve e indirecta a insecticidas o herbicidas sea perjudicial. Lo que aumenta el riesgo es una exposición frecuente a largo plazo, lo que se da en el caso de trabajar diariamente en contacto con ellos (en una fábrica o un campo intensamente fumigado).

Emanaciones de la pintura. En todo el reino animal, el período previo al nacimiento (o puesta de huevos) es de frenéticos preparativos para la llegada de la cría. Los pájaros empluman sus nidos, las ardillas cubren los troncos de los árboles con hojas y ramitas, y los padres y madres humanos revisan ansiosamente por Internet los catálogos de diseños. Y casi siempre, los planes incluyen pintar la habitación del bebé (una vez que se logren poner de acuerdo sobre el color, claro está). Afortunadamente, las pinturas de hoy no contienen plomo ni mercurio y son seguras de usar cuando estás embarazada. De todos modos, hay buenos motivos por el que te conviene pasarles la brocha a otros, aunque estés desesperada por mantenerte ocupada en esas últimas semanas de espera. El movimiento repetitivo de pintar puede forzar los músculos de la espalda que ya están presionados por el peso extra del embarazo. Además, hacer equilibrio arriba de una escalera es inseguro, por decir lo

---

La Solución Ecológica

¿Buscas un medio de respirar más tranquila acerca del aire que respiras en casa? Recurre a la naturaleza llenando tu vivienda de plantas. Éstas tienen la capacidad de absorber los contaminantes del aire y de producir oxígeno. Cuando elijas tus plantas, evita aquellas cuya ingestión sea tóxica, como el filodendro o la hiedra inglesa. Nadie insinúa que desarrollarás una afición a masticar las plantas, pero no se podrá decir lo mismo de tu bebé una vez que empiece a gatear por toda la casa.

---

menos, y el olor a la pintura (aunque no es dañino) puede ofender a la nariz de la embarazada y provocarle náuseas.

Mientras se está pintado, intenta permanecer fuera de la casa. Estés o no, mantén las ventanas abiertas para ventilar. Evita completamente la exposición a los disolventes de pintura, porque son sumamente tóxicos, y ni te acerques cuando estén removiendo la pintura (ya sea con sustancias químicas o lijadoras), especialmente si ésta es vieja y pudiera contener mercurio o plomo.

Contaminación del Aire

"¿La contaminación de la ciudad puede dañar a mi bebé?

Respira hondo. Normalmente, respirar en la gran ciudad es mucho más seguro de lo que supones. Después de todo, millones de mujeres viven y respiran en las grandes ciudades del país y dan a luz a millones de bebés sanos. De todos modos, siempre es prudente evitar exponerse a dosis extraordinariamente elevadas de los elementos contaminantes del aire. Aquí verás cómo:

- Evita los ambientes cargados de humo. Como el tabaco del cigarrillo es un contaminante que se sabe perjudica al feto, pide a tus familiares, a tus visitas y a tus compañeros de trabajo que no fumen cerca de ti. Eso también cuenta para las pipas y puros, porque despiden más humo que los cigarrillos.

- Haz revisar el tubo de escape de tu auto para evitar que filtre gases nocivos y prevenir su oxidación. Nunca enciendas el auto dentro del garaje con la puerta cerrada; mantén cerrada la puerta trasera de un vehículo utilitario deportivo (SUV) o minicamioneta cuando el motor está en marcha; y mantén cerrada la entrada de aire de tu automóvil cuando manejes en tránsito pesado.

- Si hay una alerta de contaminación en tu área, permanece dentro de la casa tanto como puedas, con las ventanas cerradas y, si lo tienes, enciende el aire acondicionado. Sigue las instrucciones que den las autoridades de salud a los residentes que estén en mayor riesgo. Si quieres ejercitarte, ve al gimnasio o da una larga caminata en un centro comercial cerrado.

- No corras, camines ni andes en bicicleta en carreteras congestionadas, independientemente de cómo esté el clima, ya que al estar activa respiras más aire -y contaminación. Escoge, en cambio, una ruta en un parque o una zona residencial con poco tránsito y muchos árboles. Los árboles, al igual que los espacios verdes interiores, ayudan a mantener el aire puro.

- Asegúrate de que las chimeneas y que las estufas a gas y a leña en tu hogar tengan una ventilación adecuada. Y que el conducto de la chimenea esté abierto antes de encender el fuego.

- Prueba la Solución Ecológica (consulta la página 91). Las plantas, a través de sus propiedades de purificación del aire, pueden ayudarte a respirar mejor dentro y fuera de tu casa.

TODO ACERCA DE...

Medicina Complementaria y Alternativa

Atrás quedaron los días en que la comunidad médica tradicional le daba a la medicina alternativa la misma credibilidad que a los cuentos de viejas. Actualmente, ambas ramas de curación aparentemente no relacionadas, ya no son consideradas incompatibles. De hecho, cada vez más médicos en ambos bandos las consideran complementarias. Por eso, la medicina complementaria y alternativa (*complementary and alternative medicine*, CAM) tiene cada vez más probabilidad de encontrar un espacio —en alguna forma— en tu vida y en la de tu familia.

Los practicantes de la medicina complementaria tienen un enfoque amplio sobre la salud y el bienestar, ya que además de las condiciones físicas examinan e integran las influencias nutricionales, emocionales y espirituales. También pone énfasis en la habilidad del cuerpo para curarse con una pequeña ayuda de algunos amigos naturales como hierbas, manipulación física, el espíritu y la mente.

Como el embarazo no es una enfermedad sino una parte normal de la vida, la medicina alternativa podría ser un complemento natural a la atención obstétrica tradicional. Y para un número creciente de mujeres y de proveedores de la salud, lo es. Una variedad de prácticas de la medicina complementaria y alternativa es usada ahora en el embarazo, el parto y el alumbramiento, con varios grados de éxito. Éstas son algunas de sus prácticas:

Acupuntura. Desde hace miles de años, los chinos han sabido que la acupuntura puede aliviar numerosos síntomas del embarazo, pero sólo desde hace muy poco la comunidad obstétrica tradicional ha empezado a entender sus beneficios. Los estudios científicos actuales avalan la antigua sabiduría; los investigadores han descubierto que la acupuntura libera varias sustancias químicas cerebrales, incluyendo endorfinas, que bloquean las señales de dolor. ¿Cómo funciona? El acupuntor inserta docenas de agujitas finas en determinados puntos del cuerpo a lo largo de meridianos invisibles. Según la antigua tradición, los meridianos son los canales por los que fluye la fuerza vital, conocida como chi. Los investigadores han detectado que los puntos corresponden a nervios muy arraigados, de modo que al girar las agujas (o al estimularlas eléctricamente, en un procedimiento llamado electropuntura), se activan los nervios que liberan endorfinas, aliviando desde dolores de espalda, náuseas y otros síntomas, incluyendo la depresión en el embarazo. La acupuntura también puede usarse durante el proceso de parto para aliviar el dolor. Y para quienes no han podido concebir, la acupuntura podría ser de ayuda en asuntos de fertilidad.

Acupresión. También conocida como shiatsu, la acupresión se basa en los mismos principios de la acupuntura, pero en vez de agujas se utiliza el pulgar o los dedos, u otros dispositivos, para estimular los puntos del organismo. La presión en determinado punto justo por encima de la parte interna de la muñeca, puede aliviar la náusea (es por eso que las Sea-Bands o pulseras anti-mareo también pueden dar resultado; consulta la página 144). Ejercer acupresión en el centro del pie, ayudaría a aliviar los dolores que algunas mujeres sufren en la parte baja de la espalda producto de las contracciones durante el parto. También se dice que hay varios puntos de acupresión que inducen contracciones (como en el tobillo), y por eso deben evitarse hasta el término del período del embarazo (llegado el cual las futuras mamás impacientes podrían hacer la prueba, claro está, en manos de un profesional).

Retroalimentación. La retroalimentación (*biofeedback*) es un método que ayuda a los pacientes a aprender a controlar sus respuestas biológicas al dolor físico o el estrés emocional, y puede usarse sin riesgo para aliviar una serie de síntomas del embarazo, incluyendo jaquecas y dolores de espalda, entre otros, además de insomnio y posiblemente mareos y náuseas. La retroalimentación también puede ser usada para reducir la presión sanguínea y combatir la depresión, ansiedad y estrés.

Medicina quiropráctica. Esta terapia utiliza la manipulación física de la columna vertebral y otras articulaciones para permitir que los impulsos nerviosos circulen libremente por un cuerpo alineado, estimulando la habilidad natural del organismo para sanar. La medicina quiropráctica puede ayudar a las mujeres embarazadas a combatir la náusea; los dolores de espalda, cuello y articulaciones, y la ciática, como también a aliviar el dolor de posparto. El quiropráctico que consultes debe estar familiarizado con el cuidado de las embarazadas, usando mesas que se ajusten a sus cuerpos y aplicando técnicas que eviten las presiones en el área abdominal.

Masaje. El masaje puede ayudar a aliviar algunas de las incomodidades del embarazo, incluyendo la acidez estomacal y la náusea (sólo en algunas mujeres; otras, en cambio, se marean aun más con el masaje), jaquecas, dolor de espalda y ciática, a la vez que prepara los músculos para dar a luz. También puede ser de ayuda durante el parto y el alumbramiento, para relajar los músculos entre cada contracción y reducir el dolor en la parte baja de la espalda. Además, es una excelente técnica para bajar los niveles de estrés y para relajarse. El masajista debe estar entrenado en el arte del masaje prenatal (no todos los terapeutas masajistas lo están). Consulta la página 158 para más información.

Reflexología. Similar a la acupresión, la reflexología es una terapia en la que se aplica presión en áreas específicas de pies, manos y orejas para aliviar una variedad de molestias y dolores, como también para estimular el parto y reducir el dolor de las contracciones. Como la aplicación de presión a determinadas áreas en o cerca de pies y manos puede desencadenar contracciones, es muy importante que el reflexólogo que visites esté bien entrenado, tenga conocimiento de tu embarazo, y que evite estas áreas antes de completar los nueves meses (aunque en su momento podría ser la clave que necesitas para que empiece el largamente esperado proceso de parto).

Hidroterapia. Este uso terapéutico de agua tibia (por lo general, en una tina de hidromasaje) se usa en varios hospitales y centros de natalidad para ayudar a relajar a la mujer en el proceso de parto y reducir su malestar. Algunas mujeres eligen dar a luz en el agua (consulta la página 25).

Aromaterapia. Algunos profesionales de la salud utilizan aceites aromáticos para sanar el cuerpo, la mente y el espíritu durante el embarazo. Sin embargo, la mayoría de los expertos aconseja prudencia debido a que ciertos aromas (en esta forma concentrada) pueden ser riesgosos para las embarazadas (consulta la página 159).

Técnicas de meditación, visualización y relajación. Todas estas técnicas pueden ayudar a la mujer a sobrellevar una variedad de tensiones físicas y emocionales durante el embarazo, desde las molestias del mareo y náusea hasta los dolores del parto y el alumbramiento. También pueden hacer maravillas para reducir la ansiedad de la futura mamá. Consulta la página 153 para conocer los ejercicios de relajación que puedes practicar.

Hipnoterapia. La hipnosis puede ser útil para aliviar los síntomas del embarazo (desde la náusea hasta las jaquecas), reducir el estrés y aliviar el insomnio, cambiar de posición al bebé ante un potencial nacimiento de nalgas (conjuntamente con la versión cefálica externa más tradicional), retrasar el parto prematuro y controlar el dolor durante el proceso de parto y el alumbramiento (hipnoparto). Funciona manteniéndote profundamente relajada, tanto que en el caso del control del dolor, ni siquiera te enteras de las molestias. Ten en cuenta que la hipnosis no es para todos: un 25% de la población presenta gran resistencia a la sugestión hipnótica y otro porcentaje mayor no es lo suficientemente sugestionable como para usarla como un método efectivo de alivio al dolor. El hipnoterapeuta que consultes debe ser certificado y experimentado en las terapias del parto. Para más información sobre el hipnoparto, consulta la página 330.

Moxibustión. Esta técnica de medicina alternativa combina la acupuntura con el calor (utilizando la raíz prensada de la hierba Artemisa) para cambiar gradualmente de posición a un bebé que nacerá de nalgas. Si estás interesada en recurrir a la moxibustión, busca a un experto en la técnica (no todos los acupuntores lo son).

Plantas medicinales. Las plantas medicinales se han venido usando desde que la humanidad empezó a buscar alivio a sus dolencias, y algunos las siguen usando para aliviar los síntomas del embarazo. Pero la mayoría de los expertos no recomienda plantas medicinales para las embarazadas porque todavía no se han hecho estudios adecuados sobre su seguridad.

Sin duda, la medicina complementaria y alternativa está teniendo impacto en la obstetricia. Aun los obstetras ginecólogos más tradicionales admiten que es una fuerza holística que hay que considerar y que se puede comenzar a incorporar a sus prácticas regulares. Pero si quieres que la medicina alternativa te acompañe en el embarazo, es conveniente actuar con prudencia y tener en cuenta lo siguiente:

- Infórmale a tu médico regular o partera que estás buscando un tratamiento de este tipo, para que sea verdaderamente complementario. Para tu seguridad y la de tu bebé es importante que mantengas al tanto a todo tu equipo prenatal.

- Las medicaciones complementarias (como preparaciones homeopáticas y botánicas) no son testeadas ni aprobadas por la FDA. Y como no han sido examinadas rigurosamente –como ocurre con los medicamentos aprobados por la FDA– su seguridad no ha sido establecida clínicamente. Esto no quiere decir que estos medicamentos no sean seguros o beneficiosos durante el embarazo, sino que no existe un mecanismo oficial que determine cuáles lo son y cuáles no. Hasta que no haya más información, tiene sentido que evites tomar toda medicina homeopática o botánica, suplementos dietéticos o tratamiento de aromaterapia a menos que hayan sido prescritos por un médico tradicional que tiene conocimiento de medicina alternativa y, también, de tu embarazo. (Esto también se aplica para después del nacimiento del bebé si estás amamantándolo).

- Los procedimientos complementarios que suelen ser benignos –e incluso beneficiosos– para la no embarazada podrían no ser seguros durante el embarazo. Desde el masaje terapéutico hasta las maniobras quiroprácticas, deben tomarse precauciones especiales cuando la paciente está embarazada.

- Dependiendo de cómo las uses, el potencial de la medicina alternativa podría ser terapéutico o peligroso. Ten presente que "natural" no es sinónimo de "seguro" al igual que "químico" no es sinónimo de "peligroso". Permite que tu médico te ayude a evitar los tropezones en el camino y te oriente hacia las prácticas alternativas que te puedan favorecer –y no perjudicar– cuando estás en la dulce espera.

Nueve Meses de Alimentación Saludable

DENTRO DE TI SE ESTÁ DESARRO-llando un ser pequeñito. Le están saliendo deditos adorables en las manos y los pies, se están formando sus ojos y orejas mientras que las células de su cerebro crecen rápidamente. Y antes de que te des cuenta, ese puntito que llevas dentro empezará a parecerse al bebé de tus sueños: totalmente equipado y listo para mimar.

Es increíble todo lo que se necesita para gestar un bebé. Pero afortunadamente para ellos y para los padres que los adoran, la naturaleza es sabia. Eso significa que las probabilidades de que tu bebé sea no sólo encantador sino que nazca perfectamente sano son excelentes. Además, hay algo que puedes hacer para mejorar todavía más esas probabilidades, ayudándote a tener un embarazo más saludable y cómodo. Es relativamente fácil de hacer (excepto cuando sientes el estómago revuelto), y probablemente lo vienes haciendo por

lo menos tres veces al día. Sí, adivinaste: comer. Pero el desafío durante el embarazo no se limita a comer (aunque eso ya podría ser suficiente desafío durante los primeros meses), sino a hacerlo lo mejor que puedas. Piénsalo de este modo. Comer bien mientras estás en la dulce espera es uno de los primeros y mejores regalos que le puedes dar a tu pequeño en gestación, para obsequiarle no sólo un comienzo de vida más saludable, sino toda una vida saludable.

La Dieta del Embarazo es un plan alimenticio dedicado a la buena salud del bebé... y la tuya. ¿Qué gana tu bebé? Entre muchos otros beneficios, mayores oportunidades de nacer con un peso rozagante, con un mejor desarrollo cerebral, con menores riesgos de padecer determinados defectos de nacimiento y, como un bono extra –lo creas o no–, con mejores hábitos alimentarios para cuando crezca hasta convertirse en un preescolar potencialmente quisquilloso (lo que apreciarás cuando incluyas brócoli en el menú familiar). Incluso podría aumentar la probabilidad de que tu niño llegue a ser un adulto saludable.

Y tu bebé no es el único que se beneficia. La Dieta del Embarazo también puede mejorar las posibilidades de que tengas un embarazo saludable (algunas complicaciones como anemia, diabetes gestacional y preeclampsia son menos comunes entre las mujeres que se alimentan bien); un embarazo cómodo (una dieta bien seleccionada puede reducir los mareos y náuseas, fatiga, estreñimiento y otros síntomas); una mayor estabilidad emocional (la buena nutrición puede contribuir a moderar esos alocados cambios de ánimo); un parto y alumbramiento oportuno (en general, las mujeres que comen bien tienen menor probabilidad de dar a luz prematuramente), y una recuperación posparto más rápida (un organismo bien nutrido puede reponerse más veloz y fácilmente, y las libras ganadas a un ritmo gradual pueden perderse en menor tiempo). Para enterarte más sobre los muchos beneficios de una dieta saludable durante el embarazo, consulta Qué puedes esperar: comiendo bien cuando estás esperando (*What to Expect: Eating Well When You're Expecting*).

Por fortuna, es fácil conseguir estos beneficios, especialmente si ya estás comiendo bien pero, incluso, si no lo estás haciendo (sólo tendrás que ser un poquito más selectiva antes de llevarte el tenedor a la boca). Eso se debe a que la Dieta del Embarazo no difiere mucho de una dieta alimenticia saludable. Aunque se han hecho algunas modificaciones para las embarazadas (no es de extrañar que la gestación de un bebé requiera más calorías y mayor cantidad de nutrientes determinados), los fundamentos son los mismos: una sólida combinación equi-

A tu Manera

¿Tienes tus dudas sobre las dietas? ¿No te entusiasman los planes alimenticios? ¿Acaso no te gusta que te digan qué o cuánto comer? No hay problema. La Dieta del Embarazo es un medio para alimentar bien a tu bebé y a ti, pero decididamente no es el único. Una dieta equilibrada y saludable –que incluya numerosas proteínas, granos integrales y frutas y verduras, además de unas 300 calorías extra por día– también será beneficiosa. Por eso, si no te gusta llevar la cuenta, no lo hagas. ¡Come bien y a tu manera!

librada de proteínas no grasas y calcio, granos integrales, un abanico de frutas y vegetales y grasas saludables. ¿Te resulta familiar? Claro que sí, después de todo, es lo que la gente sensata en el terreno de la nutrición ha venido promoviendo durante años.

Y aquí no terminan las buenas noticias. Aunque llegues a tu embarazo (y a la mesa) con hábitos alimenticios que dejan poco que desear, adaptarlos para seguir la Dieta del Embarazo no resultará tan difícil, en especial si estás decidida a cumplir con los cambios. Existen alternativas saludables para casi todos los alimentos y las bebidas no tan saludables (consulta el recuadro en la próxima página), lo que significa que hay maneras nutritivas de preparar un pastel (y galletas, papitas fritas y aun comida al paso) y también comértelo. Además, hay numerosas formas de incluir vitaminas y minerales esenciales en tus recetas y platos favoritos, lo que implica que podrás comer bien durante la espera sin que tus papilas gustativas se enteren.

Prueba Estas Alternativas

¿Buscas alternativas saludables a tus alimentos favoritos no tan saludables? Aquí te ofrecemos algunas sugerencias para ponerte en marcha:

En vez de . . .	Prueba con . . .
Un paquete de papitas fritas	Un paquete de papitas de soya
Un paquete de M&M	Una combinación de frutas secas, semillas, dátiles (más unos pocos M&M)
Pretzels antes de la cena	Frijoles de soya antes de la cena
Pollo frito	Pollo asado
Helado de crema con chocolate caliente	Helado de yogur con frutas y granola
Taco chips con salsa de queso	Vegetales con salsa de queso
Papas fritas	Chips de batata o camote asado
Cualquier cosa con pan blanco	Cualquier cosa con pan integral
Una bebida sin alcohol	Un batido de frutas
Galletas dulces	*Fig Newtons* de grano integral

Hay algo muy importante a tener en cuenta mientras te embarcas en el proceso de mejorar tu dieta: en este capítulo te presentamos el mejor plan posible para comer bien cuando estás embarazada. Algo a lo que deberías tender, por cierto, pero que no debe estresarte (especialmente al comienzo del proceso, cuando tu apetito por las comidas saludables podría toparse con un menú de síntomas como náusea y aversiones alimenticias). Quizás escojas seguir la dieta rigurosamente, al menos la mayor parte del tiempo. O quizás prefieras seguirla sin excesivo rigor, casi todo el tiempo. Y aunque tu apetito siga fiel a las hamburguesas con papas fritas, encontrarás en las siguientes páginas algunas recomendaciones que te ayudarán a nutrirte mejor, al igual que a tu bebé, durante los próximos nueve meses (¿qué tal una ensalada para acompañar la hamburguesa?).

Nueve Principios Básicos para Comer Bien durante Nueve Meses

Cada bocado cuenta. Mastica esta información: tienes por delante nueve meses de comidas y bocadillos (además de picar y darte comilonas), y cada uno de ellos te presenta una oportunidad de alimentar bien a tu bebé aun antes de que venga al mundo. Por eso piénsalo bien antes de abrir la boca. Trata de que cada bocado cuente (al menos la mayor parte del tiempo) y ten siempre a tu bebé en mente. Recuerda que cada bocado durante el día es una oportunidad de alimentar a tu bebé en desarrollo con nutrientes saludables.

No todas las calorías fueron creadas iguales. Escoge tus calorías con cuidado, privilegiando cada vez que puedas calidad sobre cantidad. Podría parecer obvio –y algo injusto–, pero esas 200 calorías de una rosquilla no son iguales a las 200 calorías de un *muffin* de grano integral con salvado y pasas. Ni tampoco lo son las 100 calorías de 10 papitas fritas a las 100 calorías de una papa cocida servida sin pelar. Tu bebé se beneficiará mucho más de 2.000 calorías ricas en nutrientes por día que de 2.000 calorías carentes de ellos. Y tu cuerpo también lucirá los beneficios luego del parto.

Si pasas hambre, también lo hará tu bebé. Así como jamás pensarías en hacer pasar hambre a tu bebé después de nacer, tampoco considerarías hacerlo cuando está en tu útero. Un feto no puede desarrollarse alimentándose de tu carne, por mucha que tengas. Necesita recibir nutrientes regulares a intervalos regulares, y como eres el único proveedor de tu restaurante uterino, sólo tú puedes dárselos. Aunque no tengas hambre, tu bebé sí lo tiene. Por eso trata de no pasar comidas por alto. De hecho, comer con frecuencia podría ser el mejor camino para un feto bien alimentado. Las investigaciones demuestran que las madres que comen por lo menos cinco veces por día (tres comidas además de dos bocadillos, o seis comidas ligeras, por ejemplo) tienen más probabilidades de dar a luz a término. Por supuesto es más fácil decirlo que hacerlo, especialmente si has estado ocupada inclinándote nauseabunda sobre el inodoro como para pensar siquiera en comer. ¿Y qué pasa si tu acidez estomacal ha hecho de cada comida un tormento? En las páginas 140 y 165 encontrarás numerosos consejos acerca de cómo superar estos inconvenientes.

La eficiencia es efectiva. ¿Te parece imposible cumplir cada uno de los requisitos de la Docena Diaria (mira la página 102) todos los días, sin falta (veamos, seis granos integrales significa uno cada cuatro horas…)? ¿Te preocupa que aunque logres comer todo eso termines pareciendo un dirigible embarazado? Olvida las preocupaciones y, conviértete, en cambio, en una experta en eficiencia. Consigue más nutrición por cada dólar, escogiendo alimentos que sean gatitos en calorías pero leones en nutrición. ¿Quieres un ejemplo? Comer una taza de pistachos a 715 calorías (un 25% de tu cuota diaria) es un modo considerablemente menos eficaz de obtener 25 gramos de proteína que comer una hamburguesa de pavo de 4 onzas a 250 calorías. Otro ejemplo de eficiencia: tomar una taza y media de helado (unas 500 calorías, o más si has elegido el más sabroso) es divertido pero una manera menos eficaz de apuntarte una porción de 300 mg de calcio que consumir una taza de helado de yogur descremado (todavía divertido, pero sólo con 300 calorías). Como la grasa tiene más del doble de calorías por gramo que las proteínas o los carbohidratos, optar por

---

La Solución de las Seis Comidas

¿Te sientes demasiado hinchada, con molestias, acidez o estreñimiento como para pensar en una comida completa? Sin importar los problemas estomacales que tengas (o que impidan que la comida permanezca en su lugar), te resultará más fácil distribuir tu Docena Diaria (lee la página 102) en cinco o seis comidas ligeras en vez de tres enteras. Ello te mantendrá el nivel de azúcar y, de paso, te dará un empujoncito energético (¿y a quién no le viene bien?). Y, además, tendrás menos dolores de cabeza y cambios intensos de ánimo.

alimentos bajos en grasas mejorará tu eficiencia nutricional. Prefiere las carnes magras a las grasas, la leche y productos lácteos descremados o bajos en grasa a los enteros, y los alimentos asados o hervidos a los fritos, o usa una cucharada de

Sin Culpas

La fuerza de voluntad tiene mucho que decir, especialmente cuando estás tratando de comer bien por partida doble. Pero todos necesitan ceder un poquito ante la tentación, sin sentirse culpable por ello. Por eso no te culpes, olvídate por un momento de las privaciones y date un gustito de vez en cuando con algo que no se aparte demasiado de tus necesidades nutricionales, pero que haga enloquecer de alegría a tus papilas gustativas: un *muffin* de arándano que probablemente tendrá más azúcar que arándanos pero que es una delicia incomparable; una doble ración de galletas con crema (cuando el helado de yogur no te entusiasma demasiado), o esa hamburguesa con la que hace rato estás soñando. Y cuando le digas que sí a ese *brownie* o a esa golosina, cómetelo sin ningún complejo de culpa.

Cuando te aventures por el camino de lo menos nutritivo, trata de fortalecerlo: añade una rodaja de banana y algunas nueces a tu helado de crema; escoge una golosina que tenga almendras; pide tu hamburguesa con queso y tomate (y quizás acompañada de una ensalada). Otra buena estrategia es comer porciones pequeñas de estos alimentos: comparte esos anillos de cebolla o ese trozo de pastel. Y no vayas demasiado lejos. De lo contrario, podrías sentir nuevamente el peso del complejo de culpa.

aceite de oliva para sofreír en vez de un cuarto de taza. Otro truco para mejorar la eficiencia alimenticia: elige alimentos que sobresalgan en más de una categoría de la Docena Diaria, para satisfacer dos o más requisitos a la vez.

La eficiencia también es importante si tienes problemas para aumentar el peso necesario. A fin de empezar a inclinar la balanza hacia una saludable ganancia de peso, escoge alimentos ricos en nutrientes y calorías: aguacates, nueces y frutas secas, por ejemplo, que te satisfagan a ti y a tu bebé sin llenarte demasiado.

Los carbohidratos tienen sus bemoles. Algunas mujeres, preocupadas de subir demasiado de peso durante el embarazo, cometen el error de eliminar los carbohidratos de su dieta como si se tratase de una "papa caliente". No hay duda de que los carbohidratos refinados (como el pan blanco, las galletas saladas y los pretzels; el arroz blanco; los cereales refinados, los pasteles y las galletas dulces) son pobres desde el punto de vista nutritivo. Pero los carbohidratos complejos no refinados (como panes y cereales integrales, arroz integral, frutas frescas y verduras, frijoles secos y arvejas y, por supuesto, las papas calientes con cáscara) suministran elementos esenciales como Vitaminas B, oligominerales, proteínas y fibras importantes. No sólo son saludables para tu bebé sino también para ti (mantienen a raya la náusea y el estreñimiento). Y como satisfacen y son ricos en fibras pero no en grasas, te ayudarán también a mantener tu aumento de peso bajo control. Investigaciones recientes sugieren que los carbohidratos complejos tiene otra ventaja: el consumo abundante de fibras podría reducir el riesgo de desarrollar diabetes gestacional. Cuando pases de una dieta baja en fibras a otra rica en fibras hazlo lentamente para evitar un posible trastorno estomacal (demasiadas fibras con demasiada rapidez puede llenarte de un exceso de gases).

Dulce por fuera, nada por dentro. Para decirlo con todas las letras: las calorías del azúcar, lamentablemente, son calorías vacías. Y aunque el consumo de este tipo de calorías está bien de vez en cuando –aun estando embarazada– tienden a sumarse mucho más rápido de lo que imaginas, dejando menos lugar en tu dieta para aquellas sustancialmente nutritivas. Además, las investigaciones indican que el azúcar no sólo podría carecer de valor, sino que en cantidades excesivas puede ser perjudicial. Algunos estudios sugieren que, además de contribuir a la obesidad, un consumo elevado de azúcar podría estar vinculado a las caries, la diabetes, las enfermedades cardíacas y al cáncer de colon. Pero quizás el peor inconveniente del azúcar es que suele encontrarse en grandes cantidades en alimentos y bebidas que son, por lo general, de escaso valor nutricional (las golosinas y refrescos, por ejemplo).

El azúcar refinado aparece bajo muchos nombres en las estanterías de los supermercados, incluyendo almíbar de maíz y jugo de caña deshidratado. La miel, un azúcar no refinado, presenta una ventaja nutricional porque contiene antioxidantes que combaten enfermedades. Asimismo, es más probable que esté presente en alimentos más nutritivos, particularmente los de granos integrales que encontrarás en la sección de alimentos saludables. Pero trata de limitar tu consumo de todo tipo de azúcar ya que las calorías que ahorres las invertirás con mayores ganancias en alimentos de mejor rendimiento.

Si quieres disfrutar de una dulzura rica y nutritiva, sustituye el azúcar por frutas frescas, frutas secas y jugos de frutas concentrados. Además de ser dulces, contienen vitaminas, oligominerales y fotoquímicos (compuestos de las plantas que pueden ayudar al organismo a defenderse de las enfermedades y el envejecimiento) de los que carece el azúcar. También puedes encontrar una dulce venganza en los sustitutos del azúcar libres de calorías que parecen ser seguros para las embarazadas (consulta la página 121).

Los mejores alimentos recuerdan su origen. En la nutrición, la naturaleza es sabia. Por eso no es de sorprender que los alimentos más nutritivos sean con frecuencia los que no han variado mucho de su estado natural. Escoge las verduras y frutas frescas de estación, y cuando no estén disponibles o no tengas tiempo de prepararlas opta por las congeladas o enlatadas frescas (busca las que no tengan añadidos de azúcar, sal o grasas). Y en lo que respecta a los nutrientes, mientras menos preparación, mejor. Trata de comer algunas verduras crudas y frutas todos los días. Y, cuando las cocines, hazlas al vapor o sofríelas para que retengan más vitaminas y minerales.

Evita los alimentos procesados, ya que además de recibir muchas sustancias químicas, grasa, azúcar y sal en la línea de procesamiento, son frecuentemente de escaso valor nutritivo. Elige la pechuga fresca de pavo asado en vez de pavo ahumado, macarrones con queso elaborados con grano integral en vez de esa variedad de color anaranjado brillante; avena fresca elaborada de hojuelas de avena en vez de las variedades instantáneas escasas en fibras y muy azucaradas.

La alimentación saludable comienza por casa. Admitámoslo. No es fácil comer frutas frescas cuando tu querido marido se saborea medio galón de helado a tu lado. O estirar la mano para recoger el paquete de papitas fritas de soya después que él ha llenado la despensa con esas bolitas anaranjadas de queso que te enloquecen. Por eso, convierte a tu familia en un aliado y pide su cooperación para que haga de tu hogar una zona de alimentación saludable. Haz que el pan de tu casa sea de harina de trigo; abastece el refrigerador de helado de yogur y prohíbe los bocadillos poco saludables a los que no te puedes resistir cuando los tienes a mano. Y no te detengas después de dar a luz. Las investigaciones asocian una buena dieta no sólo con un mejor resultado del embarazo sino también con menores riesgos de muchas enfermedades, incluyendo diabetes y cáncer en adultos. Lo que significa que la familia unida que come bien se mantiene unida en buena salud.

Los malos hábitos pueden sabotear la mejor dieta. Comer bien es sólo una parte del panorama prenatal saludable. El alcohol, el tabaco y otras drogas dañinas pueden arruinar la mejor dieta del mundo para el embarazo. Si no lo has hecho todavía, cambia tus otros hábitos de vida para enfilar por el buen camino.

La Docena Diaria del Embarazo

Calorías. Técnicamente, una mujer embarazada come por dos (alégrense, amantes de la buena mesa). Sin embargo, es importante recordar que uno de los dos es un feto diminuto en desarrollo cuyas necesidades de calorías son significativamente menores que las de mamá: sólo unas 300 por día, más o menos (lo siento, amantes de la buena mesa). Por eso si tienes un peso promedio, ahora sólo necesitas unas 300 calorías más de las que consumías antes del embarazo, el equivalente a dos vasos de leche descremada y un tazón de avena (no exactamente el festín de helados ilimitados con frutas y crema que imaginabas). Y

Dos por el Precio de Uno

Muchos de tus alimentos favoritos satisfacen más de un requisito de la Docena Diaria en cada porción, lo que te da dos por el precio calórico de uno. ¿Un ejemplo? Una porción de melón cantalupo cumple con las necesidades de los Vegetales de Hojas Verdes y la Vitamina C en un solo paquete delicioso. Una taza de yogur rinde una porción de Calcio y media de Proteína. Así, podrás ahorrarte calorías y espacio estomacal.

que, además, sean muy fáciles de quemar (o quemar más de la cuenta) dados los requisitos nutricionales extras del embarazo. Es más, durante el primer trimestre es probable que no necesites calorías extras (ese bebé en desarrollo tiene apenas el tamaño de una arveja), a menos que estés tratando de compensar por haber empezado el embarazo con muy bajo peso. Cuando tu metabolismo se acelere durante el segundo trimestre, puedes proponerte conseguir esas 300 a 350 calorías extras. Más adelante en el embarazo (cuando tu bebé sea mucho más grande) podrías necesitar más de 500 calorías extras por día.

Consumir más calorías de las que tú y tu bebé necesitan no sólo es innecesario sino poco prudente y puede conducir a un aumento excesivo de peso. Por otra parte, una dosis muy baja de calorías no sólo es poco sensato sino también potencialmente peligroso a medida que progresa el embarazo; las mujeres que no consumen suficientes calorías durante el segundo y tercer trimestres pueden retardar seriamente el crecimiento de sus bebés.

Hay cuatro excepciones a esta fórmula básica, y si cualquiera de ellas se aplica en tu caso, es aun más importante que consultes tus necesidades de calorías con tu médico. Si estás excedida de peso, posiblemente podrás consumir menos calorías siempre que sigas la orientación nutricional adecuada. Si tu peso es muy bajo, necesitarás más calorías para compensar ese déficit. Si eres adolescente, tú también estás creciendo, lo que significa que tienes necesidades nutricionales específicas. Y si estás gestando más de un bebé, tendrás que agregar unas 300 calorías por cada uno.

Aunque las calorías cuentan durante el embarazo, ten presente que no tienes que someterlas a un recuento bajo lupa. En vez de sumarlas en cada comida, usa una balanza confiable para controlar tu progreso (una vez por semana si eres realmente curiosa, o cada dos a tres semanas si la balanza no es precisamente tu mejor amiga). Pésate a la misma hora del día, ya sea desnuda o usando la misma ropa (o ropa que pese más o menos lo mismo) para que tus cálculos no se vean alterados por una comida pesada una semana determinada, o por esos pantalones abultados la siguiente. Si tu aumento de peso sigue el plan (un promedio de una libra por semana en el segundo y tercer trimestres), estás consumiendo el número adecuado de calorías. Si es menos, estás consumiendo muy pocas; y si es más, demasiadas. Conserva o ajusta tu consumo de alimentos según sea necesario, pero cuídate de no eliminar los nutrientes que requieras junto con las calorías.

Alimentos Proteínicos: 3 porciones diarias. ¿Cómo crece tu bebé? Entre otros nutrientes, gracias a los aminoácidos (los componentes básicos de las células humanas) de las proteínas que consumes cada día. Como las células de tu bebé se están multiplicando rápidamente, la proteína es un elemento crucial en tu dieta de embarazada. Procura consumir unos 75 gramos de proteína por día. Si te parece mucho, recuerda que la mayoría de las mujeres en Estados Unidos (incluyéndote a ti probablemente) consume al menos esa cantidad diaria sin proponérselo siquiera y, que quienes siguen una dieta rica en proteínas, consumen mucho más. Para asegurarte una cuota necesaria, todo lo que debes hacer es comer un total de tres porciones de Alimentos Proteínicos de la siguiente lista. Cuando hagas el recuento de tus porciones, no te olvides de contar las proteínas que contienen muchos alimentos ricos en calcio: cada vaso de leche y cada onza de queso te dan un tercio de una porción de Proteína; una taza de yogur equivale a media porción. Los granos integrales y legumbres también aportan proteína.

Todos los días consume tres de los siguientes productos (cada uno equivale a 1 porción Proteínica, o unos 25 gramos de proteína), o una combinación equivalente a tres porciones. Ten en cuenta que la mayoría de las opciones lácteas también cumple con los requisitos del calcio, lo que la hace especialmente eficaz.

24 onzas (tres vasos de 8 onzas) de leche

1 taza de requesón

2 tazas de yogur

3 onzas de queso (3/4 copa de queso rallado)

4 huevos grandes

7 claras de huevo grandes

3 ½ onzas (escurridas) de atún o sardinas enlatadas

4 onzas (escurridas) de salmón en lata

4 onzas de mariscos cocinados como camarones, langosta, almejas o mejillones

4 onzas (antes de cocinar) de pescado fresco

Proteínas Vegetarianas

Buenas noticias si eres vegetariana: no es necesario combinar para conseguir proteínas vegetarianas, siempre y cuando consumas diariamente algo de cada una de las categorías (legumbres, granos y semillas y nueces). Para obtener una porción completa de proteína en cada comida, duplica o escoge dos medias porciones en las listas de este recuadro. Y ten presente que muchos de estos alimentos cumplen los requisitos para los Granos Integrales y las Legumbres, además de las Proteínas.

Las siguientes selecciones son alimentos nutritivos para todas las embarazadas: no necesitas ser vegetariana para elegirlas e incluirlas en tu total diario. De hecho, muchas pueden ser alternativas proteínicas cuando los primeros fastidios y aversiones del embarazo te hagan rechazar la carne en tu menú.

Legumbres
(medias porciones de Proteínas)

¾ taza de frijoles, lentejas, arvejas o garbanzos cocidos

½ taza de frijoles de soya

¾ taza de judías verdes o chauchas

1 ½ onza de cacahuetes o maníes

3 cucharadas de mantequilla de maní

¼ taza de miso

4 onzas de tofu

3 onzas de tempeh

1 ½ taza de leche de soya*

3 onzas de queso de soya*

½ taza de carne molida vegetariana*

1 perro caliente o hamburguesa vegetarianos *

1 onza (antes de cocinar) de pasta de soya o rica en proteínas

Granos
(medias porciones de Proteínas)

3 onzas (antes de cocinar) de pasta de grano integral

⅓ taza de germen de trigo

¾ taza de salvado de avena

1 taza de avena sin cocinar (2 tazas cocinadas)

2 tazas (aproximadamente) de cereal de grano integral listo para comer *

½ taza sin cocinar (1 ½ taza cocinada) de cuscús o trigo sarraceno

½ taza de quinua sin cocinar

4 rodajas de pan de grano integral

2 pitas o panecillos de trigo integral

Nueces y semillas
(medias porciones de Proteínas)

3 onzas de nueces o almendras

2 onzas de semillas de sésamo, de girasol o de zapallo

½ taza de semillas de lino

* Los contenidos de proteínas varían mucho, por lo tanto fíjate en las etiquetas para calcular de 12 a 15 gramos de proteína por cada media porción.

---

4 onzas (antes de cocinar) de pollo, pavo, pato u otra ave sin piel

4 onzas (antes de cocinar) de carne magra, cordero, ternera, cerdo o búfalo

Alimentos con Calcio: 4 porciones diarias. Cuando estabas en la escuela primaria, probablemente te enseñaron que los niños en crecimiento necesitan mucho calcio para tener huesos y dientes firmes. Bueno, lo mismo ocurre con los fetos en desarrollo para que puedan llegar a ser niñitos alguna vez. El calcio también es vital para el desarrollo de los músculos, el corazón y los nervios, para la coagulación de la sangre y la actividad de las enzimas. Pero no es sólo el bebé quien sale perdiendo cuando no consumes suficiente calcio. Si no le das la cuota que necesita, tu bebé recurrirá al calcio de tus propios huesos para cubrir lo que falta, convirtiéndote en el futuro en candidata a la osteoporosis. Por eso haz todo lo posible para consumir tus cuatro porciones diarias de alimentos ricos en calcio.

¿Te revuelve el estómago la idea o el sabor de tomarte cuatro vasos de leche por día? Por suerte, no es necesario beberse el calcio. Puede consumirse en forma de una taza de yogur o un trozo de queso. Puede disfrutarse en batidos, sopas, cazuelas, cereales, salsas, postres y otros alimentos.

Quienes no toleran o no comen ningún producto lácteo pueden consumir calcio en productos que no lo sean. Un vaso de jugo de naranja fortificado con calcio, por ejemplo, suministra de manera eficiente una porción de Calcio y de Vitamina C; 4 onzas de salmón en lata proporcionan tanto una porción de Calcio como de Proteína; una ración de verduras cocidas rinde no sólo una porción de Vegetales de Hojas Verdes y de Vitamina C, sino también un extra de calcio. Para las vegetarianas o quienes padecen de intolerancia a la lactosa, o que por otros motivos no están seguras si reciben suficiente calcio en su dieta, podría ser recomendable un suplemento de este elemento (que también incluya Vitamina D).

¼ taza de queso rallado

1 onza de queso duro

½ taza de queso ricota pasteurizado

1 taza de leche

5 onzas de leche con agregado de calcio (agita bien antes de servir)

⅓ taza de leche en polvo descremada (suficiente como para producir 1 taza líquida)

1 taza de yogur

1½ taza de helado de yogur

1 taza de jugo fortificado con calcio (agita bien antes de servir)

4 onzas de salmón en lata

3 onzas de sardinas en lata

3 cucharadas de semillas de sésamo molidas

1 taza de verduras cocinadas, como coles o nabos

1½ taza de repollo cocinado

1½ taza de frijoles de soya

1¾ cucharada de melaza

También te beneficiarás con una cuota extra de calcio si comes requesón, tofu, higos secos, almendras, brócoli, espinaca, frijoles secos y semillas de lino.

Alimentos con Vitamina C: 3 porciones diarias. Tanto tu bebe como tú necesitan Vitamina C para la reparación de los tejidos, cicatrizaciones y varios procesos metabólicos (que utilizan nutrientes). Tu bebé también la necesita para crecer como corresponde y para desarrollar

¿No Encuentras tus Favoritos?

¿No encuentras tus frutas, proteínas o granos favoritos en estas listas? Eso no significa que no sean nutritivos. Por motivos de espacio, sólo enumeramos los alimentos más comunes. Hay listas más largas en Qué puedes esperar: comiendo bien cuando estás esperando (*What to Expect: Eating Well When You're Expecting*), y aún más completas en la base de datos del Departamento de Agricultura de Estados Unidos: nal.usda.gov/fnic/foodcomp/search/.

huesos y dientes firmes. La Vitamina C es un nutriente que el organismo no puede almacenar y por eso requiere una nueva provisión todos los días. Por suerte para ti, la Vitamina C suele provenir de alimentos que saben bien naturalmente. Como puedes ver en la lista más abajo, el viejo conocido jugo de naranja (bueno de por sí) no es la única, ni siquiera la mejor fuente de esta vitamina esencial.

Consume por lo menos tres porciones de Vitamina C por día (¿fanática de la fruta? Sírvete más). Como tu cuerpo no puede almacenar esta vitamina, trata de no dejar pasar un solo día sin consumirla. Ten en cuenta que muchos alimentos con Vitamina C también llenan los requisitos de los Vegetales de Hojas Verdes, los Vegetales y Frutas Amarillas.

½ toronja mediana

½ taza de jugo de toronja

½ naranja mediana

½ taza de jugo de naranja

2 cucharadas de jugo de naranja concentrado, toronja blanca u otros jugos concentrados fortificados

¼ taza de jugo de limón

½ mango de tamaño mediano

¼ papaya mediana

⅛ melón pequeño de las variedades cantalupo o honeydew

⅓ taza de fresas

⅔ taza de moras o frambuesas

½ kiwi mediano

½ taza de piña fresca cortada en trocitos

2 tazas de sandía cortada en trocitos

¼ pimentón mediano rojo, amarillo o naranja

½ pimentón verde mediano

½ taza de brócoli crudo o cocido

1 tomate mediano

¾ taza de jugo de tomate

½ taza de jugo de vegetales

½ taza de coliflor cruda o cocida

½ taza de col rizada cocida

1 taza de espinaca cruda o ½ taza de espinaca cocida

¾ taza de coles o nabos verdes

2 tazas de lechuga romana

¾ taza de repollo rojo crudo cortado en tiras

1 batata (también conocida como camote) o papa cocida, con cáscara

1 taza de frijoles de soya cocidos

Vegetales de Hojas Verdes y Vegetales y Frutas Amarillas: de 3 a 4 porciones diarias. Estas delicias favoritas de los conejos proporcionan la Vitamina A en forma de beta-caroteno, que es vital para el crecimiento de las células (las de tu bebé se están multiplicando a una velocidad vertiginosa), y una piel, huesos y ojos saludables. Los vegetales de hojas verdes y amarillas también proporcionan dosis de otros esenciales carotenoides y vitaminas (Vitamina E, riboflavina, ácido fólico y otras Vitaminas B), numerosos minerales (muchas hojas verdes proporcionan una buena cuota de calcio como también oligominerales), sustancias químicas vegetales de propiedad terapéutica y fibra para el estreñimiento. En la siguiente lista puedes encontrar una abundante selección de vegetales de hojas verdes y amarillas, además de frutas amarillas. Quienes no sean muy amigas de las verduras recibirán una grata sorpresa al comprobar que el brócoli y la espinaca no son las únicas fuentes de la Vitamina A y que, por cierto, esa vitamina viene en algunas de las dulces tentaciones de la naturaleza como, por ejemplo, albaricoques secos, duraznos amarillos, melones cantalupos y mangos. Y a quienes les agrada beber sus vegetales les alegrará saber que pueden incluir un vaso de jugo de verduras, un tazón de sopa de zanahoria o un batido de mango para cubrir su cuota diaria de Hojas Verdes y Amarillas.

Trata de comer por lo menos de tres a cuatro porciones diarias y, de ser posible, de consumir todos los días algunas verduras amarillas y algunas verdes (y de comer algunas crudas para obtener fibras extras). Recuerda que muchos de estos alimentos también cumplen un requisito de la Vitamina C.

⅛ de melón cantalupo (½ taza en cubitos)

2 albaricoques frescos grandes o 6 medios albaricoques secos

½ mango mediano

¼ papaya mediana

1 nectarina grande o durazno amarillo

1 caqui pequeño

¾ taza de jugo de toronja rosa

1 toronja rosa o rubí

1 naranja clementina

½ zanahoria (¼ taza rallada)

½ taza de trocitos de brócoli crudos o cocidos

1 taza de ensalada de col

¼ taza de col verdes, acelga o col rizada cocidas

1 taza de lechuga de hojas verdes como romana, arúgula o bien hojas rojas o verdes

1 taza de espinaca cruda, o ½ taza cocida

¼ taza de zapallo

½ taza de batata (o camote) o ñame

2 tomates medianos

½ pimiento rojo mediano

¼ taza de perejil picado

Otras frutas y vegetales: de 1 a 2 porciones diarias. Además de los produc-

Trigo Integral Blanco

¿No eres muy entusiasta del trigo integral o tienes antojos de pan blanco durante esos días de mareos? Hay un nuevo pan en venta que podría ser lo que necesitas. Los llamados panes de "trigo blanco" se elaboran con trigo blanco natural, que tiene un gusto más suave y dulce que el trigo rojo con que se produce el integral. ¿Será éste el gran invento desde el pan en rodajas? No exageremos. Es decididamente más saludable que el blanco, pero como es procesado, algunos nutrientes se pierden lo que significa que el de trigo integral sigue siendo el número uno desde el punto de vista nutritivo. Pero si tus antojos –o mareos– te inclinan hacia el pan blanco, el "trigo blanco" es decididamente mejor. Si lo quieres para cocinar, búscalo en forma de harina para conseguir resultados menos densos que con el pan regular de trigo integral.

tos ricos en Vitamina C y beta-caroteno (Vitamina A), procura comer diariamente por lo menos uno o dos de los clasificados como "otros" tipos de frutas o verduras. Si bien esta categoría de alimentos solía ser considerada marginal en el terreno nutritivo, ahora están concitando mayor atención. No sólo son ricos en minerales, como potasio y magnesio (que son vitales para la buena salud durante el embarazo), sino también son una fuente importante de otros oligominerales prometedores. Muchos contienen también sustancias fotoquímicas y antioxidantes en abundancia (particularmente los que lucen los colores del arco iris, así que escoge las verduras de colores brillantes por su mayor rendimiento nutricional). Desde una manzana diaria a esos arándanos y granadas despampanantes, los alimentos de la categoría "Otros" merecen decididamente un lugar en tu dieta diaria.

Seguramente encontrarás muchos de los "Otros" entre tus frutas y verduras favoritas. Completa tus compras con uno o dos de la siguiente lista:

1 manzana mediana

½ taza de jugo de manzana o salsa de manzana

½ taza de jugo de granada

2 cucharadas de jugo de manzana concentrado

1 banana mediana

½ taza de cerezas frescas sin carozo

¼ taza de arándanos cocidos

1 durazno blanco mediano

1 pera mediana o 2 mitades secas

½ taza de jugo de piña sin endulzar

2 ciruelas pequeñas

½ taza de arándanos

½ aguacate mediano

½ taza de habichuelas cocidas

½ taza de champiñones crudos frescos

½ taza de quingombó

½ taza de cebolla en rebanadas

½ taza de chirivías cocidas

½ taza de calabacín cocido

1 espiga pequeña de maíz dulce cocida

½ taza de arvejas verdes o chauchas

Granos Integrales y Legumbres: 6 o más porciones diarias. Hay muchos motivos para optar por los granos. Los granos integrales (trigo integral, avena, centeno, cebada, maíz, arroz, mijo, trigo sarraceno, quinua y otros) y legumbres (arvejas, frijoles y maníes o cacahuetes) son ricos en nutrientes, particularmente las Vitaminas B (excepto por la Vitamina

B_{12}, que sólo se halla en productos animales), necesarios prácticamente para toda parte del cuerpo de tu bebé. Estos carbohidratos complejos concentrados también son ricos en hierro y oligominerales como zinc, selenio y magnesio, muy importantes en el embarazo. Y una bonificación extra: los alimentos con almidón también podrían ayudar a reducir los mareos y náuseas del embarazo. Aunque estas selecciones tienen muchos nutrientes en común, cada uno de ellos presenta sus propias fortalezas. Para obtener el máximo beneficio, incluye una variedad de granos integrales y legumbres en tu dieta. Sé audaz: recubre el pescado o pollo con migas de pan de trigo integral sazonadas con hierbas y queso Parmesano. Prueba la quinua (un grano sabroso rico en proteína) como acompañante o agrega mote de trigo a un arroz pilaf. O usa avena en tu receta favorita de galletas. Recuerda que los granos refinados no rinden nutricionalmente. Aunque estén "enriquecidos" son pobres en fibras, proteínas y más de una docena

La Medida (de Grasa) Justa y Necesaria

¿Estás tratando de reducir el número de calorías eliminando el aderezo de tu ensalada o el aceite en tu sofrito? Si es así, obtendrías un "A" por tu fuerza de voluntad pero menos Vitamina "A" en tus vegetales. Las investigaciones demuestran que muchos de los nutrientes de los vegetales no son bien absorbidos por el organismo si no van acompañados por una cuota de grasa. Por eso, incluye un poquito de grasa (la medida justa y necesaria) con tus vegetales: disfruta del aceite en tu sofrito, nueces en el brócoli y el aderezo en la ensalada.

Las Dos Caras de la Grasa

¿Le tienes fobia a la grasa (especialmente desde que el embarazo te embarcó en un rápido aumento de peso)? No les temas a las grasas… sencillamente escoge las convenientes. Después de todo, no todas son iguales. Algunas grasas son positivas, y especialmente buenas (fantásticas digamos) para las embarazadas. Los ácidos grasos omega-3, especialmente DHA (ácido docosahexaenoico), son el mejor aporte que puedes hacer a tu dieta cuando comes por dos. Eso se debe a que el DHA es esencial para el crecimiento cerebral y el desarrollo ocular en los fetos y los bebés. De hecho, los investigadores han demostrado que los infantes cuyas mamás consumieron mucho DHA durante el embarazo tenían una mejor coordinación visomotriz que sus pares. Consumir lo suficiente de este combustible cerebral vital para el bebé es particularmente importante en los tres primeros meses (cuando el cerebro de tu bebé crece a un ritmo fenomenal) y cuando amamantas (el contenido de DHA del cerebro del bebé se triplica durante los tres primeros meses de vida).

Y lo que es bueno para el pequeño es también positivo para la mamá. Para ti, consumir suficiente DHA podría moderar tus cambios de ánimo e implicar un menor riesgo de parto prematuro y depresión posparto. ¿Otra ventaja de consumir DHA mientras esperas para después del parto? Es más probable que tengas un bebé con mejores hábitos de sueño. Afortunadamente, el DHA se encuentra en numerosos alimentos que seguro ya estás comiendo y que es probable que te agraden: salmón y otros pescados aceitosos como sardinas; nueces, huevos ricos en DHA (a veces llamados huevos omega-3); arúgula; cangrejo y camarones; semillas de lino e, incluso, pollo. También puedes preguntarle a tu médico sobre suplementos de DHA sin riesgo para el embarazo. Algunos suplementos prenatales contienen algo de DHA.

---

de vitaminas y oligominerales que se encuentran en el grano integral original.

Trata de comer seis o más de esta lista todos los días. No olvides que muchos también contribuyen a tu requerimiento proteínico, en muchos casos significativamente.

1 rebanada de pan integral, centeno integral u otro pan de grano integral o soya

½ pita de trigo integral, rosquilla, *bagel*, un *wrap* de 12 pulgadas, tortilla o panecillo

1 taza de cereal de grano integral cocido, como avena o Wheatena

1 taza de cereal de grano integral listo para comer (las porciones varían, por lo tanto fíjate en las etiquetas)

½ taza de granola

2 cucharadas de germen de trigo

½ taza de arroz integral o silvestre

½ taza de mijo, cuscús, trigo sarraceno, cebada o quinua cocidos

1 onza (antes de cocinar) de granos integrales o pasta de soya

½ taza de habas, lentejas, arvejas o frijoles de soya cocidos

2 tazas de palomitas de maíz

1 onza de galletas de grano integral o papas fritas de soya

¼ taza de harina de grano integral o soya

Alimentos ricos en hierro: algunos diariamente. Tendrás que aumentar tu dosis de hierro durante estos nueve meses, necesario para el suministro sanguíneo del feto en desarrollo y tu propio flujo en expansión. Consigue todo el hierro que puedas de tu dieta (lee la lista más abajo). Comer alimentos ricos en Vitamina C y en Hierro, permitirá que tu organismo aumente la absorción del mineral.

Como a veces resulta difícil satisfacer el requisito de hierro del embarazo sólo con la dieta, tu médico podría recomendarte un suplemento diario además de tus vitaminas prenatales a partir de la semana 20 en adelante, o cuando los exámenes de rutina detecten escasez de hierro. Para reforzar la absorción de este elemento en el suplemento, tómalo entre comidas con un jugo de frutas rico en Vitamina C (las bebidas con cafeínas, antiácidos y los alimentos ricos en fibras y en calcio pueden interferir con la absorción de hierro).

En la mayoría de las frutas, vegetales, granos y carnes que comes todos los días hay pequeñas cantidades de hierro. Pero trata de consumir diariamente algunos de los siguientes alimentos ricos en hierro, junto con tu suplemento. Y muchos de ellos también satisfacen otros requisitos a la vez.

Carne de vacuno, búfalo, pato, pavo

Almejas cocidas, ostras, mejillones y camarones

Sardinas

Papa cocida con cáscara

Espinaca, coles, col rizada y nabos verdes

Algas

Semillas de zapallo

Salvado de avena

Cebada, quinua

Frijoles y arvejas

Frijoles de soya y productos de soya

Melaza

Fruta seca

Grasas y alimentos ricos en grasas: aproximadamente 4 porciones diarias (dependiendo de tu aumento de peso). Como probablemente sabes muy bien, el requisito de grasa no sólo es el más fácil de satisfacer, sino el más fácil de exceder. Y aunque comer un par de alimentos extra de Vegetales de Hojas Verdes o con Vitamina C no te perjudica –y tal vez te beneficia–, el exceso de porciones de Grasa podría darte unas libras de más. Si bien es buena idea mantener un consumo bajo en grasa, es peligroso eliminarla completamente de tu dieta. La grasa es vital para tu bebé en desarrollo: los ácidos grasos esenciales que contiene son, precisamente, esenciales. Los ácidos grasos omega-3 son especialmente beneficiosos en el tercer trimestre (consulta el recuadro en la página anterior).

Lleva la cuenta de tu consumo de grasa, cumple con tu cuota diaria, pero trata de no sobrepasarla. Y al calcularla no te olvides que la grasa utilizada para cocinar y preparar alimentos también cuenta. Si freíste huevos en ½ cucharada de mantequilla (media porción) y preparaste tu ensalada de col con una cucharada de mayonesa (una porción), debes incluir esa porción y media en tu recuento diario.

Si no estás ganando peso suficiente, y si tampoco lo consigues aumentando tu consumo de otros alimentos nutritivos, trata de añadir una porción extra de Grasa por día; las calorías concentradas que ofrece podrían ayudarte a alcanzar tu peso óptimo a pasos agigantados. Y, si por el contrario, estás aumentando demasiado rápido, puedes reducirla en una a dos porciones.

Los alimentos en esta lista están compuestos completamente (o mayormente) de grasa. Y aunque no serán la única fuente de grasa en tu dieta (los alimentos como salsas cremosas, quesos grasos, yogur, nueces y semillas son todos ricos en esta sustancia), son los únicos sobre los que tienes que llevar la cuenta. Si tu aumento de peso progresa según las normas, intenta consumir cuatro porciones (de unos 14 gramos cada una) u ocho medias porciones (de unos 7 gramos cada una) de grasa por día. De no ser así, considera ajustar tu consumo de grasa por arriba o por debajo de esa cantidad.

1 cucharada de aceite, ya sea vegetal, de oliva, o de sésamo

1 cucharada de mantequilla o margarina

1 cucharada de mayonesa regular

2 cucharadas de aderezo regular para ensalada

2 cucharadas de crema espesa o para batir

¼ taza de *half-and-half*

¼ taza de crema batida

¼ taza de crema agria

2 cucharadas de queso crema regular

2 cucharadas de mantequilla de maní o de almendra

Alimentos salados: con moderación. Hubo una época en que la comunidad médica aconsejaba restringir la sal durante el embarazo, porque contribuía a la retención de agua e hinchazón. Ahora se cree que un pequeño aumento en los fluidos corporales en el embarazo es necesario y normal, y que una cantidad moderada de sodio es importante para mantener niveles adecuados de líquidos. De hecho, privarse de sodio puede ser perjudicial para el feto. Sin embargo, el consumo frecuente de grandes cantidades de sal y de alimentos muy salados (como esos pepinillos en vinagre a los que no te puedes resistir, litros de salsa de soya para freír o las papitas fritas en bolsa), no es bueno para nadie, estés embarazada o no. El consumo elevado de sodio se asocia estrechamente a la hipertensión sanguínea, una condición que puede causar complicaciones en el embarazo, el parto y el alumbramiento. Como regla general, usa poca sal –o nada– al cocinar, y agrégala a gusto en tu plato una vez en la mesa. Come uno o dos pepinillos en vinagre cuando tengas un antojo, pero no vacíes medio tarro. Y a menos que tu médico te aconseje algo diferente (si tienes un problema de hipertiroidismo, por ejemplo), usa sal yodada para que cumplas con los requerimientos de yodo en el embarazo.

Líquidos: al menos ocho vasos de 8 onzas por día. No olvides que no sólo estás comiendo por dos, sino también bebiendo por dos. El cuerpo de tu bebé, al igual que el tuyo, está compuesto principalmente de fluidos. A medida que crece el pequeñín, también aumenta su demanda de líquidos. Tu organismo también los necesita más que nunca porque el embarazo incrementa significativamente el volumen de fluido. Si eres una de esas personas que pasa el día sin beber casi nada, éste es el momento de empezar a hacerlo. El agua ayuda a mantener la piel suave, alivia el estreñimiento, elimina las toxinas y los desechos de tu organismo (y también los del bebé) y reduce la hinchazón y el riesgo de infecciones en el tracto urinario y de parto prematuro. Bebe por lo menos 8 vasos por día, y más si estás reteniendo mucho líquido (paradójicamente, un consumo generoso puede remover el exceso de fluidos), si estás haciendo mucho ejercicio o si hace mucho calor. Trata de no beber sólo antes de las comidas, o podrías llenarte demasiado como para comer.

Por supuesto, no todos tus líquidos tienen que provenir del grifo (o del bebedero). Puedes incluir la leche (que es dos tercios agua), jugos de frutas y vegetales, sopas, café o té descafeinado o té helado y aguas embotelladas, con o sin gas. Reducir el jugo de frutas con agua con gas (mitad y mitad) te ayudará a consumir menos calorías. Las frutas y vegetales también cuentan (cinco porciones de verduras rinden dos porciones de líquido).

Suplementos de vitaminas prenatales: una fórmula para el embarazo de consumo diario. Si la Docena Diaria (o cualquier otra dieta saludable) ya contiene todos los nutrientes ¿por qué tendrías que agregar una vitamina prenatal al paquete? ¿No basta consumir los alimentos adecuados para satisfacer las necesidades? Bueno, probablemente podrías, si vivieses en un laboratorio donde todos tus alimentos fueran preparados con precisión matemática y medidos para calcular el consumo diario adecuado; si nunca comieras apurada ni tuvieras que

Los Secretos de la Píldora

¿Qué contiene una píldora prenatal? Eso depende de la que estés tomando. Como no hay pautas estandarizadas para los suplementos prenatales, las fórmulas varían. Es probable que tu médico te recomiende un suplemento, lo que te evitará tener que adivinar (y averiguar) cuál es el mejor para ti. Pero si vas a la farmacia sin una recomendación específica, prepárate a revisar las etiquetas en busca de una fórmula que contenga:

- No más de 4.000 unidades internacionales (800 mcg) de Vitamina A; las dosis superiores a las 10.000 unidades pueden ser tóxicas. Muchos laboratorios han reducido la cantidad de Vitamina A en sus suplementos vitamínicos o la han reemplazado con beta-caroteno, una fuente mucho más segura de Vitamina A.

- Por lo menos de 400 a 600 mcg de ácido fólico (folate)

- 250 mcg de calcio. Si no tienes suficiente calcio en tu dieta, necesitarás un suplemento para alcanzar los 1.200 mg requeridos durante el embarazo. No tomes más de 250 mg de calcio al mismo tiempo que tomas el suplemento de hierro, porque estos minerales interfieren con la absorción del hierro. Toda dosis

mayor tómala por lo menos dos horas antes o después de tu suplemento de hierro.

- 30 mg de hierro
- De 50 a 80 mg de Vitamina C
- 15 mg de zinc
- 2 mg de cobre
- 2 mg de Vitamina B_6
- No más de 500 mcg de Vitamina D
- Aproximadamente los consumos de referencia para la dieta (Dietary Reference Intakes, DRI), son 15 mg para la Vitamina E, 1,4 mg para tiamina, 1,4 mg para riboflavina, 18 mg para niacina y 2,6 mg para Vitamina B_{12}. La mayoría de los suplementos prenatales contiene de dos a tres veces más a las DRI, pero no se conocen efectos perjudiciales con esas dosis.

- Algunas preparaciones podrían contener también magnesio, fluoruro, biotina, fósforo, ácido pantoténico, extra B_6 (para combatir náuseas y mareos), jengibre y/o el DHA favorable para el cerebro del bebé.

Muy importante: fíjate si la píldora contiene ingredientes que no deberían estar en tu suplemento prenatal, como hierbas. En caso de duda, pregunta a tu médico.

almorzar trabajando o si jamás te sintieras enferma como para comer. Pero en el mundo real –en el que probablemente vives todos los días– el suplemento prenatal te brinda un seguro de salud extra para ti y tu bebé, cubriendo las bases nutricionales cuando falle tu dieta. Y por eso es que se recomienda uno por día.

En todo caso, un suplemento es sólo un suplemento. Ninguna píldora, por completa que sea, puede sustituir una buena dieta. Es mejor si la mayoría de tus vitaminas y minerales proviene de alimentos, porque ése es el modo más efectivo en que los nutrientes pueden ser utilizados. Los alimentos frescos no sólo contienen nutrientes que conocemos y que pueden ser sintetizados en una píldora, sino que probablemente también muchos otros que no se han descubierto todavía. Los alimentos también proporcionan fibras y agua (las frutas y vegetales tienen cantidad de ambas) e importantes calorías y proteínas, ninguna de las cuales viene convenientemente empaquetada en una píldora.

Pero no creas que si un poquito es bueno, mucho es mejor. Las dosis elevadas de vitaminas y minerales actúan como drogas en el cuerpo y deberían ser tratadas como tales, especialmente por las futuras mamás; las Vitaminas A y D, por ejemplo, pueden ser tóxicas si sobrepasan la cuota recomendada para la dieta (la cuota recomendada de dieta, *Recommended Dietary Allowance* o RDA, se llama ahora consumos de referencia para la dieta, *Dietary Reference Intakes*, DRI, o valores diarios, *daily values*, DV). Todo suplemento más allá de los DRI debería tomarse sólo con supervisión médica. Lo mismo rige para los de hierbas. Sin embargo, nunca te excederás en las vitaminas y minerales que provengan de tu dieta, aunque amontones ensaladas en tu plato, por lo tanto no te resistas cuando la zanahoria te llame o el brócoli te tiente.

Lo que Podrías Estar Preguntándote

¿Una Mamá que No Toma Leche?

"No puedo tolerar la leche, y beber cuatro vasos al día realmente me haría sentir muy incómoda. ¿Pero se supone que los bebés necesitan leche?"

Lo que tu bebé necesita no es leche sino calcio. Como la leche es una de las mejores y más convenientes fuentes de calcio en la dieta en los Estados Unidos, es lo que se recomienda para satisfacer esta necesidad durante el embarazo. Pero si además del bigotito blanco la leche te deja con un sabor amargo en la boca, probablemente lo pensarás dos veces antes de llevártela a la boca. Por suerte no tienes que sufrir para que tu bebé pueda desarrollar dientes y huesos saludables. Si tienes intolerancia a la lactosa o sencillamente no te gusta la leche, hay numerosos sustitutos disponibles para satisfacer con igual eficacia esta necesidad nutricional.

Aunque la leche te revuelva la barriga, quizás puedas tolerar algún tipo de lácteo como quesos duros, yogur procesado (escoge los que tienen cultivos activos, que te ayudarán a la digestión) y leche sin lactosa, en la que el azúcar ha sido convertida para ser digerida más fácilmente. Otra ventaja de consumir

Por Favor, Pasteurizado

La pasteurización fue lo mejor que les ocurrió a los productos lácteos desde la aparición de la vaca, cuando fue inventada por el científico francés Louis Pasteur a mediados del 1800. Y sigue siéndolo, particularmente en lo que respecta a las embarazadas. Para protegerte a ti y a tu bebé de las infecciones bacteriales peligrosas, como la listeria, asegúrate de que la leche que tomes esté pasteurizada, y que todos los quesos y otros productos lácteos que consumas estén elaborados con leche pasteurizada (los quesos de "leche cruda" no lo están). El jugo, que puede contener E coli y otras bacterias peligrosas, también puede adquirirse pasteurizado. Incluso los huevos vienen ahora pasteurizados (lo que elimina el riesgo de la salmonela sin modificar el gusto ni la nutrición). No está claro si la pasteurización instantánea, un método expeditivo, es seguro cuando estás embarazada, por lo que es preferible que escojas productos de pasteurización convencional hasta que se conozca más al respecto.

trimestres, cuando las necesidades fetales de calcio son mayores. Si es así, no te excedas y trata de atenerte a productos que tengan menos probabilidades de provocarte una reacción.

Pero aunque no puedas tolerar ningún producto lácteo o seas alérgica a ellos, igualmente puedes conseguir todo el calcio que tu bebé requiere bebiendo jugos con refuerzo de este elemento y comiendo los alimentos no lácteos que enumeramos bajo el título de Alimentos de Calcio en la página 104.

Si tu problema con la leche no es fisiológico sino una cuestión de gusto (o más bien de disgusto), prueba algunas de las alternativas ricas en calcio con o sin lácteos. Probablemente habrá varias en las que tus papilas gustativas no protestarán. O disfraza tu leche en el cereal, sopas y batidos de frutas.

Si no incorporas suficiente calcio a tu dieta, pídele a tu médico que te recomiende un suplemento (hay muchas variedades masticables que constituyen una dulce venganza para quienes no pueden tragar la píldora). También deberás consumir suficiente Vitamina D (que se añade a la leche de vaca). Muchos suplementos de calcio incluyen Vitamina D (que por cierto intensifica la absorción del calcio) y también la recibirás en algunos de tus suplementos prenatales.

productos libres de lactosa es que algunos vienen reforzados con extra calcio. Revisa las etiquetas y escoge uno que lo contenga. Tomar una tableta de lactasa antes de consumir leche o productos lácteos, o agregarla a la leche, también puede minimizar o eliminar los problemas de rechazo.

Aunque hayas tenido intolerancia a la lactosa durante años, podrías descubrir que puedes tolerar algunos productos lácteos durante el segundo y tercer

Una Dieta sin Carnes Rojas

"Como pollo y pescado, pero no carnes rojas. ¿Sin ellas mi bebé recibirá todos los nutrientes necesarios?"

Tu bebé no lamentará que lo prives de las carnes rojas. De hecho, el pescado y las aves magras te dan más proteína favorable por caloría que la carne vacuna, porcina, ovina y vísceras, lo que los convierte en opciones más eficientes para el embarazo. Al igual que las carnes rojas, son fuentes ricas de muchas de las Vitaminas B que tu bebé necesita. El hierro es el único nutriente por el que las aves y el pescado no pueden competir con la carne (el pato, el pavo y los mariscos son excepciones), pero hay muchas otras fuentes para este mineral esencial, que también es fácil de tomar a través de un suplemento.

Una Dieta Vegetariana

"Soy vegetariana y gozo de perfecta salud. Pero todos dicen que tengo que comer productos animales para tener un bebé saludable. ¿Es verdad?"

Las vegetarianas pueden tener bebés saludables sin comprometer sus principios alimentarios, pero deben ser un poquito más cuidadosas para planificar sus dietas que las futuras mamás carnívoras. Al escoger tu menú sin carne, asegúrate de tener todo lo siguiente:

Suficientes proteínas. Para la vegetariana que come huevos y productos lácteos, consumir suficiente proteína es tan fácil como comer lo suficiente de ambas categorías. Si eres una vegetariana estricta (es decir, que no incluyes ni leche ni huevos en tu menú), podrías tener que trabajar un poquito más en el ámbito de las proteínas, recurriendo a amplias cantidades de frijoles secos, arvejas, lentejas, tofu y otros productos de soya (consulta la página 104 para más proteínas vegetarianas).

Suficiente calcio. Esto no es problema para la vegetariana que consume productos lácteos, pero puede ser más complicado para quien no lo hace. Por suerte, los lácteos son las fuentes de calcio más obvias pero no las únicas.

Los jugos fortificados con calcio ofrecen tanto de este elemento como la leche, onza por onza (sólo agítalos bien antes de tomar). Los vegetales de hojas verdes oscuras, las hojas de sésamo, almendras y muchos productos de soya (como leche y quesos de soya, tofu y tempeh) son también fuentes de calcio para las dietas sin lácteos. Para mayor seguridad, las vegetarianas más estrictas probablemente deberían tomar un suplemento de calcio; si lo eres, pídele a tu médico que te recomiende uno.

Vitamina B$_{12}$. Aunque la deficiencia de B$_{12}$ es infrecuente, las vegetarianas, especialmente las que no consumen lácteos, a menudo no reciben lo suficiente de esta vitamina porque sólo se encuentra en fuentes animales. Si es tu caso, toma suplementos de B$_{12}$, al igual que ácido fólico y hierro (pregúntale a tu médico si necesitas más B$_{12}$ que la que te suministra tu vitamina prenatal). Otras fuentes incluyen leche de soya fortificada con B$_{12}$, cereales fortificados, levadura nutricional y sustitutos fortificados de carne.

Vitamina D. Esta importante vitamina la produce tu piel cuando estás expuesta a la luz solar. Pero como pasarse mucho tiempo al sol ya no es una práctica saludable ni estética, depender de esta fuente para la Vitamina D no es prudente (especialmente para las mujeres de piel oscura, que de todas maneras no pueden absorber tanto de la luz solar). Para un consumo adecuado de Vitamina D, la ley federal requiere que la leche esté fortificada con 400 mg de Vitamina D por cuarto. Si no bebes leche de vaca, asegúrate de que haya suficiente añadido de Vitamina D en tu leche de soya o en tu suplemento de embarazo. Los panes y cereales también vienen fortificados con ella.

Dietas Bajas en Carbohidratos

"He seguido una dieta baja en carbohidratos y rica en proteínas para adelgazar. ¿Puedo continuar la dieta estando embarazada?"

La dieta baja en carbohidratos no es lo más adecuado para el embarazo, ya que no es prudente suprimir ningún nutriente esencial. Tu prioridad durante el embarazo es lograr un equilibrio de todos los mejores ingredientes, incluyendo carbohidratos. Las dietas que tienden a limitarlos (incluyendo frutas, vegetales y granos) limitan los nutrientes –especialmente el ácido fólico–, necesarios para el feto en formación. Y lo que es malo para el bebé también puede ser malo para la mamá: si evitas los carbohidratos complejos también evitarás la fibra eficaz para el estreñimiento, además de todas las Vitaminas B que se sabe combaten el mareo y náuseas y los problemas a la piel durante el embarazo.

Y otro motivo importante: el embarazo es el momento de alimentarte saludablemente y no de hacer dieta. Por eso, archiva esos libros con consejos para adelgazar (al menos hasta después del parto) y sé prudente para tener un bebé bien alimentado.

Las Dudas sobre el Colesterol

"Mi marido y yo somos muy cuidadosos con nuestra dieta y limitamos el colesterol que consumimos. ¿Puedo seguir haciéndolo durante mi embarazo?"

¿Estás cansada de escuchar todo lo que no puedes consumir, lo que no deberías comer o lo que tienes que reducir ahora que te está creciendo la barriga? Si es así, esta sección te trae buenas noticias: el colesterol no debe desaparecer del menú cuando estás esperando un bebé. Las embarazadas, y en menor medida todas las mujeres en edad de procrear, están protegidas en cierto modo de los efectos coagulantes del colesterol, lo que las deja en una posición envidiable frente al tocino, los huevos y las hamburguesas. De hecho, el colesterol es tan necesario para el desarrollo fetal que el organismo materno aumenta automáticamente su producción, elevando sus niveles en la sangre entre un 25% y un 40%. Aunque no tienes que seguir una dieta rica en colesterol para ayudar a tu cuerpo a incrementar su producción, sí puedes disfrutar la satisfacción de darte algunos gustos (a menos que tu médico te indique lo contrario). Prepárate algunos huevos revueltos para el desayuno (escoge los huevos omega-3 para los mejores beneficios en cuanto a la grasa), incluye queso para satisfacer tus necesidades de calcio, y dale un mordisco a esa hamburguesa sin remordimiento.

¿Adicta a la Comida Chatarra?

"Soy adicta a la comida chatarra, incluyendo rosquillas, papitas fritas y comida al paso. Sé que debería comer más saludable –y realmente lo deseo– pero no estoy segura de poder cambiar mis hábitos"

¿Estás dispuesta a botar a la basura la comida chatarra? Motivarte para cambiar tus hábitos alimentarios es el primer paso y el más importante y, por eso, deberías felicitarte. Pero pasar del dicho al hecho te requerirá un esfuerzo serio, aunque realmente valdrá la pena. Aquí te sugerimos distintas alternativas para que abandones el hábito de la comida chatarra sin mucho dolor:

Los Atajos para una Comida Saludable

La comida saludable también puede ser comida rápida. He aquí cómo:

- Si estás siempre apurada, recuerda que no te toma más tiempo prepararte un emparedado de pavo asado, queso, lechuga y tomate para llevar al trabajo (u ordenar uno en la fiambrería) que esperar en la fila para comprar una hamburguesa.

- Si la idea de preparar una cena completa todas las noches te abruma, cocina de una vez lo suficiente para dos o tres cenas y descansa noche por medio.

- Simplifica cuando estés cocinando comidas saludables. Para una comida rápida, asa un filete de pescado y úntalo con tu salsa envasada favorita, un trocito de aguacate picado y un chorrito de jugo fresco de lima. Coloca una capa de salsa de tomate y queso mozzarella sobre una pechuga de pollo deshuesado y después ásala a la parrilla. O revuelve algunos huevos y envuélvelos en una tortilla de maíz junto con queso cheddar picado y algunos vegetales calentados en el microondas.

- Cuando no tengas tiempo para empezar desde cero (¿acaso alguna vez lo tienes?) recurre a latas de frijoles, sopas, comidas saludables congeladas o listas para preparar, vegetales congelados o alimentos frescos vegetarianos prelavados que venden en secciones especializadas del supermercado (las que puedes calentar en el microondas dentro del envase son especialmente convenientes).

Mueve tus comidas. Si la comida chatarra te tienta cuando desayunas en el trabajo, prepárate un desayuno mejor en casa (uno que te ayude a estabilizar el nivel de azúcar en la sangre, con una combinación de carbohidratos complejos y proteína, como la avena, lo que te permitirá combatir la tentación cuando se haga sentir más tarde). Si sabes que eres incapaz de resistir el llamado de las papas fritas cuando pasas por debajo de los Arcos Dorados, ni siquiera te acerques allí, literalmente. Encarga un emparedado saludable de la panadería de la esquina, o ve a ese local donde no preparan nada frito.

Planea, planea... y sigue planeando. La planificación anticipada de las comidas y los bocadillos (en vez de comer lo que esté más cerca, como ese paquete de galletitas con queso en la máquina expendedora) te mantendrá bien alimentada durante el embarazo. Guarda los menús de restaurantes que ofrezcan alternativas saludables para tener siempre una comida nutritiva a mano con sólo hacer un llamado telefónico (y encárgala antes de tener hambre). Siempre ten en tu casa, en tu lugar de trabajo, cartera y automóvil algunos bocadillos saludables que, además, te satisfagan: fruta fresca, una combinación de frutas secas, semillas y dátiles, papitas de soya, barras de granola, galletitas integrales, yogur o batidos de tamaño individual y barritas de queso mozzarella, entre otros. Y para que las gaseosas no te tienten la próxima vez que tengas sed, ten agua a mano.

Aléjate de las tentaciones. Para mantenerlas fuera de tu alcance (y de tu mente) no tengas en casa golosinas, papitas fritas, galletas dulces y bebidas sin alcohol endulzadas. Aléjate de la vitrina de la panadería antes de que esas rosquillas te guiñen el ojo. Si vuelves a casa manejando, toma el camino más largo si eso significa no pasar por tu confitería favorita.

Haz sustituciones. ¿Te seduce una rosquilla Krispy Kreme con el café matutino? Pues cámbiala por un *muffin* de salvado. ¿Los antojos de medianoche te impulsan como un imán hacia los Doritos? Reemplázalos por esas *tortillas chips* que guardas en la despensa, untándolas en salsa para darles más sabor y una ración de Vitamina C. ¿Tu afición al dulce te hace desesperar por un helado? Ve a la cafetería y regálate en cambio un batido de frutas espeso y cremoso.

Ten presente a tu bebé. Ya sabes que él come lo que tú comes, pero es algo que a veces cuesta recordar (especialmente cuando el aroma de un panecillo de canela te seduce en el mercado). Si crees que puede ser de ayuda, coloca fotografías de bebés hermosos y bien alimentados donde necesites un poquito de inspiración (y mucha fuerza de voluntad). Ponlas en tu escritorio, en tu cartera y en tu auto (para cuando sientas la tentación de dirigirte a la panadería al paso, optes más bien por pasar de largo).

Conoce tus límites. Algunas adictas a la comida chatarra pueden sobrellevar su necesidad ocasional de satisfacer sus impulsos, y otras no (y tú sabes a cual de los dos grupos perteneces). Si suficiente comida chatarra no es nunca suficiente para ti —si una golosina pequeña te lleva a otra más grande, si una rosquilla se convierte en una docena, si sabes que puedes devorarte toda la bolsa de papitas fritas— puede que sea menos traumático cortar el hábito de raíz que tratar de moderarlo.

Recuerda que los buenos hábitos también pueden durar toda una vida. Una vez que hayas hecho el esfuerzo de desarrollar hábitos alimentarios más saludables, considera mantenerlos. Seguir comiendo bien después del parto te dará la energía necesaria para movilizar tu nuevo estilo de vida maternal. Además, aumentará la probabilidad de que tu bebé crezca con inclinación a los alimentos más saludables.

A Comer Afuera

"Me empeño en mantener una dieta saludable, pero salgo a comer afuera con tanta frecuencia que parece imposible"

Para muchas embarazadas, el desafío no consiste en sustituir el agua mineral por los martinis en la mesa del restaurante, sino tratar de compaginar una comida que sea favorable para el bebé y que no desborde el límite de las calorías. Con esos objetivos en mente y las siguientes sugerencias, no te resultará difícil que la Dieta del Embarazo te acompañe a almorzar o a cenar.

■ Busca granos integrales antes de abalanzarte a la canasta del pan. Si no hay ninguno en la mesa, pídeselos al camarero. Si no tienen, trata de no llenarte demasiado con lo que hay. Sé moderada también con la mantequilla que esparces en el pan y los bollitos, como también con el aceite de oliva en que los humedeces. Probablemente habrá muchas otras fuentes de grasa en el menú —aderezo en la ensalada, mantequilla o aceite de oliva en los vegetales— y, como siempre, la grasa se va acumulando con rapidez.

■ Pide una ensalada verde como primer plato. Otras opciones saludables incluyen cóctel de camarones, mariscos al vapor, vegetales asados o sopa.

■ Si tienen sopas, elige las que sean a base de vegetales (particularmente batata o camote, zanahorias, zapallo o tomate). Las de lentejas o frijoles también son ricas en proteína. Un tazón grande podría representar una comida completa, especialmente si le agregas un poco de queso rallado. Por lo general, evita las sopas de crema y, cuando se trate de sopas de almejas, opta por las de estilo Manhattan.

- Sácale el mayor provecho a tu plato principal. Elige tus proteínas –pescado, mariscos, pechuga de pollo o carne de vacuno– con la preparación más magra posible (frases clave para tener en cuenta: asado, hervido, al vapor y cocido). Si todo viene inundado en salsas, pide que la tuya te la traigan aparte. Y no temas hacer pedidos especiales (los chefs están acostumbrados y, por lo demás, es difícil negar algo a una embarazada). Pide que la pechuga de pollo la asen sola en vez de que la rebocen con pan rallado y que el pescado sea a la parrilla en vez de frito. Si eres vegetariana, busca en el menú tofu, frijoles, arvejas y quesos. La lasaña de vegetales, por ejemplo, puede ser una buena elección en un restaurante italiano, y el queso de soya y vegetales en uno chino.

- Escoge selectivamente los platos de acompañamiento como, por ejemplo, papas o camotes (o batatas) cocidos, arroz integral o silvestre, legumbres (frijoles y arvejas), y vegetales frescos.

- Considera dar un toque final de frutas a tu comida en el restaurante (las fresas frescas pueden ser sorprendentemente satisfactorias). ¿La fruta fresca no te seduce (al menos no todo el tiempo)? Agrégale crema batida, helado de frutas o de crema. ¿Te mueres por lo dulce? Únete al club de las "dos cucharas" y comparte un postre pecaminosamente delicioso.

Cómo Leer las Etiquetas

"Estoy dispuesta a comer bien, pero es difícil darse cuenta de lo que tienen los productos que compro. No logro descifrar las etiquetas"

Las etiquetas están diseñadas más bien para vender que para explicar. Tenlo en cuenta cuando llenes tu carrito de compras y aprende a leer la letra pequeña, especialmente la lista de ingredientes y la tabla de nutrición (que sí está diseñada para ayudarte).

La lista de ingredientes te dirá, en orden de predominio (o sea el ingrediente más abundante al principio y el más escaso al final), exactamente lo que contiene el producto. Un vistazo rápido te dirá si el principal componente en un cereal es un grano refinado o un grano integral. También te indicará si un producto es rico en azúcar, sal, grasa o aditivos. Por ejemplo, cuando el azúcar aparece en la parte superior de la lista de ingredientes o cuando aparece en varias formas (sirope

Las Apariencias Engañan

En lo que respecta a la nutrición, mientras más oscuro sea el color de la mayoría de frutas y vegetales, más vitaminas y minerales (especialmente la Vitamina A) podrás extraerles. Pero ten en cuenta que es el color interior –y no exterior– el que te indica una buena nutrición. Por eso, si bien los pepinos (oscuros afuera, pálidos adentro) son escasos en esa categoría, los melones cantalupos (pálidos afuera y oscuros adentro) son abundantes.

de maíz, miel y azúcar) es una señal de que el producto está cargado de azúcar.

El control de los gramos de azúcar que te muestra la etiqueta no será útil hasta que la FDA (Administración de Alimentos y Medicamentos) ordene que la cantidad de gramos de "azúcar añadida" se separe de la de los de "azúcar de producción natural" (la que se encuentra en las pasas del panecillo con salvado, por ejemplo). Aunque la cantidad de gramos de azúcar en la etiqueta sea el mismo que el de un envase de jugo de naranja y otro de frutas, no quiere decir que sean equivalentes. Es como comparar naranjas con sirope de maíz: el jugo de naranja de verdad recibe su azúcar de producción natural de la fruta, mientras que las bebidas de frutas contienen azúcar añadida.

La tabla de nutrición, que aparece en la mayoría de los productos envasados, puede ser particularmente valiosa para la embarazada que cuenta sus proteínas y vigila sus calorías, ya que provee los gramos de las primeras y el número de las segundas por cada porción. La lista de porcentajes que recomienda el gobierno (*Dietary Reference Intakes*, DRI) es menos útil porque el DRI para las embarazadas es diferente al DRI usado para las etiquetas de los envases. De todos modos, un producto que contenga muchos nutrientes es candidato a que lo pongas en tu carrito.

Si bien es importante que prestes atención a la letra chica, a veces es igualmente importante ignorar la letra grande. Cuando una caja de panecillo inglés se jacta de estar "hecho con trigo integral, salvado y miel", la lectura de la letra chica podría revelarte que el ingrediente más numeroso (el primero de la lista) es harina blanca y no integral, que casi no contiene salvado (aparece cerca del final de la lista de ingredientes) y que tiene mucho más azúcar blanca (hacia el principio de la lista) que miel (ubicada más abajo).

"Enriquecido" y "fortificado" también son categorías con las que hay que ser cautelosa. El añadido de unas pocas vitaminas a un alimento de regular calidad no lo convierte en un producto bueno. Estarías mucho mejor con un tazón de avena, que recibe sus nutrientes de manera natural, que con un cereal refinado que contiene 12 gramos de azúcar añadida y un agregado minúsculo de vitaminas y minerales.

¿Es Seguro el Sushi?

"El sushi es mi comida favorita, pero oí que no hay que comerlo estando embarazada. ¿Es verdad?"

Lamentamos decirte que sushi y sashimi tendrán que seguir el mismo camino que el sake (el vino japonés que suele acompañarlos) durante el embarazo, es decir, fuera de la mesa. Lo mismo con las ostras y almejas crudas, el ceviche, las tartas de pescado o carpaccios y otros pescados y mariscos crudos o apenas cocidos. Eso se debe a que cuando los mariscos no se cocinan, existe una pequeña probabilidad de que puedas enfermarte (algo que decididamente no querrás estando embarazada). Pero eso no significa que tengas que privarte de tus restaurantes japoneses favoritos, ya que ofrecen muchas otras opciones, incluso en el bar de sushi. Los rolls que contienen pescado o mariscos y/o vegetales cocidos son, por cierto, opciones saludables (pero no te preocupes por el pescado crudo que hayas comido hasta ahora).

Pica Picante

"Me encanta la comida picante. Mientras más, mejor. ¿Es seguro comerla durante el embarazo?"

Las futuras mamás adictas a los picantes pueden seguir desafiando sus papilas gustativas con chiles, salsas y sofritos, siempre que puedan tolerar la casi segura acidez estomacal e indigestión consiguientes. Las comidas picantes no implican riesgos para el embarazo. De hecho, como todas las clases de ají o pimientos (incluidos los picantes) están llenos de Vitamina C, muchos de éstos son extra nutritivos. Por eso disfruta… y sólo asegúrate de dejar espacio para el antiácido.

Alimentos en Mal Estado

"Esta mañana me comí un yogur sin darme cuenta que había expirado hace una semana. No parecía estar vencido, pero ¿debo preocuparme?"

Como dice el refrán, no tienes nada que lamentar sobre la leche derramada… o el yogur. Aunque no es buena idea consumir productos lácteos que han expirado recientemente, rara vez es peligroso. Si no sientes síntomas de intoxicación (éstos suelen presentarse dentro de las ocho horas), evidentemente no tienes de qué preocuparte. Además, la intoxicación alimenticia es una posibilidad improbable si el yogur ha estado refrigerado. Pero en el futuro revisa cuidadosamente las fechas de expiración antes de comprar o comer alimentos perecederos y, por supuesto, jamás comas aquellos que parezcan haber desarrollado moho. Para más datos sobre seguridad alimenticia, consulta el recuadro en la página 126.

"Me intoxiqué con algo que comí anoche y he estado vomitando. ¿Le hará daño a mi bebé?"

Es mucho más probable que seas tú la que sufras de la intoxicación alimenticia y no tu bebé. El riesgo principal –para los dos– es que te deshidrates por los vómitos y la diarrea. Por eso, bebe mucho líquido (que a corto plazo es más importante que lo sólido) para reemplazar el que estás perdiendo. Y consulta a tu médico si la diarrea es severa o si tus deposiciones contienen sangre o mucosidades. Consulta la página 541 para enterarte más sobre los inconvenientes estomacales.

Sustitutos del Azúcar

"Estoy tratando de no aumentar mucho de peso, pero me encantan los dulces. ¿Puedo usar sustitutos del azúcar?"

Aunque parezcan una dulzura inofensiva, los sustitutos del azúcar son un ideal a medias para las mamás en la dulce espera. Aunque la mayoría es probablemente segura, algunas investigaciones todavía no han llegado a conclusiones firmes. Hasta ahora, esto es lo que se sabe de los sustitutos del azúcar:

Sucralosa (Splenda). Elaborada en base a azúcar pero convertida químicamente para que el organismo no la absorba, la sucralosa parece ser la mejor opción para las embarazadas que buscan dulzura sin calorías y sin un sabor desagradable. Puedes endulzar tu café o té con sucralosa y usarla para cocinar y hornear (al contrario de otros sustitutos del azúcar no pierde su dulzura al ser calentada), o comprar productos que hayan sido endulzados con ella (incluyendo bebidas, yogur, golosinas y helados). Recuerda que la moderación es siempre prudente. Aunque parece ser seguro, el producto es relativamente nuevo y no hay información a largo plazo como para confirmarlo.

Aspartamo (Equal, NutraSweet). Se usa en bebidas, yogur y postres helados, pero no en productos horneados o alimentos cocinados (la dulzura no perdura cuando se calienta durante períodos prolongados). Todavía no hay un fallo definitivo sobre la seguridad de este popular sustituto del azúcar. Muchos médicos lo consideran inofensivo y aprueban su uso ligero o moderado durante el embarazo. Otros no están tan convencidos de su seguridad y sugieren que, hasta que se cuente con más información, las embarazadas sean cuidadosas en su uso. Pídele consejo a tu médico. (Las mujeres con fenilcetonuria, PKU, deben limitar el consumo de fenilalanina y se les aconseja no usar nunca aspartamo).

Sacarina. No se han hecho muchas investigaciones sobre el uso de la sacarina durante el embarazo humano, pero estudios en animales indican un aumento en la incidencia de cáncer en la descendencia de animales preñadas que ingirieron grandes cantidades de esta sustancia química. No está claro si existe un riesgo similar para la descendencia humana (especialmente porque los estudios en animales no siempre se correlacionan exactamente con la realidad humana… y después de todo, no estás embarazada de una ratita). Pero sumado al hecho de que el edulcorante cruza la placenta en los seres humanos y es eliminado muy lentamente de los tejidos fetales, la mayoría de los médicos aconseja reducir su uso durante el embarazo. No te preocupes, sin embargo, sobre la sacarina que hayas tomado antes de enterarte de que estabas embarazada porque no hay riesgos documentados.

Acesulfamo-K (Sunett). Este edulcorante, 200 veces más dulce que el azúcar, tiene la aprobación para ser usado en productos horneados, postres de gelatina, goma de mascar y bebidas sin alcohol. La FDA aprueba su consumo con moderación durante el embarazo, pero como se han efectuado pocos estudios para comprobar su seguridad, pregúntale a tu médico cuál es su opinión antes de tragártelo.

Sorbitol. Éste es un pariente del azúcar que se halla naturalmente en muchas frutas. Con la mitad de dulzura del azúcar, se usa en una amplia variedad de alimentos y bebidas y es seguro durante el embarazo en cantidades moderadas. Pero presenta un problema si se consume en dosis excesivas: puede causar hinchazón, gases y diarrea, un trío que no hace feliz a ninguna embarazada.

Manitol. Menos dulce que el azúcar, el manitol es mal absorbido por el organismo y, por lo tanto, entrega menos calorías que el azúcar (pero más que otros sustitutos del azúcar). Al igual que el sorbitol es seguro en cantidades pequeñas, pero en grandes dosis puede causar malestar gastrointestinal.

Xylitol. Este alcohol de azúcar, que se produce en base a plantas (pero que también es producido naturalmente por muchas frutas y vegetales y aun creado por el organismo durante el metabolismo normal) se encuentra en la goma de mascar, el dentífrico, las golosinas y en algunos alimentos. Uno de sus beneficios es que puede prevenir las caries (por lo cual la goma de mascar elaborada con xylitol puede ser de ayuda). El xylitol tiene un 40% menos de calorías que el azúcar y es considerado seguro durante el embarazo, si se usa con moderación (en otras palabras, está bien consumir un paquete de goma de mascar xylitol, pero no te engolosines con cinco).

Stevia. Derivada de un arbusto sudamericano, la stevia no ha sido aprobada por la FDA como edulcorante (se considera un suplemento de dieta). No hay investigaciones que demuestren que sea segura durante el embarazo, y por eso pide la opinión a tu médico antes de usarla.

Lactosa. Este azúcar de la leche es seis veces menos dulce que el azúcar de mesa y endulza ligeramente los alimentos. Para quienes tienen intolerancia a la lactosa, puede causar síntomas desagradables, pero de lo contrario es segura.

Miel. Últimamente, la miel seduce a todo el mundo por sus altos niveles de antioxidantes (las variantes más oscuras, como la miel de trigo sarraceno, son las más ricas en antioxidantes). Pero no todo lo que brilla es oro. Aunque es un buen sustituto del azúcar, decididamente no es baja en calorías. Tiene 19 calorías más por cucharada que el azúcar. ¿No te empalaga un poco?

Concentrados de jugos de fruta. Indudablemente nutritivos, los concentrados de jugos de fruta como los de uvas blancas y manzanas son edulcorantes seguros (aunque no bajos en calorías) para tomar durante el embarazo. Son sorprendentemente versátiles en la cocina (puedes usarlos como sustitutos del azúcar en muchas recetas) y en el supermercado los puedes encontrar en forma líquida. Búscalos también en una variedad de productos comerciales, como jaleas, gelatinas, galletas de granos integrales, *muffins*, cereales, barras de granola, tartaletas para calentar en la tostadora, yogur y bebidas con gas, entre otros. A diferencia de la mayoría de los productos endulzados con azúcar u otros sustitutos del azúcar, muchos de los productos concentrados con jugos de frutas son elaborados con ingredientes nutritivos como harina de grano integral y grasas saludables. ¡Qué dulzura!

Té de Hierbas

"Bebo mucho té de hierbas. ¿Es seguro seguir haciéndolo durante el embarazo?"

¿Tomarías té (de hierbas) por dos? Lamentablemente, todavía no hay una respuesta definitiva a esa pregunta porque el efecto de las hierbas en el embarazo no se ha investigado a fondo.

Algunas variedades son probablemente seguras, pero tal vez otras no lo son. Y se cree que algunas, como la de hojas de frambuesa roja, servidas en grandes cantidades (más de cuatro tazas de 8 onzas diarias), inducen contracciones (positivo si estás en las 40 semanas e impaciente, y negativo si no has llegado a término). Hasta que exista más información disponible, la FDA aconseja prudencia en su uso durante el embarazo y la lactancia. Y aunque muchas embarazadas han bebido mucho té de hierbas sin ningún problema, es preferible suprimir, o al menos limitar su consumo durante el embarazo, a menos que tu médico te lo haya recomendado. Pregúntale qué hierbas considera seguras y cuáles no.

Para no tener problemas con tu próxima taza de té (con alguna hierba que tu médico no te haya autorizado), lee cuidadosamente la etiqueta; algunas variedades que por su nombre parecen ser a base de frutas, también contienen hierbas. Escoge el té regular (negro) que viene con sabores, o haz tu propia mezcla añadiendo cualquiera de los siguientes elementos al agua hirviendo o al té regular: jugo de naranja, manzana, piña o de otras frutas; rodajas de limón, lima, naranja, manzana, pera u otras frutas; hojas de menta, canela, nuez moscada, clavo o jengibre (gran alivio para los mareos). La manzanilla también es considerada segura en pequeñas cantidades y puede aliviar los malestares de la barriga de la embarazada. Todavía no está dicha la última palabra sobre el té verde, que podría reducir la efectividad del ácido fólico, esa vitamina vital para el embarazo, y por eso, si lo bebes, hazlo con moderación. Y nunca prepares un té casero con una planta que crezca en tu jardín a menos de que tengas absoluta certeza de lo que es y que sea segura para su uso durante el embarazo.

Las Sustancias Químicas en los Alimentos

"Con aditivos en los alimentos envasados, pesticidas en los vegetales, PCB (bifenilos policlorados) y mercurio en el pescado, antibióticos en la carne y nitratos en los perros calientes, ¿hay algo que pueda comer sin riesgo durante el embarazo?"

No te descorazones... y tranquilízate. No tienes que volverte loca (ni pasar hambre) para proteger a tu bebé de los riesgos alimenticios. Pese a lo que hayas leído u oído, muy pocas sustancias encontradas en los alimentos han demostrado ser perjudiciales para el bebé por nacer.

De todos modos, es prudente reducir los riesgos cada vez que puedas, sobre todo cuando lo haces por dos. Y no es tan difícil hacerlo, especialmente en estos días. Para alimentarte a ti y a tu bebé sin riesgos, aprovecha los siguientes consejos como guía para ayudarte a decidir qué incluir en tu carrito de compras y qué pasar por alto:

- Escoge tus alimentos de la Dieta para el Embarazo. Como evita los alimentos procesados, la Dieta te protege de muchas sustancias cuestionables

Algo se Está Cocinando...

Puedes encontrar recetas detalladas en un solo lugar en *Qué puedes esperar: comiendo bien cuando estás esperando* (*What to Expect: Eating Well When You're Expecting*).

e inseguras. También te provee de Vegetales de Hojas Verdes y Amarillas, ricas en la protectora beta-caroteno, como también otras frutas y vegetales ricos en fotoquímicos, que pueden contrarrestar los efectos de las toxinas en los alimentos.

- Cocina con ingredientes frescos o usa alimentos orgánicos congelados o envasados listos para comer cuando te sea posible. Evitarás muchos aditivos dudosos encontrados en los alimentos procesados, y tus comidas también serán más nutritivas.

- Busca lo más natural en la medida de lo posible. Cuando puedas elegir (no siempre podrás), escoge alimentos libres de aditivos artificiales (colorantes, sabores y conservantes). Lee las etiquetas para buscar alimentos libres de aditivos o que sean naturales. Y aunque algunas sustancias artificiales son seguras, otras no lo son. Además, muchas son usadas en alimentos que no son muy nutritivos. (Para una lista de aditivos cuestionables y aditivos seguros, consulta la página cspinet.org/reports/chemcuisine.htm).

- Evita los alimentos preservados con nitratos y nitritos (o nitratos de sodio), incluyendo perros calientes, salame, mortadela y pescados y carnes ahumados. Busca aquellas marcas (hay muchas en el mercado en estos días) que no incluyan estos conservantes.

- El pescado es una fuente excelente de proteína magra, como también de ácidos grasos omega-3 para el desarrollo del cerebro del bebé, dos buenos motivos para mantenerlo en tu menú de embarazada o para considerar incluirlo (sin aversión mediante) si no ha sido parte de tu devoción. Las investigaciones han encontrado muchos beneficios cerebrales en los bebés cuyas mamás comen pescado durante el embarazo. Mantente fiel a él, pero pescando selectivamente las variedades consideradas seguras. Según la Agencia de Protección Ambiental, EPA, es prudente evitar los filetes de tiburón, pez espada, caballa, lofolátilo y atún. Estos peces grandes pueden contener elevados niveles de metilo de mercurio, una sustancia química que en grandes dosis puede ser perjudicial para el desarrollo del sistema nervioso del feto. No te preocupes si te has comido uno o dos platos de pez espada –todo riesgo se asocia a un consumo regular–, pero comienza a evitarlos desde ahora. También limita el consumo de atún en lata (el atún liviano en trocitos contiene menos mercurio que el blanco) y de los peces de agua dulce que pescan los pescadores recreativos a un promedio de 6 onzas (peso al cocinar) por semana; los de la pesca comercial tienen, por lo general, menores niveles de contaminantes y por eso puedes comer más de ellos sin riesgo. Evita los pescados de aguas contaminadas (con desechos de cloaca o industriales, por ejemplo) o los tropicales como mero, amberjack y mahimahi (que a veces contienen toxinas). Por suerte, eso deja muchos peces en el mar para que disfrutes sin riesgos y con frecuencia (según las normas del gobierno, un promedio de 12 onzas de pescados cocinados por semana es considerado seguro). Puedes escoger entre salmón, lenguado, abadejo, tilapia, bacalao y trucha, entre otros, como también entre peces oceánicos más pequeños (anchoas o boquerones, sardinas y arenques no sólo son seguros sino también abundantes en omega-3), y todo tipo de mariscos. Recuerda que todos los pescados y mariscos deben estar bien cocinados. Para información más actualizada, toma contacto con la FDA en el (888) SAFE-FOOD (723-3366) o cfsan.fda.gov o bien en la EPA en epa.gov/ost/fish.

- Elige cortes magros de carne y quítales la grasa antes de cocinar, ya que las sustancias químicas que ingiere el ganado tiende a concentrarse en la grasa del animal. A las aves, quítales tanto la grasa como la piel para reducir al mínimo el consumo de sustancias químicas. Por esa misma razón, no

Orgánico Sí... Orgánico No...

No siempre vale la pena gastar de más en productos agrícolas orgánicos. Aquí te indicamos cuándo es conveniente comprar los orgánicos y cuándo es seguro atenerte a los convencionales:

Mejor comprarlos orgánicos (porque aun después de lavarlos, estos alimentos todavía conservan mayores residuos de pesticidas que otros): manzanas, cerezas, uvas, duraznos, nectarinas, peras, frambuesas, fresas, pimientos, apio, papas y espinaca.

No hay necesidad de comprarlos orgánicos (porque estos productos generalmente no contienen residuos de pesticidas): bananas, kiwis, mangos, papayas, piñas, espárragos, aguacates, brócoli, coliflor, maíz, cebollas y arvejas.

Considera comprar orgánicos la leche, carne de vacuno y ave porque no contienen antibióticos ni hormonas, aunque cuestan más caros. No te preocupes por el llamado pescado orgánico. El Departamento de Agricultura (USDA) no tiene normas de certificación para los mariscos (lo que significa que en este caso sólo cuentas con la palabra de los productores).

Para Comer Bien por Partida Doble

¿Te preocupan los pesticidas que tu durazno adquirió en Sudamérica? Eso es comprensible, especialmente cuando estás tratando de comer saludablemente por dos. ¿Pero qué hay de ese trapo con el que estás por secar ese durazno (el que ha estado cerca del lavaplatos en las tres últimas semanas)? ¿Has pensado sobre lo que podría haber recogido últimamente? ¿Y la tabla de madera sobre la que piensas rebanar el durazno no es la misma sobre la que cortaste ese pollo crudo anoche antes de sofreírlo? Cuando se trata de la seguridad alimenticia, una amenaza más inmediata –y comprobada– que las sustancias químicas en tus alimentos son los microorganismos, bacterias y parásitos que pueden contaminarlos. No es un panorama alentador (ni visible sin la ayuda de un microscopio), ya que estas sabandijas pueden causar desde un malestar estomacal hasta una enfermedad grave. Para asegurarte de que lo peor que te pueda pasar con tu próxima comida no pase de una leve acidez estomacal (lo que menos necesita una futura mamá es un motivo adicional de malestar gastrointestinal), compra, prepara y come con cuidado:

■ En la duda, bótalo. Haz que éste sea tu lema sagrado para comer sin riesgos. Se aplica a todo alimento del que puedas sospechar siquiera que pueda estar en mal estado. Lee y respeta las fechas de vencimiento en los envases de los alimentos.

■ Cuando salgas de compras, evita el pescado, la carne y los huevos que no estén bien refrigerados o mantenidos en hielo. No uses los frascos que tengan filtraciones o que no hagan un ruidito explosivo (¡pop!)

al abrirlos o las latas que se vean oxidadas, hinchadas o deformes. Lava la parte superior de las latas al abrirlas (y lava con frecuencia tu abrelatas en agua caliente jabonosa o en el lavavajillas).

■ Lávate las manos antes de manipular alimentos y de tocar carnes crudas, pescado o huevos. Si tienes alguna cortadura en las manos, usa guantes de goma o de plástico para preparar las comidas y recuerda que, a menos que sean desechables, los guantes deben ser lavados con tanta frecuencia como tus manos.

■ Mantén limpios los mostradores y el lavaplatos de la cocina. También la tabla de cortar carne (lávala con jabón y agua caliente o en el lavavajillas). Lava frecuentemente los paños de cocina y mantén limpias las esponjas ya que podrían tener bacterias (reemplázalas con frecuencia, lávalas en el lavaplatos todas las noches, o coloca las que estén mojadas en el microondas durante un par de minutos).

■ Sirve las comidas calientes bien calientes y las frías, frías. Las sobras deben ser refrigeradas tan pronto como puedas y calentadas al vapor antes de consumir (bota los alimentos perecederos que hayan quedado afuera más de dos horas). No comas alimentos que hayan sido descongelados y vueltos a congelar.

■ Mide la temperatura interior del congelador con un termómetro de heladera y asegúrate de que no pase de los 41 grados Fahrenheit. Idealmente, el congelador debería estar en 0 Fahrenheit, aunque muchos no están diseñados para cumplir con ese requisito (no te preocupes si el tuyo no lo está).

- Descongela los alimentos en la heladera si el tiempo te lo permite. Si estás apurada, descongélalos en una bolsa de plástico impermeable sumergida en agua fría (y cámbiala cada 30 minutos). Nunca descongeles alimentos a temperatura ambiente.

- Adoba las carnes, pescado o aves en la heladera y no sobre el mostrador. Descarta el adobo después de usarlo, porque contiene bacterias potencialmente peligrosas. Si te gusta usarlo como salsa o para untar, reserva una porción para ese propósito antes de añadirlo a la carne, aves o pescado. Usa una nueva cuchara o cepillo cada vez que rocíes el jugo para evitar recontaminar el adobo, o cocina durante unos minutos más después de untarlo por última vez.

- No comas carnes, aves, pescados o mariscos crudos o escasamente cocinados cuando estás embarazada. Cocina siempre las carnes y el pescado a una temperatura de 160 F y las aves hasta 165 F. Inserta el termómetro en la parte más espesa del alimento, lejos del hueso, grasa o cartílago. En las aves colócalo en la carne oscura.

- Prepara huevos revueltos en vez de fritos, y si estás usando una mezcla que contenga huevos crudos para rebozar, resiste la tentación de lamer la cuchara (o de chuparte los dedos). La excepción a esta regla: los huevos pasteurizados, porque este proceso elimina decididamente el riesgo de intoxicación por salmonela.

- Lava cuidadosamente los vegetales crudos (especialmente si no serán cocinados antes de comer). Esos arándanos frescos del mercado agrícola podrían haber sido cultivados orgánicamente, pero eso no significa que no traigan una capa de bacterias.

- Evita la alfalfa y otros brotes, que suelen estar contaminados con bacterias.

- Elige siempre productos lácteos pasteurizados y asegúrate de que los que uses hayan sido refrigerados continuamente. Los quesos blandos, como feta importado, Brie, quesos azules y quesos suaves de estilo mexicano elaborados con leche sin pasteurizar pueden estar contaminados con listeria (mira la página 542) y deberían ser evitados por las embarazadas, a menos que sean calentados hasta burbujear. El queso nacional es casi siempre pasteurizado excepto los elaborados con "leche cruda".

- Los perros calientes, fiambres y mariscos fríos ahumados también pueden estar contaminados. Como precaución, incluso las carnes o pescado ahumado listos para cocinar deben ser calentados al vapor antes de comer (úsalos en cacerolas).

- El jugo también debe ser completamente pasteurizado. Evita los no pasteurizados, los de pasteurización instantánea o sidra, ya sea en un comercio de productos orgánicos o en un puesto callejero. Si no estás segura si un jugo está pasteurizado o no, no lo bebas.

- Cuando comas afuera, evita los locales que parecen ignorar las reglas básicas de higiene. Hay señales muy reveladoras: los alimentos perecederos están a temperatura ambiente, los baños están sucios o abundan las moscas, entre otras.

comas con frecuencia vísceras (como hígado y riñones).

■ Cuando estén disponibles y tu presupuesto lo permita, compra carne y aves de animales que hayan sido criados orgánicamente, sin hormonas ni antibióticos (recuerda que tú comes lo que tu cena comió). Por ese mismo motivo, escoge productos lácteos y huevos orgánicos cuando sea posible. Los pollos (y huevos) de animales de granja tienen menos probabilidades de estar contaminados con sustancias químicas y de ser portadores de infecciones como la salmonela, debido a que las aves no están confinadas en corrales atestados que son caldo de cultivo de enfermedades. Y una ventaja extra de comer este tipo de animales: es probable que contengan menos calorías y grasa, más proteínas, y que sean una fuente rica de ácidos grasos omega-3 tan favorables para el bebé.

■ Cuando puedas, compra productos agrícolas orgánicos ya que suelen ser lo más cercano a productos libres de todo residuo químico. Los productos de transición pueden contener algunos residuos de la contaminación del suelo, pero deberían ser más seguros que los convencionales. Recuerda que los productos orgánicos tienen una vida más breve (lo mismo ocurre con las aves y carnes orgánicas). Si el precio es un problema, sé selectiva al escoger (consulta el recuadro en la página 125).

■ Como precaución, lava todas las verduras y frutas cuidadosamente (aun si son orgánicos pueden tener una cubierta de bacterias), ya que es importante remover los pesticidas químicos que puedan haber recibido en el terreno. El agua se llevará algunos, pero un remojo o un rociador para lavado de vegetales removerá muchos más (enjuaga rigurosamente después).

Frota la piel cuando sea posible para remover residuos químicos, especialmente cuando el vegetal tiene una cubierta cerosa (como los pepinos y a veces los tomates, manzanas, pimientos y berenjenas). Pela las pieles que todavía parezcan "recubiertas" después del lavado.

■ Prefiere los productos nacionales. Los importados a menudo contienen mayores niveles de pesticidas que los equivalentes a los cultivados en Estados Unidos debido a que la regulación en otros países es a menudo menos estricta o inexistente.

■ No vayas lejos. Los productos agrícolas de producción local probablemente contienen más nutrientes (son frescos) y menos residuos de pesticidas. Muchos de los granjeros locales podrían cultivar sin pesticidas (o muy pocos), aunque sus productos no sean ofrecidos como "orgánicos". Eso se debe a que la certificación es demasiado cara como para que algunos pequeños productores la puedan adquirir.

■ Varía tu dieta. La variedad no sólo asegura una experiencia alimenticia más interesante y una mejor nutrición, sino también más oportunidades de evitar una exposición excesiva a una sustancia química determinada. Varía entre brócoli, col rizada y zanahorias, por ejemplo; melón, duraznos y fresas; salmón, trucha y lenguado; cereales elaborados con trigo integral, maíz y avenas.

■ Visita el mercado local de alimentos saludables, pero sin enloquecerte. Aunque es sensato tratar de evitar posibles riesgos en los alimentos, no hace falta desesperarse por encontrar una comida natural. Haz lo mejor que puedas y después siéntate tranquilamente, come bien y relájate.

PARTE 2

Nueve Meses ¡Y Empieza a Contar!

De la Concepción al Parto

El
Primer
Mes

Aproximadamente de 1 a 4 Semanas

● FELICITACIONES Y BIENVENIDA A TU embarazo! Aunque todavía no se te note, es probable que ya empieces a sentirlo. Ya sea que estés experimentando sólo sensibilidad en los pechos y un poco de fatiga, o todos los síntomas habidos y por haber (y algunos más), tu cuerpo se está preparando para gestar el bebé en los meses por venir. A medida que pasan las semanas, notarás cambios esperados en partes de tu cuerpo (como la barriga), así como también en otras que nunca imaginaste (como los pies y los ojos). También sentirás cambios en la forma de vivir y de ver la vida. Pero no trates de pensar (ni de leer) con demasiada anticipación. Por ahora, tranquilízate y disfruta del comienzo de una de las aventuras más apasionantes y gratificantes de tu vida.

Tu Bebé Este Mes

Semana 1 ¡Comenzó la cuenta regresiva! Claro que por ahora no hay ningún bebé a la vista ni en tu interior. Entonces ¿por qué considerar ésta como la primera semana del embarazo si ni siquiera estás embarazada? Ésta es la razón: es extremadamente difícil precisar el momento exacto en que el esperma hace contacto con el óvulo (el esperma de tu compañero podría estar alojado varios días en tu cuerpo antes de que tu óvulo llegue a recibirlo, o también el óvulo podría estar esperando un día hasta que el esperma haga su aparición).

Lo que no es difícil de precisar, sin embargo, es el primer día de tu último período menstrual (que es lo que tienes en este momento, y por eso márcalo en el calendario), fecha que utilizará tu médico para fijar el punto de partida de tu embarazo de 40 semanas. ¿En qué consiste este sistema de datación (además de una dosis de confusión)? Marca dos de las 40 semanas de tu embarazo aun antes de quedar embarazada (¿no te parece un comienzo expeditivo?).

Semana 2 No, todavía no hay bebé. Pero eso no significa que esta semana tu cuerpo se está tomando un descanso. De hecho, está trabajando duro preparándose para la gran O de... ovulación. El endometrio (la membrana interior del útero) se está espesando (preparando el nidito para la llegada del óvulo fertilizado) y tus folículos ováricos están madurando –algunos con mayor rapidez que otros– hasta que uno de ellos llegue a ser el dominante destinado a la ovulación. Y en ese folículo dominante hay un óvulo ansioso (o dos, si es que estás por concebir mellizos idénticos) con el nombre de tu bebé escrito en él, listo para arrancar e iniciar su transformación de una célula única a un niño o una niña. Pero primero tendrá que viajar por tus trompas de Falopio en busca del compañero perfecto: ese esperma afortunado que sellará el acuerdo.

Semana 3 ¡Felicitaciones... ya concebiste! Esto significa que tu futuro niño o niña ha iniciado su milagrosa transformación de una sola célula a un bebé hecho y derecho listo para ser querido y mimado. Horas después del encuentro entre el esperma y el óvulo, la célula fertilizada (también conocida como cigoto) se divide, y se divide y luego... continúa dividiéndose. En pocos días, tu futuro bebé se ha convertido en un cúmulo microscópico de células, aproximadamente una quinta parte del tamaño del punto que figura al final de esta oración. El blastocito –así se le conoce (aunque seguramente pronto le encontrarás un nombre más bonito)– empieza su viaje desde tus trompas de Falopio hasta tu útero expectante. ¡Sólo faltan ocho meses y medio... más o menos!

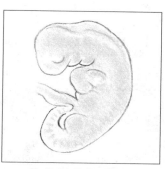

Tu Bebé, Primer Mes

Semana 4 ¡Ha llegado la hora de la implantación! Esa bolita de células a la que pronto llamarás bebé –y que por ahora se le conoce como embrión– ha llegado al útero y se ha acurrucado en el endometrio donde quedará conectado contigo hasta el día del parto. Una vez que se asienta con firmeza, la bolita de células se separa en dos grupos. Una mitad será tu hijo o hija, y la otra será la placenta, el salvavidas de tu bebé durante su estancia en tu útero. Y aunque todavía es una bolita de células (no mayor que una semilla de amapola, pero mucho más dulce), no sobrestimes a tu diminuto embrión, ya que a esta altura ha recorrido un gran camino desde esos días en que sólo era un blastocito. El saco amniótico –más conocido como la bolsa de agua– se está formando, al igual que el saco vitelino, que más adelante será incorporado al sistema digestivo del bebé en desarrollo. Cada capa del

---

Conéctate con tu Embarazo

Conéctate a whattoexpect. com, tu compañero interactivo del embarazo. Con sólo anotar la fecha de parto recibirás informes semanales sobre el crecimiento y desarrollo de tu bebé, además de acceso a herramientas útiles como el Planificador del Embarazo (*Pregnancy Planner*) y el Catálogo de Nombres de Bebés (*Baby Name Finder*). Conéctate con otras mamás en los tableros de mensajes, crea tu propio blog y tu perfil ¡y haz nuevas amigas!

El Calendario del Embarazo

Aunque la mayoría de las mujeres lleva la cuenta de su embarazo en meses, tu médico hará el cálculo en semanas. Y es aquí donde la situación puede volverse un poco confusa. El embarazo promedio dura 40 semanas, pero como se comienza a contar desde el primer día de tu último período menstrual –y la ovulación y concepción no tienen lugar hasta dos semanas después de eso (si tus períodos son regulares)– en realidad quedas embarazada en la semana 3 de tu embarazo. En otras palabras, al momento en que el esperma fecunda el óvulo ya llevas contadas dos semanas. Esto puede resultar confuso, pero a medida que tu embarazo avance y vayas cumpliendo las etapas del proceso marcados por semanas (el latido del corazón del bebé se puede escuchar con el monitor Doppler alrededor de las 10 semanas; el extremo superior del útero alcanza la altura de tu ombligo a las 20 semanas), empezarás a encontrar sentido al calendario semanal.

Aunque este libro está organizado en capítulos mes por mes, también te entrega una progresión semanal. Las semanas 1 a 13 componen el primer trimestre e incluyen los meses 1 a 3; las semanas 14 a 27 (aproximadamente) integran el segundo trimestre e incluyen los meses 4 a 6, y las semanas 28 a 40 (aproximadamente) forman el tercer trimestre e incluyen los meses 7 a 9.

embrión –ahora tiene tres– empieza a desarrollarse en partes especializadas del cuerpo. La capa interior o endodermo, se transformará en el aparato digestivo, el hígado y los pulmones del bebé. La del medio o mesodermo, será el corazón, los órganos sexuales, huesos, riñones y músculos. La exterior o ectodermo, formará el sistema nervioso, el cabello, la piel y los ojos de tu bebé.

Lo que Podrías Estar Sintiendo

Si bien es cierto que el embarazo tiene sus momentos mágicos y experiencias que atesorar, también trae consigo una carga de síntomas desagradables. Seguramente esperas sentir algunos de ellos (como esa sensación de mareo que ya parece estar imponiéndose). Otros probablemente nunca los esperarías (como babear… ¿quién lo diría?) Muchos de ellos preferirás no discutirlos en público (y tratarás de no experimentarlos en público, como esos gases furtivos), y otros tantos los intentarás olvidar (lo que seguramente

¿Los Síntomas? ¡Ya Vienen!

La mayoría de los síntomas del embarazo comienza a manifestarse alrededor de la semana 6, pero como cada mujer –y cada embarazo– es diferente, podrían presentarse antes o después (o nunca, si tienes suerte). Si experimentas algún síntoma que no aparece en esta lista o capítulo, consulta los capítulos siguientes o el índice.

ocurrirá, ya que las embarazadas son olvidadizas).

Aquí encontrarás un par de consideraciones para tener en cuenta sobre éstos y otros síntomas del embarazo. En primer lugar, como toda mujer y todo embarazo son diferentes, hay pocos síntomas universales. Por eso, aunque tu hermana o tu mejor amiga completaron su embarazo sin una sola náusea, quizás tú tengas que pasarte toda la mañana (y la tarde y la noche) inclinándote frente al inodoro. Segundo, los síntomas que se describen aquí son una muestra representativa de lo que puedes esperar (aunque, por suerte, no los experimentarás todos, al menos a la vez), pero hay muchos más. Es probable que hasta la sensación más extravagante e ilógica que experimentes durante los próximos nueve meses (tanto física como emocional) sea normal para el embarazo y para ti. Pero si un síntoma te provoca una duda persistente (¿esto es realmente normal?), consulta siempre con tu médico para mayor tranquilidad.

Si bien es improbable que este mes sepas que estás embarazada (por lo menos antes del final del mes), podrías empezar a sospechar que algo sucede. Esto es lo que podrías experimentar este mes:

Físicamente

- Un posible sangrado vaginal cuando el óvulo fertilizado se implanta en el útero, alrededor de cinco a diez días después de la concepción (menos del 30% de las mujeres experimenta este llamado sangrado de implantación).

- Cambios en los senos (tal vez más pronunciados si te suele ocurrir antes de tu período, o menos pronunciados si has tenido bebés antes): pesadez, sensibilidad, hormigueo, oscurecimiento de las aréolas (área pigmen-

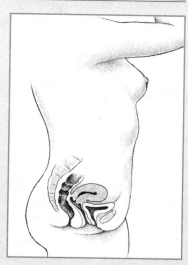

Un Vistazo Interior

Decididamente el envase todavía no revela qué tiene en su interior. Aunque podrías reconocer algunos cambios físicos en ti –tus senos podrían estar un poco más rellenitos, tu barriga un poquito más redondeada (aunque eso se debe a la hinchazón y no al bebé)– lo más probable es que nadie más se haya dado cuenta. Y dale una buena mirada a tu cintura: puede ser la última vez que la veas en varios meses.

tada en torno de los pezones).

- Hinchazón, flatulencia.

- Fatiga, falta de energía, somnolencia.

- Necesidad de orinar frecuentemente.

- Comienzo de náuseas, con o sin vómitos (aunque la mayoría de las mujeres no siente mareos sino hasta después de las seis semanas de embarazo) y/o exceso de saliva.

- Mayor sensibilidad a los olores.

Emocionalmente

- Altibajos emocionales (como un síntoma premenstrual, pero acentuado), que podría incluir cambios de ánimo, irritabilidad, irracionalidad, tendencia al llanto.

- Ansiedad durante la espera del momento adecuado para someterte a un examen casero de embarazo.

Qué Puedes Esperar en tu Primera Visita Prenatal

Tu primera visita prenatal será tal vez la más prolongada que tengas durante tu embarazo y, decididamente, la más exhaustiva. No sólo habrá más exámenes, procedimientos (incluyendo varios que sólo se harán en esta visita) y recolección de datos (para crear un historial médico completo), sino también más tiempo para preguntas (las que tú tengas para el médico y las que éste tenga para ti). También te dará un sinfín de consejos, desde lo que deberías comer (y no comer) hasta si deberías ejercitarte (y cómo). Lleva una lista con todas tus preguntas y posibles preocupaciones, como también un cuaderno y una lapicera o el Diario y Organizador del Embarazo de Qué Esperar (*What to Expect Pregnancy Journal and Organizer*).

Aunque la rutina de cada médico puede variar, por lo general la primera visita incluirá lo siguiente:

Confirmación de tu embarazo. Tu médico controlará lo siguiente: los síntomas de embarazo que experimentas; la fecha de tu último período menstrual para determinar tu fecha estimada de alumbramiento o fecha de parto (consulta la página 21); el cuello del útero y el útero en busca de signos y fecha aproximada del embarazo. Es posible que ordene exámenes de orina y de sangre. Muchos médicos también practican un ultrasonido, que es manera más precisa para fechar el embarazo.

Un historial completo. Para proporcionarte el mejor cuidado posible, tu médico querrá saber mucho de ti. Antes de tu primera visita, revisa tus documentos médicos en tu casa o llama a tu médico familiar para que te refresque la memoria sobre lo siguiente: tus antecedentes médicos personales (enfermedades crónicas, pasadas u operaciones quirúrgicas, alergias conocidas, incluyendo a determinados remedios); suplementos nutricionales (vitaminas, minerales, hierbas) o remedios (con o sin receta) que estés tomando o que hayas tomado desde la concepción; tu historial médico familiar (trastornos genéticos, enfermedades crónicas, alumbramientos irregulares); tus antecedentes ginecológicos (a qué edad tuviste tu primera menstruación, duración habitual de tu ciclo, duración y regularidad de tus períodos); tus antecedentes obstétricos (alumbramientos, abortos espontáneos, abortos provocados), como también los detalles de otros embarazos, partos y alumbramientos. Tu médico también te hará preguntas sobre tus antecedentes sociales (como tu edad y ocupación) y tu estilo de vida (qué comes habitualmente, si te ejercitas, bebes, fumas o usas drogas recreativas) y otros factores de tu vida personal que pudieran afectar tu embarazo (como información sobre el padre del bebé o sobre tu ascendencia étnica, entre otros).

Un Embarazo Saludable y Rozagante

Recibir una atención médica regular a través de visitas prenatales marcará una gran diferencia en el resultado de tu embarazo. Las mujeres que consultan regularmente a un profesional, tienen bebés más saludables y presentan menor probabilidad de dar a luz prematuramente y de padecer otros problemas serios.

Pero aunque el cuidado de tu salud debe empezar por tu vientre, no debe terminar allí. Será fácil acordarte de visitar regularmente a tu médico prenatal (¡vale la pena sólo por el hecho de oír el latido del corazón de tu bebé!), pero ¿recordarás cuidar del resto de ti, aun las partes de tu cuerpo aparentemente menos embarazadas?

Para mantenerte totalmente saludable durante los nueve meses, presta atención al mantenimiento integral de tu salud. Acude al dentista para que te haga una limpieza y un examen; la mayoría de los trabajos dentales, en especial los preventivos, puede realizarse sin riesgo durante el embarazo y, es más, podrían prevenir complicaciones. Consulta a tu internista, médico familiar o especialista en caso de que tengas una enfermedad crónica u otros problemas médicos que necesites vigilar (informa a tu médico del embarazo sobre toda otra atención médica que estés recibiendo). Y, de ser necesario, visita a un especialista en afecciones alérgicas. Tal vez no es el momento de comenzar con una serie de vacunas antialergénicas, pero ahora que estás respirando por dos podrías buscar otras opciones de tratamiento.

Si presentas nuevos problemas médicos ahora que esperas un bebé, no los pases por alto, aunque los síntomas del embarazo te tengan de cabeza. Consulta todo con un médico apropiado (incluso lo que te parezca relativamente inofensivo). Tu bebé necesita una mamá totalmente saludable.

Un examen físico completo. Podría incluir una evaluación de tu salud general por medio del examen de corazón, pulmones, pechos y abdomen; medición de tu presión sanguínea que servirá de punto de comparación en futuras visitas; registro de tu altura y peso (actual y antes del embarazo si es que hay una gran diferencia); inspección de tus brazos y piernas para detectar posibles várices o hinchazón, que se tomará como base de comparación para visitas posteriores; examen de tu vagina y cuello del útero (con un espéculo, tal como cuando te hacen el Papanicolaou); examen bimanual de tus órganos pélvicos (con una mano en la vagina y la otra en el abdomen) y tal vez a través del recto y la vagina; evaluación del tamaño y la estructura ósea de tu pelvis (por la cual tu bebé intentará salir cuando llegue el momento).

Una batería de exámenes. Hay exámenes de rutina para toda embarazada, otros lo son en algunas partes del país o para algunos médicos mientras que algunos se toman únicamente cuando las circunstancias lo exigen. Los chequeos prenatales más comunes en la primera visita incluyen:

- Un examen de sangre para determinar el tipo sanguíneo y Rh, niveles de hCG (gonadotropina coriónica humana) y para detectar anemia.

- Análisis de orina para medir el nivel de glucosa (azúcar) en la sangre, proteínas, glóbulos blancos y bacterias.

- Exámenes de sangre para determinar los niveles de anticuerpos e inmunidad a enfermedades como la rubéola.

- Exámenes para determinar la presencia de infecciones como sífilis, gonorrea, hepatitis B, clamidia y, muy frecuentemente, VIH.

- Un Papanicolaou para la detección de células anormales en el cuello del útero.

Dependiendo de tu situación particular y, de ser necesario, también podrías someterte a:

- Exámenes genéticos para fibrosis quística, anemia de células falciformes, enfermedad de Tay-Sachs u otras enfermedades genéticas.

- Un examen del nivel de azúcar en la sangre para determinar predisposición a la diabetes, especialmente si tienes antecedentes familiares, hipertensión sanguínea, si tuviste algún bebé de gran tamaño o con defectos o si aumentaste excesivamente de peso en un embarazo anterior. (Todas las mujeres son sometidas a un examen exploratorio de glucosa para detectar la diabetes gestacional, aproximadamente a las 28 semanas. Consulta la página 321).

Una oportunidad de discusión. Éste es el momento de sacar a luz esa lista de preguntas y preocupaciones.

Lo que Podrías Estar Preguntándote

La Buena Nueva

"¿Cuándo le debo decir a mis familiares y amistades que estoy embarazada?"

Ésta es una de las preguntas que sólo tú puedes responder. Algunos futuros padres no pueden esperar a contárselo a todos los que conocen (incluso a un puñado de desconocidos). Otros sólo lo revelarán en forma selectiva, empezando con los más queridos y cercanos (familiares y quizás amigos), esperando hasta estar seguros antes de sacarlo a la luz. Y hay otros que prefieren no hacer ningún anuncio hasta completar exitosamente el tercer trimestre o hasta finalizar los exámenes prenatales.

Por eso discútanlo y hagan lo que les resulte más cómodo. Pero al dar a conocer la buena nueva, no te olvides de dedicar algún tiempo a disfrutarlo en pareja.

Para la otra Mitad del Embarazo

No hay una sola página en este libro que no esté dirigida tanto a las futuras madres como a los futuros padres. Al leerlo juntos, mes a mes, como futuro padre podrás compenetrarte con la experiencia del embarazo y comprender algunos de esos síntomas inesperados de los que se queja tu esposa. Pero como seguramente tendrás tus propias preguntas y preocupaciones, te hemos dedicado un capítulo especial. Lee el Capítulo 19, titulado "Los Padres También Esperan".

Para recomendaciones sobre cuándo dar la noticia en el trabajo, consulta la página 203).

Suplementos Vitamínicos

"¿Debo tomar vitaminas?"

Prácticamente nadie consume una dieta nutritiva perfecta todos los días, en especial al inicio del embarazo, cuando los mareos te quitan el apetito, o cuando los escasos alimentos que algunas mujeres logran tragar no tardan en volver a subir (¿te suena familiar?). Aunque un suplemento vitamínico diario no puede sustituir una buena dieta prenatal, sí puede servir como seguro alimenticio, garantizando que a tu bebé no le faltará lo necesario cuando no alcances el objetivo nutricional propuesto, especialmente durante los primeros meses decisivos de la gestación.

Además hay otras buenas razones para tomar tus vitaminas. Para empezar, algunos estudios demuestran que las mujeres que toman un suplemento vitamínico que contiene ácido fólico durante los primeros meses de su embarazo (y aun antes) reducen significativamente los riesgos de defectos en el tubo neural (por ejemplo, la espina bífida), como también les ayuda a prevenir un nacimiento prematuro. Por otra parte, las investigaciones han demostrado que tomar un suplemento que contenga por lo menos 10 mg de vitamina B_6 antes y durante el inicio del embarazo puede disminuir los mareos y náuseas (¡mejor motivo imposible!).

Hay buenas fórmulas diseñadas especialmente para las futuras mamás, ya sea con o sin receta médica (pídele una recomendación a tu médico y consulta la página 103 para saber lo que debería contener el suplemento). No tomes ningún tipo de suplemento dietético que no sea adecuado para las embarazadas o que no haya sido aprobado por tu médico.

Algunas mujeres advierten que tomar el típico suplemento prenatal les intensifica las náuseas, especialmente al comienzo del embarazo. Cambiar de fórmula o de píldora podría ser la solución, como también tomarla junto con la comida (a menos que suelas vomitar después de comer) o durante el momento del día en que estés menos propensa a la náusea. Una píldora con revestimiento suele ser más fácil de tolerar y más fácil de tragar. Si eso tampoco te ayuda, podrías considerar un suplemento masticable o de acción lenta. Si tus náuseas son intensas, busca una fórmula rica en vitamina B_6 (el jengibre es una buena adición para las nauseabundas). Como sea, la fórmula que escojas debe ser diseñada para el embarazo y no debe contener nada extra que no sea seguro (como hierbas). Si tu médico te recetó un suplemento, consulta con él antes de cambiarlo.

A algunas mujeres, el hierro de una vitamina prenatal les causa estreñimiento o diarrea. Nuevamente, un cambio de fórmula podría traer alivio. Para disminuir los síntomas también se puede tomar un suplemento para embarazadas que no contenga hierro y una preparación de hierro por separado (tu médico puede recomendarte uno que se disuelva en los intestinos y no en el más delicado de los estómagos, o uno de acción lenta).

"Como muchos cereales y panes enriquecidos. Si además estoy tomando un suplemento prenatal, ¿no estaré consumiendo demasiadas vitaminas y minerales?"

Incluso lo bueno en exceso puede ser perjudicial, pero no en este caso.

Tomar una vitamina prenatal junto con la dieta promedio, que incluye un festín de productos enriquecidos y fortificados, no conducirá a un consumo excesivo de vitaminas y minerales. Para superar con creces la dosis de nutrientes tendrías que añadir otros suplementos aparte de los prenatales, lo que ninguna futura mamá debiera hacer a menos que se lo aconsejara un médico informado de que está embarazada. Sin embargo, hay que ser cautelosa con cualquier alimento (o bebida) que esté fortificado con más de la cuota diaria recomendada de vitaminas A, D, E y K, porque podría ser tóxico en grandes cantidades. La mayoría del resto de las vitaminas y minerales es soluble al agua, lo que significa que los excesos que el organismo no pueda absorber sencillamente se van con la orina. Por eso se dice que las mujeres fanáticas de los suplementos en los Estados Unidos, tienen la orina más cara del mundo.

Fatiga

"Ahora que estoy embarazada tengo un cansancio crónico. ¡A veces siento que no voy a poder llegar al final del día!"

¿Te cuesta levantar la cabeza de la almohada cada mañana? ¿Estás como una sonámbula todo el día? ¿No puedes esperar a lanzarte sobre tu cama en cuanto llegas a casa por la noche? Parece como si tu actitud diaria de levantarte llena de energías se hubiera desvanecido sin intenciones de regresar, lo que no resulta sorprendente. Después de todo estás embarazada. Y aunque por fuera no muestres señales evidentes de que estás gestando un bebé, por dentro se está realizando un trabajo de ingeniería. Para más pistas, tu cuerpo embarazado trabaja más arduamente cuando estás descansando que el cuerpo de una no embarazada cuando corre una mara-

tón... sólo que tú no estás consciente del esfuerzo.

Entonces ¿qué es exactamente lo que está ocurriendo en tu organismo? Para empezar, está fabricando la placenta, el sistema de preservación de tu bebé, y lo seguirá haciendo hasta el final del primer trimestre. Además, tus niveles hormonales han subido como la espuma, estás produciendo más sangre, tu ritmo cardíaco ha aumentado, tu nivel de azúcar en la sangre se ha reducido, tu metabolismo está quemando energías a toda máquina (aun cuando estás acostada), y estás consumiendo más nutrientes y agua. Y si eso no es suficiente como para agotarte, agrega a esa ecuación debilitante todo el resto de demandas físicas y emocionales del embarazo a las que se está ajustando tu cuerpo. Añade todo eso y no es de sorprender que te sientas como compitiendo en un triatlón todos los días... y terminando última (o al menos, exhausta).

Afortunadamente, el alivio vendrá tarde o temprano. Una vez que completes la tarea titánica de fabricar la placenta (alrededor del cuarto mes) y tu cuerpo se adapte a los cambios hormonales y emocionales que trae el embarazo, te sentirás un poquito más animada.

Mientras tanto, ten en cuenta que la fatiga es una señal de que tu cuerpo debe tomarse las cosas con calma en estos días. Por eso atiéndelo y toma el descanso que necesita. También podrías recuperar parte de esa sensación de levantarte llena de energías, siguiendo algunos de los siguientes consejos:

Mímate a ti misma. Si eres primeriza, disfruta de lo que probablemente será tu última oportunidad durante mucho tiempo de cuidar de ti sin sentirte culpable. Si ya tienes uno o más niños en casa, deberás dividir tu atención (consulta la próxima página). Pero sea como sea, éste no es el momento de convertirte en supermamá. Descansar lo suficiente es más importante que dejar tu casa impecable o servir banquetes. Deja que los platos esperen hasta más tarde y ni te preocupes por las migajas que se hayan esparcido debajo de la mesa. Encarga tus compras de supermercado (y todo lo que se te ocurra) por Internet en vez de arrastrar tu cuerpo al almacén. Conviértete en cliente frecuente del circuito de comida para llevar. No te comprometas con actividades o tareas que no son esenciales. ¿Nunca has sido perezosa? Éste es el mejor momento para saber si se te da bien.

Deja que otros te mimen. Tú ya tienes tu propia carga en estos días así que deja que tu pareja cumpla con su cuota correspondiente (en estos momentos debería ser más de la mitad) de tareas domésticas, incluyendo lavandería y compras. Acepta el ofrecimiento de tu suegra de pasar la aspiradora y limpiar la casa cuando está de visita. Haz que alguna amiga te ayude con las compras cuando ella haga las suyas. De ese modo, hasta podrías tener un resto de energías para salir a dar una caminata (antes de arrastrarte hasta la cama).

Relájate. ¿Estás agotada al final del día? Recuéstate por las tardes (preferiblemente con los pies en alto) en vez de salir. Y no esperes hasta la noche para descansar. Si tienes tiempo para una siesta, no lo desaproveches. Si no puedes dormir, recuéstate con un buen libro. Si trabajas no tendrás la opción de dormir una siestita en la oficina, a menos que tengas un horario flexible y acceso a un sofá cómodo, pero quizás puedas poner los pies sobre tu escritorio o en el sofá del baño de las mujeres durante un descanso o la hora de almuerzo. (Si optas por hacerlo durante la hora del almuerzo, deja tiempo para comer también).

Sé una mamá perezosa. ¿Tienes más hijos? Tu fatiga podría ser aún mayor por motivos obvios (tienes menos tiempo para descansar, mientras que tu cuerpo tiene más demandas). O podría ser menos evidente ya que estás acostumbrada al agotamiento o quizás estás demasiado ocupada como para prestarle atención. Sea como sea, no es fácil mimarte a ti misma cuando tienes otros bebés (y niños mayores) clamando por tu atención. Pero inténtalo de todos modos. Explícales que gestar a un bebé es un trabajo duro y que tu energía está por los suelos. Pídeles que te ayuden con las tareas de la casa y a darte el tiempo para descansar. En vez correr de un patio de recreo a otro durante el día y de correr detrás de los niños por la noche, dedica más tiempo a actividades más tranquilas como leer, solucionar rompecabezas, ver DVD o a jugar con ellos al "hospital", siempre y cuando tú seas la paciente (así podrás acostarte). Puede ser difícil dormir una siesta cuando hay otros niños en la casa, pero si puedes hacerla coincidir con las de los pequeños quizás lo puedas lograr.

Duerme más. Puede que sea obvio decirlo, pero por si acaso: dormir incluso una hora más por la noche puede darte más energía por la mañana. Olvídate del programa de televisión de medianoche y acuéstate más temprano; pídele a tu marido que te prepare el desayuno para que puedas levantarte más tarde. Pero tampoco exageres. Demasiado sueño podría hacerte sentir aún más cansada.

Come bien. Para mantener tus energías necesitas un suministro estable de combustible de primera. Consume suficientes calorías por día (claro que es más fácil decirlo que hacerlo, si los mareos y náuseas te tienen a maltraer, pero decididamente vale la pena el esfuerzo), y concéntrate en las inyecciones de energía que te dan las proteínas, carbohidratos complejos y alimentos ricos en hierro. La cafeína o el azúcar (o ambos) podrían parecer el remedio ideal para cuando tu energía se va en picada, pero no lo son. Aunque esa barrita de golosina o esas bebidas energéticas podrían estimularte brevemente, a esa infusión de azúcar en la sangre le seguirá pronto un bajón que te dejará más rendida que nunca (además, algunas bebidas energéticas en lata pueden contener suplementos dietéticos que no son seguros para las embarazadas).

Come con frecuencia. Al igual que muchos otros síntomas del embarazo, la fatiga responde bien a la Solución de las Seis Comidas (consulta la página 99). Mantener un nivel estable de azúcar en la sangre te ayudará también a estabilizar tu energía, por lo tanto no pases por alto el almuerzo o la cena y opta por comidas ligeras y bocadillos frecuentes (aquellos que son nutritivos, compuestos de proteínas y carbohidratos complejos).

Da un paseo. O trota lentamente. O da una vuelta por el almacén del barrio. O practica algún ejercicio para el embarazo o alguna rutina de yoga. Seguramente el sofá nunca te ha parecido más tentador, pero paradójicamente demasiado descanso y escasa actividad pueden aumentar la fatiga. Aun un poquito de ejercicio puede ser más rejuvenecedor que una pestañada en el sofá. Pero no te excedas, ya que el objetivo es terminar tus ejercicios cargada de energía y no con la lengua afuera. Y no te olvides de seguir las normas delineadas a partir de la página 232.

Aunque la fatiga probablemente disminuirá para el cuarto mes, ten presente que volverá con fuerza en el último trimestre (¿no será un recurso de la naturaleza para prepararte para esas largas noches de insomnio que te esperan una vez que llegue el bebé?).

Náuseas Matutinas

"Todavía no he tenido mareos y náuseas. ¿Realmente estoy embarazada?"

Los mareos y náuseas en las mañanas, al igual que los antojos de pepinillos en vinagre y de helado, son una evidencia del embarazo, pero no necesariamente tienen que suceder. Algunos estudios demuestran que casi tres cuartas partes de las embarazadas sufren de náusea y vómitos asociados con la indisposición matinal, lo que significa que un poquito más del 25% de las futuras mamás no los experimentan. Si estás entre las que nunca han tenido náuseas o las que sólo han sentido un leve mareo, puedes considerarte no solamente embarazada sino también afortunada.

"Mis náuseas matutinas me acompañan durante todo el día. Temo que no estoy comiendo lo suficiente como para nutrir a mi bebé"

Bienvenida al club de las futuras madres mareadas, un club al que pertenece hasta un 75% de las embarazadas. Aunque tú y el resto de los abatidos miembros de esta comunidad decididamente sienten los efectos de las náuseas matutinas –un malestar con el nombre equivocado, porque como has notado puede suceder en la mañana, al mediodía, en la noche o en todo momento–, es casi seguro que tu bebé no los percibe. Eso se debe a que por ahora sus necesidades nutricionales son minúsculas, tan pequeñas como su tamaño (tu bebé ni siquiera alcanza la medida de una arveja). Incluso las mujeres que tienen tanta dificultad para tragar que hasta pierden peso durante el primer trimestre, no perjudicarán a su bebé siempre y cuando compensen

Algo Huele...

¿Ahora que estás esperando, has notado que puedes oler lo que incluye el menú incluso antes de poner un pie en el restaurante? Ese sentido intensificado del olfato es por cierto un efecto secundario muy real del embarazo, provocado por las hormonas (en este caso estrógeno) que amplifican hasta la más minúscula fragancia que se cruza en tu camino. Lo peor es que este síndrome de sabueso puede desencadenar también los síntomas de la náusea matutina. ¿Hueles problemas? Aquí hay algunas estrategias para que le des un respiro a tu pobre nariz:

- Si no puedes tolerar el olor, aléjate de la cocina. O del restaurante. O de la sección perfumería en el centro de compras. O de cualquier sitio que te repugne.

- Abre las ventanas cada vez que puedas para desvanecer los olores de la comida o las emanaciones mohosas. O utiliza el extractor de la cocina.

- Lava tu ropa con mayor frecuencia de lo habitual, ya que los olores tienden a impregnarse en las fibras.

Usa detergente y suavizante sin fragancia si estas esencias te incomodan (lo mismo para tus productos de limpieza).

- Cámbiate a artículos de tocador sin fragancia o con fragancia leve.

- Pídeles a todos los que estén regularmente a corta distancia de ti (y con quienes tienes una relación cercana como para pedírselo) que tengan especial consideración con tu olfato de sabueso. Haz que tu esposo se lave, se cambie de ropa y se cepille los dientes después de comerse una hamburguesa con ají. Pídeles a tus amigos y compañeros de trabajo que no abusen del perfume cuando estén contigo. Y, por supuesto, mantente lejos de los que están fumando.

- Trata de rodearte de fragancias (si hay alguna) que te hagan sentir mejor. La menta, el limón, el jengibre y la canela son probablemente más suaves, especialmente si tienes mareos, aunque algunas futuras mamás optan por aromas que invocan a la infancia, como el talco para bebés.

la pérdida de libras en los meses posteriores. Y eso es generalmente fácil de hacer, ya que los mareos y náuseas no pasan de la semana 12 ó 14. (Una que otra futura mamá sigue experimentándolos hasta el segundo trimestre y muy pocas, particularmente las que esperan más de un bebé, podrían padecerlos hasta bien entrado el tercero).

¿Cuál es la causa de náusea matutina? Nadie lo sabe a ciencia cierta, pero no escasean las teorías. Entre ellas, el alto nivel de la hormona hCG en la sangre en el primer trimestre, los elevados niveles de estrógeno, el reflujo gastroesofágico, la relativa relajación del tejido muscular en el aparato digestivo (que vuelve la digestión menos eficiente) y el sentido exacerbado del olfato que desarrollan las mujeres embarazadas.

No todas las embarazadas experimentan náuseas matutinas del mismo modo. Algunas tienen sólo algunos momentos de mareos y náuseas, otras se sienten indispuestas todo el día pero no vomitan, otras lo hacen de vez en cuando y otras con frecuencia. Probablemente hay varios motivos para estas variaciones:

Niveles hormonales. Los niveles superiores a lo normal (como cuando una mujer es portadora de fetos múltiples) pueden intensificar la náusea matinal mientras que los niveles menores pueden disminuirla o eliminarla (aunque las mujeres con niveles hormonales normales también pueden experimentar poco o nada de mareos y náuseas).

Sensibilidad. Algunos cerebros tienen un puesto de comando para la náusea más sensible que otros, lo que significa que es más probable que respondan a las hormonas y a otros desencadenantes de este tipo de indisposición. Si éste es tu caso (si siempre te mareas en el automóvil o en un barco, por ejemplo), posiblemente sufrirás de náuseas y vómitos severos. ¿Nunca experimentas mareos o náuseas? Entonces es menos probable que los tengas mientras estás esperando.

Estrés. Se sabe que el estrés emocional puede desencadenar un desajuste gastrointestinal, por lo tanto no es de extrañar que los síntomas de la náusea matinal tiendan a empeorar en momentos de estrés.

Fatiga. La fatiga física o mental puede acentuar también los síntomas de la náusea matinal (a la inversa, una indisposición matinal severa puede aumentar la fatiga).

Embarazo primerizo. La náusea matutina es más común y tiende a ser más severa en el primer embarazo, lo que apoya la idea de que podría involucrar a la vez factores físicos y emocionales. Físicamente, el organismo de la embarazada novata está menos preparado para la embestida hormonal y otros cambios que el de una mujer que ya los ha experimentado. Emocionalmente, es posible que las primerizas estén sujetas a ese tipo de ansiedades y temores que revuelven el estómago, mientras que las mujeres en embarazos posteriores podrían distraerse de sus náuseas por la constante demanda de cuidar de sus niños. (Por cierto las generalidades no siempre se aplican a las futuras mamás, y algunas mujeres se indisponen mucho más en los embarazos subsiguientes).

No importa cuál sea la causa (¿y acaso importa cuando estás vomitando por tercera vez en el día?), el efecto de la náusea matutina es el mismo: un aguafiestas. Aunque no hay más cura para ese malestar que el paso del tiempo, siempre hay modos de disminuirlo mientras sueñas con un día libre de náuseas:

- Come temprano. Las náuseas matutinas no esperan a que te levantes por la mañana. De hecho, es más probable que ataquen cuando tienes el estómago vacío, como sucede después de varias horas de sueño. Eso se debe a que después de no comer durante un tiempo, los ácidos que merodean en tu barriga vacía no tienen nada más que digerir que tu mucosa estomacal, lo que aumenta la sensación de mareo. Para evitar vomitar, ni se te ocurra levantarte de la cama por la mañana sin comer un bocadillo que hayas dejado en la mesita de luz la noche anterior (como galletas saladas, cereal seco, o una porción de frutas secas, semillas y dátiles). Mantener bocadillos junto a la cama también te impide tener que levantarte si te despiertas con hambre en la mitad de la noche. Además, es buena idea comer algo en esas idas nocturnas al baño, para que tu estómago se sienta un poquito cargado durante la noche.

- Come tarde. Comer un bocadillo ligero rico en proteínas y carbohidratos complejos justo antes de ir a dormir te asegurará una barriga más feliz cuando te despiertes. Algunas ideas: un *muffin* con un vaso de leche, queso en barritas y un puñado de albaricoques secos.

- Come liviano. Una barriga llena es tan susceptible a los mareos y náuseas como la vacía. Sobrecargarte –aun cuando tienes mucha hambre– puede llevarte a vomitar.

- Come a menudo. Uno de las mejores maneras de combatir la náusea es mantener un nivel de azúcar estable en la sangre –y tu estómago un poquito lleno– todo el tiempo. Para prevenir la náusea, come en pocas cantidades con mucha frecuencia (lo ideal es seis comidas ligeras diarias en vez de tres grandes). No salgas de casa sin una provisión de bocadillos que tu barriga pueda tolerar (frutas secas y nueces, barras de granola, cereal seco, galletas saladas, hojuelas de soya o pretzels).

- Come bien. Una dieta rica en proteínas y carbohidratos complejos puede ayudar a combatir los mareos y náuseas. Una buena nutrición general también puede ser de ayuda, por lo tanto, come lo mejor posible (aunque dadas las circunstancias no siempre será tan fácil).

- Come lo que puedas. ¿Eso de comer bien no está funcionando tan bien? En estos momentos, tu prioridad debiera ser llevar algún alimento a tu barriga y mantenerlo ahí. Ya tendrás tiempo para seguir una dieta equilibrada. Para la etapa de las náuseas come cualquier alimento que te permita sobrellevar el día (y la noche), aunque no sea nada más que paletas de helado y galletas de jengibre. Mejor si lo intentas con helados de frutas reales y galletas de jengibre de grano integral, pero si no te seduce esa idea no te hagas problema.

- Bebe. A corto plazo, beber suficiente líquido es más importante que consumir suficientes sólidos, particularmente si estás perdiendo muchos fluidos vomitando. Si te parece que los líquidos son más fáciles de consumir cuando sientes náuseas, úsalos para

conseguir tus nutrientes. Bebe tus vitaminas y minerales en licuados, sopas y jugos. Pero si notas que los líquidos te aumentan las náuseas, come sólidos con un elevado contenido de agua como frutas y verduras frescas, particularmente lechuga, melones y cítricos. En algunas mujeres beber y comer al mismo tiempo les impone una carga excesiva a su aparato digestivo; si éste es tu caso, trata de tomar tus líquidos entre comidas.

- Refréscate. Experimenta también con las temperaturas. Muchas mujeres sienten que los líquidos y los alimentos muy fríos les resultan más fáciles de consumir. Otras los prefieren tibios (emparedados de queso derretido en vez de sándwiches fríos).

- Varía. A menudo, lo que en un principio es un alimento que te cae bien (es lo único que puedes retener y por eso lo comes todo el día) lo comienzas a asociar con la náusea y, por cierto, empieza a provocarla. Si las galletas saladas ya comienzan a enfermarte, cámbialas por otro carbohidrato reconfortante (quizás el próximo podría ser Cheerios o sandía).

- Lo que te provoque náuseas, elimínalo sin chistar. Punto. No te obligues a comer alimentos que no te atraigan o, peor todavía, que te enfermen. Deja que tus papilas gustativas (y tus antojos y tus aversiones) sean tu guía. Escoge solamente los alimentos dulces si son todo lo que puedes tolerar (recibe tu vitamina A y tus proteínas de duraznos y yogur en la cena en vez de brócoli y pollo). O elige sólo lo salado si es tu único pasaporte a una barriga menos tumultuosa (come pizza recalentada al desayuno en vez de cereal).

- Que el olfato o la vista no te traicionen. Gracias a un olfato mucho más sensible, las embarazadas súbitamente rechazan los aromas que consideraban apetitosos y huyen como el correcaminos de los que ya consideraban desagradables. Aléjate de los olores que te provoquen náuseas, ya sea las salchichas con huevos que a tu esposo le agrada preparar los fines de semana o su loción para después de afeitar que te enloquecía (pero que ahora te hace ir corriendo al baño). Tampoco te acerques a los alimentos cuya sola vista te revuelvan el estómago (como suele ocurrir con el pollo crudo).

■ Complementa. Toma un suplemento vitamínico prenatal para compensar la falta de nutrientes que no estás consumiendo. ¿Temes no poder tragar la píldora o mantenerla adentro? De hecho, esa dosis diaria podría atenuar los síntomas de náusea (especialmente si estás tomando una vitamina de acción lenta rica en vitamina B_6, muy efectiva para combatir los mareos). Pero tómala en un momento del día en que tengas menor probabilidad de devolverla, acompañado de un bocadillo nutritivo a la hora de dormir. Si tus síntomas son intensos, pregúntale a tu médico si es conveniente tomar una dosis extra de vitamina B_6, que puede ayudar a aliviar la náusea en algunas mujeres.

■ Únete al jengibre. Es cierto lo que las abuelas vienen diciendo desde hace siglos: el jengibre puede ser efectivo para combatir las náuseas. Úsalo para cocinar (sopa de zanahorias con jengibre, panecillos de jengibre), ponlo en el té, o cómetelo en sus versiones de bizcochos, golosinas o chupetines. Una bebida elaborada con jengibre verdadero (ojo que el ginger ale regular no lo es) también puede ayudar. Aun su aroma fresco (corta un trocito y huélelo) podría aliviar las náuseas. O prueba otro truco: el limón (cuando te despiertes con ganas de devolver,

¿qué te parece una limonada?). Otras mujeres encuentran alivio al chupar caramelos ácidos.

■ Descansa. Trata de dormir y relajarte un poco más. Tanto la fatiga emocional como la física pueden acentuar la náusea.

■ Actúa en cámara lenta. No saltes de la cama ni salgas volando de la habitación, ya que la prisa tiende a empeorar la náusea. Reposa en la cama durante algunos minutos mordisqueando ese bocadillo de la mesa de luz y después levántate lentamente para tomar un desayuno sin apuros. Esta idea podría parecer imposible si tienes otros niños, pero trata de levantarte antes que ellos para poder disfrutar de un poquito de tiempo libre, o deja que tu esposo se encargue de las tareas matutinas.

■ Reduce al mínimo el estrés. Aliviar el estrés podría reducir las náuseas. Consulta la página 152, donde encontrarás consejos para lidiar con el estrés durante el embarazo.

■ Trata bien a tu boca. Cepíllate los dientes (con un dentífrico que no provoque náuseas) o enjuágate la boca cada vez que vomites y tras cada comida (pídele a tu dentista que te recomiende un buen enjuague bucal). No sólo te ayudará a mantener la boca fresca y a reducir la náusea, sino también disminuirá el riesgo de daños a los dientes o las encías que pueden provocar las bacterias mientras hacen un banquete con los residuos del vómito en tu boca.

■ Prueba con los brazaletes antimareo. Estas bandas elásticas de una pulgada, usadas en ambas muñecas, ponen presión sobre los puntos de acupresión de la parte interior de la muñeca y a menudo alivian la náusea. No causan efectos secundarios y están disponibles en farmacias y tiendas de alimentos saludables. O bien tu médico podría recomendarte una forma más sofisticada de acupresión: una banda para la muñeca que funciona con pilas –llamada ReliefBand– que usa estimulación eléctrica.

- Busca alternativas. Hay una variedad de enfoques médicos complementarios como acupuntura, acupresión, retroalimentación o hipnosis que pueden contribuir a reducir los síntomas de la náusea matinal y que vale la pena probar (consulta la página 92). También pueden ser de ayuda la meditación y la visualización.

Aunque hay medicinas que podrían contribuir a aliviar los mareos y náuseas (como una combinación de doxilamina –un antihistamínico hallado en las Unisom Sleep Tabs– y la vitamina B_6), por lo general, sólo son recomendados o recetados cuando la náusea matutina es severa. Ten en cuenta, también, que el antihistamínico te provocará somnolencia, lo que es positivo si vas camino a la cama, pero negativo si estás conduciendo al trabajo. No tomes ningún medicamento (tradicional ni herbal) para la náusea matutina a menos que te lo recete tu médico.

En menos del 5% de los embarazos, el mareo y náuseas son tan intensos que podrían requerir una intervención médica. Si éste es tu caso, consulta la página 588.

Exceso de Saliva

"La boca se me llena de saliva todo el tiempo y tragar me provoca náusea. ¿Qué es lo que pasa?"

Digamos que babearse no te hace lucir muy sofisticada (especialmente en público), pero para muchas mujeres en el primer trimestre es uno de los pormenores de la reproducción humana. El exceso de saliva es un síntoma común –y muy desagradable–, especialmente entre quienes padecen de náuseas matutinas. Y aunque esa saliva extra en tu boca podría contribuir a los mareos –y producirte una sensación de inestabilidad al comer– es completamente inofensiva y, afortunadamente, de corto aliento, ya que suele desaparecer después de los primeros meses.

¿Te molesta tener que escupir tanto? Para aliviar ese exceso de saliva cepíllate los dientes frecuentemente con dentífrico y enjuague mentolado o prueba con goma de mascar sin azúcar.

Gusto Metálico

"Tengo un gusto metálico en la boca todo el tiempo. ¿Tiene que ver con el embarazo o se debe a algo que comí?"

¿Tienes la sensación de que estuvieras lamiendo monedas? Aunque no lo creas, ese gusto metálico es un efecto común del embarazo –aunque pocas veces mencionado–, y que también puedes atribuir a las hormonas. Éstas juegan un papel en el control de tu sentido del gusto: cuando se alborotan (como cuando tienes tu período o cuando estás embarazada), también lo hacen tus papilas gustativas. Al igual que la náusea matinal, ese gusto desagradable disminuirá –o, si eres afortunada, desaparecerá del todo– en el segundo trimestre, cuando las hormonas comienzan a calmarse.

Hasta entonces, puedes tratar de combatir el metal con ácido. Busca jugos de cítricos, limonada, chupetines ácidos y –si tu barriga lo tolera– alimentos marinados en vinagre (¿alguien dijo pepinillos en vinagre con helado?). Los alimentos ácidos no sólo tienen el poder de penetrar ese gusto metálico sino también aumentan la producción de saliva, lo que ayudará a eliminarlo (aunque por otra parte podría ser negativo si estás salivando en abundancia). Otros trucos para probar: cepíllate la lengua cada vez que te laves los dientes, o enjuágate con una solución salina (una cucharadita de sal en 8 onzas de agua) o una solución de bicarbonato de soda (1/4 de cucharadita de ésta en 8 onzas de agua) unas pocas veces por día para neutralizar los niveles de pH en la boca y mantener a raya ese sabor desagradable. También podrías preguntarle a tu médico si te conviene cambiar tu vitamina prenatal: al parecer, algunas provocan un gusto metálico más que otras.

Frecuencia Urinaria

"Voy al baño cada media hora. ¿Es normal orinar con tanta frecuencia?"

Puede que no sea la mejor butaca de la casa, pero para la mayoría de las embarazadas es la más frecuentada. Convengamos que cuando hay que ir, hay que ir, y en estos días (y noches) tienes que ir a cada rato. Y aunque orinar sin parar no es lo más práctico, es absolutamente normal.

¿Qué causa esta necesidad constante de orinar? En primer lugar, las hormonas no sólo desencadenan un aumento en el flujo sanguíneo sino también en el flujo urinario. Además, durante el embarazo mejora la eficiencia de los riñones, lo que ayuda a tu organismo a deshacerse más rápidamente de los desechos (incluyendo los del bebé, lo que significa que estás orinando por dos). Finalmente, tu útero en crecimiento está ejerciendo presión sobre la vejiga, lo que deja menos espacio de almacenaje en el tanque de la orina y provoca esa sensación de urgencia por ir al baño. Esta presión suele aliviarse después de que el útero sube

hasta la cavidad abdominal durante el segundo trimestre y, por lo general, no regresa hasta el tercer trimestre o cuando la cabeza del bebé baja hacia la pelvis en el noveno mes. Pero como la constitución de los órganos internos varía ligeramente de una mujer a otra, el grado de frecuencia urinaria durante el embarazo también puede variar. Algunas apenas lo notan mientras que para otras es una molestia durante los nueve meses.

Inclinarte hacia adelante al orinar te ayudará a vaciar completamente la vejiga, al igual que hacerlo hasta la última gota mediante el doble vaciado (orina y, después de terminar, exprime un poquito más). Ambas tácticas podrían reducir la frecuencia de visitas al baño, aunque, seamos realistas, no demasiado.

No reduzcas el consumo de líquidos pensando que te mantendrá alejada del baño. Tu organismo y tu bebé necesitan un suministro estable de fluidos y, por otra parte, la deshidratación puede desembocar en una infección urinaria. Pero reduce la cafeína, que aumenta la necesidad de hacer pis. Si orinas con frecuencia durante la noche, intenta limitar los líquidos antes de acostarte.

Si siempre sientes la urgencia por orinar (aun después de que acabas de hacerlo) consulta con tu médico. Tal vez necesitas someterte a un examen para detectar o descartar una infección urinaria.

"¿Por qué no orino frecuentemente?"

Que no aumenten tus visitas al baño podría ser normal para ti, especialmente si sueles orinar con frecuencia. Pero bebe suficiente líquido (por lo menos ocho vasos de 8 onzas por día, y más si estás perdiendo fluidos al vomitar). Un consumo reducido de líquidos podría causar no sólo poca necesidad de orinar sino también una deshidratación y una infección urinaria.

Cambios en los Senos

**"Casi no reconozco mis propios senos...
están tan grandes. Y también sensibles.
¿Se quedarán así? ¿Se caerán cuando dé
a luz?"**

Parece que has hecho el primer gran
descubrimiento del embarazo: tus
senos. Aunque la barriga no suele crecer mucho hasta el segundo trimestre,
los pechos comienzan a hacerlo semanas después de la concepción, aumentando gradualmente las medidas del
sostén (podrías terminar en tres tallas
más grandes de lo que empezaste). Las
causas de este crecimiento son las hormonas en efervescencia, las mismas que
te abultan el busto antes de la menstruación pero ahora a niveles exagerados.
La grasa está creciendo en tus senos,
como también el flujo sanguíneo. Y hay
un motivo lógico para esta expansión:
tus senos se están preparando para alimentar a tu bebé cuando llegue.

Además de su tamaño, probablemente notarás otros cambios. La aréola
(la zona pigmentada que circunda
el pezón) se oscurecerá, expandirá y
podría presentar áreas más oscuras. Este
oscurecimiento podría desvanecerse,
pero no desaparecer totalmente después
de dar a luz. Los pequeños bultitos que
podrías notar en la aréola son glándulas
lubricantes que se pronuncian durante
el embarazo y que luego vuelven a la
normalidad. El complejo mapa de carreteras de venas azules que atraviesa los
senos –a menudo muy visibles en las
mujeres de tez clara y a veces ni siquiera
perceptibles en las de piel más oscura–
representa el sistema de abastecimiento
de nutrientes y líquidos entre la madre
y el bebé. Después del parto –o si estás
amamantando, después del destete– la
piel retomará su apariencia normal.

Aunque es posible que tus senos
sigan creciendo durante los nueve meses,
probablemente no se mantendrán sensibles al tacto después del tercer o cuarto
mes. Algunas mujeres sienten que esa
sensibilidad disminuye mucho antes.
Mientras tanto, puedes buscar alivio
con compresas frías o calientes.

Y en cuanto a si tus senos quedarán
caídos después del parto, dependerá
de la genética (si a tu mamá le ocurrió,
a ti también te podría pasar) y, en gran
parte, de ti. La caída de los pechos no
sólo se debe al embarazo en sí sino
también a una falta de apoyo durante
el embarazo. Independiente de lo firmes que estén ahora, protégelos para el
futuro usando un sostén (o brasier) con
soporte (aunque en ese primer trimestre, podrías querer evitar los alambres
represivos). Si tus senos son particularmente grandes o muestran tendencia a
caer, es buena idea que uses un sostén
por la noche. Busca uno deportivo de
algodón que sea cómodo para dormir.

No todas las mujeres notan cambios pronunciados en los senos al principio del embarazo y, en algunos casos,
el crecimiento es tan gradual que apenas
resulta perceptible. Al igual que con
todo lo relacionado al embarazo, lo normal es lo que resulta normal para tus
senos. Y no te preocupes: aunque un
crecimiento más lento o menos sustancial significa que no tendrás que reemplazar los sostenes tan a menudo, no
tendrá ningún impacto en tu capacidad
para amamantar.

**"Mis pechos crecieron bastante en mi
primer embarazo, pero en el segundo no
han cambiado para nada. ¿Es normal?"**

La última vez tus senos eran nova-
tos, pero esta vez le hacen frente al
embarazo con experiencia previa. Tal vez
por eso no necesitan tanta preparación
o reaccionar dramáticamente a la efervescencia hormonal, como la primera
vez. Es posible que tus senos se vayan

agrandando gradualmente a medida que progrese el embarazo o quizás lo hagan después del parto, cuando comience la producción de leche. En todo caso, este crecimiento lento es completamente normal, y una señal temprana de lo diferentes que pueden ser dos embarazos.

Presión en el Bajo Vientre

"He experimentado una sensación persistente de presión en el bajo vientre. ¿Debo preocuparme?"

Parecería que estás en buena sintonía con tu organismo, lo que puede ser positivo (cuando te ayuda a reconocer la ovulación) o no tanto (cuando produce una preocupación innecesaria por esos inocentes achaques y dolores del embarazo).

No te preocupes. La sensación de presión o aun de calambres leves sin sangrado es muy común, especialmente en los embarazos primerizos y, por lo general, es un indicio de que todo anda bien y no lo contrario. Es probable que tu radar corporal sensible esté captando algunos de los muchos cambios que están ocurriendo en tu

---

Cuándo Llamar al Médico

Lo más conveniente es establecer con tu médico un plan de emergencias antes de que se produzca una. Si no lo has hecho todavía y experimentas un síntoma que requiere atención médica inmediata, prueba lo siguiente: primero llama al consultorio del médico. Si no está disponible, deja un mensaje detallando tus síntomas. Si no recibes respuesta al cabo de unos minutos, vuelve a llamar o llama a la sala de emergencia más cercana y dile a la enfermera de guardia lo que te sucede. Si te lo pide, dirígete a la sala de emergencia y déjale un mensaje a tu médico. Si nadie te puede llevar, llama al 911.

Cuando reportes alguno de los siguientes síntomas a la enfermera de guardia, no te olvides de mencionar otros que puedas estar experimentando, aunque te parezca que no tengan nada que ver con tu problema inmediato. También sé específica, mencionando cuándo comenzó cada síntoma, su frecuencia, lo que parezca aliviarlo o agravarlo, y su intensidad.

Llama inmediatamente si experimentas:

- Sangrado intenso o sangrado con calambres o dolores agudos en el bajo vientre.

- Dolor agudo en el bajo vientre, en el centro o en alguno o ambos costados, aunque no esté acompañado de sangrado.

- Un súbito aumento de sed acompañado de menor frecuencia urinaria, o nada de orina durante todo un día.

- Dolor o ardor al orinar junto con escalofríos y fiebre superior a los 101.5°F.

- Fiebre superior a 101.5°F.

- Súbita e intensa inflamación o hinchazón de las manos, cara y ojos, junto con dolores de cabeza, dificultades de la visión o un súbito aumento de peso no vinculado a un exceso de alimentación.

- Perturbaciones visuales (vista borrosa, disminuida, visión doble) que persis-

bajo vientre, donde se ubica el útero. Lo que sientes podría ser la sensación de implantación, un mayor flujo sanguíneo, el espesamiento del endometrio o, sencillamente, de que tu útero empieza a crecer, en otras palabras, tus primeros dolores por el crecimiento del útero (y vendrán unos cuantos más). Podría también tratarse de gases o espasmos intestinales que vienen con el estreñimiento (otro efecto secundario común en el embarazo).

Para mayor tranquilidad, consúltalo con tu médico en tu próxima visita (si todavía lo sientes).

Sangrado Leve

"Estaba en el baño y noté un poquito de sangre al secarme. ¿Puede tratarse de un aborto natural?"

Definitivamente te asustarás al ver salir sangre de tu cuerpo cuando estás embarazada. Pero lo que no es definitivo es que el sangrado esté indicando algún problema. Una de cada cinco mujeres experimenta algún sangrado durante el embarazo, y una amplia mayoría tiene un embarazo y un bebé perfectamente saludables. Si sólo adviertes un sangrado ligero –simi-

---

ten por más de unos pocos minutos.

- Dolor de cabeza severo o que se prolonga por más de dos o tres horas.

- Diarrea con sangre.

Llama el mismo día (o a la mañana siguiente, si es en la mitad de la noche):

- Sangre en la orina.

- Inflamación o hinchazón de las manos, cara, ojos.

- Súbito aumento de peso no vinculado a un exceso de alimentación.

- Dolor o ardor al orinar.

- Desvanecimiento o mareo.

- Escalofríos y fiebre superior a 100°F en ausencia de síntomas de resfrío o gripe (comienza a bajar la fiebre superior a los 100°F, tomando paracetamol o Tylenol).

- Náusea y vómitos intensos: vómitos con una frecuencia mayor a dos o tres por día en el primer trimestre; vómitos en el embarazo avanzado, sin que los hubieras tenido antes.

- Picazón general, con o sin orina oscura, deposiciones blancuzcas o ictericia (coloración amarillenta de la piel y del blanco del ojo).

- Diarrea frecuente (más de tres veces por día), especialmente si es mucosa (si tiene sangre, llama enseguida).

Tu médico podría pedirte que lo llames por otros motivos o dentro de diferentes parámetros y, por eso, pregúntale qué mecanismo deberás seguir si experimentas algunos de estos síntomas.

Ten en cuenta, además, que podría haber momentos en los que no tendrás ninguno de los síntomas enumerados aquí, pero que te sentirás inusualmente agotada, adolorida o con un malestar general. Si una buena noche de sueño y algo de extra relajación no te hacen sentir mejor en uno o dos días, consulta al médico. Es probable que lo que sientas es totalmente normal, previsible en un embarazo. Pero también podrías estar anémica o padeciendo algún tipo de infección. Determinadas afecciones –como por ejemplo, una infección urinaria– pueden hacer su tarea sucia sin causar ningún síntoma visible. Por eso, ante la duda, consulta.

¡No te Preocupes!

Algunas futuras mamás (y tú te conoces bien) siempre tendrán algo de qué preocuparse, especialmente en el primer trimestre y, sobre todo, en su primer embarazo. La preocupación más común, como es de esperar, es el temor a sufrir un aborto espontáneo.

Afortunadamente, la mayoría de las embarazadas se preocupa de más. Gran parte de los embarazos se desarrolla sin complicaciones. Pero prácticamente todo embarazo normal incluye algunos calambres, algunas molestias abdominales o algún sangrado ligero y, a veces, todo lo anterior. Aunque es comprensible que estos síntomas puedan ser motivo de preocupación (y de temor cuando ves una mancha en tu ropa interior), en la mayoría de los casos son completamente inofensivos y no una señal de que tu embarazo está en dificultades. Aunque debes informarlos a tu médico en tu próxima visita (o antes, si necesitas las palabras tranquilizadoras de un profesional), los siguientes síntomas no son motivo de preocupación. Por eso tranquilízate si tienes:

- Calambres o dolores leves, sensación de tirones en el bajo vientre o en uno o ambos lados del abdomen. Esto tal vez se debe al estiramiento de los ligamentos que soportan el útero. A menos que los calambres sean severos, constantes o acompañados de un sangrado significativo, no hay necesidad de preocuparse.

- Sangrado ligero no acompañado de calambres ni dolor en el bajo vientre. Hay muchos motivos por los cuales las embarazadas experimentan algún sangrado y, a menudo, no tiene nada que ver con un aborto natural. Consulta la página 149 para saber más sobre el tema.

Por supuesto, los motivos de preocupación de las embarazadas no se limitan sólo a los síntomas al inicio del embarazo, sino también a la ausencia de ellos. De hecho, "no sentirse embarazada" es una de las preocupaciones más comunes en el primer trimestre. Y no es de sorprender. Es difícil sentirse embarazada tan pronto aun si estás experimentando todos los síntomas posibles, y ni qué hablar si no tienes ninguno de ellos. Sin pruebas tangibles de que el bebé está creciendo en tu interior (una barriga abultada, los primeros atisbos de movimiento) es fácil cuestionarse si el embarazo va bien o si realmente estás embarazada.

Una vez más, no te preocupes. La falta de síntomas –como el mareo con náusea o la sensibilidad en los senos– no es una señal de que algo anda mal. Siéntete afortunada si no experimentas éstos y otros síntomas molestos al comienzo del embarazo, y también considera que quizás se presentarán más tarde. Después de todo, como cada embarazada los experimenta de manera diferente y en distintos momentos, éstos y otros síntomas podrán estar esperándote a la vuelta de la esquina.

---

lar al que ves al comienzo o al final de tu período– puedes respirar hondo y seguir leyendo para conocer la probable explicación. Ese sangrado ligero suele ser causado por uno de los siguientes factores:

Implantación del embrión en la pared uterina. El llamado "sangrado de implantación" (en la jerga de la obstetricia) que afecta del 20% al 30% de las mujeres, suele ocurrir antes o alrededor de la fecha en que esperabas tu período, de cinco a diez días después de la concepción. Más escaso que tu flujo menstrual (y con una duración de entre unas pocas horas a unos pocos días), el sangrado de implantación tiene una coloración más o menos rosada o marrón claro y es irregular. Ocurre cuando ese puñado de células que algún día será tu bebé se acurruca en el endometrio. El sangrado de implantación no es señal de que algo ande mal.

Relaciones sexuales o examen pélvico interno o Papanicolaou. Durante el embarazo, el cuello uterino se sensibiliza, se satura de vasos sanguíneos y, a veces, puede irritarse durante las relaciones sexuales o un examen interno, produciendo un sangrado ligero. Este tipo de sangrado es común, puede ocurrir en cualquier momento del embarazo y, por lo general, no indica un problema. Sin embargo, dile a tu médico si lo has experimentado para que te quedes tranquila.

Infección de la vagina o del cuello uterino. La inflamación o irritación del cuello uterino o la vagina podrían causar algún sangrado (aunque debería desaparecer una vez que trates la infección).

Sangrado subcoriónico. Éste se produce cuando hay una acumulación de sangre debajo del corion (la membrana fetal externa, junto a la placenta) o entre el útero y la misma placenta. Puede causar un sangrado ligero o intenso aunque no siempre es así (a veces sólo se detecta durante un ultrasonido de rutina). En la mayoría de los casos se resuelve por sí solo y no representa un problema para el embarazo (consulta la página 587 para conocer más detalles).

El sangrado es tan variable como frecuente en un embarazo normal. Algunas mujeres lo tienen intermitentemente durante todo el embarazo.

Otras lo experimentan sólo uno o dos días mientras que otras durante varias semanas. A veces el sangrado tiene una consistencia mucosa de color marrón o rosado y, otras veces, rojo brillante. Pero por fortuna, la mayoría de las mujeres que experimenta algún tipo de sangrado sigue teniendo embarazos completamente normales y saludables y dan a luz bebés rozagantes. Lo que significa que no hay motivos para preocuparse (aunque, seamos realistas, no evitará que dejes de preocuparte ciento por ciento).

Para mayor tranquilidad, llama a tu médico (no hace falta que lo hagas inmediatamente o fuera del horario de atención, a menos que el sangrado esté acompañado de calambres o que se trate de una hemorragia con sangre roja brillante). Lo más probable es que te ordene un ultrasonido. Si es así y has pasado la sexta semana, podrás escuchar el latido de tu bebé, lo que te dará la tranquilidad de saber que tu embarazo progresa normalmente, a pesar del sangrado.

¿Y qué pasa si el sangrado leve adquiere la intensidad de un período menstrual? Aunque esto sería mayor motivo de preocupación (especialmente si va acompañado de calambres o de dolores en el bajo vientre) y requiere un llamado inmediato al médico, no es un signo de que estés sufriendo un aborto. Algunas mujeres sangran –y mucho– por motivos desconocidos durante todo su embarazo e igualmente dan a luz bebés saludables.

Si desafortunadamente se trata de un aborto, consulta la página 578.

Niveles de hCG

"Mi médico me dio los resultados de mi examen de sangre y dice que mi nivel de hCG es de 412 mIU/L. ¿Qué significa esa cifra?"

● Significa que definitivamente estás embarazada! La gonadotropina coriónica humana (hCG) es elaborada por las células de la placenta en desarrollo, pocos días después de que el óvulo fertilizado se implanta en el endometrio. La hCG se encuentra en la orina (te topaste con ella el mismo día en que tu examen casero de embarazo dio positivo) y en la sangre, lo que explica por qué tu médico te ordenó un examen sanguíneo para estar seguro de tu condición. Cuando el embarazo está en sus inicios (como es tu caso), el nivel de hCG en la sangre es muy bajo (recién está comenzando a aparecer en tu sistema, después de todo). Pero en unos pocos días empezará a aumentar, duplicándose cada 48 horas. El rápido aumento llega a su auge entre las semanas 7 y 12 y luego comienza a declinar.

Niveles de hCG

¿ Realmente te interesa jugar a la lotería de la hCG? Las siguientes cifras son los rangos de los niveles "normales" de hCG en base a la fecha de tu embarazo. Ten en cuenta que todo lo que entre en ese amplio rango es normal –tu bebé no tiene por qué tratar de sacar el mejor partido a las tablas para que tu embarazo progrese perfectamente– y que el más leve error de cálculo en tus fechas puede desbaratar todas estas cifras.

Semanas de Embarazo	Cantidad de hCG en mIU/L
3 semanas	5 a 50
4 semanas	5 a 426
5 semanas	19 a 7,340
6 semanas	1,080 a 56,500
7 a 8 semanas	7,650 a 229,000
9 a 12 semanas	25,700 a 288,000

No es buena idea que compares tus cifras con las de tu mejor amiga embarazada. Así como no hay dos embarazos iguales, tampoco hay niveles iguales de hCG en dos embarazadas. Varían enormemente de un día a otro, de una persona a otra, aun desde el primer día del período faltante hasta continuar durante todo el embarazo.

Lo más importante y relevante para ti es que tu nivel de hCG calce dentro de la amplia gama normal (lee el recuadro en esta página) y siga aumentando durante las semanas siguientes (en otras palabras, fíjate en una pauta de niveles crecientes en vez de enfocarte en cifras específicas). Incluso si tus registros caen fuera de ese rango, no te preocupes. Es todavía muy probable que todo esté bien (tu fecha de parto podría no ser la calculada –una causa muy común de confusión en la cifra de hCG– o es posible que estés gestando más de un bebé). Mientras tu embarazo progrese normalmente y tus niveles de hCG aumenten durante el primer trimestre, no tendrás que obsesionarte con esos números ni siquiera tratar de descifrarlos (además, si tu médico está satisfecho con tus cifras, tú también deberás estarlo). Los resultados de los ultrasonidos después de cinco o seis semanas de embarazo son mucho más acertados que los niveles de hCG. Por supuesto, como siempre, si estás preocupada consulta los resultados con el médico.

Estrés

"Mi trabajo es superestresante. No planeaba tener un bebé en estos momentos, pero quedé embarazada. ¿Debo dejar el trabajo?"

Dependiendo de cómo lo manejes y reacciones a él, el estrés puede ser positivo (estimulándote a tener un mejor desempeño, a funcionar más efectivamente) o negativo (si se te va de las manos, abrumándote y debilitándote). Las investigaciones demuestran que el embarazo no se ve afectado por los niveles típicos de estrés, y que si puedes manejarlo bien en el trabajo (aunque sea superior a lo que la mayoría podría soportar), tu bebé también podrá manejarlo igualmente bien. Pero si el estrés te pone ansiosa, insomne o te deprime, si te provoca síntomas físicos (como dolores de cabeza y de espalda o pérdida del apetito), si te impulsa a comportamientos poco saludables (fumar, por ejemplo), o si te agota, entonces podría llegar a ser un problema.

Como las reacciones negativas al estrés pueden cobrar su precio, especialmente si continúan en el segundo y tercer trimestre, tu prioridad debería ser aprender a lidiar con él de manera constructiva o reducirlo según fuese necesario. Las siguientes medidas pueden ayudarte:

Descárgalo. Dejar que tus ansiedades salgan a la superficie es la mejor manera de evitar que te aplasten. Asegúrate de tener algo con qué descargarlo y alguien con quien hacerlo. Mantén abiertas las líneas de comunicación con tu esposo: pasen algún tiempo juntos al fin de cada día (preferiblemente no demasiado cerca de la hora de ir a dormir, ya que debería ser el momento más libre de estrés posible), compartiendo preocupaciones y frustraciones. Juntos podrían encontrar cierto alivio, algunas soluciones, y ojalá un desahogo con una risa o dos. ¿Él está demasiado estresado como para absorber algo del tuyo? Encuentra otras personas que puedan prestarte un oído atento: una amiga, un familiar, compañeros de trabajo (¿quién podría comprender mejor el estrés laboral?) o tu médico (especialmente si estás preocupada por los efectos físicos del estrés). Como la empatía ayuda, trata

Una Pausa Refrescante

¿La espera te tiene hecha un manojo de nervios? Éste es un gran momento para aprender algunas técnicas de relajación, no sólo para lidiar con las preocupaciones de tu embarazo, sino también para hacerle frente a tu agitada vida de flamante mamá. Practicar yoga es un relajante estupendo, si es que tienes tiempo de tomar una clase prenatal o de practicar con un DVD. Si no puedes, intenta con esta sencilla técnica de relajación, que es fácil de aprender y de practicar en cualquier momento y lugar. Si te resulta útil, repítela cada vez que te sientas presa de la ansiedad y/o regularmente varias veces por día para tratar de alejarla.

Siéntate con los ojos cerrados e imagina una escena hermosa y pacífica (una puesta del sol en tu playa favorita, con las olas besando gentilmente la arena; un panorama montañoso con un arroyo cristalino) o, incluso, sueña con el bebé de tus sueños, acurrucado entre tus brazos en un día soleado en el parque. Después, yendo de abajo hacia arriba desde los dedos del pie hasta el rostro, concéntrate en relajar cada músculo. Respira lenta y profundamente por la nariz y escoge una palabra sencilla (como "sí" o "uno") para repetir en voz alta cada vez que exhales. De 10 a 20 minutos bastarán, aunque incluso uno o dos minutos es mejor que nada.

de buscar otras futuras mamás con las que te puedas identificar, ya sea en un grupo de embarazadas o en la Internet. Si necesitas algo más que un oído amistoso, considera buscar una asesoría para ayudarte a desarrollar estrategias a fin de manejar mejor tu estrés.

Haz algo al respecto. Localiza las fuentes de tensión en tu vida y determina cómo pueden ser modificadas. Si intentas abarcar demasiado, reduce tu actividad en las áreas menos prioritarias (algo que tendrás que hacer de todos modos una vez que tengas una prioridad mayor –un bebé– en tu agenda). Si has asumido demasiadas responsabilidades en casa o en el trabajo, decide cuáles pueden ser delegadas o postergadas. Aprende a decir que no a nuevos proyectos o actividades antes de sobrecargarte (otra habilidad que te conviene empezar a cultivar antes de la llegada del bebé).

A veces, hacer una lista de los cientos de tareas que necesitas cumplir (en casa o en el trabajo) y el orden en que planeas hacerlas, puede ayudarte a sentirte más en control del caos en tu vida. Tacha los puntos de tu lista en cuanto estén resueltos para sentir la satisfacción del deber cumplido.

Duerme hasta que pase. El sueño es el camino a la renovación, tanto para el cuerpo como para la mente. A menudo, los sentimientos de tensión y ansiedad son impulsados por la falta de sueño y, como un círculo vicioso, tener demasiada tensión y ansiedad también pueden impedirte dormir lo suficiente. Si tienes dificultades para dormir, lee los consejos en la página 286.

Nútrelo. Un estilo de vida agitado puede conducir a estilos alimentarios igualmente alocados. Una nutrición inadecuada durante el embarazo puede ser un problema por partida doble: puede dificultar tu habilidad para manejar el estrés y, a la larga, el bienestar de tu bebé. Por eso, come bien y de manera regular (seis comidas ligeras son la mejor garantía para salir a flote en los momentos más agitados). Concéntrate

Espera lo Mejor

Más de una vez se ha dicho que los optimistas viven más años y más sanos. Ahora se ha sugerido que el optimismo de una futura mamá podría mejorar también el panorama de su bebé en gestación. Las investigaciones han concluido que ver el lado positivo reduce las probabilidades de que una mujer en condiciones de riesgo elevado tenga un parto prematuro o dé a luz a un bebé de escaso peso.

Un nivel reducido de estrés en las mujeres optimistas decididamente desempeña un papel en la reducción del riesgo; los niveles elevados de estrés, después de todo, se han asociado a una variedad de problemas de la salud tanto en el embarazo como fuera de él. Pero al parecer, la historia no termina en el estrés. No es de extrañar que las mujeres optimistas tienden a cuidarse mejor; a comer bien, a ejercitarse correctamente, a recibir el cuidado prenatal regular, a no fumar ni beber ni usar drogas. Y estos comportamientos –impulsados por el poder del pensamiento positivo– pueden, por supuesto, ejercer un efecto muy positivo en el bienestar fetal y de la embarazada.

Las investigaciones destacan que nunca es demasiado tarde como para empezar a cosechar los beneficios del optimismo, aun si ya estás embarazada. Aprender a esperar lo mejor –en vez de lo peor– puede contribuir a que esas expectativas se materialicen: un buen motivo para empezar a ver el vaso medio lleno en vez de medio vacío.

en carbohidratos complejos y proteínas, y evita el exceso de cafeína y azúcar, dos elementos familiares de la vida estresada que podrían debilitar más tu capacidad para salir a flote.

Ahógalo. Un baño tibio es un modo excelente de aliviar la tensión. Pruébalo después de un día agitado y verás como también te ayuda a dormir mejor.

Hazlo correr. O quítatelo nadando o haciendo yoga prenatal. Tal vez piensas que lo último que necesitas en tu vida es más actividad, pero el ejercicio es uno de los mejores mecanismos para aliviar el estrés y para mejorar el ánimo. Incorpóralo a tu día agitado.

Dale alternativas. Explora las terapias complementarias y alternativas que prometen calma interior, como la acupuntura, retroalimentación, hipnoterapia o masaje (pídele a tu esposo un masaje en la espalda o los hombros, o regálate un masaje profesional para embarazadas). La meditación y la visualización también pueden quitarte el estrés (sólo cierra los ojos e imagina una escena bucólica, o mantenlos abiertos y observa un cuadro o una foto que te relaje, colocada estratégicamente en tu oficina). Las técnicas de relajación (consulta el recuadro en la página 153), no sólo te resultarán prácticas durante el parto, sino también te ayudarán a desahogarte en todo momento). Consulta la página 92 si quieres leer más sobre terapias alternativas.

Aléjate de él. Combate el estrés con cualquier actividad que te relaje. Piérdelo leyendo, viendo una buena película, escuchando música (llévate el iPod a las pausas para el café o el almuerzo o, incluso, si puedes mientras trabajas). O prueba tejiendo (puedes relajarte mientras les das las primeras puntadas a los escarpines o patucos), yendo de tiendas en busca de ropa de bebé, almorzando con una amiga divertida, llevando un diario de vida (otra buena manera de ventilar tus sentimientos), buscando páginas de Internet sobre bebés, organizando un álbum de recortes. O aléjate de él caminando (aun un paseo rápido te puede calmar y rejuvenecer).

Redúcelo. Quizás lo que te está causando el estrés no vale la pena. Si es tu empleo el que te tiene tensa, considera la posibilidad de adelantar tu licencia por maternidad o de trabajar media jornada (si tienes alguna de estas opciones), o delega al menos parte de tu carga de trabajo. Cambiar de empleo o de carrera resulta poco práctico ahora que estás esperando un bebé, pero podrías tenerlo en cuenta en el futuro.

Recuerda que tu nivel de estrés aumentará una vez que nazca el bebé, por lo tanto, trata ahora de encontrar mecanismos para manejarlo mejor o reducirlo.

TODO ACERCA DE...

Cómo Mimarte durante el Embarazo

Hablando de cambios extremos… El embarazo es una transformación radical de tu cuerpo que podría hacerte sentir más hermosa que nunca (¡qué bien te ves, guapa!) o lo menos atractiva del mundo (¡esos granitos! ¡ese pelo en la barbilla!), o ambas sensaciones (en un mismo día). Es también el momento en que tu régimen habitual de belleza podría necesitar un nuevo maquillaje. Antes de abrir el botiquín en busca de la crema para el acné que usabas desde la secundaria o de ir a tu salón favorito para un tratamiento facial y una depilación en el área del bikini, necesitas saber qué debes hacer y qué debes evitar para realzar tu belleza cuando estás esperando. Lee estos consejos para que sepas cómo cuidarte de pies a cabeza durante el embarazo y estar bella sin correr riesgos.

Tu Cabello

Cuando estás esperando un bebé, tu cabello podría lucir mejor (a veces uno deslucido adquiere brillo) o peor (uno lleno de vitalidad se vuelve lacio y sin vida). Algo de lo que puedes estar segura: gracias a las hormonas, tendrás más pelo que nunca (y lamentablemente, no sólo en la cabeza). Esto es lo que necesitas saber sobre los tratamientos para el cabello:

Coloración. Ésta es la raíz del problema cuando se trata de ocultar tus raíces durante el embarazo. Aunque no hay evidencia de que la pequeña cantidad de sustancias químicas absorbidas por la piel durante el teñido es peligrosa durante el embarazo, algunos expertos aconsejan esperar hasta después del primer trimestre antes de regresar a la peluquería para un retoque. Otros opinan que puedes teñirte sin riesgo durante todo el embarazo. Consulta con tu médico: probablemente te dará luz verde. Si no estás cómoda con un teñido completo, considera reflejos en vez de un solo color. De este modo las sustancias químicas no tendrán contacto con el cuero cabelludo, y como duran más que el teñido de un solo color, tendrás que ir menos veces a la peluquería durante tu embarazo. También puedes pedirle a tu peluquera un proceso menos intenso (una base libre de amoníaco o un teñido totalmente vegetal, por ejemplo). Ten en cuenta que los cambios hormonales pueden hacer que tu cabello reaccione de

manera extraña, por lo tanto, tal vez no consigas los resultados esperados, aun de tu fórmula regular. Antes de teñirte completamente, prueba con un mechón para no terminar con un púrpura extravagante en vez de ese rojo deslumbrante que esperabas.

Tratamientos para alisar o alisadores. ¿Estás pensando en un tratamiento alisador para domar esos rulos? Aunque no hay evidencias de que este procedimiento es peligroso durante el embarazo (la cantidad de sustancias químicas que penetra en el cuerpo por el cuero cabelludo es mínima), tampoco hay pruebas de que sea completamente seguro. Por eso consulta con tu médico; tal vez te aconsejará que dejes crecer tu cabello naturalmente, por lo menos durante el primer trimestre. Si decides alisártelo, recuerda que las hormonas pueden hacerle una jugada a tus rizos, y podrías quedar con el pelo aún más revuelto. Además, tu cabello crecerá más rápido durante el embarazo y esos rulos reaparecerán en tus raíces antes de lo que quisieras. Los procesos de reacondicionamiento que involucran sustancias químicas diferentes –y a menudo más gentiles– podrían ser una opción más segura (también en este caso pregunta primero). O bien, cómprate una plancha de alisado para someter el cabello a tu voluntad.

Permanente u ondulaciones. ¿Así que tu cabello no tiene tanto cuerpo como el que se está insinuando en tu figura? Normalmente, una permanente u ondulaciones podrían ser la solución a un cabello lacio y sin vida, pero no durante el embarazo. No porque no sean seguros (probablemente lo son, aunque te conviene consultar con tu médico), sino porque el cabello se vuelve imprevisible bajo la influencia de las hormonas del embarazo. Una permanente podría no asentarse, o quizás dejarte el pelo encrespado en vez de ondulado.

Depilación y tratamientos para aclararlo. Si el embarazo te hace parecer como un residente del Planeta de los Simios, no te desesperes: esta situación espeluznante es sólo temporal. Tus axilas, la línea del bikini, el labio superior e, incluso, tu barriga podrían estar más velludos que de costumbre debido a la agitación hormonal. Pero piénsalo dos veces y consulta con tu médico antes de recurrir a láser, electrólisis, depilaciones (y quizás blanqueo). No se han realizado estudios confiables para determinar con certeza si estos populares tratamientos son completamente seguros, pero lo mejor es pasarlos por alto antes de dar a luz (aunque algunos médicos dan el visto bueno después del primer trimestre). No te preocupes si ya te has hecho un tratamiento de electrólisis o láser, porque todo riesgo es puramente teórico.

Afeitado, depilación con pinzas y cera. La mala noticia es que el cabello no deseado puede aparecer casi en cualquier parte cuando estás esperando un bebé. Pero la buena es que puedes arrancarlo con pinzas, rasurarlo o removerlo con cera. Aun el tratamiento con cera en la zona del bikini (incluyendo estilo brasileño) está bien, pero ten cuidado ya que la piel de la embarazada puede estar ultrasensible e irritarse fácilmente. Si vas al salón, diles que estás embarazada para que sean extremadamente gentiles.

Tu Rostro

Aunque el embarazo quizás no se revele todavía en tu barriga, seguramente ya se está manifestando en tu rostro. Aquí va lo bueno, lo malo y lo feo sobre el cuidado de la cara durante la dulce espera.

Tratamientos faciales. No toda futura mamá tiene el aspecto radiante del que siempre has leído. Si tu resplandor brilla por su ausencia, un tratamiento facial podría ser la solución, ya que hará maravillas al limpiar los poros del exceso de aceite (cortesía de las hormonas). La mayoría de los tratamientos faciales es segura durante el embarazo, aunque algunos del tipo abrasivos (como microdermabrasión y peeling químico) podrían hacer más mal que bien, como también irritar la piel hipersensibilizada de las embarazadas. Los tratamientos faciales que usan una microcorriente eléctrica no son para las embarazadas. Pregúntale a la cosmetóloga por los preparados más suaves y con menos probabilidad de provocar una reacción. Si no estás convencida sobre la seguridad de un tratamiento particular, consulta con tu médico antes de anotarte.

Tratamientos para las arrugas. Las arrugas de un bebé son adorables, pero no tanto las de la mamá. Antes de salir corriendo a la consulta de tu dermatólogo para tratar esos pliegues (o rellenar esos labios) considera lo siguiente: no hay estudios que prueben la seguridad de los rellenos inyectables (como colágenos, Restylane o Juvederm) durante el embarazo. Lo mismo en el caso del Botox, lo que significa que por ahora estarás más segura sin rellenarte (ni inyectarte). En cuanto a las cremas anti-arrugas, lee la letra chica en los envases (y consulta con tu médico). Probablemente te aconsejará olvidarte temporalmente de los productos que contengan vitamina A (en cualquiera de sus muchas formas retinoides), vitamina K o BHA (beta-hidroxiácido o ácido salicílico). Y pregúntale por cualquier otro ingrediente que te provoque dudas. La mayoría de los médicos da el visto bueno para usar productos que contengan AHA (alfa hidroxiácido) o ácidos de frutas, pero confírmalo antes. Lo positivo es que la retención de líquidos normal en el embarazo podría rellenar el rostro y hacer menos perceptibles las arrugas, sin necesidad de tratamientos cosméticos.

Tratamientos para el acné. ¿Te han salido más espinillas que a una adolescente? Una vez más, puedes culpar a las hormonas. Antes de acudir a tu botiquín, consulta con tu médico. Accutane (que causa serios defectos de nacimiento) y Retin A están en zona prohibida (consulta a tu médico y tu dermatólogo sobre productos de venta sin receta que contengan retinol). Si estás considerando tratamientos de láser y químicos, déjalos para después del nacimiento del bebé. Dos medicamentos comunes para el acné, beta-hidroxiácido (BHA) y ácido salicílico, no han sido estudiados en las embarazadas y podrían ser absorbidos por la piel. Pregunta a tu médico sobre estos medicamentos y los que tengan peróxido de benzoílo, u otro que a menudo no se autoriza. El ácido glicólico, las cremas exfoliantes, la crema azelaica y los antibióticos tópicos como eritromicina, son probablemente seguros (consulta primero), aunque ten cuidado con una posible irritación. También podrías intentar combatir los granos por medios naturales como beber mucha agua, comer bien y mantener la cara limpia. Y nada de reventarlos o arrancarlos.

Tus Dientes

Ahora que estás esperando tienes muchos motivos para sonreír ¿pero te ayudarán los dientes a lucir tu sonrisa? La odontología cosmética es popular, pero no siempre conveniente durante el embarazo.

Productos blanqueadores. ¿Estás ansiosa por lucir dientes como perlas?

Aunque el blanqueo de dientes no conlleva riesgos conocidos durante el embarazo, es uno de esos procedimientos en los que es mejor prevenir que lamentar (es decir, espera unos meses antes de debutar esa sonrisa deslumbrante). Pero no te olvides de limpiarte los dientes con el cepillo y el hilo dental. Tus encías sensibles por el embarazo te lo agradecerán.

Carillas o láminas de porcelana. Éste es otro procedimiento con el que conviene ser prudente, aunque no hay riesgos comprobados. Pero hay un motivo por el que podrías esperar hasta después del parto antes de laminar tus dientes: mientras estás embarazada tus encías pueden estar ultrasensibles, haciendo más incómodo los procedimientos dentales, incluyendo las carillas o el blanqueo.

Tu Cuerpo

Decididamente tu cuerpo paga un precio por el privilegio del embarazo (y de una manera que nunca imaginaste). Por eso, merece todos los mimos posibles. Algunas pistas sobre cómo darle esta atención personalizada, y sin riesgos.

Masaje. ¿Estás ansiosa por aliviar ese molesto dolor de espalda, o esa insistente ansiedad que no te deja dormir en la noche? No hay nada como un masaje para deshacerte de las molestias y dolores del embarazo, así como del estrés y la tensión. Pero aunque el masaje es la receta perfecta, debes asegurarte de que sean no sólo relajantes sino también seguros.

- **Ponte en buenas manos.** Busca un masajista terapéutico que tenga licencia profesional y sepa lo que se debe y lo que no se debe hacer durante el embarazo.

- Espera un tiempo razonable. Evita los masajes durante los primeros tres meses del embarazo, porque podrían causarte mareos y agravar tus náuseas matutinas. Si ya lo tuviste durante ese período, no te preocupes. No hay peligros, sino sólo una posible incomodidad.

- Relájate en la posición adecuada. Evita pasar mucho rato de espaldas después del cuarto mes, por lo tanto pídele al masajista terapeuta que use una mesa equipada con un orificio para tu vientre o almohadillas especiales o que te coloque de costado.

- Evita las fragancias. Pide una loción o aceite sin fragancia, no sólo porque tu olfato con superpoderes puede disgustarse con aromas intensos, sino también porque algunos aceites de aromaterapia pueden estimular las contracciones (lee más abajo).

- Frota las zonas adecuadas (y evita las inadecuadas). La presión directa en la zona entre el hueso del tobillo y el talón puede provocar contracciones, así que no dejes que el masajista se acerque a esa área (otro buen motivo para escoger a un profesional con entrenamiento prenatal). Por comodidad, también debiera mantenerse alejado de tu barriga en crecimiento. Y si tu masajista ejerce mucha presión o si el masaje es muy intenso, abre la boca. Después de todo, el masaje es para que te sientas bien.

Aromaterapia. En lo que respecta a las fragancias, es prudente recurrir al sentido común. Como se desconocen los efectos de muchos aceites vegetales en el embarazo y como algunos podrían ser peligrosos, actúa con cautela. Los siguientes son considerados seguros para el masaje prenatal, aunque los expertos recomiendan que su concentración se reduzca a la mitad del uso habitual: rosa,

Un Día en el Centro de Relajación Integral

Nadie merece más un día de atenciones esmeradas que una futura mamá. Y por suerte, cada vez son más los centros de relajación integral (spa) que ofrecen tratamientos dedicados específicamente a las embarazadas. Pero antes de salir corriendo a ser mimada y consentida, lee este capítulo y consulta con tu médico para que te indique si hay alguna advertencia en tu caso. Y luego, cuando llames para concertar la cita, infórmale a la recepcionista que estás embarazada. Discute cualquier restricción que puedas tener para que el centro de relajación integral adecue el tratamiento a tus necesidades. Y no olvides también de decirle a la cosmetóloga o terapeuta que te atienda que estás esperando un bebé.

lavanda, manzanilla, mandarina, nerolí e ylang-ylang. Las embarazadas deberían evitar particularmente los siguientes aceites, porque pueden desencadenar contracciones uterinas: albahaca, enebro, romero, salvia, menta, poleo, orégano y tomillo (las parteras suelen usar estos aceites durante el proceso del parto, precisamente, para provocar contracciones). Si has tenido un masaje de aromaterapia con estos aceites (o si los has usado en baños o tratamientos caseros), no te preocupes. La absorción del aceite es muy lenta, especialmente debido a que la piel de tu espalda es bastante gruesa. Sencillamente, no los uses en futuros tratamientos. Las lociones o productos de belleza con aromas vendidos en perfumerías o tiendas (como loción mentolada para los pies, por ejemplo) son seguros porque las fragancias no están concentradas.

El Maquillaje para el Embarazo

Entre brotes, decoloración de la piel y la inflamación normal del embarazo, tu rostro enfrentará más de un desafío en los próximos nueve meses. Pero por fortuna, podrás compensar esos inconvenientes con el maquillaje adecuado:

■ **Sal encubierta.** Un corrector y una base de maquillaje pueden ocultar muchos problemas de la piel, incluyendo cloasma y otras decoloraciones (consulta la página 260). Para esas manchitas oscuras busca marcas diseñadas para cubrir la hiperpigmentación y asegúrate de que tu maquillaje sea hipoalergénico y no comedogénico. Busca que ambos productos hagan juego con la tonalidad de tu piel, pero escoge un corrector que sea un tono más claro que tu complexión natural. Aplica el corrector sólo en las manchas oscuras y después combina ligeramente la base de maquillaje en el área. Mientras menos mejor y, por eso, usa lo menos posible ya que en todo caso siempre puedes aumentarlo. Prueba con los polvos de tocador.

Usa maquillaje ligero cuando ataques las espinillas del embarazo para evitar ponerlas de manifiesto (probablemente suscitan suficiente atención de por sí). Aplica primero la base y luego el corrector –que haga juego con tu piel– directamente en el granito, mezclándolo con el dedo. Si usas una pomada para las espinillas, elige una que esté aprobada para el embarazo.

■ **Juega con las sombras.** Olvídate de esas mejillas regordetas que probablemente lucirás: después de aplicarte tu base multiusos, usa una sombra para realzar (un tono más claro) en el centro de la frente, debajo de los ojos, en la parte superior de los pómulos, y en el extremo de la barbilla. Después, aplica una sombra de contorno (un tono más oscuro) hacia abajo en los costados del rostro, empezando por la sien. Mezcla y listo ¡pómulos al instante!

■ **Detén la expansión.** Sabes que tu barriga e, incluso tus caderas, crecerán, ¿pero la nariz? No te preocupes, todo ensanchamiento es temporal, cortesía de la hinchazón del embarazo. Rebaja la nariz aplicando una sombra (de un tono más ligero que tu base de maquillaje) en el centro de la nariz; después sigue el contorno de tu nariz con un tono más oscuro. Asegúrate de mezclar bien.

Tratamientos corporales, frotaciones, envolturas, hidroterapia. Las frotaciones corporales son, por lo general, seguras siempre que sean suaves (algunas pueden ser demasiado fuertes para la piel sensible de la embarazada). Algunas envolturas herbales pueden ser seguras, pero la mayoría no lo es, porque puede elevar excesivamente tu temperatura corporal. Un breve baño caliente (no más de 100°F) como parte de la hidroterapia es seguro y relajante, pero no te acerques al sauna, el cuarto de vapor y la tina caliente.

Mesas de bronceado, rociadores, lociones. ¿Buscas un modo de darle color a tu cara pálida durante el embarazo? Lo sentimos, pero las mesas de bronceado están fuera de tu territorio. No sólo son perjudiciales para la piel sino que también aumentan las probabilidades de que contraigas cloasma (la decoloración de la piel conocida como "la máscara del embarazo"). Y lo que es peor, pueden elevar tu temperatura corporal a un nivel perjudicial para tu bebé en desarrollo. ¿Sigues entusiasmada con el bronceado? Antes de aplicarte bronceadores sin sol y rociadores, habla con tu médico. Y si aun así te da el visto bueno, ten en cuenta que tus hormonas pueden hacer que tu piel te juegue una mala pasada con los colores (y volverla terracota). Además, a medida que tu barriga crece, será más difícil aplicar un autobronceante de manera pareja (especialmente cuando ya no puedas verte las piernas, y aun si consigues un bronceador en aerosol).

Para más información sobre la seguridad de los tatuajes, el tinte henna y los piercings durante el embarazo, consulta las páginas 174 y 193.

Tus Manos y Pies

Sí, incluso tus manos y pies mostrarán los efectos del embarazo (aunque no podrás ver los efectos en tus pies una vez que llegues al tercer trimestre). Aun cuando te sientas hinchada –ya que los dedos y los tobillos se llenan de líquido– tus manos y tus pies todavía pueden lucir bien.

Manicura y pedicuro. Es totalmente seguro pintarse las uñas estando embarazada (y aprovecha ahora porque es probable que te crezcan más firmes y rápido que nunca). Si vas a un salón de manicura, fíjate que esté bien ventilado. Inhalar esos olores intensos de las sustancias químicas nunca es buena idea y, en especial, ahora que estás respirando por dos (incluso te podrían provocar náuseas). No recibas masajes en la zona entre el hueso del tobillo y el talón (teóricamente podría provocar contracciones). Y en cuanto a los acrílicos, no hay prueba de que las sustancias químicas puedan ser perjudiciales, pero es mejor pecar de prudente y olvidar esas extremidades hasta que el bebé nazca. Ello no sólo porque el olor de la aplicación puede ser extremadamente fuerte, sino porque podrían provocar una infección, a lo que estás más propensa durante el embarazo. Y recuerda, no necesitas la firmeza del acrílico porque tus uñas crecerán a velocidad vertiginosa.

CAPÍTULO 7

El Segundo Mes

Aproximadamente de 5 a 8 Semanas

UNQUE TODAVÍA NO LE CUENtes a todo el mundo que estás esperando familia, y aunque nadie a tu alrededor pueda notarlo (a menos que lo hayas estado gritando a los cuatro vientos), tu bebé ya te lo está haciendo saber. No con palabras, claro, sino por medio de muchos síntomas. Como, por ejemplo, esas molestas náuseas que te acompañan dondequiera que vayas, o ese exceso de saliva en la boca (¿es posible que me esté *babeando*?) O esas ganas insistentes de ir al baño todo el día (y toda la noche) y esa hinchazón permanente que pareces no poder desinflar. Aun con todas estas evidencias de que estás embarazada, probablemente recién te empiezas a acostumbrar a la idea de que una nueva vida se está gestando dentro de ti (después de todo, acabas de comprobar con certeza que tienes a bordo un bebé... y no una infección estomacal). A lo mejor ya te estás habituando a las exigencias del embarazo, desde las físicas (¡es por eso que estoy tan cansada!) pasando por la logística (el camino más corto al baño es...) hasta las dietéticas (un Sea Breeze, por favor... sin vodka). Es un viaje excitante que recién empieza. ¡Afírmate bien!

Tu Bebé Este Mes

Semana 5 Tu pequeño embrión, que a esta altura se parece más a un renacuajo que a un bebé (con colita y todo), está creciendo a toda velocidad y ya alcanza el tamaño de una semilla de naranja. Todavía pequeño, pero mucho más grande que antes. Esta semana el corazón empieza a tomar forma. De hecho, el sistema circulatorio, junto con el corazón, es el primero en comenzar a funcionar. El corazoncito de tu bebé

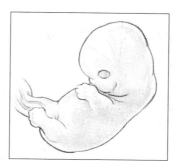

Tu Bebé, Segundo Mes

(del tamaño de una semilla de amapola) está compuesto por dos canales diminutos llamados tubos cardíacos –aunque todavía está lejos de operar plenamente ya está latiendo– y que ya podrías ver en un ultrasonido. También se está gestando el tubo neural, que llegará a ser el cerebro y la médula espinal. En estos momentos el tubo neural está abierto, pero se cerrará hacia la próxima semana.

Semana 6 Los bebés en el útero se miden de coronilla (cabeza) a nalgas, porque como sus diminutas piernas en formación están encorvadas, es difícil medir la longitud total del cuerpo. ¿Cuánto mide el bebé esta semana? Su medida ha alcanzado entre un quinto y un cuarto de pulgada (no mayor que la cabeza de un clavo). Esta semana también marca el comienzo del desarrollo de sus mandíbulas, pómulos y mentón. Pequeñas hendiduras a ambos lados de la cabeza formarán los canales auditivos, diminutos puntos en el rostro formarán los ojos y un minúsculo bultito en la frente de la cabeza llegará a ser el botoncito de la nariz en unas pocas semanas. También se están formando los riñones, el hígado y los pulmones. El corazón de tu bebé está latiendo 80 veces por minuto y se acelera día a

día, una estadística que seguro hará latir el tuyo de emoción.

Semana 7 Éste es un dato increíble sobre tu bebé: ya es 10.000 veces mayor que en el momento de la concepción, alcanzando el tamaño de un arándano. Gran parte del crecimiento se concentra en la cabeza (se están generando nuevas células cerebrales al ritmo de 100 por minuto). En esta semana se forman la boca y la lengua y también las extremidades, que están empezando a brotar como apéndices en forma de paletas y a dividirse en segmentos diferenciados de manos, brazos y hombros, así como en segmentos de piernas, rodillas y pies. También están en su lugar los riñones, listos para iniciar su importante tarea de ocuparse de los desechos (producción de orina y excremento). ¡Al menos todavía no tienes que preocuparte por los pañales!).

Semana 8 Tu bebé crece a toda marcha. Esta semana mide aproximadamente media pulgada, más o menos el tamaño de una frambuesa grande. Esta pequeña frutita ya luce menos reptil y más humano (felizmente) a medida que siguen tomando forma sus labios, nariz, pestañas, piernas y espalda. Y aunque es demasiado pronto como para oírlo desde el exterior, el corazón de tu bebé late a la enorme velocidad de 150 veces por minuto (el doble de tu propio latido). Y algo nuevo esta semana: tu bebé está haciendo movimientos espontáneos (del tronco y los brotes de los miembros, demasiado diminutos como para que los sientas).

Lo que Podrías Estar Sintiendo

Como siempre, recuerda que todo embarazo y toda mujer son diferentes. Es posible que experimentes todos los siguientes síntomas en un momento u otro, o sólo uno o dos. Algunos pueden venir del mes anterior, otros pueden ser nuevos. También podrías sentir síntomas menos comunes. No te sorprendas si todavía no te "sientes" embarazada, independientemente de los síntomas que tengas o no. Esto es lo que podrías experimentar este mes:

Físicamente

- Fatiga, falta de energía, insomnio
- Necesidad frecuente de orinar
- Náusea, con o sin vómitos
- Exceso de saliva
- Estreñimiento
- Acidez, indigestión, flatulencia, hinchazón
- Aversiones y antojos alimenticios
- Cambios en los senos: abundancia, pesadez, sensibilidad, hormigueo; oscurecimiento de las aréolas (área pigmentada en torno de los pezones); sobresalen las glándulas lubricantes de las aréolas como si se te pusiera la carne de gallina; bajo la piel aparece una red de líneas azuladas, a medida que aumenta el flujo sanguíneo a los pechos
- Ligero flujo vaginal blancuzco
- Dolor de cabeza ocasional
- Desvanecimiento o mareo ocasional
- Se redondea un poco tu vientre. Tu ropa se siente un poco ajustada

Emocionalmente

- Altibajos emocionales (como un síntoma premenstrual, pero acentuado), que podría incluir cambios de ánimo, irritabilidad, irracionalidad, llantos inexplicables
- Recelos, temor, alegría, exaltación; todos o cualquiera de éstos
- Una sensación de irrealidad respecto al embarazo ("¿Realmente hay un bebé ahí"?)

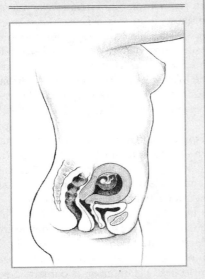

Un Vistazo Interior

Aunque todavía no luces como si estuvieras embarazada a la vista de los demás, podrías notar que tu ropa te queda un poquito más ajustada alrededor de la cintura. Y tal vez necesitas un sostén más grande. Hacia fines de este mes tu útero, que normalmente no es más grande que un puño, crecerá hasta alcanzar el tamaño de una toronja.

Qué Puedes Esperar en el Control Médico de Este Mes

Si ésta es tu primera visita prenatal, consulta la página 134. Si es tu segunda visita, será mucho más breve. Y si ya te has sometido a esos exámenes iniciales, esta vez no te verás sujeta a tantos pinchazos. Aunque dependiendo de tus necesidades y del estilo de tu médico podrían haber variantes, seguramente controlará lo siguiente:

■ Peso y presión sanguínea

■ Orina, para medir nivel de azúcar y proteína

■ Manos y pies, para verificar si hay hinchazón, y piernas en busca de várices

■ Síntomas que hayas experimentado, especialmente los inusuales

■ Preguntas o problemas que quieras debatir. Lleva contigo una lista

Lo que Podrías Estar Preguntándote

Acidez e Indigestión

"He tenido indigestión y acidez todo el tiempo. ¿Por qué, y qué puedo hacer al respecto?"

Nadie tiene más acidez que una embarazada. Y para peor, probablemente la seguirás teniendo con la misma intensidad durante todo tu embarazo (a diferencia de otros síntomas iniciales del embarazo, éste es persistente).

¿Y por qué sientes como si tuvieras un lanzallamas dentro del estómago? Al comienzo del embarazo, tu organismo produce una gran cantidad de las hormonas progesterona y relaxina, que tienden a relajar los tejidos de los músculos lisos en todo el cuerpo, incluyendo el aparato gastrointestinal (GI). Como consecuencia, los alimentos se movilizan más lentamente a través de tu sistema, lo que produce indigestión (una sensación de estar llena e hinchada en el abdomen superior y en el pecho;

la acidez es síntoma de indigestión). Y aunque es incómodo para ti, es en realidad beneficioso para tu bebé. Un proceso más lento permite una mejor absorción de los nutrientes en el flujo sanguíneo y posteriormente hacia la

Reflujo por Partida Doble

Si padeces de reflujo gastroesofágico (GERD o *gastroesophageal reflux disease*), la acidez estomacal no es nada nuevo para ti, pero sí lo será su tratamiento durante el embarazo. Pregúntale a tu médico si puedes seguir tomando los mismos remedios. Algunos no se recomiendan durante el embarazo, pero la mayoría es seguro. Muchos de los consejos para combatir la acidez estomacal también te ayudarán con el reflujo.

corriente sanguínea del bebé a través de la placenta.

La acidez se produce cuando el músculo que separa el esófago del estómago se relaja (al igual que todos los otros músculos lisos en el GI), permitiendo que los alimentos y los jugos digestivos avinagrados vuelvan del estómago al esófago. Estos ácidos estomacales irritan la mucosa sensible del esófago produciendo una sensación ardiente alrededor de la zona del corazón –por eso se le llama *heartburn* en inglés, o ardor del corazón– aunque el problema no tenga nada que ver con este órgano. Durante los dos últimos trimestres, el problema puede empeorar ya que el útero en expansión ejerce presión sobre el estómago.

Una de las realidades menos placenteras del embarazo es que es casi imposible pasar los nueve meses sin indigestión. Sin embargo, hay maneras efectivas de evitar la acidez y la indigestión, y de reducir al mínimo la incomodidad:

Hoy Acidez, Mañana ¿Cabello?

¿Te afecta mucho la acidez? Tal vez deberías abastecerte de champú para bebé. Nuevas investigaciones han confirmado lo que los cuentos de viejas han repetido por generaciones: mientras más acidez estomacal tengas durante el embarazo, mayor será la probabilidad que tu bebé nazca con cabello en toda la cabeza. Curioso como suena, al parecer las hormonas responsables por la acidez son las mismas que hacen brotar el cabello del feto.

■ **No dispares el gatillo.** Si un alimento o una bebida te producen acidez (u otros problemas en la barriga), retíralos del menú por ahora. Los culpables más comunes (y seguramente tú ya sabes cuáles te provocan molestias) son los alimentos picantes y muy sazonados, alimentos fritos o grasos, carnes procesadas, chocolate, menta, café, y bebidas con gas.

■ **Reduce la cantidad.** Para evitar una sobrecarga del sistema digestivo (y el reflujo de los jugos gástricos) divide las tres comidas regulares en seis comidas ligeras. La Solución de las Seis Comidas es ideal para las que sufren de acidez e indigestión (consulta la página 99).

■ **Tómalo con calma.** Cuando comes muy rápido tiendes a tragar aire, formando bolsones de gas en el vientre. Al comer con prisa no masticas correctamente y le das trabajo extra a tu estómago para que digiera la comida, lo que aumenta la probabilidad de acidez. Por eso, aunque tengas mucha hambre o prisa, haz un esfuerzo para comer lentamente, ingiriendo bocados pequeños y masticando bien (tu madre se sentiría orgullosa).

■ **No bebas y comas a la vez.** Demasiado líquido mezclado con la comida dilata el estómago, empeorando la indigestión. Por eso trata de beber la mayoría de los líquidos entre comidas.

■ **Mantente erguida.** Es más difícil que los jugos gástricos se revuelvan cuando estás en posición vertical que horizontal. Para mantenerlos donde deben estar (abajo, en tu estómago) evita comer cuando estás tendida. O prepara una buena comida antes de acostarte. Dormir con la cabeza y hombros elevados unas 6 pulgadas también puede ayudar a combatir el reflujo gástrico. Otro modo: dobla las rodillas y no la cintura. Cada vez que bajas la cabeza, tienes más probabilidad de experimentar acidez.

- Mantenlo bajo. Nos referimos a tu aumento de peso. Un incremento gradual y moderado reducirá al máximo la cantidad de presión sobre tu aparato digestivo.

- Mantente holgada. No uses ropa ajustada en la barriga o la cintura. Una barriga apretada puede agravar la presión y la acidez.

- Date un alivio. Ten siempre a mano un suministro de Tums o Rolaids (también te darán una dosis saludable de calcio a la vez que alivian la acidez), pero evita otras medicinas a menos que tu médico las haya recomendado. ¿Ya estás cansada de los antiácidos? Prueba remedios caseros: una cucharada de miel en leche tibia, un puñado de almendras, o un poco de papaya fresca o seca.

- Mastica. Masticar goma de mascar sin azúcar durante media hora después de las comidas puede reducir el exceso de ácido (el aumento de saliva tiende a anularlo en el esófago). Algunas personas experimentan mayor acidez con la goma de mascar mentolada; si es así, elige una que no lo sea.

- No fumes (otro motivo para abandonar el hábito ahora mismo, si todavía no lo has hecho).

- Relájate para aliviarte. El estrés complica todo trastorno gástrico, especialmente la acidez, y por eso te conviene aprender a relajarte (consulta la página 153). Prueba también con algunas técnicas de la medicina complementaria y alternativa como meditación, visualización, retroalimentación o hipnosis (lee la página 92).

Aversiones y Antojos Alimenticios

"Algunos alimentos que siempre me encantaron me resultan extraños ahora. En cambio, tengo antojos por comidas que nunca me gustaron. ¿Qué me pasa?"

El cliché del embarazo donde el marido sale corriendo a la mitad de la noche, con el impermeable sobre el pijama, para comprar helado y una jarra de pepinos en vinagre a fin de satisfacer los antojos de su esposa, es más bien una caricatura que un reflejo de la vida real. No muchos antojos de las embarazadas las llevan a ellas –o a sus esposos– a tal extremo.

Sin embargo, la mayoría de las futuras mamás descubre que sus gustos alimenticios cambian durante su embarazo. Muchas tienen antojo al menos por una comida (más a menudo helado, pero por lo general sin los pepinillos), y más de la mitad siente al menos aversión por un alimento (las aves sobre todo, además de todo tipo de vegetales). En cierta medida, estos hábitos alimentarios súbitamente excéntricos (y a veces estrafalarios) se pueden atribuir al alboroto hormonal, lo que probablemente explica por qué son más comunes en el primer trimestre de los embarazos primerizos, cuando esa agitación está al máximo.

Las hormonas, sin embargo, parecen no ser la única explicación. Hay algo de cierto en la vieja teoría de que los antojos y aversiones son señales sensibles del organismo, es decir, que cuando desarrollamos disgusto por algo es porque generalmente nos hace daño, y que cuando anhelamos algo es porque lo necesitamos. Como te ocurre cuando súbitamente no puedes tolerar el café matinal mientras que antes no podías tolerar una mañana sin café. O cuando el vaso de tu vino favorito te sabe a vinagre.

O cuando no puedes comer suficiente toronja. Por otro lado, cuando te sientes asqueada a la vista del pollo crudo, o cuando tu amado brócoli tiene sabor amargo, o tus antojos te precipitan hacia un festín de chocolates, bueno... en este caso es difícil dejar que tu organismo te aconseje sobre lo que te conviene.

El problema es que las señales del cuerpo relativas a los alimentos siempre son difíciles de descifrar cuando entran en juego las hormonas, y podría resultar especialmente complicado ahora que los seres humanos se han alejado de la cadena alimenticia (y que tantas cadenas venden comida chatarra). Antes de que se inventaran las barritas de golosina, por ejemplo, el antojo de algo dulce habría impulsado a la embarazada a buscar fresas. Ahora es más probable que se enloquezca por los M&M.

¿Debes ignorar tus antojos y aversiones en pos de una alimentación saludable para tu embarazo? Aunque eso fuese posible (las reacciones alimenticias inducidas por las hormonas son poderosas), no sería justo. Aun así, es posible responder a ellas sin desatender las necesidades nutritivas de tu bebé. Si se te antoja algo saludable –requesón en cantidad o duraznos por docena– no te resistas. Busca ese gusto nutritivo aunque tu dieta se desequilibre un poquito durante un tiempo (más adelante compensarás la falta de variedad cuando los antojos se calmen).

Si tienes un antojo que sabes no es conveniente, intenta buscar un sustituto para satisfacerlo (al menos en parte) y que, a la vez, cumpla con un requisito nutricional (y no te llene con demasiadas calorías inútiles): helado de yogur de chocolate en vez de una barra de helado de chocolate; una bolsita de frutas secas, semillas, dátiles en vez de una de caramelos; bolitas de queso al horno en vez de la variedad que te deja los dedos anaranjados. Si los substi-

tutos no te satisfacen totalmente, sublima tus instintos. Cuando el bocadillo MoonPies se te insinúe seductor, trata de no pensar en él: da un paseo a paso firme, conversa en línea con amigas, busca pantalones vaqueros para embarazadas en Internet. Ceder completamente a los antojos menos nutritivos es aceptable (como también disfrutarlos, y por eso aparta del menú el complejo de culpa) siempre y cuando no incluyan riesgos (como una bebida alcohólica) y no reemplacen regularmente los alimentos nutritivos en tu dieta.

La mayoría de los antojos y aversiones desaparece o disminuye hacia el cuarto mes. Los antojos que persisten más allá podrían deberse a necesidades emocionales como, por ejemplo, recibir un poquito más de atención. Si tanto tu esposo como tú están al tanto de esta necesidad, podría ser fácil de satisfacer. En vez de pedirle en la mitad de la noche un litro de helado (con o sin los pepinillos avinagrados), podrías conformarte con una o dos galletas de avena y algunos arrumacos o un baño romántico.

Algunas mujeres sienten antojo, aun para comer, de sustancias peculiares como arcilla, cenizas y papel. Debido a que este hábito, conocido como pica o apetito depravado, puede ser peligroso e indicio de una deficiencia nutricional (especialmente de hierro), infórmalo a tu médico. El antojo por el hielo también puede indicar déficit de hierro, por lo tanto cuéntale a tu médico si sientes compulsión por masticar hielo.

Venas Visibles

"Tengo antiestéticas líneas azules en los senos y en la barriga. ¿Es normal?"

Esas venas (que pueden hacer que tu pecho y tu vientre parezcan un mapa) no sólo son normales, sino también un indicio de que tu cuerpo está haciendo su trabajo. Son parte del sistema de venas que se ha expandido para transportar el mayor suministro sanguíneo del embarazo, que nutrirá a tu bebé. En las mujeres muy delgadas o de piel clara las venas podrían aparecer antes y ser mucho más notorias, mientras que en las que están excedidas de peso o son de piel más oscura, podrían ser menos visibles o totalmente invisibles, o no aparecer hasta más adelante en el embarazo.

Venas en Araña

"Desde que quedé embarazada me han salido unas horribles líneas rojas purpúreas en forma de araña. ¿Son várices?"

No son bonitas, pero no son várices. Probablemente son las spider nevi conocidas como arañas vasculares por razones obvias. Hay algunos motivos por los cuales las venas en araña han decidido tejer su red en tus piernas. En primer lugar, el mayor caudal de sangre que estás haciendo circular puede crear una presión significativa en los vasos sanguíneos, haciendo que incluso las venas diminutas se ensanchen y se vuelvan visibles. En segundo término, las hormonas del embarazo pueden maltratar todos tus vasos sanguíneos, pequeños y grandes. Y, tercero, la genética puede predisponerte a las venas en araña (gracias mamá…).

Si tienes predisposición a ellas, no hay mucho que puedas hacer para evitarlas totalmente, pero hay medios para reducir su propagación. Como tus venas son tan saludables como tu dieta, trata de consumir suficientes alimentos con vitamina C (el cuerpo la usa para producir colágeno y elastina, dos tejidos conectivos importantes que ayudan a reparar y mantener los vasos sanguíneos). Hacer ejercicio regularmente (para mejorar la circulación y la firmeza de las piernas) y acostumbrarte a no cruzar las piernas (posición que restringe el flujo sanguíneo) también te ayudará a mantener las arañas a raya.

¿La prevención no dio resultado? Algunas se desvanecen y desaparecen después del parto, pero de no ser así, pueden ser tratadas por un dermatólogo, ya sea con la inyección de salino (escleroterapia) o glicerina, o con el uso de un láser. Estos tratamientos destruyen los vasos sanguíneos, haciendo que desaparezcan, pero no se recomiendan durante el embarazo. Mientras tanto, puedes tratar de camuflarlas con correctores diseñados específicamente para ese propósito.

Várices

"Mi madre y mi abuela tuvieron várices durante el embarazo. ¿Hay algo que pueda hacer para impedirlas en mi propio embarazo?"

Las várices son una tradición familiar, y decididamente en tu caso da la impresión de que te seguirán. Pero tener predisposición genética a ellas no significa que debes resignarte y, por eso, es recomendable tratar de neutralizar la herencia familiar con la prevención.

Las várices suelen aparecer por primera vez durante el embarazo, y tienden a empeorar en los embarazos siguientes. Eso se debe a que el volumen extra de sangre que produces impone presión extra en tus vasos sanguíneos, especialmente las venas de tus piernas, que tienen que trabajar contra la gravedad para impulsar toda esa sangre extra a tu corazón. Añade a eso la presión que tu útero en crecimiento aplica a los vasos sanguíneos pélvicos y los efectos relajantes de los vasos que produce el exceso hormonal, y tendrás la receta perfecta para las várices.

Los síntomas de las várices no son difíciles de reconocer, pero varían en su intensidad. Puedes sufrir un dolor leve o severo en las piernas, o una sensación de pesadez o de hinchazón o ninguno de ellos. Podrías tener un visible trazado ligero de venas azuladas, o quizás serpentinas venosas que sobresalen desde el tobillo hasta la parte superior del muslo. En los casos severos, la piel sobre las venas se hincha, se seca y se irrita (pídele a tu médico que te recomiende humectantes). De vez en cuando, una ocasional tromboflebitis (inflamación de una vena de superficie debida a un coágulo sanguíneo) puede producirse en el lugar de una várice, y por eso consulta siempre con tu médico sobre estos síntomas.

Para ayudar a tus piernas a sobrellevar las várices:

- Mantén la sangre en circulación. Pasar mucho tiempo sentada o parada puede afectar el flujo sanguíneo y, por eso, evita hacerlo durante largos períodos. Y cuando no puedas evitarlo, flexiona periódicamente los tobillos. Cuando estés sentada, no cruces las piernas y elévalas si es posible. Cuando estés acostada, eleva las piernas colocando una almohada debajo de los pies. Al descansar o dormir, trata de acostarte sobre el costado izquierdo, el ideal para una circulación óptima (aunque cualquiera de los dos te ayudará).

- Vigila tu peso. Un exceso de libras aumenta las demandas de tu sistema circulatorio sobrecargado, por lo tanto, mantén tu peso dentro de las pautas recomendadas.

- Evita levantar objetos pesados, y así evitarás que se abulten las venas.

- Al defecar, haz fuerza moderada. Esforzarte puede forzar las venas. Evitar el estreñimiento (mira la página 186) te ayudará a mantener el proceso en marcha.

- Usa pantimedias (las mallas que no son muy apretadas parecen funcionar bien sin ser incómodas) o medias elásticas, antes de levantarte de la cama por la mañana (antes de que la sangre se agolpe en las piernas) y quítatelas por la noche antes de acostarte. Aunque ninguna de las dos contribuirá a que tu embarazo sea más sexy, te ayudarán a contrarrestar la presión descendente de tu barriga y dará a las venas de tus piernas un pequeño empujoncito ascendente.

- Evita la ropa que pueda limitar la circulación: cinturón o pantalones ajustados, pantimedias y medias con elástico en la parte superior, y zapatos apretados. También evita los tacos altos y usa en cambio zapatos planos o medios tacos.

- Haz ejercicio, como caminar a paso enérgico o nadar de 20 a 30 minutos diarios. Pero si experimentas dolor, evita los aeróbicos de fuerte impacto, el trote, el ciclismo y el entrenamiento con pesas.

- Incluye en tu dieta muchos alimentos ricos en vitamina C, que ayuda a mantener los vasos sanguíneos saludables y elásticos.

La remoción quirúrgica de las várices no es recomendable durante el embarazo, aunque podrías considerarlo unos pocos meses después de dar a luz. Sin embargo, en la mayoría de los casos el problema se soluciona después del parto, por lo general cuando recuperas el peso que tenías antes del embarazo.

Pelvis Dolorida e Hinchada

"Siento toda la zona pélvica dolorida, hinchada y verdaderamente incómoda, y hasta creo haber sentido un bulto en la vulva. ¿Por qué me pasa esto?"

Aunque las piernas soportan casi toda la carga de las várices, por cierto no tienen el monopolio. Las várices también pueden aparecer en el área genital (y en el recto, donde se llaman hemorroides), por el mismo motivo que puedes tenerlas en tus piernas y, al parecer, éste es tu caso. Con el nombre de síndrome de la congestión pelviana (PCS, *pelvic congestion syndrome*), los síntomas (aparte del bulto en la vulva) incluyen dolor crónico en la pelvis y/o abdomen, una sensación de dolor, hinchazón y abultamiento de la zona de la pelvis y los genitales y, a veces, dolor durante las relaciones sexuales. Los consejos para reducir las várices en las piernas también te ayudarán (vuelve a la pregunta anterior), pero consulta con tu médico, tanto para el diagnóstico como para posibles opciones de tratamiento (por lo general, después del parto).

Problemas de la Piel

"Mi piel está llena de granos tal como cuando era adolescente"

El resplandor del embarazo que algunas mujeres tienen la fortuna de irradiar no es sólo el resultado de la felicidad, sino también del aumento de la secreción de aceites provocados por los cambios hormonales. Y, desgraciadamente, son también la causa de los granos poco envidiables que experimentan algunas menos afortunadas (en especial aquellas cuya piel suele brotar religiosamente antes de su período). Aunque esas erupciones son difíciles de eliminar totalmente, las siguientes sugerencias podrían ayudar a contenerlas a un mínimo, e impedir que te parezcas a la chica de la foto del álbum de secundaria:

- Lávate la cara dos o tres veces por día con un limpiador suave. Pero no te frotes con demasiada energía, no sólo porque tu piel está ultrasensible durante el embarazo, sino también porque la puede hacer más susceptible a los granos.

- Averigua antes de usar cualquier medicamento para el acné (ya sea de aplicación externa u oral), ya que algunos son considerados seguros y otros no. Pregúntale a tu médico y consulta la página 158.

- Usa un humectante sin aceite para mantener la piel hidratada. A veces, la piel demasiado seca por jabones y otros productos fuertes para el acné es más propensa a los granos.

- Escoge productos para la piel y cosméticos sin aceite y que sean "no comedogénicos", lo que significa que no taparán los poros.

- Mantén limpio todo aquello que toque tu cara, incluyendo esos cepillitos para colorete en tu bolsa de maquillaje.

- No revientes (ni aprietes). Tal como tu madre siempre te dijo, reventar o apretar las espinillas no las eliminará y, por el contrario, podrían persistir si empujas las bacterias en ellas. Además, cuando estás embarazada eres más propensa a infecciones. Los granitos reventados también pueden dejar cicatrices.

- Aliméntate bien siguiendo la Dieta del Embarazo. Es buena para tu piel como también para tu bebé.

- No pases por un grifo sin llenar tu vaso. Beber agua mantiene tu piel limpia y humedecida.

Piel Reseca

"Tengo la piel terriblemente reseca. ¿Tiene que ver con el embarazo?"

¿Te sientes como un reptil en estos días? Puedes culpar a las hormonas por tu piel seca y, a menudo, con tendencia a la picazón. Los cambios hormonales despojan a la piel de aceite y elasticidad, dejándote con esa apariencia de caimán tan poco sexy. Para mantener tu piel tan suave como la colita de tu futuro bebé haz lo siguiente:

- Cámbiate a un limpiador suave sin jabón como Cetaphil o Aquanil, y no lo uses más de una vez por día (por la noche si te estás quitando el maquillaje). Lávate sólo con agua el resto del tiempo.

- Aplícate el humectante cuando todavía tienes la piel húmeda (después de un baño o una ducha), y úsalo todas las veces que puedas. Y, por cierto, antes de acostarte.

- Reduce el baño y abrevia el tiempo de las duchas (5 minutos en vez de 15). Demasiado lavado puede secarte la piel. Asegúrate también de que el agua esté tibia y no caliente, ya que esta última remueve el aceite natural de la piel, volviéndola seca y con tendencia a la picazón.

- Agrega a la bañera aceites de baño sin fragancia, pero ten cuidado con la superficie resbalosa que has creado. (Recuerda que a medida que te crece la barriga, también aumenta un poquito la torpeza).

- Bebe mucho líquido durante el día para mantenerte hidratada e incluye grasas beneficiosas en la dieta (esas omega-3 que son tan buenas para el bebé también lo son para tu piel).

- Mantén tus cuartos bien humidificados.

- Usa un protector de sol con un SPF de por lo menos 15 (preferiblemente 30) todos los días.

Eczema

"Siempre he sido propensa al eczema, pero ahora que estoy embarazada es mucho peor. ¿Qué puedo hacer?"

Lamentablemente, el embarazo (o para ser más precisos, sus hormonas) suele acentuar los síntomas del eczema, y la picazón y el escamado pueden hacerse prácticamente insoportables. (En el caso de algunas afortunadas, el embarazo les da una tregua).

Por suerte, las cremas y ungüentos con bajas dosis de hidrocortisona son seguros para usar durante el embarazo y en cantidades moderadas. Los antihistamínicos también pueden ayudar a lidiar con la picazón, pero una vez más, consulta primero con el médico. La ciclosporina, usada desde hace mucho tiempo en casos severos que no responden a otros tratamientos, está vedada durante el embarazo. Asimismo, algunos antibióticos de uso externo podrían no ser seguros durante el embarazo, por lo tanto, también debes preguntarle al médico. Los no esteroides más recientes (Protopic y Elidel) no son recomendados porque no han sido estudiados en embarazadas y aún no se puede confirmar su seguridad.

Si sufres de eczema, sabes bien que la prevención puede ayudar mucho a combatir la picazón. Prueba lo siguiente:

- Usa una compresa fría –y no las uñas– para controlar la picazón. Rascarte empeora la condición y puede rasgar la piel, permitiendo la entrada de bacterias que podrían causar una infección. Mantén las uñas cortas y redondeadas, para evitar la posibilidad de rasgarte la piel cuando tarde o temprano te rasques.

- Limita el contacto con potenciales irritantes como detergentes, limpiadores del hogar, jabones, baño espumoso, perfumes, cosméticos, lana, caspa animal, plantas, joyas y jugos de carnes y frutas.

- Huméctate tan pronto y tanto como puedas (cuando la piel todavía está húmeda si acabas de salir del agua), para fijar la propia humedad de la piel e impedir sequedad y grietas.

- No pases demasiado tiempo en el agua (duchas, baños, piscinas), especialmente en agua caliente.

- Trata de no acalorarte demasiado o transpirar (dos de los desencadenantes más comunes de eczema). Por supuesto, es más fácil decirlo que hacerlo cuando estás embarazada y tu organismo funciona a todo vapor. Mantente fresca usando ropa suelta de algodón y evitando telas sintéticas, lana o cualquier material áspero al tacto. Evita acalorarte, usando ropa en capas que puedas ir quitándote cuando empieces a sentir calor.

- También trata de mantener la calma evitando el estrés, otro desencadenante común del eczema. Cuando tu ansiedad se haga sentir, respira hondo para relajarte (consulta la página 249).

Para tener en cuenta: aunque el eczema es hereditario (lo que significa que tu bebé también tiene probabilidad de tenerlo), las investigaciones sugieren que la lactancia podría impedir su desarrollo en un niño. ¿No te parece una excelente razón para amamantar a tu hijo si puedes hacerlo?

La Danza del Vientre

"Es de lo más extraño: un día luzco embarazada y al siguiente vuelvo a tener el vientre completamente liso. ¿A qué se debe?"

Eso se debe a tus intestinos. La distensión intestinal (el resultado del estreñimiento y el exceso de gas, dos de los compañeros inseparables de la recién embarazada), pueden redondear un vientre liso en tiempo récord. Y tan rápido como aparece, tu barriga puede desaparecer... una vez que hayas descargado. Un poquito desconcertante, por cierto ("¡pero si ayer mismo lucía embarazada!"), pero completamente normal.

No te preocupes. Muy pronto cesará la danza del vientre y eso lo podrás atribuir más al bebé que a los intestinos. Mientras tanto, lee la página 186 para seguir algunos consejos sobre el estreñimiento.

Perdiendo la Figura

"¿Podré recuperar alguna vez mi figura después de tener el bebé?"

Bueno, eso depende... principalmente de ti. Las 2 a 4 libras permanentes que la mujer promedio aumenta con cada embarazo y la flacidez que suele acompañarla no se pueden evitar. De hecho, si aumentas la cantidad de peso adecuada, al ritmo indicado con los alimentos apropiados, tus probabilidades de recuperar tu figura previa al embarazo son muy buenas, especialmente si a ello sumas ejercicios y si mantienes ese régimen después de la llegada del bebé. Pero ten en cuenta que la recuperación no ocurrirá de la noche a la mañana (calcula unos tres meses mínimos).

Por eso no temas a aumentar de peso durante el embarazo. Recuerda

Perforaciones en el Ombligo

Es *cool*, sexy y está de moda (además de ser una adorable manera de lucir una barriga plana y tonificada). Pero una vez que tu barriga empieza a abultarse, ¿tendrás que deshacerte de tu *piercing* en el ombligo? No… siempre y cuando haya cicatrizado (léase: tu visita al Salón de Perforaciones no fue el mes pasado) y esté saludable (en otras palabras, no está rojo, inflamado o infectado). Recuerda que tu ombligo marca el lugar exacto donde tú estabas conectada con tu propia mamá en el útero y no donde tu bebé se conecta contigo, lo que significa que una perforación no abrirá paso a una infección que llegue a tu bebé. Tampoco interferirá con él o, incluso, con una cesárea.

A medida que tu embarazo progresa y tu barriga empieza a sobresalir con ganas, el anillo umbilical podría resultar cada vez más incómodo gracias (¿gracias?) a tu piel tensa y estirada hasta el límite. El anillo podría empezar a frotar tu ropa, incluso quedar enganchado en ella, especialmente cuando tu ombligo empiece a sobresalir más adelante. Y ese roce puede doler bastante.

Si decides quitártelo, limítate a colocar el anillo en el orificio de tanto en tanto para impedir que la perforación se cierre (a menos que la hayas tenido durante varios años, en cuyo caso la probabilidad de que se cierre es muy escasa). O considera reemplazar la barra o el anillo metálicos por una barra flexible de Teflón o poli-tetra-fluoro-etileno (*polytetrafluoroethylene* o PTFE).

Si estás pensando en perforarte el ombligo (o cualquier otra parte del cuerpo) durante el embarazo, es preferible que esperes hasta después de dar a luz. Nunca es buena idea perforar la piel durante el embarazo, porque aumenta las probabilidades de infección.

---

que se debe al mejor de los motivos: la nutrición de tu bebé en este momento y, más tarde, si decides amamantar.

Una Medida Menos

"En mi última visita prenatal, la partera me dijo que mi útero mide muy poco. ¿Significa esto que el bebé no está creciendo bien?"

Los padres rara vez esperan a que sus bebés nazcan para empezar a preocuparse por su tamaño. Pero –al igual de lo que ocurre habitualmente después del nacimiento– tampoco tienen que preocuparse antes. Después de todo, tratar de medir el útero desde afuera durante el embarazo no es una ciencia exacta y, menos, al inicio del proceso. Calcular

qué medida debería tener tampoco es fácil (a menos que estés segura en qué día concebiste), ya que la fecha de tu embarazo podría no coincidir con la realidad hasta varias semanas de más o de menos. Es probable que tu partera esté planeando un ultrasonido para precisar el tamaño de tu útero y la fecha de tu embarazo y comprobar si hay discrepancias (lo que probablemente no ocurrirá).

Una Medida Más

"Me dijeron que mi útero tiene una medida de diez semanas, pero según mis fechas sólo llevo ocho semanas de embarazo. ¿Por qué tengo el útero tan grande?"

Hay una buena probabilidad de que tu útero sea más grande de lo que se supone, sencillamente porque estás más adelantada en el proceso de lo que piensas. Tal vez tus fechas no sean precisas o no calcularon bien la medida, lo que suele ocurrir con frecuencia. Es posible que tu médico ordene un ultrasonido para comprobar esto, debido a que también hay otras explicaciones aunque mucho menos probables (por ejemplo, que estés concibiendo mellizos, pero es difícil que a esta altura los embarazos múltiples reflejen una diferencia en el tamaño uterino).

Dificultad para Orinar

"En los últimos días me ha costado mucho orinar, aunque siento que mi vejiga está bien llena"

Es posible que tengas un útero bastante inclinado (aproximadamente 1 de cada 5 mujeres tiene uno que se inclina hacia atrás en vez de adelante) que se ha negado a enderezar y que está presionando la uretra, el tubo que sale de la vejiga. La presión de esta carga cada vez más intensa puede dificultar la orina. También puede haber una filtración urinaria cuando la vejiga está demasiado sobrecargada.

En casi todos los casos, el útero vuelve a su posición hacia fines del primer trimestre, sin necesidad de intervención médica. Pero si estás realmente incómoda ahora —o si te resulta muy difícil orinar— llama a tu médico. Podría reintentar manipular el útero a mano y alejarlo de la uretra, para que puedas volver a orinar fácilmente. La mayoría de las veces da resultado. En el caso improbable de que no sea así, podrías necesitar una cateterización (la remoción de la orina mediante un tubo).

La dificultad de orinar también podría deberse a una infección urinaria (otro buen motivo para hacer ese llamado al médico). Consulta la página 538 para leer más al respecto.

Cambios de Ánimo

"Sé que debería sentirme feliz por mi embarazo, y a veces lo estoy. Pero otras veces me siento triste y con ganas de llorar"

Hay alzas y hay bajas. Los completamente normales cambios de ánimo en el embarazo pueden llevar tus emociones a terreno inexplorado, tanto a exaltaciones desbordantes como a depresiones aplastantes. Vaivenes que te pueden llevar al cielo en un momento y enterrarte bajo tierra al siguiente, y a llorar inexplicablemente durante un comercial de una empresa de seguros. ¿Puedes culpar a tus hormonas? Absolutamente. Estos altibajos suelen ser más pronunciados en el primer trimestre (cuando el alboroto hormonal está en su máxima expresión) y, en general, en las mujeres que habitualmente los experimentan antes del período (es como un síndrome premenstrual acentuado). El sentimiento de ambivalencia sobre el embarazo después de confirmado, que es común aunque haya sido planeado, podría exagerar aún más estos vaivenes. Y ni mencionar todos esos cambios que estás experimentando (físicos, emocionales, logísticos, de relación, todos los cuales pueden sobrecargarte emocionalmente).

Los vaivenes emocionales tienden a moderarse después del primer trimestre, una vez que las hormonas se calman un poco, y luego de que te adaptas a algunos de estos cambios del embarazo (nunca te ajustarás a todos). Aunque no hay un modo seguro de detener la montaña rusa emocional, hay varios modos de reducir el caos:

- Mantén elevado el nivel de azúcar en la sangre. ¿Qué tiene que ver el azúcar en la sangre con el ánimo? Mucho. Las caídas en sus niveles –causadas por largas pausas entre comidas– pueden provocar estallidos emocionales. Este es otro motivo imperioso para dejar tu rutina de tres comidas (o menos) diarias y embarcarte en la Solución de las Seis Comidas (lee la página 99). Dale un papel protagónico a los carbohidratos y proteínas en tus comidas ligeras, para mantener en alto el nivel de azúcar en la sangre... y también el ánimo.

- Mantén baja el azúcar y la cafeína. Esa barra de golosina, rosquilla, y esa coca cola aumentarán rápidamente el azúcar en la sangre, pero le seguirá una espiral descendente que también puede aplastarte el ánimo. La cafeína puede tener el mismo efecto, agravando la inestabilidad emocional. Por eso, para mejores resultados, limita ambos.

- Come bien. Alimentarte bien te ayudará a sentirte mejor emocionalmente (y físicamente), por lo tanto, sigue la Dieta del Embarazo lo mejor que puedas. Incorporar muchos ácidos grasos omega-3 en tu dieta (por medio de nueces, pescado y huevos enriquecidos, por mencionar sólo unos pocos) también puede ayudarte a moderar los cambios emocionales (y, por lo demás, son superimportantes para el desarrollo del cerebro de tu bebé).

- Muévete. Mientras más te muevas, mejor será tu estado anímico. Eso se debe a que el ejercicio libera las endorfinas que te hacen sentir bien y te infunden ánimo. Con la guía de tu médico, diseña una rutina diaria de ejercicios.

- Ponte en onda. Si estás de ánimo para el amor (y no estás demasiado ocupada vomitando), hacer el amor puede levantarte el ánimo al liberar hormonas de la felicidad. Además, te ayudará a acercarte a tu pareja en momentos en que tu relación podría estar enfrentando nuevos desafíos. Si el sexo no está en el menú, simplemente buscar un momento de intimidad de cualquier tipo (abrazos, confesiones íntimas, tomarse de las manos en el sofá) te ayudará a levantar el ánimo.

- Ilumina tu vida. Las investigaciones han demostrado que la luz solar puede iluminarte el ánimo. Cuando brille el sol trata de atesorar algunos rayos (pero no te olvides de aplicarte primero el protector solar).

- Discútelo. ¿Preocupada? ¿Ansiosa? ¿Te sientes inquieta? ¿Insegura? El embarazo es el momento de la ensalada emocional que se traduce en cambios de ánimo. Ventilar algunos de esos sentimientos –con tu esposo (que probablemente está sintiendo lo mismo), las amistades con quienes te puedas identificar, otras futuras mamás o tableros de mensajes en línea (mira los que hay en whattoexpect.com)– te puede ayudar a sentirte mejor o, por lo menos, a comprobar que lo que sientes es normal.

- Descansa. La fatiga puede pronunciar los vaivenes emocionales normales de las embarazadas, por lo tanto, intenta dormir lo suficiente (aunque no demasiado, ya que el exceso podría aumentar la fatiga y la inestabilidad emocional).

- Aprende a relajarte. El estrés decididamente te puede deprimir, por lo tanto, busca los medios de moderarlo o manejarlo mejor. Lee los consejos de la página 153.

Tu pareja es la persona que se verá más afectada y desconcertada por tus cambios de ánimo. A él le ayudará comprender por qué estás actuando del modo en que lo haces en estos días (tus emociones son rehenes de esas oleadas hormonales), pero también le servirá saber exactamente cómo te puede ayudar. Por eso, dile ahora mismo lo que necesitas (¿más ayuda en las tareas de la casa?, ¿una escapada a tu restaurante favorito?) y lo que no necesitas (oír que tu trasero está más grande, lidiar con sus medias y calzoncillos tirados en el pasillo). Dile qué es lo que te hace sentir mejor y lo que te hace sentir peor. Y sé

específica. Aun el esposo más devoto no es buen adivinador. Consulta el Capítulo 19 para enterarte más sobre las estrategias para los futuros padres.

Depresión

"Sabía que tendría altibajos emocionales en el embarazo, pero ahora no sólo estoy un poco triste, sino constantemente deprimida"

Toda mujer embarazada tiene sus altibajos, y es normal. Pero si tus

---

Ataques de Pánico

El embarazo puede ser una época de gran ansiedad, especialmente para las primerizas (que no saben qué esperar). Y una cuota determinada de preocupaciones es normal y, probablemente, inevitable. ¿Pero qué hacer cuando esa preocupación se convierte en pánico?

Si has tenido ataques de pánico en el pasado, ya conoces los síntomas (la mayoría de las mujeres que los tiene durante el embarazo los ha tenido antes). Se caracterizan por un intenso temor o inquietud acompañado del pulso cardíaco acelerado, sudoración, temblores, aliento entrecortado, temor a ahogarse, dolor en el pecho, náusea o dificultades abdominales, mareo, entumecimiento o sensación de hormigueo, o escalofríos o acaloramientos súbitos. Pueden ser increíblemente perturbadores, en particular cuando se manifiestan por primera vez. Y aunque claramente te afectan, por suerte no hay motivos para suponer que puedan perjudicar el desarrollo de tu bebé.

De todos modos, si experimentas esos ataques, díselo a tu médico. La terapia es siempre la opción preferen-

cial durante el embarazo (y en todo momento). Pero si te hacen falta medicamentos para asegurar tu bienestar (y el de tu bebé, si es que la ansiedad te impide comer o dormir o cuidar de tu valiosa carga), tu médico y un terapeuta calificado, pueden decidir qué medicamento ofrece más beneficios y menos riesgos (y la menor dosis que puedas tomar sin escatimar beneficios). Si has tomado algún medicamento para ataques de pánico, ansiedad o depresión antes del embarazo, podrías necesitar un cambio o un ajuste de dosis.

Aunque la medicación puede solucionar la ansiedad extrema, por cierto no es la única terapia. Hay muchas alternativas no farmacológicas de las que puedes sacar partido. Entre ellas, alimentarte bien y regularmente (una abundancia de ácidos grasos omega-3 en tu dieta puede ser particularmente útil); evitar el azúcar y la cafeína (ésta última puede provocar ansiedad); ejercitarte regularmente, y aprender meditación y otras técnicas de relajación (yoga prenatal puede ser increíblemente relajante). También podría aliviarte debatir tus ansiedades con otras futuras mamás.

bajones son consistentes o frecuentes, podrías estar entre el 10% al 15% de embarazadas que lidian con una depresión de leve a moderada. Éstos son algunos de los factores que pueden poner a una futura mamá en riesgo de tal depresión:

- Antecedentes personales o familiares de trastornos del ánimo

- Estrés financiero o marital

- Falta de apoyo emocional y de comunicación con el padre del bebé

- Hospitalización o descanso en cama debido a complicaciones del embarazo

- Ansiedad sobre la propia salud, especialmente si ha padecido una dolencia médica crónica o si ha experimentado antes complicaciones o enfermedad durante el embarazo

- Ansiedad sobre la salud del bebé, especialmente si hay antecedentes personales o familiares de aborto natural, defectos de nacimiento u otros problemas

Los síntomas más comunes de la verdadera depresión, además de sentirse triste, vacía y emocionalmente letárgica, incluyen perturbaciones del sueño (dormir en exceso o demasiado poco); modificación en los hábitos alimenticios (no comer nada o hacerlo continuamente); fatiga prolongada o inusual y/o agitación o impaciencia excesiva; pérdida de interés en el trabajo, y otras actividades o placeres; disminución en la capacidad de concentrarse; vaivenes emocionales exagerados; e, incluso, pensamientos destructivos. También podría sentir dolores no explicados. Si ese cuadro se parece a lo que estás experimentando, intenta seguir los consejos de la pregunta anterior para lidiar con los cambios del ánimo.

Si los síntomas de la depresión continúan durante más de dos semanas, consulta a tu médico (podría examinarte por una posible afección tiroidea, ya que puede desencadenar depresión) o pídele que te remita a un terapeuta para sicoterapia de apoyo. Es importante conseguir la ayuda adecuada. La depresión puede impedir que recibas el mejor cuidado para ti y tu bebé, ahora y después del parto. De hecho, la depresión durante el embarazo puede aumentar los riesgos de complicaciones, tal como puede afectar tu salud cuando no estás embarazada. Decide con tu médico y tu terapeuta si tu plan de tratamiento debe incluir antidepresivos y pon en la balanza sus posibles riesgos y potenciales beneficios (consulta la página 561 para una discusión sobre los antidepresivos durante el embarazo).

Consulta también con tu médico antes de recurrir a cualquier tratamiento alternativo. Los suplementos sin receta médica, como SAM-e y la hierba de San Juan, promocionados por su capacidad para levantar el ánimo, no han sido suficientemente estudiados como para considerarlos seguros durante el embarazo. Pero otras terapias alternativas (consulta la página 92) podrían ayudar, así como la fototerapia (que aumenta en el cerebro los niveles de la hormona serotonina reguladora del ánimo) puede reducir los síntomas depresivos durante el embarazo. Consumir alimentos ricos en ácidos grasos omega-3 reduce el riesgo de depresión durante el embarazo y posiblemente también en el posparto. Pregúntale al médico si te conviene tomar un suplemento de omega-3 seguro para el embarazo.

Estar deprimida durante el embarazo aumenta el riesgo de la depresión posparto. La buena noticia es que recibir el tratamiento adecuado ahora –y/o enseguida después del alumbramiento– te puede ayudar a prevenirla. Consúltalo con el médico.

El Aumento de Peso durante el Embarazo

Imagínate a dos embarazadas juntas en cualquier lugar –en la sala de espera de una consulta médica, en un ascensor, en una reunión de negocios– y seguramente empezarán a volar las preguntas. "¿Para cuándo tienes fecha?" "¿Ya has sentido las paraditas?" "¿Has estado enferma?" Y quizás la más repetida de todas: "¿cuánto aumentaste de peso?"

Todas saben que aumentarán de peso estando embarazadas (y después de pasarse la mitad de su vida en dietas, muchas mujeres en realidad lo desean). Y, de hecho, subir lo suficiente es vital cuando estás gestando un bebé. ¿Pero cuál es el peso correcto? ¿Cuánto es demasiado? ¿Con qué rapidez debes aumentar? ¿Y podrás perder todo lo que aumentaste una vez que hayas dado a luz? (La respuesta: sí, si aumentaste la cantidad suficiente de peso al ritmo indicado con el tipo adecuado de alimentos).

¿Cuánto Debes Aumentar?

Si hay algún motivo legítimo para aumentar de peso es el embarazo. Después de todo, cuando gestas un bebé tú también tienes que crecer. Pero acumular demasiadas libras puede traer problemas a ti, a tu bebé y a tu embarazo. Lo mismo si aumentas muy poco.

¿Cuál es la fórmula perfecta para aumentar de peso en el embarazo? Realmente, como cada mujer embarazada –y todo cuerpo embarazado– es diferente, esa fórmula puede variar. La cantidad que te conviene aumentar durante tus 40 semanas de gestación dependerá de cuánto pesabas antes de embarazarte.

Tu médico te recomendará el objetivo que debes alcanzar de acuerdo a tu situación (y ése será el que debas seguir, independiente de lo que leas aquí). Por lo general, las recomendaciones sobre aumento de peso se basan en tu BMI (body mass index o índice de masa corporal) antes del embarazo (una medida de la grasa corporal que se calcula multiplicando tu peso en libras por 703 y luego dividido por tu altura en pulgadas cuadradas; para ver una tabla consulta Qué puedes esperar: comiendo bien cuando estás esperando (*What to Expect: Eating Well When You're Expecting*). Si tienes un BMI promedio (entre 18,5 y 26) probablemente te aconsejarán aumentar entre 25 y 35 libras, la recomendación estándar para la embarazada de peso promedio. Si empiezas el embarazo excedida de libras (un BMI de entre 26 y 29), tu objetivo debería ser un poco menor, algo así como de 15 a 25 libras. Si eres obesa (un BMI superior a 29) probablemente tendrás que aumentar entre 15 y 20 o quizás menos. ¿Superdelgada? (un BMI inferior a 18,5). Es probable que tu objetivo sea superior al promedio, de 28 a 40 libras. Las mamás que están alojando con casa y comida a más de un bebé requieren un mayor aumento (consulta la página 439).

Una cosa es fijar el objetivo del peso ideal, y otra muy distinta cumplirlo. Eso se debe a que los ideales no siempre son compatibles con la realidad. Aumentar el número adecuado de libras no significa servir la cantidad adecuada de comida en tu plato. También hay otros factores en juego. Tu metabolismo, tus genes, tu nivel de actividad, los síntomas de tu embarazo (la acidez y náusea que te dificultan comer o esos antojos de alimentos ricos en calorías que te hacen aumentar de peso con demasiada facilidad), desempeñan un papel para ayudarte (o impedirte) acumular la cantidad ideal de libras. Teniendo esto en cuenta, vigila la balanza para que puedas cumplir con tu objetivo.

¿A qué Ritmo Debes Aumentar?

Lento pero seguro es una fórmula ganadora para cualquier carrera, y también para la del embarazo. Un aumento de peso gradual es mejor para tu cuerpo y para el de tu bebé. De hecho, la tasa de aumento de peso es tan importante como el número total de libras que sumes. Esto se debe a que tu bebé necesita un suministro esta-

ble de nutrientes y calorías durante su permanencia en el útero; las entregas intermitentes y súbitas no servirán una vez que tu pequeñín empiece a crecer significativamente (como ocurrirá durante el segundo y tercer trimestres). Un aumento de peso a ritmo regular también le hará bien a tu organismo, permitiendo que se adapte gradualmente a éste (y a los esfuerzos físicos que implica). El aumento paulatino también permite un estiramiento gradual de la piel (piensa en menos estrías). ¿Necesitas más argumentos? Las libras que ganes de manera lenta y segura se irán más fácilmente cuando llegue el momento (después de dar a luz y cuando estés ansiosa por retomar tu figura anterior al embarazo).

¿Eso significa que tienes que extender esas 30 libras de manera pareja durante las 40 semanas? No. Aun si eso fuese posible no sería lo más indicado. Durante el primer trimestre, tu bebé

Por qué No Conviene Aumentar (o Bajar) Extra Peso

¿Qué tienes que perder si aumentas demasiado de peso estando embarazada? Agregar demasiadas libras puede provocar una serie de problemas en tu embarazo. La acumulación de rollitos puede dificultar la evaluación y medición de tu bebé, y las libras de más pueden agravar las incomodidades del embarazo (desde dolor de espaldas y várices hasta fatiga y acidez). Aumentar demasiado de peso también puede incrementar el riesgo de un parto prematuro, diabetes gestacional o hipertensión, o de gestar un bebé demasiado grande como para un parto vaginal, complicaciones pos-cesárea, una serie de problemas para tu recién nacido y otros tantos al amamantar. Eso, sumado

a que esas libras de más pueden ser difíciles de quitártelas después del parto. De hecho, muchas mujeres nunca se las quitan del todo.

Pero por otra parte, la falta de aumento de peso es también contraproducente durante el embarazo, y en algunos casos puede ser, incluso, más peligroso. Los bebés cuyas madres aumentan menos de 20 libras son más propensos a nacer prematuramente, a ser pequeños para su edad gestacional, y a padecer una restricción de crecimiento en el útero. (La excepción: las mujeres obesas pueden aumentar menos de 20 libras sin riesgo bajo rigurosa supervisión médica).

apenas tiene el tamaño de una semilla de amapola, lo que significa que a esa altura comer por partida doble no requiere consumir nada extra y sólo implica un aumento mínimo de peso. Un objetivo certero para el primer trimestre es entre 2 y 4 libras, aunque muchas mujeres lo terminan sin aumentar nada o perdiendo algo de peso (gracias a las náuseas y vómitos), y algunas ganan algo más (a menudo porque su debilidad de estómago sólo se calma con alimentos con almidones y ricos en calorías), y eso también está bien. Las que empiezan lentamente podrían ponerse al día con el aumento de peso en los seis meses siguientes (especialmente cuando los alimentos empiezan a oler y saber mejor); las que empiezan ganando libras a todo vapor deben vigilar un poquito más la balanza en los trimestres segundo y tercero para mantener el total del aumento más cerca del objetivo.

Durante el segundo trimestre, tu bebé empezará a crecer a todo tren, y tú deberías seguir su ejemplo. Tu aumento de peso debería acelerarse a una tasa promedio de 1 a 1½ libras por semana durante los meses 4 a 6 (con un total de 12 a 14 libras).

En el último trimestre el aumento de peso del bebé se acelerará, pero el tuyo podría empezar a desacelerarse a una libra por semana (para un aumento neto de 8 a 20 libras). Algunas mujeres experimentan un peso estable –o incluso la pérdida de una o dos libras– durante el noveno mes, cuando el abdomen cada vez más tirante podría tener que batallar duro para encontrar un lugarcito para los alimentos.

¿Con qué fidelidad podrás seguir esta fórmula para aumentar de peso? No mucha, para ser realistas. Habrá semanas en las que tu apetito se impondrá a tu autocontrol y hará más difícil tu aumento total de peso. Y también habrá otras en las que comer te demandará un esfuerzo extra (especialmente cuando un estómago poco receptivo te haga devolver todo lo que comas). No te preocupes ni te estreses por la balanza. Mientras tu aumento general de peso cumpla el objetivo y tu tasa promedio siga esa fórmula (media libra una semana, 2 libras la siguiente, 1 la próxima y así), estarás bien encaminada.

Para obtener el mejor resultado con el aumento de peso, presta atención a la balanza, ya que lo que ignores te puede alejar mucho del objetivo. Pésate (a la misma hora del día, con la misma cantidad de ropa, en la misma balanza) una vez por semana (si lo haces más a menudo te enloquecerás con las fluctuaciones diarias de líquidos). Si una vez por semana es demasiado (porque le tienes fobia a la balanza), dos por mes será suficiente. También puedes esperar hasta tu prenatal mensual, aunque ten en cuenta que mucho puede pasar en un mes (hasta 10 libras), lo que te dificultará mantenerte en buen camino.

Desglose de tu Aumento de Peso

(Todas las cifras son aproximadas)

Bebé	7½ libras
Placenta	1½ libras
Líquido amniótico	2 libras
Ensanchamiento uterino	2 libras
Tejido de los senos maternos	2 libras
Volumen sanguíneo materno	4 libras
Fluidos en el tejido materno	4 libras
Almacenamiento graso materno	7 libras

Promedio total   30 libras de aumento de peso general

Advertencias sobre el Aumento de Peso

Consulta a tu médico si aumentas más de 3 libras en cualquier semana durante el segundo trimestre, o más de 2 libras en cualquier semana en el tercer trimestre, especialmente si ese incremento no parece relacionado con un exceso de alimentación o consumo de sodio. Consulta también en caso de que no aumentes de peso durante más de dos semanas seguidas durante el cuarto al octavo mes.

Si sientes que tu aumento de peso se ha desviado significativamente de lo que tú y tu médico habían planeado (por ejemplo aumentaste 14 libras en el primer trimestre en vez de 3 ó 4, o si agregaste 20 libras en el segundo en vez de 12), toma medidas para que el aumento vuelva a un ritmo sensible, pero sin intentar detenerlo de todo. Hacer dieta para bajar de peso nunca es adecuado cuando estás embarazada, ni tampoco usar bebidas o píldoras supresoras del apetito (que pueden ser muy peligrosas). En cambio, con la ayuda de tu médico, readapta tu objetivo para incluir el exceso que has ganado y para acomodar el peso que todavía te falta aumentar.

El
Tercer
Mes

Aproximadamente de 9 a 13 Semanas

A MEDIDA QUE ENTRAS EN EL ÚLtimo mes del primer trimestre (¡qué bueno!), es probable que muchos de esos síntomas iniciales del embarazo sigan siendo intensos (¡no tan bueno!). Eso significa que tal vez es difícil determinar si estás exhausta debido a la fatiga del primer trimestre, o porque anoche te levantaste tres veces para ir al baño (quizás un poco de los dos). Pero levanta ese ánimo, si es que tienes fuerzas para hacerlo. Te esperan días mejores. Si las náuseas han reducido tu fuerza –y apetito–, piensa que los mareos pronto comenzarán a disminuir. A medida que aumenten tus niveles de energía tendrás más fuerzas para salir adelante y cuando disminuya la urgencia de orinar, tendrás menos necesidad de ir al baño. Y, lo que es mejor, en la consulta médica de este mes podrías oír el sonido maravilloso del latido del corazón de tu bebé, que hace que esos malestares valgan la pena.

Tu Bebé Este Mes

Semana 9 Tu bebé (que para este entonces se ha graduado de embrión a feto) ha crecido hasta medir casi una pulgada, algo así como el tamaño de una aceituna verde. Su cabecita sigue desarrollándose y adquiriendo proporciones de bebé. Esta semana comenzará a formar unos músculos diminutos, que le permitirán mover brazos y piernas. Claro que tendrá que pasar por lo menos un mes más antes de que tú puedas sentir esos golpecitos de manos y pataditas. Y aunque es demasiado pronto para sentir algo, no lo es como para oír algo (posiblemente). El sonido glorioso del latido cardíaco de tu bebé podría ser audible a través de un Doppler en el consultorio de tu médico. Escucha: con toda seguridad se acelerará el latido de tu propio corazón.

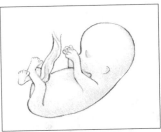

Tu Bebé, Tercer Mes

Semana 10 Con una longitud de casi 1½ pulgada (más o menos el tamaño de una ciruela seca), tu bebé crece a pasos agigantados. Y para prepararse para esos primeros pasos agigantados (y pasitos de bebé), ya se están formando los huesos y cartílagos, a la vez que las pequeñas hendiduras en las piernas se desarrollan en rodillas y tobillos. Aun más increíble para alguien del tamaño de una ciruela, es que los codos en sus bracitos ya están trabajando. También aparecen brotes diminutos de dientes debajo de las encías. Más abajo, el estómago está produciendo jugos digestivos y los riñones creando grandes cantidades de orina. Y, si es niño, sus testículos están produciendo testosterona (¡es un chico después de todo, incluso a estas alturas!).

Semana 11 Tu bebé mide ahora un poquito más de 2 pulgadas y pesa casi un tercio de onza. Su cuerpito se está enderezando y su torso alargando. Se están formando los folículos y también las yemas de los dedos y los pies (las uñas empezarán a crecer en las próximas semanas). Esas uñas se formarán en dedos individuales, separados, que hace unas pocas semanas estaban unidos por una membrana tanto en las manos como en los pies. Y aunque todavía no puedes

precisar su sexo a simple vista (ni siquiera con un ultrasonido), ahora es cuando se desarrollan los ovarios si es niña. Lo que sí podrías ver, si tuvieras una visión del útero, es que tu feto ya tiene características humanas distintivas, con manos y pies en la parte delantera del cuerpo, orejas que casi ya tienen su forma definitiva (aunque no todavía en su ubicación final), pasajes nasales abiertos en el extremo de la nariz, lengua y paladar en la boca, y pezones visibles.

Semana 12 El tamaño de tu bebé se ha duplicado con creces en las tres últimas semanas. Ahora pesa ½ onza y mide unas 2½ pulgadas. Como del tamaño de una ciruela fresca, el cuerpo de tu bebé está trabajando arduamente en la sección desarrollo. Aunque casi todos sus sistemas ya están completamente formados, todavía falta mucho por madurar. Su sistema digestivo empieza a practicar movimientos de contracción (para que tu bebé sea capaz de alimentarse), su médula ósea está produciendo glóbulos blancos (para que sea capaz de combatir todos esos gérmenes que pululan en los jardines del recreo infantil), y su glándula pituitaria en la base del cerebro ha empezado a producir hormonas (para que, si es mujercita, pueda algún día tener sus propios bebés).

Semana 13 A medida que se acerca el fin del primer trimestre, tu feto (que parece estar abriéndose camino hacia la sección producción) ha alcanzado el tamaño de un durazno, con unas 3 pulgadas de largo. Su cabeza tiene ahora la mitad de la medida del largo entre coronilla y trasero, pero ese cuerpecito encantador está cobrando fuerza y seguirá creciendo a toda velocidad (al nacer, tu bebé será cuarta parte cabeza y tres cuartas partes tronco). Mientras tanto sus intestinos, que estaban creciendo dentro del cordón umbilical, inician ahora el trayecto hacia su posición definitiva en su abdomen. Esta semana también se desarrollan sus cuerdas vocales (para poder llorar como un bebé… ¡muy pronto!).

Lo que Podrías Estar Sintiendo

Como siempre, recuerda que los embarazos y las mujeres son diferentes. Es posible que experimentes todos estos síntomas en un momento u otro, o sólo unos pocos. Algunos podrían venir del mes pasado y otros ser completamente nuevos. Incluso hay algunos que ni siquiera adviertes porque ya te has acostumbrado a ellos. O podrías presentar otros síntomas menos comunes. Esto es lo que puedes experimentar este mes:

Físicamente

- Fatiga, falta de energía, insomnio
- Necesidad frecuente de orinar
- Náusea, con o sin vómitos
- Exceso de saliva
- Estreñimiento
- Acidez, indigestión, flatulencia, hinchazón
- Aversiones y antojos alimenticios
- Mayor apetito, especialmente si se alivian los mareos con náuseas
- Cambios en los senos: abundancia, pesadez, sensibilidad, hormigueo; oscurecimiento de las aréolas (área pigmentada en torno de los pezones); sobresalen las glándulas lubricantes de las aréolas como si se te pusiera la carne de gallina; se expande la red de líneas azuladas bajo la piel
- Hay venas visibles en el abdomen, piernas y otras partes del cuerpo a medida que se incrementa el flujo sanguíneo
- Ligero aumento en el flujo vaginal
- Dolor de cabeza ocasional
- Desvanecimiento o mareo ocasional

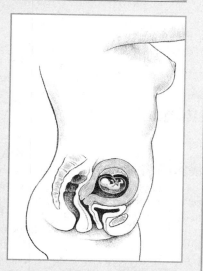

Un Vistazo Interior

Este mes, tu útero es un poquito más grande que una toronja y tu cintura podría empezar a ensancharse. Hacia fines del mes, puedes sentir el útero justo arriba del hueso de la pelvis, en la parte baja del abdomen.

- Tu barriga se redondea un poquito más y tu ropa se siente un poco ajustada

Emocionalmente

- Continuos altibajos emocionales que podrían incluir cambios de ánimo, irritabilidad, irracionalidad, llantos inexplicables

- Recelos, temor, alegría, exaltación; todos o cualquiera de éstos

- Una nueva sensación de tranquilidad

- De todos modos, todavía una sensación de irrealidad respecto al embarazo ("¿Realmente hay un bebé ahí"?)

Qué Puedes Esperar en el Control Médico de Este Mes

Aunque podría haber variantes dependiendo de tus necesidades y el estilo de práctica del profesional, este mes es posible que tu médico controle lo siguiente:

- Peso y presión sanguínea

- Orina, para medir el nivel de azúcar y proteína

- Latido fetal

- Tamaño del útero, por examen táctil (desde el exterior), para determinar si concuerda con la fecha estimada de parto

- Altura del fondo del útero

- Manos y pies, para comprobar si hay hinchazón, y piernas en busca de várices

- Preguntas o problemas que quieras debatir. Lleva contigo una lista

Lo que Podrías Estar Preguntándote

Estreñimiento

"He estado muy estreñida en las últimas semanas. ¿Es común?"

La sensación de estar hinchada, llena de gases y obstruida es una queja muy común entre las embarazadas. Y hay buenos motivos para ello. Por una parte, los elevados niveles de progesterona que circulan durante el embarazo provocan una mayor relajación de la musculatura intestinal, permitiendo que los alimentos permanezcan más tiempo en el aparato digestivo. Lo positivo es que tu flujo sanguíneo absorbe mejor los nutrientes, ayudando a que tu bebé reciba más de ellos. Lo negativo es que te quedas con el equivalente a un embotellamiento de alimentos, sin la posibilidad de evacuarlos enseguida. Por otra parte, tu útero en expansión presiona a los intestinos, imposibilitando su actividad normal. Y esto paraliza el proceso de eliminación, al menos como lo experimentabas antes.

Sin embargo, el estreñimiento no tiene por qué ser inevitable sólo por-

Otro Motivo para Estar Cansada, Malhumorada y Estreñida

¿Últimamente te has sentido cansada, de mal humor y estreñida? Bienvenida al club del embarazo. La ebullición de las hormonas desencadena esos síntomas molestos en la mayoría de las embarazadas. Sin embargo la escasez de otra hormona, la tiroxina, puede imitar esas molestias típicas del embarazo al igual que muchas otras como aumento de peso, problemas dermatológicos de todo tipo, dolores musculares y calambres, disminución de la libido, pérdida de memoria e hinchazón, especialmente de manos y pies. (Otro síntoma común, como la mayor sensibilidad al frío es más definido durante el embarazo, ya que las futuras mamás tienden a tener más calor que frío). Como consecuencia, los médicos podrían pasar por alto más fácilmente el diagnóstico de hipotiroidismo (una deficiencia de la hormona tiroidea debido a la poca actividad de la glándula tiroidea). Pero ese trastorno, que afecta a una de cada 50 mujeres, puede tener un resultado adverso en el embarazo (y también causar caos en el período del posparto. Consulta la página 497), por lo tanto el diagnóstico y tratamiento correctos son vitales.

El hipertiroidismo (cuando una glándula hiperactiva produce demasiada hormona de la tiroides) es menos común durante el embarazo, pero si no se trata a tiempo también puede traer complicaciones. Sus síntomas –muchos de los cuales pueden ser difíciles de distinguir de los del embarazo– incluyen fatiga, insomnio, irritabilidad, calor en la piel y sensibilidad al calor, latido cardíaco acelerado y pérdida de peso (o dificultad para aumentar de peso).

Si en el pasado te diagnosticaron problemas de tiroides (aunque ya los hayas resuelto) o si actualmente tomas algún medicamento para una afección de este tipo, es importante que tu médico lo sepa. Como la necesidad que tiene el organismo de la hormona de la tiroides varía durante el embarazo, es posible que necesites tomar nuevamente medicamentos o ajustar tu actual dosis (consulta la página 565).

Si nunca te han diagnosticado una afección de tiroides pero estás experimentando algunos o todos los síntomas de hipo o hipertiroidismo (y especialmente si tienes antecedentes familiares de enfermedades tiroideas), consulta a tu médico. Un simple examen de sangre puede determinar si tienes o no este problema.

que estás embarazada. Intenta lo siguiente para combatir la congestión de colon (y, de paso, prevenir las hemorroides, un compañero frecuente del estreñimiento):

Defiéndete con fibras. Tú y tu colon necesitan unos 25 a 35 gramos de fibras diarias. No es necesario llevar la cuenta. Sencillamente selecciona alimentos ricos en fibras como frutas y verduras frescas (crudas o ligeramente cocidas, con cáscara cuando sea posible); cereales y pan de grano integral; legumbres (habichuelas y arvejas), y frutas secas. Los productos verdes también pueden ser de ayuda, pero no sólo en su versión de vegetales, sino también en la jugosa y dulce forma de un kiwi, una fruta pequeña con poderoso efecto laxante. Si nunca has sido entusiasta de las fibras, agrega gradualmente estos alimentos a tu dieta para no sentir las ruidosas protestas de tu aparato digestivo. (Pero como la flatulencia es una queja común de las embarazadas y un efecto secundario frecuente de una dieta recientemente enriquecida con fibras, es posible que tu aparato digestivo proteste de todas maneras por un tiempo).

¿Sientes como si realmente estuvieras atascada? Agrega salvado de trigo o la planta *psyllium* a tu dieta, empezando de a poquito y aumentando la cuota a medida que lo necesites. Pero no te excedas con estas fibras energéticas, ya que si se desplazan muy rápido por tu organismo pueden llevarse consigo importantes nutrientes antes de que éstos hayan sido absorbidos.

Resiste lo refinado. Aunque los alimentos ricos en fibras te pueden ayudar a ir al baño, los alimentos refinados pueden provocar el efecto contrario. Así que aléjate de estos productos como por ejemplo, del arroz y el pan blancos (y de otros productos horneados).

Ahoga a tu adversario. El estreñimiento es un débil rival cuando se enfrenta a grandes cantidades de líquidos. La mayoría de los líquidos –especialmente el agua y los jugos vegetales– es efectivo para ablandar los excrementos y mantener la comida en movimiento en el aparato digestivo. Otra alternativa útil es tomar agua caliente con limón, ya que estimulará la peristalsis, esas contracciones intestinales que te ayudan a ir al baño. Si tu caso es severo, podrías encontrar consuelo en el jugo de ciruela seca.

Cuando tienes que ir... tienes que ir. Aguantar las ganas de evacuar regularmente puede debilitar los músculos que controlan esta necesidad y producir estreñimiento. Establecer un horario puede ayudarte a evitar este problema. Por ejemplo, prepara tu desayuno rico en fibras un poco antes de lo habitual para tener la oportunidad de ir al baño antes de salir de la casa, y no esperar a que te den ganas cuando estás en el auto atrapada en medio del tráfico.

No comas mucho en cada comida. Las comidas abundantes pueden recargar tu aparato digestivo y provocar más congestión. Opta por comer seis comidas ligeras diarias en vez de tres grandes. Eso te ayudará también a sufrir menos gases e hinchazón.

Controla tus suplementos y medicamentos. Paradójicamente, muchos de los suplementos que hacen bien al organismo embarazado (vitaminas prenatales, calcio y suplementos de hierro) también pueden contribuir al estreñimiento. Lo mismo ocurre con ese mejor amigo de las embarazadas, el antiácido. Por eso consulta con tu médico sobre posibles alternativas o cambios en las dosis o, en el caso de los suplementos, para pasar a una fórmula de acción lenta. Además, pregúntale sobre los suplementos de magnesio que puedan ayudarte a combatir el estreñimiento.

Consigue bacterias aliadas. Los probióticos (alias "bacterias buenas") pueden estimular las bacterias intestinales para descomponer mejor los alimentos, ayudando al aparato digestivo a mantener el proceso en marcha. Disfruta de los probióticos en el yogur y bebidas de yogur que contengan cultivos activos. Tu médico puede recomendarte un suplemento probiótico en polvo, que podrás añadir fácilmente a los licuados (y no tienen gusto).

Ejercítate. Un cuerpo activo estimula el movimiento de los intestinos, por lo tanto, incluye una caminata a paso ligero de media hora en tu rutina diaria (para algunas un paseo de sólo 10 minutos da resultado) y compleméntala con cualquier ejercicio que te agrade y que sea seguro durante el embarazo (consulta la página 242).

Si tus esfuerzos no dan resultado, consulta a tu médico. Podría recetarte un suavizante fecal para uso ocasional. No uses ningún laxante (incluyendo remedios herbales o aceite de castor) a menos que tu médico te lo recete específicamente.

Ausencia de Estreñimiento

"Todas mis amigas embarazadas sufren de estreñimiento. Yo no. De hecho, he seguido muy regular. ¿Mi sistema está funcionando bien?"

Al parecer, tu sistema no podría estar funcionando mejor. Es probable que tu eficiencia digestiva se deba a tu estilo de vida (el que has estado disfrutado desde hace tiempo o el que has adoptado desde que te enteraste que estabas embarazada). El aumento en el consumo de alimentos y líquidos ricos en fibras, además del ejercicio regular, pueden contrarrestar la pereza digestiva natural del embarazo y mantener una regularidad. Si este estilo dietético es nuevo para ti, la productividad de tu aparato digestivo podría disminuir un poquito (y calmar la flatulencia, que suele acompañar temporalmente a esos cambios dietéticos) a medida que tu sistema se acostumbra, pero probablemente seguirás siendo "regular".

Diarrea

"No estoy estreñida en absoluto. Por el contrario, en las dos últimas semanas he tenido deposiciones blandas. Casi diarrea. ¿Es normal?"

En lo que respecta a los síntomas del embarazo, lo normal suele ser lo que es normal para ti. Y en tu caso, las deposiciones más frecuentes y más blandas podrían serlo. Cada organismo reacciona de manera diferente a las hormonas del embarazo y es posible que el tuyo reaccione aumentando y no disminuyendo el movimiento intestinal. Eso también se puede deber a un cambio positivo en tu dieta y en tus hábitos de ejercicio.

Intenta reducir el consumo de alimentos que estimulan el movimiento intestinal, como frutas secas, y agregar alimentos pesados (como las bananas) hasta que tus deposiciones sean más firmes. Bebe lo suficiente, para compensar los líquidos que estás perdiendo con esas deposiciones acuosas.

Si tus evacuaciones son muy frecuentes (más de tres por día) o muy líquidas, con sangre o mucosidad, consulta a tu médico. Este tipo de diarrea podría requerir una pronta intervención durante el embarazo.

Gases

"Estoy muy hinchada y estoy soltando gas todo el tiempo. ¿Será así durante todo mi embarazo?"

¿Estás despidiendo gases como un muchacho de fraternidad universitaria (o más aún)? Lo siento, chicos, pero nadie tiene más gases que una mujer embarazada. Si bien no se puede decir lo mismo de las personas que trabajan o viven cerca de ti, afortunadamente tu bebé es ajeno e inmune a tu descontrol digestivo. Amparado en su capullo uterino que está protegido por el líquido amniótico que amortigua los impactos, probablemente le resulta sedante el burbujeo y gorgoteo de tu concierto gástrico.

Pero el bebé no estará feliz si la hinchazón –que a menudo empeora al final del día y que, lamentablemente, persiste durante el embarazo– te impide comer bien y con regularidad. Para reducir los sonidos y aromas de tu retaguardia y para que tu consumo nutricional no se vea afectado debido a tus explosiones intestinales, toma las siguientes medidas:

Mantén la regularidad intestinal. El estreñimiento es una causa común de los gases y la hinchazón. Lee los consejos de la página 186.

No te satures. Las comidas abundantes contribuyen a esa sensación de hinchazón. También recargan el sistema digestivo, que no está precisamente en su mejor momento durante el embarazo. En vez de tener tres comidas grandes al día, opta por seis comidas ligeras.

No engullas. Cuando comes corriendo o volando, es probable que tragues tanto aire como alimentos. Este aire forma dolorosas bolsas de gas en el intestino, que buscarán su liberación del único modo que saben hacerlo.

Mantén la calma. Particularmente durante las comidas. La tensión y ansiedad pueden hacer que tragues aire, lo que llenará tu tanque de gas. Respirar hondo unas cuantas veces antes de las comidas te ayudará a relajarte.

Mantente alejada de los productores de gas. Tu barriga te dirá cuáles son: varían de una persona a otra. Los culpables comunes incluyen cebolla, repollo, alimentos fritos, salsas espesas, golosinas azucaradas, bebidas gaseosas y, por supuesto, los famosos frijoles.

No te apresures a descartar. Pregúntale a tu médico antes de descartar tus medicamentos antigases comunes (algunos son seguros, otros no son recomendables) o cualquier remedio sin receta o herbal.

Sin embargo, un té de manzanilla, puede aliviar sin riesgos todo tipo de indigestión inducida por el embarazo al igual que el agua caliente con limón.

Dolores de Cabeza

"Me duele la cabeza mucho más que antes. ¿Qué puedo tomar?"

El hecho de que las mujeres sean más propensas a los dolores de cabeza justo cuando se supone no deben tomar analgésicos, es una de las ironías del embarazo. Es una paradoja que hay que admitir, pero no necesariamente que tengas que sufrir (al menos no demasiado). La prevención sumada a los remedios adecuados (medicinales y no medicinales), pueden aliviar los dolores de cabeza recurrentes del embarazo.

El mejor camino para el alivio de los dolores de cabeza depende de la causa o causas. Normalmente son el resultado de cambios hormonales (que son responsables de la mayor frecuencia y severidad de muchos tipos de dolores de cabeza, incluyendo el sinusoidal), fatiga, tensión, hambre, estrés físico o emocional, o una combinación de estos factores.

Hay muchos modos de combatir los dolores de cabeza (y algunos notablemente efectivos no vienen en cápsulas), y en muchos casos encontrarás el remedio a sus causas:

Relájate. El embarazo puede ser una época de grandes ansiedades, cuyo resultado común sean los dolores de cabeza. Algunas mujeres encuentran alivio a través de la meditación y yoga (que también es un ejercicio fabuloso para el embarazo). Puedes asistir a una clase, seguir un DVD o CD de instrucción, leer libros sobre ésas y otras técnicas de relajación, o intentar el ejercicio de la página 153.

Por supuesto, los ejercicios de relajación no les van bien a todas. A algu-

¿Qué Es un Quiste del Cuerpo Lúteo?

Si tu médico te ha dicho que tienes un quiste del cuerpo lúteo, tu primera pregunta será probablemente ¿y eso qué significa? Bueno, esto es lo que necesitas saber. Durante todos los meses de tu vida reproductiva, se forma un pequeño cúmulo amarillento de células después de tu ovulación. Llamado cuerpo lúteo (literalmente "cuerpo amarillo"), ocupa el espacio del folículo que antes estaba ocupado por el óvulo. El cuerpo lúteo produce progesterona y algo de estrógeno, y está programado naturalmente para desintegrarse después de 14 días. Cuando lo hace, los menores niveles hormonales desencadenan tu período. Cuando quedas embarazada, el cuerpo lúteo no se desintegra y sigue creciendo y produciendo suficientes hormonas para nutrir y mantener a tu futuro bebé hasta que la placenta se hace cargo. En la mayoría de los embarazos, el cuerpo lúteo empieza a disminuir aproximadamente de 6 a 7 semanas después del último período menstrual y cesa sus funciones a las 10 semanas, después de haber completado su tarea de alimentar al bebé. Pero en un 10% de los embarazos, el cuerpo lúteo no desaparece cuando debe y, en cambio, se convierte en un quiste del cuerpo lúteo.

Ahora que sabes qué es el quiste del cuerpo lúteo, probablemente te estarás preguntando de qué manera podrá afectar tu embarazo. La respuesta: probablemente en nada. Por lo general, el quiste no representa un motivo de preocupación ni requiere tratamiento. Lo más probable es que desaparezca por sí solo en el segundo trimestre. Pero para estar segura, tu médico vigilará regularmente su tamaño y condición vía ultrasonido (lo que significa que tendrás más oportunidades de dar un vistazo a tu bebé).

nas les provoca mayor tensión en vez de disminuirla. Si ése es tu caso, acostarte en una habitación oscura y silenciosa, o tenderte en el sofá o con los pies en alto en tu escritorio durante 10 a 15 minutos pueden ser un antídoto para la tensión y los dolores de cabeza.

Descansa lo suficiente. El embarazo también puede ser un momento de fatiga extrema, particularmente en el primer y último trimestres y, a menudo, durante los nueve meses para las mujeres que trabajan durante largas horas y/o tienen otros niños que cuidar. Puede ser difícil conciliar el sueño cuando la barriga empieza a crecer ("¿voy a estar cómoda alguna vez?") y la mente empieza a trabajar ("¿cómo me las voy a arreglar para hacer todo lo que hay que hacer antes de que llegue el bebé?"), lo que intensifica la fatiga. Hacer un esfuerzo consciente por descansar más, día y noche, puede ayudarte a mantener los dolores de cabeza a raya. Pero no duermas demasiado, porque el exceso de sueño también puede provocarte estos molestos dolores, como también dormir con la cabeza bajo la manta.

Come regularmente. Para evitar los dolores de cabeza por hambre, desencadenadas por un bajo nivel de azúcar en la sangre, no dejes de alimentarte. Ten a mano bocadillos energéticos (como hojuelas de soya, barras de granola, frutas secas y nueces), tanto en tu bolso, en la guantera de tu auto y en el escritorio de tu oficina, y mantén otro tanto en la despensa de tu casa.

Busca un momento de paz y tranquilidad. El ruido puede provocarte un dolor de cabeza, especialmente si estás hipersensible a los sonidos. Evita los lugares ruidosos (los centros comerciales, las fiestas ruidosas, los restaurantes con mala acústica). Si tu empleo es muy ruidoso, consulta a tu jefe si se puede hacer algo al respecto o, de ser posible, pídele el traslado a un sector más tranquilo. En tu casa, baja el volumen del timbre del teléfono, del televisor y de la radio.

No te sofoques. Un cuarto sobrecalentado o de escasa ventilación puede provocar un dolor de cabeza a cualquiera, pero especialmente a una futura mamá que de por sí ya está sofocada. Evita los lugares mal ventilados, pero cuando no puedas hacerlo (faltan dos días para Navidad y tienes que enfrentarte a ese centro comercial atestado, o a lo mejor trabajas en él), da un paseo al aire libre y respira una bocanada de frescura. Vístete usando capas de ropa cuando sepas que tienes que ir a algún lugar sofocante y mantente cómoda (y ojalá libre de dolores de cabeza) quitándote una capa tras otra según lo necesites. Si no puedes salir al exterior, al menos intenta abrir una ventana.

Cambia la iluminación. Tómate tiempo para examinar tu ambiente, particularmente las luces, con nuevos ojos. Algunas mujeres comprueban que un lugar de trabajo sin ventanas iluminado con tubos fluorescentes puede provocar dolores de cabeza. Cambiar a bombillas incandescentes y/o trasladarse a un cuarto con ventanas puede ayudar. Si no es posible, trata de salir unos minutos al aire libre cada vez que puedas.

Pruebas alternativas. Algunas prácticas de medicina complementaria y alternativa –incluyendo acupuntura, acupresión, retroalimentación y masajes– pueden aliviar los dolores de cabeza (lee la página 92).

Alterna frío y calor. Para el alivio del dolor de cabeza sinusoidal, aplícate compresas calientes y frías en la zona dolorida, alternándolas por períodos de 30 segundos hasta llegar a un total de 10 minutos, cuatro veces por día. Para dolores de cabeza originados por la tensión, aplica hielo en la nuca durante 20 minutos, mientras mantienes los ojos cerrados y te relajas. (Usa una bolsita de hielo o una almohadilla especial para la nuca que contenga un gel que mantiene el frío por más tiempo).

Enderézate. Encogerte o mirar hacia abajo para leer o hacer otras tareas (¿estás tejiendo escarpines?) durante largos períodos, también pueden provocar dolores de cabeza. Por eso cuida tu postura.

Tómate dos. ¿No tienes tiempo para el dolor? El acetaminofeno (Tylenol) por lo general brinda alivio rápido y su uso es considerado seguro durante el embarazo (olvida el ibuprofeno y la aspirina). Consulta con tu médico para determinar la dosis adecuada y el protocolo de uso. Y no tomes ningún analgésico (con o sin receta o herbal) sin la aprobación del médico.

Si un inexplicado dolor de cabeza persiste por un par de horas, si reaparece a menudo, si es resultado de una fiebre o si está acompañado de perturbaciones visuales o hinchazón de manos y rostro, infórmalo al médico.

"Sufro de migrañas y he escuchado que son más frecuentes durante el embarazo. ¿Es cierto?"

Algunas mujeres tienen migraña con mayor frecuencia durante el embarazo mientras que a otras les ocurre lo contrario. Se desconoce la razón e, incluso, no se sabe por qué algunas personas sufren de migrañas recurrentes y otras jamás las tienen.

Si has tenido migrañas en el pasado, pregunta a tu médico qué remedios son seguros durante el embarazo y así estarás preparada para enfrentar estos terribles dolores de cabeza. Y prevenir es mejor que curar. Si sabes qué te provoca un ataque, puedes tratar de evitar al culpable. El estrés es un culpable común, como también el chocolate, el queso y el café. Si es posible, trata de determinar cómo evitarlas una vez que aparezcan las señales de advertencia. Las siguientes medidas pueden darte alivio: mójate la cara con agua fría o aplícate un paño frío o una bolsa de hielo; evita los ruidos, luces y olores tendiéndote con los ojos cubiertos en un cuarto oscuro, durante dos o tres horas (durmiendo una siesta, meditando o escuchando música, pero no leyendo ni viendo televisión), o intenta algunas técnicas de medicina alternativa, como retroalimentación o acupuntura (consulta la página 92).

Estrías

"Me temo que me van a quedar marcas de estrías en la piel. ¿Se pueden prevenir?"

A nadie le agradan las estrías, especialmente cuando llega la temporada de lucir la piel. Pero no son fáciles de evitar cuando estás esperando un bebé.

¿Arte Corporal para Dos?

¿Estás pensando en hacerte un tatuaje para lucir como una embarazada sexy? Piénsalo dos veces. Aunque la tinta no penetrará en tu flujo sanguíneo, existe un riesgo de infección cada vez que te pinchan con una aguja. ¿Y por qué correr ese riesgo cuando tienes un bebé a bordo?

Algo más que debieras considerar antes de tatuarte por dos: lo que luce simétrico en tu piel de embarazada podría verse asimétrico o distorsionado una vez que recuperes tu figura. En consecuencia, espera hasta después de que dejes de amamantar para expresarte por medio del arte corporal.

Si ya tienes un tatuaje, no hay problema: verás cómo se va estirando. Y tampoco te preocupes por ese tatuaje en la espalda a la altura de la cintura ni cómo afectará la epidural que esperas recibir el día del parto. Mientras la tinta de ese tatuaje se haya secado totalmente y la herida cicatrizado, el pinchazo de la epidural no representará riesgos.

¿Y qué hay con el uso del tinte henna para decorar tu cuerpo durante el embarazo? Como la henna es de base vegetal –y temporal–, probablemente es segura de usar mientras estás esperando. Sin embargo, es prudente seguir algunas advertencias: asegúrate de que el artista use henna natural (imprime en la piel un color marrón rojizo), y no aquella que contiene parafenilendiamina, una sustancia química potencialmente irritante (que pinta de negro); y averigua las referencias del artista. Para ser ultraprecavida (siempre el mejor camino) consulta con tu médico antes de usar henna.

Ten en cuenta, además, que la piel de la embarazada es ultrasensible, por lo tanto podrías tener una reacción alérgica a la henna, aunque la hayas usado antes sin problemas. Para poner a prueba tu reacción a ella, aplícate una pequeña cantidad en una superficie de la piel y espera 24 horas.

La mayoría de las embarazadas desarrolla en algún momento del embarazo estas líneas rosas o rojizas (a veces más bien púrpuras), ligeramente dentadas y, a veces acompañadas de comezón, en los senos, caderas y/o abdomen.

Las estrías son provocadas por el estiramiento de la piel, causado por diminutos desgarros en sus capas de tejido interior cuando se dilatan al límite. Las futuras mamás con buena elasticidad (porque lo han heredado y/o conseguido con años de excelente nutrición y ejercicio) podrían tener varios embarazos sin presentar una sola marca. Y, de hecho, tu madre podría ser tu mejor bola de cristal para pronosticar si tendrás esas marcas o no; si su piel salió ilesa en sus embarazos, es probable que la tuya también lo haga, pero si tuvo estrías, probablemente tú también las tendrás.

Para minimizar o prevenir las estrías, mantén un aumento de peso estable, gradual y moderado (mientras más se estira la piel, es más probable que queden huellas). También puede ser de ayuda estimular la elasticidad de la piel, nutriéndola con una buena dieta (especialmente esos alimentos con vitamina C). Y aunque ninguna crema ha demostrado impedir que las estrías zigzagueen en tu piel, no hay daño en aplicarse humectantes, como manteca de cacao. Aun sin una prueba científica como respaldo, algunas mujeres juran que dan resultado. Y, en todo caso, previenen la sequedad y picazón asociadas con la piel tirante del embarazo. Y una ventaja extra: podría ser divertido que tu compañero te unte un humectante en la barriga (tu pequeño huésped también disfrutará el masaje).

Si te salen estrías (a menudo conocidas como la insignia de la maternidad), consuélate sabiendo que se irán desvaneciendo gradualmente hasta convertirse en líneas plateadas, algunos meses después del parto. Puedes consultar a un dermatólogo la posibilidad de reducir su visibilidad en el posparto con terapia de láser o Retin-A. Mientras tanto, lúcelas con orgullo.

Aumento de Peso en el Primer Trimestre

"Me estoy acercando al final del primer trimestre y aún no he aumentado nada de peso"

Muchas mujeres tienen dificultades para aumentar siquiera una onza en las primeras semanas. Algunas, incluso, pierden unas pocas libras, cortesía de la náusea, y otras, como empezaron excedidas de peso, no necesitan aumentar nada todavía. Por suerte, la naturaleza protege a tu bebé aunque tengas el estómago delicado o rechaces los alimentos. Los fetos diminutos también tienen diminutas necesidades nutricionales, lo que implica que tu falta de

Comiendo como un Adolescente

¿Hambrienta? A medida que te acerques a tu segundo trimestre, probablemente notarás que tu apetito (que podrías haber perdido alrededor de la semana 6) empieza a regresar. Si estás acudiendo al refrigerador con la regularidad de un chico adolescente, es posible que estés esperando uno (o al menos, un feto masculino camino a convertirse algún día en adolescente). Las investigaciones indican que las futuras mamás que llevan varoncitos a bordo tienden a comer más que las que esperan mujercitas, lo que podría explicar por qué los niñitos tienden a pesar más que las niñitas al nacer. ¡Es algo para pensar!

aumento de peso en esta etapa no tendrá ningún efecto sobre tu bebé. Pero al entrar en el segundo trimestre es otra historia. A medida que el bebé crece y tu fábrica maternal entra en calor, aumenta la demanda de calorías y nutrientes, y tendrás que empezar a ponerte al día con el aumento de peso, agregando las libras a un ritmo estable.

En consecuencia, no hay motivos para preocuparse, pero empieza a comer (es de esperar que las náuseas y mareos se alivien pronto). Y a partir del cuarto mes, comienza a controlar tu peso para aumentar al ritmo adecuado (consulta la página 180). Si sigues teniendo problemas para ganar peso, trata de reforzar el impacto nutritivo de las calorías que consumes comiendo de manera eficiente (consulta la página 99). Además, intenta comer un poco más de alimentos cada día sin dejar pasar ciertas comidas y agregando bocadillos más frecuentes. Si no puedes comer demasiado de una sola vez (que de todos modos no es bueno para el embarazo), come seis comidas ligeras diarias en vez de tres grandes. Deja las ensaladas, sopas y bebidas que te llenan para después de tu plato principal, para no estropear el apetito. Disfruta de alimentos ricos en grasas "buenas" (nueces, semillas, aguacate, aceite de oliva). Pero no trates de aumentar libras agregando mucha comida chatarra a tu dieta. Ese tipo de aumento de peso te ayudará a redondear las caderas y muslos más que nutrir a tu bebé.

"Estoy embarazada de 12 semanas y me asombró saber que ya he aumentado 13 libras. ¿Qué debo hacer ahora?"

En primer lugar, no te alarmes. Muchas mujeres se llevan esa misma sorpresa cuando se suben a la balanza al final de su primer trimestre y descubren que han aumentado 8, 10, una docena de libras o más en tres cortos meses. A veces

se debe a que se ha seguido literalmente el consejo de "comer por partida doble" (es cierto que comes por dos, pero uno de los dos es muy, muy pequeñito), entusiasmadas de liberarse por fin de una vida de dieta. Otras veces es porque han descubierto que pueden combatir los mareos y náuseas con productos ricos en calorías (helados, pasta, hamburguesas o simplemente pan).

Como sea, no todo está perdido. Es cierto que no puedes volver al pasado ni aplicar el aumento de los tres primeros meses a los seis siguientes. Tu bebé necesita un suministro estable de nutrientes (especialmente en el segundo y tercer trimestres, cuando crece a pasos agigantados) y, por eso, no es buena idea reducir ahora las calorías. Pero puedes tratar de mantener tu aumento en buen camino por el resto de tu embarazo –reduciendo la marcha sin presionar totalmente los frenos– vigilando la balanza (y lo que comes) con mayor cuidado.

Consulta con tu médico para fijar un objetivo seguro y sensible de aumento de peso para los dos trimestres que faltan. Aunque si te inscribes en el club de una libra por semana hasta el mes 8 (la mayoría de las mujeres nota que su aumento de peso se hace más lento o se detiene en este mes), no te excederás más allá de un par de libras sobre las 35, el límite máximo recomendado. Consulta la Dieta del Embarazo (Capítulo 5) para saber cómo comer saludablemente por partida doble sin terminar pareciendo a tu doble… de peso. Aumentar de manera eficiente, con los mejores alimentos posibles, no sólo te ayudará a cumplir tu objetivo, sino también te permitirá bajar más fácilmente el peso ganado, después del parto.

¿Ya se te Nota?

"¿Por qué ya se me nota si apenas estoy en mi primer trimestre?"

¿Tienes mucho más que mostrar en tu primer trimestre de lo que esperabas? Como todo vientre es diferente, algunos se mantienen lisos hasta bien iniciado el segundo trimestre mientras que otros parecen insinuarse nada más te haces la prueba casera del embarazo. Una barriga temprana puede ser desconcertante ("si estoy así de grande *ahora*, ¿cómo voy a estar de aquí a algunos meses?"), pero también puede ser una prueba acogedora y tangible de que realmente llevas un bebé a bordo.

Hay varias posibilidades que explican esta situación:

- Complexión pequeña. Si eres delgada, tu útero en crecimiento no tiene un lugar donde ir, causando un bulto aunque todavía relativamente pequeño.

- Menor tono muscular. Una embarazada con músculos abdominales sueltos tiene más probabilidad de abultar la barriga más rápido que una futura mamá con torso tirante y tonificado. Por eso en las mamás que están en su segundo embarazo se tiende a notar antes; sus músculos abdominales ya se han estirado.

- Exceso de comida. Si has estado comiendo por dos (pero olvidando que uno de esos dos todavía tiene el tamaño de una ciruela seca), tu barriga podría estar ostentando más grasa que bebé. Si ya has aumentado más de 4 ó 5 libras, eso podría explicar tu barriga prematuramente abultada.

- Equivocación en las fechas. El bulto prematuro podría ser resultado de una fecha de concepción mal calculada.

- Hinchazón. El exceso de gas y la hinchazón podrían explicar ese estómago de tamaño gigante. También podría ser resultado de una distensión intestinal si has dejado pasar mucho tiempo entre una evacuación y otra.

- Más de un huésped a bordo. Algunas mujeres con más barriga de lo normal en su primer trimestre, descubren más adelante que esperan mellizos. Pero antes de empezar a duplicar el ajuar infantil, ten en cuenta que la mayoría de las mujeres con barriga prominente inicial sólo tiene un bebé. Una barriga redondeada en el primer trimestre no es un indicio confiable de que la futura mamá está esperando más de un bebé (pasa a la pregunta siguiente).

¿Estás Esperando Más de un Bebé?

"¿Cómo sabe mi médico si tengo mellizos o no?"

¿Tienes un presentimiento de que hay más de un bebé a bordo? Hay muchas señales para determinar si estás esperando mellizos o no:

Un útero grande para la fecha. El tamaño del útero y no del abdomen es lo que cuenta en el diagnóstico de embarazo múltiple. Si tu útero parece crecer más rápido de lo anticipado para tu fecha de parto, podría sospecharse de que hay más de un bebé. El vientre abultado de por sí no es señal suficiente.

Síntomas exagerados del embarazo. Cuando estás esperando más de un bebé, los problemas típicos del embarazo (mareo con náuseas, indigestión y otros) pueden duplicarse, o al menos parecerlo. Pero éstos también pueden ser exagerados en el embarazo de un solo feto.

Predisposición. Varios factores aumentan la probabilidad de que una mujer espere mellizos no idénticos o fraternales. Entre ellos, la presencia de mellizos no idénticos en la familia materna, una edad avanzada (la mujer de 35 años o más con frecuencia libera más de un óvulo por vez), el uso de remedios de fertilidad para estimular la ovulación, y la fertilización in vitro. Algunas evidencias indican que los mellizos idénticos podrían tener influencia genética (algo en tu óvulo o en el esperma de tu pareja podría causar la división de un óvulo fertilizado).

Tu médico podría tratar de escuchar dos (o más) latidos cardíacos separados, aunque no es una ciencia exacta (el latido de un solo feto podría escucharse en distintos puntos), por lo tanto, éste no es el método para diagnosticar un embarazo múltiple. La mejor herramienta es un ultrasonido temprano. En casi todos los casos (excepto en el caso inusual en que un feto "tímido" se mantenga obstinadamente oculto detrás del otro), esta técnica diagnostica con precisión un embarazo múltiple. Si estás esperando mellizos (o más), consulta el Capítulo 16.

El Latido Cardíaco del Bebé

"Mi amiga oyó el latido de su bebé a las 10 semanas. Yo tengo una semana más que ella y mi médico todavía no ha escuchado el de mi bebé"

Escuchar el primer ruidito del corazón de tu bebé es música celestial (para los oídos de los futuros papá y mamá). Aunque hayas visto el pulso estable de tu pequeñín en un ultrasonido temprano, no hay nada como oírlo en el consultorio de tu médico, por medio del Doppler (un artefacto de ecografía manual que amplifica el sonido con la ayuda de una gelatina especial sobre la barriga).

Aunque el latido cardíaco puede oírse ya desde la décima a duodécima semana con un Doppler, no todas las futuras mamás tienen la suerte de escuchar esta temprana sinfonía fetal. La posición de tu bebé podría ser la causa de un latido inaudible, o quizás la ubica-

Doppler Casero

¿Te tienta comprar uno de esos "escucha corazones" para mantenerte en onda con el latido cardíaco de tu bebé entre visita y visita al médico? Controlar el ritmo del pulso del pequeño podría ser muy entretenido e, incluso, te podría ayudar a dormir mejor si eres nerviosa por naturaleza. Pero escucha esto también: aunque se considera que esos aparatos son seguros, no son tan sofisticados como el que usa tu médico y, la mayoría, no es tan sensible como para captar el tono fetal hasta después del quinto mes del embarazo. Si usas uno antes de esa etapa probablemente escucharás el silencio en vez de un pulso constante, lo que te hará preocuparte

inútilmente. Incluso más adelante en el embarazo, los Doppler caseros no siempre captan lo que estás esperando escuchar (la posición del bebé o un mal ángulo del aparato pueden producir una respuesta engañosa). Una lectura imprecisa o diferente a la que sueles tener en tus visitas al médico podría provocarte una preocupación innecesaria. Puedes probarlo en tu casa si te agrada (aunque deberías recibir el visto bueno del médico antes de ordenarlo, especialmente porque la FDA requiere una receta para adquirirlo). Recuerda además que recibes lo que pagas y podrías obtener mucho menos de lo que esperabas.

El Corazón de la Cuestión

¿Es niño o niña? ¿Puede su latido darte una pista? Mientras los cuentos de viejas –y algunas parteras– han mantenido ciertos mitos a lo largo de generaciones (un pulso cardíaco por encima de 140 significa que es niña y por debajo de 140, niño), los estudios no revelan ninguna correlación entre el latido cardíaco fetal y el sexo del bebé. Puede ser divertido hacer pronósticos en base al latido (después de todo tienes un 50% de dar en el blanco), pero no es conveniente elegir el color de su habitación sobre esa base.

ción de la placenta (o una acumulación de grasa en la barriga) está amortiguando el sonido. Un ligero error en el cálculo de la fecha de parto también podría ser una explicación. Para la semana 14, el sonido milagroso del latido de tu bebé seguramente ya estará disponible para tu feliz audición. Si no es así, o si estás muy ansiosa, es probable que tu médico te haga un ultrasonido para escuchar el latido cardíaco que por alguna razón no pudo oír con el Doppler.

Cuando oigas el latido, hazlo atentamente. Por lo general, tu latido normal es inferior a las 100 pulsaciones por minuto, pero el de tu bebé será de 110 a 160 por minuto durante el comienzo del embarazo, y promediará de 120 a 160 hacia la mitad del proceso. No compares los latidos fetales con el de tus amigas embarazadas, ya que el corazón de cada bebé late a su propio ritmo y éste varía en una amplia gama.

A partir de las 18 a 20 semanas, el latido puede escucharse sin necesidad de un Doppler, usando un estetoscopio regular.

Deseo Sexual

"Todas mis amigas embarazadas dicen que han tenido un aumento de su apetito sexual al comienzo del embarazo. ¿Por qué yo me siento tan poco sexy?"

El embarazo es una etapa de cambios en muchos aspectos de tu vida, y el sexual no es una excepción. Como ya habrás notado, las hormonas juegan un papel en los altibajos físicos y emocionales y también tienen un rol importante en la sexualidad. Pero esas hormonas impactan de manera distinta a cada mujer, aumentando la temperatura en algunas y echándoles un balde de agua fría a otras. Algunas que nunca habían tenido un orgasmo o interés en el sexo experimentan ambos por primera vez estando embarazadas. Otras, acostumbradas a un apetito sexual voraz y a tener orgasmos, sienten de pronto que carecen completamente de deseo y que les cuesta excitarse. Y aunque tus hormonas hayan activado el botoncito de la pasión, los síntomas del embarazo (las náuseas, la fatiga, y esos senos hipersensibles) pueden interponerse entre la pasión y tú. Estos cambios en la sexualidad pueden ser desconcertantes, provocar complejo de culpa, resultar maravilloso o una combinación confusa de los tres. Y son perfectamente normales.

Lo más importante es reconocer que tus sentimientos sexuales durante el embarazo –y también los de tu pareja– podrían ser más erráticos que eróticos; puedes sentirte sexy un día y fría al siguiente. La comprensión mutua, una comunicación abierta, así como también el sentido del humor, te harán sobrellevar la situación. Y recuerda (y recuérdaselo también a tu pareja) que muchas mujeres que perdieron esa sensación de deseo en el primer trimestre la recuperan en el segundo con creces, por lo tanto, no es de sorprender que la pasión vuelva pronto a todo vapor a tu dormitorio. Hasta entonces, podrías intentar los consejos que te damos a continuación para calentar el ambiente.

"Desde que quedé embarazada, estoy excitada constantemente y demasiado sexo nunca es suficiente. ¿Es normal?"

¿Te sientes un poco acalorada, especialmente usando esos pantalones ajustados? Puedes considerarte afortunada. Mientras algunas mujeres comprueban que su vida sexual se paraliza en el primer trimestre (esos primeros indicios del embarazo desplazan violentamente su libido), otras, como tú, sienten que demasiado no es suficiente. Puedes agradecer al exceso de hormonas que revolotea en tu cuerpo en estos días y al aumento del flujo sanguíneo en la zona de la pelvis (que hace que tus genitales sientan ese maravilloso hormigueo) por subir tu termómetro sexual. Encima (hablando en sentido figurado), ahora estrenas esas curvas y senos abultados que te hacen sentir una mamá supersexy. Además, podría ser la primera vez en tu vida sexual que puedes hacer el amor cuando realmente quieres, sin necesidad de enfriar el momento corriendo al baño para ponerte un diafragma o calcular tu fertilidad con un pronosticador de ovulación. Este estado feliz de sensualidad podría acentuarse en el primer trimestre, cuando el caos hormonal está en su auge, o podría continuar hasta el día del parto.

Como el aumento de tu apetito sexual es perfectamente normal (así como también lo es la falta de él), no te preocupes ni sientas complejo de culpa. Y no te sorprendas o inquietes si tus orgasmos son más frecuentes o intensos que nunca (y si los tienes por primera vez, es motivo extra de celebración). Siempre y cuando tu médico te dé luz verde para tener relaciones sexuales en todas sus formas (como ocurre en la mayoría de los casos), aprovecha el momento y tu pareja. Exploren diferentes posiciones antes de que tu barriga imposibilite muchas de ellas. Y, sobre todo, disfruta de esa intimidad mientras puedas (y antes de que tu libido se venga abajo en el período de posparto).

"Me interesa el sexo en todo momento, pero mi marido nunca está de ánimo en estos días. Lo estoy empezando a tomar como algo personal"

¿Qué es lo que impide a tu pareja disfrutar de su alimento favorito ahora que el pan está en el horno? Hay muchas explicaciones posibles. Una podría ser el temor a dañarte a ti o al bebé (aunque no puede hacerlo). O el factor extravagante de hacer el amor "en frente" del bebé, o el pensamiento de que éste puede ver o sentir su pene cuando está dentro de ti (lo que, dicho sea de paso, es atribuirse demasiado crédito). Quizás atraviesa por un período difícil para acostumbrarse a los cambios de tu cuerpo o a la idea de que vas a convertirte en la madre de sus hijos. O está tan concentrado en la idea de convertirse en padre que su función de amante ha quedado relegada a un segundo plano. Podría haber, incluso, un desencadenante físico: los padres primerizos suelen experimentar una disminución de testosterona y un aumento de las hormonas femeninas que pueden enfriar su libido.

Independiente de la causa que provoque que tu marido se esconda cada vez que le das una mirada de fuego, no lo tomes como algo personal. Pero tampoco te resignes a una sequía de nueve meses. En cambio, inicia una conversación íntima. Dile cómo te sientes (superexcitada y sin saber qué hacer), y descubre qué pasa por su mente (lo que puede explicar qué es lo que no pasa debajo de su cinturón). Pídele que lea la sección sobre sexo que comienza en la página 275, como también el Capítulo 19, que lo tranquilizará convenciéndolo de que el sexo es perfectamente seguro en un embarazo normal y que los bebés son ajenos a las intimidades de sus padres (y fuera de su alcance, aun para el papá mejor dotado por la naturaleza). Sé comprensiva y paciente si él tiene equipaje emocional que desempacar antes de volver a intimar. Una comunicación abierta y franca les permitirá a los dos volver a entrar en razón y, posiblemente, también en la cama.

Y no esperes pasivamente a que el amor (y él) se acerquen a ti. Hazlo entrar en calor con ropa interior que acentúe tus nuevas (e insinuantes) curvas, agrega iluminación y música sugerente, y ofrécele un masaje (con aceites aromáticos incluidos). Si eso sólo lo hace sentir más incómodo (y más presionado para desempeñarse bien), opta por el camino opuesto. Acurrúcate, en cambio, en el sofá para mimos y caricias. Quizás, cuando no exista presión, se sienta inspirado a embarcarse en el tren que lo está esperando en la estación del amor.

Calambres después del Orgasmo

"Tuve un calambre en el abdomen después de un orgasmo. ¿Es normal o significa que algo anda mal?"

No hay nada de qué preocuparse, ni tampoco motivos para dejar de disfrutar del sexo. Los calambres (a veces acompañados de dolor en la espalda a la altura de la cintura) –tanto durante como después del orgasmo– son comunes e inofensivos durante un embarazo de bajo riesgo. Pueden ser el resultado de causas físicas: una combinación del aumento normal en el flujo sanguíneo de la pelvis durante el embarazo, la igualmente normal congestión de los órganos sexuales durante la excitación y el orgasmo, y las contracciones normales del útero después del orgasmo. O podrían ser causas sicológicas: producto del temor común, pero infundado, de dañar al bebé durante el acto sexual. O podría ser una combinación de factores físicos y sicológicos, ya que la conexión cuerpo-mente es bastante intensa cuando se trata de sexo.

En otras palabras, esos calambres no indican que estás dañando a tu bebé mientras tú estás disfrutando. De hecho, a menos que tu médico te haya indicado lo contrario, es perfectamente seguro mezclar el placer del sexo y la tarea de gestar un bebé. Si los calambres te incomodan, pídele a tu pareja un masaje gentil. No sólo podría aliviarte de los calambres sino también de la tensión que podría desencadenarlos. Algunas mujeres también experimentan calambres en las piernas después del encuentro sexual: consulta la página 292 donde encontrarás consejos para aliviarlos.

Embarazada y Trabajando

Si estás embarazada, ya tienes una buena carga de trabajo. Y si añades un trabajo de tiempo completo a esa otra tarea de tiempo completo de gestar un bebé, tu carga se duplica. Combinar una cosa con otra –las visitas al médico y las reuniones con los clientes, los viajes al baño con las idas a la sala del correo, los mareos y náuseas con almuerzos de trabajo, contárselo a tu mejor amiga en contabilidad (que podría estar entusiasmada por ti) con contárselo a tu jefe (que podría no estarlo), mantenerte saludable y cómoda y a la vez motivada y exitosa, preparar la llegada del bebé al mismo tiempo que la licencia por maternidad– puede ser un desafío de 9 a 5 que te obligue a trabajar extra. Éstos son algunos consejos para las embarazadas que trabajan.

Cuándo Decírselo al Jefe

¿Te preguntas cuándo debes acercarte al escritorio de tu jefe para descubrir el pastel? No hay un momento universalmente perfecto (aunque por cierto deberías hacerlo antes de que la barriga te traicione). Mucho dependerá de lo amistoso (o inamistoso) que sea tu lugar de trabajo, pero sobretodo de tus sentimientos (físicos y emocionales). Éstos son algunos factores que puedes considerar:

Cómo te sientes y si ya se te nota. Si los mareos con náuseas te han hecho pasar más tiempo inclinándote sobre el inodoro que sentada en tu escritorio; si la fatiga del primer trimestre apenas te permite levantar la cabeza de la almohada por la mañana; o si ya estás luciendo una barriguita demasiado abultada como para culpar al desayuno, probablemente no podrás seguir ocultando tu secreto por mucho tiempo. En ese caso, informarlo pronto tiene más sentido que esperar hasta que tu jefe (y todos los demás en la oficina) saquen sus propias conclusiones. Si, por otra parte, te sientes bien y todavía puedes cerrar fácilmente la cremallera de tus pantalones, podrías esperar para hacer el anuncio.

Qué tipo de trabajo tienes. Si trabajas en condiciones o con sustancias que podrían ser perjudiciales para tu embarazo o tu bebé, debes hacer el anuncio lo antes posible, y, de ser posible, solicitar una transferencia o un cambio de tareas.

Cómo va el trabajo. Cuando una mujer anuncia su embarazo en el trabajo lamentable –e injustamente–, puede levantar sospechas, incluyendo: "¿tendrá las energías como para producir?", "¿prestará atención al trabajo o a su bebé?", "¿nos dejará plantados?" Podrías despejar algunas de esas preocupaciones haciendo tu anuncio justo después de completar un informe, de concertar un acuerdo, de lograr un récord de ventas, de aportar una gran idea, o de demostrar de alguna manera que puedes ser productiva estando embarazada.

Si se acerca una evaluación. Si temes que tu anuncio puede influir sobre los resultados de una próxima evaluación o revisión salarial, espera hasta que éstos lleguen antes de compartir la noticia. Ten en cuenta que podría ser difícil demostrar que te han pasado por alto para una promoción o un aumento sólo por estar embarazada (y que pronto serás una trabajadora y una madre, no necesariamente en ese orden).

Si trabajas en una fábrica de chismes. Si los chismes son el producto principal de tu compañía, ten especial cuidado. Si la noticia de tu embarazo llega a los oídos de tu jefe antes de que tú se lo digas, podrías lidiar con problemas de falta de confianza además de los relacionados con el embarazo. Asegúrate de que tu jefe sea el primero en saberlo, o, por lo menos, que a quienes se lo reveles antes sean de absoluta confianza.

Cuál es la actitud de la empresa hacia la familia. Trata de averiguar cuál es la actitud de tu empleador hacia el embarazo

Los Derechos de la Trabajadora Embarazada

Aún hay mucho por hacer en el ambiente laboral estadounidense en lo que respecta a las familias y sus necesidades. Aunque las políticas individuales varían de una compañía a otra, esto es lo que reconoce la ley federal:

- La Ley sobre Discriminación del Embarazo de 1978. Esta ley prohíbe la discriminación en base a embarazo, parto o condiciones médicas afines. Bajo esta ley, los empleadores deben tratarte de la misma manera que a cualquier empleado con un problema médico. Sin embargo, no te protege si no eres capaz de cumplir con el trabajo para el que te contrataron.

  Se considera discriminatorio –e ilegal– pasar por alto a una mujer para una promoción o un empleo o despedirla únicamente debido a su embarazo. Pero como todo tipo de discriminación, puede ser difícil de demostrar. Las denuncias de discriminación por embarazo pueden ser formuladas a la Comisión Estadounidense de Igualdad de Oportunidades de Empleo (*U.S. Equal Employment Opportunity Comision*, EEOO), (800) 669-4000; eeoc.gov.

- La Ley de Permiso de Ausencia Familiar y Médica (*Family and Medical Leave Act*, FMLA) de 1993. Todas las agencias públicas y compañías del sector privado que emplean por lo menos a 50 trabajadores dentro de un radio de 75 millas entre sí, están sujetas a las regulaciones de esta ley. Si has trabajado para una compañía de estas características durante al menos un año (y al menos 1.250 horas durante el año), tienes derecho a tomar hasta 12 semanas de licencia sin paga durante tu embarazo y por la enfermedad de un hijo (u otro miembro de tu familia) por cada año que estés empleada. A excepción de complicaciones imprevistas o un parto anticipado, debes notificar a tu empleador de tu licencia con 30 días de anticipación. Durante la licencia debes seguir recibiendo todos los beneficios (incluyendo seguro de salud) y cuando regreses debes hacerlo a un cargo equivalente con el mismo sueldo y beneficios. Ten en cuenta también que puedes usar esta licencia para semanas del embarazo en las que no te sientas bien. (En algunos casos, las compañías podrían excluir de la FMLA a mujeres consideradas trabajadores clave, aquellos de los cuales la firma no puede prescindir durante 12 semanas y que están en el 10% superior de nivel de compensación). Para mayor información sobre esta licencia consulta a la División de Salario y Horario (*Wage and Hour Division*) del Departamento de Trabajo, llamando al (800) 827-5335 o visitando la página dol.gov.

- Las leyes estatales y locales. Algunas leyes estatales y locales ofrecen protección adicional contra la discriminación en el embarazo. Un grupo muy reducido de estados y algunas compañías grandes también ofrecen un "seguro por incapacidad temporal", que otorga el pago parcial de salarios durante la ausencia por problemas médicos, incluyendo el embarazo.

y la familia. Pregunta a otras mujeres que ya han pasado por lo mismo (pero hazlo con total discreción). Desempolva el folleto del empleador que ha estado en tu escritorio y revisa las políticas sobre la licencia de maternidad. O concierta una entrevista confidencial con alguien de recursos humanos o con el encargado de beneficios al personal. Si la empresa tiene antecedentes de apoyar a las madres y las futuras mamás, podrías hacer el anuncio antes. Sea como sea, tendrás un panorama más claro de lo que te espera.

Cómo Hacer el Anuncio

Una vez que has decidido cuándo hacer el anuncio, puedes tomar algunas medidas para asegurarte de que sea bien recibido:

Prepárate. Antes de revelarlo, investiga. Aprende todo lo que puedas acerca de las políticas de tu empleador sobre la licencia de maternidad. Algunas compañías ofrecen licencia paga y otras sin paga. Otras permiten que uses días de enfermedad o de vacaciones como parte de tu licencia.

Conoce tus derechos. Las mujeres embarazadas –y los padres en general– tienen menos derechos en los Estados Unidos que en la mayoría de los países industrializados. De todos modos, se han dado algunos pequeños pasos en nombre de las trabajadoras embarazadas a nivel federal por medio de la Ley de Discriminación en el Embarazo (*Pregnancy Discrimination Act*) y la Ley de la Licencia Familiar y Médica (*Family and Medical Leave Act*) (lee el recuadro en la página 202), y a nivel estatal (muchos estados tienen leyes de oportunidades equitativas en el empleo que

protegen a las embarazadas contra la discriminación). Algunas empresas progresistas han dado voluntariamente pasos agigantados en el tema. Familiarízate con tus derechos según la ley para saber lo que puedes pedir y lo que no.

Traza un plan. La eficiencia es apreciada en el trabajo y estar preparada siempre ayuda a impresionar a los demás. Por eso, antes de hacer el anuncio, diseña un plan detallado que incluya cuánto tiempo piensas quedarte en el trabajo (siempre que no haya imprevistos médicos), cuál será la duración de tu licencia por maternidad, cómo planeas completar tus tareas antes de la licencia, y cómo propones que toda tarea inconclusa sea manejada por otros. Si en un comienzo quieres regresar a tiempo parcial, haz ahora la propuesta. Escribir tu plan te asegurará no olvidar los detalles y, además, te anotarás puntos por tu eficiencia extra.

Planea el momento. No trates de decírselo a tu jefe cuando comparten un taxi camino a una reunión o cuando están por despedirse un viernes por la tarde. Fija una cita para que ninguno de los dos tenga prisa o esté distraído. Trata de hacerlo en un día y una hora en que usualmente hay menos tensión en la oficina. Posterga la cita si el ambiente laboral se vuelve un poquito complicado.

Acentúa lo positivo. No comiences tu anuncio con disculpas ni recelo. En cambio, hazle saber a tu jefe que no sólo estás feliz por tu embarazo sino también confiada en tu capacidad y compromiso para mezclar trabajo y familia.

Sé flexible (pero no sumisa). Presenta tu plan y ábrelo a discusión. Debes estar preparada para transar (tu plan debe tener un margen para negociación), pero no te retractes completamente. Plantea una exigencia mínima realista y mantente firme.

Vocación de Equilibrista

Aunque todavía no tengas niños en casa, tendrás que hacer malabares para equilibrar trabajo y familia (o, por lo menos, una futura familia) en el caso de que sigas trabajando mientras estás esperando. Y este acto de equilibrio podría ser agotador y, a veces, abrumador, especialmente en el primer y el último trimestre, cuando los síntomas podrían aplastarte y cuando las distracciones del embarazo podrían competir por tu atención. En otras palabras, una buena preparación para los años de trabajo y maternidad que podrías tener por delante. Los siguientes consejos no facilitarán el cumplimiento simultáneo de estas dos tareas, pero quizás te ayuden a que tu vida laboral se ajuste un poquito más a tu vida de futura mamá:

- Organízate. Haz las citas para las visitas médicas, ultrasonidos, exámenes de sangre, pruebas de tolerancia a la glucosa y otros procedimientos antes de que comience tu jornada laboral (podrías estar demasiado cansada si lo dejas para después), o durante la hora de almuerzo. Si necesitas salir del trabajo en la mitad de la jornada, explícale a tu jefe que tienes una consulta médica y lleva un registro de estas visitas (sólo en caso de que alguien te acuse de estar holgazaneando). Si es necesario, pídele una nota a tu médico en la que verifique tu cita y entrégasela a tu jefe o a alguien del departamento de recursos humanos.

- Acuérdate de no olvidar. Si las células de tu cerebro parecen estar revoloteando como insectos, puedes culpar a tus hormonas. Y comienza a tomar precauciones para que tu memoria olvidadiza no te ponga en dificultades en el trabajo. Para que no te olvides de tal o cual reunión, almuerzo de trabajo o llamados urgentes, haz listas, escríbete recordatorios (los Post-its son el mejor amigo de la

embarazada), y mantén tu agenda electrónica a mano (si es que puedes recordar dónde la dejaste).

- Reconoce tus límites y detente antes de alcanzarlos. Éste no es el momento de ofrecerte como voluntaria para asumir proyectos extra o trabajar horas extra, a menos que sea absolutamente necesario. Concéntrate en lo que es necesario hacer –y que se pueda hacer de manera realista– sin agotarte. Para evitar sentirte abrumada, completa una tarea a la vez.

- Acepta. Si algunos colegas te ofrecen su ayuda cuando no te sientes bien, no dudes en aceptar sus gentilezas (quizás puedas devolverles el favor algún día). Y atención mujeres controladoras: éste es el momento oportuno para aprender a delegar.

- Recarga las pilas. Cuando te sientas abrumada emocionalmente, como te ocurrirá (hasta una engrapadora atascada puede hacer llorar a una embarazada), haz una breve caminata, visita al cuarto de baño o respira profundamente para aclararte la mente. O date el gusto de regalarte un momento en privado para alguna locura inofensiva de futura mamá. Te lo mereces.

- Abre la boca. No sólo eres humana, sino también una humana embarazada. Lo que significa que no puedes hacerlo todo y hacerlo bien, especialmente si te sientes aplastada, como te ocurrirá a veces. Si apenas puedes levantar la cabeza de la almohada (o dejar el baño durante más de cinco minutos) y tienes un cerro de trabajo acumulado en tu escritorio o un plazo que cumplir a la vuelta de la esquina, no te desesperes. Dile a tu jefe que necesitas más tiempo o ayuda extra. Y no te castigues ni dejes que nadie lo haga. No eres perezosa ni incompetente, sino una humana embarazada.

Ponlo por escrito. Una vez que hayas elaborado los detalles de tu protocolo de embarazo y tu licencia de maternidad, confírmalo por escrito para que más adelante no haya ninguna confusión ni malentendido (como en eso de "yo nunca dije eso…").

Nunca subestimes el poder de los padres. Si tu compañía no es tan progresista como desearías, considera unir fuerzas para pedir mejores beneficios. Ten en cuenta, de todos modos, que tú y los demás padres podrían enfrentarse con la hostilidad de los empleados sin hijos; a medida que las políticas para las familias se vuelven más generosas, suele aumentar el resentimiento entre quienes no pueden beneficiarse de ellas. Pedir

también beneficios similares para los empleados que necesiten tiempo libre para cuidar de parejas o padres enfermos podría contribuir a unir, en vez de desunir, al personal.

Para Sentirte Cómoda en el Trabajo

Entre la náusea y la fatiga, dolores de espalda y de cabeza, tobillos hinchados y una vejiga impaciente, es difícil tener un día completamente cómodo. Y si encima debes sentarte frente a un escritorio con los pies hinchados o tu empleo requiere agacharse o levantar peso, la incomodidad del emba-

Síndrome del Túnel Carpiano

Si te pasas el día (y quizás también la noche) tecleando frente al computador, a lo mejor ya estás familiarizada con los síntomas del síndrome del túnel carpiano. Esa dolencia bien conocida entre los trabajadores causa dolores, hormigueos y entumecimiento en las manos y suele manifestarse en quienes pasan mucho tiempo cumpliendo tareas repetitivas (teclear, operar una agenda electrónica). Pero lo que quizás no sepas es que este síndrome afecta a la mayoría de las mujeres embarazadas. Aun las futuras mamás que nunca tocaron un teclado de computadora son proclives a padecerlo, gracias a los tejidos inflamados en el organismo que presionan los nervios. La buena noticia es que el síndrome del túnel carpiano no es peligroso, sino sólo incómodo, especialmente en el trabajo. Y, lo que es mejor, puedes probar con una serie de remedios hasta que veas la luz al final del túnel… carpiano:

- Eleva la altura del sillón en tu oficina para que tus muñecas estén derechas y tus manos más bajas que éstas al teclear.

- Cámbiate a un tablero ergonómico apropiado (que tenga un apoya muñecas) y usa un ratón que también ofrezca apoyo para las muñecas.

- Usa una abrazadera en la muñeca al escribir.

- Haz pausas frecuentes cuando estés frente al computador.

- Si usas mucho el teléfono, usa uno con altavoz o auriculares.

- Por las tardes, remoja las manos en agua fría para reducir la hinchazón.

- Pregúntale a tu médico acerca de posibles remedios como vitamina B_6, suplementos, acupuntura o analgésicos.

razo se multiplica. Para mantenerte lo más confortable posible en el trabajo estando embarazada, sigue los siguientes consejos:

- Vístete para sentirte exitosa y cómoda. Evita la ropa ajustada y represiva, las medias largas o tres cuartos que dificulten la circulación, como también los tacos demasiado altos o planos (los tacos anchos de 2 pulgadas son los mejores). Usar medias de compresión para embarazadas ayudará a prevenir o reducir una serie de síntomas, desde hinchazón hasta várices, lo que es especialmente importante si pasas gran parte del día de pie.

- Vigila la temperatura… en tu interior. Independiente del clima que haya en tu ciudad (o tu oficina), cuando estás embarazada tu pronóstico meteorológico personal anticipa sin equivocarse una enloquecida oscilación de temperaturas. Si estás transpirando en un minuto y estás helada al siguiente, te convendrá usar ropa en capas para estar lista para cada condición posible. ¿Te atrae enfundarte en un suéter de cuello alto para soportar una temperatura de 12 grados Fahrenheit? No lo hagas a menos que tengas una prenda ligera debajo en caso de que el calor hormonal te obligue a quitártelo. Y aunque, por lo general, estés acalorada, guarda un suéter en tu cajón o armario. Tu temperatura corporal pasará de un extremo a otro en estos días.

- No te quedes parada más de lo necesario. Si tu trabajo exige que estés de pie durante mucho tiempo, haz pausas para sentarte o caminar. Si es posible, mantén un pie sobre un banquito bajo, con la rodilla flexionada, para quitar presión a la espalda. Cambia de pie regularmente y flexiónalo periódicamente.

- Pon los pies en alto. Busca una caja, un cesto de basura u otro objeto firme sobre el cual puedas apoyar discretamente tus pies debajo del escritorio.

- Haz una pausa. A menudo. Párate y camina alrededor si has estado sentada o siéntate con los pies en alto si has estado de pie. Si hay un sofá y tienes un espacio libre en tu agenda, recuéstate algunos minutos. Haz algunos ejercicios de estiramiento, especialmente para la espalda, piernas y cuello. Por lo menos una vez (o incluso dos) por hora, haz este ejercicio de 30 segundos: alza los brazos por sobre la cabeza, entrelaza los dedos con las palmas en alto y estira los brazos hacia arriba. Luego, coloca las manos sobre un escritorio o una mesa, aléjate un poquito y estira la espalda. Siéntate y rota los pies en ambas direcciones. Si puedes hacerlo, inclínate y tócate los pies –aún sentada–, para aflojar la tensión en el cuello y los hombros.

- Ajusta tu silla. ¿Te duele la espalda? Pon un almohadón lumbar para mayor apoyo. ¿Te duelen las nalgas? Siéntate sobre una almohadilla blanda. Si tu asiento se reclina, podrías inclinarlo un poquito más para dejar más (¡y más!) espacio entre tu barriga y el escritorio.

- Pasea alrededor del bebedero. No para enterarte de los últimos chismes (aunque podría ser un beneficio extra) sino para llenar tu vaso con frecuencia. O ten una botella de agua recargable en el escritorio. Beber por lo menos 64 onzas de agua por día puede mantener a raya muchos síntomas incómodos del embarazo, incluyendo una hinchazón excesiva, así como también ayudar a prevenir una infección urinaria.

- No te aguantes. Vaciar la vejiga cada vez que lo necesites (pero al menos cada dos horas) también ayuda a prevenir infecciones urinarias. Una buena estrategia: planea orinar más o menos cada hora, aunque no lo necesites. Te sentirás mejor si evitas llegar al límite (éste no es el momento adecuado para tener que salir corriendo al baño).

■ Dedícale tiempo a tu barriga. Cualquier descripción de la tarea de una futura mamá incluye alimentar regularmente a su bebé, sin importar lo que exija su agenda laboral. Por eso, planifica bien tu jornada dejando espacio para tres comidas, además de por lo menos dos bocadillos (o cinco a seis comidas ligeras), incluso en tus días más ocupados. Concertar comidas de trabajo (y tratar de influir en el menú) puede ayudar. Mantén siempre una provisión de bocadillos nutritivos en tu escritorio y tu cartera, como también en el refrigerador de la oficina. Redescubre las bolsitas marrones que, aunque no son muy elegantes, pueden ayudar a que tú y tu bebé se alimenten cuando estás librando una carrera contra el reloj.

■ Vigila la balanza. Trata de que el estrés laboral –o comer erráticamente– no te impida aumentar el peso suficiente ni te haga subir de más (como puede ocurrir con las estresadas que comen compulsivamente, en especial si trabajan cerca de una máquina expendedora o de un local de comida chatarra).

■ Empaca un cepillo de dientes. Si sufres de mareos con náuseas, lavarte los dientes puede protegerlos entre un vómito y otro, y además refrescará el aliento cuando más lo necesitas. Un enjuague bucal también será un buen compañero, ya que puede ayudar a secar una boca con exceso de saliva (común en el primer trimestre y aún más embarazoso en el trabajo).

■ Levanta peso con cuidado. Levanta correctamente cualquier objeto para evitar forzar la espalda (consulta la página 256).

■ Vigila lo que respiras. Mantente alejada de las zonas llenas de humo. El humo del cigarrillo no es sólo dañino para ti y tu bebé, sino también puede aumentar la fatiga.

■ Tómate un descanso ocasional. Demasiado estrés no es bueno para ti ni para tu bebé. Aprovecha las pausas lo mejor posible: llévate un iPod para escuchar música; cierra los ojos y medita o déjate llevar por la fantasía; haz algunos ejercicios de estiramiento; da un paseo de cinco minutos por el edificio.

■ Escucha a tu cuerpo. Reduce el ritmo si te sientes cansada y vete a casa temprano si estás exhausta (y si puedes irte).

Cómo Estar Segura en el Trabajo

La mayoría de los trabajos es completamente compatible con la tarea de alimentar y cuidar de un bebé en gestación, lo que es muy buena noticia para las millones de embarazadas que deben trabajar a tiempo completo en ambas ocupaciones. Sin embargo, algunos empleos son obviamente más seguros y más propicios para las embarazadas que otros. Muchos de los problemas en el lugar de trabajo pueden evitarse con las precauciones adecuadas o una modificación de tareas (consulta con tu médico otras recomendaciones laborales para tu caso):

Trabajo de oficina. Toda persona que trabaje frente a un escritorio sabe lo que es tener el cuello rígido, la espalda dolorida y dolores de cabeza, todos los cuales pueden empeorar la incomodidad inherente al embarazo. No representan ningún riesgo para al bebé, pero sí un desgaste para tu cuerpo embarazado. Si pasas mucho tiempo sentada, asegúrate de pararte, estirarte y alejarte de tu escritorio con frecuencia. Estira los brazos, el cuello y los hombros mientras estás en tu asiento, pon los pies en alto para reducir la hinchazón (seguramente a tu jefe no le hará gracia que pongas los pies sobre el escritorio, pero puedes descansarlos sobre un asiento bajo o una caja) y usa un almohadón de respaldo.

¿Y son seguras las computadoras? Afortunadamente, los monitores de computadoras no son un riesgo para las embarazadas, como tampoco las portátiles. Lo más preocupante es la multitud de inconvenientes físicos, incluyendo la distensión de muñeca y brazo, vértigo y dolores de cabeza que pueden producir muchas horas frente a la computadora. Para reducir incomodidades y dolores,

Silencio, Por Favor

Cerca de las 24 semanas, el oído externo, medio e interno de tu bebé ya están bien desarrollados. Para las semanas 27 a 30, su orejita ya es suficientemente madura como para empezar a responder a los sonidos que se filtran hasta él. Los sonidos, por supuesto, le llegan amortiguados, y no sólo por la barrera física del líquido amniótico y tu propio cuerpo. En su ambiente líquido, el tímpano y el oído medio del bebé no pueden cumplir su tarea normal de amplificar los sonidos. Por eso, aun los sonidos muy fuertes para ti no lo serán para el bebé.

De todos modos, como el ruido es uno de los riesgos laborales más comunes y se sabe que causa pérdida de la audición en los adultos expuestos regularmente a él, es posible que prefieras pecar de prudente en lo que respecta al ruido excesivo durante el embarazo. Según algunos estudios, la exposición prolongada y repetida a ruidos muy intensos aumenta la probabilidad de que el bebé sufra cierta disminución en su audición, especialmente a frecuencias más bajas. Esa exposición prolongada al ruido –digamos un turno de ocho horas diarias en un ambiente industrial con un nivel de sonido superior a 90 ó 100 decibeles (el equivalente a estar junto a una cortadora de césped o a una motosierra)– también puede

aumentar el riesgo de parto prematuro y escaso peso al nacer. Un ruido extremadamente intenso, de 150 ó 155 decibeles (¿has estado alguna vez al lado de un motor de jet en funcionamiento?) puede causar problemas similares al bebé. Para mayor seguridad, evita más de ocho horas de exposición continua a sonidos superiores a 85 ó 90 decibeles (como la cortadora de césped o el tráfico de camiones) y más de dos horas por día a ruidos superiores a los 100 decibeles (como el de la motosierra o el de una motonieve).

Aunque se necesitan más investigaciones, mientras tanto las futuras mamás que trabajan en lugares extremadamente ruidosos –como en un club donde la música está a todo volumen, en un subterráneo o en una fábrica donde se requieren protectores auditivos (no puedes ponérselo a tu feto)– o que están expuestas a vibraciones intensas en el trabajo, deberían ir a lo seguro y buscar un traslado temporal a otras tareas. Y trata de evitar una exposición prolongada a ruidos muy intensos en tu vida cotidiana: escucha el concierto popular desde la mitad del anfiteatro, o mejor todavía, desde las sillas sobre el césped; baja el volumen de la radio del automóvil, y usa audífonos en vez de poner la música a todo lo que da mientras pasas la aspiradora.

usa una silla de altura ajustable con un respaldo que te soporte la espalda a la altura de la cintura. Ajusta el monitor a una altura cómoda; la parte superior debe estar al nivel de tus ojos y aproximadamente a un brazo extendido de distancia. Usa un tablero ergonómico, diseñado para reducir el riesgo del síndrome del túnel carpal (lee el recuadro en la página 205), y/o un apoya muñeca. Cuando pongas las manos sobre el teclado, deberían estar más abajo de tus codos y tus brazos deben estar en posición paralela al piso.

Trabajo en el cuidado de la salud. Mantenerse saludable es la máxima prioridad laboral de los profesionales de la salud, pero es aun mayor cuando debes mantenerte sana por partida doble. Entre los riesgos potenciales se cuentan la exposición a sustancias químicas (como óxido de etileno y formaldehído) usados para la esterilización de instrumental; a algunos fármacos para el cáncer; a infecciones, como la hepatitis B y el sida, y a la radiación ionizadora (como la que se emplea para el diagnóstico o tratamiento de enfermedades). Muchos de los técnicos que trabajan con radiografías de bajas dosis no están expuestos a niveles peligrosos de radiación. Se recomienda, de todos modos, que las mujeres en edad de concebir que trabajan con radiación de mayor dosis, usen un dispositivo especial que registra la exposición diaria para garantizar que la acumulación anual no exceda los niveles considerados seguros.

Dependiendo del riesgo particular al que estás expuesta, podrías tomar las precauciones que recomienda NIOSH (lee el recuadro) o cambiarte por ahora a un trabajo más seguro.

Trabajo de manufactura. Si tienes un trabajo de fábrica o manufactura en que debes operar maquinaria pesada o peligrosa, habla con tu jefe acerca de un posible cambio de tarea durante tu embarazo. También puedes contactar al fabricante de la maquinaria (pregunta por el director médico de la empresa) para pedir información sobre la seguridad del producto. Las condiciones de seguridad de una fábrica dependen de lo que produzca y, en cierta medida, de lo responsable y receptiva que sea la gente que la maneja. OSHA enumera varias sustancias que las

Averigua Todos los Datos

Por ley, tienes derecho a saber a qué sustancias químicas estás expuesta en el trabajo: tu empleador está obligado a informártelo. La Administración de Seguridad y Salud Laboral (Occupational Safety and Health Administration, OSHA) es el organismo regulador que controla estas leyes. Para informarte más sobre tus derechos relativos a la seguridad en tu lugar de trabajo llámalos al (800) 321-OSHA-(800) 321-6742- o visita la página osha.gov. También puedes obtener más información sobre los riesgos laborales contactando al Instituto Nacional de Seguridad y Salud Laboral (*National Institute for Occupational Safety and Health Information*, NIOSH), Centro Informativo sobre Seguridad y Salud Laboral (*Clearinghouse for Occupational Safety and Health Information*), (800) CDC-INFO-(800) 232-4636; cdc.gov/niosh/topics/repro.

Si tu trabajo te expone a ciertos riesgos, pide ser transferida temporalmente a una posición más segura o, si lo permiten tus finanzas o tu empresa, adelanta tu licencia por maternidad.

embarazadas deben evitar en el trabajo. Si se respetan las normas adecuadas de seguridad podrás evitar la exposición a dichas toxinas. Tu sindicato u otra organización laboral podrían ayudarte a determinar si estás protegida adecuadamente. También puedes conseguir información útil de NIOSH o de OSHA (consulta el recuadro en la página opuesta).

Trabajo físico agotador. Un trabajo que requiera levantar objetos pesados, esfuerzo físico, largas horas, turnos rotativos o mantenerse de pie constantemente puede aumentar el riesgo de parto prematuro. Si tienes un trabajo de estas características, podrías solicitar una transferencia, de 20 a 28 semanas, a un cargo menos exigente hasta después del alumbramiento y de la recuperación posparto. (Consulta la página 211 para recomendaciones sobre el límite seguro para permanecer en trabajos muy agotadores durante el embarazo).

Trabajos emocionalmente estresantes. El estrés extremo en algunos lugares de trabajo parece cobrar un alto precio entre los trabajadores en general y las embarazadas en particular. Por eso es prudente reducir el estrés en tu vida lo más posible, especialmente ahora. Una manera evidente de hacerlo es cambiar a un empleo menos estresante o adelantar la licencia de maternidad. Pero estas opciones no están disponibles para todas; si el trabajo es vital desde el punto de vista financiero o profesional, podrías estresarte todavía más si lo dejas.

Podrías, en cambio, considerar algunas maneras de reducir el estrés, incluyendo meditación y respiración profunda, ejercicios regulares (para liberar esas endorfinas que te hacen sentir bien), y divertirte un poco más (ver una película en vez de trabajar hasta las 10 de la noche). También podría ser de ayuda explicarle a tu empleador que el trabajo extra, la sobrecarga laboral y el estrés general podrían afectar tu embarazo. Explícale que si se te permite seguir tu propio ritmo podrás tener un embarazo más cómodo (este tipo de estrés parece aumentar el riesgo de dolores de espalda y otros efectos secundarios dolorosos) y, de paso, cumplir mejor con tu trabajo. Si eres independiente, reducir la cuota de trabajo podría ser aun peor (probablemente eres tu propia jefa exigente), pero es algo que sería sensato considerar.

Otro trabajo. Las maestras y las trabajadoras sociales que trabajan con niños pequeños pueden estar expuestas a infecciones potencialmente perjudiciales para el embarazo como varicela, la quinta enfermedad (o eritema infeccioso) y CMV (citomegalovirus). Las trabajadoras que lidian con animales, las cortadoras e inspectoras de carne podrían estar expuestas a la toxoplasmosis (aunque si has desarrollado inmunidad, el bebé no correrá riesgos). Si trabajas en un sitio con riesgo de infección, vacúnate y toma las precauciones adecuadas como lavarte las manos rigurosa y frecuentemente, usar guantes protectores y una máscara, entre otros.

Las auxiliares de vuelo o las pilotos de aviación podrían correr un riesgo ligeramente mayor de aborto natural o parto prematuro (aunque los estudios no son concluyentes) debido a la exposición a la radiación del sol durante vuelos de altura, y podrían considerar cambiarse a rutas más cortas (por lo general vuelan a menor altura y requieren menos tiempo de pie) o a trabajos en tierra durante el embarazo.

Las artistas, fotógrafas, químicas, maquilladoras, trabajadoras en la industria del cuero o de la tintorería en seco, tareas agrícolas y de horticultura, y otras, podrían estar expuestas a una variedad de posibles riesgos químicos durante su trabajo y, por eso, deben usar guantes y otros elementos de protección. Si trabajas con cualquier sustancia sospechosa toma las precauciones adecuadas, que en algunos casos podría significar evitar la parte del trabajo que involucra el uso de sustancias químicas.

Seguir Trabajando

¿Piensas trabajar hasta sentir la primera contracción? Muchas mujeres combinan exitosamente su trabajo con su embarazo hasta el último mes, sin comprometer el bienestar de ninguna de las dos ocupaciones. Sin embargo, algunos trabajos son más propicios que otros para que las embarazadas los sigan ejerciendo hasta último momento. Y es probable que la decisión de seguir trabajando esté determinada, al menos parcialmente, por el tipo de empleo que tienes. Si tienes un trabajo de oficina, probablemente planearás ir directamente del trabajo a la sala de parto. Un trabajo sedentario que no sea particularmente estresante podría ser incluso menos exigente para ti y tu bebé que quedarte en tu casa con la aspiradora y la escoba tratando de dar brillo al nido de tu nuevo huésped. Y caminar un poco –una o dos horas diarias, en o fuera del trabajo– no sólo será inofensivo sino también beneficioso (siempre y cuando no camines cargando objetos pesados).

Los empleos que son agotadores, muy estresantes y/o con mucho tiempo de pie, sin embargo, son otra historia y, en cierta medida, controversiales. Un estudio arrojó que las mujeres que pasaban de pie 65 horas semanales no parecían tener más complicaciones en el embarazo que quienes trabajaban menos horas y en condiciones menos estresantes. Sin embargo, otras investigaciones sugieren que una actividad regularmente agotadora o estresante, o largas horas de pie después de la semana 28 –especial-

mente si la embarazada también tiene otros hijos que cuidar en la casa– podrían aumentar el riesgo de determinadas complicaciones, incluyendo parto prematuro, hipertensión sanguínea y un bebé con escaso peso al nacer.

Las embarazadas que trabajan de pie –vendedoras, cocineras, empleadas de restaurantes, policías, doctoras, enfermeras y otras– ¿deben seguir trabajando después de la semana 28? La mayoría de los médicos da el visto bueno si la mujer se siente bien y su embarazo progresa normalmente. Pero trabajar de pie hasta la fecha cercana al parto no parece buena idea, no por el riesgo teórico al embarazo sino por el riesgo real de que empeoren las molestias del embarazo como dolor de espalda, várices y hemorroides.

Si es posible, probablemente es buena idea tomar licencia temprana en un trabajo que requiere frecuentes cambios de turno (que pueden desbaratar las rutinas de sueño y apetito y aumentar la fatiga); el empleo que parezca acentuar cualquier problema del embarazo como fatiga, dolor de cabeza y de espalda; o que aumente el riesgo de caídas u otros accidentes laborales. Todo embarazo, toda mujer y todo trabajo son diferentes. Junto con tu médico podrás adoptar la decisión adecuada a tu caso.

Cambiar de Trabajo

Con todos los cambios que están ocurriendo en tu vida (como el crecimiento de tu barriga y las responsabilidades que ello trae), podría parecer contraproducente querer agregar otro a tu lista. Pero hay docenas de motivos válidos por los cuales una futura mamá podría considerar un cambio de trabajo. Quizás tu empleador no tiene una actitud progresista y te preocupa cómo podrás equilibrar el trabajo y la mater-

Tratamiento Laboral Injusto

¿Sientes que te están tratando injustamente en tu trabajo debido a que estás embarazada? No te quedes de brazos cruzados. Cuéntale cómo te sientes a alguien de confianza –tu supervisor, un empleado de recursos humanos. Si el problema no se soluciona, averigua si existe un procedimiento a seguir en el caso de discriminación por embarazo (probablemente lo encontrarás en el folleto para el empleado de tu empresa, si es que lo tiene). Si eso tampoco da resultado, toma contacto con la Comisión Estadounidense de Igualdad de Oportunidades de Empleo (U.S. *Equal Employement Opportunity Comisión*, eeoc.gov) para ubicar la oficina local. Allí podrán ayudarte a determinar si tienes una queja legítima.

Guarda todos los documentos que te ayuden a fundamentar tu caso (copias de correos electrónicos, cartas, un diario de sucesos). Esta documentación también te servirá si necesitas consultar a un abogado.

nidad cuando regreses de la licencia. O a lo mejor el viaje al trabajo es demasiado largo, los horarios inflexibles o la presión excesiva. Quizás estés aburrida o no realizada (y, después de todo, ya que hay un gran cambio en tu vida ¿por qué no aprovecharlo al máximo?). O tal vez te preocupa que tu lugar de trabajo represente un riesgo para ti y tu bebé en desarrollo. Sean cuales sean tus razones, esto es lo que podrías considerar antes de cambiarte de trabajo:

- Buscar trabajo consume tiempo, energías y concentración, tres factores que no te sobran en estos momentos mientras te centras en tener un embarazo saludable. Normalmente, te pedirán ir a varias entrevistas y reuniones antes de que te hagan una oferta (y si ya estás padeciendo de los olvidos de las embarazadas, podría ser difícil enhebrar el tipo de oraciones que dan una buena impresión). Empezar un nuevo trabajo también exige mucha concentración (todos los ojos están puestos en ti y tendrás que tener cuidado especial para no equivocarte), y deberías estar segura de tener las energías y resolución para dar ese paso.

- Antes de saltar del barco tendrás que asegurarte que el nuevo trabajo que buscas sea tan bueno como lo pintan (al menos en tu imaginación). ¿La compañía que te atrae ofrece el doble de vacaciones, pero cobra el doble por el seguro médico? ¿Permite que los empleados trabajen desde la casa, pero espera que estén disponibles mañana, tarde y noche? ¿Los salarios son mucho más altos, pero también las demandas de viajes? Ten en cuenta que lo que parece ahora un gran trabajo podría no serlo tanto cuando tengas que hacer malabares, equilibrando trabajo y cuidado del nuevo bebé (tu vida doméstica será mucho más complicada y por eso quizás prefieras que tu vida laboral no lo sea). Además, considera que las compañías suelen ofrecer menos días pagos por incapacidad a corto plazo o pagar un menor porcentaje de salario durante la licencia si has estado empleada menos de un año.

- Por ley, tu potencial empleador no tiene derecho a preguntarte si estás embarazada (si aún no es evidente), ni puede negarte una oferta con la noticia a la vista. Sin embargo, algunas empresas sencillamente no pueden contratarte y darte licencia tan rápidamente. Y no todos los empleadores aprecian lo que consideran una estrategia desleal (le dices que quieres trabajar allí y, después de empezar, le dices que tendrás que tomarte licencia por maternidad). Por eso, pese a que puede ser conveniente mantener tu embarazo en secreto al asistir a las entrevistas, a la larga podría dañar tu relación con la empresa. Por otra parte, a veces es mejor asegurarse el ofrecimiento primero y luego discutir el futuro una vez que sabes que la empresa quiere contratarte (pero antes de aceptar el cargo).

¿Qué pasa si empezaste un nuevo trabajo antes de descubrir que estabas embarazada? Dilo francamente y dedícate a cumplir con tu trabajo lo mejor que puedas. Pero asegúrate de conocer tus derechos sobre seguridad laboral si la situación toma un giro negativo.

CAPÍTULO 9

El
Cuarto
Mes

Aproximadamente de 14 a 17 Semanas

POR FIN COMIENZA EL SEGUNDO semestre, que para muchas embarazadas es el más cómodo de los tres. Y con la llegada de este trascendental momento (¡va uno! ¡faltan dos!), vienen algunos cambios que se agradecen. Para empezar, es posible que algunos de los síntomas iniciales más molestos comiencen a disminuir o, incluso, a desaparecer. Esa nube de mareo podría disiparse (lo que significa que los alimentos olerán y sabrán bien por primera vez en mucho tiempo). Tu nivel de energías podría aumentar (lo que quiere decir que finalmente serás capaz de levantarte del sofá) y tus visitas al baño, reducirse. Y aunque seguramente tus senos seguirán supergrandes, es menos probable que sigan supersensibles. Otra mejoría: para fines de este mes, el bulto en tu barriga dejará de parecer el resultado de un almuerzo abundante y finalmente comenzará a lucir como una barriga de embarazo.

Tu Bebé Este Mes

Semana 14 A partir del segundo trimestre, los fetos (al igual que los niños en los que se convertirán) empiezan a crecer a un ritmo diferente, algunos más rápidos que otros. Pese a las diferencias en la tasa de crecimiento, todos los bebés en el útero siguen el mismo proceso evolutivo. Esta semana, ese proceso llevará a tu bebé –del tamaño de tu puño– a una posición más erguida, a medida que el cuello se estira y la cabeza se levanta. Y algunos cabellos podrían comenzar a florecer en esa hermosa cabecita. El pelo también comienza a

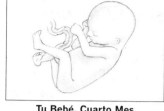

Tu Bebé, Cuarto Mes

cubrir las cejas y el cuerpo, en lo que se conoce como lanugo. Pero no te preocupes, porque no es permanente. Esta capa aterciopelada mantendrá abrigado a tu bebé por ahora, como si fuera una manta peluda. A medida que la grasa del bebé se va acumulando durante tu embarazo, irá perdiendo la mayor parte de ese vello (aunque algunos bebés, especialmente los prematuros, nacen con una capa velluda temporal).

Semana 15 Tu bebé, que mide 4½ pulgadas esta semana y pesa de 2 a 3 onzas, tiene el tamaño aproximado de una naranja. Sus orejas están ubicadas finalmente a los costados de la cabeza (solían estar en el cuello) y sus ojos se han desplazado desde el costado hacia el frente del rostro, pareciéndose cada vez más al bebé que has imaginado en tus sueños. Ahora tiene la coordinación, fuerza y capacidad para mover los dedos de manos y pies, e incluso, para chuparse el pulgar. Pero eso no es todo. También puede respirar (o al menos hacer movimientos de respiración), succionar y tragar, como una preparación para su gran debut en su vida fuera del útero. Y aunque es improbable que esta semana sientas algunos de sus movimientos, tu bebé ya se está ejercitando: pateando y flexionando brazos y piernas.

Semana 16 Con un considerable peso de 3 a 5 onzas y una extensión (de cabeza a trasero) de 4 a 5 pulgadas, tu bebé está creciendo rápidamente. Los músculos se fortalecen (empezarás a sentir sus movi-

mientos en unas pocas semanas), especialmente los dorsales, que permiten a tu pequeñito enderezarse aún más. Tu futuro bebé luce cada vez más adorable, con una carita con ojos (además de cejas y pestañas) y orejas en su lugar. Es más, ¡esos ojos ya funcionan! Sí, es cierto: los ojos de tu bebé hacen pequeños movimientos e, incluso, pueden percibir algo de luz, aunque sus párpados todavía están sellados. Además, es ahora más sensible al tacto. De hecho, si presionas tu barriga con un dedo, tu bebé se retorcerá (aunque no podrás sentirlo todavía).

Semana 17 Observa tu mano. Tu bebé tiene ahora el tamaño de la palma, con una longitud de 5 pulgadas y un peso aproximado de 5 onzas. Aunque la grasa corporal de tu bebé empieza a formarse (y la tuya probablemente también se está desarrollando con bastante rapidez en estos días), tu pequeñín todavía es muy delgado, con una piel prácticamente transparente. Esta semana la consigna de tu bebé es practicar, practicar y practicar, preparándose para el nacimiento. En estos días, está perfeccionando su habilidad para succionar y tragar, en preparación para esa primera (y segunda… y tercera) succión del seno materno o el biberón. Su corazón está ahora regulado por el cerebro (no más latidos espontáneos) y registra de 140 a 150 latidos por minuto (más o menos el doble que tu pulso cardíaco).

Más Bebé

Para ver fotografías del asombroso desarrollo de tu bebé, visita *whattoexpect.com*.

Lo que Podrías Estar Sintiendo

Como siempre, recuerda que los embarazos y las mujeres son diferentes. Es posible que experimentes todos estos síntomas en un momento u otro, o sólo unos pocos. Algunos podrían venir del mes pasado y otros ser completamente nuevos. Incluso hay algunos que ni siquiera adviertes porque ya te has acostumbrado a ellos. O podrías presentar otros síntomas menos comunes. Esto es lo que puedes experimentar este mes:

Físicamente

- Fatiga
- Menor necesidad de orinar
- El fin –o la disminución– de las náuseas y vómitos (para algunas continuarán mientras que para otras acaban de comenzar)
- Estreñimiento
- Acidez, indigestión, flatulencia, hinchazón
- El tamaño de los senos sigue aumentando, pero por lo general la sensibilidad es menor
- Dolores de cabeza ocasionales
- Desvanecimientos o mareos ocasionales, en especial al cambiar bruscamente de posición
- Congestión nasal y ocasional hemorragia nasal. Oídos tapados
- Encías sensibles que podrían sangrar al cepillarte
- Aumento del apetito
- Ligera hinchazón de tobillos y pies y, ocasionalmente, de manos y rostro

- Várices en las piernas y/o hemorroides
- Ligero aumento en el flujo vaginal
- Movimientos fetales hacia el final del mes (aunque por lo general no ocurren tan pronto, a menos que sea tu segundo o subsiguiente embarazo)

Un Vistazo Interior

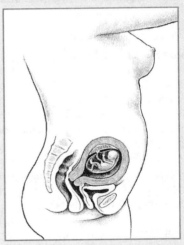

Tu útero, que ahora tiene el tamaño de un pequeño melón, ha crecido lo suficiente como para asomarse por la cavidad pélvica, y para fines de mes podrás sentir su extremo superior a unas 2 pulgadas por debajo de tu ombligo (si no sabes qué es lo que deberías sentir, pídele orientación a tu médico en tu próxima visita). Si no te había pasado hasta ahora, probablemente empezarás a sentir tu ropa apretada.

Emocionalmente

- Altibajos emocionales que podrían incluir cambios de ánimo, irritabilidad, irracionalidad, llantos inexplicables

- Excitación y/o aprensión, si finalmente has empezado a sentirte y a lucir embarazada

- Frustración de estar "en el medio" (ya no puedes usar tu ropa, pero tu embarazo no está tan avanzado como para ponerte ropa de maternidad)

- La sensación de que no eres tú misma: estás distraída, olvidadiza, se te caen los objetos, te cuesta concentrarte

Qué Puedes Esperar en el Control Médico de Este Mes

Aunque podría haber variantes dependiendo de tus necesidades y el estilo de práctica del profesional, este mes es posible que tu médico controle lo siguiente:

- Peso y presión sanguínea

- Orina, para medir el nivel de azúcar y proteína

- Latido fetal

- Tamaño del útero, por examen táctil (desde el exterior)

- Altura del fondo del útero

- Manos y pies para comprobar si hay hinchazón, y piernas en busca de várices

- Síntomas que hayas experimentado, especialmente si son inusuales

- Preguntas o problemas que quieras discutir. Lleva contigo una lista

Lo que Podrías Estar Preguntándote

Problemas Dentales

"Mi boca es un desastre. Las encías me sangran cada vez que me cepillo los dientes y parece que tengo caries. ¿Es seguro ir al dentista?"

¡Sonríe… estás embarazada! Como tu barriga concentra tu atención en estos meses, es fácil olvidarte de la boca, hasta que ésta empieza a reclamar el mismo cuidado. Para empezar, las hormonas del embarazo no tienen compasión por tus encías que, al igual que tus otras membranas mucosas, se hinchan, inflaman y tienden a sangrar fácilmente. Esas mismas hormonas también vuelven las encías más susceptibles a la placa bacteriana, que puede empeorar la situación provocando gingivitis (inflamación de las encías) e, incluso, el deterioro de los dientes.

Para mantener tu boca feliz –y tu sonrisa segura–, sigue los siguientes pasos durante el embarazo:

- Cepíllate los dientes y usa seda dental regularmente, además de un dentífrico con fluoruro para protegerte de las caries. Cepillarte la lengua también te ayudará a combatir las bacterias y a mantener el aliento fresco.

Cuidado con las Encías

En el embarazo, cuando no es una cosa es otra. Si has notado un nódulo en el costado de la encía que sangra cuando te cepillas los dientes, háztelo revisar. Probablemente se trata de un afta bucal o del llamado granuloma piógeno (también conocido por el siniestro término de "tumor del embarazo", pese a que es completamente inofensivo). Más una molestia que una amenaza, dichos nódulos suelen desaparecer por sí solos después del parto, pero si te resultan muy desagradables durante el embarazo, un médico o un dentista los puede remover.

- Pídele a tu dentista que te recomiende un enjuague bucal para reducir la placa bacteriana, a fin de proteger encías y dientes.

- Cuando no puedas lavarte los dientes después de comer, mastica goma de mascar sin azúcar (esta acción aumenta la cantidad de saliva, que enjuaga los dientes y, si está endulzada con xylitol, podría incluso ayudarte a prevenir las caries). O cómete un trozo de queso duro (disminuye la acidez en la boca, y es el ácido el que deteriora los dientes).

Dientes de Perlas

¿Te preguntas si puedes usar blanqueadores dentales durante el embarazo? Revisa la página 158 para conocer las últimas novedades.

- Ten cuidado con lo que consumes, especialmente entre comidas. Deja los dulces (sobre todo los pegajosos) para esos momentos en los que te puedas cepillar los dientes enseguida. Consume muchos alimentos ricos en vitamina C, que fortalecen las encías, reduciendo la posibilidad de que te sangren. Y no olvides de cumplir con los requisitos diarios de calcio. Éste es necesario a lo largo de toda la vida para mantener los dientes firmes y saludables.

- Aunque no tengas molestias en la boca, haz una cita con el dentista para una revisión y limpieza, por lo menos una vez durante los nueve meses (mejor antes que después). La limpieza es importante para remover la placa bacteriana, que no sólo aumenta el riesgo de caries sino también agrava los problemas de las encías. Si has tenido este tipo de problemas en el pasado, es recomendable que visites a un dentista especializado en encías durante el embarazo.

Si sospechas que tienes caries u otros problemas en dientes o encías, haz una cita enseguida. Una gingivitis no tratada puede derivar en una afección más seria (periodontitis), a la que se ha asociado varias complicaciones en el embarazo. La materia descompuesta en los dientes y otros problemas no atendidos también pueden ser focos infecciosos (y la infección no es buena ni para ti ni para tu bebé).

¿Qué ocurre si necesitas un tratamiento dental importante durante el embarazo? Afortunadamente, en la mayoría de ellos sólo basta la anestesia local, que es segura. Una dosis baja de óxido nitroso (gas de la risa) tampoco presenta riesgos después del primer trimestre, pero la anestesia general debería evitarse durante el embarazo. En algunos casos podría ser necesario tomar un

¿Radiografía a la Vista?

Las radiografías de rutina del dentista (y otros rayos X rutinarios o escáner de tomografía computarizada) suelen postergarse hasta después del parto, sólo como medida de precaución. Pero si no es buena idea aplazar las radiografías dentales (u otras) durante tu embarazo (el riesgo de hacértelas es menor que el de no hacértelas), la mayoría de los médicos dará luz verde al procedimiento. Eso se debe a que los riesgos de las radiografías durante el embarazo son realmente mínimos y pueden disminuirse aún más. Las radiografías dentales apuntan a tu boca, por supuesto, lo que significa que los rayos están dirigidos muy lejos del útero. Además, una radiografía típica de diagnóstico rara vez despide más radiación que la que absorbes en unos pocos días al sol en la playa. El daño al feto sólo ocurre en dosis muy elevadas, dosis a las que es sumamente improbable que te expongas. De todos modos, si necesitas una radiografía durante el embarazo, ten en cuenta las siguientes precauciones:

- Informa siempre al médico que te ordena la radiografía y al técnico que la toma que estás embarazada, aunque estés segura de que lo sepan.

- Haz que toda radiografía sea tomada en un ámbito médico certificado, con técnicos bien entrenados.

- El equipo de radiografía debería, de ser posible, estar dirigido de tal manera que sólo el área necesaria sea expuesta a la mínima radiación. Debes protegerte el útero con un delantal de plomo y, el cuello, con un protector de tiroides.

- Cumple rigurosamente con las instrucciones del técnico y ten especial cuidado de no moverte durante el proceso para que no sea necesario repetir las radiografías.

Muy importante: no te preocupes si te han tomado una radiografía antes de enterarte de que estabas embarazada.

---

antibiótico antes o después de un trabajo dental de proporciones. Consulta con tu médico.

Falta de Aliento

"A veces siento que se me corta la respiración. ¿Es normal?"

Respira hondo (¡si puedes!) y relájate. Una ligera falta de aliento es normal, y muchas embarazadas la experimentan a partir del segundo trimestre. Y, una vez más, puedes culpar a tus hormonas del embarazo. ¿Por qué? Esas hormonas estimulan el centro respiratorio para aumentar la frecuencia y profun-

didad de tu respiración, causándote esa sensación de ahogo. También provocan la hinchazón de los capilares del cuerpo –incluyendo los del aparato respiratorio– a la vez que relajan los músculos de los pulmones y los conductos bronquiales, lo que dificulta más la respiración. Tu útero también contribuirá probablemente a la sensación de ahogo al avanzar el embarazo, porque a medida que crece irá presionando el diafragma, apretando los pulmones y haciendo difícil que se expandan plenamente.

Afortunadamente, aunque el ahogo leve que experimentas te puede incomodar, no afecta a tu bebé, ya que está bien provisto de oxígeno por medio de la placenta. Pero si tu respiración se dificulta al extremo, si los labios o yemas de los dedos parecen ponerse azulados o si tienes dolor en el pecho y pulso acelerado, llama al médico inmediatamente.

Congestión y Hemorragia Nasal

"Tengo la nariz muy tapada y a veces sangra sin motivo aparente. ¿Tiene que ver con el embarazo?"

Tu barriga no es lo único que empieza a hincharse en estos días. Gracias a los elevados niveles de estrógeno y progesterona que circulan por tu organismo, y que traen un aumento de flujo sanguíneo, las membranas mucosas de la nariz también empiezan a hincharse y suavizarse (al igual que el cuello uterino en preparación para dar a luz). Esas membranas además producen más mucosidad que nunca con el propósito de mantener a raya infecciones y gérmenes. Lo que no resulta tan atractivo es el resultado (del que tu nariz indudablemente ya se ha enterado): congestión y posiblemente hemorragia nasal. Y como si fuera poco, la congestión no hace sino empeorar a medida que avanza el embarazo. También podrías experimentar goteo nasal posterior, que a su vez puede causar tos o ahogos ocasionales por la noche (como si no tuvieras suficientes cosas que atender).

Puedes probar sin riesgo los atomizadores nasales de solución salina o las tiras nasales adhesivas, especialmente si la congestión se vuelve realmente insoportable. Un humidificador en tu cuarto también podría ayudarte a contrarrestar la sequedad asociada con la congestión nasal. Durante el embarazo no se suelen recetar medicamentos o nebulizadores nasales antihistamínicos, pero pregúntale a tu médico qué te puede recomendar (algunos admiten los descongestionantes o nebulizadores nasales esteroides después del primer trimestre).

Tomar una dosis extra de 250 mg de vitamina C (con la aprobación de tu médico), además de consumir muchos alimentos ricos en vitamina C, puede ayudar a fortalecer tus vasos capilares y reducir la posibilidad de hemorragia. A veces el sangrado nasal se produce después de sonarse enérgicamente, y por eso conviene hacerlo con moderación.

Para contener la hemorragia nasal, siéntate o párate inclinándote ligeramente hacia adelante, en vez de tenderte o inclinarte hacia atrás. Con el pulgar y el índice presiona el área justo encima de los orificios nasales y debajo del puente de la nariz. Si continúa la hemorragia, repite la operación. Si no la controlas después de tres intentos, o si es frecuente e intensa, llama a tu médico.

Ronquidos

"Mi marido me dice que he estado roncando últimamente. ¿A qué se debe?"

Roncar puede perturbar el sueño, tanto para quien ronca como para su compañero, pero por lo general no es algo que te deba quitar el sueño cuando estás embarazada. Tu sinfonía nasal nocturna podría deberse a la congestión normal del embarazo, en cuyo caso dormir con un humidificador (o una tira nasal) en la habitación y con la cabeza bien elevada puede ser de ayuda. El peso extra también puede contribuir a los ronquidos, por lo tanto, no es conveniente que aumentes demasiado.

En muy pocos casos, roncar puede ser un signo de apnea nocturna, un trastorno en el que la respiración se detiene brevemente durante el sueño. Como estás respirando por dos, es buena idea que en la próxima visita le cuentes a tu médico sobre tus ronquidos.

Alergias

"Mis alergias parecen haber empeorado desde que empezó mi embarazo. La nariz me gotea constantemente"

Las narices de las futuras mamás son narices congestionadas, por lo que es posible que estés confundiendo la congestión normal (aunque molesta) del embarazo con las alergias. Pero también es posible que éste haya agravado tus alergias. Aunque algunas alérgicas afortunadas (aproximadamente un tercio) encuentran un respiro temporal de sus síntomas cuando están esperando, en las menos afortunadas (también más o menos un tercio) éstos se agravan, mientras que el tercio restante comprueba que sus síntomas se mantienen tal cual. Como al parecer estás entre las menos afortunadas, probablemente

¿No Puedes Dormir?

¿Las hormonas del embarazo –o esa barriga que crece y crece– te están impidiendo dormir bien? La dificultad para dormir es común cuando estás esperando, y aunque el insomnio puede ser una buena preparación para las noches en vela que te esperan una vez que llegue el bebé, probablemente preferirías cerrar los ojos y sumirte en el séptimo sueño. Antes de recurrir a remedios para dormir (con o sin receta), consulta a tu médico. Tal vez tenga otras sugerencias para ayudarte a caer en los brazos de Morfeo. También puedes leer los consejos en la página 286 para combatir el insomnio.

¿Maní para tu Pequeño Cacahuete?

Es tan americano como el pan de emparedado en el que se unta –y además es un bocadillo saludable–, ¿pero es la mantequilla de maní apropiada para el pequeño cacahuete que estás alimentando en el útero? Desde hace tiempo se sabe que las mamás (y los papás, aunque en menor medida) que tienen o han tenido alergias, pueden transmitir estas predisposiciones –aunque no alergias específicas– a sus niños en gestación. Algunas investigaciones insinúan que las madres *alérgicas* que consumen alimentos altamente alergénicos (como cacahuetes y productos lácteos) tienen más probabilidad de transmitir a sus niños estas reacciones a dichos alimentos cuando están amamantando. La buena nueva para las embarazadas amantes de la mantequilla de maní es que esta asociación durante el embarazo aún no es definitiva. De todos modos, si alguna vez has padecido alergias, pregunta a tu médico y a un especialista si deberías considerar restringir tu dieta durante el embarazo y/o la lactancia. De no ser así, no tienes por qué dejar pasar a Skippy.

estás ansiosa (entre lágrimas y estornudos) por encontrar alivio. Pero antes de que te unas al resto de las alérgicas en la sección de los antihistamínicos en la farmacia, consulta con tu médico para saber qué puedes comprar sin riesgo o qué te puede recetar. Algunos antihistamínicos y otros medicamentos son seguros durante el embarazo; otros, que podrían incluir o no tu habitual medicamento con o sin receta médica, pueden no serlo (aunque no te preocupes si ya has tomado alguno antes de saber que estabas embarazada).

Las inyecciones para la alergia son consideradas seguras para las embarazadas que las hayan recibido durante un tiempo antes de concebir. La mayoría de los alergistas considera que no es buena idea empezar con este tipo de inyecciones durante el embrazo, porque pueden causar reacciones inesperadas.

En general, la mejor estrategia para lidiar con las alergias durante el embarazo es la prevención que, de paso, puede ahorrarte una libra de pañuelos de papel en esta temporada. Si te mantienes alejada de lo que te provoca alergia puedes reducir el riesgo de que tu bebé desarrolle una reacción a esos desencadenantes.

Para aliviar los estornudos, prueba estos consejos:

■ Si el polen u otros alérgenos te molestan, quédate en interiores en un ambiente con aire acondicionado y filtrado, tanto como puedas durante tu temporada susceptible. Cuando entres, lávate las manos y la cara y cámbiate de ropa para remover el polen. En exteriores, usa gafas de sol grandes y curvadas para impedir que el polen te entre en los ojos.

■ Si el polvo es el culpable, procura que otra persona pase el plumero y la escoba (¿no te parece un pretexto genial para liberarte de la limpieza hogareña?). Una aspiradora (especialmente con un filtro HEPA), un trapeador húmedo, o una escoba con trapo humedecido levantan menos polvo que una escoba común, y un trapo de microfibra para el piso resulta más conveniente que un plumero tradicional. No te acerques a los lugares mohosos como altillos y bibliotecas llenas de libros viejos.

■ Si eres alérgica a determinados alimentos, mantente alejada de ellos, aunque sean buenos para el embarazo. Revisa la Dieta del Embarazo (Capítulo 5) en busca de sustitutos.

■ Si los animales te producen ataques alérgicos, haz que tus amistades con mascotas lo sepan para que hagan algo cuando planees una visita. Y por supuesto, si tu propia mascota te provoca de pronto una reacción alérgica, trata de mantener una o más zonas de tu casa (particularmente tu dormitorio) libre de animales.

■ La alergia al humo del tabaco es más fácil de controlar actualmente, ya que hay menos fumadores y menos lugares donde está permitido fumar. Para reducir tu alergia, como también para beneficio de tu bebé, evita la exposición al humo del cigarrillo, pipas y puros.

Flujo Vaginal

"He notado un ligero flujo vaginal claro y blancuzco. ¿Significa que tengo una infección?"

Un flujo claro, lechoso, de olor leve (conocido en el mundo de la obstetricia como leucorrea) es normal durante todo el embarazo. Su propósito es noble: proteger el canal de parto de infecciones y mantener un equilibrio bacterial saludable en la vagina. Lamentablemente, para concretar tan noble propósito la leucorrea puede arruinar tu ropa interior. Como se intensifica hasta el parto y puede volverse muy espesa, algunas mujeres se sienten más cómodas utilizando protectores diarios durante los últimos meses del embarazo. No uses tampones, que pueden introducir gérmenes indeseados en la vagina.

Aunque podría ofender tus sensibilidades estéticas (y posiblemente la de tu compañero durante el sexo oral) y hacerte sentir un poco repugnante y pegajosa ocasionalmente, este flujo no es motivo de preocupación. Mantenerte limpia, fresca y seca te ayudará, pero no recurras a una ducha vaginal. Ésta altera el equilibrio normal de microorganismos en la vagina y puede conducir a una vaginosis bacteriana (BV, consulta la página 541). Para mayor información sobre infección vaginal y sus síntomas, consulta la página 538.

Hipertensión

"Tuve la presión sanguínea un poquito alta en mi última visita al médico. ¿Debo preocuparme?"

Calma. Preocuparte por tu presión sanguínea sólo contribuirá a aumentarla. Además, un ligero aumento en una visita probablemente no es motivo de preocupación. Quizás estabas estresada porque quedaste atascada en el tráfico cuando ibas al consultorio o porque tenías un montón de tareas por resolver al volver a la oficina. O tal vez sólo estabas nerviosa: por haber aumentado demasiado o no lo suficiente de peso, o por tener que reportar algunos síntomas extraños, o porque estabas ansiosa por escuchar el latido del corazón de tu bebé. O puede ser también que los consultorios médicos te inquieten, provocándote lo que se conoce como "hipertensión del delantal blanco". Una hora después, cuando estabas relajada, tu presión bien puede haber sido perfectamente normal. Para asegurarte de que la ansiedad no vuelva a elevar esas cifras, trata de hacer algunos ejercicios de relajación (consulta la página 153) mientras esperas tu próxima cita y, especialmente, mientras te toman la presión sanguínea (piensa en bebés felices).

Aunque tu presión siga ligeramente alta en tu siguiente control, esa presión alta transitoria (que se manifiesta en 1% a 2% de las mujeres durante el embarazo) es totalmente inofensiva y desaparece después del parto (por lo tanto todavía te puedes relajar).

La mayoría de las futuras mamás experimenta una ligera disminución en la presión sanguínea durante el segundo trimestre, a medida que aumenta el volumen de la sangre y el cuerpo empieza a trabajar largas horas para que la fábrica de bebés se acelere. Pero cuando llegas al tercer trimestre, por lo general empieza a subir un poquito. Si sube demasiado (si la presión sistólica –el registro superior– es de 140 o más y la diastólica –el número inferior– está por encima de 90) y se mantiene alta durante por lo menos dos exámenes, tu médico te vigilará más atentamente. Eso se debe a que si esa leve hipertensión es acompañada por proteína en la orina, hinchazón de manos, tobillos y rostro, y/o repentino aumento de peso, podría tratarse de preeclampsia; consulta la página 590.

Azúcar en la Orina

"En mi última visita al consultorio, el médico me dijo que tenía azúcar en la orina, pero que no era motivo de preocupación. ¿No será un signo de diabetes?"

Sigue la recomendación de tu médico: no te preocupes. Probablemente tu organismo está haciendo lo que se supone deba hacer, es decir, asegurarse de que tu feto, que depende de ti para su suministro de combustible, esté recibiendo suficiente glucosa (azúcar).

La hormona insulina regula el nivel de glucosa en la sangre y asegura que tus células corporales reciban una cantidad suficiente para su nutrición. El embarazo desencadena mecanismos anti-insulínicos para garantizar que quede suficiente azúcar en la circulación sanguínea a fin de nutrir a tu feto. Pero es una idea perfecta que no siempre trabaja perfectamente. A veces, este mecanismo es tan intenso que deja más azúcar de la necesaria en la sangre para satisfacer las necesidades de madre e hijo (más de la que pueden procesar los riñones). El exceso es "desperdiciado" y pasa a la orina. Esta "azúcar en la orina" no es rara en el embarazo, especialmente en el segundo trimestre, cuando aumenta el efecto anti-insulínico. De hecho, aproximadamente la mitad de las embarazadas presenta algo de azúcar en la orina en algún momento de su embarazo.

En la mayoría de las mujeres, el organismo responde a un aumento del azúcar en la sangre con una mayor producción de insulina, que volverá a la normalidad para el siguiente control médico. Éste podría ser tu caso. Pero otras mujeres, especialmente las diabéticas o las con propensión (debido a antecedentes familiares o por su edad o peso) podrían no ser capaces de producir suficiente insulina en determinado momento para procesar el aumento del azúcar en la sangre, o tal vez no pueden usar eficientemente la insulina que producen. Sea como sea, estas mujeres siguen registrando elevados niveles de azúcar en la sangre y la orina. En las que no tenían diabetes antes del embarazo, esta condición se conoce como diabetes gestacional (consulta la página 589).

Al igual que toda embarazada, te tomarán un examen exploratorio de glucosa alrededor de la semana 28 para detectar una posible diabetes gestacional (las que presentan riesgo elevado podrían ser examinadas antes). Hasta entonces, olvídate del azúcar en la orina.

Anemia

"A una amiga le dio anemia durante el embarazo. ¿Es común?"

La anemia con deficiencia de hierro es común durante el embarazo, pero también es sumamente sencilla de prevenir. Y cuando se trata de prevención nadie te respalda como tu médico. Ya fuiste examinada por anemia en tu primera visita prenatal, aunque es improbable que en ese entonces presentaras un déficit de hierro. Eso se debe a que éste se repone rápidamente una vez que cesan los períodos menstruales.

A medida que progresa tu embarazo y te acercas a la mitad (alrededor de las 20 semanas, para lo que te falta poco), el volumen de sangre se expande significativamente y la can-

---

Vacúnate contra la Gripe

El Centro para Control y Prevención de las Enfermedades recomienda que toda embarazada se vacune durante la temporada de gripe (por lo general, de octubre a abril). Ésta no afectará a tu bebé y es improbable que te provoque efectos secundarios (lo peor que puede pasar es que tengas fiebre ligera y te sientas más cansada de lo habitual durante un par de días). Si está disponible, pregunta si pueden inyectarte la vacuna sin timerosal (o con escasa cantidad). Las embarazadas no deben usar FluMist, la vacuna para la gripe en forma de atomizador nasal. Ésta, al contrario de la vacuna para la gripe, está elaborada con virus vivos y podría provocarte una gripe leve.

tidad de hierro necesaria para producir glóbulos rojos aumenta, agotando nuevamente esas reservas. Por suerte, reabastecerte de nuevo –para prevenir la anemia– es tan fácil como tomar un suplemento diario de hierro (además de tu vitamina prenatal), que tu médico podría recetarte a partir de la mitad del embarazo. También deberías fortalecer tu dieta comiendo alimentos ricos en hierro (aunque quizás las fuentes dietéticas, como las enumeradas en la página 109, no hagan el trabajo por sí solas, suministran un excelente soporte

---

Síntomas de Anemia

Las mujeres embarazadas con leve deficiencia de hierro rara vez presentan síntomas. Pero cuando los glóbulos rojos que transportan oxígeno se van agotando, una futura mamá anémica se vuelve pálida, extremadamente débil, se cansa o se queda fácilmente sin aliento e, incluso, podría experimentar desmayos. Éste puede ser uno de los pocos casos en los que las necesidades nutritivas fetales se cumplen antes que las de la mamá, ya que los bebés rara vez tienen deficiencia de hierro al nacer.

Aunque todas las embarazadas son susceptibles a sufrir de anemia por deficiencia de hierro, hay quienes corren un riesgo mayor: las que han tenido varios bebés muy seguidos, las que han vomitado mucho o comido poco debido a la náusea matutina, y las que llegaron al embarazo desnutridas (posiblemente debido a un trastorno alimentario) y/o no han comido bien desde la concepción. Un suplemento diario de hierro, según prescripción del médico, debería prevenir (o reducir) la anemia.

---

a tu suplemento). Para una absorción extra, ingiere el hierro con alimentos ricos en vitamina C (tu jugo de naranja matutino en vez de café matinal, que por cierto reducirá la cantidad de hierro absorbido).

Movimiento Fetal

"Todavía no he sentido moverse al bebé, ¿es posible que algo vaya mal? ¿O tal vez no reconozco las pataditas?"

Olvídate de ese examen de embarazo que dio positivo, del primer ultrasonido, de tu barriga en crecimiento o, incluso, del sonido del latido cardíaco del bebé. Nada te hace sentir más embarazada que el movimiento fetal.

Eso es, cuando finalmente lo sientes. Y estás segura de sentirlo. Sin embargo, pocas futuras mamás, particularmente las primerizas, sienten la primera pataditas en el cuarto mes. Aunque el embrión empieza a hacer movimientos espontáneos de sus manos y pies pequeñitos hacia la séptima semana, éstos no son percibidos por la mamá hasta mucho después. Esa primera sensación de vida puede ocurrir en cualquier momento entre las semanas 14 y 26, pero por lo general más cerca de las semanas 18 a 22. Las variaciones sobre ese promedio son comunes. Una mujer que ya ha tenido un bebé probablemente reconocerá antes que la primeriza el movimiento fetal (no sólo porque ya sabe qué esperar, sino también porque sus músculos uterino y abdominal están más flojos, lo que facilita sentir el impacto). Una mujer muy delgada podría notar movimientos leves muy temprano, mientras que otra con sobrepeso podría no advertirlos hasta mucho después, cuando son más intensos. La posición de la placenta también puede influir: si mira hacia el frente (una placenta anterior) puede amortiguar los movimientos y alargar la espera para sentir las pataditas.

A veces, los movimientos fetales no se captan cuando se esperan debido a un error de cálculo en las fechas. Otras veces, la mamá no los reconoce cuando los siente, o los confunde con gases u otros gorgoteos digestivos.

Entonces ¿qué es lo que se siente con los primeros movimientos? La sensación es tan difícil de describir como de reconocer. Quizás se siente como un aleteo (como esas "mariposas" en el estómago cuando estás nerviosa). O como un tic nervioso. O como un leve codazo. O quizás como el gruñido del estómago vacío. O tal vez como esa sensación de que el estómago se te sube a la boca en la montaña rusa. Sin importar lo que sientas, seguramente te iluminará el rostro con una sonrisa (al menos una vez que te convenzas de lo que es).

Imagen Corporal

"Siempre he vigilado mi peso y ahora que me miro en el espejo o me subo a la balanza, me deprimo. Me veo tan gorda..."

Después de haber controlado tu peso durante toda tu vida, ver subir los números en la balanza puede ser desconcertante y, tal vez, un poquito deprimente. Pero no tiene por qué serlo. Si hay un momento de tu vida en que la delgadez está contraindicada, es durante el embarazo. Se supone que aumentes de peso cuando estás esperando. Y hay una diferencia importante entre las libras que aumentas por darte ciertos gustos (muchas citas nocturnas con Ben and Jerry) y las ganadas por la mejor y más maravillosa de las razones: tu bebé que crece en tu interior.

A la vista de muchos, las embarazadas no sólo son hermosas por dentro sino también por fuera. Muchas mujeres y la mayoría de sus parejas (y otros mirones) consideran la silueta redondeada de la embarazada como la forma femenina más encantadora y sensual. Por eso, en vez de añorar los viejos tiempos de delgadez (los reconquistarás pronto), trata de mantenerte en onda con tu cuerpo embarazado. Atesora esas nuevas curvas (que serán todavía más divertidas de abrazar a medida que se acentúen). Celebra tu nueva silueta. Festeja tu redondez. Disfruta de las libras que acumulas en vez de temerlas. Mientras estés comiendo bien y no estés excediendo las pautas recomendadas, no hay motivos para que te sientas "gorda" sino simplemente embarazada. Las pulgadas de más que has ido adquiriendo son producto legítimo del embarazo y desaparecerán rápidamente después del nacimiento del bebé.

¡Mira a la Cámara!

Si últimamente has estado evitando las fotos ("¡no hace falta que me agregues otras diez libras!"), considera posar en tu condición de embarazada. Aunque prefieras olvidar cómo luces en tu nuevo estado, a tu futuro niño decididamente le agradará ver algún día sus primeras fotos de "bebé" y, con el tiempo, a ti también. Para que el progreso de tu embarazo quede para la posteridad, haz que cada mes te tomen una foto de perfil. Y para que esta documentación sea aún más espectacular, posa con ropa que acentúe tus formas (o tu barriga). Guarda tus fotos en un álbum de embarazo o en línea para compartirla fácilmente con familiares y amistades, junto con la toma del ultrasonido, si la tienes.

Si te excedes de las pautas recomendadas, deprimirte por ello no te impedirá engordar (y, si eres una típica productora de estrógeno, sólo te impulsará a ir más seguido a la nevera en busca de ese tarro de galletas de chocolate con menta), pero cuidar de tus hábitos alimenticios sí podría ayudarte. Recuerda que la idea no es detener el aumento de peso (eso es riesgoso durante el embarazo), sino reducirlo a la tasa adecuada si es que estás subiendo demasiado rápido. En vez de reducir los requerimientos de la Dieta del Embarazo, cúmplelos con mayor eficiencia (un batido con yogur para cumplir con una porción de Calcio en vez de medio litro de helado).

Vigilar tu aumento de peso no es el único medio de mejorar tu apariencia. El ejercicio decididamente te ayudará, asegurando que el peso que ganes vaya a los lugares adecuados (más barriga, menos caderas y muslos). Otra ventaja del ejercicio: te levantará el ánimo (es difícil deprimirte cuando salen a relucir las endorfinas producidas por la gimnasia).

Incluir la moda en la maternidad también te puede ayudar a amigarte con el espejo. En vez de tratar de comprimirte en tu ropa de civil (un estilo que no te favorece, especialmente cuando los botones comienzan a saltar por los aires), elige entre la amplia selección de estilos creativos para embarazadas que acentúan la forma de la maternidad en vez de ocultarla. Te agradará más tu reflejo en el espejo si le agregas también un peinado que te haga lucir más delgada, si mimas tu apariencia y experimentas con nuevas rutinas de maquillaje (las técnicas adecuadas te pueden ayudar a quitar libras de tu rostro redondeado por el embarazo. Lee la página 160).

Ropa Maternal

"Ya no me caben mis pantalones vaqueros, pero no me hace gracia comprar ropa maternal"

Nunca ha habido un mejor momento para vestir con estilo durante el embarazo. Ya han quedado atrás los días en que la ropa maternal estaba limitada a esos vestidos anchos y estampados que intentaban ocultar la silueta de la embarazada debajo de yardas y yardas de poliéster. La ropa maternal de hoy no sólo es más moderna y práctica, sino que también está diseñada para atesorar (y destacar) tu hermosa barriga rellena de un bebé. Visita una tienda de maternidad (o mira los catálogos en Internet) y, probablemente, tu desagrado se transformará en entusiasmo.

Éstos son algunos consejos para considerar cuando hagas tus compras:

- Todavía te queda mucho por aumentar de peso. Por eso no te embarques en un vértigo de compras el primer día que no puedas abrocharte tus pantalones. La ropa maternal puede ser cara, especialmente si consideras que la usarás por un período relativamente breve. Por eso, ve comprando a medida que subas de peso, y sólo lo necesario (una vez que hayas revisado tu armario y encuentres prendas que todavía puedes usar, podrías terminar por comprar mucho menos de lo que imaginabas). Aunque las almohadillas que existen en los probadores de las tiendas de maternidad pueden darte una buena señal de cómo lucirá la ropa más adelante, no te permiten pronosticar qué forma tendrá tu barriga (alta, baja, grande, pequeña) y qué modelos te resultarán más cómodos cuando la comodidad sea tu prioridad.

- No te limites a la ropa maternal. Si algo te queda bien, úsalo, aunque

Cómo Lucir Estilizada Pese a Esa Barriga

Cuando estás embarazada, cuanto más mejor, pero eso no significa que no puedas aplicar algunos trucos para lucir esbelta. Con la elección de la ropa correcta, podrás resaltar tu vientre y, a la vez, estilizar tu silueta. Aquí te indicamos cómo apuntar en el blanco:

Piensa en negro. Y en azul marino, marrón chocolate o carbón. Los colores oscuros estilizan, reduciendo el volumen corporal y dándote una apariencia más estilizada, aunque estés usando una camiseta y pantalones de yoga.

Piensa en un solo color. Un solo color da para todo o, por lo menos, luce más esbelto. Atenerte a un solo tono (o a un color con ligeras variaciones) de pies a cabeza, te hará lucir más alta y más delgada. Por el contrario, el contraste entre dos tonos creará una brecha en tu figura haciendo que las miradas se concentren en el cambio de color (y posiblemente justo donde tus caderas empiezan a expandirse).

Piensa en vertical. Es el truco más viejo de la moda, y con toda razón, ya que funciona. A medida que te ensanches, escoge ropa con líneas verticales (que dan la impresión de altura y delgadez) en vez de las horizontales (que te aumentan todavía más). Busca ropa con franjas, cierres, costuras y filas de botones verticales.

Aprovecha la abundancia. Como esos senos supergrandes (nunca ha habido un momento más oportuno para lucir el escote). Y resta atención a las áreas que menos te interesa resaltar, como esos tobillos hinchados (ocúltalos debajo de pantalones o botas cómodas, o usa medias de soporte negras adelgazantes).

Mantente en forma. Dentro de tus ropas, para más pistas. Aunque seguramente querrás prendas que tengan un margen de crecimiento en el busto y la barriga, busca blusas, suéteres, chaquetas y vestidos –que te queden bien en los hombros (posiblemente la única parte de tu cuerpo que no se ensanchará). Los hombros sueltos en cambio te darán un aspecto descuidado (y abultado). Y aunque la ropa ceñida puede estilizar, no exageres ya que si son muy ajustadas darán la impresión de que te han quedado chicas (lo que probablemente es cierto). Y después de todo, la apariencia de salchicha rellena nunca ha estado de moda.

no provenga del departamento de maternidad. Comprar ropa que no sea maternal para vestir cuando estás esperando (o usar prendas que ya tienes) es, por supuesto, la mejor manera de evitar tirar por la borda una fortuna en ropa que sólo usarás por poco tiempo. Y dependiendo de lo que las tiendas ofrezcan en una temporada en particular, algunos o muchos de los modelos que cuelgan de sus percheros pueden ser adecuados para la silueta de la embarazada (aunque deberás evaluar cómo te sientan). De todos modos, trata de no gastar mucho dinero. Aunque te encante la ropa ahora, podría desencantarte después de usarla durante todo el embarazo. Además, si compraste tallas grandes es probable que no te sirvan luego de que te deshagas de la grasa del embarazo.

- Luce lo que tienes. Ahora que la barriga ya ha salido del closet, también lo han hecho esos vestidos holgados sin gracia. Muchas de las modas maternales celebran el vientre de la embarazada, con telas y estilos ceñidos. Y eso es algo que se debe agradecer, ya que un vientre acentuado estiliza tu silueta en vez de darte más volumen. Otra gran opción: pantalones vaqueros de tiro corto que puedes usar debajo del vientre. Un pantalón de tiro corto también te hará lucir más estirada (¿y a qué futura mamá no le viene bien verse así?).

- No desestimes esos accesorios que la gente no ve. Un sostén que se adapte y sostenga bien debería ser tu compañero inseparable durante el embarazo, especialmente cuando tus senos crecen… y crecen. Olvídate de las prendas en ofertas y ponte en manos de una vendedora experimentada de una lencería bien surtida. Con un poco de suerte, podrá decirte cuánto margen y apoyo necesitas y qué tipo de sostén te lo dará. Pero no compres de más. Sólo compra un par (uno para usar y otro para lavar) y cuando te queden chicos, vuelve por una talla más.

    Por lo general, no es necesaria la ropa interior especial, pero si te decides por ella probablemente te alegrará saber que es mucho más sexy de lo que solía ser (adiós a los calzones de la abuela, bienvenida la tanga y el bikini). Puedes optar por los bikinis –en una talla mayor a la normal si necesitas ese margen– para usar debajo de la barriga. Cómpralos en tus colores favoritos y/o telas sexy para levantarte el ánimo (pero asegúrate de que las entrepiernas sean de algodón).

- Curiosea en los cajones de tu pareja. ¡Todo lo que encuentres ahí lo puedes usar! (aunque probablemente es buena idea preguntarle primero): camisetas supergrandes y de tamaño regular que lucen fantásticas sobre los pantalones o *leggings*, los pantalones de ejercicios que acomodan más pulgadas que los tuyos, pantaloncillos deportivos que se ajustarán a tu cintura durante por lo menos un par de meses más, cinturones con los agujeros extras que necesitas. Pero ten presente que para el sexto mes (tal vez mucho antes), sin importar qué tan grande sea tu compañero, probablemente lo dejarás atrás a él y a su ropa.

- Presta y toma prestado. Acepta toda la ropa maternal usada que te ofrezcan, siempre y cuando te quede bien. En caso de apuro, cualquier vestido, falda o vaqueros extras te vendrán bien, y podrás darles un toque personal combinándolos con accesorios (un pañuelo de seda fabuloso o un par de zapatillas llamativas, por ejemplo). Luego de tener al bebé, ofrece en préstamo la ropa que compraste a tus amigas embarazadas (entre tú y tus amigas amortizarán el dinero gastado en ropa maternal).

- Lo fresco está de moda. Los materiales calurosos (telas que no dejan respirar la piel, como el nailon y otras fibras sintéticas) no se recomiendan durante el embarazo. Como tu tasa metabólica es superior a la habitual, lo que aumenta tu temperatura, te sentirás más cómoda usando prendas de algodón. Eso también te ayudará a evitar que te salga sarpullido por el calor (una queja frecuente de las embarazadas). Las medias hasta la rodilla o el muslo son más cómodas que las con calzón, y evita las que tienen una banda elástica en la parte superior. Los colores ligeros, los tejidos de malla fina, y la ropa suelta también te ayudarán a mantenerte fresca en épocas de calor. Y cuando la temperatura empiece a bajar, es ideal vestirse en capas para que puedas quitarte ciertas prendas cuando te acalores.

La Realidad del Embarazo

"Ahora que mi barriga está creciendo, finalmente me doy cuenta de que estoy embarazada. Y aunque fue un embarazo planeado, de pronto nos ha invadido una sensación de miedo"

Todo parece indicar que te han invadido los nervios previos a la llegada del bebé, que normalmente atacan a muchos futuros padres en algún momento del embarazo. Aun las parejas más ansiosas por ser padres tienen dudas una vez que se convencen de la realidad del embarazo (y no es nada sorprendente si lo piensas bien). Después de todo, una personita a la que ni siquiera todavía conocen está dando un vuelco en sus vidas, imponiendo inesperadas demandas físicas y emocionales. Todo aspecto en el estilo de vida de ambos –desde cómo pasan las noches, cómo gastan el dinero, qué comen y beben hasta qué tan frecuente (y cómo) hacen el amor– podría ya estar cambiando, y con otros tantos cambios por venir en el horizonte.

Esta ambivalencia prenatal no sólo es completamente común y entendible, sino también muy saludable. Enfrentarla ahora les da a ambos la oportunidad de barajar esos sentimientos –y ajustarlos a estos grandes cambios de vida– antes de la llegada del bebé. El mejor modo de hacerlo es hablarlo en detalle, tanto entre ustedes como con amigos que ya hayan hecho la transición a la paternidad (y que sean capaces de transmitirles una perspectiva tranquilizadora).

Sin duda, convertirse en padre y madre es una experiencia que les cambiará la vida. En otras palabras, ésta nunca será igual. Pero como todo padre y madre les dirán –y como pronto lo experimentarán en carne propia–, es una experiencia que les cambiará la vida, probablemente, para mejor.

Consejos No Deseados

"Ahora que es evidente que estoy embarazada, todos –desde mi suegra hasta desconocidos en el ascensor– me dan consejos. Me están volviendo loca"

Parece haber algo en una barriga embarazada que hace aflorar al supuesto experto en maternidad que todos llevamos dentro, derribando las barreras sociales que normalmente mantienen la distancia entre desconocidos. Cuando trotes por las mañanas alrededor del parque, seguramente alguien te regañará, diciendo: "¡No deberías estar corriendo en tu condición!". O cuando cargues dos bolsas de compras camino del supermercado a tu casa, siempre habrá alguien que te diga: "¿Le parece que debería estar cargando ese peso?". Y cuando estés disfrutando de un helado doble con crema en la heladería, no te extrañe que un dedo amonestador te apunte: "Esa grasa no será fácil de perder".

Entre los "policías del embarazo", los consejeros entrometidos y todas esas inevitables predicciones sobre el sexo del bebé, ¿qué puede hacer la futura mamá? Para empezar, ten en cuenta que la mayoría de lo que oyes probablemente carece de sentido. Los cuentos de la abuela que sí tienen fundamento han sido demostrados científicamente y han pasado a formar parte de la práctica médica estándar. Los que son infundados, quizás sigan arraigados en la mitología del embarazo, pero puedes olvidarlos por completo. Y cuando las recomendaciones te dejen con un sentimiento de duda ("¿y si fuera cierto?"), consúltalas mejor con tu médico o partera.

Sean creíbles o evidentemente ridículos, no dejes que los consejos inoportunos te ataquen los nervios (¿quién necesita más estrés?). Por el contrario, mantén tu sentido del humor y opta por una de dos soluciones: respóndele cortésmente a ese desconocido, esa amistad o ese familiar bien intencionado que tienes un médico confiable que te aconseja sobre tu embarazo y que, aunque aprecias sus opiniones, no puedes aceptar consejos de otras personas. O, con la misma diplomacia, sonríe, da las gracias y sigue tu camino, dejando que los consejos te entren por un oído y te salgan por el otro (sin hacer ninguna parada intermedia).

Pero sea cual sea el camino que elijas, tal vez te convenga acostumbrarte a los consejos no deseados. Si hay alguien que atrae a un ejército de consejeros aún más que una embarazada, es la mujer que acaba de tener un bebé.

"No Tocar, Por Favor"

"Ahora que mi barriga es evidente, amigas, colegas y aun desconocidas me tocan la barriga, sin preguntar siquiera. Eso me hace sentir incómoda"

Son redondos, bonitos y tienen en su interior algo todavía más lindo. Hay que admitirlo: los vientres de las embarazadas piden a gritos ser tocados. Y tocarlos puede responder a un impulso irresistible, pero es, por cierto, un impulso inadecuado (especialmente sin el permiso de la dueña).

A algunas mujeres no les importa ser el centro de tanta atención y otras realmente lo disfrutan. Pero si esta exploración indeseada te molesta, no dudes en decirlo. Puedes ser muy directa sin dejar de ser diplomática: "Sé que mi vientre te parece tentador, pero preferiría que no lo tocaras". O una dosis de humor: "No tocar, por favor… ¡El bebé está durmiendo!", puede desalentar esos toqueteos indeseados. O acaso le pagues con la misma moneda (palpar el vientre de la otra persona podría hacerle pensar dos veces antes de tocar la barriga de una

embarazada sin permiso). También puedes transmitir un mensaje mudo: cruza los brazos sobre tu barriga a modo de protección, o retira la mano de quien te toca y colócasela en otro sitio (como por ejemplo, en su propia barriga).

Una Memoria Traicionera

"La semana pasada salí de casa sin la billetera y esta mañana olvidé por completo una reunión importante de trabajo. No me puedo concentrar, y estoy empezando a pensar que estoy perdiendo la cabeza"

Estás en buena compañía. Muchas embarazadas sienten que mientras ganan libras, pierden células cerebrales. Aun las mujeres que se jactan de sus dotes organizacionales, su capacidad para lidiar con problemas y su habilidad para mantener su compostura, de pronto olvidan citas, tienen dificultad para concentrarse y pierden la calma (junto con la billetera y el celular). Y no está en su cabeza, sino en su cerebro. Las investigaciones han demostrado que el volumen de células cerebrales de la mujer se reduce durante el embarazo (lo que podría explicar por qué quizás no recuerdes lo que acabas de leer en el párrafo anterior). Y –por motivos desconocidos– las que esperan niñitas son más olvidadizas, en promedio, que las que esperan niñitos (¿quién lo habría adivinado?).

Afortunadamente, la bruma cerebral del embarazo (similar a la que muchas mujeres experimentan antes de la menstruación, sólo que más espesa) es sólo temporal. Tu cerebro se revitalizará algunos meses después del parto.

Al igual que muchos otros síntomas, el olvido es causado por los cambios hormonales del embarazo. La falta de sueño también puede jugar un papel (mientras menos duermas, menos recordarás), como también el hecho de que constantemente estás privada de energías (de las cuales tu cerebro necesita para concentrarse). Otro factor de dispersión es la mente recargada de la futura mamá, que mantiene ocupados todos los circuitos cerebrales considerando los colores para el cuarto infantil y barajando nombres de bebés.

Preocuparte por esta neblina intelectual sólo te estresará más (el estrés también contribuye al olvido). Reconocer que es normal (y no imaginado) e, incluso aceptarlo con una pizca de humor, podría ayudarte a aliviar el problema o, por lo menos, a sentirte mejor al respecto. Es realista suponer que ya no es posible hacer tanto y con tanta eficiencia como lo solías hacer antes de asumir la tarea de fabricar un bebé. Mantener listas escritas en casa y en el trabajo te puede ayudar a contener el caos mental. También dejar recordatorios (presentarte a tal reunión, llamar a tu papá en su cumpleaños) junto al teléfono y en la computadora, como también grabar información importante en tu agenda electrónica, si tienes una (y, claro, si recuerdas dónde la dejaste). Dejarte mensajes en Post-it en lugares estratégicos (uno en la puerta de entrada para recordarte llevar las llaves para no quedarte afuera, por ejemplo) también puede ayudar.

Aunque el ginkgo biloba se ha promocionado por su capacidad para reforzar la memoria, no es considerado seguro durante el embarazo. Por lo tanto, olvídate de ésta y toda preparación herbal en tu batalla contra la pérdida de memoria provocada por tu estado.

También hay que intentar acostumbrarse a trabajar un poquito por debajo de tu máxima eficiencia. La bruma podría continuar hasta después del parto (debido a la fatiga y no a las hormonas) y quizás no se desvanecerá del todo hasta que el bebé (y tú) duerma durante toda la noche.

TODO ACERCA DE...

Ejercicios durante el Embarazo

Estás dolorida, no puedes dormir, la espalda te está matando, se te hinchan los tobillos, estás estreñida e hinchada y despides más gases que un equipo adolescente de fútbol americano completo. En otras palabras, estás embarazada. Lo lógico es que te estés preguntando si hay algo que puedas hacer para limitar al máximo las molestias, los dolores y los efectos desagradables del embarazo.

Y de hecho, hay algo que puedes hacer y que sólo te tomará unos minutos diarios (digamos 30 minutos): ejercicios. ¿Pensaste que el embarazo era un período para tomarse las cosas con calma? No es así. Por suerte para ti (o quizás sin suerte, si eres miembro del club de las sedentarias), el consejo oficial del ACOG suena a mensaje motivador de un entrenador personal: las mujeres con embarazos normales deberían dedicar 30 minutos o más a ejercicios moderados durante casi todos (o todos) los días.

Más mujeres que nunca están siguiendo este consejo, haciendo del ejercicio una parte de su rutina diaria, o casi diaria. Y a menos que tu médico te diga lo contrario, tú también puedes hacerlo. No importa si empezaste el embarazo como la mujer de hierro en perfecta condición física o si eres una adicta a la televisión y al sofá que no ha usado un par de zapatillas deportivas desde tu última clase de gimnasia en la secundaria (excepto para lucir una moda). Los ejercicios para dos ofrecen muchas ventajas para la salud.

Los Beneficios del Ejercicio

¿Cuáles son los beneficios para ti? Un ejercicio regular puede ayudarte de las siguientes maneras:

- Tu energía. Aunque parezca paradójico, a veces descansar demasiado puede hacerte sentir más cansada. Un poquito de ejercicio puede rendir mucho para dar a tu nivel de energías el impulso que necesita.

- Tu sueño. A muchas embarazadas les cuesta conciliar el sueño (ni qué hablar de mantenerlo), pero quienes hacen ejercicios regularmente suelen dormir mejor y levantarse más descansadas.

- Tu salud. El ejercicio puede prevenir la diabetes gestacional, un problema creciente entre las embarazadas.

- Tu ánimo. El ejercicio hace que tu cerebro libere endorfinas, esas sustancias químicas que te hacen sentir bien y que te levantan el ánimo de manera natural, mejorando tu disposición y disminuyendo el estrés y la ansiedad.

- Tu espalda. Una colección de abdominales firmes es la mejor defensa contra el dolor de espalda, que acosa a muchas embarazadas. Pero incluso los ejercicios que no se enfocan directamente en la barriga pueden aliviar el dolor y presión en la espalda.

- Tus (tensos) músculos. Estirarse es un buen ejercicio para tu cuerpo, en especial uno embarazado que es más proclive a los calambres musculares en las piernas (y otras partes). Estirarte puede ayudarte a descubrir pequeños centros de tensión y prevenir los dolores musculares. Además, puedes hacerlo donde y cuando quieras –aun si pasas la mayor parte de tu día sentada– sin tener que sudar la gota gorda.

- Tus intestinos. Un cuerpo activo estimula la actividad intestinal. Incluso una caminata de 10 minutos puede ayudar.

- Tu parto. Aunque los ejercicios durante el embarazo no pueden garantizarte que llegarás al parto sin inconvenientes, las mamás que hacen ejercicios tienden a tener procesos de parto más breves y menos intervenciones durante el alumbramiento (incluyendo cesárea).

- Tu recuperación posparto. Mientras más en forma estés durante el embarazo, más rápida será tu recuperación física después del alumbramiento (y podrás volver a cerrar la cremallera de esos vaqueros de antaño).

¿Y los beneficios para el bebé? Muchos. Los investigadores creen que los cambios en el pulso cardíaco y los niveles de oxígeno en las futuras mamás que se ejercitan estimulan a sus bebés. Éstos también son estimulados por los sonidos y vibraciones que experimentan en el útero durante la ejercitación. Si haces ejercicios regularmente durante el embarazo, tu bebé podría ser o estar:

- En mejor forma. Los bebés de las mamás que se han ejercitado durante el embarazo nacen con un peso más saludable, están mejor capacitados para enfrentar el proceso de parto y nacimiento (se estresan menos) y se recuperan más rápido de los traumas del nacimiento.

- Más inteligente. Lo creas o no, las investigaciones demuestran que los bebés de mamás que se ejercitan durante todo el embarazo tienen un promedio superior en las pruebas de inteligencia general a los 5 años (¡lo que significa que tus ejercicios pueden mejorar tanto el poder de tus múscu-los como el poder del cerebro de tu bebé!).

- Más tranquilo. Los bebés de las emba-razadas que hacen ejercicios tienden a dormir más pronto durante toda la noche, son menos propensos a los cólicos y son más capaces de tranqui-lizarse solitos.

Misión Ejercicio

Cuando se trata de ejercicios durante el embarazo, tu misión será ir avanzando hasta cumplir 30 minutos de algún tipo de actividad dia-ria (eso, en caso de que decidas acep-tar dicha misión, aunque ya sabes que hay muchos motivos por el que debe-rías hacerlo). Si te parece demasiado esfuerzo, considera que tres caminatas de 10 minutos a lo largo del día son tan beneficiosas como 30 minutos en la cinta trotadora. Y aun algunas acti-vidades domésticas –como 15 minutos pasando la aspiradora y otros 15 minu-tos de trabajo en el jardín– cuentan para tu cuota diaria. Ya ves que no es tan difícil como parece.

¿Todavía no estás convencida de que tienes el tiempo para ejercitarte? Para posibilitar tu misión, trata de pensar en los ejercicios como parte de tu jornada –como lavarte los dientes e ir a trabajar– e incorpóralos a tu rutina (después de todo, es así como se con-vierten en una rutina).

Si en tu agenda no hay lugar para ir al gimnasio, sencillamente incorpora los ejercicios a tus actividades cotidia-nas: bájate del autobús dos paradas antes de la oficina y camina esas cua-dras. Estaciona tu auto en un lugar alejado del aparcamiento del centro comercial en vez de buscar el más cercano (y mientras estás dentro del centro, date unas cuantas vueltas, que también cuentan). Haz una caminata a paso enérgico hasta el almacén en vez de ordenar tu emparedado. Usa las escaleras en vez del ascensor. Camina por la escalera mecánica en vez de dejarte llevar por ella. Ve al baño de mujeres más lejano en tu oficina en vez de ir al más cercano a tu escritorio.

¿Tienes tiempo, pero no motiva-ción? Búscala en una clase de ejerci-cios para embarazadas (la camaradería te ayudará a motivarte) o ejercitándote junto a una amiga (forma un club de caminatas a la hora del almuerzo o transita los senderos del parque con tus amigos los sábados antes de almorzar). ¿Te aburren los ejercicios? Cámbialos: prueba con yoga para el embarazo si estás cansada (literalmente) de correr, o practica natación (o aeróbicos acuá-ticos) si el ciclo de ejercicios estaciona-rios no te conduce a nada. Busca en un DVD alguna rutina de ejercicios para embarazadas que te entusiasme.

Seguramente habrá días (en espe-cial en esos primer y tercer trimestres fatigosos) en los que estarás demasiado molida como para levantar las piernas de la mesita de café, y ni qué hablar de elevarlas por lo alto. Pero nunca ha habido un mejor momento o motivo para mantenerte activa.

Ejercitarse Adecuadamente durante el Embarazo

A tu cuerpo embarazado ya no sólo no le sirve tu ropa normal de gimnasia sino tampoco tu rutina regular de ejercicios. Ahora que debes ejercitarte por partida doble, tendrás que asegurarte doblemente de que te ejercitas como debes. Ya seas una fanática del gimnasio o sólo una fanática de los paseos de domingo, estos consejos te pueden orientar:

La línea de partida es el consultorio de tu médico. Antes de atarte los cordones de las zapatillas y dirigirte a la clase de aeróbicos, haz una parada estratégica en el consultorio de tu médico para que te dé luz verde. Es muy probable que la recibas, como ocurre con la mayoría de las mujeres. Pero si tienes alguna complicación médica o del embarazo, el médico podría limitar tu programa de ejercicios, anularlo totalmente o –si tienes diabetes gestacional– incluso aconsejarte que seas un poco más activa. Debes tener muy claro qué programas de ejercicios son adecuados para ti y si tu rutina normal de entrenamiento (si tienes una) es segura para continuarla durante el embarazo. Si gozas de buena salud, tu médico probablemente te estimulará a seguir con tu rutina regular mientras te sientas cómoda con ella, con algunas modificaciones lógicas (especialmente si ésta incluye algún deporte prohibido durante el embarazo, como el hockey sobre hielo).

Respeta los cambios de tu cuerpo. Tendrás que modificar tu rutina a medida que tu cuerpo experimente cambios paulatinos. Por ejemplo, cuando tu sentido del equilibrio cambie. Y, probablemente, también tendrás que reducir el ritmo para evitar una caída (espe-

Ejercicios de Kegel

Si te limitas a una sola práctica durante tu embarazo, adopta los ejercicios de Kegel, que te ayudarán a fortalecer los músculos pélvicos (el grupo muscular que controla el flujo de orina y las contracciones de los esfínteres vaginal y anal). Uno de sus muchos beneficios es que previene la incontinencia urinaria, un problema muy común avanzado el embarazo y durante el posparto, como también la incontinencia fecal que, aunque menos frecuente, puede ser más incómoda y embarazosa. También puede tonificar los músculos pélvicos en preparación para el parto y el alumbramiento, y posiblemente te ayudará a evitar una episiotomía y un desgarro. Finalmente, flexionar los músculos pélvicos puede mejorar la satisfacción sexual posparto, cuando esos músculos necesiten tensarse. Para saber más sobre los ejercicios de Kegel e instrucciones acerca de cómo flexionar esos músculos asombrosos, consulta la página 318.

cialmente cuando no puedas ver más tus pies). Además, es posible que las sesiones de ejercicios te parezcan diferentes, aunque sean rutinas que hayas seguido durante años. Si haces caminatas, por ejemplo, sentirás más presión en las caderas y rodillas a medida que avance el embarazo y que se aflojen tus articulaciones y ligamentos. Después del primer trimestre, tendrás que evitar los ejercicios en los que necesites acostarte de espaldas o mantenerte de pie inmóvil (como algunas poses de yoga y tai chi). Ambas posiciones pueden limitar tu flujo sanguíneo.

Ejercicios con Inteligencia

¿Ejercicios con un bebé a bordo? Usa tu inteligencia:

- Bebe antes de ejercitarte. Para evitar deshidratarte, bebe antes de comenzar aunque no tengas sed (si esperas hasta tener sed significa que habrás esperado demasiado). Al terminar tu ejercicio vuelve a beber para reponer los líquidos que has perdido con la transpiración.

- Trae bocadillos. Un bocadillo ligero pero consistente antes del ejercicio te ayudará a mantener las energías. Al terminar, cómete otro bocadillo ligero, especialmente si has quemado muchas calorías.

- Mantente fresca. Debe evitarse todo ejercicio o ambiente que eleve la temperatura de una embarazada más de 1,5 grados Fahrenheit (el cuerpo, para refrescarse, desvía la sangre del útero a la piel). Por eso, aléjate del sauna, el cuarto de vapor o las tinas calientes, ni te ejercites en exteriores muy calurosos o húmedos, ni en interiores viciados o sobrecalentados

(y nada de yoga Bikram). Si sueles caminar al aire libre, cuando haga mucho calor procura hacerlo en cambio en un centro comercial con aire acondicionado.

- Vístete para un ejercicio exitoso. Refréscate usando ropa suelta, que pueda respirar y estirarse. Escoge un sostén que dé suficiente apoyo a tus senos voluminosos, pero que no te apriete cuando estés en movimiento (un sostén deportivo puede ser un gran aporte a tu ropa maternal).

- Protege tus pies. Si tus zapatillas están desgastadas, reemplázalas ahora para reducir las probabilidades de lesiones o caídas. Y asegúrate de elegir calzado diseñado para el deporte que practicas.

- Escoge la superficie adecuada. En interiores, el piso de madera o una superficie con una alfombra bien firme es mejor que el de baldosas o cemento para tus ejercicios (si la superficie es resbalosa, no te ejercites con calcetines ni con medias). En

Empieza despacio. Si eres nueva en esto, empieza despacio. Es tentador comenzar a todo vapor, corriendo tres millas en la primera mañana o ejercitándote el doble por la tarde. Pero esos comienzos entusiastas, por lo general, no conducen a un buen estado físico sino a músculos doloridos y a un fin abrupto. Empieza el primer día con 10 minutos de calentamiento, seguidos de 5 minutos de un ejercicio más intenso (pero detente antes si te cansas) y 5 minutos de recuperación. Después de algunos días, si tu cuerpo se ha adaptado bien, aumenta el período de actividad enérgica en unos 5 minutos hasta

llevarlo a 30 minutos o más, si te sientes cómoda.

Si ya eres una fanática de los ejercicios, recuerda que aunque el embarazo es un período adecuado para mantenerte en forma, no es el momento de exagerar (puedes dejar los récords personales para después que el bebé haga su aparición).

Despacio se llega lejos. El calentamiento te puede perecer aburrido cuando estás ansiosa por empezar y completar tu sesión de ejercicios. Pero como todo atleta sabe, es parte esencial de un programa de entrenamiento. Esta

exteriores, los senderos suaves con césped o de tierra son mejores que los caminos de superficie dura o aceras mientras que las superficies planas son mejores que las en mal estado.

- No uses las pendientes. Como tu abdomen abultado afecta tu sentido del equilibrio, el Colegio Estadounidense de Obstetras y Ginecólogos (ACOG) aconseja a las mujeres en embarazo avanzado que eviten los deportes que aumentan los riesgos de caídas o de lesiones abdominales. Éstos incluyen gimnasia, esquí, patinaje sobre hielo, deportes enérgicos con raqueta (juega dobles en vez de individuales), y equitación, como también ciclismo y deportes de contacto como hockey sobre hielo, fútbol o baloncesto (lee la página 242 para más detalles).

- No pierdas el nivel. A menos que vivas a mucha altura, evita toda actividad que te lleve por encima de los 6.000 pies. En el otro extremo, el buceo, que para tu bebé plantea el riesgo de descompresión, también está prohibido, por lo tanto, antes de sumergirte tendrás que esperar hasta no tener un pasajero a bordo.

- Dale la espalda… a la espalda. Después del cuarto mes, no hagas ejercicio acostada de espaldas. El peso de tu útero en crecimiento podría comprimir los vasos sanguíneos y restringir la circulación.

- Evita los movimientos riesgosos. Apuntar o estirar los dedos del pie —en cualquier momento del embarazo— puede provocarte calambres en las pantorrillas. En cambio, flexiona los pies levantándolos hacia tu cara. Realizar ejercicios abdominales o levantar ambas piernas te provocarán tirones en el abdomen, por lo tanto no son recomendables cuando tienes un pequeño pasajero a bordo. También evita las actividades que requieran "hacer el puente" (inclinarte hacia atrás) u otras contorsiones, o aquellas que involucren flexiones o extensiones profundas de las articulaciones (como flexiones de las rodillas), saltar, rebotar, cambios bruscos de dirección o movimientos con saltos.

preparación asegura que el corazón y la circulación no se vean forzados de un momento a otro y reduce las posibilidades de lesiones en músculos y articulaciones, que son más vulnerables cuando están fríos (en especial durante el embarazo). Por eso, camina antes de correr o nada lentamente o trota sin desplazarte en la piscina antes de empezar tus vueltas.

Termina tan lentamente como empezaste. Detenerse de manera abrupta parecería ser el final lógico de un entrenamiento, pero no es fisiológicamente adecuado. Al hacerlo, la sangre en los músculos queda atrapada, reduciendo el suministro sanguíneo a otras partes de tu cuerpo y a tu bebé. Podría causarte mareos, desvanecimientos, aceleración del pulso cardíaco o náuseas. Por eso finaliza tu ejercicio con clase: unos 5 minutos de caminata después de correr, unas brazadas suaves después de una natación intensa, ejercicios livianos de estiramiento después de casi cualquier actividad. Corona tu enfriamiento con unos minutos de relajación. Puedes evitar el mareo (y una posible caída) si te levantas lentamente después de ejercitar en el piso.

¿Más Es Más... o Menos?

¿Más ejercicio es efectivo o contraproducente? Todo depende. Si realmente eres ambiciosa (o si estás realmente en forma) y tu médico te ha dado luz verde (en base a tu estado físico), es seguro ejercitarte hasta una hora o, incluso más, siempre que escuches las señales de tu organismo. Las futuras mamás tienden a cansarse antes de lo que solían, y los cuerpos cansados son más proclives a lastimarse. Además, un exceso de ejercicio podría provocar otros problemas (deshidratación, para empezar, si no bebes suficiente líquido; y también menos oxígeno para el bebé si te falta el aliento durante largos períodos). Quemar más calorías durante tus sesiones maratónicas implica también que tendrás que consumir más y, por eso, asegúrate de que la compensación sea suficiente (la mejor parte de la sesión de ejercicio ¿no te parece?).

Vigila el reloj. Muy poco ejercicio no es efectivo, pero demasiado puede debilitarte. Un entrenamiento completo, desde el calentamiento hasta el enfriamiento, puede tomar entre 30 minutos y una hora. Pero mantén el nivel de ejercicio de leve a moderado.

Divide para reinar. ¿No tienes tiempo en tu jornada para 30 minutos de ejercicios? Divide tu rutina de ejercicios en dos, tres o, incluso, cuatro períodos breves. Cualquier combinación que sume 30 minutos, no sólo te dará resultado sino también tonificará tus músculos efectivamente.

Ejercítate con disciplina. Ejercitarte irregularmente (por ejemplo, cuatro veces una semana y nada la siguiente) no te pondrán en buena forma. Pero sí lo lograrás si lo haces regularmente (tres o cuatro veces por semana, cada semana). No te exijas si estás demasiado cansada para hacer ejercicios, pero al menos trata de hacer el calentamiento para que tus músculos se mantengan flexibles y tu disciplina no se esfume. Muchas mujeres dicen sentirse mejor si hacen algo de ejercicio –aunque no sea la rutina completa– todos los días.

Compensa las calorías que quemas. Quizás la mejor parte de los ejercicios es la cantidad de alimentos adicionales que tienes que comer. Tienes que consumir unas 150 a 200 calorías adicionales por cada media hora de ejercitación moderada. Si consideras que estás consumiendo suficientes calorías pero aun así no aumentas de peso, podrías estar haciendo más ejercicio del necesario.

Reemplaza los líquidos que pierdes. Por cada media hora de actividad moderada, necesitarás por lo menos un vaso lleno de líquido extra para compensar los fluidos que pierdas con la transpiración. En días calurosos o cuando transpires mucho, necesitarás aún más. Bebe antes, durante y después de ejercitarte, pero no más de 16 onzas por vez. Es buena idea empezar a beber líquidos de 30 a 45 minutos antes de tu sesión de ejercicio.

Escoge el grupo adecuado. Si prefieres el ejercicio en grupo, apúntate a una clase diseñada especialmente para embarazadas (averigua las credenciales del instructor antes de inscribirte). Para algunas mujeres las clases en grupo son más eficaces que ejercitarse en solitario (en especial cuando la disciplina no es su fuerte), ya que entregan apoyo y *feedback*. Los mejores programas mantienen una intensidad moderada, se reúnen por

Estiramiento de Hombros y Piernas

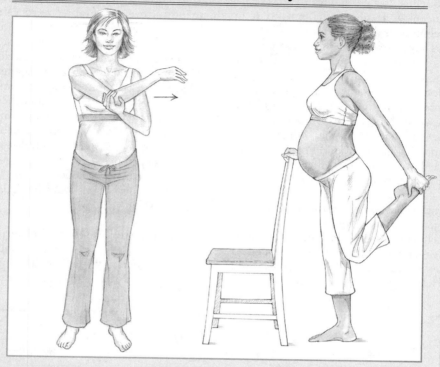

▲ **Estiramiento de hombros.** Para aliviar la tensión en los hombros (sobre todo si pasas mucho tiempo sentada frente a la computadora), prueba este sencillo movimiento: párate con los pies abiertos a la medida de los hombros, con las rodillas ligeramente dobladas. Pon el brazo derecho frente a ti a la altura del pecho y flexiónalo levemente. Coloca la mano izquierda sobre el codo derecho y, lentamente, empújalo hacia el hombro izquierdo a medida que exhalas. Intenta mantener cada estiramiento durante 5 a 10 segundos y después cambia de lado.

▲ **Estiramiento de piernas.** Dales a tus piernas un merecido alivio con este sencillo movimiento: párate y apóyate en el respaldo de una silla pesada o algún otro objeto estable. Flexiona la rodilla derecha y eleva tu pie derecho acercándolo a las nalgas mientras extiendes la pierna hacia atrás de la articulación de la cadera. Mantén la espalda recta y mantén la posición de 10 a 30 segundos. Repite el ejercicio con la pierna izquierda.

lo menos tres veces por semana, ofrecen atención personalizada según las capacidades de cada mujer, y cuentan con una red de especialistas médicos y en ejercicios físicos para responder consultas.

Hazlo divertido. Todo ejercicio, sea en grupo o individual, debe ser una experiencia que esperes con entusiasmo y no como una obligación, es decir, una diversión y no una tortura.

Si eliges una rutina que te agrade será más fácil que la cumplas, especialmente aquellos días en que las fuerzas te flaqueen y/o te sientas del tamaño de un vehículo utilitario deportivo, o todas las anteriores. Para algunas mujeres es más útil escoger un programa de ejercicios con un componente social, desde una clase de yoga prenatal hasta una caminata romántica después de la cena. Ejercitarte con alguien, además, refuerza las probabilidades de que cumplas el programa. Por eso, en vez de reunirte con una amiga para un café, compartan una caminata.

Haz todo con moderación. Nunca te ejercites al límite del agotamiento, especialmente estando embarazada (aunque seas una atleta entrenada, no te ejercites a plena capacidad, te agotes o no). Hay varias maneras de controlar si te

estás excediendo. En primer lugar, si te sientes bien, todo está bien, pero si sientes dolor o tensión, no. Transpirar un poquito es aceptable, pero estar empapada de sudor es una señal de que debes disminuir el ritmo. Lo mismo si ni siquiera puedes tener una conversación mientras te ejercitas. Hazlo con la intensidad suficiente como para sentir que respiras de manera más pesada, pero no al extremo de que te corte el aliento y que no puedas hablar, cantar o silbar mientras entrenas. Si una sesión de ejercicios te deja lista para una siesta, quiere decir que te excediste. Después de los ejercicios deberías sentirte estimulada y no exhausta.

Conoce tu límite. Tu cuerpo sabrá decirte cuándo es hora de parar. Acepta el mensaje de inmediato y tira la toalla. Entre las señales más serias que te sugerirán

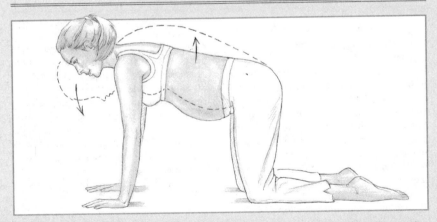

La Postura del Dromedario

Un modo eficaz de aliviar la presión en la espalda (que parece no abandonarte en estos días) es ponerte sobre las manos y rodillas y relajar la espalda, manteniendo la cabeza y el cuello recto, alineado con la columna vertebral. Después, curva la espalda; sentirás la tensión en el abdomen y las nalgas. Baja suavemente la cabeza y retorna lentamente a la posición original. Repite el ejercicio tanto como puedas y, si es posible, hazlo varias veces por día, especialmente si en tu trabajo pasas mucho tiempo sentada o de pie.

Relajar el Cuello

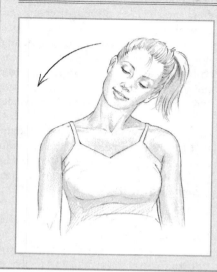

Este ejercicio aliviará la tensión en el cuello. Siéntate derecha en una silla firme. Cierra los ojos y respira hondo, luego inclina lentamente la cabeza a un costado y déjala que se acerque lentamente hacia el hombro. No eleves el hombro ni tampoco fuerces la cabeza hacia abajo. Mantén la posición de 3 a 6 segundos y después cambia de lado. Repite el ejercicio tres o cuatro veces. Mueve suavemente la cabeza hacia el frente apoyando el mentón en el pecho. Gira la barbilla hacia el hombro (una vez más, no fuerces el movimiento, ni tampoco muevas el hombro hacia la cabeza) y mantén la posición de 3 a 6 segundos. Cambia de lado y repite. Haz el ejercicio completo de tres a cuatro veces por día.

llamar a tu médico se cuentan: dolor en cualquier parte del cuerpo (cadera, espalda, pelvis, pecho, cabeza y otras), calambres o puntadas que persisten después del ejercicio; contracciones uterinas y dolor de pecho; aturdimiento o mareo; pulso cardíaco muy acelerado; severa falta de aliento; dificultad para caminar o pérdida del control muscular; dolor de cabeza repentino; mayor hinchazón de manos, pies, tobillos o rostro; pérdida de líquido amniótico o sangrado vaginal; o, después de la semana 28, disminución o ausencia total de movimiento fetal. En el segundo y tercer trimestres, podrías notar una baja gradual en tu desempeño y eficiencia. Es normal y una señal más de que debes reducir el ritmo.

Baja el ritmo en el último trimestre. La mayoría de las mujeres se da cuenta que necesita reducir el ritmo en el tercer trimestre, en especial en el noveno mes, cuando las rutinas de estiramiento, las caminatas o los ejercicios en el agua son

más que suficientes. Si te sientes con las energías para seguir con tu programa habitual de ejercicios (y estás en excelente estado físico), tu médico podría darte luz verde para que lo mantengas hasta el parto, pero definitivamente debes preguntárselo primero.

Incluso cuando no estés ejercitándote... no te quedes allí sentada. Pasar largos períodos sentada hace que la sangre se te acumule en las venas de las piernas, que se te hinchen los pies e, incluso, podría provocarte otros problemas. Si tu trabajo te requiere estar sentada mucho tiempo, o si pasas horas frente a la televisión o si haces viajes largos con frecuencia, párate para estirar las piernas durante 5 a 10 minutos por cada hora que pases sentada. Y mientras estás en tu asiento, practica algunos ejercicios para estimular la circulación como respirar hondo, extender las piernas y mover los dedos de los pies. Intenta también contraer los músculos del abdomen y las nalgas. Si se te hinchan las manos, estira cada tanto los brazos por sobre la cabeza, abriendo y cerrando los puños varias veces.

Cómo Escoger el Ejercicio Ideal para el Embarazo

Aunque el embarazo no es el momento para aprender esquí acuático o inscribirte en una competencia de equitación, sí podrás disfrutar de la mayoría de las actividades físicas y usar muchas de las máquinas de entrenamiento (con algunas excepciones).

También podrás elegir entre el creciente número de programas destinados especialmente a las futuras mamás (aeróbicos en el agua y clases de yoga prenatal, por ejemplo). Pero antes de hacerlo, pregúntale a tu médico qué te conviene o no. Probablemente descubrirás que casi todas las actividades contraindicadas durante el embarazo son las mismas que son más difíciles de hacer cuando tienes una barriga del tamaño de una pelota de baloncesto (como baloncesto competitivo, fútbol americano, buceo, esquí o bicicleta de montaña). Éstas son las prácticas que puedes y no puedes hacer durante el embarazo:

Caminatas. Casi todos pueden hacerlas (en cualquier momento y lugar). Y no hay otro ejercicio más fácil para incorporar a tu ocupada agenda (no te olvides que todo lo que camines cuenta, aunque sea un par de cuadras al mercado o 10 minutos mientras el perro hace sus necesidades). Y puedes seguir haciéndolo hasta el día del parto (incluyendo ese día, si estás ansiosa por ayudar a esas contracciones). Lo mejor de todo es que no necesitas un equipo especial, ni ser

Inclinación Pélvica

Esta sencilla rutina puede ayudar a mejorar tu postura, afirmar tu abdomen, reducir el dolor de espalda y contribuir a prepararte para el parto. Párate de espalda contra la pared y relaja la columna vertebral. Al inhalar, presiona la espalda contra la pared. Exhala y luego repite varias veces. Como una variante, que también ayuda a reducir el dolor de la ciática, intenta mover la pelvis hacia delante y hacia atrás —manteniendo la espalda derecha–, ya sea parada o apoyada sobre las cuatro extremidades. Haz este ejercicio regularmente (tómate una pausa de 5 minutos para hacerlo varias veces durante tu jornada laboral).

Flexión de Bíceps

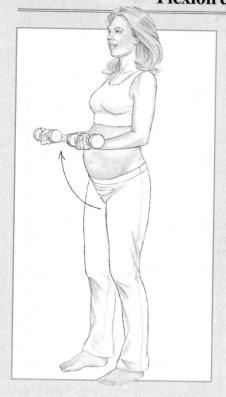

Selecciona pesas livianas (de 3 a 5 libras si eres primeriza, pero nunca levantes más de 12 libras). Párate con las piernas a una distancia equivalente al ancho de los hombros, teniendo cuidado de no acercar las rodillas. Mantén los codos contra la cintura y el pecho en alto. Eleva lentamente ambas pesas hacia los hombros, doblando los codos y manteniendo los brazos frente a ti (recuerda respirar), hasta que tus antebrazos queden perpendiculares al piso y las pesas hacia el techo. Bájalas lentamente y repite el ejercicio. Trata de hacer de 8 a 10 repeticiones, pero haz pausas cuando lo necesites y no te excedas. Sentirás un ardor en los músculos, y nunca te esfuerces ni empieces a contener la respiración.

miembro de un gimnasio ni pagar por clases. Sólo basta un par de zapatillas con buen soporte y ropa cómoda. Si acabas de empezar una rutina, hazlo despacio (comienza con un paseo antes de caminar a paso enérgico). ¿Necesitas algún tiempo libre para ti? Caminar sola puede darte ese momento de tranquilidad que ansías. Pero si prefieres tener compañía, camina con tu pareja, amigas o colegas. Incluso podrías iniciar un club de caminatas (por la mañana con vecinos o a la hora del almuerzo con compañeros de oficina). ¿El clima no ayuda? Camina dentro del centro comercial.

Trote. Las corredoras experimentadas pueden mantenerse en las pistas durante el embarazo, pero si es tu caso, te conviene limitar las distancias y atenerte a terreno plano o a una cinta continua (y si no corrías antes, conténtate con caminar por ahora). Ten en cuenta que cuando se aflojan los ligamentos y las articulaciones durante el embarazo, tus rodillas pueden sufrir más al correr y, además, estás más propensa a las lesiones (otro motivo más para no excederte).

Máquinas de ejercicios. Las cintas continuas, escaladoras y elípticas se pueden usar durante el embarazo. Ajusta la velocidad, inclinación y tensión de

Levantamiento de Piernas

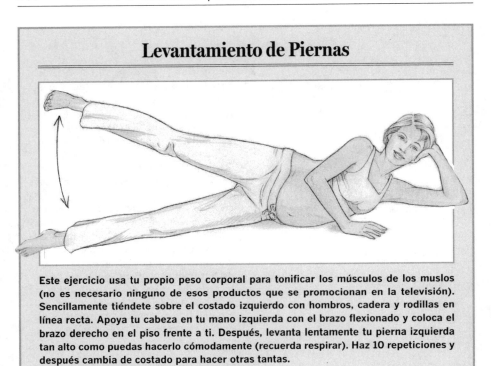

Este ejercicio usa tu propio peso corporal para tonificar los músculos de los muslos (no es necesario ninguno de esos productos que se promocionan en la televisión). Sencillamente tiéndete sobre el costado izquierdo con hombros, cadera y rodillas en línea recta. Apoya tu cabeza en tu mano izquierda con el brazo flexionado y coloca el brazo derecho en el piso frente a ti. Después, levanta lentamente tu pierna izquierda tan alto como puedas hacerlo cómodamente (recuerda respirar). Haz 10 repeticiones y después cambia de costado para hacer otras tantas.

las máquinas a un nivel que te resulte cómodo (empezando lentamente si eres novata). Al llegar el último trimestre, es posible que este tipo de ejercicio te resulte extenuante. Además, tendrás que estar más atenta para evitar traspiés cuando ya no puedas ver tus pies.

Aeróbicos. Las atletas experimentadas y en buena forma pueden seguir haciendo ejercicios de danza y aeróbicos durante su embarazo. Sin embargo, deben reducir la intensidad y no llegar nunca al punto del agotamiento. Si eres novata, intenta con aeróbicos de bajo impacto o considera la versión acuática, que se adapta perfectamente a la legión de embarazadas.

Step. Si estás en buen estado físico y si ya has realizado ejercicios apoyados en un pequeño escalón de altura, no tendrías por qué tener problemas para

seguir practicándolos durante buena parte de tu embarazo. Pero recuerda que ahora tus articulaciones se pueden lesionar con mayor facilidad, por lo tanto estírate bien antes de empezar con tu rutina y no te excedas. Y, por supuesto, no te pares sobre un escalón a demasiada altura del piso. A medida que tu abdomen crece, tendrás que evitar las actividades que requieran un mayor equilibrio.

Kickboxing. Esta práctica requiere de gracia y velocidad, dos características que por lo general no están en el repertorio de las embarazadas. Muchas futuras mamás que siguen este deporte notan que no pueden patear tan alto ni desplazarse tan rápido como lo solían hacer. Sin embargo, si todavía te sientes cómoda practicándolo y tienes mucha experiencia (nada de novatas por ahora), puedes continuar con esta rutina mientras esperas a tu bebé. Eso sí, evita los movimientos que te presenten dificultad o exijan demasiado esfuerzo. Además, mantén una distancia prudente del resto de las practicantes (no querrás que te pateen la barriga accidentalmente), dejando un espacio de dos largos de piernas de las demás. Todos tus compañeros de práctica deben saber que estás esperando un bebé o, mejor aún, inscríbete en clases dirigidas a embarazadas (donde todas las demás también lo están y mantienen su distancia).

Natación y ejercicios acuáticos. Es posible que la idea de enfundarte en un bikini diminuto no te seduzca para nada ahora, pero considera lo siguiente: en el agua, sólo pesas una décima parte de lo que pesas en tierra firme (¿cuántas veces tendrás la oportunidad de sentirte tan liviana en estos días?), convirtiendo a los ejercicios acuáticos en la opción perfecta para la embarazada. Ejercitarte en el agua aumenta tu fuerza y flexibilidad, pero sin pasarle la cuenta a tus articulaciones. Además, tendrás menos posibilidades de acalorarte (a menos que el agua esté sobrecalentada). Es más, muchas embarazadas dicen que los ejercicios en el agua les ayudan a aliviar la hinchazón de piernas y pies y los dolores de ciática. La mayoría de los gimnasios con piscina

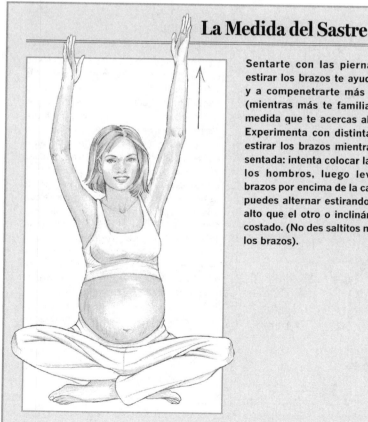

La Medida del Sastre

Sentarte con las piernas cruzadas y estirar los brazos te ayudará a relajarte y a compenetrarte más con tu cuerpo (mientras más te familiarices con él a medida que te acercas al parto, mejor). Experimenta con distintas maneras de estirar los brazos mientras permaneces sentada: intenta colocar las manos sobre los hombros, luego levantar ambos brazos por encima de la cabeza. También puedes alternar estirando un brazo más alto que el otro o inclinándote hacia un costado. (No des saltitos mientras estiras los brazos).

ofrece aeróbicos en el agua, y muchos tienen clases orientadas especialmente para las futuras mamás. Sólo ten cuidado cuando camines por los bordes resbaladizos de la piscina, y tampoco te sumerjas. Además, practica tus ejercicios sólo en piscinas con cloro.

Deportes al aire libre (senderismo, patinaje, ciclismo, esquí). El embarazo no es el momento para iniciar un nuevo deporte –especialmente los que pongan a prueba tu equilibrio–, pero las atletas experimentadas podrían seguir realizando este tipo de actividades (con la autorización del médico y algunas precauciones). Cuando practiques senderismo, evita terrenos con desniveles (en

especial avanzado el embarazo, cuando no te será fácil ver esa roca en tu camino), alturas elevadas y terrenos resbaladizos (y, por supuesto, olvídate de la escalada en roca). Cuando hagas ciclismo, usa casco, no transites por pavimento mojado, senderos sinuosos o superficies irregulares (a nadie le gusta caerse y mucho menos estando embarazada), y no te inclines hacia adelante en posición de carrera (tu espalda se puede ver afectada a la altura de la cintura y, por otra parte, éste no es momento para carreras: lenta pero segura es la clave de la victoria). En cuanto al patinaje sobre hielo, puedes seguir dando giros al comienzo del embarazo si eres experimentada y cuidadosa, pero tal vez más adelante

Flexión de Cadera

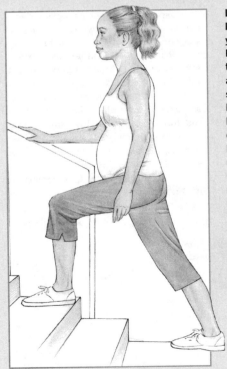

Los músculos flexores de la cadera son los que te permiten levantar las rodillas y flexionarlas a la altura de la cintura. Estirar periódicamente estos músculos te ayuda a mantenerte ágil y te facilitará abrir las piernas cuando el bebé haga su aparición (y ni qué hablar durante las relaciones sexuales). Para flexionar los flexores, párate en la parte inferior de los escalones como si fueras a subir la escalera (tómate del pasamanos con una mano para apoyarte si lo necesitas). Coloca un pie en el primer o segundo escalón (el que puedas alcanzar cómodamente) y flexiona la rodilla. Mantén la otra pierna detrás, con la rodilla derecha y el pie plano sobre el piso. Inclínate hacia tu rodilla flexionada, manteniendo la espalda derecha. Sentirás estirar tu pierna derecha. Cambia de pierna y repite.

De Cuclillas

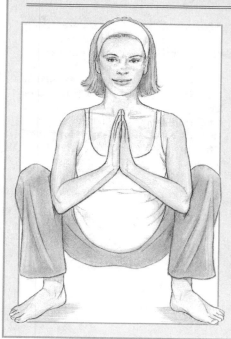

Este ejercicio fortalece y tonifica los muslos y es particularmente útil para las mujeres que planean dar a luz en posición de cuclillas. Para empezar, párate y separa los pies a la misma distancia de entre un hombro y otro. Con la espalda recta, dobla las rodillas y desciende lentamente tan cerca del piso como puedas hacerlo cómodamente, manteniendo tus pies totalmente planos sobre la superficie. Si no puedes hacerlo, intenta apartando un poco más los pies. Mantén la posición en cuclillas de 10 a 30 segundos y después regresa lentamente a la posición de pie. Repite el ejercicio cinco veces. (Nota: este ejercicio es recomendable, pero evita esforzarte y flexionar demasiado las rodillas porque tus articulaciones serán más susceptibles a lesiones).

enfrentarás problemas de equilibrio, por lo que conviene parar cuando estés más voluminosa que grácil. Lo mismo para el patinaje sobre ruedas y la equitación. Evita totalmente el esquí cuesta abajo y el *snowboard*, aunque seas experta, ya que el riesgo de una caída seria es demasiado grande (después de todo, hasta los profesionales se caen de vez en cuando). El esquí a campo traviesa y las caminatas con raquetas de nieve están bien para las experimentadas, pero tendrás que tener sumo cuidado para no caerte. Sea cual sea la actividad que practiques al aire libre (o en la pista de patinaje bajo techo), no lo hagas hasta el nivel del agotamiento.

Entrenamiento con pesas. Esta práctica puede aumentar el tono muscular, pero es importante evitar pesas pesadas que te hagan gruñir o retener el aliento, ya que podrían afectar el flujo sanguíneo al útero. Usa en cambio pesas ligeras y haz repeticiones múltiples.

Yoga. Esta técnica estimula la relajación, la concentración y mejora tu respiración, por lo tanto es perfecta para el embarazo (y una gran preparación tanto para el parto como para la maternidad). Asimismo, aumenta la oxigenación (llevando más oxígeno al bebé) e incrementa la flexibilidad, haciendo más fácil el embarazo y el alumbramiento. Inscríbete en una clase diseñada especialmente para futuras mamás o pregunta al instructor cómo modificar ciertas poses para que sean seguras para ti. Por ejemplo, después del cuarto mes no podrás ejercitarte de espaldas, y como tu centro de gravedad irá cam-

Giro de Cintura

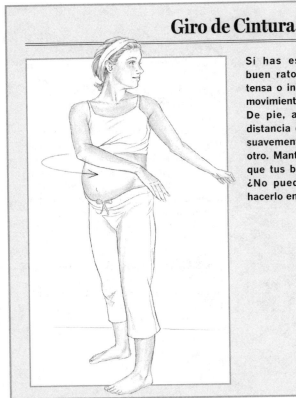

Si has estado sentada durante un buen rato o te sientes generalmente tensa o incómoda, prueba este sencillo movimiento para estimular la circulación. De pie, aparta los pies a la misma distancia entre un hombro y otro. Gira suavemente la cintura de un costado a otro. Mantén la espalda derecha y deja que tus brazos se muevan libremente. ¿No puedes hacerlo de pie? Intenta hacerlo entonces estando sentada.

biando durante el embarazo, tendrás que ir ajustando tus posturas según sea necesario. Una advertencia importante: evita el yoga Bikram. Se practica en un cuarto caluroso (generalmente de 90°F a 100°F), y mientras estés embarazada no debes hacer ningún ejercicio que te suba la temperatura.

Pilates. Esta disciplina es similar al yoga, ya que es de bajo o nulo impacto, que mejora tu flexibilidad, fuerza y tono muscular. Se concentra en fortalecer tu interior, lo que mejorará tu postura y aliviará los dolores de espalda. Busca una clase diseñada especialmente para embarazadas, o informa a tu instructora que estás esperando un bebé para evitar los movimientos contraindicados (incluyendo los estiramientos excesivos).

Tai chi. En esta antigua forma de ejercicios de meditación, sus movimientos lentos permiten relajar y fortalecer el cuerpo sin riesgo de lesiones, incluso,

Ejercicio en la Cama

¿Te han enviado a la cama (a descansar)? Seguir flexionando los músculos en la cama (aunque de una manera distinta), no sólo será posible sino sumamente importante. Consulta la página 615 para más detalles.

de la persona más rígida. Si te sientes cómoda y tienes experiencia, puedes seguir practicándolo durante tu embarazo. Busca clases especiales para embarazadas o haz solamente los movimientos que puedas completar fácilmente. Y ten cuidado con las poses en equilibrio.

Respiración. Aunque no lo creas, incluso puedes ejercitarte respirando, siempre y cuando lo hagas como corresponde. Respirar hondo relaja, mejora la conciencia corporal y permite una mayor inhalación de oxígeno que la respiración entrecortada de la mayoría. ¿Cómo hacerlo? Siéntate derecha y coloca las manos sobre tu barriga. Siente cómo sube y baja mientras inhalas (por la nariz, a menos que esté muy congestionada) y exhalas (por la boca). Concéntrate en tu respiración y cuenta hasta 4, al inhalar, y hasta 6, al exhalar. Trata de tomarte unos minutos cada día para concentrarte en respirar hondo.

Si No Haces Ejercicios

Los ejercicios durante el embarazo pueden ser muy beneficiosos para el organismo de la embarazada promedio. Pero quedarte sentada (ya sea por decisión propia o por orden del médico) y reducir la actividad física a abrir y cerrar la puerta del auto, tampoco te perjudicará. De hecho, si no te ejerci-

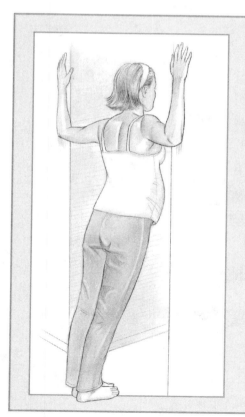

Saca Pecho

El embarazo cambia tu postura, desplaza tu centro de gravedad, y te fuerza a hacer incontables y extraños ajustes corporales, muchos de los cuales pueden producir molestias y dolores. Estirar suavemente los músculos del pecho te ayudará a sentirte más cómoda y, a la vez, a mejorar tu circulación. ¿Cómo? Con tus brazos en ángulo y al nivel de los hombros, apoya las manos a ambos lados de la entrada de una puerta abierta. Inclínate hacia delante, sintiendo cómo se estira tu pecho. Mantén esa posición de 10 a 20 segundos y vuelve atrás. Repítelo cinco veces.

tas por orden de tu médico, estás ayudando tanto a tu bebé como a ti. Con toda seguridad tu médico restringirá tus ejercicios si tienes antecedentes de aborto espontáneo o parto prematuro, o si experimentas insuficiencia cervical, hemorragia o sangrado leve persistente en el segundo o tercer trimestre, si sufres una enfermedad cardíaca o te han dado un diagnóstico de placenta previa o preeclampsia. Tu actividad también se verá limitada si estás gestando más de un bebé, si tienes hipertensión sanguínea, problemas en la tiroides, anemia u otros trastornos sanguíneos, así como también si estás muy excedida o carente de peso, o si hasta ahora has tenido un estilo de vida sumamente sedentario. Los antecedentes de un proceso de parto precipitado (muy breve) o de un feto que no prosperó en un embarazo anterior, también podría ser motivo de luz roja (o por lo menos amarilla). En algunos casos, es posible que te permitan practicar ejercicios de brazos o en el agua para embarazadas y prohibir todos los demás. Consulta con tu médico tu programa de ejercicios durante el embarazo.

El
Quinto
Mes

Aproximadamente de 18 a 22 Semanas

LO QUE EN UN PRINCIPIO ERA completamente abstracto es ahora palpable, literalmente. Es posible que este mes o a principios del próximo, percibas los movimientos de tu bebé por primera vez. Esa sensación milagrosa, además de una barriga cada vez más redonda, hará que sientas por fin la realidad del embarazo. Aunque tu bebé está todavía muy lejos de hacer su aparición personal en la guardería infantil, es realmente agradable tener la certeza de que hay alguien allí.

Tu Bebé Este Mes

Semana 18 Con 5½ pulgadas de largo y unas 5 onzas de peso (más o menos lo que pesa esa pechuga de pollo que tienes para la cena, pero mucho más encantador), tu bebé se está rellenando con gracia y estirándose lo suficiente como para que quizás ya empieces a sentir esos giros, volteretas, pataditas y golpes que está aprendiendo a perfeccionar. Otras habilidades que tu bebé está dominando son los bostezos e hipos (¡puede que empieces a sentir esos hipos muy pronto!). Y ahora tu bebé es más único que nunca, con sus huellas dactilares en manos y pies.

Semana 19 Esta semana tu bebé está pegando duro en las tablas de crecimiento con nada menos que 6 pulgadas de largo y media libra de peso. ¿A qué fruta se parece esta semana? Tu pequeño tiene el tamaño aproximado de un mango grande. Un mango untado con queso grasoso, para ser más precisos. Se trata de la vernix caseosa –un revestimiento sebáceo protector (parecido al queso)– que cubre ahora la piel sensible de tu bebé, protegiéndolo del líquido amniótico que lo rodea. Sin esa protección, tu bebé luciría muy arrugado al nacer. Esta cubierta desaparece a medida que se acerca el parto, pero algunos bebés prematuros la mantienen al nacer.

Semana 20 Esta semana tienes un bebé del tamaño de un melón cantalupo pequeño, de unas 10 onzas y 6 ½ pulgadas (de la cabeza

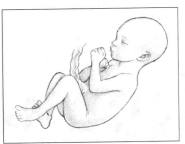

Tu Bebé, Quinto Mes

al trasero). El ultrasonido de este mes debería detectar –si quieres saberlo– si es niño o niña. Y ¡*oh boy!* (como dicen en inglés) –o quizás ¡*oh girl!*–, tu bebé sí que ha estado activo. Si es una niña, su útero ya está completamente formado, sus ovarios son portadores de unos 7 millones de óvulos primarios (aunque al nacer la cifra será cercana a los 2 millones) y su canal vaginal se está empezando a desarrollar. Si es niño, sus testículos han empezado a descender del abdomen. En unos pocos meses bajarán al escroto (todavía en formación). Para su suerte, tu bebé todavía tiene mucho espacio en tu útero, lo que significa que tiene margen suficiente para girar, darse vuelta, patear, golpear y dar ocasionalmente una voltereta completa. Si todavía no has sentido estas acrobacias, ya lo harás en las próximas semanas.

Semana 21 ¿Qué tamaño tiene el bebé esta semana? Unas 7 pulgadas de largo (piensa en un plátano grande) y casi 11 onzas de peso. Y hablando de plátanos, podrías comer algunos esta semana si te agrada la idea de que al bebé también le gusten. O algunas zanahorias. Eso se debe a que el líquido amniótico varía día a día, dependiendo de lo que hayas comido (picante un día, dulce otro) y ahora que tu bebé lo está tragando a diario (para hidratación, nutrición y

como práctica para tragar y digerir), empezará a sentir el gusto de lo que incluya tu menú. Otra novedad: sus brazos y piernas están finalmente en proporción, las neuronas están conectadas entre el cerebro y los músculos, y los cartílagos en todo el cuerpo se están solidificando en huesos. Eso significa que cuando tu bebé haga sus movimientos (que probablemente ya estás sintiendo), serán mucho más coordinados.

Semana 22 Olvídate ya de las onzas. Esta semana ya empezamos a hablar del considerable peso de una libra y una estatura de casi 8 pulgadas, el tamaño de una muñeca pequeña. Pero tu muñeca es de carne y hueso, con sentidos en pleno desarrollo, incluyendo tacto, vista, audición y gusto. ¿Y qué es lo que está tocando tu bebé? Tal vez el cordón umbilical (no hay mucho más a lo que pueda aferrarse allí adentro), practicando el firme movimiento que dentro de poco hará al apretar tus dedos (y al tirar tu pelo). ¿Y qué es lo que ve? Aunque está oscuro allí adentro –y sus párpados aun fusionados–, los fetos a esta edad pueden percibir la luz y la oscuridad. Si apuntas con una linterna a tu barriga, es posible que sientas la reacción de tu bebé intentando apartarse de la luz "brillante". ¿Qué oye? El sonido de tu voz y el de tu pareja, tu latido cardíaco, el burbujeo de tu flujo sanguíneo, los gorgoritos que producen tu estómago e intestinos, el ladrido del perro, las sirenas, un televisor con el volumen alto. ¿Y qué saborea? Casi todo lo que tú saboreas.

Lo que Podrías Estar Sintiendo

Como siempre, recuerda que los embarazos y las mujeres son diferentes. Es posible que experimentes todos estos síntomas en un momento u otro, o sólo unos pocos. Algunos podrían venir del mes pasado y otros ser completamente nuevos. Incluso hay algunos que ni siquiera adviertes porque ya te has acostumbrado a ellos. O podrías presentar otros síntomas menos comunes. Esto es lo que puedes experimentar este mes:

Físicamente

- Más energías
- Movimiento del feto (probablemente hacia fines del mes)
- Creciente flujo vaginal
- Dolor en el bajo abdomen y a los costados (por el estiramiento de los ligamentos que apoyan el útero)
- Estreñimiento
- Acidez, indigestión, flatulencia, hinchazón
- Dolores de cabeza, desvanecimiento o mareo ocasionales
- Dolor de espalda
- Congestión nasal y ocasional hemorragia nasal. Oídos tapados
- Encías sensibles que podrían sangrar al cepillarte
- Apetito abundante
- Calambres en las piernas
- Ligera hinchazón de tobillos y pies y, ocasionalmente, de manos y rostro
- Várices en las piernas y/o hemorroides
- Cambios en el color de la piel del abdomen y/o la cara

- Un ombligo protuberante
- Pulso cardíaco más acelerado
- Mayor facilidad o dificultad para lograr un orgasmo

Emocionalmente

- Una sensación creciente de que el embarazo es una realidad
- Menores cambios de ánimo, aunque es probable que a veces tengas ganas de llorar y te sientas irritable
- Estado de distracción permanente

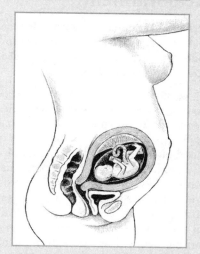

Un Vistazo Interior

Ahora que estás en la mitad de tu embarazo, el extremo superior del útero llegará a la altura del ombligo alrededor de la semana 20. Y para fines de este mes, el útero estará una pulgada por encima del ombligo. En este momento, no hay nada que pueda ocultar tu embarazo.

Qué Puedes Esperar en el Control Médico de Este Mes

Otra revisión más, y para entonces ya conocerás bien la rutina. Aunque podría haber variantes dependiendo de tus necesidades y el estilo de práctica del profesional, este mes es posible que tu médico controle lo siguiente:

- Peso y presión sanguínea

- Orina, para medir el nivel de azúcar y proteína

- Latido fetal

- Tamaño y forma del útero, por examen táctil (desde el exterior)

- Altura del fondo del útero

- Manos y pies para comprobar si hay hinchazón y, piernas, en busca de várices

- Síntomas que hayas experimentado, especialmente inusuales

- Preguntas o problemas que quieras discutir. Lleva contigo una lista

Lo que Podrías Estar Preguntándote

Acaloramiento

"Me siento acalorada y transpirada todo el tiempo en estos días, incluso cuando todos los demás sienten que está fresco. ¿Qué es lo que pasa?"

¿Te sientes muy acalorada en estos días? Una vez más, puedes "agradecer" a tus hormonas, así como al aumento del flujo sanguíneo y a un metabolismo acelerado del embarazo. Si a eso le agregas un clima particularmente cálido o el verano más caluroso que se haya registrado (o, incluso, una oficina con calefacción un poquito alta en pleno invierno), el calor te resultará agobiante. Por suerte, hay muchas maneras para mantenerte cómoda cuando aumenta la temperatura al aire libre, en interiores o en tu propio cuerpo. Sigue estos consejos para mantenerte fresca cuando te estás acalorando por partida doble:

- Usa prendas sueltas, ligeras, con telas como algodón, y vístete con capas de ropa para ir quitándotelas a medida que te acalores.

- Evita hacer ejercicios al exterior cuando hace más calor; haz tus caminatas antes del desayuno o después de la cena, o asiste a clases de ejercicios en un gimnasio con aire acondicionado. Y detente siempre antes de sentirte acalorada.

- Evita estar bajo el sol, especialmente en los días muy calurosos.

- Toma un baño o ducha fría para refrescarte. O nada, si tienes la posibilidad.

- Mantente cerca del aire acondicionado. Los ventiladores por sí solos no te ayudarán a refrescarte cuando la temperatura supere los 90 grados Fahrenheit, por lo tanto si no tienes aire acondicionado en casa, pasa tiempo en el cine, un museo, la casa de una amiga o un centro comercial.

- Acapara el termostato. Toma control exclusivo de la temperatura de tu casa para sentirte siempre cómoda. Y si a tu pareja le da frío, pídele que se abrigue con un suéter o una manta.

- Bebe, bebe... y bebe. Mantenerte hidratada te ayudará a no sentirte débil y mareada cuando te acalores. Bebe por lo menos ocho vasos de agua de 8 onzas por día, y más si estás haciendo ejercicios y/o transpirando mucho.

- Un poco de talco te puede ayudar a absorber algo de humedad (además de ayudarte a prevenir sarpullidos).

El lado positivo es que, aunque transpirarás más, olerás menos. Esto se debe a que la producción de transpiración apocrina (la variedad olorosa que producen las glándulas en las axilas, senos y el área genital) disminuye cuando estás embarazada.

Mareos

"Me mareo cuando me levanto después de estar sentada o acostada. Y ayer casi me desmayé mientras hacía las compras. ¿Estoy bien?"

Sentirte un poquito mareada puede ser bastante desconcertante cuando estás embarazada (especialmente porque ya podrías tener un poco de dificultad para mantenerte de pie), pero no es peligroso. De hecho, es un síntoma bastante común –y casi siempre normal– del embarazo. Éstas son las razones:

- En el primer trimestre, los mareos pueden ocurrir porque todavía no tienes un suministro de sangre adecuado para llenar tu sistema circulatorio en rápida expansión mientras que en el segundo trimestre pueden ser causados por la presión de tu útero creciente sobre los vasos sanguíneos.

- Durante todo tu embarazo, los elevados niveles de tu vieja amiga proges-

terona hacen que los vasos sanguíneos se relajen y ensanchen, aumentando el flujo de sangre a tu bebé (bueno para él), pero retrasando su regreso hacia ti (no tan bueno para la mamá). Un menor flujo sanguíneo para ti significa menor presión sanguínea y un flujo reducido de sangre al cerebro, lo que puede contribuir a esa sensación de mareo y aturdimiento.

- Levantarte muy rápido, produciendo una rápida baja de la presión sanguínea, puede producir una sensación de mareo. La solución es simple: levántate lentamente. Saltar como un resorte para responder el teléfono, probablemente hará que te desplomes de nuevo en el sofá.

Cuando Demasiado... Es Demasiado

¿Te quedas sin aliento o te cansas mucho cuando trotas? Y cuando estás haciendo la limpieza a fondo de la casa, ¿sientes que de pronto la aspiradora pesa como una tonelada? Haz una pausa. No es buena idea exigirte al extremo del agotamiento, especialmente durante el embarazo, ya que el trabajo extra les pasará la cuenta tanto a ti como a tu bebé. En vez de sesiones maratónicas de actividad, controla tu ritmo. Trabaja o ejercítate un poco, y luego descansa otro tanto. Tarde o temprano, completarás el trabajo o la gimnasia sin que te sientas agotada. Y si ocasionalmente hay una tarea que no puedas concluir, considéralo un entrenamiento para los días en que las demandas de tu maternidad te impedirán terminar lo que empezaste.

- Es posible también que te sientas mareada a causa de una baja de azúcar en la sangre (las futuras mamás son particularmente propensas a ello). Para evitar esa baja, consume algunas proteínas y carbohidratos complejos en cada comida (combinación que te ayudará a mantener parejos los niveles de azúcar en la sangre) y come con mayor frecuencia (recurriendo al plan de las comidas ligeras o comiendo bocadillos entre comidas). Ten siempre contigo una bolsita de frutas secas, semillas y dátiles, o una fruta, una barra de granola o algunas hojuelas de soya para cuando necesites darle un rápido empujoncito al azúcar en tu sangre.

- La sensación de mareo puede ser un indicio de deshidratación, por lo tanto, bebe tu cuota de líquidos necesaria (al menos 8 vasos diarios, y más si has estado transpirando).

- El vahído también puede ser causado por un ambiente mal ventilado –como una tienda atestada o calurosa, oficina o autobús–, especialmente si estás muy abrigada. En ese caso, sal al aire libre o abre una ventana. También puede aliviarte quitarte el abrigo y aflojar tu ropa, especialmente alrededor del cuello y la cintura.

Si te sientes mareada o a punto de desvanecerte, acuéstate sobre el costado izquierdo –con las piernas elevadas, si puedes– o siéntate con la cabeza gacha entre las piernas. Respira hondo y afloja tu ropa ajustada (como el botón del pantalón que te costó tanto abrochar en la mañana). En cuanto te sientas un poquito mejor, busca algo de comer y beber.

Cuéntale a tu médico sobre tus mareos en la próxima visita. Los desmayos son poco comunes, pero si los tienes no hay motivo de preocupación, ya que

no afectará a tu bebé. Pero en el caso de que te desmayes, llama al médico enseguida (una vez que vuelvas en ti, claro está).

Dolor de Espalda

"Tengo mucho dolor de espalda. Me temo que no voy a ser capaz de levantarme cuando llegue el noveno mes"

Los dolores e incomodidades del embarazo no tienen el propósito de hacerte sentir miserable, aunque ése suele ser el resultado. Son los efectos secundarios de los preparativos que hace tu cuerpo para ese momento trascendental en que nacerá tu bebé. Y el dolor de espalda no es la excepción. Durante el embarazo, las habitualmente estables articulaciones de la pelvis empiezan a aflojarse para permitir que el bebé pueda salir más fácilmente al nacer (ojalá). Esto, sumado a tu abdomen abultado, te provoca un desequilibrio. Para compensarlo, tratas de echar atrás los hombros y arquear el cuello. Y estar de pie con la barriga sobresaliente –para asegurarte de que nadie deje de notar que estás embarazada– empeora el problema. El resultado es una pronunciada curvatura en la espalda a la altura de la cintura, tensión de los músculos dorsales, y dolor.

Pero incluso cuando el dolor tiene un propósito, duele. Los siguientes consejos te pueden ayudar a combatir (o al menos aliviar) el dolor:

- Siéntate bien. Al estar sentada tensas la columna vertebral más que con cualquiera otra actividad, por lo tanto vale la pena hacerlo correctamente. Tanto en tu casa como en la oficina, asegúrate de que tus sillones tengan buen soporte, ojalá con un respaldo plano, apoyabrazos y un almohadón firme. Una silla que se recline también puede ayudarte a aliviar la presión. Usa un apoya pies para elevarlos ligeramente (mira la ilustración en la página 258) y no cruces las piernas, lo que puede hacer que la pelvis se incline hacia delante, empeorando esos tensos músculos de la espalda.

- Permanecer sentada durante mucho rato puede ser tan perjudicial para tu espalda como sentarte mal. Trata de no estar sentada durante más de una hora sin hacer una pausa para caminar y estirarte. Si puedes establecer un límite de media hora, mejor aún.

- Evita también permanecer mucho tiempo de pie. Si tienes que trabajar parada, pon un pie en una banqueta baja para aliviar un poco la presión en la espalda. Cuando estás de pie sobre un piso de superficie dura –como al cocinar o lavar los platos, por ejemplo– pon una pequeña alfombra anti-

deslizante bajo tus pies para disminuir la presión.

- Evita levantar cargas pesadas pero, si debes hacerlo, hazlo lentamente. Estabilízate, separando los pies, luego dobla las rodillas y no la cintura, y levanta haciendo fuerza con brazos y piernas y no con la espalda (mira la ilustración abajo). Si tienes que transportar una carga pesada de compras, divídelos en dos bolsas y lleva una en cada brazo en vez de llevar toda la carga delante de ti.

- Trata de mantener el aumento de peso dentro de los parámetros recomendados (consulta la página 179). Las libras de más sólo aumentarán la carga con la que está lidiando tu espalda.

- Usa los zapatos adecuados. Evita los tacos muy altos o muy bajos. Los expertos recomiendan un taco grueso

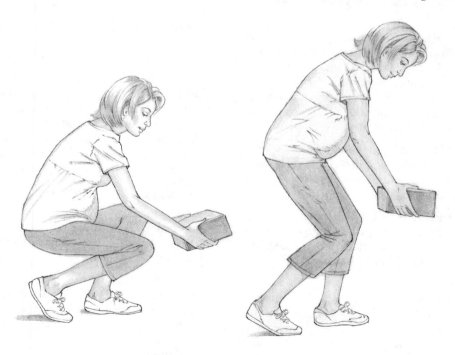

Flexiona las rodillas cuando levantes peso

de 2 pulgadas de alto para mantener tu cuerpo adecuadamente alineado. También podrías considerar plantillas ortopédicas, diseñadas para dar soporte a los músculos.

- Una posición cómoda para dormir con la ayuda de una almohada para el cuerpo (al menos de 5 pies de largo) te ayudará a reducir las molestias y los dolores cuando todavía estés despierta. Y cuando te levantes de la cama por la mañana, estira las piernas hacia el costado de la cama en vez de girar el cuerpo para levantarte.

- Considera usar una faja diseñada para embarazadas, que te ayudará a restar el peso de tu barriga sobre tu espalda.

- No intentes alcanzar las estrellas… ni las galletas de la despensa superior. Para alcanzarlas, usa una banqueta baja y estable, y evitarás un esfuerzo adicional.

- Alterna frío y calor para aliviar temporalmente los músculos doloridos de la espalda. Usa una bolsa de hielo durante 15 minutos y después una almohadilla térmica durante otros 15. Envuelve tanto la bolsa como la almohadilla en una toalla o un paño.

- Date un baño tibio (pero no caliente). O cambia el grifo cabezal de la ducha a masaje y disfruta del chorro en la espalda.

- Frótate la espalda correctamente. Regálate un masaje terapéutico (con un masajista que sepa que estás embarazada y esté entrenado en el arte del masaje prenatal).

- Aprende a relajarte. El estrés empeora muchos problemas de espalda. Si crees que es tu caso, prueba algunos ejercicios de relajación cuando sientas dolor. También sigue las sugerencias de la

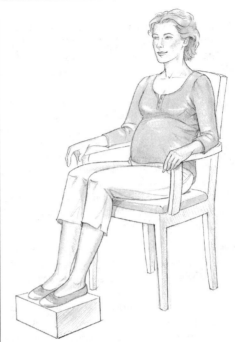

Siéntate cómodamente

página 152 para lidiar con el estrés en tu vida.

- Haz ejercicios simples que fortalezcan tus músculos abdominales, como la Postura del Dromedario (página 240) y la Inclinación Pélvica (página 242). O siéntate sobre una pelota de ejercicio y mécete hacia atrás y hacia adelante (o acuéstate sobre ella para aliviar la incomodidad en la espalda y las caderas). Inscríbete en una clase de yoga o de gimnasia acuática para futuras mamás, o considera la terapia acuática si puedes encontrar a un terapeuta con conocimientos médicos para embarazadas.

- Si el dolor es agudo, pregúntale a tu médico sobre fisioterapeutas o especialistas en medicina alternativa (como acupuntores o especialistas en retroalimentación), que a lo mejor podrían ayudarte.

Dolores Abdominales

"¿Qué son esas molestias y dolores que tengo en los costados inferiores del abdomen?"

Lo que estás sintiendo es probablemente el equivalente a los dolores del crecimiento: el estiramiento de los músculos y ligamentos que soportan tu útero en expansión. Técnicamente, se le conoce como dolor de los ligamentos redondos (aunque cuando te está tironeando de los costados ¿te importa realmente cómo lo llaman los expertos?) y la mayoría de las embarazadas lo experimentan. El dolor puede ser acalambrado, agudo y penetrante, o incómodo, y puede ser más perceptible cuando te levantas de la cama o de una silla, o cuando toses. Puede ser breve o durar varias horas. Y es completamente normal. Mientras sea ocasional y breve, y no esté acompañado de otros síntomas (como fiebre, escalofríos, sangrado o mareos), no hay razón para preocuparse.

Descansar en una posición cómoda debería darte algún alivio. En tu próxima visita al consultorio menciona el dolor –al igual que cualquier otro– para asegurarte de que se trata de otra molestia normal del embarazo.

Crecimiento de los Pies

"Siento los zapatos cada vez más apretados. ¿Me pueden estar creciendo los pies?"

La barriga no es la única parte de tu cuerpo embarazado que aumenta de tamaño. Si eres como muchas futuras mamás, descubrirás que también te están creciendo los pies. Una buena noticia si planeabas renovar toda tu colección de zapatos, pero no tanto si ya te has dado el gusto de comprarte dos pares costosos.

¿Por qué tus pies han dado un estirón? Si bien parte de la expansión se debe a la retención normal de líquidos y al ensanchamiento del embarazo (o a la nueva grasa en los pies si tu aumento de peso ha sido sustancial o rápido), también hay otro motivo. La relaxina, la hormona del embarazo que afloja los ligamentos y articulaciones alrededor de tu pelvis para que el bebé pueda acomodarse, no discrimina entre los ligamentos que te interesa aflojar (como los pélvicos) y los que preferirías dejar intactos (como los de los pies). Cuando se aflojan los ligamentos de los pies, los huesos que los soportan tienden a expandirse ligeramente, provocando que muchas mujeres terminen calzando medio o un número más. Aunque las articulaciones volverán a afianzarse después del parto, es posible que tus pies queden permanentemente más largos.

Mientras tanto, practica los consejos para reducir el exceso de hinchazón (consulta la página 308) si ése es tu problema, y consigue un par de zapatos que te calcen cómodamente y respondan a tus "crecientes" necesidades (para no terminar descalza y embarazada). Cuando vayas de compras, privilegia la comodidad al estilo, aunque sólo sea por esta vez. Busca zapatos con tacos de no más de 2 pulgadas de alto y que tengan tanto suelas no resbaladizas como también mucho espacio para que tus pies se extiendan con toda libertad (pruébatelos hacia el final del día cuando tienes los pies más hinchados). Los zapatos deben ser de un material que permita respirar a tus pies hinchados y sudorosos (nada sintético).

¿Te duelen los pies y las piernas, especialmente al final del día? Los zapatos y las plantillas ortopédicas diseñados para corregir el desplazamiento del cen-

Tu Nueva Piel

Si todavía no lo habías notado, el embarazo repercute prácticamente en cada pulgada de tu cuerpo, desde la cabeza (¡esos olvidos!) hasta los pies (¡me aprietan los zapatos!), pasando por todo lo demás (¡ay los senos! ¡la barriga!). Por eso no es de sorprender que tu piel también revele los efectos del embarazo. Éstos son algunos cambios que podrías esperar en tu piel:

Linea nigra. ¿Pareciera que tuvieras una cremallera recorriendo tu barriga de arriba abajo? Esas mismas hormonas del embarazo que causan el oscurecimiento de las aréolas, son también las responsables del oscurecimiento de la linea alba, esa línea blanca que probablemente nunca habías notado, que va desde el ombligo hasta el área púbica. Durante el embarazo se le llama *linea nigra*, o línea negra, y podría ser más visible en las mujeres de piel oscura que en las de piel clara. Generalmente, se manifiesta durante el segundo trimestre y, en la mayoría de los casos, se desvanece meses después del parto (aunque podría no desaparecer del todo). ¿Quieres jugar a las adivinanzas para descifrar el sexo del bebé? Según los cuentos de viejas, si la *linea nigra* sube sólo hasta el ombligo, tendrás una niña. Si pasa el ombligo y sube hasta el apéndice xifoides (cerca de las costillas), será niño.

Máscara del embarazo (cloasma). Alrededor del 50% al 75% de las embarazadas, especialmente las de tez más oscura, experimentan una decoloración —semejante a una máscara o manchas irregulares estilo confeti— en la frente, la nariz y las mejillas. Las manchas son oscuras en las mujeres de piel clara y claras en las de piel oscura. ¿Te horrorizan las manchas? No temas. El cloasma desaparecerá un par de meses después del parto, pero si no es así (o si quisieras acelerar su desaparición posparto), un dermatólogo te puede recetar una crema blanqueadora (si no estás amamantando) o recomendar otro tratamiento (como láser o peeling). Como estos tratamientos están prohibidos para las embarazadas, mientras tanto ten a mano una crema correctora y base de maquillaje (consulta la página 160).

Otra hiperpigmentación de la piel. Muchas mujeres notan que las pecas y los lunares se oscurecen y se hacen más visibles, y que el oscurecimiento de la piel se produce en áreas de alta fricción, como los muslos. Toda esta hiperpigmentación debería desaparecer después del parto. El sol puede intensificar la decoloración, por lo tanto es conveniente usar un protector solar con un SPF de 15 o más en toda la piel expuesta y evitar pasar largas horas bajo el sol (aun con el protector solar). También te ayudará usar un sombrero que te proteja toda la cara y mangas largas (si puedes aguantar el calor).

Palmas y plantas de pie rojizas. Tus hormonas han vuelto a entrar en acción (combinadas con un aumento en el flujo sanguíneo), produciendo una coloración rojiza que da picazón en las

tro de gravedad de las embarazadas, no sólo pueden dar mayor comodidad a tus pies sino también reducir los dolores de la espalda y de las piernas. Además, dar descanso a tus pies varias veces al día y elevarlos cada vez que puedas, te ayudará con la hinchazón y el dolor. Y aunque no sean el último grito en la moda, usar pantuflas cómodas para andar por la casa, también aliviará el cansancio y el dolor.

palmas de las manos (y a veces las plan- tas de los pies) en más de dos tercios de las embarazadas blancas y un tercio de las no blancas. No hay ningún trata- miento específico, pero sirve de alivio sumergir manos y/o pies en agua fría o aplicarse una bolsa de hielo durante varios minutos un par de veces al día. No te acerques a nada que te caliente las manos y los pies (como darte baños calientes, lavar platos, usar guantes de lana), porque puede empeorar la con- dición. Asimismo no uses posibles irri- tantes como jabones ásperos o lociones aromáticas. Esa apariencia de manos de fregona desaparecerá poco después del parto.

Piernas azuladas y manchadas. Debido al aumento de la producción de estrógeno, muchas embarazadas experimentan este tipo de decoloración irregular y transitoria en las piernas (y a veces en los brazos) cuando tienen frío. Es inofensiva y desaparecerá después del parto.

Verrugas. Una verruga, que es un tro- cito de piel que sobresale, es otro pro- blema cutáneo benigno común en las embarazadas y a menudo hallado en partes del cuerpo de alta fricción como debajo de los brazos. Se desarrollan frecuentemente en el segundo y tercer trimestre y tienden a desaparecer des- pués de dar a luz. Si no es así, tu médico podría removerlas fácilmente.

Sarpullido por el calor. Aunque las erupciones por el calor se suelen aso- ciar con los bebés, las embarazadas también las pueden tener. Causadas por una combinación de un cuerpo embara- zado ya recalentado, la humedad por el exceso de transpiración, y la fricción de la piel consigo misma o con la ropa, el sarpullido puede ser irritante. Es común que aparezca en los pliegues entre y debajo de los senos y donde el abdomen roza el área púbica, así como en la parte interior de los muslos (los beneficios estéticos del embarazo siguen apare- ciendo, ¿no es así?). Una compresa fría y húmeda puede aliviar un poco el calor del sarpullido. Aplicar talco en la super- ficie afectada después de ducharte y tra- tar de mantenerte lo más fresca posible te ayudará a reducir su incomodidad y reaparición. Un toque de loción de calamina también puede calmar y su uso es seguro, pero antes de aplicarte cualquier loción medicada consulta con tu médico. Si el sarpullido o irritación te dura más de un par de días, pregúntale a tu médico qué debes hacer.

Erupciones por irritación en la piel. A menudo, las erupciones cutáneas se producen cuando la piel sensible de la embarazada reacciona a un producto que había usado antes del embarazo sin ningún tipo de problema. Cambiarlo por un producto más suave suele ali- viar estas erupciones, pero consulta al médico si son persistentes.

Espera, todavía hay más. Lo creas o no, hay muchos otros cambios que podrías experimentar. Para informarte sobre las estrías, consulta la página 193; granitos que causan picazón, la página 310; piel seca o aceitosa, páginas 171- 172; venas en araña, página 169.

Rápido Crecimiento de Uñas y Cabello

"El cabello y las uñas nunca me habían crecido tan rápido como ahora"

Aunque pareciera que las hormonas del embarazo se ponen de acuerdo para hacerte sentir desdichada durante tus nueve meses (estreñimiento, acidez y náusea, por nombrar algunos síntomas), esas mismas hormonas son responsables de una bonificación extra: uñas que crecen antes de que te puedas hacer la manicura y un cabello que crece antes de que tengas tiempo para hacer una cita con tu peluquero (y si eres realmente afortunada, pelo más brillante). Esas hormonas del embarazo producen un aumento en la circulación y un impulso en el metabolismo que nutren el cabello y las células de las uñas, haciéndolas más saludables que nunca.

Por supuesto, cada ventaja tiene su precio. Esa nutrición extra puede, lamentablemente, tener efectos poco felices: puede que el cabello crezca en lugares que preferirías que no lo hiciera (y probablemente no sabías que podía crecer, por lo menos en una mujer). Las áreas faciales (labios, barbilla y mejillas) son las más afectadas, pero también lo pueden ser brazos, piernas, pecho, espalda y barriga (para enterarte de los tratamientos seguros de remoción capilar, consulta la página 156). Y aunque tus uñas sean largas, también se pueden volver secas y quebradizas.

Ten en cuenta que estas alteraciones de cabello y uñas son sólo temporales. El período de abundancia capilar terminará con el parto, cuando la pérdida normal diaria de cabello que se detuvo durante el embarazo se reanudará con creces. Y tus uñas también retomarán su ritmo de crecimiento más lento después del parto (lo que no viene mal, ya que con un nuevo bebé alrededor preferirás mantenerlas cortas).

La Vista

"Desde que quedé embarazada, siento que mi vista ha empeorado. Y parece que mis lentes de contacto ya no se ajustan bien. ¿Será mi imaginación?"

No, no estás viendo visiones. Lo que pasa es que no estás viendo tan bien como antes del embarazo. Los ojos son también víctimas de los cambios hormonales. No sólo tu visión es menos aguda sino que también tus lentes de contacto, si los usas, repentinamente dejan de parecerte cómodos. La sequedad ocular, causada por una disminución en la producción de lágrimas –inducida por las hormonas– puede ser al menos una culpable parcial de la irritación y la incomodidad. Y como si fuera poco, los aumentos de fluido que modifican la forma del lente del ojo pueden aumentar la miopía o la hipermetropía en algunas embarazadas. Tu visión podría aclararse y tus ojos retornar a su condición normal después del parto (por eso no te molestes en buscar una nueva receta de lentes, a menos que el cambio sea tan pronunciado que realmente ya no puedas ver bien).

Éste no es el momento de considerar la cirugía correctiva ocular con láser. Aunque el procedimiento no perjudicará al bebé, podría corregir en exceso tu visión y tardar más en cicatrizar, necesitando quizás una segunda operación más adelante (además de que las gotas que requieren no son recomendadas para las embarazadas). Los oftalmólogos recomiendan evitar la cirugía durante el embarazo, en los seis meses previos a la concepción y, por lo menos, seis meses después del parto (y si estás amamantando, medio año después del destete).

Aunque un ligero deterioro visual no es inusual durante el embarazo, otros síntomas requieren un llamado a tu médico. Si experimentas visión borrosa o atenuada o si sueles ver puntitos o hilitos movedizos llamados flotadores, o si tienes doble visión que persiste más de dos o tres horas, no esperes hasta que se te pase; llama a tu médico enseguida. Ver puntitos brevemente después de haber estado de pie durante un tiempo o al levantarte de golpe después de estar sentada, es común y no es motivo de preocupación, aunque deberías reportarlo en tu próxima visita al consultorio.

Pautas del Movimiento Fetal

"Sentí pequeños movimientos todos los días durante la semana pasada, pero hoy no he sentido nada. ¿Hay algo mal?"

Sentir los giros, meneos, golpecitos, patadas y el hipo de tu bebé, es una de las mayores delicias del embarazo (claramente, mucho más grato que la acidez estomacal y los pies hinchados). ¿Qué mejor prueba de que una vida flamante –e increíblemente energética– se está desarrollando en tu interior? Pero los movimientos fetales también pueden distraer a la futura mamá con preguntas y dudas: ¿Mi bebé se mueve lo suficiente? ¿Demasiado? ¿¡Nada!? En un minuto estás segura de que sentías sus paraditas y, al siguiente, ya estás dudando (¿no serían gases?). Un día sientes sus giros y vueltas sin parar. Al día siguiente, tu diminuto atleta parece haberse quedado en la banca y no percibes nada.

No hay nada de qué preocuparse. En esta etapa del embarazo, las preocupaciones por los movimientos de tu bebé –aunque comprensibles– son, por lo general, innecesarias. La frecuencia de movimientos perceptibles a esta altura varía mucho, y las pautas son irregulares. Aunque tu bebé seguramente se mueve durante gran parte del tiempo, es posible que no lo sentirás de manera consistente hasta que tenga un puñito más poderoso. Tal vez no puedas notar algunos de esos pasitos de danza debido a su posición (si mira y patea hacia adentro, por ejemplo, en vez de hacia fuera). O debido a tu propia actividad; cuando caminas o te mueves mucho, tu feto

podría dormirse por el efecto mecedor. O quizás está despierto, pero tú estás demasiado ocupada como para notar sus movimientos. También es posible que estés durmiendo durante el período más activo de tu bebé, que para muchos es la mitad de la noche. (Aun en esta etapa, es más probable que los bebés estén más activos cuando sus mamás están acostadas).

Un modo de favorecer el movimiento fetal, si no lo has percibido durante todo el día, es tenderte durante una o dos horas al anochecer, preferiblemente después de tomar un vaso de leche, jugo de naranja o comer algún bocadillo. La combinación de tu inactividad y el impulso de la energía alimenticia podrían movilizar al feto. Si no da resultado, no te preocupes e inténtalo nuevamente horas después. Muchas futuras mamás dicen que en este período no perciben movimientos por un día o dos, o aun de tres a cuatro días. Si sigues preocupada, llama a tu médico para que te dé tranquilidad.

Después de la semana 28, los movimientos fetales se hacen más consistentes, y es buena idea acostumbrarte a controlar diariamente la actividad de tu bebé (consulta la página 312).

Ultrasonido del Segundo Trimestre

"Tengo un embarazo perfectamente normal, sin ningún tipo de problema. Sin embargo, mi médico me ha recomendado hacerme un ultrasonido este mes. ¿Es realmente necesario?"

En estos días, un ultrasonido de nivel 2 en el segundo trimestre es casi un examen de rutina, independiente de lo normal que parezca un embarazo. Esto se debe a que para los médicos es un excelente medio para controlar el desarrollo del bebé y ofrecer un mensaje tranquilizador de que todo está funcionando como debe. Además, para los padres es divertido dar un vistazo al bebé y llevarse a casa una foto de recuerdo para empezar a preparar el álbum y conectarse afectivamente con el pequeño. También te puede dar el boletín informativo sobre su sexo (por supuesto si lo quieres saber; lee la siguiente pregunta).

Aunque hayas pasado por un ultrasonido en el primer trimestre (nivel 1) para confirmar o darle fecha a tu embarazo, o como parte de un examen exploratorio, el examen de nivel 2 (también llamado escáner anatómico), efectuado generalmente entre las semanas 18 y 22, le entrega a tu médico una valiosa información adicional sobre lo que pasa dentro de tu barriga. Por ejemplo, puede medir el tamaño de tu bebé y revisar todos los órganos principales. Puede determinar la cantidad de líquido amniótico para asegurarse de que es la suficiente, y evaluar la ubicación de tu placenta. En resumen, este ultrasonido del segundo trimestre –además de ser divertido de presenciar– les dará a ti y a tu médico un panorama claro (literalmente) de la salud general de tu bebé y de tu embarazo.

Si estás preocupada por la inminente exhibición de fotografías (y lo que revelan esas imágenes granulosas), pregúntale al médico qué es lo que desea revisar. Lo más probable es que salgas con más información (y satisfecha).

"Voy a hacerme mi ultrasonido de las 20 semanas y no estamos seguros si queremos saber el sexo del bebé"

Ésta es una decisión del embarazo que sólo la mamá y el papá pueden tomar (y una decisión no es mejor que la otra). Algunos padres prefieren saber por motivos prácticos: facilita la compra de la ropa del bebé, la elección del tono de la pintura de su habitación y del nombre. Otros lo hacen porque no pueden soportar el suspenso. Pero muchos padres y madres prefieren jugar a las adivinanzas y enterarse a la antigua, es decir, cuando la mitad inferior del bebé hace su aparición triunfal el día del parto. La elección es de ustedes como pareja.

Si decides enterarte ahora, ten en cuenta que el ultrasonido no es una ciencia exacta (en contraste con la amniocentesis, que determina el sexo del bebé por medio de análisis cromosómico). Muy ocasionalmente, el ultrasonido arroja como resultado que se trata de una niña y en el momento del parto oyen con sorpresa "¡es un niño!" (o viceversa). Por eso, si decides enterarte del sexo de tu bebé a través del ultrasonido, recuerda que no es completamente certero, por más preciso que sea.

Una Imagen Perdurable

Ahora que tienes el primer retrato de tu bebé, cortesía del ultrasonido del segundo trimestre, seguramente querrás guardarlo para siempre, ¿no es así? Para que esa imagen invaluable no se dañe (ni se borre), escanéala en tu computadora y almacénala en el disco duro o en un CD. O escanéala en la página web de fotos e imprímelas con tinta fotográfica en papel libre de ácido. De ese modo tus recuerdos no se desvanecerán… con tu memoria.

La Primera Foto de Estudio de tu Bebé

¿Quieres un útero con vista a su interior? El ultrasonido es una ventana al mundo maravilloso de tu útero y, para darle un vistazo, a veces no tienes que ir más lejos que a la casa de fotos del centro comercial más cercano. ¿Pero es seguro dar un vistazo a lo que atesora tu barriguita en tu camino a Sears?

La FDA todavía no ha fijado reglas para esas fotografías de estudio prenatales, pero recomienda no hacerse ultrasonidos sólo por diversión (en vez de motivos médicos) ya que las máquinas de visualización tridimensional utilizadas son mucho más poderosas que los dispositivos ultrasónicos usados en el consultorio de tu médico. Además, muchos médicos temen que las futuras mamás nerviosas se convenzan –sin motivo– de que algo anda mal con sus bebés o, todavía peor, que algunos supuestos magos de la fotografía poco entrenados pasen por alto los problemas reales que un profesional detectaría.

Si de todos modos te intriga la idea, consulta a tu médico antes de salir corriendo a la sección de fotografía. Y si decides hacerlo, toma tus precauciones: limita tus visitas a una o dos, con cada ultrasonido de no más de 15 minutos de duración. Y lleva la billetera. La imagen puede que no tenga precio, pero algunos estudios cobran mucho dinero por esa foto lista para enmarcar o ese CD o DVD de tu futuro bebé.

Posición de la Placenta

"Según me dijo el médico, el ultrasonido reveló que tengo la placenta baja, cerca del cuello uterino. Me dijo que era muy pronto como para preocuparme, pero por supuesto no he podido evitarlo"

¿Crees que el bebé es lo único que se mueve en tu útero? Piénsalo bien. Al igual que el feto, la placenta se puede mover durante el embarazo. En realidad, no se separa y se vuelve a reubicar, pero parece migrar hacia arriba a medida que el segmento inferior del útero se estira y crece. Aunque un estimado del 10% de placentas se encuentra en el segmento inferior en el segundo trimestre (y en un porcentaje aun mayor antes de las 14 semanas), la gran mayoría se desplaza hacia el segmento superior a medida que se aproxima el momento del parto. Si esto no ocurre y la placenta permanece en la parte inferior del útero, cubriendo parcial o completamente el cuello uterino, se diagnostica lo que se conoce como "placenta previa". Esta complicación ocurre en muy pocos embarazos (aproximadamente 1 en 200). En otras palabras, tu médico tiene razón. Es demasiado pronto como para preocuparse y, en términos estadísticos, las probabilidades de que tengas que llegar a preocuparte son escasas.

"Durante el ultrasonido, el técnico me dijo que tengo placenta anterior. ¿Qué significa?"

Significa que tu bebé está ocupando el asiento trasero de la placenta. Por lo general, un óvulo fertilizado se ubica en el útero posterior, la parte más cercana a la columna vertebral, lugar donde la placenta se desarrolla eventualmente. Pero en algunos casos, el óvulo se implanta en la parte opuesta del útero, más cerca del ombligo. Cuando la placenta se desarrolla, crece en el frente (o la parte anterior) del útero, con el bebé detrás. Y esto es, aparentemente, lo que ocurrió en tu caso.

Afortunadamente, a tu bebé le tiene sin cuidado en qué costado del útero reposa, y la ubicación de la placenta no ejerce ninguna influencia sobre su desarrollo. El inconveniente para ti es que tal vez te costará más sentir (y más adelante ver) las patadidas y golpes del bebé, porque la placenta servirá como amortiguador entre él y tu barriga (lo que podría preocuparte innecesariamente). Por el mismo motivo, tu médico o partera podrían tener más dificultad para oír los sonidos del corazón fetal (y dificultaría también la amniocentesis). Pero pese a estos ligeros inconvenientes –de los que no tienes que preocuparte– la placenta anterior es irrelevante. Y además, es muy probable que más adelante la placenta se desplace a una posición posterior (como suelen hacer las placentas anteriores).

Posición para Dormir

"Siempre he dormido boca abajo. Ahora me da miedo hacerlo. Y por más que lo intento, parece que no encuentro ninguna otra posición cómoda"

Lamentablemente dos de las posiciones favoritas para dormir –de barriga o de espalda– no son las mejores opciones (ni por cierto las más cómodas) durante el embarazo. La posición de barriga, por motivos obvios: a medida que te crece el estómago, pareciera que durmieras sobre una sandía. La posición de espaldas, aunque es más cómoda, hace descansar todo el peso del útero embarazado sobre la espalda, los intestinos y los principales vasos sanguíneos. Esta presión puede empeorar los dolores de cabeza y hemorroides, hacer menos eficiente la digestión, interferir con una

circulación óptima y, posiblemente, causar hipotensión o baja presión sanguínea, lo que te puede provocar mareos.

Esto no significa que tengas que dormir de pie. Encogerte o estirarte de costado –preferiblemente sobre el izquierdo, aunque cualquiera de los dos está bien– con una pierna cruzada sobre la otra y una almohada entre ellas (mira la ilustración al final de esta página) es ideal tanto para ti como para el feto. No sólo permite un máximo flujo de sangre y nutrientes a la placenta, sino también mejora la eficiencia renal, lo que significa mejor eliminación de desechos y fluidos y menos hinchazón (edema) de tobillos, pies y manos.

Muy pocas personas, sin embargo, logran permanecer en una sola posición durante toda la noche. No te preocupes (y lo repetimos, no te preocupes) si te despiertas y te encuentras acostada de espaldas o sobre el abdomen. No será perjudicial (y lo repetimos, no es perjudicial). Sencillamente vuelve a ponerte de costado. Tal vez te sentirás incómoda durante algunas noches, pero tu cuerpo

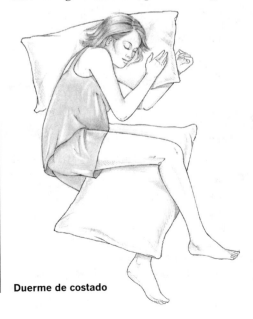

Duerme de costado

Bebé a Bordo, Quinto Mes

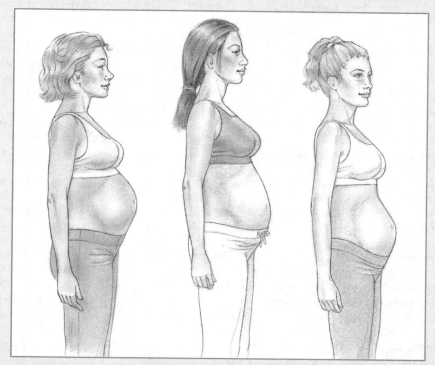

He aquí tres perfiles muy diferentes que podría presentar una embarazada al final del quinto mes. Las variaciones son interminables. Dependiendo de tu tamaño, tu forma, el peso que hayas aumentado y la posición de tu útero, podrías tener la barriga más alta, más baja, más grande, más pequeña, más ancha o más compacta.

pronto se ajustará a la nueva posición. Una almohada de por lo menos 5 pies de largo o en forma de cuña pueden darte apoyo y hacer mucho más cómoda la posición de costado.

Si no tienes ninguna de las dos, puedes improvisar con cualquier almohada extra, colocándola contra el cuerpo en diferentes posiciones hasta que encuentres la que te resulte ideal para dormir plácidamente… como un bebé.

¿Lecciones Intrauterinas?

"Tengo una amiga que insiste en que llevar a su bebé en gestación a conciertos le hará adorar la música, y otra cuyo marido le lee a su barriga todas las noches para que el bebé se aficione a la literatura. ¿Tiene sentido que yo también trate de estimular a mi bebé?"

Todos los padres quieren lo mejor para sus niños o, en este caso, sus futuros niños. Pero es importante tener cierta perspectiva antes de sintonizar Beethoven o recitar a Shakespeare.

Aunque la capacidad de audición del feto está bien desarrollada para fines del segundo trimestre, no hay pruebas de que un concierto intrauterino o una lección de los clásicos proporcione una ventaja en la educación del bebé (ni una carrera musical o literaria). Promover una agenda educativa o cultural a estas alturas, también puede tener sus inconvenientes, especialmente si es signo de una presión prematura, poniendo demasiado énfasis en los resultados a una edad demasiado tierna (y no hay ninguna más tierna que antes de nacer). Los fetos (al igual que los bebés y los niños en que se convierten antes de que te des cuenta) se desarrollan –y más adelante aprenden– a su propio ritmo, sin necesidad de presiones. Cuando los padres tratan de convertir el útero en un aula escolar, también existe el riesgo potencial de que alteren las pautas naturales de sueño de su futuro bebé, afectando su desarrollo en vez de nutrirlo (al igual que despertar a un bebé recién nacido para un juego de qué letra es ésta…).

Ahora bien, hechas estas salvedades, no tiene nada de malo –y puede ser muy positivo– proporcionar un ambiente uterino rico en lenguaje y música y, lo que es mucho más importante, encontrar los medios para establecer un contacto más íntimo con tu pequeño aun antes de acunarlo por primera vez. Hablar, leer o cantar a tu bebé en el útero (no necesitas un amplificador) no le garantizará una beca para Yale, pero sí permitirá que éste reconozca tu voz al nacer, y les dará a ambos una unión más íntima.

Si sintonizas música clásica ahora aumentará la probabilidad de que tu recién nacido aprecie e, incluso, se tranquilice por estos sonidos más adelante (aunque se ha demostrado que la exposición a la música y la literatura ejerce un efecto mucho más significativo después de que el bebé nace que en la etapa prenatal, así que puedes reservar las sonatas para después de su llegada). Y no subestimes el poder del tacto. Como este sentido también empieza a desarrollarse en el útero, frotarte ahora la barriga también podría profundizar el vínculo entre tú y tu bebé más adelante.

Por eso escucha Mozart, busca Bach, desempolva esos sonetos de Shakespeare y léeselos a la barriga si quieres (si puedes hacerlo sin que te baje un ataque de risa). Sólo piensa que lo estás haciendo para acercarte más a tu bebé, y no para que el pequeño se acerque en el futuro a un título en una prestigiosa universidad.

Por supuesto, si te sientes ridícula actuando para tu barriga abultada, no tienes que preocuparte de que se resentirá la intimidad entre ustedes dos. El bebé se acostumbra al sonido de tu voz –y a la del papá– cada vez que hablan entre sí o con otros. Por eso disfruta ahora del contacto con el bebé, pero decididamente no te preocupes por tratar de enseñarle tan pronto. Como descubrirás, los niños crecen demasiado rápido. No hay necesidad de acelerar el proceso, en especial antes del nacimiento.

Llevar en Brazos a otros Niños

"Tengo un hijo de tres años que siempre quiere que lo lleve en brazos. ¿Está bien seguir haciéndolo a esta altura del embarazo? Definitivamente me está destrozando la espalda"

Levantar cargas relativamente moderadas (aun las 35 a 40 libras de un preescolar) no implica riesgos durante el embarazo, a menos que tu médico te haya dicho lo contrario. Lo que pueda hacerle a tu espalda ceder a esos coros de "¡upa!" es otra historia, probablemente dolorosa. Romper ese hábito sería decididamente una mejor estrategia que seguir rompiéndote la espalda y, por eso, trata de hacer que una caminata le resulte divertida. Desafíalo a hacer carreritas o a treparse a una escalera al son de una canción. No te olvides de aplaudir sus esfuerzos cuando acceda a caminar en vez de subirse al "mamá taxi", y trata de culpar a tu espalda por cargarlo menos en brazos (en vez de culpar al hermanito por nacer). Compensa, además, sosteniéndolo en la falda y abrazándolo cuando estés sentada. Y como habrá momentos en los que no querrá caminar por nada del mundo, dale algún alivio a la espalda aprendiendo el modo correcto de levantarlo (lee la página 256).

En el Umbral de la Maternidad

"Me pregunto si la maternidad me hará feliz. No tengo idea de cómo será"

La mayoría se aproxima a todo cambio decisivo en su vida –y no hay nada más decisivo que un nacimiento inminente–, preguntándose si le hará feliz. Y siempre es mucho más probable que sea un cambio feliz si tus expectativas son realistas.

Por eso, si te has imaginado que te llevarás del hospital a tu casa a un bebé sonriente y perfecto como una foto, es conveniente que leas cómo son en realidad los recién nacidos. Tu bebé no sólo no sonreirá durante varias semanas, sino que probablemente apenas se comunicará contigo excepto para llorar… y esto ocurrirá sobre todo cuando te sientes a cenar o empieces con el romance en la cama o te mueras por ir al baño o estés tan cansada que ni te puedes mover.

Y si tus imágenes de la maternidad se limitan a los paseos matinales por el parque, tardes soleadas en el zoológico, y horas dedicadas a ordenar ropa diminuta, limpia y resplandeciente, es conveniente que pongas los pies en la tierra. Por cierto tendrás tu cuota de paseos por el parque, pero también tendrás muchas mañanas que se prolongarán hasta el atardecer antes de que tú y tu bebé tengan la oportunidad de ver la luz del sol; muchos días soleados que pasarás atareada en el lavadero y muy poca ropa diminuta que logre escapar de la baba, del puré de plátano y de las vitaminas infantiles.

Sin embargo, lo que puedes esperar de manera realista, son algunas de las experiencias más asombrosas y milagrosas de tu vida. La satisfacción que sentirás cuando acunes a ese tierno y somnoliento bebé (aunque haya estado gruñendo poquito antes), es incomparable. Eso –junto con esa primera sonrisa desdentada sólo para ti– compensará todas las noches en vela, cenas retrasadas, montañas de ropa sucia y romance interrumpido.

¿Feliz? Espera y verás, mamá.

Cinturón de Seguridad

"¿Es seguro abrocharme el cinturón de seguridad en el auto? ¿Y qué pasa con las bolsas de aire durante el embarazo?"

Para una futura mamá –y su bebé en camino– no hay nada más seguro que viajar con el cinturón abrochado. Eso, sin contar que es obligatorio en la mayoría de los lugares. Para máxima seguridad y mínima incomodidad, ajusta el cinturón debajo de la barriga, a través de la pelvis y la parte superior de los muslos. Usa el arnés del hombro sobre el hombro (y no debajo del brazo), y en diagonal a través de los senos y del costado de la barriga. Y no te preocupes de que el tirón de una frenada brusca dañe

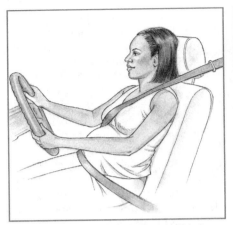

**Abróchate el cinturón de seguridad
por partida doble**

a tu bebé. Éste está bien protegido por el líquido amniótico y el músculo uterino, dos de los mejores amortiguadores del mundo.

En cuanto a las bolsas de aire, lo más seguro es mantener distancia. Si viajas en el asiento del pasajero, acomódalo lo más atrás que puedas (tus piernas también apreciarán el mayor espacio para estirarlas). Si estás manejando, apunta el volante hacia el pecho alejándolo de la barriga y, de ser posible, siéntate por lo menos a 10 pulgadas del volante.

Viajes

"¿Es seguro tomarme las vacaciones que habíamos planeado para este mes?"

Nunca te resultará más fácil llevar a tu bebé de vacaciones. Imagínate en un año más, cuando estés lidiando con una sillita para el auto, pañales, juguetes y artículos a prueba de niños dondequiera que vayas, y verás por qué. Y no hay mejor momento para los viajes de la embarazada que su segundo trimestre. Después de todo, el cansancio, los mareos y los cambios de ánimo del primer trimestre ya quedaron atrás, y todavía no has llegado al extremo de que tu barriga tenga vida propia, dificultándote la movilización (y ni hablar del equipaje).

Por eso no tengas reservas acerca de las reservaciones que ya has hecho. Pero antes de empacar, busca el visto bueno de tu médico. Lo más probable es que te dé luz verde, ya que rara vez se restringen los viajes durante el embarazo a menos que haya una complicación obstétrica o médica.

Una vez que tengas la autorización para levantar vuelo, sólo necesitarás un poquito de planificación para un viaje seguro y placentero, ya sea un breve viaje de negocios o una luna de miel de tres:

Elige el momento justo. Cuando planeas tus vacaciones estando embarazada, lo más importante es escoger el momento oportuno. Para viajes de larga distancia, el segundo trimestre es sin duda el ganador. Un viaje largo en el primer trimestre, aun con un embarazo de bajo riesgo, puede ser muy incómodo, especialmente si las náuseas matinales, la fatiga y otros síntomas tempranos te han pegado duro. Igualmente, tampoco se recomienda viajar muy lejos al final del tercer trimestre, por motivos obvios: si tienes un proceso de parto anticipado, podrías quedarte varada lejos de tu médico.

Elige un destino adecuado. Un clima caluroso y húmedo podría ser difícil de lidiar debido a tu metabolismo acelerado. Si eliges un ambiente de estas características, asegúrate de que tu hotel y transportes tengan aire acondicionado, toma mucho líquido para no deshidratarte y no te expongas al sol. Los viajes a lugares a mucha altura (más de 7.000 pies sobre el nivel del mar) no son una buena opción, porque la adaptación al menor nivel de oxígeno podría exigir demasiado esfuerzo para la mamá y el

No te Desveles por los Cambios de Horarios o *Jet Lag*

Si a la fatiga normal del embarazo le sumas el desfase de horarios producido por los vuelos, seguramente querrás terminar tu viaje antes de que empiece. Si es que no puedes hacerlo del todo, trata de reducir al mínimo los efectos físicos agotadores de los viajes que cruzan husos horarios. Esto es lo que puedes hacer:

Comienza a cambiar zonas horarias antes de viajar. Acomódate a la zona horaria a la que vas a viajar, modificando gradualmente tu reloj y tu rutina. Si vas a viajar hacia el este, empieza a levantarte y acostarte un poco antes algunos días previos a la partida. Si vas a viajar al oeste, levántate y acuéstate un poco más tarde (si puedes). En el avión, intenta dormir si es hora de hacerlo en el lugar de destino o mantente despierta si no lo es.

Vive en el horario local. Una vez que llegues a destino, empieza a vivir a tiempo completo en el horario local. Si llegas a tu hotel en París a las 7 de la mañana, agotada por el vuelo nocturno, resiste la tentación de dormir una siesta hasta el mediodía. Intenta despejarte con una ducha y un desayuno sustancioso, e inicia la jornada a un ritmo lento. No te esfuerces –haz pausas frecuentes para sentarte con los pies en alto–, pero trata de estar en posición vertical. Si te recuestas, el sueño te vencerá. Cena de acuerdo con la hora local y no según tu horario interno (come algún bocadillo si tienes hambre, pero no te embarques en una comida completa hasta que la hora local te lo indique), y esfuérzate por mantenerte despierta hasta el momento en que acostumbras dormirte en casa (pero ahora en la hora local). Esto te ayudará a dormir toda la noche. Evita dormir hasta tarde al día siguiente, ya que te dificultará acostarte a la hora normal esa noche. Pide que te despierten, aunque creas que no lo necesitas.

Busca la luz del sol. Salir a la luz del sol te ayudará a reacomodar tu reloj biológico, por lo tanto aprovecha el aire libre en tu primer día en tu nuevo destino. Aunque no salga el sol, pasa algún tiempo afuera. Si has viajado de oeste a este, lo mejor es el sol matinal mientras que si los has hecho de este a oeste, busca la luz del día al atardecer.

Come, bebe y estarás menos desfasada. Los viajeros frecuentes saben cuán deshidratantes pueden resultar los vuelos. Y la deshidratación puede empeorar los síntomas del *jet lag* (sin mencionar que además te arriesgas a complicaciones en el embarazo). Por eso bebe mucha agua en el avión y sigue haciéndolo después de la llegada. Tómate tu tiempo también para comer regularmente. Concéntrate en alimentos energizantes como proteínas y carbohidratos complejos, preferiblemente en combinación. Hacer un poco de ejercicio (nada agotador; una caminata por un parque o unas vueltas en la piscina del hotel son suficientes) te ayudará a sentirte menos cansada.

No busques milagros. No uses ningún medicamento de venta libre, recetado o preparación herbal para el desfase del viaje (o para cualquier otro propósito), sin la aprobación de tu médico.

Dale tiempo. En un par de días deberías empezar a sentirte menos cansada y más en sintonía con los horarios locales.

Es probable que los problemas para dormir –y el cansancio que inevitablemente los acompaña– persistan durante toda tu estada. Pero, admitámoslo, es posible que no se deba precisamente al *jet lag* sino al hecho de que estás transportando un tipo de equipaje extra, con el que el maletero o botones no te pueden ayudar.

Un Embarazo con Altura

Las mujeres que están acostumbradas a respirar un aire más fino por vivir a mayor altitud tienen menos probabilidades de experimentar un problema causado por la altura durante su embarazo (hipertensión, retención de agua, un bebé de tamaño algo menor que el promedio) que quienes se mudaron recientemente a un lugar así después de pasar toda su vida al nivel del mar. Por ese motivo, muchos médicos aconsejan aplazar una mudanza o una visita de baja altura a mucha altura hasta después del parto. Y desde ya, ni sueñes con escalar el Monte Rainier.

Si debes viajar a un destino de mayor altitud, trata de ascender gradualmente (si estás manejando, por ejemplo, trata de subir 2.000 pies por día en vez de ascender los 8.000 de golpe). Para reducir al mínimo el riesgo de sufrir el mal agudo de montaña (también conocido como mal de altura o "apunamiento"), no hagas ningún tipo de esfuerzo durante algunos días después de tu llegada, bebe mucho líquido, consume comidas ligeras frecuentes en vez de tres comidas abundantes, evita los alimentos enriquecidos y pesados y, si es posible, busca alojamiento a una altura algo menor.

---

bebé. Otros destinos inadecuados son las regiones del mundo en desarrollo que requieren vacunas, debido a que algunas podrían ser riesgosas durante el embarazo (consulta a tu médico). Y además, estas mismas regiones podrían incubar determinadas infecciones potencialmente peligrosas para las que no existen vacunas (otro motivo para evitarlas durante tu embarazo). Y ni mencionar además el riesgo de enfermedades transmitidas por alimentos o por el agua, comunes en esas áreas.

Planea un viaje relajante. Una excursión turística podría ofrecerte un itinerario vertiginoso que te lleve a seis ciudades en seis días. Pero unas vacaciones en la que tú misma fijes el ritmo, es mejor que unas en la que el guía del grupo lo establezca por ti. Unas pocas horas de visitas turísticas o de compras (o reuniones) deben alternarse con momentos en que puedas mantener los pies en alto. Debes escuchar a tu cuerpo embarazado, que es el que en definitiva debe establecer la agenda.

Asegúrate. Contrata un seguro de viajes confiable en caso de que una complicación en el embarazo requiera un cambio de planes y tengas que quedarte cerca de casa. Si viajas al exterior, considera también sacar seguro de evacuación médica en caso de que tengas que regresar pronto bajo supervisión médica. El seguro médico de viaje también puede ser útil si tu seguro regular no incluye atención en el exterior. Revisa la póliza con tiempo.

Llévate un botiquín para embarazadas. Aprovisiónate de vitaminas prenatales suficientes como para todo el viaje, algunos bocadillos saludables, brazaletes antimareo o Sea-Bands si eres sensible a los mareos y un remedio para el estómago que te haya recomendado tu médico. Además, empaca zapatos cómodos suficientemente amplios como para acomodar los pies hinchados después de largas horas de visitas o trabajo, y un bloqueador solar.

Si viajas al exterior, consigue el nombre de un obstetra local para tener a mano por si acaso. Toma contacto con la Asociación Internacional de Asistencia Médica para Viajeros (International Association for Medical Assistance to Travelers, IAMAT) en el (716) 754-4883 o visita iamat.org, donde se ofrece una guía de médicos de habla inglesa en todo el mundo. Algunas cadenas hoteleras grandes también pueden darte este tipo de información. Y si por algún motivo necesitas un médico urgentemente y tu hotel no te lo puede proporcionar, llama a la embajada de Estados Unidos, a una base militar estadounidense o al hospital de instrucción más cercano. O puedes ir a la sala de emergencia del hospital. Si tienes seguro médico de viaje deberías tener un número telefónico donde llamar.

Lleva contigo hábitos alimenticios saludables. Aunque estés de vacaciones, tu bebé sigue trabajando tan duro como siempre para crecer y desarrollarse y, por lo tanto, mantiene los mismos requisitos nutricionales. Escoge tus comidas con tino y podrás saborear la cocina local y, a la vez, satisfacer las exigencias nutricionales de tu bebé. Y muy importante: come con regularidad y recurre a los bocadillos según lo necesites. No pases por alto el desayuno o el almuerzo, para darte un gran banquete en la cena.

Come de manera selectiva. En algunas regiones podría no ser seguro comer frutas o vegetales crudos o sin pelar, como también ensaladas. Pela la fruta tú misma, lavándola primero y luego lava tus manos, para evitar traspasar gérmenes a la fruta (las bananas y naranjas tienden a ser más seguras debido a su cáscara espesa). Dondequiera que vayas, evita los alimentos cocinados a temperatura ambiente o tibios, la carne de vacuno, pescado y aves cruda o poco cocida, así como también los productos lácteos no pasteurizados o no refrigerados y jugos y alimentos ofrecidos en puestos callejeros, aunque sean calientes. Para una información completa sobre estas restricciones, otros riesgos para la salud en el extranjero y vacunas, consulta la línea para viajeros del Centro para el Control y Prevención de Enfermedades (CDC), llamando al (877) FYI-TRIP (394-8747) o visitando www.cdc.gov/travel. También puedes enterarte de las advertencias de viajes del Departamento de Estado en el (202) 647-5225 o en www.travel.state.gov.

No bebas el agua (ni tampoco te cepilles los dientes con ella) a menos que sepas con certeza que es segura. Si la pureza del agua es dudosa en tu destino,

Las Embarazadas Son Deliciosas

Si crees que los mosquitos te pican con más ganas que nunca ahora que estás esperando un bebé, no es producto de tu imaginación. Los científicos han descubierto que las embarazadas atraen el doble de los mosquitos que las que no lo están, posiblemente porque a las molestas criaturas les encanta el anhídrido carbónico y las mujeres que están esperando tienden a respirar con más frecuencia, despidiendo por lo tanto más de este gas tan atractivo para estos insectos. Además, les atrae el calor, y las embarazadas, por lo general, tienen mayor temperatura corporal. Por eso, si vives o viajas a un área donde los mosquitos constituyen un problema (especialmente si imponen riesgos a la salud), toma las precauciones necesarias. En zonas infestadas por mosquitos, puedes evitar las picaduras manteniéndote en interiores, usando rejillas finas en las ventanas y un repelente de insectos que no sea a base de DEET.

usa agua embotellada para beber y cepillarte los dientes (y siempre revisa que el sello en la tapa de la botella esté intacto antes de abrirla). También evita el hielo, a menos que estés segura de que está hecho con agua embotellada o hervida.

Tampoco nades. En algunas áreas, los lagos y océanos podrían estar contaminados. Consulta al CDC sobre el estado de las aguas en tu destino para saber si son seguras antes de zambullirte en ellas. Y toda piscina que uses debe tener cloro (por lo general, la nariz te lo dirá).

Previene el estreñimiento del viajero. Los cambios de programa y de dieta pueden empeorar los problemas de estreñimiento. Por eso hazte aliada de los tres combatientes más efectivos de este problema: fibras, líquidos y ejercicios. También te puede ayudar tomar desayuno (o al menos comer un bocadillo matutino) un poco más temprano, para que tengas tiempo de usar el baño antes de empezar la jornada.

Cuando hay que ir ¡hay que ir! No estimules una infección urinaria o estreñimiento, postergando las visitas al baño. Ve en cuanto sientas la necesidad (y puedas encontrar uno).

Consigue el soporte que necesites. Es decir, el soporte de las medias elásticas si sufres de várices. Pero aunque sólo sospeches que pudieras tener predisposición a ellas, considera usar este tipo de medias cuando tengas que pasar mucho tiempo sentada (en autos, aviones o trenes, por ejemplo) y mucho tiempo de pie (en museos, en las filas de los aeropuertos). También te ayudarán a disminuir la hinchazón de pies y tobillos.

No te quedes inmóvil durante los viajes. Estar sentada durante períodos prolongados puede restringir la circulación en las piernas, por lo tanto cambia de posición en el asiento con frecuencia y estira, flexiona, mece y masajea las piernas a menudo, y evita cruzarlas. Si puedes, quítate los zapatos y eleva un poquito los pies. Si viajas en avión o en tren, levántate al menos cada hora o dos para caminar por el pasillo. Cuando viajes en auto, no pases más de dos horas sin parar, para estirar las piernas y dar algunos pasos.

Si viajas en avión. Consulta con anticipación con la aerolínea para saber si tienen regulaciones especiales relativas a las embarazadas (es el caso de muchas compañías). Reserva con tiempo un asiento en la parte delantera (preferiblemente en el pasillo para que puedas levantarte y estirarte o usar el baño cuando lo necesites), y si los asientos no son reservados, pide abordar antes.

Cuando reserves tu vuelo, pregunta si servirán comidas o si las venderán. Cada vez más, los llamados "cielos amistosos" se están volviendo en "cielos hambrientos". Si las porciones son escasas (media onza de mezcla de bocadillos) en el mejor de los casos, llévate una comida por tu cuenta (un sándwich o una ensalada, por ejemplo). Aunque te ofrezcan una comida, ten presente que podría ser (a) escasa, (b) incomible, (c) demorada por demoras de vuelo, o (d) todas las anteriores. Lleva contigo los bocadillos adecuados: barritas o porciones de queso, vegetales crudos, frutas frescas, una combinación de frutas secas, semillas, dátiles, así como cereales secos o algunos chips saludables. Y no te olvides de beber mucha agua embotellada (no bebas agua del grifo del avión o agua que sospechas pueda tener esa procedencia), leche y jugo, para contrarrestar la deshidratación causada por el vuelo. Esta táctica también estimulará tus viajes al baño, lo que a su vez te permitirá estirar las piernas periódicamente.

Abróchate el cinturón de seguridad debajo de la barriga. Si estás viajando a otra zona horaria, ten en cuenta el desfase de horario o *jet lag* (lee el recuadro en la página 271). Descansa antes del viaje y tómatelo con calma durante los primeros días.

Si viajas en automóvil. Lleva a mano una bolsa de bocadillos nutritivos y un termo de jugo o leche para cuando tengas hambre. Para los viajes largos, asegúrate de que tu asiento sea cómodo. Si no lo es, considera comprar o pedir prestado un almohadón de soporte para la espalda, que puedes conseguir en comercios de artículos automotores, tiendas especializadas o por Internet. Una almohada para apoyar el cuello también te dará mayor comodidad. Para recomendaciones sobre la seguridad en el automóvil, consulta la página 269.

Si viajas en tren. Averigua si hay un coche comedor con un menú completo. De no ser así, lleva comidas y bocadillos adecuados. Si viajas de noche, intenta reservar un coche cama. No querrás comenzar tu viaje agotada.

TODO ACERCA DE...

El Sexo y la Embarazada

D ejando de lado los milagros religiosos y médicos, todo embarazo empieza con el sexo. Por eso, ¿a qué se debe que lo que te llevó a esta situación se ha vuelto ahora tan complicado?

Ya sea que lo practiques con mayor o menor frecuencia, que lo disfrutes más o menos –o que no lo practiques o no lo disfrutes para nada–, lo más probable es que gestar un bebé ha cambiado la manera en que haces el amor. Desde determinar qué es o no seguro en la cama (o en la alfombra de la sala o el mostrador de la cocina) hasta imaginar qué posiciones resultan más adecuadas a tu barriga en expansión; desde los desencuentros (tú estás de ánimo y él no, o al revés), hasta el alboroto hormonal (que te han puesto los senos más tentadores que nunca, pero a la vez demasiado sensibles al tacto), el sexo durante el embarazo está repleto de desafíos a ambos lados de la cama. Pero no te preocupes. Un poco de creatividad, buen sentido del humor, mucha paciencia (y práctica) y, sobre todo mucho amor, lo pueden todo a la hora de intimar durante el embarazo.

El Sexo a lo Largo de los Trimestres

A bajo, arriba, abajo… Aunque eso podría sonar a una nueva posición sexual, es en realidad una descripción certera de los altibajos que puede esperar la mayoría de las parejas en su vida amorosa durante los nueve meses del embarazo. En el primer trimestre, muchas mujeres notan que su interés sexual cae en picada en cuanto se les alborotan las hormonas. Y esa baja tiene su explicación. Después de todo, la fatiga, las náuseas, los vómitos y la hipersensibilidad de los pezones no son precisamente un buen aliado en la cama. Pero al igual que con todo lo relativo al embarazo, no hay dos mujeres iguales, lo que significa que las experiencias sexuales no se pueden generalizar. Si tienes suerte, durante el primer trimestre podrías excitarte más que nunca, gracias al aspecto positivo de los cambios hormonales: genitales ultrasensibles y excitados, y senos extragrandes y superdivertidos para tocar (o haber tocado).

A veces –aunque no siempre– el interés aumenta en el segundo trimestre, cuando los primeros síntomas del embarazo se reducen y queda más energía para el amor (y cuando menos tiempo en el baño deja más tiempo para el dormitorio). ¿Nunca antes habías tenido orgasmos múltiples (o ningún tipo de orgasmo)? Éste podría ser tu período de buena suerte, y tu oportunidad de seguir siendo afortunada una y otra vez. Eso se debe a que el flujo sanguíneo extra a los labios vaginales, el clítoris y la vagina puede llevarte al éxtasis más fácilmente que nunca, y hacerte experimentar orgasmos más intensos y duraderos. Pero no hay nada seguro en un embarazo. Algunas mujeres pierden ese entusiasmo en el segundo trimestre o no lo encuentran durante todos sus nueve meses, y eso también es normal.

A medida que se acerca el parto, el interés sexual vuelve a disminuir, a veces de manera aún más rotunda que en el primer trimestre, por motivos evidentes: en primer lugar, tu abdomen del tamaño de una sandía dificulta que tu compañero dé en el blanco, aun buscando la postura más adecuada; en segundo término, los dolores e incomodidad de la etapa avanzada del embarazo pueden enfriar hasta la pasión más ardiente; y tercero, hacia el final del trimestre, es difícil concentrarse en otra cosa que no sea el momento tan esperado. Aun así, algunas parejas logran superar esos obstáculos y se mantienen activas hasta la primera contracción.

¿Qué te Excita? ¿Y qué No?

Con todos los cambios físicos que estás experimentando durante los nueve meses de tu embarazo, no es de sorprender que el deseo y el placer sexual se vean afectados, tanto positiva como negativamente. Tendrás que aprender a adaptarte a algunos de los efectos negativos, para que su interferencia en tu vida sexual sea mínima.

Náusea y vómitos. La náusea matutina ciertamente puede interponerse en tu vida amorosa. Después de todo, es difícil concentrarse en el placer cuando tienes el estómago revuelto. Por eso, aprovecha el tiempo de la mejor manera. Si la náusea matutina se levanta con el sol, aprovecha las horas de la noche. Si en cambio sientes mareos al caer la tarde, súbete al tren del amor por la mañana. Si la náusea y los vómitos te acompañan día y noche, tú y tu compañero tendrán que esperar a que se alivien los síntomas lo que, por lo general, suele ocurrir a fines del primer trimestre. Hagas lo que hagas, no te esfuerces por sentirte sexy cuando te sientas fatal. El resultado no será placentero para ninguno de los dos.

Cansancio. Es difícil entrar en acción cuando apenas tienes energías para desvestirte. Pero afortunadamente, lo peor de la fatiga del embarazo suele ceder hacia el cuarto mes (aunque el agotamiento probablemente regresará en el último trimestre). Hasta entonces, haz el amor cuando la situación sea propicia (cada vez que se presente la oportunidad, para más pistas) en vez de obligarte a quedarte levantada para el romance después de la cena. Corona una velada amorosa de fin de semana con una siesta, o viceversa. Disfruta de un desayuno que no deje migajas en la cama.

El Sí y el No del Sexo durante el Embarazo

¿Te has preguntado qué es seguro y qué no lo es cuando haces el amor ahora que estás embarazada? Ésta es la verdad desnuda:

Sexo oral. El cunnilingus (la estimulación oral de los genitales femeninos) es tan seguro como placentero durante el embarazo, por lo tanto no dudes en practicarlo (sólo asegúrate de que tu pareja no te sople a todo pulmón en la vagina). La felación (la estimulación oral del pene), es siempre segura durante el embarazo (como también tragar semen) y, para algunas parejas, resulta un sustituto muy satisfactorio cuando no se permiten las relaciones sexuales. Pero es prudente evitar el sexo oral si tu compañero tiene una enfermedad de transmisión sexual.

Sexo anal. El sexo anal es probablemente seguro durante el embarazo, pero actúa con cuidado cuando uses la puerta trasera. En primer lugar, es posible que no sea placentero si tienes hemorroides, un riesgo común en el embarazo, y puede hacerlas sangrar (lo que, por cierto, arruinará el romance).

En segundo término, tendrás que seguir la misma regla de seguridad que cuando no estabas embarazada, pero ahora con mayor razón: nunca pases del sexo anal al vaginal sin una limpieza previa. Si lo haces podrías introducir bacterias peligrosas en el conducto vaginal, predisponiéndote a una infección y poniendo en riesgo al bebé.

Masturbación. A menos que el orgasmo esté prohibido debido a un embarazo de alto riesgo o parto prematuro, la masturbación durante este período es perfectamente segura, y un medio estupendo para liberarte de todas tus tensiones.

Vibradores o consoladores. Siempre y cuando tu médico te haya dado el visto bueno a la penetración vaginal, los consoladores y vibradores son seguros para usar durante el embarazo; después de todo, son sólo versiones mecánicas del aparato real. Pero asegúrate de que todo lo que te introduzcas en la vagina esté limpio antes de usar, y que la penetración no sea demasiado profunda.

Cambios en la silueta. Hacer el amor puede ser complicado e incómodo cuando tu barriga prominente parece tan grande e imponente como una montaña del Himalaya. A medida que progresa el embarazo, algunas parejas consideran que la gimnasia necesaria para escalar ese abdomen en expansión ya no vale la pena. (Sin embargo, hay medios de sortear esa montaña: sigue leyendo para averiguarlo). Es más, tu figura más rellena que nunca podría hacerte sentir menos sexy (aunque algunas mujeres –y la mayoría de sus compañeros– consideran la figura de la embarazada como la más sensual de todas las formas femeninas). Si tu cuerpo te hace sentir poco sexy, usa ropa interior de encaje o ilumina tu nidito de amor a la luz de las velas. También trata de despojarte de esa imagen corporal negativa, convenciéndote de que (en el embarazo), mientras más grande, mejor.

Congestión de los órganos genitales. El aumento del flujo sanguíneo a la zona pélvica, producto de los cambios hormonales del embarazo, puede aumentar el interés sexual de las mujeres. Pero también podría hacer menos satisfactorias las relaciones sexuales (especialmente más adelante en el embarazo) cuando tras el orgasmo queda una sensación desagradable, dejándote la impresión de que no lo lograste del todo. Para tu compañero, la congestión de tus genitales podría aumentar el placer o disminuirlo.

Escape de calostro. Ya avanzado el embarazo, algunas mujeres producen esa primera leche llamada calostro, que puede escaparse de los senos durante la estimulación sexual y resultar un poquito desconcertante (y engorroso) en medio de los juegos preliminares. No hay nada de qué preocuparse, pero si les molesta a ti y a tu pareja, concéntrate en otras partes del cuerpo (¡como ese clítoris provocativo!).

Senos sensibles. Para algunas parejas, los senos de la embarazada (plenos, firmes y posiblemente gigantes) se convierten en el juguete favorito con el que no se cansan de jugar. Pero para muchas otras, ese crecimiento durante el comienzo del embarazo cobra un precio elevado –sensibilidad dolorosa– y junto con ello una política de "se mira, pero no se toca". Si tus senos te están dando más dolor que placer, asegúrate de que tu pareja lo sepa, y recuérdale que la sensibilidad disminuirá al final del primer trimestre, cuando podrá volver a tocarlos sin problemas.

Cambios en las secreciones vaginales. La humedad no siempre es excitante cuando estás esperando. Las secreciones vaginales normales se intensifican durante el embarazo y, además, cambian de consistencia, olor y sabor. Si tu vagina siempre ha estado más bien seca, esa lubricación extra podría hacer más placenteras las relaciones sexuales.

Pero a veces, ese exceso puede dejar tan humedecido y resbaloso el conducto vaginal que podría disminuir la sensación para los dos e, incluso, dificultar a tu pareja mantener su erección y alcanzar el orgasmo (un poco más de juegos previos podría ayudarle a él en esta tarea). El aroma y gusto más intensos de las secreciones podrían enfriar también el sexo oral. En este caso, puedes aplicarte aceites aromáticos en la zona del pubis o en el interior de los muslos (pero no en la vagina).

Aun con todas esas secreciones extra, algunas futuras mamás experimentan sequedad vaginal durante las relaciones sexuales. Los lubricantes no aromáticos en base al agua, como K-Y o Astroglide, son seguros para usar en tu período de "sequía".

Sangrado debido a la sensibilidad del cuello uterino. La boca del útero también se congestiona durante el embarazo –atravesada por numerosos vasos sanguíneos adicionales para acomodar el mayor flujo– y es mucho más suave que antes. Esto significa que una penetración profunda a veces puede causar un leve sangrado, particularmente avanzado el embarazo cuando el cuello uterino empieza a madurar preparándose para el parto (aunque también en cualquier momento del embarazo). Por lo general, este tipo de sangrado no es motivo de preocupación, aunque menciónaselo a tu médico para mayor tranquilidad.

También hay numerosas complicaciones psicológicas que pueden interponerse entre tu pareja y tú y el disfrute sexual pleno durante el embarazo. Pero también éstas se pueden reducir.

Temor a lastimar al feto o a causar un aborto natural. Deja de preocuparte y empieza a disfrutar. En los embarazos normales, el sexo no es perjudicial. Tu bebé está bien cubierto y protegido dentro del saco amniótico y el útero, y tu útero está separado firmemente del mundo exterior por un tapón mucoso en la boca del cuello uterino. Tu médico te advertirá si hay motivos por los que no deberías tener relaciones sexuales durante tu embarazo. De no ser así, ¡adelante!

Temor a que un orgasmo estimule un aborto natural o un parto prematuro. Aunque el útero se contrae después del orgasmo —y esas contracciones pueden ser muy intensas en algunas mujeres, con una duración de hasta media hora después de la relación sexual—, no es un indicio de parto ni es perjudicial en un embarazo normal. Pero una vez más, tu médico te advertirá si hay motivos por los que deberías evitar el orgasmo mientras estás esperando familia (por estar en riesgo elevado de aborto natural o parto prematuro, o si tienes un problema de placenta, por ejemplo).

Temor a que el feto esté "mirando" o "consciente". Es imposible. Aunque tu bebé pueda disfrutar del suave movimiento de las contracciones uterinas durante el orgasmo, no puede ver lo que estás haciendo, no tiene idea de lo que ocurre y, por cierto, no recordará nada. Las reacciones fetales (un movimiento atenuado durante las relaciones sexuales, y luego un furioso pataleo y retorcimiento y latido cardíaco acelerado después del orgasmo) son respuestas única y exclusivamente a la actividad uterina.

Temor a "golpear" la cabeza del bebé. Aunque tu pareja no quiera admitirlo, no hay pene lo suficientemente grande como para lastimar a un feto, ni tampoco para acercársele. Una vez más, el bebé está bien protegido en su acogedor hogar uterino. Aunque tenga la cabecita en tu pelvis, una penetración profunda no puede hacerle daño (aunque si te resulta incómodo, evítala).

Temor a que el sexo pueda causarle una infección. Mientras tu pareja no tenga una enfermedad de transmisión sexual y tu cuello uterino no esté abierto, no hay peligro de infección a la madre o al niño a través de las relaciones sexuales. En el saco amniótico, el bebé está aislado herméticamente del semen y de los organismos infecciosos.

Ansiedad por la atracción principal que viene. Con toda seguridad ustedes dos están preocupados y quizás un poquito (o bastante) estresados. También podrías experimentar sentimientos contradictorios por la inminente llegada de tu bebé. Y a veces, es difícil pensar en tener sexo cuando tienes la mente superocupada con todas esas próximas responsabilidades y cambios de estilo de vida, sin mencionar el costo financiero y emocional de criar al bebé. ¿Qué te conviene? Habla abierta y frecuentemente sobre esos sentimientos, y no te los lleves a la cama.

El cambio en la relación. Quizás tienes problemas para adaptarte a esos cambios inminentes en la dinámica familiar, la idea de que ya no van a ser solamente amantes o pareja, sino también madre y padre. O quizás descubras que la nueva dimensión en tu relación aporta una nueva intimidad a tu vida sexual y, con ella, un nuevo motivo de entusiasmo.

Resentimiento. Una sensación de resentimiento —de tu compañero hacia ti, quizás celoso de que tú y tu embarazo se hayan convertido en el centro de atención, o de ti hacia él porque sientes que tú estás llevando toda la carga para el bebé que ambos querían y que los dos disfrutarán— puede enfriar el entusiasmo debajo de las sábanas. Es importante ventilar esos sentimientos, pero háganlo antes de ir a la cama.

La creencia que el sexo acelerará el proceso de parto una vez avanzado el embarazo. Es cierto que las contrac-

"Ejersexo"

No hay mejor manera de mezclar negocios y placer que practicar los ejercicios de Kegel durante las relaciones sexuales. Estos ejercicios tonifican el área perineal en preparación para el parto, reduciendo la probabilidad de que necesites una episiotomía, como también el riesgo de un desgarro. Practicarlos con frecuencia también acelerará la recuperación posparto en esa área. Y aunque puedes hacerlos donde quieras y cuando quieras (consulta la página 318 para saber cómo), practicarlos durante las relaciones sexuales puede duplicar el placer para ambos. ¡Nunca hubo un ejercicio tan divertido!

ciones uterinas desencadenadas por el orgasmo se hacen más intensas a medida que avanza el embarazo. Pero a menos que el cuello uterino esté maduro y listo, estas contracciones no parecen provocar el parto, como pueden atestiguarlo muchas parejas con parto demorado. De hecho, los estudios demuestran que las parejas sexualmente activas durante el embarazo avanzado tienen más probabilidad de tener el nacimiento a los nueves meses.

Por supuesto, los factores psicológicos pueden aportar al placer sexual durante el embarazo (¡buenas noticias!). Para empezar, algunas parejas que se esforzaron para gestar a un bebé podrían sentirse felices de pasar del sexo procreador al sexo recreativo. En vez de estar pendientes de los pronosticadores de ovulación, tablas, calendarios y ansiedad mensual, pueden disfrutar del sexo espontáneo sólo por placer. Y además, muchas parejas descubren que la gestación de un bebé los acerca más que nunca y sienten que la barriga materna es el símbolo de ese acercamiento en vez de un obstáculo embarazoso.

Cuándo Limitar las Relaciones Sexuales

Como hacer el amor tiene mucho que ofrecer a ti y a tu compañero mientras estás esperando, sería maravilloso que todas las parejas pudieran aprovechar esas ventajas durante todo el embarazo. Pero lamentablemente para algunas no es posible. En los embarazos de alto riesgo, las relaciones sexuales podrían prohibirse en determinados momentos o, incluso, durante los nueves meses. O podrían permitirse, pero sin orgasmo para la mujer. O quizás se permitan los juegos sexuales siempre que se evite la penetración. O que se permita la penetración sólo con el uso de un condón. Es esencial saber exactamente qué y cuándo es seguro, por lo tanto pide los detalles al médico si te dice que te abstengas. Pregunta por qué no puedes tener relaciones sexuales, y si la limitación abarca el coito, el orgasmo o ambos y si, además, las restricciones son temporales o si se aplicarán durante todo el embarazo.

Las relaciones sexuales probablemente se verán restringidas bajo las siguientes circunstancias (y posiblemente otras):

- Si estás experimentando síntomas de parto prematuro o, posiblemente, si tienes antecedentes de parto prematuro

- Si te han diagnosticado insuficiencia cervical o placenta previa

- Posiblemente, si estás experimentando sangrado o si tienes antecedentes de abortos naturales

Si te prohíben la penetración pero te permiten el orgasmo, considera una masturbación mutua. Si el orgasmo es tabú para ti, podrías complacerte proporcionando placer a tu compañero de ese modo (él por cierto no protestará). Si te permiten las relaciones sexuales –pero no el orgasmo– podrías tratar de hacer el amor sin llegar al clímax. Aunque esto decididamente no te resultará muy satisfactorio (y quizás sea imposible si llegas al clímax muy pronto), de todos modos podrías rescatar algo de la intimidad que ambos ansían dando placer a tu pareja. Y si te han prohibido toda actividad sexual durante el embarazo, trata de que esta situación no se interponga entre ustedes como pareja. Concéntrate en otros modos de intimar; las manifestaciones de cariño aptas para todo público que quizás no cultivabas desde los comienzos de tu relación (tomarse de las manos, mimarse, besarse como en los viejos tiempos).

Disfrútalo Más, Incluso si lo Estás Haciendo Menos

Las relaciones sexuales buenas y duraderas rara vez se construyen en un día (ni siquiera en una noche ardiente). Van creciendo con práctica, paciencia, comprensión y amor. Esto también es válido para una relación sexual ya establecida que sobrelleve los cambios emocionales y físicos del embarazo. Éstos son algunos consejos para "salir victoriosos":

■ Disfruta de tu vida sexual en vez de analizarla. Aprovecha el momento mientras disfrutan el uno del otro. No te concentres en la mayor o menor frecuencia con que mantienen relaciones sexuales (la calidad es siempre más importante que la cantidad, especialmente cuando estás esperando) ni compares tu vida sexual antes y después del embarazo (son dos historias distintas y ustedes también lo son).

■ Acentúa lo positivo. Piensa en las relaciones amorosas como una buena preparación física para el parto y alumbramiento, lo que es especialmente cierto si te acuerdas de hacer tus ejercicios de Kegel durante el acto sexual (no muchos atletas se divierten tanto practicando). Piensa en el sexo como un tranquilizante (y la relajación es buena para todos los participantes, incluyendo al bebé). Piensa en la redondez de tu cuerpo embarazado como algo sensual y sexy. Piensa que cada abrazo es una oportunidad de acercarte más como pareja, y no sólo como una oportunidad de lograr placer.

Ponte Cómoda

Cuando haces el amor a esta altura de tu embarazo (y también más adelante), la posición cuenta. Las de costado (frente a frente, o frente con espalda) suelen ser las más cómodas, debido a que no te mantienen sobre tu espalda. Lo mismo si la mujer está arriba (lo que te permite más control sobre la penetración). La penetración por detrás también puede funcionar bien. El hombre arriba es una buena alternativa para un contacto breve (siempre que mantenga su peso fuera de ti, sosteniéndose con los dos brazos), pero después del cuarto mes no es buena idea pasar mucho tiempo tendida de espaldas.

- **Sé aventurera.** ¿Esa vieja postura ya no la puedes hacer? Considera que tienes la oportunidad de probar algo nuevo (o muchas cosas nuevas). Pero dense tiempo para adaptarse a cada posición que prueben. Incluso podrían intentar "nadar en seco", es decir, tratar primero una nueva posición sin quitarse la ropa, para que les resulte más familiar (y para que tengas más éxito) cuando lo hagan de verdad. Consulta el recuadro en la página anterior para leer algunas sugerencias.

- **Mantén expectativas realistas.** El sexo durante el embarazo presenta numerosos desafíos y por eso sé flexible en la cama. Aunque algunas mujeres experimentan el orgasmo por primera vez durante el embarazo, para otras es más difícil que nunca de alcanzar. Tu objetivo no tiene por qué ser siempre el clímax por partida doble. Recuerda que la proximidad física puede ser la mejor parte y también la más satisfactoria.

- **No te olvides que hay muchas maneras de intimar** (como hablar, por ejemplo). La comunicación es la base de toda relación, particularmente cuando se trata de hablar sobre cómo adaptarse a los cambios de vida. Discute abiertamente todo problema que estén enfrentando como pareja en vez de tratar de esconderlos debajo de la cama (y en vez de llevarlos al dormitorio). Si algún problema les parece demasiado grande como para manejarlo por sí solos, busquen ayuda profesional. Nunca ha habido un mejor momento para trabajar en dúo que ahora que están por convertirse en trío.

Bueno, malo o indiferente, recuerda también que toda pareja tiene su propio punto de vista respecto al sexo durante el embarazo, tanto física como emocionalmente. En definitiva (ya sea que estés arriba, abajo, de costado o sin hacer nada), lo que es normal, como ocurre casi siempre cuando estás embarazada, es lo que resulta normal para ti y tu pareja. Abraza ese concepto, abrácense los dos, y el resto… al cesto.

CAPÍTULO 11

El
Sexto
Mes

Aproximadamente de 23 a 27 Semanas

YA NO QUEDA NINGUNA DUDA DE que la actividad dentro de tu barriga se debe al bebé y no a los gases (aunque probablemente los sigas teniendo también). Y a medida que esos pequeños brazos y piernas empiezan a cobrar fuerza, esta gimnasia infantil –y a veces tandas de hipo– se hará más perceptible desde afuera e, incluso, podría convertirse en un entretenimiento para los que te rodean. Este mes marca el final del segundo trimestre, lo que significa que ya estás completando dos tercios del proceso. Sin embargo, todavía te falta bastante por andar –y por crecer– al igual que al bebé, que todavía es una carga relativamente leve comparada a la que tendrás que llevar en uno o dos meses. Aprovecha la circunstancia y, mientras todavía puedas verte los pies (aunque no tocarte los dedos), levanta un poquito tus tacos de dos pulgadas.

Tu Bebé Este Mes

Semana 23 Una ventana al útero revelaría que la piel de tu bebé está un poquito suelta, ya que cuelga de su cuerpecito. Eso se debe a que la piel crece más rápido que la grasa y a que todavía no hay suficiente grasa como para rellenar su piel. Pero no te preocupes, la grasa está por ponerse al día. A partir de esta semana, tu bebé (que mide unas 8 pulgadas de largo y pesa apenas algo más que una libra) empieza a ganar más libras (¡lo que significa que tú también!). De hecho, para fines de mes tu bebé pesará el doble que ahora (afortunadamente no te pasará lo mismo a ti). Una vez que se completen esos depósitos de grasa, tu bebé lucirá menos transparente. Ahora mismo se pueden ver sus órganos y huesos a través de la piel, que tiene una apariencia rojiza gracias al desarrollo de las venas y arterias san-

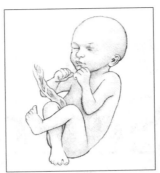

Tu Bebé, Sexto Mes

guíneas en su interior. Pero para el mes 8, ¡ya no se podrá ver a través de su piel!

Semana 24 Con un peso de 1½ libras y una longitud de unas 8½ pulgadas, tu bebé ha superado toda comparación con el tamaño de las frutas y ahora tiene la medida de una carta regular (pero que, por cierto, necesitaría mucho más que un sello postal para despachar). Su aumento de peso semanal es ahora de unas 6 onzas, no tanto como lo que tú aumentas, pero acercándose. Gran parte de ese peso proviene de la acumulación de grasa fetal, como también del crecimiento de sus órganos, huesos y músculos. Ahora la carita de tu bebé está casi completamente formada y luce adorable, con su juego de pestañas, cejas y espolvoreado de cabellos en la cabeza. ¿Será tu bebé rubio, castaño, pelirrojo? En estos momentos es blanco como la nieve, ya que por ahora la cabeza carece de pigmentos.

Semana 25 Tu bebé crece a pasos agigantados (en pulgadas y onzas) para alcanzar esta semana una longitud de 9 pulgadas y más de 1½ libras de peso. Y también hay novedades en el horizonte. Los capilares se están formando debajo de la piel y llenándose de sangre. Para fin de la semana, los alvéolos pulmonares revestidos de capilares también se desarrollarán en los pulmones de tu bebé, preparándolos para esa primera bocanada de aire

fresco. Ten en cuenta que esos pulmones todavía no están listos para una respiración plena y todavía tienen que madurar antes de alcanzar esa etapa. Aunque ya están empezando a desarrollar surfactante, una sustancia que les ayudará a expandirse después del nacimiento, los pulmones de tu bebé todavía están demasiado subdesarrollados como para enviar suficiente oxígeno al flujo sanguíneo y despedir anhídrido carbónico de la sangre (más conocido como respirar). Y hablando de respirar, las fosas nasales de tu bebé, que habían estado cerradas hasta ahora, empiezan a abrirse esta semana. Esto le permite empezar a practicar "respiración". Las cuerdas vocales de tu bebé ya funcionan, lo que le produce hipo ocasional (que, por cierto, sentirás).

Semana 26 La próxima vez que vayas a comprar carne, escoge el corte aguja (o chuck roast) de 2 libras. No, no para la cena, sino para que te des una idea del tamaño que tiene tu bebé esta semana. Así es, tu bebé pesa ahora 2 libras completas y mide 9 pulgadas o más de largo. Otro desarrollo trascendental esta semana: los ojos de tu bebé empiezan a abrirse. Los párpados habían estado fundidos durante los últimos meses (para que pudiera desarrollarse la retina, la parte del ojo que permite enfocar las imágenes). La parte de color del ojo (el iris) todavía no tiene mucha pigmentación y, por lo tanto, es demasiado pronto como para empezar a adivinar que tono tendrán. Y aunque no haya mucho que ver en los confines oscuros de su hogar uterino, el bebé ya es capaz de ver. Con el mayor sentido de la vista y la audición que posee ahora, podrías notar un aumento de actividad cuando tu bebé ve una luz brillante u oye un ruido intenso. De hecho, si acercas un ruido fuerte a la barriga, tu bebé se asombrará y parpadeará.

Semana 27 Esta semana tu bebé pasa a una nueva tabla de crecimiento. Ya no será medido de cabeza a trasero sino de pies a cabeza. Y en estos días esa longitud alcanza las 15 pulgadas (¡más de un pie de largo!). El peso de tu bebé también se está acercando a otra tabla de medida con un poquito más de 2 pulgadas. Y un dato curioso de la vida fetal: tu bebé tiene ahora más papilas gustativas que las que tendrá al nacer (y más allá). Lo que significa que no sólo es capaz de degustar las diferencias en el líquido amniótico cuando consumes comidas diferentes, sino que incluso podría reaccionar a ellas. Por ejemplo, algunos bebés responden a las comidas picantes con hipos. O pateando cuando sienten el impacto del picante.

Lo que Podrías Estar Sintiendo

Como siempre, recuerda que los embarazos y las mujeres son diferentes. Es posible que experimentes todos estos síntomas en un momento u otro, o sólo unos pocos. Algunos podrían venir del mes pasado y otros ser completamente nuevos. Incluso hay algunos que ni siquiera adviertes porque ya te has acostumbrado a ellos. O podrías presentar otros síntomas menos comunes. Esto es lo que puedes experimentar este mes:

Físicamente

- Actividad fetal más evidente
- Flujo vaginal
- Dolor en el bajo abdomen y a los costados (por la extensión de los ligamentos que sostienen el útero)
- Estreñimiento
- Acidez, indigestión, flatulencia, hinchazón
- Dolores de cabeza, desvanecimiento o mareo ocasionales
- Congestión nasal y ocasional hemorragia nasal. Oídos tapados

Un Vistazo Interior

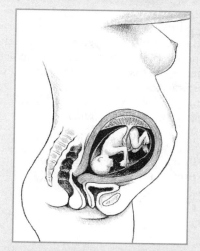

Al comienzo de este mes, tu útero está aproximadamente a 1½ pulgada por encima del ombligo. Hacia el final del mes, éste ha crecido una pulgada más arriba y se puede sentir más o menos a 2½ pulgadas sobre el ombligo. A esta altura tu útero tendrá el tamaño de una pelota de baloncesto y podría parecer que eso es precisamente lo que estás cargando en la barriga.

- Encías sensibles que podrían sangrar al cepillarte
- Apetito abundante
- Calambres en las piernas
- Ligera hinchazón de tobillos y pies y, ocasionalmente, de manos y rostro
- Várices en las piernas y/o hemorroides
- Picazón en el abdomen
- Un ombligo protuberante
- Cambios en el color de la piel del abdomen y/o la cara

- Dolor de espalda
- Estrías
- Aumento del tamaño de los senos

Emocionalmente

- Menos cambios de ánimo
- Estado de distracción permanente
- Cierto aburrimiento con el embarazo ("¿No hay nadie que pueda pensar en otra cosa?")
- Cierta ansiedad sobre el futuro
- Gran entusiasmo sobre el futuro

Qué Puedes Esperar en el Control Médico de Este Mes

El examen de este mes probable-mente será bastante rutinario. Aunque podría haber variantes depen-diendo de tus necesidades y del estilo de práctica del profesional, al finalizar tu segundo trimestre es posible que tu médico controle lo siguiente:

- Peso y presión sanguínea
- Orina, para medir el nivel de azúcar y proteína
- Latido fetal

- Altura del fondo del útero
- Tamaño del útero y posición del feto por examen táctil (desde el exterior)
- Manos y pies para comprobar si hay hinchazón y, piernas, en busca de várices
- Síntomas que hayas experimentado, especialmente inusuales
- Preguntas o problemas que quieras discutir. Lleva contigo una lista

Lo que Podrías Estar Preguntándote

Dificultad para Dormir

"Nunca he tenido problemas para dormir... hasta ahora. Al parecer, no logro relajarme por la noche"

Entre las carreras al cuarto de baño a medianoche, una mente embalada, los calambres en las piernas, una acidez que te mantiene en posición vertical, un metabolismo acelerado que nunca se detiene y la imposibilidad de ponerte cómoda cuando alojas una pelota de baloncesto en tu interior, no es de extra-ñar que no puedas dormir bien de noche.

Aunque este insomnio es decididamente una buena preparación para las noches en vela que te esperan cuando seas una flamante mamá, no significa que tengas que aceptarlo sin chistar. Prueba los siguientes consejos para caer en los brazos de Morfeo, el dios del sueño:

- Mueve el cuerpo durante el día. Un organismo que se ejercita de día estará más somnoliento de noche. Pero no hagas ejercicio muy cerca de la hora de dormir, ya que la excitación posterior a éste podría impedirte cerrar los ojos cuando apoyes la cabeza en la almohada.

- Despeja la mente. Si te desvelas por problemas en el trabajo o en la casa, descárgalos conversando con tu esposo o con una amiga al atardecer para que no te acosen por la noche. Si no tienes a nadie con quien hablar, escribe tus preocupaciones. Llevarlas al papel puede ser terapéutico y podría ayudarte a pensar en una solución. A medida que se acerque la hora de dormir deja de lado esas preocupaciones, vacía la mente y trata de concentrarte sólo en pensamientos felices.

- Tómate tu tiempo para cenar. En vez de engullir tu cena (por lo hambrienta que estarás cuando la tengas frente a ti), hazlo con calma. Comer lenta y pausadamente te reducirá la acidez nocturna e, idealmente, impedirá que te des vueltas en la cama después de apagar la luz. Y no vayas directamente de la cena a la cama, porque una barriga repleta te puede dejar demasiado energizada —e incómoda— como para dormir.

- Ni mucho ni poco. Demasiada comida antes de acostarte puede interferir con tu sueño, pero también si consumes muy poco. Para impedir que la necesidad de masticar algo por la noche te despierte, come un bocadillo ligero

como parte de tu rutina nocturna. Esa vieja costumbre nocturna del vaso de leche tibia puede ser especialmente efectiva, probablemente porque te recordará cuando te enfundabas en la cama abrazada a tu osito de peluche. Tendrás un efecto soporífero parecido combinando una proteína ligera con carbohidratos complejos, por lo que te conviene comer fruta y queso, o yogur y pasas, o remojar un *muffin* o galletitas de avena en la leche.

- Reduce el caudal. Si los viajes frecuentes al baño interfieren con tu sueño, limita los líquidos después de las 6 de la tarde (sólo asegúrate de ingerir tu cuota diaria antes de esa hora). Bebe si tienes sed, pero no te tomes una botella de agua de 16 onzas justo antes de la hora de dormir.

- No te sobreexcites. Evita la cafeína en todas sus formas por la tarde y noche (sus efectos pueden mantenerte estimulada hasta durante seis horas). Lo mismo con el azúcar (especialmente combinada con la cafeína, como en el chocolate), lo que te dará un impulso energético cuando menos lo deseas y te dejará tu nivel de azúcar en la sangre fluctuante durante la noche.

- Habitúate a una rutina nocturna. No es sólo para los niños. La repetición de rituales nocturnos relajantes puede ayudar también a los adultos a dormir bien de noche. Concéntrate en actividades que te calmen después de la cena, preferiblemente practicadas en un orden previsible. Algunas buenas opciones para tener en cuenta: una lectura ligera (pero no una que te absorba y no puedas dejar) o televisión (siempre que evites todo programa con escenas de violencia o de impacto emocional fuerte), música suave, ejercicios de estiramiento, poses serenas de yoga o ejercicios de relajación, un baño tibio, un masaje en la espalda, o romance en la cama.

- Ponte cómoda. Cuando estás embarazada no hay almohadas que te basten. Úsalas para apuntalarte, apoyarte cuando lo necesites o por gusto. Mientras más pronto aprendas a dormir cómodamente de costado, más fácil te será lograrlo. Busca un colchón que sea cómodo y trata de que tu dormitorio no esté demasiado caluroso o demasiado frío.

- Respira aire puro. Es difícil adormecerse en un ambiente sofocante, especialmente cuando te acaloras por partida doble. Por eso abre una ventana, excepto cuando haga demasiado frío o calor (cuando puedas hacer circular el aire con un ventilador o con aire acondicionado). Y no duermas con la cabeza debajo de la colcha. Esto disminuye el oxígeno y aumenta el anhídrido carbónico que respires, lo que te puede causar dolores de cabeza.

- Pregunta antes de actuar. Aunque hay somníferos que son seguros para uso ocasional durante el embarazo, no tomes ninguno (con o sin receta médica o herbal) a menos que te lo recete tu médico. Si te ha recomendado tomar un suplemento de magnesio (o un suplemento de calcio-magnesio) para combatir el estreñimiento o los calambres en las piernas, es conveniente hacerlo antes de irte a la cama porque el magnesio es un relajante natural.

- Adormécete por la nariz. Una almohada con fragancia de lavanda que te lleves a la cama o un sachet seco perfumado de lavanda entre la almohada y su funda pueden ayudarte a relajarte y a dormirte más rápido.

- Reserva la cama para el sueño (y el sexo). No lleves a la cama actividades que asocies con estar bien despierta y posiblemente estresada (como responder correos electrónicos de la oficina en tu computadora portátil o pagar cuentas). Encárgate de los negocios en otras partes de la casa y reserva tu dormitorio para sus propósitos más tradicionales.

- Vete a la cama cuando estés cansada. Treparte en la cama antes de estar somnolienta es una receta para una noche en vela. Paradójicamente, postergar la hora de dormir puede ayudarte a dormir mejor. Pero tampoco esperes hasta

Preserva el Momento (en una Cápsula)

El tiempo vuela cuando estás esperando... y criando un bebé. Antes de darle la oportunidad de que alce vuelo, preserva tu embarazo para la posteridad preparando una cápsula del tiempo. Cuando pasen los años, tu bebé (que ya no será más un bebé) se sorprenderá al ver el ambiente que lo rodeaba poco antes de que hiciera su aparición en el mundo. Sólo necesitas una caja (o una cápsula) donde puedas guardar fotografías tuyas (embarazada, por supuesto), de tu esposo, de alguna mascota, y de tu casa y auto, por ejemplo. Agrégale imágenes de los ultrasonidos, un menú del restaurante que solía satisfacer tus antojos, una revista y un periódico del momento, y cualquier otro recuerdo de ese entonces que te interese conservar. No es necesario enterrarla. Sólo séllala y guárdala bien (recuerda el lugar donde la dejaste, en caso que tengas que mudarte) y no la vuelvas a abrir hasta que tu bebé sea lo suficientemente grande como para apreciar su contenido.

estar agotada y con menor capacidad para relajarte.

- Evita controlar el reloj. Juzga si estás durmiendo lo suficiente por cómo te sientes y no por el número de horas que has pasado en la cama. Ten en cuenta que mucha gente que dice tener problemas de sueño duerme más de lo que cree, y tanto como necesita. Si no sufres de un cansancio crónico (más allá de la fatiga normal del embarazo), quiere decir que estás descansando lo suficiente. Y hablando del reloj, si mirar esa esfera luminosa (y las horas que va marcando) te estresa, retíralo de tu vista.

- No te quedes acostada en vela. Cuando el sueño no quiere venir –y ya no tienes más ovejas para contar– levántate y haz una actividad relajante (leer, ver televisión) hasta que te sientas somnolienta.

- Que la falta de sueño… no te quite el sueño. Estresarte por la falta de sueño sólo empeorará el problema. De hecho, despojarte de esa preocupación ("¿me dormiré alguna vez?") es a veces todo lo que necesitas para sumergirte en los dulces sueños.

El Ombligo Protuberante

"Mi ombligo solía ser un hoyo perfecto. Ahora sobresale completamente. ¿Se quedará así después del parto?"

¿Se te ha salido el ombligo? ¿Se insinúa entre las ropas? ¿Está adquiriendo vida propia? No te preocupes: los ombligos que se asoman no son nada nuevo en el embarazo. Prácticamente todos los ombligos lo hacen alguna vez. A medida que el útero en expansión empuja hacia delante, aun el ombligo más profundo seguramente se asomará

como el termómetro automático en el pavo (excepto que en la mayoría de las mujeres el ombligo "salta" mucho antes de que el bebé esté "listo"). Éste debería regresar a su posición regular pocos meses después del parto, aunque podría quedarle la marca de la maternidad: la apariencia de un estirón. Hasta entonces, mira el lado positivo de tu ombligo protuberante: te da la oportunidad de limpiar toda la pelusa que acumuló desde que eras niña. Si consideras que su protuberancia no pega con la moda ajustada al cuerpo que te interesa lucir, cúbrelo (podrías usar una curita siempre que no se irrite o una cinta especial para el ombligo). Pero mientras tanto, recuerda que es sólo una insignia de honor de la maternidad para lucir orgullosa.

Las Pataditas del Bebé

"Algunos días, el bebé patea todo el tiempo, pero otros parece estar muy quieto. ¿Es normal?"

Los fetos son humanos. Al igual que nosotros, tienen días activos en los que se sienten con ganas de flexionar los pies (y los codos y las rodillas) y días inactivos, en los que prefieren quedarse echados de espaldas y tomarse las cosas con calma. Por lo general, su actividad se relaciona con lo que tú has estado haciendo. Al igual que los bebés después de nacer, los fetos se adormecen con los movimientos mecedores. Por eso, cuando estás moviéndote todo el día, probablemente tu bebé se tranquilizará con el ritmo de tu rutina y no notarás muchas pataditas (en parte debido a que el bebé está tranquilo y, en parte, a que tú estás muy activa). En cuanto reduzcas el ritmo o te relajes, el bebé empezará a movilizarse (lamentablemente esta pauta de conducta tiende a continuar después de que nacen). Por eso, es más probable que sientas el movimiento fetal en la cama por la noche o cuando estés descansando durante el día. La actividad podría aumentar después de una comida o un bocadillo, quizás como reacción al aumento del azúcar en tu sangre. O también cuando estás excitada o nerviosa –justo antes de una presentación, por ejemplo–, posiblemente debido a que tu adrenalina estimula al bebé.

Los bebés están más activos entre las semanas 24 y 28, cuando son suficientemente pequeños para practicar la danza del vientre, volteretas, boxeo y una clase completa de aeróbica en su espacioso hogar uterino. Pero sus movimientos son erráticos y, por lo general, breves, y no siempre son sentidos por una mamá ocupada (aunque son visibles con el examen de ultrasonido). Generalmente, entre las semanas 28 y 32 la actividad fetal se vuelve más organizada y consistente, con períodos de descanso y actividad más definidos. Y decididamente ésta se siente más tarde y con menor intensidad cuando se interpone una placenta anterior (consulta la página 265).

No te tientes a comparar los movimientos de tu bebé con los de otras embarazadas. Cada feto, al igual que cada recién nacido, tiene una pauta individual de actividad y desarrollo. Algunos parecen siempre activos, otros más bien quietos. La actividad de algunos fetos es tan regular que sus mamás pueden coordinar sus relojes a su compás mientras que en otros no hay ninguna pauta regular. Mientras no haya una inactividad radical o cese de actividad, todas las variantes son normales.

Hasta la semana 28 no es necesario llevar la cuenta de las pataditas de tu bebé (consulta la página 312).

"A veces el bebé patea tan fuerte que me duele"

A medida que tu bebé madura en el útero, se vuelve cada vez más fuerte, y esos movimientos fetales que eran tan suaves como el aleteo de una mariposa van ganando en potencia. Por eso no te sorprendas si te patea en las costillas o te golpea el abdomen o el cuello uterino con tanta fuerza que duele. Cuando sientas un ataque particularmente intenso, trata de cambiar de posición. Tu pequeño atleta podría perder el equilibrio y así, podrás contener temporalmente su ofensiva.

"El bebé parece estar pateando por todos lados. ¿Es posible que esté esperando mellizos?"

En determinado momento de su embarazo, prácticamente toda mujer piensa que está esperando mellizos o un pulpo humano. Eso se debe a que mientras el feto tiene espacio para moverse (generalmente hasta la semana 34) es capaz de hacer múltiples acrobacias. Por eso, aunque a veces te parezca que una docena de puños (o una camada) te golpea, es más probable que sólo se trate de dos puños, además de diminutas rodillas, codos y pies. (Y si tuvieras un segundo pasajero a bordo, probablemente ya lo habrías descubierto a través de uno de los exámenes de ultrasonido).

Picazón en la Barriga

"La barriga me pica constantemente. Me está volviendo loca"

Únete al club. Las barrigas embarazadas pican, y puede que la tuya lo haga cada vez más a medida que pasan los meses. Esto se debe a que a medida que ésta crece, la piel se estira rápidamente, lo que la va privando de humedad y dejando un escozor incómodo. Trata de no rascarte, ya que sólo empeorará la picazón y podría causarte irritación. Un humectante podría reducirla temporalmente (aplícate uno suave con frecuencia y en abundancia). Una loción para la picazón (como calamina) puede aliviar, como también un baño de avena. Pero si experimentas una picazón general no relacionada con la piel seca o sensible, o un sarpullido en el abdomen, consulta al médico.

Torpeza

"Últimamente se me cae todo lo que tomo. ¿Por qué de repente estoy tan torpe?"

Al igual que las pulgadas de más que tienes en la barriga, los pulgares extras en tus manos te hacen sentir como que fueran parte del paquete completo del embarazo. Esta torpeza real (y lamentablemente a la vista de todos) es causada por la soltura de las articulaciones y ligamentos y la retención de agua, factores que hacen que tomes los objetos sin la firmeza y seguridad de antes. Otros factores incluyen la falta de concentración, como resultado de la mala memoria durante el embarazo (consulta la página 231) o la falta de destreza, como consecuencia del síndrome del túnel carpiano (lee la siguiente pregunta). Y por cierto, no ayuda el hecho de que tu barriga creciente te haya desplazado el centro de gravedad, desequilibrándote. Este equilibrio precario –sea consciente o no– es más aparente cuando estás subiendo una escalera, caminando por una superficie resbalosa (algo que no deberías hacer de todos modos) o transportando algo pesado (lo mismo). No poder ver tus pies más allá de la barriga (si no te ha ocurrido todavía, decididamente lo hará) también puede provocarte tropiezos en el borde de la acera, en escalones o sobre las zapatillas que tu marido dejó tiradas frente a la puerta del baño. Finalmente, la fatiga del embarazo puede dejarte fuera de forma (o fuera de equilibrio), facilitando los tropiezos y caídas.

La mayor parte de la torpeza del embarazo es sólo molesta. Levantar varias veces las llaves del piso, por ejemplo, es solamente una incomodidad (y un dolor en la espalda si te olvidas de flexionar las rodillas). Las caídas, sin embargo, pueden ser un asunto más serio y, por eso, la precaución debe ser tu guía rectora durante el embarazo.

Si por estos días te sientes como un toro en medio de una tienda de cristales, tendrás que hacer algunas modificaciones a tu rutina diaria. Decididamente no entres en comercios de cristalería (y no acerques tus torpes garras a la loza en casa). Guarda tu vasija de cristal favorita en la estantería durante todo tu embarazo y deja que otra persona cargue y descargue el lavaplatos, especialmente cuando incluya la loza fina. También te ayudará si aflojas el ritmo, caminas más cuidadosamente (especialmente cuando hay hielo o nieve en el piso), eres extra precavida en la bañera o la ducha, mantienes los pasillos y escaleras libres de objetos en los que podrías tropezar, evitas pararte sobre una silla (no importa lo que tengas que alcanzar), y tratas de no agotarte (mientras más cansada estés, más torpe estarás). Y, lo más importante, reconoce tus limitaciones actuales y tu falta de coordinación y trata de tomarlas con una pizca de humor.

Entumecimiento de las Manos

"Me levanto en la mitad de la noche porque algunos dedos de la mano derecha están dormidos. ¿Tiene relación con el embarazo?"

¿Sientes un hormigueo constante en estos días? Lo más probable es que no se deba al romance y ni siquiera al entusiasmo por el bebé, sino al entumecimiento y hormigueo normal en los dedos de las manos y los pies que muchas mujeres experimentan durante el embarazo, tal vez como resultado de la presión que ejercen los tejidos en expansión sobre los nervios. Si sólo se adormece el pulgar, el índice, el dedo medio y la mitad del anular, probablemente tienes síndrome del túnel carpiano. Aunque esta afección es más común en la gente que realiza tareas que requieren movimientos repetitivos de las manos (como tocar el piano o escribir sobre un teclado), también es muy común en las embarazadas. Esto se debe a que el túnel carpiano en la muñeca, por medio del cual discurre el nervio a los dedos afectados, se hincha durante el embarazo (como muchos otros tejidos del cuerpo) y la presión resultante causa entumecimiento, hormigueo, ardor y dolor. Los síntomas pueden afectar también la mano y la muñeca y se podrían propagar hasta el brazo.

Aunque el dolor del síndrome del túnel carpiano puede atacar en cualquier momento del día, podrías tener que lidiar con la molestia en muñecas, sobre todo por la noche. Esto se debe a que los fluidos que se acumulan en las extremidades inferiores durante el día se redistribuyen al resto del cuerpo (incluyendo las manos) cuando estás acostada. Dormir apoyada sobre las manos puede empeorar el problema y, por eso, trata de mantenerlas elevadas sobre otra almohada durante la noche. Cuando sientas que se adormecen, sacude las manos para encontrar alivio. Si no da resultado y si el entumecimiento te dificulta dormir, consulta el problema con tu médico. Es posible que un soporte de muñeca te pueda ayudar, al igual que la acupuntura.

Los remedios antiinflamatorios sin esteroides recetados para el síndrome del túnel carpiano podrían no ser recomendados durante el embarazo. Consulta con el médico. Afortunadamente, cuando la hinchazón general del embarazo se reduzca después del parto, también disminuirán los síntomas del túnel carpiano.

Si crees que este síndrome está relacionado con tus hábitos de trabajo (o el uso de la computadora en casa) como también con tu embarazo, consulta la página 205.

Calambres en las Piernas

"En la noche tengo calambres en las piernas que no me dejan dormir"

Entre tu mente sobrecargada y tu barriga prominente, probablemente tendrás suficientes dificultades para dormir sin que los calambres te acalambren el sueño. Pero lamentablemente, esos espasmos dolorosos que se propagan arriba y debajo de las pantorrillas y que se producen sobre todo de noche, son muy comunes entre las futuras mamás entre el segundo y tercer trimestres.

No se sabe con certeza cuál es la causa de los calambres en las piernas. Varias teorías lo atribuyen a la fatiga de llevar el peso del embarazo, la compresión de los vasos sanguíneos en las piernas y, posiblemente, la dieta (un exceso de fósforo y escasez de calcio o magnesio). También podrías culpar a las hormonas, ya que éstas parecen ser las causantes de tantas molestias y dolores durante el embarazo.

Sea cual sea la causa, hay modos de prevenirlos y aliviarlos:

■ Cuando sientas el calambre, endereza la pierna y flexiona el tobillo elevando lentamente los dedos del pie hacia la nariz. Esto debería aliviar el dolor.

Repetir este movimiento varias veces con cada pierna antes de acostarte podría, incluso, ayudarte a prevenir los calambres.

- Los ejercicios de elongación también pueden ayudarte a evitar los calambres. Antes de acostarte, párate a una distancia de unos 2 pies de la pared y apóyate con las palmas de las manos. Inclínate hacia la pared manteniendo los talones sobre el piso. Mantén la posición durante unos 10 segundos y relájate durante otros 5. Intenta hacerlo tres veces (mira la ilustración).

- Para aliviar la carga diaria sobre tus piernas, eleva los pies tantas veces como puedas, alterna los períodos de actividad con períodos de descanso, y usa medias elásticas durante el día. Flexiona los pies periódicamente.

- Trata de pararte sobre una superficie fría, lo que a veces puede detener un espasmo.

- Para mayor alivio puedes recurrir a un masaje o a la aplicación local de calor, pero no hagas ni lo uno ni lo otro si ni las flexiones ni el frío mejoran la situación.

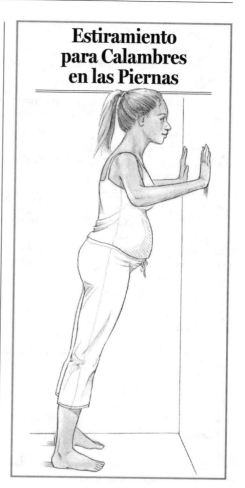

Estiramiento para Calambres en las Piernas

Cuando Algo No Parece Estar Bien

Quizás es una puntada en el abdomen que parece mucho más que un calambre como para ignorarla, un cambio repentino en el flujo vaginal, un dolor en la espalda a la altura de la cintura o en la base de la pelvis, o tal vez es algo tan vago que ni siquiera puedes precisarlo. Lo más probable es que sólo sea parte del curso normal del embarazo, pero para estar segura del todo, consulta la página 148 para saber si te conviene consultar a tu médico. Si no encuentras tus síntomas en esa lista, probablemente es buena idea que lo llames de todos modos. Reportar los síntomas inusuales podría ayudarte a identificar los signos tempranos de un parto prematuro u otras complicaciones, lo que podría hacer una gran diferencia en el resultado de tu embarazo. Recuerda que tú conoces mejor que nadie tu organismo. Escúchalo cuando trate de decirte algo.

- Bebe suficiente líquido. Al menos ocho vasos por día.

- Consume una dieta equilibrada que incluya mucho calcio y magnesio.

Los calambres realmente intensos (como un charley horse, denominación que se da al dolor y rigidez de un músculo debido a un esfuerzo excesivo del músculo cuádriceps) pueden causar dolor muscular por varios días. No es motivo de preocupación. Pero si el dolor es severo y persistente, consulta a tu médico porque existe una ligera posibilidad de que un coágulo sanguíneo se haya desarrollado en una vena, lo que requiere tratamiento médico (consulta la página 607).

Hemorroides

"Me aterroriza tener hemorroides... He oído que son comunes durante el embarazo. ¿Hay algo que pueda hacer para evitarlas?"

Es una verdadera molestia que experimenta más de la mitad de las embarazadas. Al igual que las venas de las piernas son más susceptibles a las várices en esta etapa, lo mismo ocurre con las venas del recto. La presión de tu útero en expansión, sumada al mayor flujo de sangre a la zona pélvica, puede provocar que las venas de la pared rectal se hinchen, se abulten y piquen (¿puede haber algo menos placentero?).

El estreñimiento puede agravar o, incluso, causar las hemorroides (también llamadas almorranas). Por eso, la mejor prevención es, en primer lugar, evitar el estreñimiento (consulta la página 186). Hacer tus ejercicios de Kegel (página 318) también puede prevenir las hemorroides, ya que mejora la circulación del área, así como dormir de costado y no de espaldas, ya que le resta presión a esta zona. También te conviene evitar estar largas horas de pie o sentada, y pasarte mucho tiempo en el inodoro (no dejes este libro ni otro material de lectura en el baño para no tentarte a sentarte y leer). Sentarte en el inodoro con los pies sobre una banqueta podría facilitar la descarga.

Para aliviar la comezón de las hemorroides, aplícate compresas de hamamelis (*hazel pads*) o una bolsa de hielo. Un baño tibio también podría reducir la incomodidad. Si sientes dolor al sentarte, usa una almohada circular para aliviar la presión. Pregúntale a tu médico antes de usar cualquier medicamento. Pero olvídate de la cura de la abuela –tragarte una cucharada de aceite mineral–, ya que podría llevarse valiosos nutrientes por tu puerta trasera.

A veces, las hemorroides pueden sangrar, especialmente cuando estás haciendo fuerza sentada en el baño, aunque el sangrado rectal también puede ser originado por las fisuras anales (grietas dolorosas en la piel del ano causadas por el esfuerzo del estreñimiento). Este sangrado siempre debe ser evaluado por tu médico, aunque lo más probable es que las hemorroides o fisuras sean las culpables. Las hemorroides no son peligrosas (sólo incómodas) y generalmente desaparecen después del alumbramiento, aunque también podrían desarrollarse después de que des a luz como resultado del esfuerzo realizado durante el parto.

Un Bulto en el Seno

"Me preocupa un pequeño bulto sensible que tengo en el costado de un seno. ¿Qué puede ser?"

Aunque aún te faltan meses para amamantar a tu bebé, pareciera que tus senos ya se están preparando. ¿El resultado? Un conducto de leche tapado. Estas protuberancias rojas, delicadas y duras en los senos son muy comunes aun en esta etapa temprana del embarazo, especialmente en un segundo o subsiguiente embarazo. Compresas tibias (o dejar deslizar agua tibia sobre los senos en la ducha) y masajes suaves, probablemente destaparán el conducto en unos pocos días, al igual que ocurrirá durante la lactancia. Algunos expertos sugieren que evitar los sostenes con armazón de alambre también ayuda, pero de todos modos asegúrate de tener suficiente sostén... en tu sostén.

Recuerda que debes seguir autoexaminándote los senos mensualmente durante el embarazo. Aunque detectar bultos es más engañoso cuando estás esperando debido a los cambios en los senos, es importante intentarlo. Si sientes una protuberancia, infórmaselo a tu médico en tu próxima visita.

Dolor del Parto

"No veo la hora de ser mamá, pero no tanto de parir. Lo que me preocupa es el dolor del parto"

Casi toda futura mamá aguarda entusiasmada el nacimiento de su niño, pero a pocas les entusiasma el proceso de parto y el alumbramiento (y todavía menos el dolor asociado a ellos). Y muchas, como en tu caso, se pasan buena parte de los meses previos obsesionadas por el dolor. No es de sorprender. Para aquellas que nunca han experimentado una dolencia significativa (excepto por un dolor de muelas por aquí, un tirón muscular por allá), el temor al dolor del parto –que es una incógnita, después de todo– es muy real y normal.

Pero es importante tener en cuenta lo siguiente: el parto es un proceso normal de la vida, que las mujeres han experimentado desde que hay humanos sobre la tierra. Por cierto conlleva dolor, pero es un dolor con un pro-

Sangrado a Mediados o al Final del Embarazo

Siempre es inquietante ver manchas rosadas o rojas en tu ropa interior cuando estás embarazada, pero un sangrado ligero o irregular en el segundo o tercer trimestre por lo general no es motivo de preocupación. Suele ser el resultado de una lesión en tu cada vez más sensible cuello del útero, provocada durante un examen médico o las relaciones sexuales o a veces por motivos desconocidos e inofensivos.

De todos modos, informa a tu médico en caso de que sea señal de algo más serio. Si estás sangrando mucho o si el sangrado ligero es acompañado de dolor o incomodidad, llama a tu médico inmediatamente. Un examen de ultrasonido suele determinar si existe un problema o no.

pósito positivo (aunque no necesariamente lo sentirás positivo cuando lo experimentes): abrir el cuello uterino y traer el bebé a tus brazos. Pero también es un dolor que trae incorporado su propio límite. Aunque no lo creas (especialmente cuando rondas la marca de los 5 centímetros), el parto no es eterno. No sólo eso, sino que es un dolor con el que ni siquiera tienes que lidiar. Hay analgésicos disponibles, ya sea que los quieras o los necesites, o todas las anteriores.

Por eso no hay necesidad de obsesionarse por la idea del dolor (especialmente porque tienes la opción de evitarlo o, por lo menos, de evitarlo en su mayor parte), aunque es conveniente estar preparada para enfrentarlo, de manera realista y racional, conociendo toda opción y cada eventualidad. Prepararte ahora (física y mentalmente, puesto que los dos ámbitos tienen que ver en la experiencia del dolor) te puede ayudar a reducir la actual ansiedad y

El Diagnóstico de Preeclampsia

Lo más probable es que sepas –o conozcas– de alguien que ha tenido preeclampsia (o hipertensión inducida por el embarazo). Pero la realidad es que no es tan común, ya que ocurre sólo en el 3% al 7% de los embarazos, aun en su variante más leve. Y por fortuna, en las mujeres que reciben un cuidado prenatal regular, la preeclampsia puede diagnosticarse y tratarse tempranamente, previniendo complicaciones innecesarias. Aunque las visitas rutinarias al médico a veces parezcan una pérdida de tiempo en un embarazo saludable ("¿tengo que volver a hacer pis en una taza?"), es precisamente en esas visitas cuando los primeros síntomas de preeclampsia pueden detectarse.

Sus primeros síntomas incluyen un aumento de peso repentino, aparentemente no relacionado con un exceso de alimentación, hinchazón severa de manos y rostro, dolores de cabeza inexplicables, dolor en el estómago o el esófago, picazón generalizada y/o dificultades en la visión. Si experimentas algunos de estos síntomas, llama a tu médico. Pero si estás recibiendo una atención médica regular, no tienes que preocuparte. Consulta las páginas 571 y 590 para mayor información y consejos para lidiar con la hipertensión sanguínea y la preeclampsia.

el grado de incomodidad que sentirás cuando te empiecen las contracciones.

Edúcate para el parto. Uno de los motivos por el que las generaciones anteriores le tenían tanto miedo al parto era que no sabían lo que le ocurría a sus cuerpos ni por qué. Sólo sabían que había dolor involucrado. Hoy día, una buena clase de educación para el parto puede reducir el temor (y en definitiva el dolor), aumentando el conocimiento, preparando a las mujeres y a sus compañeros, paso a paso y etapa por etapa, para el parto y el alumbramiento.

Si no puedes inscribirte en una clase o no quieres hacerlo, lee todo lo que puedas sobre la materia. Lo que ignoras te puede preocupar más de lo necesario. Tomar las clases tiene sentido, incluso si planeas pedir una epidural o si tienes programada una cesárea.

Entrénate para el parto. No pensarías en correr una maratón sin el entrenamiento físico adecuado. Tampoco deberías enfrentar el parto (un evento no menos desafiante) sin prepararte. Practica a conciencia los ejercicios de respiración, elongación y tonificación que te recomiende tu médico o tu instructor del curso de educación para el parto. Además, no te olvides de realizar los ejercicios de Kegel.

Forma tu equipo para el parto. Ya sea que tengas a tu pareja para consolarte y darte cubitos de hielo, una doula o asistente (lee la página 322) para masajearte la espalda, o una amiga que te seque la frente –o los tres, si realmente te encanta la compañía–, un poquito de apoyo puede ayudarte mucho a aliviar tus temores. Aunque termines sintiéndote más tensa que conversadora durante el proceso del parto, te resultará reconfortante saber que no estarás sola. Y asegúrate de que tus acompañantes estén entrenados también. Haz que tu pareja asista a las clases de parto contigo o, si no es posible, sugiérele que lea la sección sobre parto y alumbramiento a partir de la página 410 para que sepa qué esperar y cómo puede ayudar mejor.

Ten un plan (y otro alternativo) para el parto. Quizás ya decidiste que la epidural es para ti. O a lo mejor confías sobrellevar esas contracciones respirando como se debe, o asistida por la hipnosis o con otra estrategia de medicina alternativa para manejar el dolor. O tal vez estás esperando tomar esa decisión una vez que sientas la magnitud del dolor. Sea como sea, piensa con anticipación y sé flexible (porque el parto se caracteriza por no seguir siempre el camino previsto). Al final, necesitarás hacer lo que sea mejor para ti y tu bebé (aunque eso suponga aceptar analgésicos cuando esperabas aguantar sin ellos). Recuerda que no tienes por qué ser una mártir para ser una mamá. De hecho, a veces el alivio del dolor es absolutamente necesario para que la mujer en proceso de dilatación pueda colaborar mejor. Consulta la página 324 para leer más sobre al alivio del dolor durante el parto y el alumbramiento.

Inhibición en el Parto

"Tengo miedo de hacer algo embarazoso durante el parto"

Eso se debe a que todavía no has llegado al parto. Seguro que la idea de gritar, maldecir o vaciar involuntariamente la vejiga o el intestino puede parecer embarazosa ahora, pero durante el parto será la menor de tus preocupaciones. Además, nada que puedas hacer o decir durante ese momento sorprenderá a quienes te asistan, quienes lo han visto todo y más. Por eso controla tus inhibiciones cuando llegues al hospital o al centro de natalidad y no dudes en

hacer lo que sientas natural, como también lo que te haga sentir más cómoda. Si eres una persona expresiva y emotiva, no te esfuerces por reprimir tus gruñidos y gemidos o, incluso, tus alaridos. Pero si eres de naturaleza callada o estoica y prefieres ahogar tus sollozos en la almohada, no te sientas obligada a superar los gritos de la madre que se dilata en la sala de al lado.

Tomar el Control de la Situación

"Tengo ideas bien definidas de lo que me gustaría que ocurriera durante el parto y el alumbramiento. No me agrada nada la idea de perder el control de la situación"

Si eres el tipo de persona que le agrada estar a cargo de la situación, la idea de ceder el control de tu parto y alumbramiento al equipo médico te podría resultar enervante. Por supuesto querrás que médicos, enfermeras y parteras les brinden la mejor atención a ti y a tu bebé, pero igualmente querrás controlar todo lo que sea posible. Y tal vez lo puedas hacer, si conoces a fondo los ejercicios de preparación para el parto, si te familiarizas con el proceso y si desarrollas una relación abierta y productiva con tu médico, si es que ya no lo has hecho. Establecer un plan (consulta la página 317), especificando lo que te gustaría y lo que no durante un parto y alumbramiento normales, también aumentará tu control sobre la situación.

Sin embargo, es importante que comprendas que no necesariamente estarás en condiciones de controlarlo todo durante el parto, no importa lo bien preparada que estés ni qué tipo de profesional te atienda. Los planes mejor trazados de las futuras madres y sus médicos pueden quedar desbaratados por una variedad de imprevistos, por lo tanto es importante estar preparada también para esa posibilidad. Por ejemplo, a lo mejor planeabas sobrellevar el proceso del parto sin ninguna medicación, pero una fase extremadamente prolongada y exigente ha agotado tus fuerzas. O tal vez deseabas una epidural, pero tu proceso se acelera en extremo y el anestesiólogo no llega a tiempo. Aprender cuándo ceder el control –y ser flexible– en pos de tu interés y del bebé, es una parte importante de tu preparación para el parto.

Visitas al Hospital

"Siempre asocié los hospitales con gente enferma. ¿Cómo puedo acostumbrarme a la idea de dar a luz en uno de ellos?"

La sala de parto y natalidad es lejos la más alegre del hospital. Sin embargo, si no sabes qué esperar, podrías llegar no sólo con contracciones sino también con cierto recelo. Es por eso que la mayoría de los hospitales y centros de natalidad motiva a las parejas en espera a hacer un recorrido por la sección de maternidad en los meses previos al parto. Pregunta sobre dichas visitas cuando te registres y busca también la información en Internet. Algunos hospitales y centros de natalidad tienen páginas web que ofrecen giras virtuales. También puedes darle un vistazo informal durante los horarios de visitas; aunque la sala de parto y alumbramiento esté cerrada al público en ese momento, podrás recorrer las salas de posparto y echar un buen vistazo a la sala cuna. Además de sentirte más cómoda sobre el ambiente en el que darás a luz, te dará la oportunidad de ver cómo lucen los recién nacidos antes de tomar en brazos al tuyo.

Es probable que quedes gratamente sorprendida en tu visita. Las instalaciones varían de un hospital a otro y de un centro de natalidad a otro, pero a medida que aumenta la competencia por las pacientes de obstetricia, la gama de amenidades y servicios ofrecidos los hacen parecerse más a hoteles que a hospitales. Habitaciones cómodas son la regla más bien que la excepción en más y más hospitales (siempre han sido comunes en los centros de natalidad manejados por parteras).

TODO ACERCA DE...
Educación para el Parto

Comenzó la cuenta regresiva. El bebé ya está a la vuelta de la esquina y estás ansiosa esperando su llegada. Pero ¿estás igualmente entusiasta por la llegada del parto y el alumbramiento? ¿Sientes una mezcla de ansiedad (o hasta de pánico) con esa anticipación tan anhelada?

Relájate. Es normal que estés un poco nerviosa por el parto o, incluso, muy nerviosa si eres primeriza. Pero afortunadamente hay un camino ideal para calmar los nervios, aliviar las preocupaciones y sentirte menos ansiosa y más confiada cuando sientas la primera contracción: educándote.

Un poquito de conocimiento y mucha preparación pueden ayudarte a sentirte más cómoda cuando entres a la sala de parto. Leer todo lo que esté a tu alcance te dará una idea de lo que puedes esperar (y puedes empezar a hacerlo en la página 410), pero una buena clase de preparación para el parto puede ayudarte a llenar los espacios en blanco. Por eso ¡de vuelta a clases, mamá (y papá)!

Los Beneficios de Inscribirte en una Clase para el Parto

¿Cuál es la ventaja de apuntarse en un curso de educación para el parto para ti y tu pareja? Eso depende, por supuesto, del curso que tomes, del instructor y de tus actitudes (al igual que en tu vida escolar, mientras más dedicación, más provecho sacarás de una clase de educación para el parto). Sea como sea, hay algo para todos los integrantes del equipo en la dulce espera. Algunos beneficios potenciales incluyen:

- Una oportunidad de pasar tiempo con otras parejas que están en la misma etapa del embarazo que tú, para compartir experiencias y consejos; comparar progresos; comentar mutuamente las aflicciones, preocupaciones, incomodidades y dolores; e intercambiar notas sobre el ajuar del bebé y de su futuro cuarto, pediatras y cuidado infantil. En otras palabras, una gran camaradería y empatía maternal. También es la oportunidad de entablar amistad con otras parejas que, al igual que ustedes, pronto serán padres y madres (una ventaja apreciable si tu actual grupo de amigos todavía no ha hecho ningún encargo a la cigüeña). Si mantienes contacto con ellos después del parto tendrás tu propio grupo de padres y madres y, en un futuro, de juegos para niños. Muchas clases mantienen "reuniones" después que todas han dado a luz.

- Una oportunidad para que el futuro papá también participe. Como el embarazo gira en torno a la mamá, a veces el futuro padre se siente al margen, como si estuviera mirando desde afuera. Las clases de educación para el parto están dirigidas a ambos y ayudan a que el papá se sienta un miembro valioso del equipo (muy importante si no ha podido asistir a todas las visitas prenatales). Las clases también le permitirán ponerse al día con los aspectos del parto y el alumbramiento, para ser un acompañante más efectivo cuando empiecen las contracciones. Lo mejor de todo, quizás, es que podrá relacionarse con otros hombres con los que pueda identificarse, entre otras cosas, por los efectos que le han causado esos cambios de ánimo de la mujer y los molestos sentimientos de dudas paternas. Algunos cursos incluyen una sesión especial sólo para padres, que les da la oportunidad de ventilar las preocupaciones que de otro modo no se atreverían a manifestar.

- Una oportunidad de plantear dudas que han surgido entre una visita prenatal y otra o con las que no te has sentido cómoda para preguntar al médico (o que no has tenido tiempo de hacer en el contexto de una visita a toda prisa).

- Una oportunidad de aprenderlo todo… es decir, del parto y el alumbramiento. Por medio de lecturas, debates, y vídeo, podrás enterarte desde los síntomas previos al parto hasta el corte del cordón umbilical. Mientras más sepas, más cómoda te sentirás cuando llegue el momento.

- Una oportunidad de aprender todo sobre los recursos para aliviar el dolor, desde Demerol hasta una anestesia epidural o una espinal e, incluso, técnicas de medicina alternativa.

- Una oportunidad de recibir instrucción práctica sobre respiración, relajación y otros enfoques alternativos para el manejo del dolor y de recibir una opinión experta mientras aprendes.

Dominar estas estrategias –y las técnicas para tu compañero– te ayudarán a estar más tranquila durante el parto y el alumbramiento, disminuyendo tu percepción del dolor. También resulta práctico si estás planeando inscribirte para recibir una epidural u otras medicinas para aliviar el dolor.

- Una oportunidad de familiarizarte con las intervenciones médicas que se realizan a veces durante el parto, incluyendo el monitoreo fetal, intravenosas, extracción al vacío y cesáreas. Tal vez ninguna de ellas se aplique en tu caso –o quizás una o dos–, pero conocerlas por adelantado hará que el parto sea menos intimidante.

- Una oportunidad de tener un parto más llevadero –y relativamente menos estresante– gracias a todo lo descrito anteriormente. Por lo general, las parejas que han tenido preparación para el parto consideran que la experiencia es más satisfactoria que las que no la tuvieron.

- Una oportunidad de potenciarte. Saber es poder, pero puede ser especialmente poderoso cuando estás por dar a luz. La clase para el parto te ayudará a eliminar el temor a lo desconocido (lo que no sabes, en este caso, decididamente puede afectar tu confianza), lo que te hará sentir con una mayor sensación de control y más potenciada, lista para enfrentar cualquier eventualidad que la naturaleza te haya reservado.

Cómo Escoger una Clase de Preparación para el Parto

Has decidido asistir a clases para el parto, pero ¿por dónde empezar a buscar? ¿Cómo elegir?

En algunas comunidades, donde las opciones de clases son limitadas, la elección es sencilla. En otras, la variedad puede ser abrumadora y confusa. Los cursos son ofrecidos por hospitales, instructores privados o por médicos o parteras a través de sus consultorios. Hay clases prenatales ofrecidas en el primer o segundo trimestre, que cubren temas del embarazo como nutrición, ejercicios, desarrollo fetal y sexo mientras que otros cursos suelen comenzar en el séptimo u octavo mes, que duran de 6 a 10 semanas y que se concentran en el parto, el alumbramiento y el cuidado posparto de la mamá y el bebé. Incluso hay cursos de fin de semana.

Si la oferta es escasa, acudir a cualquier clase de preparación para el parto es probablemente mejor que no inscribirse en ninguna. Pero si hay muchos

De Vuelta a Clases

Además de estudiar las técnicas de parto en estos días, hay otra clase a la que deberías considerar inscribirte: la resucitación cardiopulmonar infantil (*infant CPR*) y primeros auxilios. Aunque tu bebé todavía no ha nacido, no hay mejor momento para aprender sobre cómo protegerlo una vez que llegue al mundo. Primero, porque ahora no tendrás que conseguir una niñera para asistir a clases. Y segundo –y más importante–, porque podrás llevarte tu bebé a casa con la seguridad de tener todo el conocimiento de lo que debes hacer en caso de una emergencia. Puedes encontrar un curso tomando contacto con la Cruz Roja Estadounidense (redcross.org) o la Asociación Cardiológica Americana (americanheart.org/cpr), o consultando con tu hospital local.

cursos para elegir, las siguientes consideraciones te pueden ayudar a tomar una decisión:

¿Quién provee la clase? Una clase dirigida por tu médico, bajo sus auspicios o su recomendación, suele ser lo mejor. También puede ser útil una clase impartida por el hospital o centro de natalidad donde darás a luz. Si la filosofía de tu instructor varía mucho del de la persona o el personal que te asistirá en el parto, probablemente te encontrarás con contradicciones y conflictos. Si surgen diferencias de opinión, discútelas a fondo con tu médico mucho antes de la fecha de parto.

¿Cuál es el tamaño de la clase? Mientras menos, mejor. El número ideal es de cinco a seis parejas por clase (más de 10 ó 12 no es recomendable). Con un grupo reducido el instructor no sólo será capaz de prestar más tiempo y atención individual a las parejas –importante sobre todo durante las sesiones de práctica de técnicas de respiración y relajación– sino también la camaradería entre las parejas tenderá a ser más sólida.

¿Qué es lo que ofrece? Para saberlo, pide el programa. Un buen curso incluye una discusión sobre el parto con cesárea (reconociendo el hecho de que más de una cuarta parte de las estudiantes podría tener una) y sobre medicación (admitiendo, también, que muchas la necesitarán o la querrán). Abarca los aspectos psicológicos y emocionales del parto además de los técnicos.

¿Cómo se imparte la clase? ¿Se exhiben vídeos de partos reales? ¿Hay testimonios de madres y padres que acaban de tener hijos? ¿Los futuros padres tienen la oportunidad de hacer preguntas? ¿Hay tiempo suficiente durante la clase para practicar las técnicas que se enseñan?

Información sobre Clases de Embarazo y Parto

Pregunta a tu médico qué clases hay disponibles en tu área, o llama al hospital donde planeas dar a luz. Las siguientes organizaciones también pueden remitirte a clases locales:

Lamaze International:
(800) 368-4404; lamaze.org

Bradley: The Bradley Method:
(800) 4-A-BIRTH (422-4784);
bradleybirth.com

International Childbirth Education Association:
(952) 854-8660; icea.org

Association of Labor Assistants and Childbirth Educators:
(617) 441-2500; alace.org

New Way Childbirth:
(864) 268-1402;
newwaychildbirth.com

The American Society of Clinical Hypnosis:
(630) 980-4740; asch.net

Society for Clinical and Experimental Hypnosis:
(617) 469-1981; sceh.us

Opciones para la Educación sobre el Parto

Las clases en tu zona podrían ser impartidas por enfermeras, enfermeras-parteras u otros profesionales certificados. Los enfoques pueden variar de una clase a otra, aun entre los instructores de los mismos programas. Las clases más comunes incluyen:

Lamaze. El enfoque de Lamaze, promovido por el Dr. Fernand Lamaze en la década del 50, es probablemente el más utilizado en los Estados Unidos. Se basa en el uso de técnicas de relajación y respiración de la embarazada, junto con el apoyo continuo del marido (u otra persona) y una enfermera especializada para permitir que la futura mamá experimente un parto más "natural" (recuerda que en los años 50, la mayoría era completamente anestesiada). Según la filosofía Lamaze, el parto es un proceso normal, natural y saludable, y la confianza y capacidad de la mujer para dar a luz naturalmente puede ser reforzada o disminuida según el nivel de apoyo que reciba de su médico, como también de la comodidad del ambiente para dar a luz (que puede ser un centro de maternidad, el hogar o un hospital).

El objetivo del entrenamiento Lamaze es la concentración activa basada en la relajación y las pautas de respiración rítmica. Para ayudarles a concentrarse, las mujeres son alentadas a dirigir su atención en un punto determinado. Los cursos también incluyen posiciones cómodas para el parto y alumbramiento; técnicas de respiración, distracción y masaje; habilidades de comunicación, y otras medidas de alivio, como también información sobre el período de posparto y la lactancia. Aunque la filosofía Lamaze sostiene que las mujeres tienen derecho a dar a luz libres de las intervenciones médicas de rutina, por lo general las clases abarcan las intervenciones más comunes (incluyendo los procedimientos analgésicos) para preparar a las parejas para cualquier eventualidad en el parto. Un curso Lamaze tradicional consiste en seis sesiones de 2 a 2½ horas.

Bradley. Este método pone énfasis en la respiración abdominal profunda en vez de los jadeos. Bradley recomienda que durante el parto la mujer se concentre en sí misma y sintonice su propio cuerpo para controlar el dolor de las contracciones en vez de depender de distracciones. Las mujeres aprenden a imitar la posición y respiración (que es profunda y lenta) que adoptan al dormir para usar durante el parto, y a utilizar técnicas de relajación para hacerlo más cómodo.

Según la técnica Bradley, durante el parto la mujer necesita oscuridad, silencio y comodidad física con el apoyo de almohadas, y mantener los ojos cerrados. Los instructores del método Bradley admiten que el parto es doloroso y enfatizan la aceptación del dolor. La medicación se reserva para las complicaciones y las cesáreas (que son debatidas para que los padres y madres estén preparados para cualquier eventualidad) y, de hecho, un 87 % de las graduadas de Bradley que tienen partos vaginales no hacen uso de ella. El curso Bradley típico dura 12 semanas, a partir del quinto mes y, en su mayoría, es enseñado por matrimonios. También se imparten clases Bradley al comienzo del embarazo, enfocadas en asuntos prenatales.

Clases de la Asociación Internacional de Educación para el Parto (*International Childbirth Education Association* (ICEA). Estas clases tienden a ser más amplias y abarcan más de las numerosas opciones disponibles actualmente para los futuros padres en los centros de maternidad y del recién nacido. También reconocen la importancia de la libertad de elección, por lo que las clases incluyen una variada gama de posibilidades en vez de un solo enfoque. Los instructores son certificados por ICEA.

Hipnoparto. Las clases individuales o en grupo que enseñan cómo usar la hipnosis para reducir la incomodidad y el dolor (y en los casos de algunas mujeres altamente sugestionables, para eliminarlos totalmente), para alcanzar un estado profundo de relajación, así como también para mejorar el ánimo y la actitud durante el parto y el alumbramiento, están cada vez más disponibles. Consulta con tu médico o una organización nacional de hipnosis clínica para conocer la lista de profesionales certificados que enseñan el hipnoparto. (Para leer más sobre esta técnica consulta la página 330).

Otras clases para el parto. La variedad es grande. La Asociación de Asistentes y Educadores del Parto (*Association of Labor Assistants and Childbirth Educators*, ALACE) promueve el derecho de la mujer a un parto natural o no medicado, cuando es posible. En vez de tratar de enseñar a los futuros padres y madres cómo evitar el dolor del parto y el alumbramiento, las clases suministran herramientas para sobrellevar las molestias. La Preparación Educativa para el Parto (*Childbirth Education Preparation*, CEP) certifica a enfermeras y enfermeras prácticas como educadoras de parto, entrenadas para impartir clases que explican y enseñan las muchas opciones que hay disponibles, incluyendo los métodos Lamaze y Bradley. Además, hay clases de educación para el parto diseñadas para preparar a las parejas a dar a luz en un hospital en particular, y clases patrocinadas por grupos médicos, organizaciones para el cuidado de la salud (HMO) u otros grupos proveedores de atención médica. En algunas áreas también se ofrecen clases prenatales que abarcan todo aspecto del embarazo y el parto, por lo general a partir del primer trimestre.

Estudio en casa. Si estás en reposo en la cama, si vives en una zona remota, o si por alguna otra razón no puedes o no quieres asistir a una clase en grupo, podrías ver el programa de Lamaze en vídeo o DVD disponible en *Lamaze International*.

Clases para las "Reincidentes"

Ya has pasado por esto, ¿no es así? ¿Estás esperando tu segundo bebé? Aun las mamás más experimentadas pueden beneficiarse asistiendo a una clase de educación para el parto. En primer lugar, todo proceso de parto y alumbramiento es diferente, por lo tanto es posible que tu experiencia anterior no sea igual a la que te espera. Segundo, el panorama cambia con velocidad en la medicina, y podría haber unos cuantos cambios, aunque sólo haya pasado un par de años desde que estuviste en la sala de parto. Tal vez hay nuevas opciones de parto disponibles: algunos procedimientos que eran de rutina podrían ser ahora poco comunes o, a la inversa. También puede ser útil inscribirse en este tipo de cursos si vas a tener a tu bebé en un hospital o centro natal diferente. Y probablemente no tendrás que sentarte junto a las novatas, ya que en la mayoría de los centros hay cursos de "repaso".

Clases de fin de semana en centros turísticos. Ofrecen el mismo programa de las típicas clases, pero en un solo fin de semana. Son una opción agradable para aquellos que pueden y desean viajar. Además de promover la camaradería entre los futuros padres (especialmente gratificante si no tienes otras amigas embarazadas con quienes hablar), estos fines de semana también promueven el romance, una bonificación interesante para los dúos que están por convertirse en tríos. Son también una buena oportunidad para mimarse antes de que llegue el bebé.

El Séptimo Mes

Aproximadamente de 28 a 31 Semanas

BIENVENIDA A TU TERCER Y ÚLTIMO trimestre! Aunque no lo creas, ya completaste dos tercios del trayecto hacia la meta y estás a sólo tres meses de abrazar (y besar y mimar) a tu pequeño trofeo. En este último tramo del embarazo (decididamente el mayor, por lo menos en lo que se refiere a tu barriga), probablemente sentirás que aumentan tu entusiasmo y expectativas, junto con las molestias y dolores del embarazo, que tienden a multiplicarse a medida que se incrementa la carga que llevas en tu interior. Aproximarte al final del embarazo también significa que te acercas al parto y alumbramiento, un acontecimiento que tendrás que comenzar a planear, y para el cual tendrás que prepararte y educarte. Es hora de pensar en inscribirte en esas clases, si no lo has hecho todavía.

Tu Bebé Este Mes

Semana 28 Esta semana tu notable bebé ha alcanzado las 2½ libras y podría medir casi 16 pulgadas. ¿Cuáles son sus habilidades este mes? Parpadea. Sí, además de los trucos de su creciente repertorio que ya incluyen toser, succionar, tener hipo y practicar aspiraciones, tu bebé ya puede parpadear esos dulces ojitos. ¿Sueñas con tu bebé? El bebé podría estar soñando contigo también, gracias al sueño denominado "movimiento ocular rápido" (REM, por sus siglas en inglés) que ya ha comenzado a experimentar. Pero este pequeño soñador todavía no está listo para el gran día de su nacimiento. Aunque sus pulmones ya están casi completamente maduros (lo que facilitaría a tu bebé –y a ti–

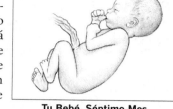

Tu Bebé, Séptimo Mes

respirar si estuviese por nacer ahora), todavía le falta mucho por crecer.

Semana 29 Tu bebé podría alcanzar una altura de 17 pulgadas y pesar casi 3 onzas. Aunque ya se está acercando (en unas 3 pulgadas más o menos) a su longitud definitiva al nacer, el bebé todavía tiene mucho que aumentar. De hecho, en las 11 semanas siguientes tu bebé prácticamente duplicará su peso (y en algunos casos podría casi triplicarlo). Gran parte de ese aumento se deberá a la acumulación de grasa debajo de la piel. Y a medida que tu bebé se va rellenando, el espacio en el útero empezará a sentirse un poquito estrecho, dificultando que percibas sus fuertes patizas, pero facilitando que sientas más los impactos de sus puños, codos y rodillas.

Semana 30 ¿Qué es lo que mide 17 pulgadas, pesa más de 3 libras y es realmente divino? Es tu bebé, que está creciendo día a día (en caso de que no lo compruebes por el tamaño de tu barriga). Su cerebro también se está agrandando, preparándose para la vida extrauterina, y para toda una vida de aprendizaje. A partir de esta semana, el cerebro de tu bebé empieza a parecerse a uno de verdad, con esos característicos canales y hendiduras. Esas arrugas permitirán la futura expansión del tejido cerebral que será crucial a medida que tu bebé se desarrolle paulatinamente de recién nacido indefenso a

un infante receptivo, de un niño que se expresa a un preescolar curioso y más allá. Su cerebro también empieza a tomar control de algunas tareas antes delegadas a otras partes de su organismo, como la regulación de la temperatura. Ahora que el cerebro es capaz de aumentar el calor (con la ayuda de ese suministro creciente de grasa corporal), tu bebé empezará a perder el lanugo, ese vello suave y aterciopelado que hasta ahora lo había mantenido templado. Lo que significa que, cuando nazca, probablemente ya no estará tan peludito.

Semana 31 Aunque tu bebé todavía tiene que aumentar de 3 a 5 libras más antes del parto, esta semana ya está pesando más de 3 libras. Y con 18 pulgadas de largo (un par más o menos, porque a esta altura los hay de todas las medidas), tu bebé se está aproximando rápidamente a la longitud que tendrá al nacer. En estos días también se están desarrollando sus conexiones cerebrales (tiene que establecer billones de ellas). Y es capaz de aprovechar muy bien esa

Alimento para el Cerebro del Bebé

¿Has estado alimentando el cerebro de tu bebé? Consumir suficiente cantidad de esas grasas fabulosas, las omega-3, es más importante que nunca en el tercer trimestre, cuando el desarrollo cerebral de tu bebé avanza a toda marcha. Lee la página 109 para conocer las buenas nuevas sobre las buenas grasas.

compleja red de conexiones cerebrales, que ya está procesando información, rastreando la luz y percibiendo señales provenientes de los cinco sentidos. El cerebrito de tu bebé es también dormilón, ya que tiene mayores períodos de sueño, particularmente el REM, y por eso tal vez advertirás pautas más definidas de vigilia (y patladitas) y de sueño (quietud) de tu angelito.

Lo que Podrías Estar Sintiendo

Como siempre, recuerda que los embarazos y las mujeres son diferentes. Es posible que experimentes todos estos síntomas en un momento u otro, o sólo unos pocos. Algunos podrían venir del mes pasado y otros ser completamente nuevos. Incluso hay algunos que ni siquiera adviertes porque ya te has acostumbrado a ellos. O podrías presentar otros síntomas menos comunes. Esto es lo que puedes experimentar este mes:

Físicamente

- Actividad fetal más firme y frecuente
- Creciente flujo vaginal
- Dolor en el bajo abdomen o a los costados
- Estreñimiento
- Acidez, indigestión, flatulencia, hinchazón
- Dolores de cabeza, desvanecimiento o mareo ocasionales
- Congestión nasal y ocasional hemorragia nasal. Oídos tapados
- Encías sensibles que podrían sangrar al cepillarte
- Calambres en las piernas
- Dolor de espalda
- Ligera hinchazón de tobillos y pies y, ocasionalmente, de manos y rostro
- Várices en las piernas
- Hemorroides
- Picazón en el abdomen

Un Vistazo Interior

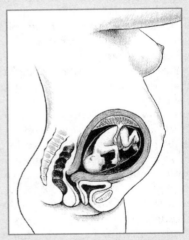

Al comienzo de este mes, tu útero está aproximadamente a 11 pulgadas de la parte superior del hueso del pubis. Para fin de mes, el hogar de tu inquilino habrá crecido otra pulgada de alto y se podrá sentir a unas 4 ½ pulgadas por encima de tu ombligo. Tal vez tienes la sensación de que no hay más espacio para que tu útero crezca (pareciera que ya ha llenado tu abdomen), ¡pero todavía tienes por delante de 8 a 10 semanas más de expansión!

- Un ombligo protuberante
- Estrías
- Falta de aliento
- Dificultad para dormir
- Contracciones aisladas de Braxton Hicks, generalmente sin dolor (el útero se endurece durante un minuto y después vuelve a la normalidad)
- Torpeza
- Aumento del tamaño de los senos
- Calostro que sale de los pezones (aunque tal vez esta sustancia no aparecerá sino hasta después del parto)

Emocionalmente

- Mayor entusiasmo (¡ya viene el bebé!)
- Mayor aprensión (¡ya viene el bebé!)
- Estado de distracción permanente
- Sueños extraños y vívidos
- Cierto aburrimiento y cansancio por el embarazo, o un sentido de satisfacción y bienestar, sobre todo si te sientes muy bien físicamente

Qué Puedes Esperar en el Control Médico de Este Mes

El control de este mes incluye un par de chequeos nuevos, además de los ya conocidos. Aunque podría haber variantes dependiendo de tus necesidades y del estilo de práctica del profesional, al entrar a tu último trimestre es posible que tu médico controle lo siguiente:

- Peso y presión sanguínea
- Orina, para medir el nivel de azúcar y proteína
- Latido fetal
- Tamaño del útero y posición del feto por examen táctil (desde el exterior)

- Altura del fondo del útero
- Manos y pies para comprobar si hay hinchazón, y piernas en busca de várices
- Examen exploratorio de glucosa
- Examen de sangre para determinar si hay signos de anemia
- Síntomas que puedas haber experimentado, especialmente inusuales
- Preguntas o problemas que quieras discutir. Lleva contigo una lista

Lo que Podrías Estar Preguntándote

Fatiga Recurrente

"Estaba llena de energías durante los últimos meses y ahora estoy empezando a decaer de nuevo. ¿Es esto lo que debo esperar en el tercer trimestre?"

El embarazo es un sube y baja, no sólo en lo que se refiere a los cambios de ánimo (y de la libido) sino también a los niveles de energía. A esa fatiga tradicional del primer trimestre suele seguir un alza de la energía en el segundo trimestre, haciendo de esos meses relativamente cómodos del medio el momento ideal para practicar casi cualquier actividad (¡Ejercicios! ¡Sexo! ¡Viajes! ¡Los tres en un fin de semana!). Pero para el tercer trimestre, muchas futuras mamás vuelven a sentir el peso de la fatiga y a añorar ese mullido sillón.

Y no es de sorprender. Aunque algunas mujeres siguen a un ritmo acelerado a medida que se acercan a la recta final (recuerda que cada embarazo es diferente, incluyendo en lo que se refiere a los niveles de energía), hay muchos buenos motivos por los cuales podrías estar quedándote atrás. El motivo principal puede estar en la mitad de tu cuerpo. Después de todo, estás cargando mucho más peso allí (y en otros sitios) que antes, y la carga de esas libras extras puede ser agotadora. Otra razón: en estos días, ese bulto extra podría estar interponiéndose entre tú y una noche de sueño reparador, dejándote menos descansada cada mañana. Tu mente sobrecargada con todo lo relativo al bebé (abrumada con listas de compras, listas de tareas por cumplir, listas de nombres, listas de preguntas para hacer al médico) también podría estar privándote de sueño y energías. Si a todo eso agregas otras responsabilidades adicionales –como un empleo, el cuidado y alimentación de otros niños, entre otras–, el factor fatiga se multiplica enormemente.

Pero el hecho de que el cansancio acompañe el tercer trimestre no quiere decir que tengas que resignarte a tres meses de agotamiento, ni adueñarte del sofá durante el resto del proceso. Como siempre, la fatiga es una señal del organismo y, por eso, debes prestarle atención. Si has estado viviendo de manera acelerada (demasiados preparativos para el bebé, descanso insuficiente), reduce un poco el ritmo. Elimina toda tarea esencial... que realmente no sea esencial (¡no es justo que consideres que todo es esen-

cial!) y empieza a incorporar cierto descanso y recreación en tu agenda diaria. Haz ejercicio, pero que sea el apropiado (una caminata de 30 minutos puede revitalizarte, pero correr durante una hora podría dejarte postrada en el sofá), y en el momento adecuado (no demasiado cerca de la hora de dormir, para que te provoque sueño, y no lo impida). Y como movilizarte con el estómago vacío puede debilitarte rápidamente, no te olvides de agregar el combustible energético que necesitas. Frecuentes bocadillos saludables (queso y galletitas, una combinación de frutas secas, semillas, dátiles o un batido de yogur) te permitirán mantener el nivel de azúcar en la sangre de manera más duradera que la cafeína o el azúcar. Sobre todo, recuerda que la fatiga del tercer trimestre es la forma que tiene la naturaleza para indicar a las futuras mamás que deben conservar energías. Necesitarás todo aliento de energía que puedas ahorrar ahora para el parto, el alumbramiento y, lo más importante, para lo que vendrá después. Para encontrar más consejos acerca de cómo conservar energías, vuelve a revisar los de la página 138.

Si tomas el descanso extra que reclama el cuerpo pero todavía te sientes consistentemente agotada, consulta a tu médico. A veces, la fatiga extrema que no se alivia es causada por la anemia del tercer trimestre (consulta la página 224), y es por eso que la mayoría de los médicos repite el examen de sangre de rutina en el séptimo mes.

Hinchazón

"Me parece que se me hinchan los tobillos y los pies, especialmente al final del día. ¿A qué se debe?"

Tu barriga no es lo único que se hincha en estos días. Esa apariencia de mamá inflada también suele extenderse a las extremidades. Y aunque no te siente fenomenal –especialmente cuando sientas apretados los zapatos y el reloj y te resulte cada vez más difícil sacarte los anillos–, una hinchazón ligera (más conocida como edema) en tobillos, pies y manos es completamente normal, causada por el necesario aumento de fluidos corporales durante el embarazo. De hecho, el 75% de las mujeres experimenta esa hinchazón en determinado momento de su embarazo, usualmente alrededor de este período (el otro 25% nunca advierte hinchazón, lo que también es normal). Como habrás notado, suele ser más pronunciada hacia el final del día, cuando hace calor, o después de pasar mucho tiempo sentada o parada. Y asimismo, podrías notar que buena parte de la hinchazón desaparece por la noche o después de varias horas de estar recostada (otro buen motivo para tomar ese descanso).

Por lo general, este tipo de hinchazón no significa más que una ligera incomodidad, y algunas concesiones que tendrás que hacer a la moda si no puedes ponerte esos zapatos elegantes. Pero, si es posible, puedes recurrir a otros medios para deshincharte. Para encontrar alivio, ten en cuenta estos consejos:

- Ni de pie ni de cola. Si tu trabajo exige largos períodos de pie o sentada –en la oficina o en casa– tómate descansos periódicos. Siéntate si has estado parada, y levántate si has estado sentada. O, mejor todavía, haz una caminata enérgica de 5 minutos para estimular la circulación (que debería hacer fluir esos líquidos amontonados).

- ¡Arriba se ha dicho! Eleva las piernas cuando estés sentada. Si hay alguien que merece poner los pies en alto, eres tú.

- Tómate un descanso de costado. Si todavía no has adquirido el hábito,

es hora de intentarlo. Acostarte de lado permite que tus riñones funcionen mejor, intensificando la eliminación de los desechos y reduciendo la hinchazón.

- Busca tu comodidad. Éste es el momento de anteponer la comodidad a la moda. Opta por los zapatos más cómodos (esas sandalias ajustadas no te quedan ahora, de todos modos), y de vuelta en casa ponte las pantuflas.

- Muévete. Mantener tu rutina de ejercicios (si el médico te lo ha autorizado) reducirá la hinchazón. Caminar (probablemente pronto lo llamarás caminar como un pato) es bueno para los pies hinchados, porque mantiene la sangre en movimiento en vez de agolpada. Nadar o hacer aeróbicos en el agua es, incluso, mejor porque la presión del agua empuja el fluido de los tejidos de nuevo en tus venas, luego pasa a los riñones y, a partir de ahí, lo podrás orinar.

- Elimina el agua con agua. Aunque parezca contradictorio, es verdad: mientras más agua bebas, menos retendrás. Beber por lo menos de ocho a diez vasos de 8 onzas de líquido diarios ayudará a que tu organismo elimine los productos de desecho. Por el contrario, restringir la ingestión de líquidos no disminuirá la hinchazón.

- Usa sal a gusto. Se creía que la restricción de sal ayudaba a mantener la hinchazón a raya, pero ahora se sabe que limitarla aumenta la hinchazón. Por eso usa sal a gusto, pero como en casi todo, la moderación es la clave.

- Consigue el apoyo que necesitas. Las medias son muy efectivas para reducir la hinchazón. Hay varios modelos disponibles para las embarazadas, incluyendo la media pantalón (con buen espacio para la barriga) o las medias al muslo (que al menos son más frescas para usar), aunque evita los modelos que son elásticos en la parte superior.

Además de ser normal, el edema es temporal. Los tobillos se te deshincharán y los dedos se te estilizarán poco después de dar a luz (aunque para algunas mamás la hinchazón durará algunas semanas, en algunos casos un mes o más, antes de que desaparezca totalmente). Mientras tanto mira la parte positiva: dentro de poco tu barriga va a estar tan abultada que ni siquiera podrás ver lo hinchados que tienes los pies.

Si tu hinchazón es más bien severa, consulta a tu médico. La hinchazón excesiva puede ser un signo de preeclampsia, pero cuando es así viene acompañada de varios otros síntomas (como un repentino aumento de peso excesivo, presión sanguínea alta y proteína en la orina). Si tu presión sanguínea y orina son normales (son controladas en cada visita prenatal) no hay motivo de preocupación. Pero si además de la hinchazón has subido mucho de peso, súbita e inexplicablemente en corto tiempo, o si experimentas dolores de cabeza intensos o perturbaciones en la vista, llama a tu médico y descríbele tus síntomas.

Erupciones en la Piel

"Como si tener estrías no fuera suficiente, ahora parece que en ellas estuvieran apareciendo unos granitos que me causan picazón"

Ánimo. Te faltan menos de tres meses para el parto, cuando podrás decir adiós a la mayoría de los efectos secundarios desagradables del embarazo, entre ellos estas nuevas erupciones. Hasta entonces, podría consolarte saber que, aunque pueden ser incómodas (y un poquito antiestéticas), las protuberancias no son peligrosas ni para ti ni para tu bebé. Conocidas en la jerga médica –de manera impronunciable– como pápulas y placas urticariformes pruriginosas del embarazo (PPUPE) –trata de decirlo rápido tres veces– o erupción polimorfa del embarazo (EPE), la afección por lo general desaparece después del alumbramiento y no reaparece en embarazos subsiguientes. Aunque suelen aparecer en las estrías abdominales, a veces también se manifiestan en los muslos, nalgas o brazos de las futuras mamás. Muestra la erupción al médico, que te podría recetar algún medicamento tópico, un antihistamínico, o una inyección para aliviar el malestar.

Una variedad de afecciones en la piel y erupciones podrían presentarse durante el embarazo (¡qué afortunada! ¿no?) para hacerte sentir menos feliz dentro de tu piel. Aunque siempre debes informar sobre cualquier erupción a tu médico, ten en cuenta que muy rara vez son motivo de preocupación. Consulta la página 260 para saber más.

Quítatelos Mientras Puedas

¿Tus anillos te quedan cada vez más apretados? Antes de que te queden demasiado ajustados como para estar cómoda (y como para poder quitártelos) considera sacártelos y guardarlos en un lugar seguro hasta que tus dedos vuelvan a estilizarse. ¿Ya tienes problemas para quitártelos? Prueba a hacerlo por la mañana después de enfriarte las manos (mientras más calientes estén, más rollizas estarán). Un poco de jabón líquido podría volverlos más resbaladizos y más fáciles de sacar.

Dolor en la Parte Inferior de la Espalda y las Piernas (Ciática)

"He tenido dolores en el costado de la espalda a la altura de la cintura que se extiende hasta la cadera y la pierna. ¿Qué es?"

Parece como que tu bebé te estuviera machacando los nervios… el nervio ciático, precisamente. Entre la mitad y el final del embarazo, tu bebé empieza a acomodarse en la posición adecuada para el nacimiento (muy positivo). Pero al hacerlo, su cabeza –y el peso de tu útero cada vez más grande– podría apoyarse sobre el nervio ciático en la parte inferior de tu columna vertebral (muy negativo). La ciática resultante puede producirte un dolor agudo y punzante, un hormigueo o entumecimiento que empieza en las nalgas o la parte inferior de la espalda y se propaga hacia abajo de la espalda o a las piernas. Por momentos, la ciática puede ser muy intensa y, aunque puede pasar si el bebé cambia de posición, también podría persistir hasta el parto, y a veces un poquito más allá.

¿Cómo puedes aliviar el dolor de la ciática? Prueba estos consejos:

- Toma asiento. Dejar de estar de pie puede aliviar algo del dolor de piernas y de espalda asociado a la ciática. Recostarte también puede aliviar la presión, siempre que encuentres la posición que te haga sentir mejor.

- Dale calor. Una almohadilla térmica caliente aplicada en el lugar donde sientes el dolor puede reducirlo, como también un largo remojo durante un baño tibio.

- Estíralo. Las inclinaciones pélvicas o movimientos de estiramiento pueden quitar algo de la presión.

- Alívialo con la ingravidez acuática. Como la natación y los ejercicios en el agua te quitan peso, su práctica es particularmente adecuada cuando tienes dolor de ciática. La natación estira y fortalece los músculos de la espalda, aliviando ese dolor intenso.

- Busca una alternativa. Las terapias alternativas como acupuntura, medicina quiropráctica o masaje terapéutico (siempre con un instructor entrenado y licenciado) podrían ayudarte a aliviar la ciática.

Si el dolor es muy agudo, pregunta a tu médico si te puede recomendar un analgésico.

Síndrome de las Piernas Inquietas

"Pese a lo cansada que estoy por la noche, no puedo descansar porque siento las piernas inquietas. He probado todos los consejos para los calambres en las piernas, pero no me han dado resultado. ¿Qué más puedo hacer?"

Con tantas otras preocupaciones que te impiden dormir bien en el tercer trimestre, no es justo que tus piernas también te causen problemas. Pero para el 15% de embarazadas que experimenta el síndrome de las piernas inquietas (SPI) –sí, tiene un nombre–, eso es exactamente lo que sucede. El nombre lo dice todo: una sensación inquieta, progresiva, hormigueante en el interior del pie y/o la pierna que impide que el resto de tu cuerpo descanse. Es más común por la noche, pero también puede ocurrir al caer la tarde o casi en cualquier momento en que estés recostada o sentada.

Los expertos no están seguros cuál es la causa en algunas embarazadas (aunque parecería tener un componente

Cuenta las Pataditas

Desde la semana 28 en adelante, es recomendable examinar los movimientos fetales dos veces por día; una vez por la mañana, cuando la actividad tiende a ser más esporádica, y luego en las horas más activas del anochecer. Tu médico podría sugerirte una manera de hacerlo, o también podrías usar este método: controla la hora y empieza a contar. Cuenta los movimientos de todo tipo (patadas, revoloteos, agitaciones, volteretas). Deja de contar al llegar hasta 10 y observa el tiempo transcurrido –si te parece, puedes usar el rastreador del movimiento fetal en el Diario y Organizador de Qué Esperar en el Embarazo (*What to Expect Pregnancy Journal and Organizer*). A menudo, sentirás 10 movimientos luego de más o menos 10 minutos, aunque a veces tomará más.

Si no has contado 10 movimientos después de una hora, toma un poco de jugo o come un bocadillo, camina un poquito e, incluso, sacude ligeramente la barriga. Después recuéstate, relájate y sigue contando. Si pasan dos horas sin 10 movimientos, llama a tu médico. Aunque tal ausencia de actividad no significa necesariamente que algo anda mal, puede ser una señal de advertencia que necesite rápida evaluación.

Mientras más cerca estés de tu fecha de parto, más importante será revisar regularmente los movimientos fetales.

una buena opción, porque muchos de los que se usan para tratar el SPI no son seguros durante el embarazo (consulta con tu médico).

Es posible que la dieta, el estrés y otros factores ambientales puedan contribuir al problema, por lo tanto vigila lo que comes, lo que haces y cómo te sientes cada día para ver qué hábito, si es que hay alguno, te produce los síntomas. Algunas mujeres, por ejemplo, advierten que comer carbohidratos a última hora del día empeora su SPI. También es posible que la anemia por deficiencia de hierro pueda ser el causante, y por eso es conveniente que tu médico te examine para descartar esa posibilidad, como también que te sugiera otro tratamiento. La acupuntura puede ayudar a algunas mujeres, como también el yoga, la meditación u otras prácticas de relajación. Y por supuesto, no está de más probar los consejos para dormir de la página 287. Lamentablemente, sin embargo, algunas mujeres siguen sin encontrar alivio. Si es tu caso, el SPI es algo que podrías tener que tolerar hasta el parto. Si llegaste al embarazo con esa afección, podrías tener que esperar hasta después de dar a luz (y posiblemente el destete, si amamantas) para reanudar cualquier tratamiento con fármacos que estuvieras siguiendo.

Hipo Fetal

"A veces siento espasmos regulares y ligeros en el abdomen. ¿Son pataditas, un tic o algo más?"

Aunque no lo creas, tu bebé posiblemente tiene hipo, un fenómeno común entre los fetos en la segunda mitad del embarazo. Algunos tienen hipo varias veces al día, todos los días. Otros no lo tienen nunca. La misma pauta podría continuar después del nacimiento.

genético) y están todavía menos seguros de cómo tratarlo. Ninguno de los trucos para los calambres en las piernas –incluyendo masaje o flexión– parece tener efecto. Los medicamentos tampoco son

Pero antes de que empieces a contener la respiración o intentar otros trucos para el hipo, deberías saber que éste no causa la misma incomodidad en los bebés –ni dentro ni fuera del útero– que en los adultos, aunque les duren 20 minutos o más. Por eso tranquilízate y disfruta de este entretenimiento en tu interior.

Caídas Accidentales

"Hoy mientras caminaba, me tropecé con el borde de la acera y me caí de barriga en el pavimento. ¿La caída puede haber lastimado al bebé?"

¿El embarazo te está haciendo una zancadilla? No es de sorprender. Después de todo, una vez que entraste en el tercer trimestre hay muchos factores que se pueden combinar para ponerte literalmente "patas para arriba". Para empezar, tu sentido alterado del equilibrio, debido al desplazamiento hacia delante de tu centro de gravedad. Además, tus articulaciones más flojas y menos estables se suman a la confusión y te hacen propensa a caídas menores, especialmente aquellas que te hacen besar el suelo con la barriga. También contribuyen a ello tu tendencia a cansarte con mayor rapidez, tu predisposición a las preocupaciones y a soñar despierta, y la dificultad que podrías tener para verte los pies por debajo de la barriga. Todo esto te dificulta ver los bordes de la acera y otros obstáculos en tu camino.

Pero aunque una caída junto a la acera podría causarte rasguños y moretones (particularmente en tu ego, si fue una caída en público), es extremadamente raro que un feto sufra las consecuencias de la torpezas de su madre. Tu bebé está protegido por uno de los sistemas de amortiguación más avanzados del mundo, compuesto por líquido amniótico, membranas resistentes, el útero elástico y muscular y la robusta cavidad abdominal, que está rodeada de músculos y huesos. Para ser penetrado y para que tu bebé se lastime deberías padecer lesiones muy graves, de ésas que probablemente te enviarían al hospital.

Pero si te preocupa, sin embargo, llama a tu médico para mayor tranquilidad.

El Orgasmo y las Pataditas

"Después de que tengo un orgasmo, mi bebé deja de patear durante una media hora. ¿Eso quiere decir que el sexo no es seguro a esta altura del embarazo?"

Hagas lo que hagas en estos días, tu bebé te acompaña en la marcha. Y en lo que respecta a hacer el amor, esa marcha lo adormece. El movimiento mecedor de la relación sexual y las contracciones rítmicas uterinas que suceden al orgasmo suelen sumirlo en el séptimo sueño. Algunos bebés, por otra parte (debido a que cada uno de ellos es un individuo), se vuelven más activos después que los papás hacen el amor. Las dos reacciones son normales y saludables, y no hay ningún indicio de que las relaciones sexuales no sean seguras. Ni tampoco, en caso de que te lo estés preguntando, es una señal de que es consciente de lo que pasa entre las sábanas (el bebé está a oscuras, literalmente).

De hecho, a menos que tu médico te haya dicho lo contrario, puedes seguir disfrutando de las relaciones sexuales y los orgasmos hasta el parto. Y aprovecha a hacerlo mientras puedas. Admitámoslo: podría pasar un tiempo antes de que te resulte tan conveniente hacer el amor nuevamente con tu bebé en casa.

Sueños y Fantasías

"He tenido sueños tan reales –día y noche– sobre el bebé que estoy empezando a pensar que estoy perdiendo la razón"

¿Has estado proyectando en tu sueño algunos de esos programas extraños de trasnoche? Los sueños –y ensoñaciones y fantasías– desde los más horribles (como el de dejar al bebé en el autobús) hasta los estimulantes (pellizcar mejillas rollizas, empujar cochecitos por el parque soleado) hasta los extravagantes (dar a luz a un bebé extraterrestre con una cola o una camada de perritos) son saludables, normales y muy, muy frecuentes durante el embarazo. Y aunque te hagan sentir como que estás perdiendo la razón (¿era realmente un salame gigante lo que te perseguía en el estacionamiento de Babies "R" Us anoche?) en realidad te están ayudando a mantener la cordura. Son sólo un recurso que tiene tu subconsciente para manejar la sobrecarga

Preparando a Fido y Micifuz

¿Ya eres mamá… de esa clase de bebé que tiene cuatro patas, piel y cola? ¿Te preocupa que tu mascota, acostumbrada a llevar la batuta (y acomodarse en tu cama y en tu falda) sufra un caso intenso (y posiblemente peligroso) de rivalidad del hermanito cuando aparezcas con un bebé? Es crucial que tomes ahora las medidas para preparar a tu perro o gato. Consulta *Qué Esperar en el Primer Año* (*What to Expect the First Year*) para encontrar pistas y recomendaciones sobre cómo preparar a las mascotas para la llegada del bebé.

mental de ansiedades, temores, esperanzas e inseguridades a fin de aceptar la inminente alteración en tu vida: una válvula de escape para las mil y una emociones conflictivas que sientes (desde la ambivalencia hasta la perturbación, pasando por el entusiasmo y alegría desbordantes), pero que te resultaría difícil manifestar de otra manera. Piensa que es como una terapia nocturna.

Las hormonas también contribuyen a tener sueños fuera de lo común (¿a qué no contribuyen después de todo?). Además, pueden hacerlos mucho más reales. Tu sueño más ligero también ayuda a tu habilidad para recordar tus sueños, y a hacerlo en alta definición. Como te estás despertando más a menudo de lo habitual, ya sea para usar el baño, quitarte algunas colchas o, sencillamente, voltearte para tratar de ponerte cómoda, tienes más oportunidades de hacerlo en medio de un ciclo REM. Con los sueños tan frescos en tu mente cada vez que te despiertas, eres capaz de recordarlos en mayor –y a veces desconcertante– detalle.

Éstos son algunos de los sueños y fantasías más comunes reportados por las embarazadas. Algunos probablemente te resultarán familiares.

- Sueños *¡Huy!* Aquellos en los que pierdes u olvidas objetos (desde las llaves del auto hasta tu bebé). Olvidas alimentar al bebé o una cita con el médico o vas de compras y dejas al bebé solo en casa. La sensación de que no estás preparada para la llegada del bebé puede revelar el temor común a que no estás preparada para ser mamá.

- Sueños *¡Ay!* Aquellos en los que eres atacada o lastimada –por intrusos, ladrones, animales, o caes por las escaleras después de un empujón o un resbalón– podrían representar un sentimiento de vulnerabilidad.

■ Sueños *¡Auxilio!* Aquellos en los que estás encerrada o eres incapaz de escapar –atrapada en un túnel, un automóvil, un cuarto pequeño; ahogarse en una piscina, un lago, un túnel de lavado de autos– pueden significar el temor a sentirse atada y privada de libertad a causa del bebé que esperas.

■ Sueños *¡Ay, no!* Aquellos en los que no aumentas de peso o aumentas demasiado de la noche a la mañana, o en los que te llenas de comida o en los que comes o bebes lo que no corresponde (una bandeja de sushi regada con una jarra de martini), son frecuentes entre quienes tratan de atenerse a una dieta.

■ Sueños *¡Uf!* Aquellos en los que te vuelves desagradable o repulsiva para tu esposo o en los que éste se va con otra mujer, expresan el temor común de que el embarazo destruirá tu figura para siempre y te hará poco atractiva para tu pareja.

■ Sueños sexuales. Aquellos sobre encuentros sexuales –sean positivos o negativos, que te provoquen sentimiento de placer o de culpa– podrían reflejar la confusión y ambivalencia sexual experimentada a menudo durante el embarazo.

■ Sueños con seres queridos fallecidos. Aquellos en los que están presente la muerte y resurrección –aparición de padres o familiares fallecidos– podrían ser el modo del subconsciente de unir la antigua y la nueva generación.

■ Sueños de la vida con el bebé. Aquellos en los que estás lista para recibir al bebé y en los que lo amas y juegas con él, son una práctica para la maternidad, una vía del subconsciente para ligarte con tu bebé antes de dar a luz.

■ Sueños de imaginar al bebé. Aquellos en los que imaginas cómo será tu bebé pueden revelar una amplia variedad de preocupaciones. En los que el bebé aparece deforme, enfermo, demasiado grande o pequeño expresan ansiedad sobre su salud. Las fantasías de que el infante tenga habilidades inusuales (como hablar o caminar al nacer) podrían indicar preocupación por su inteligencia y las ambiciones para su futuro. Las premoniciones de que será varón o mujer pueden significar que te inclinas por uno u otra. Lo mismo con los sueños sobre el color de cabello, de ojos, o su parecido con el papá o la mamá. Las pesadillas de que el bebé nace adulto, podrían significar tu temor a cuidar de un ser diminuto.

■ Sueños sobre el parto. Aquellos en los que sueñas con el dolor de parto –o la falta de dolor– o en los que no eres capaz de empujar al bebé para que salga, podrían reflejar tus ansiedades sobre el parto.

En definitiva, en lo que respecta a tus sueños y fantasías… no pierdas el sueño por ellos. Son completamente normales y tan comunes en las futuras mamás como la acidez y las estrías (sólo pregunta a otras embarazadas y recibirás respuestas interesantes). Ten en cuenta, además, que tal vez no eres la única que tiene sueños inquietantes en tu cama. Los futuros papás también pueden tener sueños extraños y fantasías mientras intentan lidiar con sus ansiedades conscientes y subconscientes acerca de su inminente paternidad (y para ellos no es tan fácil culpar a las hormonas). Contarse los sueños por la mañana puede ser divertido (¿puedes superar el mío?) como también terapéutico, facilitando la transición a la paternidad y maternidad real. Y, además, puede acercarlos más. Por eso ¡sigan soñando!

Cómo Lidiar con Todas las Responsabilidades

"Estoy empezando a preocuparme porque no sé si seré capaz de manejar el trabajo, la casa, el matrimonio... y también el bebé"

Esto es lo primero que deberías saber acerca de cómo lidiar con todas tus responsabilidades: no puedes hacerlo todo, hacerlo todo bien, hacerlo todo bien a la vez, y hacerlo todo bien todo el tiempo. Toda mamá es súper, pero aun la mejor es sólo humana. Muchas nuevas mamás han intentado vestir la capa de "supermamá", imponiéndose una carga completa de trabajo en el empleo, manteniendo la casa impecable, la bolsa de ropa sucia vacía, la heladera repleta y las comidas calientes sobre la mesa, así como también mostrándose una compañera excesivamente afectuosa (léase sexy) y madre ejemplar y, al estilo de la heroína, pretendiendo sortear un edificio de un solo salto... pero la mayoría se ha dado cuenta a la mitad del vuelo heroico de que es necesario ceder.

Qué tan bien manejarás tu nueva vida probablemente dependerá de lo pronto que hayas llegado a esa conclusión. Y el mejor momento para empezar es ahora, antes de que llegue el nuevo (y adorable) desafío en tu vida.

En primer lugar, tendrás que determinar cuáles son tus prioridades y ordenarlas según la importancia (y no todas pueden ser número uno). Si las prioridades son el bebé, el marido y el trabajo, quizás mantener la casa limpia tendrá que pasar a un segundo (y desordenado) plano. Tal vez la comida cocinada en casa deberá dar paso a la comida encargada afuera, al menos parte del tiempo, o la ropa sucia pasar a ser responsabilidad de otra persona.

Si estás pensando que la maternidad de tiempo completo es para ti, y puedes darte el lujo de quedarte en la casa por un tiempo, quizás puedas hacer una pausa temporal en tu carrera. O podrías considerar trabajar tiempo parcial o compartir tu trabajo con otra mamá, si puedes hacerlo, o trabajar desde la casa si es posible.

Una vez que hayas establecido tus prioridades, tendrás que abandonar tus expectativas poco realistas (tú sabes, las mismas de las que están llenas las ensoñaciones). Consulta con mamás experimentadas y pondrás pronto los pies en la tierra. Como toda madre descubre tarde o temprano –y te ahorrarás mucho estrés si lo haces temprano– nadie es perfecto. Pese a tus anhelos de hacerlo todo bien, no podrás hacerlo e, incluso, algunos días te parecerá que no puedes hacer nada bien. No obstante tus mejores esfuerzos, las camas podrían quedar sin hacer, la ropa sin doblar, la mesa servida con comida encargada, y ponerte "sexy" podría significar encontrar por fin el momento de lavarte el pelo. Si te impones expectativas muy exigentes –aunque hayas podido cumplirlas en tu etapa previa a la maternidad–, te toparás con una decepción innecesaria.

Sea como sea que decidas reacomodar tu vida, será más fácil si no tienes que hacerlo sola. Al lado de las mamás más exitosas hay un papá que no solamente comparte por igual las tareas caseras, sino también es un socio pleno en la paternidad, en todos los rubros desde cambiar pañales hasta bañar y acunar. Si el papi no está tan disponible como quisieras (o si no lo está para nada), entonces deberás considerar otras fuentes de ayuda: los abuelos u otros familiares, una niñera o una mucama, cooperativas de niñeras o guarderías infantiles.

Un Plan para el Nacimiento

"Una amiga que acaba de dar a luz me dijo que preparó un plan para el nacimiento con su médico. ¿Yo también debería hacerlo?"

Decisiones, decisiones… El nacimiento de un hijo implica más decisiones que nunca, y las embarazadas y sus compañeros están involucrados más que nunca en la toma de ellas. ¿Pero de qué modo tú y tu médico pueden controlar todas estas decisiones, desde cómo hacer frente al dolor hasta quién será el primero en recibir al bebé? Aquí entra a jugar el plan para el nacimiento.

Un plan para el nacimiento es sencillamente eso, un plan (o, mejor dicho, una lista ideal de lo que deseas). En él, las embarazadas y sus compañeros pueden trazar el escenario ideal: cómo les gustaría que se desarrollaran el parto y el alumbramiento si todo saliera de acuerdo con el "plan". Además de enumerar esas preferencias paternas y maternas, el plan típico tiene en cuenta lo que es práctico, lo que es posible y lo que el médico y el hospital o el centro de natalidad encuentran aceptable (no todo en un plan para el nacimiento podría ser factible médica, obstétrica o políticamente para el hospital). No es un contrato sino un entendimiento por escrito entre un paciente y su médico y/o el hospital o centro de natalidad. Un buen plan para el nacimiento no sólo puede proporcionar una mejor experiencia, sino también descartar expectativas irrealistas, minimizar las decepciones, y eliminar los conflictos y fallas de comunicación entre una mujer que da a luz y sus asistentes durante el alumbramiento. Algunos médicos piden rutinariamente a la pareja que llene un formulario con un plan mientras que otros están dispuestos a discutir dicho plan según se les solicite. Un plan también proporciona una base de diálogo entre la paciente y el médico.

Algunos planes abarcan sólo lo básico, otros son extremadamente detallados (hasta la música y la iluminación en la sala de parto). Y como cada embarazada es diferente –no sólo en lo que considera ideal para su experiencia sino en lo que podría esperar, dados sus particulares antecedentes médicos y obstétricos– el plan para el nacimiento debe ser individualizado (y por eso no elabores el tuyo en base al de una amiga). Éstos son algunos de los temas que podrías abarcar en tu plan, si decides trazar uno. Puedes usarlo como una guía general y luego detallarlo según sea necesario (puedes remitirte a las páginas adecuadas antes de tomar tus decisiones). Para una lista más detallada y una muestra de un plan

¿Algunas Galletitas Junto al Plan de Nacimiento?

Después que le hayas entregado a tu médico tu aprobado plan de nacimiento, debería formar parte de tu expediente médico y acompañarte hasta la sala de parto. Pero en el caso de que no llegue a tiempo, podrías imprimir varias copias del plan para llevarte contigo al hospital o al centro de natalidad para que no queden dudas sobre tus preferencias. Tu pareja o doula podrían asegurarse de que cada nuevo turno tenga una copia como referencia. Algunos futuros padres y madres han comprobado que colocar el plan de nacimiento en una pequeña canasta de golosinas, tiene mejor recepción entre el personal que te atenderá.

Exprímete a Gusto con la Ayuda de Kegel

Puede que tu bebé todavía no esté listo para hacer su aparición, pero no es demasiado pronto como para empezar a preparar tu cuerpo –y en particular los músculos de la pelvis– para el gran día. ¿Nunca les prestaste demasiada atención a estos músculos? ¿O quizás ni siquiera sabías que los tenías? Es hora de empezar a prestarles atención. Son los músculos que sostienen tu útero, vejiga e intestinos, y están diseñados para estirarse para que tu bebé pueda salir. También son los músculos que impiden que se filtre la orina cuando toses o te ríes (una habilidad que sólo se tiende a apreciar cuando desaparece, como puede suceder con la incontinencia posparto). Estos músculos multiuso también pueden permitir una experiencia sexual mucho más satisfactoria.

Afortunadamente, hay ejercicios que pueden hacer trabajar esos músculos milagrosos para ponerlos en forma con mínimo tiempo y esfuerzo (no hace falta ropa de ejercicios, ni visitar un gimnasio, y ni siquiera tienes que transpirar). Sólo 5 minutos de estos ejercicios sorprendentes, llamados Kegel, tres veces por día, y te habrás suscrito a una larga lista de beneficios a corto y largo plazo. Los músculos tonificados de la pelvis pueden aliviar una serie de síntomas del embarazo y el posparto, desde hemorroides hasta incontinencia urinaria

y fecal. Te pueden ayudar a prevenir una episiotomía o, incluso, un desgarro durante el parto. Además, si haces fielmente tus Kegel durante el embarazo, tu vagina volverá ágilmente a su posición después de la aparición triunfal de tu bebé.

¿Estás lista para los ejercicios de Kegel? Esto es lo que debes hacer: tensa los músculos alrededor de la vagina y ano (como harías si estuvieses tratando de detener el flujo de orina) y mantenlos así por 10 segundos. Aflójalos lentamente y repite el ejercicio. Intenta hacer tres series de 20 diarios. Recuerda que cuando haces los ejercicios de Kegel debes concentrarte en esos músculos pélvicos, y no en otros. Si sientes que tu estómago se tensa o si tus muslos o nalgas se contraen, los pélvicos no están ejercitándose totalmente. Si lo conviertes en tu ejercicio favorito durante el embarazo (practicándolo cada vez que detienes el automóvil frente a una luz roja, mientras revisas tu correo electrónico, haces fila frente al cajero automático, esperas que la cajera cuente lo que compraste en el almacén, o mientras trabajas frente a tu escritorio), cosecharás los beneficios de fortalecer los músculos de la pelvis. También trata de practicarlos durante las relaciones sexuales y tanto tú como tu pareja sentirán la diferencia (eso es lo que se llama un ejercicio literalmente excitante).

---

para el nacimiento, consulta el Diario y Organizador de Qué Esperar en el Embarazo (*What to Expect Pregnancy Journal and Organizer*).

- Cuánto tiempo desearías permanecer en casa durante tu proceso de parto y en qué punto preferirías trasladarte al hospital o al centro de natalidad

- Lo que comerás y beberás durante el proceso de parto (página 399)

- Si estarás fuera de la cama (caminando o sentada) durante el proceso de parto

- Personalización del ambiente con música, iluminación, objetos de tu hogar

- El uso de una cámara de fotos o de vídeo

- El uso de un espejo para que puedas ver el nacimiento

- El uso de una IV (administración intravenosa de fluidos, página 401)

- El uso de medicamentos analgésicos y el tipo de medicación para el dolor (página 325)

- Monitoreo fetal externo (continuo o intermitente); monitoreo fetal interno (página 402)

- El uso de oxitocina para inducir o aumentar las contracciones (página 398)

- Posiciones para el alumbramiento (página 406)

- El uso de compresas calientes y masaje perineal (páginas 380 y 405)

- Episiotomía (página 404)

- Uso de fórceps o extractor al vacío (página 405)

- Cesárea (página 430)

- La presencia de otros familiares o amigos (además de tu pareja) durante el parto y/o alumbramiento

- La presencia de hijos mayores durante el alumbramiento o inmediatamente después

- La aspiración de mucosidades del recién nacido y la participación del padre en ello

- Tomar en brazos al bebé inmediatamente después del nacimiento; amamantarlo inmediatamente

- Postergar el corte del cordón umbilical, el pesar al bebé, y/o la administración de gotas oculares

hasta después de que tú y tu bebé se conozcan

- Hacer que el padre ayude en el alumbramiento y/o corte el cordón umbilical

- Conservar sangre del cordón umbilical (página 356)

Quizás también desees incluir algunos temas referentes al posparto en tu plan para el nacimiento, tales como:

- Tu presencia durante el peso del bebé, el examen pediátrico y su primer baño

- La alimentación del bebé en el hospital (si será controlada según el horario de la sala de recién nacidos o el hambre de tu bebé; si pueden evitarse biberones y chupetes adicionales en el caso de estar amamantando)

- Circuncisión (consulta Qué Esperar en el Primer Año, *What to Expect the First Year*)

- Compartir la habitación con el bebé (página 466)

No te Aguantes

Acostumbrarte a no orinar cuando sientes la necesidad, aumenta el riesgo de que tu vejiga inflamada irrite el útero y desencadene contracciones. Si no vas cuando sientes ganas también podría provocar una infección urinaria, otra causa de contracciones antes de tiempo. Por eso no te aguantes. Cuando tengas que ir... ve pronto.

Exámenes Salvavidas para Recién Nacidos

La mayoría de los bebés nace saludable y lo sigue estando. Pero un porcentaje muy reducido de infantes nace aparentemente saludable y, de pronto, se enferma. Por suerte, hay maneras de detectar los trastornos metabólicos. La mayoría de los bebés nacidos en Estados Unidos vive en estados que requieren exámenes exploratorios de por lo menos 21 trastornos con riesgo mortal, y se están haciendo esfuerzos para presionar a que todos los 50 estados examinen un total de 29 enfermedades. Éstas incluyen fenilcetonuria, hipotiroidismo congénito, hiperplasia adrenal congénita, deficiencia de biotinidasa, la enfermedad de la orina de jarabe de arce, galactosemia, homocistinuria y anemia de células falciformes.

Si tu estado no ofrece el grupo más básico de estos exámenes, puedes pedir a un laboratorio privado que los haga. El laboratorio usará sangre recogida en el hospital durante el rutinario pinchazo en el talón del bebé (cuando se extraen gotas de sangre del talón del bebé tras un rápido pinchazo con una aguja).

En el caso sumamente improbable de que los exámenes de tu bebé den positivo para alguno de los trastornos, el pediatra y un especialista en genética pueden verificar los resultados e iniciar un tratamiento, de ser necesario (existe una tasa elevada de positivos falsos, por lo tanto los resultados positivos necesitan ser confirmados). Un diagnóstico y una intervención a tiempo pueden determinar una diferencia importante en el pronóstico médico. Para mayor información sobre los exámenes exploratorios en laboratorios privados y los realizados a recién nacidos en general, toma contacto con el Centro Médico de la Universidad Baylor (*Baylor University Medical Center*): (800) 4BAYLOR (422-9567); baylorhealth.com/medicalspecialties/metabolic/newbornscreening.htm; o Pediatrix Screening: (954) 384-0175, pediatrixscreening.com

Para averiguar si tu estado realiza los exámenes recomendados por March of Dimes para determinar si existe alguna de las 29 afecciones del listado, consulta genes-r-us.uthscsa.edu/

- Visitas de otros niños a ti y/o al bebé
- Medicación o tratamientos tras el parto para ti o tu bebé
- La duración de la estancia en el hospital siempre que no haya complicaciones (página 464)

Por supuesto, la flexibilidad es la característica más importante de un buen plan para el nacimiento. Como el nacimiento de un niño –al igual que la mayoría de las fuerzas de la naturaleza– es imprevisible, los planes mejor trazados no siempre salen, digamos, según el plan. Aunque existen muy buenas probabilidades de que tu plan se cumpla al pie de la letra, siempre existe la posibilidad de que no sea así. No hay manera de pronosticar exactamente cómo avanzarán (o no) el parto y el alumbramiento hasta que empiecen las contracciones y, por eso, el plan que diseñes por anticipado podría no ser prudente desde el punto de vista obstétrico o médico y podría necesitar ajustes a último minuto. Después de todo, la mayor prioridad es tu bienestar y el de tu bebé, y si tu plan no coincide con esa premisa, deberá hacerse a un lado. Un cambio de idea (tuya) también puede motivar un cambio de plan (por ejemplo, estabas convencida de que no necesitarías una epidural, pero al llegar a los 4 centímetros te convenciste de lo contrario).

En definitiva: los planes para el nacimiento, aunque no son necesarios (puedes dejarte llevar y dar a luz con o sin uno), son una gran opción que cada vez más futuros padres están aprovechando. Para informarte más y determinar si un plan es tu mejor opción, consúltalo con tu médico en la próxima visita.

Examen Exploratorio de Glucosa

"Mi médico dice que necesito hacerme un examen de glucosa para determinar si tengo diabetes gestacional. ¿Por qué lo necesito y en qué consiste?"

Casi todos los médicos realizan test de diabetes gestacional en casi todas las pacientes, entre las semanas 24 y 28 (aunque las que corren mayor riesgo de sufrirla, incluyendo las madres de mayor edad u obesas o las que tienen antecedentes familiares de diabetes, son examinadas antes en su embarazo y más a menudo). Por eso, es probable que el examen que te encomendó tu médico sea sólo de rutina.

Y es también sencillo, especialmente si tienes debilidad por los dulces. Te pedirán que tomes una bebida con glucosa muy dulce, que por lo general sabe a una soda de naranja, una hora antes de extraerte sangre. No necesitarás ayunar. La mayoría se traga la poción sin ningún problema ni efectos secundarios mientras que unas pocas, especialmente a las que no les gustan los líquidos dulces, sienten un poco de náusea después.

Si el examen de sangre arroja cifras elevadas –lo que sugiere que podrías no estar produciendo suficiente insulina para procesar la glucosa extra en el organismo– se ordena el examen de tolerancia a la glucosa. Este examen, que requiere ayunar durante tres horas y que exige una bebida con mayor concentración de glucosa, se usa para diagnosticar la diabetes gestacional.

La diabetes gestacional se produce en un 4% a 7% de las futuras mamás, lo que la convierte en una de las complicaciones más comunes en el embarazo. Afortunadamente, es también una de las más fáciles de tratar. Si el azúcar en la sangre es controlada estrictamente mediante dieta, ejercicio y, de ser necesario, medicación, es muy probable que las mujeres con diabetes gestacional tengan embarazos perfectamente normales y bebés saludables. Consulta la página 589 para leer más.

Un Bebé con Bajo Peso al Nacer

"He estado leyendo mucho sobre la gran cantidad de bebés que nace con bajo peso. ¿Hay algo que pueda hacer para que al mío no le suceda eso?"

Algunos casos se pueden evitar, por lo tanto es mucho lo que puedes hacer (y si estás leyendo este libro, es probable que ya lo estés haciendo). A nivel nacional, 8 de cada 100 recién nacidos son catalogados de bajo peso al nacer (menos de 5 libras 8 onzas, o 2,500 gramos), y poquito más de 1 en 100 bebés como de muy bajo peso (3 libras 5 onzas, o 1,500 gramos, o menos). Pero esa tasa es mucho menor entre las mujeres que son conscientes

Doulas: ¿La Mejor Medicina para el Parto?

¿Crees que tres son multitud? Para muchas parejas no lo es cuando se trata del parto. Cada vez más están optando por compartir la experiencia de dar a luz con una doula, una mujer entrenada como compañera de parto. Y con buena razón. Los estudios han demostrado que las mujeres acompañadas por doulas tienen menor probabilidad de necesitar cesáreas, inducción y alivio del dolor. Los nacimientos asistidos por doulas también podrían ser más rápidos, con una menor tasa de complicaciones.

Doula es un término que proviene de la Grecia antigua, donde se usaba para describir a la sirvienta más importante de la casa, la que probablemente ayudaba más a la madre durante el parto. Pero ¿qué puede hacer exactamente una doula por ti y tu experiencia en el parto? Eso depende de la doula que elijas, a qué altura de tu embarazo la contrates, y cuáles son tus preferencias. Algunas comienzan su labor mucho antes de esa primera contracción, ayudando a diseñar el plan para el nacimiento y aliviando los nervios del preparto. Muchas, a pedido, van a la casa para ayudar a la pareja en el comienzo del proceso del parto. Una vez en el hospital o centro de natali-

dad, la doula asume una variedad de responsabilidades, también dependiendo de tus necesidades y deseos. Típicamente, su principal papel es ser una continua fuente de consuelo, estímulo y apoyo (tanto emocional como físico) durante el parto. Sirve como una voz experimentada tranquilizante (especialmente valiosa si eres primeriza), ayuda con las técnicas de relajación y ejercicios de respiración, ofrece consejo sobre las posiciones para el parto, y cumple con su cuota de dar masajes, tomar de la mano, acomodar almohadas y ajustar la cama. Una doula también puede actuar como mediadora y promotora, lista para hablar por ti según sea necesario, a traducir términos médicos y explicar procedimientos, y servir de intermediaria ante el personal del hospital. No ocupará el lugar de tu pareja (una buena doula nunca le hará sentir que está ocupando el lugar de él) ni de la enfermera a cargo; por el contrario, incrementará el apoyo y servicio de ambos (lo que es especialmente importante si la enfermera que tienes asignada tiene también a varias otras pacientes en parto a la vez, o si tu proceso es prolongado y las enfermeras vienen y van según sus turnos). Además de tu

del cuidado médico y del cuidado de sí (y son suficientemente afortunadas para solventar el primero y suficientemente informadas como para hacer un buen trabajo con el segundo). La mayoría de las causas comunes de bajo peso al nacer —el uso de tabaco, alcohol o drogas (particularmente cocaína), nutrición deficiente, estrés emocional extremo (pero no niveles normales de estrés) y un cuidado prenatal

inadecuado— se puede evitar. Muchas otras, como enfermedades crónicas de la madre, pueden ser controladas mediante una buena sociedad de trabajo entre la mujer y su médico. Una causa importante —parto prematuro— a veces puede prevenirse.

Por supuesto, a veces un bebé es pequeño al nacer por motivos que nadie puede controlar: el propio bajo peso de la mamá al nacer, por ejemplo,

pareja, será la única persona que te acompañará durante todo el parto y el alumbramiento, es decir, un rostro amistoso y familiar de principio a fin. Y muchas doulas no se conforman con eso. También pueden ofrecer apoyo y consejos posparto, desde la lactancia hasta el cuidado del bebé.

Aunque un futuro padre puede temer que una doula lo relegará a un segundo plano, no es ése el caso. Una buena doula también está allí para ayudar a que tu compañero se relaje, para que a su vez él te ayude a relajarte. Ella estará allí para responder preguntas que él quizás no se sienta cómodo de tratar con un médico o una enfermera. También para suministrar un par de manos extra cuando necesites masajes simultáneos en las piernas y la espalda, o cuando necesites tanto un repuesto de cubitos de hielo como ayuda para respirar en medio de una contracción. Será un miembro servicial y colaborador de tu equipo de parto, lista para intervenir pero no para desplazar al papá y tomar control.

¿Dónde puedes encontrar a una doula? Muchos centros de natalidad, hospitales y médicos tienen listas de doulas. Pide recomendaciones a amigas que hayan usado los servicios de una recientemente, o búscalas en Internet. Una vez que encuentres una candidata, fija una consulta antes de contratarla para estar segura de que ambos estarán cómodos con ella. Pregúntale acerca de su experiencia, su entrenamiento, qué hará y qué no hará, cuáles son sus concepciones sobre el parto (si planeas pedir una anestesia epidural, por ejemplo, no querrás contratar a una doula que desaliente el uso de métodos anestésicos), si estará disponible en todo momento y quién la reemplazará cuando no lo esté, si suministra servicios de embarazo y/o posparto, y cuáles son sus honorarios (algunas doulas cobran caro, especialmente en las grandes ciudades). Para mayor información o para localizar una doula en tu área, llama a Doulas of North America: (888) 788-DONA (788-3662); dona.com.

Una alternativa a la doula que también podría ser beneficiosa, puede ser una amiga o familiar que haya dado a luz y con quien te sientas totalmente cómoda. La ventaja: sus servicios serán gratuitos. La desventaja: probablemente no sabrá tanto. Un modo de remediarlo es tener una "doula lega", es decir, una amiga o familiar que reciba cuatro horas de entrenamiento en técnicas de doula (pregunta si tu hospital ofrece ese curso de entrenamiento). Los investigadores señalan que una "doula lega" puede suministrar los mismos beneficios que una profesional.

---

o una placenta inadecuada o un trastorno genético. Un intervalo muy breve (menos de nueve meses) entre embarazos, también podría ser un motivo. Pero aun en estos casos, una dieta y un cuidado prenatal excelentes a menudo pueden compensar e inclinar la balanza a favor del bebé. Además, la atención médica de primera actualmente disponible les da aun a los más diminutos una buena probabilidad de sobrevivir y crecer saludablemente.

Si crees tener motivos reales de preocupación de que tu bebé pueda nacer con bajo peso, comparte tu inquietud con el médico. Un examen y/o un ultrasonido probablemente te tranquilizarán, asegurándote que tu feto crece a un ritmo normal. Y si se da el caso de que tu bebé está entre los más diminutos, pueden tomarse medidas para descubrir la causa y, de ser posible, corregirla. Consulta la página 594 para mayor información.

Indicios de Parto Prematuro

Aunque las probabilidades de que tu bebé llegue antes de tiempo son muy escasas, es buena idea que toda futura mamá se familiarice con los indicios del parto prematuro, puesto que la detección temprana puede marcar una gran diferencia en el resultado. Piensa en estas siguientes señales como una información que probablemente nunca usarás pero que deberías saber, sólo para pecar de prudente. Lee esta lista, y si experimentas cualquiera de estos síntomas antes de las 37 semanas llama a tu médico inmediatamente:

■ Calambres persistentes similares a los de la menstruación, con o sin diarrea, náusea o indigestión

■ Contracciones regulares y dolorosas cada 10 minutos (o menos) que no se calman cuando cambias de posición (no confundirlas con las contracciones Braxton Hicks que ya podrías estar sintiendo, que no indican un parto prematuro. Consulta la página 335)

■ Dolor o presión constante en la parte inferior de la espalda o un cambio en la naturaleza del dolor en esa zona

■ Un cambio en tu flujo vaginal, particularmente si es acuoso o matizado o moteado de rosa o marrón con sangre

■ Un dolor o sensación de presión en los músculos de la pelvis, los muslos o la ingle

■ Filtración de la vagina (un chorrito estable o a borbotones)

Ten en cuenta que podrías tener alguno o todos estos síntomas y no estar en proceso de parto (la mayoría de las embarazadas experimenta presión pélvica o dolor en la parte inferior de la espalda en algún momento). De hecho, la mayoría de las mujeres que tiene síntomas de parto prematuro no da a luz antes de tiempo. Pero sólo tu médico te lo puede decir con certeza, así que llámalo. Después de todo, siempre es mejor pecar de prudente.

Para informarte sobre los factores de riesgo y prevención del parto prematuro, consulta las páginas 47-50. Para saber más sobre el manejo del parto prematuro, lee la página 600.

TODO ACERCA DE...

Cómo Aliviar el Dolor del Parto

Admitámoslo. Esas 15 horas más o menos en las que tarda en salir el bebé no se llaman parto por ser precisamente un paseo por el parque. El proceso de parto (y el alumbramiento) es un trabajo duro, que puede doler bastante. Y si consideras lo que realmente está sucediendo allí adentro, no es de sorprender que duela. Para dar a luz, tu útero se contrae una y otra vez a fin de forzar el paso de un bebé relativamente grande por un espacio relativamente estrecho (el cuello del útero), para salir por otro todavía más pequeño (la vagina, la misma abertura que alguna vez pensaste que era demasiado pequeña para un tampón). Como dicen, es un dolor con un propósito

–un propósito realmente adorable–, pero dolor al fin y al cabo.

Aunque el dolor del parto no se pueda eliminar del todo (a menos que tengas prevista una cesárea, en cuyo caso evitarás el proceso de dilatación y su dolor), existen muchos modos de sobrellevarlo. Como futura mamá que dará a luz puedes escoger entre una variedad de opciones analgésicas, tanto las médicas como las no médicas (e, incluso, puedes optar por una combinación de ambas). Podrías pasar todo el proceso del parto sin medicamentos o sólo una parte de él (como esos más fáciles primeros centímetros). También puedes recurrir a la medicina alternativa y a recursos sin medicamentos para sobrellevar el dolor (acupuntura, hipnosis o hidroterapia, por ejemplo). O puedes dar a luz a tu bebé con una ayudita –o mucha ayuda– de un analgésico, como la popular anestesia epidural (que te deja con poco o ningún dolor de parto, pero te mantiene despierta durante todo el proceso).

¿Cuál es la mejor opción para ti? Para determinarlo, estúdialas todas. Lee acerca del manejo del dolor durante el parto (la sección que sigue cubre ese aspecto). Habla con tu médico. Aconséjate con amigas que hayan dado a luz recientemente. Y después, piénsalo. Recuerda que la mejor opción para ti podría ser una combinación de varias alternativas (la reflexología seguida de una epidural, o una variedad de técnicas de relajación coronada por una serie de acupuntura). Recuerda también la ventaja de mantenerte flexible y no sólo para poder estirarte en una de esas posiciones que aprendiste en las clases para el parto. Después de todo, la opción u opciones que escojas ahora podrían tener que ser adaptadas hacia la mitad del parto (tú planeabas una epidural, pero te diste cuenta que podías manejar bien el dolor, o viceversa). A menos que se produzca una situación obstétrica que determine el curso de tu parto y alumbramiento, recuerda que eres tú quien hace la elección: es tu parto, a tu manera.

Cómo Manejar el Dolor con Medicamentos

Cuando se trata de aliviar el dolor durante el parto, existe una amplia variedad de medicamentos para escoger, incluyendo anestesias (sustancias que producen la pérdida de la sensación o hacen dormir), analgésicos (que alivian el dolor) y ataráxicos (tranquilizantes). En la mayoría de los casos, eres tú quien deberá elegir la alternativa para que tu proceso de parto y alumbramiento sean lo más cómodos posibles, aunque tu elección podría limitarse dependiendo de la etapa del parto, si hay una situación de emergencia, si tus antecedentes médicos o tu condición actual (o la de tu bebé) excluyen un medicamento en particular, así como también de la preferencia y experiencia del anestesiólogo.

Algo más que debes tener en cuenta al empezar a explorar tus opciones: la efectividad de un medicamento para aliviar el dolor dependerá de cómo te afecte a ti (algunos medicamentos afectan de manera diferente a distintas personas), la dosis y otros factores. Siempre existe una remota posibilidad de que un medicamento no te dé el alivio que esperabas, o que no te dé ninguno. Sin embargo, en la mayoría de los casos los medicamentos para el dolor actúan exactamente del modo que se espera, suministrando lo que tú y tu médico dispusieron.

Éstos son los medicamentos de uso más común durante el proceso de parto y el alumbramiento:

Epidural. La anestesia epidural es el procedimiento para el dolor escogido por dos tercios de todas las mujeres que dan a luz en los hospitales. Su popularidad se debe a que es relativamente segura (sólo se necesita una pequeña dosis para lograr el efecto deseado), es fácil de administrar y sus resultados son muy favorables para las pacientes (alivio del dolor localizado en la parte inferior del cuerpo, que te permite permanecer despierta durante el nacimiento y alerta como para recibir inmediatamente después al bebé en tus brazos). También está considerada más segura para tu bebé que otros anestésicos, porque se inyecta directamente en la médula espinal (técnicamente en el espacio epidural, que está localizado entre el ligamento que envuelve las vértebras y la membrana que cubre la médula espinal), lo que significa que el fármaco apenas llega al flujo sanguíneo (al contrario que otros anestésicos). Y algo todavía mejor: puedes recibir una epidural en cuanto la solicites, sin necesidad de esperar a alcanzar cierto grado de dilatación (3 ó 4 cm, por ejemplo). Los estudios demuestran que aun recibir una epidural muy al inicio del proceso no aumenta las probabilidades de una cesárea como se suponía ni tampoco demora significativamente el parto. Y aun si el proceso de parto baja su ritmo con la epidural, tu médico puede darte Pitocin (una versión sintética de la oxitocina, la hormona que provoca contracciones naturalmente), para ayudarte a reencauzarlo nuevamente.

Esto es lo que puedes esperar si recibes una epidural:

- Antes de la administración de la epidural, se aplican fluidos por vía intravenosa (un efecto lateral de la epidural es la baja en la presión sanguínea, y los líquidos impiden que baje demasiado).

- En algunos hospitales (las políticas varían), se inserta un catéter (tubo) en la vejiga justo antes o después de que se inyecta la epidural y se mantiene en su lugar para vaciar la orina mientras la epidural sigue su curso (ya que el medicamento podría suprimir la necesidad de orinar). En otros hospitales, la vejiga se vacía intermitentemente con un catéter según haga falta.

- En la parte baja y media de la espalda se aplica una solución antiséptica y una pequeña área de ésta se insensibiliza con un anestésico local. En la zona adormecida se inyecta una aguja más grande en el espacio epidural de la médula espinal, generalmente mientras estás tendida de costado o sentada, e inclinándote hacia una mesa o sostenida por tu cónyuge, asistente o enfermera. Algunas mujeres sienten un poquito de presión cuando se inserta la aguja. Otras sienten un pequeño cosquilleo o un dolor momentáneo mientras la aguja encuentra el lugar adecuado. Si eres afortunada (muchas lo son), tal vez no sientas nada al momento de la inyección. Además, si se compara con el dolor de las contracciones, la incomodidad provocada por el pinchazo de una aguja es ínfima.

- Se retira la aguja dejando en su lugar un catéter flexible. El tubo está adherido a tu espalda, por lo tanto te puedes mover de un lado a otro. Después de tres a cinco minutos de la dosis inicial, los nervios del útero empiezan a dormirse. Por lo general, después de 10 minutos empezarás a sentir el efecto completo (ojalá, dulce alivio). La medicación adormece los nervios en toda la parte inferior del cuerpo, lo que hace más difícil sentir las contracciones (y ése es precisamente su propósito).

- Te controlarán frecuentemente la presión sanguínea para asegurarse de que no baje demasiado. Los fluidos vía IV y mantenerte de costado contribuirán a contrarrestar una caída en la presión sanguínea.

■ Como a veces la epidural se asocia a una reducción en el ritmo de los latidos cardíacos fetales, también es necesaria una constante vigilancia fetal. Aunque esa vigilancia limita tus movimientos, permite al médico monitorear el latido cardíaco del bebé y a ti "ver" la frecuencia e intensidad de tus contracciones (porque, idealmente, no las sentirás).

Por suerte, la epidural tiene pocos efectos secundarios, aunque algunas mujeres podrían experimentar un adormecimiento de un solo lado del cuerpo (a diferencia de una anestesia total). Las epidurales podrían no ofrecer un dominio completo del dolor si las contracciones te provocan dolor en la espalda producto de que el bebé está en una posición posterior, o sea, con la cabecita presionándote la espalda.

Epidural espinal combinada (alias "epidural andante"). Produce el mismo alivio al dolor que la epidural regular, pero usa una dosis más pequeña para lograr ese objetivo. No todos los anestesiólogos u hospitales ofrecen este tipo de epidural (pregunta a tu médico si estará disponible). El anestesiólogo te inyectará un analgésico directamente en el fluido espinal para aliviar el dolor, pero como el medicamento sólo se inyecta en el fluido espinal, podrás seguir sintiendo y usar los músculos de las piernas (y por eso se le llama epidural andante). Cuando sientas que necesitas más alivio al dolor, te inyectarán más dosis en el espacio epidural (por medio de un catéter que te insertaron en el momento de la administración de la epidural). Aunque podrás mover las piernas, las sentirás débiles, por lo tanto es poco probable que quieras caminar alrededor.

Para Empujar sin Dolor

¿Empujar siempre tiene que doler? No siempre. De hecho, muchas mujeres sienten que pueden empujar muy efectivamente con una epidural, guiadas por sus parejas o una enfermera que les advierten cuándo viene una contracción. Pero si esos esfuerzos sin dolor no van a ningún lado (ni tampoco tu bebé) –debido a la falta de sensación–, la epidural puede detenerse para que sientas las contracciones. La medicación puede reiniciarse fácilmente después del parto, para aliviar la reparación de un desgarro.

Bloqueo espinal (para parto con cesárea) o bloqueo en silla de montar (para parto vaginal asistido con instrumental). Estas anestesias regionales, que actualmente se usan poco, son administradas en una sola dosis justo antes de dar a luz (en otras palabras, si no tuviste una epidural durante el proceso del parto, pero quieres alivio para el dolor durante el alumbramiento, recibirás el bloqueo espinal de acción rápida). Como la epidural, son administrados mientras estás sentada o recostada de lado, inyectando la anestesia en el fluido que rodea la médula espinal. Los efectos secundarios de ambos tipos de anestesia son los mismos que para una epidural (una posible baja en la presión sanguínea).

Anestesia por bloqueo del nervio pudendo. Usada ocasionalmente para aliviar el dolor al principio de la segunda etapa, este tipo de anestesia se suele reservar para el mismo alumbramiento vaginal. Administrada por medio de una aguja insertada en el área vaginal, la medicación reduce el dolor en la región pero no provoca incomodidad uterina. Es útil cuando se usan fórceps o extractor al vacío, y sus efectos pueden durar durante la episiotomía (de ser necesario) y la reparación de una episiotomía o desgarro.

Anestesia general. Hoy en día rara vez se usa y sólo se emplea en casos específicos para nacimientos quirúrgicos de emergencia. Un anestesiólogo en la sala de parto/quirófano te inyecta fármacos por vía intravenosa que te ponen a dormir. Estarás despierta durante los preparativos e inconsciente durante el alumbramiento (por lo general cuestión de minutos). Al despertar, estarás adormilada, desorientada e inquieta. También podrías tener tos e irritación de garganta (debido al tubo que insertan por la boca hasta la garganta) y experimentarás náusea y vómitos.

La principal desventaja de la anestesia general (además de que la mamá se pierde el nacimiento) es que también seda al bebé. El equipo médico reducirá esos efectos sedantes, administrándote la anestesia lo más cerca posible del alumbramiento. Así el bebé puede salir antes de que la anestesia alcance a surtir efecto en él. El médico también podría inclinarte de costado o darte oxígeno para que le llegue más al bebé, reduciendo al mínimo el efecto temporal del fármaco.

Demerol. Es uno de los analgésicos más utilizados en obstetricia. Este fármaco inyectado (a veces en las nalgas o por vía intravenosa) se usa para amortiguar el dolor y relajar a la madre para que pueda sobrellevar mejor las contracciones. Puede repetirse cada dos a cuatro horas, según sea necesario. Pero no a todas las madres les agrada la somnolencia que produce el Demerol, y algunas se sienten menos capaces de tolerar el dolor bajo su efecto.

Puede producir efectos secundarios (dependiendo de la sensibilidad de la mujer), incluyendo náusea, vómitos y una baja en la presión sanguínea. El efecto que el Demerol producirá en el recién nacido, dependerá de la dosis total y cuán cerca del alumbramiento se ha suministrado. Si se da muy cerca del alumbramiento, el bebé podría estar somnoliento e incapaz de succionar y, con menor frecuencia, podría tener dificultades para respirar y necesitar más oxígeno. Por lo general, los efectos en el recién nacido pasan rápidamente y, de ser necesario, pueden ser tratados.

Usualmente, no se administra sino hasta que se tiene claridad de que la mujer ha entrado en proceso de parto y después de que se ha descartado un parto falso, pero no después de que falten dos o tres horas para el alumbramiento.

Tranquilizantes. Estos fármacos (como Phenergan y Vistaril) se usan para calmar y tranquilizar a una futura mamá extremadamente ansiosa, a fin de que pueda participar más activamente en el parto. Los tranquilizantes también pueden afianzar la efectividad de analgésicos como Demerol. Al igual que éstos, los tranquilizantes suelen administrarse después de establecerse con certeza que ha comenzado el proceso del parto, y mucho antes del alumbramiento. Pero se emplean ocasionalmente a comienzos del proceso si la ansiedad de la madre hace más lento el progreso del parto. Las reacciones a los efectos de los tranquilizantes varían. A algunas mujeres les encanta la suave sensación de somnolencia que provoca mientras que otras sienten que interfiere con su control de la situación y con sus recuerdos de esta memorable experiencia. La dosis decididamente cuenta. Una dosis pequeña puede aliviar la ansiedad sin disminuir la lucidez. Una dosis mayor podría dificultar el habla y adormecer entre contracción y contracción, dificultando el uso de técnicas de parto. Aunque los riesgos de los tranquilizantes para el feto o el recién nacido son mínimos, la mayoría de los médicos prefiere no usarlos a menos que sean realmente necesarios. Si crees que estarás extremadamente nerviosa durante el parto, podrías aprender algunas técnicas de relajación sin medicamentos (como meditación, masaje, hipnosis; lee más abajo), y así evitar el uso de tranquilizantes.

Cómo Combatir el Dolor con Técnicas de Medicina Complementaria y Alternativa (CAM)

No toda mujer desea los medicamentos tradicionales para combatir el dolor, sin embargo la mayoría quiere que su parto sea lo más cómodo posible. Y es aquí donde entran a jugar las terapias que ofrecen la medicina complementaria y alternativa (CAM, por sus siglas en inglés). En estos días, no sólo los practicantes de las CAM elogian los beneficios de estas técnicas, sino que también cada vez más médicos tradicionales se están subiendo al carro triunfal de la medicina alternativa.

Respira Hondo

¿Esperas prescindir de las medicinas pero no puedes –o no quieres– recurrir a técnicas alternativas? Lamaze (u otros tipos de técnicas de parto natural) puede ser muy efectiva para sobrellevar el dolor de las contracciones. Consulta la página 301 para ver más.

Muchos recomiendan estas técnicas a sus pacientes, ya sea como una alternativa a los medicamentos analgésicos o como un suplemento tranquilizante a éstos. Aunque estés convencida de que la epidural es para ti, podrías explorar también el mundo de las CAM (y explorarlas bien antes de la fecha del nacimiento, puesto que muchas de ellas requieren práctica –o clases– para dominarlas y, la mayoría, requiere mucha planificación). Pero recuerda buscar a quienes tengan licencia y certificación y mucha experiencia en embarazos, partos y alumbramientos.

Acupuntura y acupresión. Los estudios científicos confirman actualmente lo que los chinos saben desde hace miles de años: la acupuntura y la acupresión son medios efectivos para aliviar el dolor. Los investigadores descubrieron que la acupuntura, por medio de agujitas insertadas en puntos determinados del cuerpo, libera varias sustancias químicas cerebrales, incluyendo endorfinas, que bloquean las señales del dolor y alivian el dolor del parto (e, incluso, podrían contribuir al progreso del proceso de parto). La acupresión funciona según el mismo principio de la acupuntura, excepto que en vez de pincharte con agujitas, el practicante usará la presión de los dedos para estimular esos puntos. Se dice que la acupresión en determinado punto de la planta del pie ayuda a aliviar el dolor en la espalda, cuando el bebé está en una posición posterior, presionando con su cabecita. Si planeas usar alguna de las dos técnicas cuando des a luz, informa a tu médico que un practicante de CAM te acompañará durante el proceso del parto.

Reflexología. Los reflexólogos creen que es posible acceder a los órganos internos del cuerpo mediante puntos específicos en los pies. Al masajear los pies durante el parto, el reflexólogo puede relajar el útero y estimular la glándula pituitaria, aparentemente disminuyendo el dolor e, incluso, reduciendo la duración del proceso de parto. Algunos de los puntos de presión son tan poderosos que deberías evitar estimularlos a menos que efectivamente estés en proceso de parto.

Terapia física. Desde masajes y compresas calientes hasta bolsas de hielo y contrapresión intensa en las áreas delicadas, la terapia física durante el parto puede aliviarte gran parte del dolor. El masaje en las manos por parte de un compañero o una doula dedicados, o un profesional de la salud, pueden aportar un relajante alivio y ayudar a disminuir el dolor.

Hidroterapia. No hay nada como un baño tibio, especialmente uno con chorros de hidromasaje dirigidos en tus áreas doloridas, sobre todo si estás en proceso de parto. Escoge una tina de hidromasaje (o una tina de inmersión) para una sesión de hidroterapia durante el parto para reducir el dolor y tranquilizarte. Muchos hospitales y centros de natalidad ofrecen ahora dichas tinas para el proceso de parto e, incluso, para el alumbramiento.

Hipnoparto. Aunque la hipnosis no ocultará tu dolor, ni entumecerá tus nervios, ni reprimirá las contracciones, puede relajarte de tal manera que ni te enteres del dolor (algunas mujeres dicen que se sienten como una de esas muñecas desarticuladas). La hipnosis no funciona para todas sino sólo para las que son más fáciles de sugestionar (algunas características son tener una capacidad de concentración prolongada, una rica imaginación, y disfrutar —o que no te moleste— de estar sola). Y son cada vez más las mujeres que buscan la ayuda de un hipnoterapeuta con certificación médica (no querrás a alguien que no cumpla esos requisitos) para que les enseñe a autohipnotizarse durante el proceso de parto (a veces te puede acompañar un hipnoterapeuta durante el proceso). No puedes comenzar a intentarlo cuando sientas las primeras contracciones, sino que tendrás que practicar mucho durante el embarazo hasta poder lograr una relajación total, aun con un terapeuta certificado a tu lado (y mientras practicas, puedes aprovechar la hipnosis para aliviarte las molestias, dolores y estrés del embarazo). Un sólido beneficio de la hipnoterapia es que, mientras estás totalmente relajada, también estás completamente despierta y consciente de cada momento en el nacimiento de tu bebé. Tampoco hay efectos físicos para el bebé (ni para ti).

Distracción. Aunque no seas el tipo de persona que quiera probar la hipnosis (o aunque no hayas planeado con suficiente anticipación), igualmente podrías tratar de desviar la atención de tu mente de los dolores del parto usando técnicas de distracción. Todo lo que te distraiga del dolor —ver televisión, escuchar música, meditar— puede disminuir tu percepción del mismo. También lo puedes lograr concentrándote en un objeto (una imagen del ultrasonido de tu bebé, un paisaje que te relaje, la foto de tu sitio favorito) o haciendo ejercicios de visualización (por ejemplo, imaginar a tu bebé impulsado gentilmente por las contracciones, preparándose para salir del útero, entusiasmado y feliz). Mantener el dolor en perspectiva también es clave para un parto más fácil. Si permaneces descansada, tranquila y positiva (recuerda que el dolor de una contracción tiene un propósito —cada una te acerca más a tu bebé— y te repites a ti misma que no durarán para siempre) te sentirás mucho más cómoda.

Estimulación nerviosa eléctrica transcutánea. Esta técnica emplea electrodos que emiten pulsos de bajo voltaje para estimular las vías nerviosas al útero y al cuello del útero, supuestamente bloqueando el dolor. Los estudios no han dado evidencia de que esta técnica es realmente efectiva para reducir el dolor del parto, pero algunos indican que permite acortar la primera etapa del proceso de parto y el menor uso de medicamentos para el dolor.

Para Tomar la Decisión

Ahora tienes la información sobre las opciones disponibles para manejar el dolor durante el parto y el alumbramiento, precisamente la que necesitas para tomar una decisión con conocimiento de causa. Pero antes de decidir lo que más les conviene a ti y a tu bebé, deberías:

- Discutir el tema del manejo del dolor y la anestesia con tu médico mucho antes del parto. Su experiencia lo convierte en un socio invalorable en el proceso de toma de decisiones, aunque la última palabra sea tuya. Mucho antes de tu primera contracción, averigua qué tipos de medicamentos o técnicas de medicina alternativa usa más a menudo, qué efectos secundarios puedes experimentar, cuándo considera que la medicación es absolutamente necesaria, y cuándo la opción es tuya.

- Ser flexible. Aunque es importante pensar con anticipación lo que podría convenirte en determinadas circunstancias, es imposible pronosticar qué tipo de parto y alumbramiento tendrás, cómo reaccionarás a las contracciones y si querrás, necesitarás o deberás tener medicación. Aunque estés absolutamente convencida de que querrás una epidural, tal vez no quieras cerrar completamente las puertas a probar algunas técnicas alternativas. Después de todo, tu parto podría resultar mucho más fácil de manejar (o mucho más breve) de lo que pensabas. Y aunque seas ferviente partidaria de un alumbramiento sin medicamentos, deja abierta las puertas (aunque sea una rendija) para esta alternativa en caso de que tu parto resulte más difícil de lo que esperabas.

Y, lo más importante, a medida que repases las opciones para manejar el dolor, recuerda el fondo de la cuestión: tu bebé. Después de todo, no importa cómo termines sobrellevando el dolor del parto –e, incluso si no terminas manejándolo como querías o esperabas–, ya que igualmente darás a luz a tu bebé. ¿Y qué podría ser más importante que eso?

El
Octavo
Mes

Aproximadamente de 32 a 35 Semanas

E N ESTE PENÚLTIMO MES, PODRÍAS estar disfrutando de cada detalle de la espera, o tal vez ya estás cansada de crecer, crecer... y crecer. Como sea, seguramente sientes una mezcla de preocupación y gran entusiasmo por la inminente llegada de tu bebé. Por supuesto, junto con esa generosa cuota de entusiasmo (¡el bebé ya casi está aquí!), es muy probable que tú y tu pareja estén experimentando también una cuota de temor (¡el bebé ya casi está aquí!), especialmente si ésta es la primera incursión en la maternidad y paternidad. Conversar sobre estos sentimientos perfectamente normales –y consultar la opinión de amigos y familiares que ya han debutado como padres– les ayudará a darse cuenta de que todos se sienten igual, sobre todo la primera vez.

Tu Bebé Este Mes

Semana 32 Esta semana tu bebé pesa casi 4 libras y mide unas 19 pulgadas. Pero seguir creciendo no es la única actividad de la agenda en estos días. Mientras tú estás ocupada preparando todo para su llegada, tú bebé también lo está, preparándose para el gran debut.

La consigna de estas últimas semanas es practicar, practicar y practicar sus habilidades para sobrevivir fuera del útero: desde tragar y respirar hasta patear y succionar. Y hablando de succionar, ya desde hace algún tiempo tu pequeño es capaz de chuparse el pulgar (bueno, convengamos que no es una habilidad de supervivencia, pero sí una práctica absolutamente adorable). Otro cambio esta semana: la piel de tu bebé ya no es traslúcida. A medida que se va acumulando cada vez más grasa debajo de la piel, finalmente se vuelve opaca (¡como la tuya!)

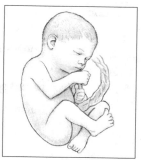

Tu Bebé, Octavo Mes

su destino final: el escroto (cerca del 3% al 4% de los niños nace con testículos sin descender, lo que no es motivo de preocupación y, por lo general, viajan al sur antes del primer cumpleaños). Y entre otras noticias, esas diminutas uñitas probablemente han llegado al extremo de sus dedos para esta semana, ¡por eso asegúrate de tener un cortaúñas para bebé en tu lista de compras!

Semana 33 En estos días, el bebé está aumentando de peso casi tan rápido como tú (promediando una media libra por semana), lo que da un total superior a las 4½ libras. Sin embargo, tu bebé tiene mucho por crecer y madurar. Podría crecer una pulgada entera sólo esta semana y aproximarse a duplicar su peso para el gran día. Y con tanto bebé dentro de tu útero, el nivel del líquido amniótico se ha colmado (ya no hay espacio para más). Lo que explica por qué esos golpecitos y patuditas a veces resultan extremadamente incómodos: hay menos fluido para amortiguarlos. Los anticuerpos también pasan de ti al bebé, mientras el pequeño sigue desarrollando su propio sistema inmunológico. Estos anticuerpos decididamente resultarán útiles cuando salga al exterior y lo protegerán de muchos de esos gérmenes en los patios de recreo.

Semana 34 Tu bebé podría medir ahora 20 pulgadas y pesar unas 5 libras. ¿Es niño? Si lo es, entonces ésta es la semana en la que los testículos empiezan a descender desde el abdomen hasta

Semana 35 Tu bebé pisa fuerte –si pudiera ponerse de pie, claro está– con su estatura de 20 pulgadas y sigue el plan de aumentar ½ libra por semana, con su peso actual de 5½. Aunque su altura alcanzará un tope (el bebé promedio de término completo mide unas 20 pulgadas), tu pequeño seguirá acumulando libras hasta el día del nacimiento. Además, en las últimas semanas restantes está cargando más células cerebrales. El desarrollo del cerebro continúa a un ritmo asombroso, lo que le hace lucir un poquito cabezón. Y hablando de cabeza, a esta altura la mayoría de los bebés se ha colocado en el interior de la pelvis cabeza abajo y colita arriba, o pronto lo hará. Es un aspecto positivo, ya que es más fácil para ti si la cabeza del bebé (la mayor parte de su cuerpo) sale primero durante el alumbramiento. Y ésta es otra ventaja: su cabecita puede ser grande, pero todavía es flexible (al menos el cráneo), lo que hace que esa salida por el ajustado canal de parto sea un poco menos estrecha.

Lo que Podrías Estar Sintiendo

Como siempre, recuerda que los embarazos y las mujeres son diferentes. Es posible que experimentes todos estos síntomas en un momento u otro, o sólo unos pocos. Algunos podrían venir del mes pasado y otros ser completamente nuevos. Incluso hay algunos que ni siquiera adviertes porque ya te has acostumbrado a ellos. O podrías presentar otros síntomas menos comunes. Esto es lo que puedes experimentar este mes:

Físicamente

- Actividad fetal más firme y frecuente
- Creciente flujo vaginal
- Creciente estreñimiento
- Acidez, indigestión, flatulencia, hinchazón

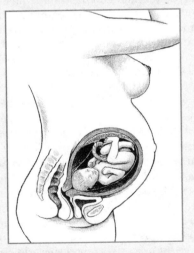

Un Vistazo Interior

Un detalle curioso sobre el embarazo: la medida en centímetros desde la parte superior del hueso púbico a la parte superior del útero, corresponde más o menos con el número de semanas que tienes de embarazo; por eso, a las 34 semanas, tu útero mide aproximadamente 34 centímetros a partir del hueso púbico.

- Dolores de cabeza, desvanecimientos o mareos ocasionales
- Congestión nasal y ocasional hemorragia nasal. Oídos tapados
- Encías sensibles
- Calambres en las piernas
- Dolor de espalda
- Presión y/o dolor en la pelvis
- Ligera hinchazón de tobillos y pies y, ocasionalmente, de manos y rostro
- Várices en las piernas
- Hemorroides
- Picazón en el abdomen
- Un ombligo protuberante
- Estrías
- Falta creciente de aliento a medida que el útero se desplaza a los pulmones, que se alivia cuando el bebé baja
- Dificultad para dormir
- Aumento de la "práctica" de las contracciones (Braxton Hicks)
- Mayor torpeza
- Aumento del tamaño de los senos
- Calostro que sale de los pezones (aunque tal vez esta sustancia no aparecerá sino hasta después del parto)

Emocionalmente

- Ansiedad creciente de que termine el embarazo
- Aprensión por el parto y el alumbramiento
- Estado de distracción permanente
- Temor de llegar a ser madre, si es tu primera vez
- Entusiasmo de que ya no falta tanto

Qué Puedes Esperar en el Control Médico de Este Mes

Después de la semana 32, tu médico podría pedirte que lo visites semana por medio para observar más detenidamente tu progreso y el de tu bebé. Aunque podría haber variantes dependiendo de tus necesidades y del estilo de práctica del profesional, es posible que tu médico controle lo siguiente:

- Peso y presión sanguínea

- Orina, para medir el nivel de azúcar y proteína

- Latido fetal

- Altura del fondo del útero

- Tamaño (es posible calcular un peso aproximado) y posición del feto por examen táctil (desde el exterior)

- Manos y pies para comprobar si hay hinchazón, y piernas en busca de várices

- Examen del estreptococo del grupo B

- Síntomas que puedas haber experimentado, especialmente inusuales

- Preguntas o problemas que quieras discutir. Lleva contigo una lista

Lo que Podrías Estar Preguntándote

Las Contracciones Braxton Hicks

"Cada tanto me da la impresión de que el útero se contrae y endurece. ¿A qué se debe?"

Es una práctica. Como el alumbramiento está a la vuelta de la esquina, tu organismo se está preparando para el gran día flexionando sus músculos… literalmente. A esta gimnasia uterina se le conoce como contracciones Braxton Hicks, una práctica para las contracciones del parto que usualmente comienza después de la semana 20 del embarazo (aunque son más perceptibles en los últimos meses del embarazo). Estas contracciones de ensayo (que las mujeres que ya han tenido un embarazo suelen experimentar antes y con mayor intensidad), se sienten como una sensación de endurecimiento que empieza en la parte superior del útero y después se va propagando hacia abajo, con una duración de 15 a 30 segundos, aunque a veces puede llegar hasta dos minutos o más. Si te palpas la barriga durante una contracción Braxton Hicks, incluso podrías ver lo que estás sintiendo: tu abdomen habitualmente redondeado podría aparecer puntiagudo o curiosamente encogido. Raro de observar, pero normal.

Aunque las contracciones Braxton Hicks no son una señal de dilatación, puede ser difícil distinguirlas de las del parto real, especialmente a medida que aumentan en intensidad, lo que suele ocurrir cuando el embarazo se acerca a su fin. Y aunque no son suficientemente eficientes como para dar a luz a tu bebé (aunque pueden llegar a ser realmente incómodas), podrían darte una ventaja para el parto haciendo que los procesos previos de borramiento y dilatación del cuello uterino empiecen en el momento adecuado.

Para aliviar la incomodidad que

provocan estas contracciones, trata de cambiar de posición: recuéstate y relájate si has estado de pie, o levántate y camina si has estado sentada. Asegúrate además de beber suficiente líquido. La deshidratación (aun leve) puede a veces causar contracciones, incluyendo éstas de práctica. También puedes utilizar este ensayo para practicar tus ejercicios de respiración y las otras numerosas técnicas que has aprendido, lo que te facilitará lidiar con las contracciones de verdad cuando lleguen.

Si las contracciones no pasan luego de un cambio de actividad, y si se vuelven cada vez más intensas y frecuentes podrías estar realmente en el proceso de parto, por lo tanto no vaciles en llamar al médico. Una buena regla práctica: si tienes más de cuatro Braxton Hicks en una hora, llama a tu médico para decírselo. Si te cuesta distinguir entre las contracciones Braxton Hicks y las reales –especialmente si es tu primer embarazo y nunca has experimentado las verdaderas– lee sobre los diferentes tipos de contracciones en la página 387 y llama a tu médico para describirle exactamente lo que estás sintiendo.

Un Cosquilleo Poco Divertido en las Costillas

"Siento como que mi bebé tuviera los pies atascados en mi caja torácica y realmente me duele"

En los últimos meses, cuando los fetos se quedan sin lugar para estirarse en su ámbito reducido, las ingeniosas criaturas a veces parecen encontrar un nicho para sus pequeños pies entre las costillas de la mamá, y ésa es una gracia… que no te hace gracia. Cambiar tu posición podría convencer al bebé de cambiar la suya. Un ligero y gentil

codazo o algunas inclinaciones pélvicas podrían desalojarlo. O trata de reposicionarlo con este ejercicio: respira hondo mientras elevas un brazo sobre la cabeza y después exhala mientras lo bajas; repite la maniobra unas cuantas veces con cada brazo.

Si ninguna de estas tácticas te da resultado, ten paciencia. Cuando tu dulce atormentador se acomode sobre la pelvis, lo que suele suceder dos o tres semanas antes del alumbramiento en los embarazos primerizos (aunque a menudo no sucede hasta que empieza el parto en los embarazos subsiguientes), probablemente no será capaz de estirar tan alto sus deditos.

Otro motivo del dolor en las costillas del que no puedes culpar a tu bebé –al menos directamente– es el aflojamiento de las articulaciones en el área, cortesía de las hormonas del embarazo. El acetaminofeno (Tylenol) puede aliviar el dolor. Así también, evita levantar cargas pesadas, ya que podría empeorarlo (y que no deberías estar haciendo a estas alturas de todos modos).

Falta de Aliento

"A veces tengo dificultades para respirar, aun cuando no esté gastando energías. ¿Por qué me ocurre? ¿Eso significa que mi bebé no está recibiendo suficiente oxígeno?"

No es de sorprender que te sientas un poquito escasa de aire en estos días. Tu útero en permanente expansión está presionando todos tus órganos en un intento por dar suficiente espacio para tu bebé que no deja de crecer. Y tus pulmones son algunos de los órganos que sienten esta presión, ya que tu útero los ha comprimido, limitando su capacidad para expandirse plenamente cuando respiras. Esto, sumado a la progesterona extra que te ha venido cor-

Cómo Escoger al Pediatra

Elegir un pediatra (o un médico familiar) es una de las decisiones más importantes que tomarán como padres y, por cierto, no deberían esperar hasta que lo sean para tomarla. Empezar a discutir las opciones para elegir el pediatra ahora, antes de que tu bebé comience a llorar inexplicablemente a las 3 de la mañana, te asegurará una transición a la maternidad mucho más fácil. También te permitirá tomar una decisión informada, y no apresurada.

Si no estás segura dónde empezar tu búsqueda, pregunta a tu médico (si has estado satisfecha con su atención) o pide recomendaciones a amigas, vecinas o compañeras de trabajo que tengan hijos pequeños. O contacta al hospital o centro de natalidad donde darás a luz (puedes llamar a la sala de parto o de pediatría y pedir sugerencias a la enfermera a cargo; nadie conoce mejor a los médicos que las enfermeras). Por supuesto, si tienes un plan de seguro médico que limita tus opciones, tendrás que escoger de esa lista.

Una vez que hayas reducido tu elección a dos o tres nombres, pide una cita para una consulta. La mayoría de los pediatras o médicos familiares no tendrá problema en recibirte. Lleva una lista de preguntas sobre cuestiones importantes para ti, como el protocolo del consultorio (por ejemplo, si hay horarios de llamadas para los padres o cuándo puedes esperar que te respondan tus llamadas), apoyo para la lactancia, circuncisión, el uso de antibióticos, si el médico atiende personalmente todas las visitas de los bebés saludables o si los recibe habitualmente una enfermera practicante. También es importante saber si el médico está certificado, a qué hospital está afiliado y si podrá atender al recién nacido en el hospital. Para más preguntas que formular y cuestiones por considerar, consulta el Diario y Organizador de Qué Puedes Esperar en el Embarazo (*What to Expect Pregnancy Journal and Organizer*).

---

tando el aliento durante meses, explica por qué en estos días subir una escalera puede hacerte sentir como si acabaras de correr un maratón (sin una gotita de aire). Afortunadamente, si bien esta falta de aliento puede hacerte sentir muy incómoda, a tu bebé no le molesta en absoluto. Eso, debido a que está bien provisto de todo el oxígeno que necesita por medio de la placenta.

El alivio a esta sensación de no poder respirar suele llegar hacia el final del embarazo, cuando tu bebé baja hasta la pelvis en preparación para el nacimiento (en los embarazos primerizos esto ocurre generalmente de dos a tres semanas antes del alumbramiento mientras que en los subsiguientes a menudo no pasa hasta que comienza el parto). Hasta entonces, podrías respirar mejor si te sientas erguida en vez de reclinada y si duermes con el cuerpo algo levantado, con la ayuda de dos o tres almohadas.

A veces la falta de aliento puede indicar que tus reservas de hierro están escaseando, por lo tanto consulta a tu médico. Llama inmediatamente o dirígete a la sala de emergencia si la falta de aliento es severa y acompañada de una respiración acelerada, si tienes una coloración azulada en los labios y las puntas de los dedos, dolor de pecho y/o pulso acelerado.

Incontinencia Urinaria

"Anoche vi una película muy divertida y cada vez que me reía parecía que me orinaba. ¿A qué se debe?"

Como si ir al baño con frecuencia no fuera molestia suficiente, el tercer trimestre trae incorporado un nuevo problema de vejiga: incontinencia de orina de esfuerzo. Esta falta de control de la vejiga –que te hace soltar un poquito de orina cuando toses, estornudas, levantas algo pesado o, incluso, cuando te ríes (aunque no resulte nada gracioso)– es resultado de la presión creciente del útero sobre la vejiga. Algunas mujeres también experimentan una incontinencia de urgencia, la súbita e impostergable necesidad de orinar (¡tengo que ir ahora ya!) hacia el final del embarazo. Sigue los siguientes consejos para prevenir o controlar los dos tipos de incontinencia:

- Vacía la vejiga todo lo que puedas inclinándote hacia adelante cada vez que vas al baño.

- Practica tus ejercicios de Kegel. Cumplirlos al pie de la letra te ayudará a fortalecer los músculos pélvicos y prevenir o corregir la mayoría de los casos de incontinencia inducida por el embarazo. Y además, de cara al futuro, también te ayudarán a prevenir la incontinencia posparto. Para saber cómo practicar los ejercicios de Kegel, consulta la página 318.

- Haz los ejercicios de Kegel o cruza las piernas cuando sientas que vas a toser, estornudar o reírte.

- Usa un pantiprotector si necesitas uno o si temes que lo necesitarás. Cámbialo por una toalla femenina absorbente cuando las filtraciones puedan resultar demasiado inconvenientes.

- Ve al baño con regularidad, porque los excrementos no evacuados pueden imponer presión sobre la vejiga. Además, esforzarte demasiado cuando estás sentada en el baño (como es probable que lo hagas cuando estás estreñida) puede debilitar los músculos de la pelvis. Para saber cómo combatir el estreñimiento, consulta la página 186.

- Si son las ganas las que te vuelven loca (y te hacen salir corriendo al baño a cada rato), trata de entrenar tu vejiga. Orina con mayor frecuencia –cada media a una hora– para ir antes de sentir esa necesidad incontrolable. Después de una semana, trata de prolongar paulatinamente los períodos entre las visitas al baño, agregándoles 15 minutos cada vez.

- Sigue bebiendo por lo menos ocho vasos de líquido por día, aunque experimentes la incontinencia de esfuerzo o ganas frecuentes. Limitar la ingestión de líquidos no limitará las filtraciones y podría desembocar en una infección urinaria y/o deshidratación. Ello no sólo puede producir otros problemas (incluyendo contracciones prematuras), sino que además las infecciones urinarias pueden empeorar la incontinencia de orina de esfuerzo. Consulta la página 538 para saber cómo mantener saludable el sistema urinario.

Para asegurarte de que lo que despides es orina (que seguramente es eso) y no fluido amniótico, es prudente que compruebes cómo huele. Si el líquido que despides no huele a orina (que tiene un olor como amoníaco mientras que el líquido amniótico tiene un olor dulzón), consúltalo con tu médico inmediatamente.

Volumen y Forma de la Barriga

"Todos me dicen que mi barriga parece pequeña y baja para estar en el octavo mes. Mi partera dice que todo está bien, ¿pero qué pasa si mi bebé no está creciendo como debe?"

La verdad es que no se puede saber nada de un bebé por la forma de la barriga de la mamá. La forma y volumen de tu barriga tiene mucho menos que ver con la complexión de tu bebé que con los siguientes factores:

- Tu propia complexión, forma y estructura ósea. Las barrigas vienen en todo tamaño, al igual que las futuras mamás. Una mujer menuda podría tener el bulto más compacto (pequeño, bajo y saliente) que una mujer más grande. Por otra parte, algunas mujeres muy excedidas de peso nunca parecen sobresalir demasiado. Esto se debe a que sus bebés tienen mucho espacio

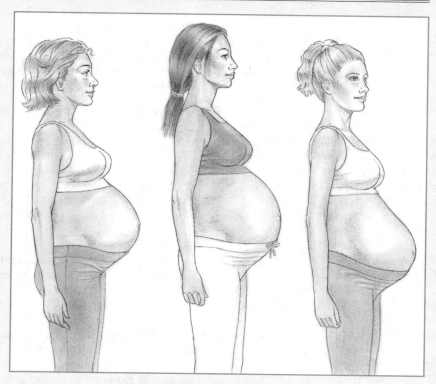

Bebé a Bordo, Octavo Mes

Éstos son sólo tres de los muchos aspectos que una mujer puede lucir al final de su octavo mes. Las variaciones son aún mayores que en el inicio del embarazo. Dependiendo del tamaño y posición de tu bebé, como también de tu propio tamaño y aumento de peso, podrías tener la barriga más alta, más baja, más grande, más pequeña, más ancha o más compacta.

disponible para crecer en el ya amplio abdomen de la mamá.

- Tu tono muscular. La barriga de una mujer con músculos muy firmes podría no sobresalir tan pronto ni tanto como otra con músculos más flojos, particularmente si ya ha tenido uno o dos bebés.

- La posición del bebé. El modo en que el feto esté ubicado en el interior también podría determinar lo grande o chica que se vea tu barriga.

- Tu aumento de peso. Un aumento de peso mayor no pronostica necesariamente un bebé más grande, sino sólo una mamá más grande.

La evaluación médica sobre el tamaño del feto que hace tu médico en las visitas prenatales es la única a la que hay que prestar atención y no a las evaluaciones de tu cuñada, tu compañera de trabajo o desconocidas en el supermercado. Para evaluar con mayor precisión el progreso de tu bebé en cada visita prenatal, tu médico no sólo revisará tu barriga. También te medirá rutinariamente la altura del fondo del útero y te palpará el abdomen para localizar las partes del adorable cuerpo de tu bebé y calcular su tamaño. Otros exámenes, incluyendo el ultrasonido, también podrían utilizarse para calcular el tamaño aproximado.

En otras palabras, lo que cuenta es lo que está adentro y, al parecer, lo que tienes dentro de tu barriga es un bebé del tamaño adecuado.

"Todos me dicen que tendré un niño, porque tengo mucha barriga y nada de caderas. Sé que probablemente se trata de un cuento de viejas, ¿pero tiene algo de cierto?"

Las predicciones sobre el sexo del bebé –de viejas o de otras personas– tienen exactamente el 50% de ser ciertas. (En realidad, un poquitito más si se pronostica un varón, porque nacen 105 niños por cada 100 niñas). Buena probabilidad si estás apostando en Las Vegas, pero no necesariamente si estás eligiendo la ropa y el nombre de tu bebé en base a ella.

Lo mismo puede decirse de los otros dichos: "es niño si tu barriga sobresale hacia delante y niña si se expande hacia los lados", "las nenas te hacen crecer la nariz, los nenes no" y cualquier otro pronóstico que no esté basado en los datos del informe genético del bebé o en un ultrasonido.

Tu Tamaño y tu Parto

"Mido cinco pies y soy muy menuda. Me temo que tendré problemas para dar a luz a mi bebé"

Cuando se trata del parto, el tamaño cuenta… pero dentro de ti y no en el exterior. Es el tamaño y forma de tu pelvis en relación con el tamaño de la cabeza de tu bebé lo que determina la dificultad (o facilidad) del parto, y no tu estatura ni tu complexión. Y el hecho de que seas muy menuda no significa necesariamente que tengas una pelvis diminuta. Una mujer baja y delgada puede tener una pelvis más espaciosa (o de configuración más adecuada) que una mujer alta y robusta.

¿Cómo sabrás cuál es el tamaño de tu pelvis (después de todo no viene con una etiqueta: pequeña, mediana, extragrande)? Tu médico puede calcular el tamaño, utilizando medidas aproximadas tomadas en tu primer examen prenatal. Si hay alguna preocupación de que la cabeza de tu bebé es demasiado grande para pasar por tu pelvis durante el parto, se podría recurrir a un ultrasonido para tener una mejor idea (y medida).

Por supuesto, en general, el tamaño de la pelvis –al igual que el de toda la estructura ósea–, es menor en las mujeres de menor tamaño. Por suerte, la naturaleza no suele dar a una mujer pequeña un bebé muy grande. En cambio, los recién nacidos suelen ser bien proporcionados al tamaño de sus mamás y sus pelvis (aunque podrían estar destinados a cosas mayores en el futuro). Y lo más probable es que tu bebé sea exactamente del tamaño adecuado para ti.

Tu Aumento de Peso y el Tamaño del Bebé

"He aumentado tanto de peso que temo que mi bebé será muy grande y difícil de dar a luz"

Sólo porque has aumentado mucho de peso no significa necesariamente que lo mismo ha ocurrido con tu bebé. Su peso se determina por una serie de variables: la genética, tu propio peso al nacer (si naciste grande, es más probable que tu bebé también lo sea), tu peso antes del embarazo (las mujeres con mayor peso tienden a tener bebés con mayor peso) y el tipo de alimentos que te hayan hecho aumentar. Dependiendo de estas variables, un aumento de 35 a 40 libras puede resultar en un bebé de 6 a 7 libras y una ganancia de 25 libras puede dar uno de 8 libras. En promedio, sin embargo, mientras más sustancial sea tu aumento de peso, más grande será el bebé.

Al palparte el abdomen y medir la altura del fondo del útero, tu médico podrá darte una idea del tamaño de tu bebé, aunque esas aproximaciones pueden errar por una libra de más o de menos. Un ultrasonido puede detectar el peso con mayor precisión, pero tampoco será necesariamente exacto.

Aunque tu bebé sea grande, no significa automáticamente que tendrás un parto difícil. Aunque un bebé de 6 a 7 libras a menudo hace su aparición más rápido que otro de 9 a 10 libras, la mayoría de las mujeres puede dar a luz a un bebé grande (o incluso extragrande) por vía vaginal y sin complicaciones. El factor determinante, como en todo parto, es si la cabeza del recién nacido (la parte más voluminosa) puede pasar por tu pelvis. Lee la pregunta anterior para informarte más sobre el tema.

La Posición del Bebé

"¿Cómo puedo saber hacia dónde apunta mi bebé? Quiero estar segura de que está en la posición adecuada para nacer"

Jugar a adivinar "qué es ese bultito" (tratar de averiguar cuáles son los hombros, los codos, la colita) podría ser más entretenido que ver el mejor *reality show* de la televisión, pero no es el modo más adecuado para determinar la posición de tu bebé. Tu médico podrá darte una mejor idea palpándote el abdomen en busca de las partes reconocibles de su pequeño cuerpo. La localización del latido cardíaco del bebé es otra pista de su posición: si su presentación será de cabeza, el latido por lo general se oirá en la mitad inferior de tu abdomen y el sonido se escuchará más fuerte si tiene su espalda hacia tu frente. Si queda alguna duda, un ultrasonido ofrece un resultado más confiable sobre la posición de tu bebé.

¿Aún no te resistes a continuar con tu pasatiempo favorito de palpar esos bultitos redondeados? Practícalo, y para hacer el juego más interesante (y para darte más pistas) busca las siguientes señales la próxima vez:

- La cabeza del bebé tiene generalmente un contorno suave y convexo en contraste con una serie de diminutas

- irregularidades, que son las "partes pequeñas" como manos, pies, codos.

- En el octavo mes, la cabeza por lo general se ha asentado cerca de tu pelvis. Es redonda, firme y cuando se le empuja hacia abajo rebota sin que se mueva el resto del cuerpo.

- La colita del bebé tiene una forma menos regular y más suave que la cabeza.

Posición de Nalgas

"En mi última visita prenatal, el médico me dijo que sintió la cabeza de mi bebé cerca de mis costillas. ¿Eso quiere decir que está de nalgas?"

Aunque su alojamiento es cada vez más estrecho, tu bebé todavía podrá practicar algunos movimientos gimnásticos sorprendentes durante las últimas semanas de gestación. De hecho, aunque la mayoría de los fetos se posiciona de cabeza entre las semanas 32 y 38 (los partos de nalgas ocurren en menos del 5% de los embarazos a término), algunos no dejan saber qué es lo que saldrá primero hasta unos pocos días antes del nacimiento. Esto significa que aunque por ahora la colita esté abajo no necesariamente nacerá de nalgas.

Si tu bebé permanece obstinadamente de nalgas a medida que se aproxima el parto, tú y tu médico discutirán las posibles maneras para hacer que la cabecita mire hacia abajo y el mejor método de alumbramiento (lee más abajo).

"Si mi bebé está en posición de nalgas, ¿es posible hacer algo para que se dé vuelta?"

Existen varias formas para tratar de mover a un bebé que está colita abajo y cabeza arriba. En lo práctico, tu médico podría recomendarte ejercicios sencillos, como los descritos en el recuadro de esta página. Otra opción (moxibustión) proviene de las técnicas de medicina alternativa y usa una forma de acupuntura y hierbas ardientes para ayudar a dar vuelta a un feto obstinado.

Si tu bebé no está dispuesto a moverse, tu médico podría sugerirte el método más común y médicamente aprobado para voltear al feto a la codiciada posición de cabeza abajo: la versión cefálica externa (VCE). La VCE se efectúa preferentemente alrededor de las semanas 37 ó 38 o muy temprano en el proceso del parto, cuando el útero todavía está relativamente relajado. Algunos médicos prefieren intentar el procedimiento después de que se ha aplicado la epidural. Tu médico (guiado por el examen de ultrasonido y generalmente

Rock and Roll Baby

Algunos médicos recomiendan ejercicios sencillos para ayudar a que un bebé que está en posición de nalgas adopte una posición más conveniente para el nacimiento, es decir, de cabeza. Pregunta a tu médico si deberías tratar algunos de estos métodos en casa: mécete hacia delante y hacia atrás unas cuantas veces con las manos y con las rodillas, con las nalgas más altas que la cabeza; haz inclinaciones pélvicas (consulta la página 242); ponte de rodillas (manteniéndolas ligeramente apartadas) y después inclínate hacia delante para que tengas la cola hacia arriba y la barriga casi tocando el piso (para lograr mejores resultados y si puedes hacerlo, quédate en esa posición durante 20 minutos tres veces al día).

De Cara hacia Adelante

En lo que respecta a la posición de tu bebé no sólo es importante que esté mirando hacia arriba o abajo, sino también si está de frente o de espaldas. Si el bebé mira hacia tu espalda, con el mentón incrustado en el pecho (como ocurre con la mayoría de los bebés en el momento de nacer) tienes suerte. Esta posición llamada occipital anterior es ideal para el nacimiento, porque la cabeza del bebé está alineada para pasar por la pelvis del modo más fácil y cómodo posible, con la parte más pequeña de la cabeza primero. Si el bebé mira hacia tu barriga (posición llamada occipital posterior, aunque también conocida con el nombre más adorable de "lo más bonito arriba" –sunny-side up), es posible que tengas un parto con dolor de espalda (consulta la página 396) debido a que su cráneo presionará tu espina dorsal. También significa que su salida podría tardar un poquito más.

A medida que se aproxima el día del alumbramiento, tu médico tratará de determinar en qué posición apunta la cabecita de tu bebé, pero si tienes prisa por saberlo, puedes buscar las siguientes señales. Cuando la posición de tu bebé es anterior (mirando hacia tu espalda) sentirás tu barriga dura y suave (es la espalda de tu bebé). Si tu pequeño está en posición posterior, tu barriga podría verse más plana y suave debido a que los brazos y piernas del bebé miran hacia delante.

¿Crees o te dijeron que tu bebé está en posición posterior? No te preocupes todavía acerca de un posible parto con dolor de espalda. La mayoría de los bebés gira a la posición anterior durante el parto. Algunas parteras recomiendan dar al bebé un golpecito suave antes del comienzo del proceso de parto, poniéndose en cuatro patas y sacudiendo la pelvis; no está claro si estos ejercicios pueden hacer girar al bebé (las investigaciones todavía no les han dado su espaldarazo, por decirlo así), pero por cierto no te hará ningún mal. Al menos, podría ayudarte a aliviar el dolor de espalda que pudieras estar experimentando ahora.

en un hospital) colocará las manos en tu abdomen (sentirás alguna presión, pero probablemente ningún dolor, especialmente si estás bajo los efectos de una epidural) y tratará gentilmente de dar vuelta a tu bebé. El estado del feto es controlado continuamente para asegurar que todo está bien mientras se completa el procedimiento.

Las probabilidades de éxito son muy altas. Aproximadamente en dos tercios de los casos, las VCE son exitosas (y la tasa es aun mayor para quienes han dado a luz antes, gracias a esos músculos uterinos y abdominales más distendidos). Sin embargo, algunos bebés se rehúsan a voltear, y un pequeño número de fetos se darán vuelta cabeza abajo, para nuevamente colocarse en posición de nalgas.

"Si mi bebé se mantiene en posición de nalgas, ¿de qué modo afectará el parto y el alumbramiento? ¿Podré intentar un parto vaginal?"

Tu posibilidad de tener un alumbramiento vaginal dependerá de una serie de factores, incluyendo la política de tu médico y tu situación obstétrica. La mayoría de los obstetras practica rutinariamente la cesárea cuando el bebé está en posición de nalgas (de hecho, sólo el 0,5% de los bebés en posición de

¿En qué Posición Está tu Bebé?

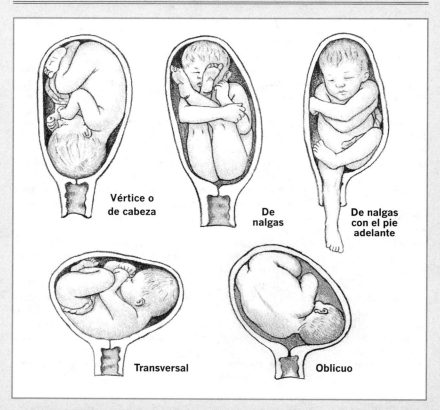

Vértice o de cabeza

De nalgas

De nalgas con el pie adelante

Transversal

Oblicuo

Ubicación, ubicación, ubicación... cuando se trata del parto, la ubicación del bebé es de suma importancia. La mayoría de los bebés se posiciona de cabeza o en posición vértice. La posición de nalgas puede darse en varias formas. Una posición completa de nalgas es cuando éstas aparecen primero con las piernas rectas hacia arriba y pegadas a la cara. Una posición de nalgas con el pie adelante se da cuando una o las dos piernas del bebé apuntan hacia abajo. En una posición transversal el bebé yace de costado en el útero mientras que en una posición oblicua la cabeza del bebé apunta hacia la cadera de la mamá en vez del cuello uterino.

nalgas nace por parto vaginal) debido a que muchos estudios han sugerido que es la opción más segura. Sin embargo, algunos médicos y parteras consideran razonable intentar un parto vaginal bajo ciertas circunstancias (como cuando tu bebé está en una completa posición de nalgas y está claro que tu pelvis es suficientemente espaciosa como para acomodarlo).

Si tu bebé sigue de nalgas deberás ser flexible en tus planes para el nacimiento. Aunque tu médico dé el visto bueno a la prueba de parto vaginal, es sólo eso, una prueba. Si tu cuello uterino se dilata muy lentamente, si tu bebé no avanza a un ritmo constante por el canal del parto o si se presentan otras complicaciones, probablemente tendrás que tener una cesárea. Consulta tus opciones con el médico para que estés preparada ante cualquier eventualidad el día del parto.

Otras Posiciones Inusuales

"El médico me dijo que mi bebé está en posición oblicua. ¿Qué es y qué significa para el alumbramiento?"

Los bebés pueden retorcerse hasta acomodarse en todo tipo de posiciones inusuales, y la oblicua es una de ellas. Esto significa que la cabeza de tu bebé (aunque abajo) apunta hacia los costados de las caderas en vez del cuello uterino. Una posición oblicua dificulta la salida vaginal, por lo tanto es posible que tu médico intente una versión cefálica externa (lee la página 342) para tratar de enderezar a tu bebé cabeza abajo. De no lograrlo, probablemente optará por la cesárea.

La posición transversal es otra manera en la que tu bebé se puede acomodar, es decir, recostado de lado, atravesando el útero, en vez de ocupar una posición vertical. En estos casos también se intentará una versión cefálica externa para intentar posicionar al bebé boca abajo. Si no da resultados, es necesario realizar una cesárea.

Parto por Cesárea

"Esperaba un parto vaginal, pero el médico me acaba de decir que probablemente tendré que tener una cesárea. La noticia me tiene muy decepcionada"

Aunque está considerada como cirugía mayor (pero la más feliz que podrías tener), la cesárea es una manera muy segura de dar a luz y, en algunos casos, la manera más segura. Es también un modo cada vez más común. Actualmente, 30% de las mujeres es sometida a una cesárea, lo que significa que las probabilidades de que tu bebé llegue por la vía quirúrgica son de aproximadamente 1 de 3, aunque no presentes factores de predisposición.

Si quieres de corazón un parto vaginal, es comprensible que te sientas decepcionada por la noticia de que tu bebé podría llegar quirúrgicamente. Las visiones de empujar a tu bebé del modo que lo dispuso la naturaleza –y quizás el modo que siempre imaginaste– podrían verse desplazadas por las preocupaciones propias de una operación, de tener que pasar más tiempo en el hospital, de una recuperación más difícil y de la inevitable cicatriz.

Pero hay ciertos detalles a considerar si tu médico decide que definitivamente la mejor estrategia de salida de tu bebé es a través de tu abdomen: la mayoría de los hospitales se esfuerza actualmente por hacer del nacimiento por cesárea el acontecimiento más familiar posible, con la mamá despierta (pero adecuadamente anestesiada), el papá en la sala a su lado, y una oportunidad de dar un buen vistazo a tu bebé e, incluso, de besarlo y mimarlo inmediatamente si no existen motivos médicos para impedirlo (el tiempo para mimos más extensos y la lactancia por lo general debe esperar hasta que estés en recuperación, después que te hayan puesto los puntos). Por eso la experiencia de un parto quirúrgico podría ser más satisfactoria de lo que imaginas. Y aunque la recuperación será más prolongada y la cicatriz inevitable (aunque por lo general ubicada discretamente), también darás a luz con el periné intacto y los músculos vaginales sin estirar. La ventaja de la cesárea para el bebé es puramente cosmética, además de temporal: como no tiene que esforzarse para pasar por el canal del parto, su apariencia aventajará inicialmente a los bebés que nazcan por parto vaginal (piensa en la cabecita redondeada y no en punta).

Pero lo más importante para tener en cuenta a medida que se aproxima la llegada de tu bebé es que el mejor nacimiento es el más seguro. Y cuando es necesario desde el punto de vista médico, el nacimiento por cesárea es decididamente el más seguro.

Y, después de todo, un parto que traiga un bebé saludable al mundo y a tus brazos es un parto perfecto.

"¿Por qué me da la impresión de que todas las mujeres que conozco (mi hermana, mis amigas, además de casi todas las celebridades) están teniendo cesárea en estos días?"

Ahora que las tasas de partos por cesárea en los Estados Unidos están más elevadas que nunca (más del 30% de las mujeres puede esperar un parto quirúrgico), prácticamente todos conocen a alguien que ha tenido una. Y si los últimos años son un indicio de las tendencias que vienen, puedes esperar que estas cifras seguirán aumentando y que, por lo tanto, seguirás oyendo historias de cesáreas de las flamantes mamás a tu alrededor.

Muchos factores contribuyen al aumento en las tasas de cesáreas, incluyendo:

Seguridad. El parto por cesárea es extremadamente seguro –tanto para la mamá como para el bebé–, especialmente con las mejoras tecnológicas de hoy (como el monitor fetal y una variedad de tests) que pueden indicar con mayor precisión si el feto está en problemas.

Bebés más grandes. La tendencia actual de las futuras mamás de excederse del peso recomendado de 25 a 35 libras, ade-

más del aumento en la tasa de diabetes gestacional, ha conducido a un mayor número de bebés más grandes, que a veces tienen más dificultades para nacer vía vaginal.

Mamás más grandes. La tasa de cesáreas también ha subido con el aumento en la tasa de obesidad. Estar obesa (o aumentar demasiado de peso durante el embarazo) aumenta significativamente la probabilidad de que la mujer necesite una cesárea. Eso se explica en parte por los otros factores de riesgo que acompañan la obesidad (diabetes gestacional, por ejemplo) y también debido a que las mujeres con sobrepeso tienden a tener procesos de parto más prolongados, los cuales tienen mayor probabilidad de terminar en la mesa de operaciones.

Madres de mayor edad. Existen cada vez más mujeres cercanas a los 40 años (y bien entrados los 40) que son capaces de tener embarazos exitosos, pero que tienen mayor probabilidades de tener partos por cesárea. Lo mismo ocurre con las mujeres que tienen problemas crónicos de salud.

Cesáreas repetidas. Aunque el parto vaginal después de una cesárea (VBAC, por sus siglas en ingles; lee la página 350) se considera todavía una opción viable en algunos pocos casos, cada vez más médicos y hospitales disponen cirugías programadas en vez de una prueba de parto.

Menos partos con instrumental. Menos bebés nacen actualmente con la ayuda de la extracción al vacío y aun menos con fórceps, lo que significa que los médicos recurren con mayor frecuencia al parto quirúrgico mientras que en el pasado habrían acudido a la ayuda del instrumental.

Petición de las madres. Como las cesáreas son tan seguras y pueden prevenir el

Saber es Poder

Mientras más sepas, mejor será tu experiencia en el parto. Y esto también se aplica a un alumbramiento quirúrgico. Éstos son algunos temas que podrías plantear a tu médico antes de que sientas la primera contracción:

- Si el proceso de parto no avanza, ¿será posible intentar otras alternativas antes de optar por la cesárea? Por ejemplo, administrar oxitocina para estimular las contracciones o ponerse de cuclillas para que empujar se haga más efectivo.

- Si el bebé está de nalgas, ¿se intentará primero darlo vuelta (utilizando la versión cefálica externa –ECV, por sus siglas en inglés– u otra técnica)? ¿Es posible un nacimiento vaginal de nalgas?

- ¿Qué tipo de incisión se utilizará?

- ¿Podrá tu acompañante estar contigo si estás despierta? ¿Y si estás durmiendo?

- ¿Podrá acompañarte también tu enfermera-partera o doula?

- ¿Podrán tu esposo y tú sostener al bebé inmediatamente después del nacimiento, y podrás amamantarlo en la sala de recuperación?

- Si el bebé no necesita un cuidado especial, ¿podrá estar en el mismo cuarto contigo?

- ¿Cuánto tiempo de recuperación necesitarás tanto dentro como fuera del hospital? ¿Qué tipo de incomodidades físicas y limitaciones puedes esperar?

Para determinar lo que puedes esperar en un parto con cesárea, consulta la página 430.

dolor del parto dejando el periné intacto, algunas mujeres –particularmente las que han tenido una antes– prefieren la cesárea al parto vaginal y de hecho la solicitan (lee la página 348).

Satisfacción. Las políticas abiertas a las familias han permitido partos quirúrgicos mucho más satisfactorios. Como las mamás pueden estar bien despiertas y alertas durante una cesárea y las políticas hospitalarias más flexibles permiten que los papás las acompañen, el primer encuentro con el bebé puede ocurrir en la misma mesa de parto. Además, la cesárea es muy rápida y apenas dura 10 minutos o menos (la sutura de las mamás toma otros 30 minutos).

Aun con la tasa de cesáreas tan elevada como en la actualidad (y es mucho menor para las parteras, que sólo asisten partos de bajo riesgo), ten en cuenta que el parto quirúrgico todavía involucra una minoría de nacimientos. Después de todo, dos de cada tres mujeres pueden esperar dar a luz a sus bebés por parto vaginal.

"¿Es posible saber con anticipación que se va a tener una cesárea o normalmente se sabe a último momento? ¿Cuáles son los motivos para tener una cesárea?"

Algunas mujeres no sabrán si tendrán una cesárea hasta que estén en pleno proceso de parto mientras que otras lo sabrán con anticipación. Los médicos tienen diferentes políticas en lo que respecta a los alumbramientos quirúrgicos. Los motivos más comunes para practicar una cesárea incluyen:

- Un parto previo por cesárea, cuando el motivo para ella todavía existe (por ejemplo, si la mamá tiene una pelvis de conformación anormal), o si se practicó antes una incisión vertical (en vez de una horizontal, que es más común y que puede soportar mejor la presión del parto). También se requiere un parto quirúrgico cuando se debe inducir el parto en una mujer que ya ha tenido un alumbramiento con cesárea

- Cuando se considera que la cabeza del feto es demasiado grande como para pasar a través de la pelvis de la mamá (desproporción cefalopélvica)

- Nacimientos múltiples (casi todos los trillizos o más nacen por cesárea y también muchos mellizos)

- Presentación fetal de nalgas u otra posición inusual

- Una condición fetal o enfermedad en la madre (dolencia cardíaca, diabetes, preeclampsia) que podría hacer riesgoso un parto y alumbramiento vaginal

- Obesidad materna

- Una infección activa de herpes, especialmente primaria, o una infección del VIH

- Placenta previa (cuando la placenta bloquea parcial o completamente la abertura cervical) o desprendimiento de la placenta (cuando la placenta se separa demasiado pronto de la pared uterina)

A veces la decisión de practicar una cesárea se toma en pleno proceso de parto por los siguientes motivos:

- Un parto que no avanza, como cuando el cuello uterino no se ha dilatado con suficiente rapidez, o si toma demasiado tiempo para empujar al bebé.

En la mayoría de los casos, los médicos tratarán de estimular las contracciones con oxitocina antes de recurrir a la cesárea.

- Sufrimiento fetal

- Prolapso del cordón umbilical

- Ruptura del útero

Si tu médico dice que una cesárea es necesaria —o que probablemente lo será— pídele una explicación detallada de los motivos. Pregúntale también si tienes otras alternativas.

Cesárea por Elección

"He oído decir a algunas mujeres que prefieren tener una cesárea. ¿Es algo que yo también debería considerar?"

Puede que haya actualmente más demanda que nunca de cesáreas, pero eso no significa que tú te tengas que apuntar a una. Optar por un parto quirúrgico cuando no es necesario desde el punto de vista médico, es una decisión que no deberías tomar a la ligera (y decididamente que no deberías basar en lo que hacen los demás). Merece una cuidadosa consideración, y una conversación profunda con tu médico acerca de sus pros y sus contras.

Aunque podrías tener muchos motivos para querer tener una cesárea, asegúrate de sopesar las dos caras de la moneda. Si estás…

. . . asustada por el dolor de un parto vaginal, ten en cuenta que elegir una cesárea no es el único modo de dar a luz sin dolor. Hay muchas opciones efectivas de alivio del dolor para los partos vaginales (consulta la página 325).

. . . preocupada por los efectos posteriores del parto vaginal, como el desgaste pélvico y el aflojamiento de los músculos

Programa de Clases para Cesáreas Programadas

¿Crees que al tener programada una cesárea no tendrás que asistir a las clases de parto? Piénsalo dos veces. Aunque claramente no necesitarás convertirte en una experta en ejercicios de respiración ni técnicas para empujar, las clases de educación para el parto tienen mucho que ofrecerles a ti y a tu acompañante (incluyendo lo que puedes esperar con una cesárea y una epidural). La mayoría de las clases ofrece consejos invalorables para atender a tu bebé (lo que deberás dominar no importa cuál sea la puerta de salida del pequeñín), la lactancia y, posiblemente, cómo recuperar tu forma en el período posparto. Y no te distraigas cuando la instructora enseñe la rutina de la respiración a las demás alumnas. Es posible que esas habilidades te resulten de utilidad cuando experimentes dolores del posparto (a medida que tu útero se vaya contrayendo a su forma original) o cuando el bebé trate de alimentarse, succionando tus senos dolorosamente rebosantes. Las técnicas de relajación también ayudan a todas las mamás y papás primerizos.

. . . **esperando dar a luz cuando es conveniente para ti,** asegúrate de tener en cuenta también el mayor período de recuperación y de estada en el hospital, además del mayor riesgo de la cirugía para ti y tu bebé si optas por la cesárea. Eso no es exactamente conveniente.

. . . **planeando tener otro bebé,** comprende que optar ahora por una cesárea podría limitar tus opciones la próxima vez. Hoy en día, algunos médicos y hospitales limitan los partos vaginales después de una cesárea (VBAC), lo que significa que tal vez no podrás optar por un nacimiento vaginal para tu segundo bebé, si luego decides que las cesáreas no son para ti.

Algo más a tener en cuenta cuando consideras una cesárea no necesaria desde el punto de vista médico: el mejor momento para que tu bebé haga su entrada triunfal es cuando está listo para ello. Cuando se planea un alumbramiento electivo, existe siempre la posibilidad de que el bebé nazca involuntariamente demasiado pronto (en especial si se calculan mal las fechas).

Si después de una cuidadosa consideración sigues interesada en solicitar una cesárea, conversa con tu médico y decidan juntos si es la elección adecuada para ti y tu bebé.

Cesáreas Reiteradas

"He tenido dos cesáreas y quiero tener mi tercer... y quizás cuarto hijo. ¿Hay un límite en el número de cesáreas que se puede tener?"

¿Piensas tener muchos bebés, pero no estás segura si podrás hacer varios viajes al quirófano más feliz del hospital? Lo más probable es que sí lo puedas hacer. Ya no se imponen arbitrariamente límites al número de partos

vaginales. Recuerda que los ejercicios pélvicos regulares (Kegel, para más pistas) pueden reducir significativamente el riesgo de esos efectos. Además, un parto vaginal no tiene más probabilidades de dejarte con incontinencia urinaria que una cesárea (lo que significa que la ruta de salida de tu bebé no incide sobre las probabilidades de que tengas filtraciones posparto).

por cesárea que puede tener una mujer y, por lo general, tener varias cesáreas se considera una opción mucho más segura que antes. El grado de seguridad depende del tipo de incisión que te hayan hecho durante las operaciones anteriores, como también de las cicatrices que se hayan formado después de las cirugías, por lo tanto discute los detalles de tu caso con tu médico.

Dependiendo de cuántas incisiones has tenido, dónde las has tenido y cómo han cicatrizado, las cesáreas múltiples pueden aumentar un poco el riesgo de ciertas complicaciones. Éstas incluyen ruptura del útero, placenta previa (una placenta que se implanta en la porción inferior del útero) y placenta acreta (una placenta adherida anormalmente). Por eso tienes que estar muy alerta si adviertes un sangrado de color rojo brillante durante tus embarazos, como también indicios de un parto inminente (contracciones, sangrado profuso, ruptura de membranas). Si adviertes cualquiera de estas señales, díselo a tu médico inmediatamente.

Parto Vaginal después de una Cesárea (VBAC)

"Tuve a mi último bebé por cesárea. Estoy embarazada nuevamente y me pregunto si esta vez debería intentar un parto vaginal"

La respuesta a tu pregunta dependerá de con quién hables. Cuando se trata de determinar si es seguro que una mujer intente un parto vaginal después de una cesárea (VBAC), el péndulo de opiniones –de expertos o de legos– sigue oscilando de un lado a otro. Antes, los médicos y las parteras aconsejaban a las embarazadas que ya habían tenido una cesárea que por lo

menos intentasen un nacimiento vaginal (una prueba de parto). Pero después apareció un estudio que advirtió sobre los riesgos de intentar un VBAC (como el de la ruptura del útero o de que se abriera la incisión), lo que dejó a muchas embarazadas –y a sus médicos– confundidas e inseguras de qué hacer en su nuevo embarazo después de una cesárea.

Estudiando las estadísticas, sin embargo, tus probabilidades de tener un VBAC exitoso siguen siendo muy buenas. Más del 60% de las mujeres que tuvo una cesárea y que es candidata a una prueba de parto, es capaz de tener un parto normal y un alumbramiento vaginal en embarazos subsiguientes. Aun las mujeres que han tenido dos cesáreas tienen una buena probabilidad de tener un parto vaginal, siempre que se tomen las medidas adecuadas. Además, el estudio que puso en duda los VBAC reveló en realidad que el riesgo de la ruptura del útero es muy infrecuente, con una incidencia de sólo el 1%. Es más, ese riesgo es sólo mayor para determinadas mujeres en determinadas circunstancias, como las que tienen una cicatriz uterina vertical en vez de una transversal baja (el 95% de las incisiones son transversales bajas; revisa los registros de tu cesárea anterior para tener certeza sobre qué tipo de incisión tuviste), o aquellas cuyo proceso de parto es inducido por prostaglandinas u otros estimulantes hormonales (que intensifican las contracciones). Esto significa que vale la pena intentar un VBAC si tu médico y tu hospital están dispuestos (muchos hospitales tienen reglas estrictas acerca de quién puede o no intentar un VBAC e, incluso, algunos han dejado de permitirlas completamente).

Si decides intentar un VBAC, debes encontrar un médico que te respalde en tu decisión (las parteras están más dispuestas a practicarlas y a menudo tienen más éxito en su resultado). Si te empeñas en empujar tú misma a tu bebé, lo más importante es aprender todo lo que puedas sobre los VBAC, incluyendo qué opciones tendrás en cuanto a analgésicos (algunos médicos limitan los analgésicos durante los VBAC mientras que otros ofrecen anestesia epidural). Ten en cuenta además que si la inducción es necesaria, tu médico probablemente no permitirá un parto vaginal.

Si, pese a todos tus esfuerzos, terminas teniendo otra cesárea, no te decepciones. Recuerda que aun la mujer que nunca ha tenido una cesárea tiene aproximadamente 1 probabilidad en 3 de necesitar una. No te sientas culpable, tampoco, si en consulta con tu médico decides por adelantado programar una segunda cesárea electiva en vez de intentar un VBAC. Alrededor de una tercera parte de las cesáreas corresponde a repeticiones, y muchas se efectúan a pedido de la madre. Una vez más, lo que es mejor para tu bebé –y para ti– es lo que realmente importa.

"Mi obstetra me estimula a tener un VBAC, pero no estoy segura de si debiera intentarlo"

Aunque tus sentimientos definitivamente cuentan en la decisión de si intentar o no un VBAC, tu obstetra tiene un argumento valedero que deberías considerar. Los riesgos de un VBAC son muy escasos, y una cesárea, después de todo, es cirugía mayor. Un parto vaginal significa pasar menos tiempo en el hospital, menor riesgo de infección, nada de cirugía abdominal y una recuperación más rápida… todos buenos motivos para optar por un parto vaginal después de una cesárea. Por eso tiene sentido equiparar los pros y los contras de un

VBAC y los de una nueva cesárea antes de tomar tu decisión.

Pero si después de haberlo considerado y discutido sigues convencida de que el VBAC no es para ti, comunica al obstetra tu decisión y tus motivos, y programa tu parto por cesárea sin ningún sentimiento de culpa.

Estreptococo del Grupo B

"Mi médico me va a examinar para determinar si soy portadora de la infección del estreptococo del grupo B. ¿Qué es esto?"

Significa que tu médico quiere ir a lo seguro, y cuando se trata del estreptococo del grupo B, prevenir es lo mejor y más seguro.

El estreptococo del grupo B (GBS) es una bacteria que puede encontrarse en la vagina de mujeres saludables (y no está relacionada con el estreptococo del grupo A, que causa la infección a la garganta). En las portadoras (un 10% al 35% de las mujeres saludables lo es) no causa ningún tipo de problema. Pero en un bebé recién nacido, que puede

Come con Tacto

Bueno, puede que en estos días te sientas como una vaca, y ése es un motivo más por el que te conviene seguir rumiando. Acomodar tus comidas –y los embarques de nutrientes para el bebé– en ese estómago aplastado por el útero probablemente se vuelve cada vez más exigente. Lo que significa que, más que nunca, la solución de las Seis Comidas Ligeras es para ti. Por eso sigue masticando, mamá.

contraerlo durante su paso por la vagina en el nacimiento, el GBS puede causar una infección muy seria (aunque sólo 1 de cada 200 bebés nacidos de madres de GBS positivo se verá afectado).

Si eres portadora de GBS, no tendrás ningún síntoma (lo que es una ventaja). Pero eso significa también que es improbable que estés al tanto de que eres portadora (una desventaja que podría causar problemas en tu bebé al nacer). Es por eso que las futuras mamás son examinadas rutinariamente entre las semanas 35 y 37 (los exámenes realizados antes de las 35 semanas no pronostican con precisión quiénes serán portadoras de GBS en el momento del parto). Pronto llegará a los hospitales (aunque no estará disponible en todas partes) un examen rápido de GBS que puede examinar a las mujeres durante el parto y que arroja resultados dentro de una hora, lo que haría innecesaria hacer la prueba entre las semanas 35 y 37.

¿Cómo se toma el examen actualmente? Se efectúa como un Papanicolaou, usando hisopos de algodones vaginales y rectales. Si tu examen da positivo (lo que significa que eres portadora) te administrarán antibióticos vía intravenosa durante el parto, eliminando completamente todo riesgo para tu bebé. El GBS también puede aparecer en tu orina durante una prueba rutinaria en un control prenatal. Si es así, será tratado inmediatamente con antibióticos orales.

Si tu médico no te ofrece el examen de GBS hacia fines del embarazo, puedes solicitarlo. Si no te han examinado y llegas al parto con ciertos factores de riesgo que insinúen una infección GBS, tu médico te tratará con antibióticos vía intravenosa para asegurarse de que no pases la infección a tu bebé. Si has dado a luz anteriormente a un bebé con GBS, es probable que tu médico opte por no examinarte entre las semanas 35 y 37 y administrarte directamente el tratamiento durante el parto.

Irse a lo seguro realizando un examen –y de ser necesario, aplicar un tratamiento– significa que tu bebé estará a salvo de GBS. Y eso es lo que cuenta.

Los Baños durante Este Mes

"¿Está bien que me bañe a esta altura de mi embarazo?"

No solamente está bien, sino que además un baño tibio podría darte un gran alivio a esas molestias y dolores del embarazo avanzado después de un largo día (¿y qué día no es largo cuando estás embarazada de ocho meses?) Por eso salta –o más bien lleva cuidadosamente tu anatomía y esa barriga prominente– a la bañera y disfruta de un buen remojón.

Si te preocupa que el agua jabonosa te entre en la vagina, relájate (podrías haber escuchado esa advertencia en el molino de rumores sobre el embarazo). A menos que sea una penetración forzada –como una ducha vaginal o al saltar en una piscina, dos cosas que de todos modos no deberías hacer a esta altura– el agua no entrará donde no debe. Y aunque entrara un poquito de agua, el tapón de mucosa cervical que sella la entrada al útero protege efectivamente su precioso contenido de la invasión de organismos infecciosos, en caso de que hubiese alguno flotando en tu bañera.

Aunque estés en el proceso de parto y el tapón mucoso se haya desplazado, igualmente puedes darte un baño. De hecho, la hidroterapia durante el parto puede aliviar el dolor. Incluso puedes elegir dar a luz en una tina (lee la página 25).

Una advertencia cuando te estás bañando por partida doble, especialmente tan avanzado tu embarazo: asegúrate de que la tina tenga una superficie no resbaladiza o una alfombra antideslizante para no resbalar. Y, como siempre, evita los baños con burbujas irritantes, como también los demasiado calientes.

Manejar Este Mes

"Apenas tengo espacio detrás del volante. ¿Debería seguir manejando?"

Puedes seguir en el asiento del conductor mientras todavía tengas espacio y para eso puedes retroceder el asiento e inclinar el volante hacia arriba. Suponiendo que tienes el espacio –y que te sientes capaz– no hay problema que manejes distancias cortas hasta el día del parto.

Los viajes de más de una hora en auto, sin embargo, podrían ser demasiado agotadores a esta altura del embarazo, independiente de quién esté manejando. Si tienes que hacer un viaje más largo, cambia de posición en tu asiento frecuentemente y para cada una o dos horas para caminar un poco. También te sentirás más cómoda si haces algunas flexiones de cuello y de espalda.

Sin embargo, no intentes conducir al hospital cuando estás en proceso de parto (una contracción realmente intensa puede probar ser peligrosa en el camino). Y no te olvides de la regla de tránsito más importante en cualquier viaje, ya seas conductora o pasajera (y aun si eres una pasajera en parto camino al hospital o al centro de natalidad): abróchate el cinturón.

Viajar Este Mes

"Es posible que tenga que hacer un importante viaje de negocios este mes. ¿Es seguro viajar a esta altura del embarazo o debo cancelarlo?"

Antes de planificar tu viaje, llama o visita a tu médico. Cada médico tiene su propia opinión sobre los viajes en el último trimestre. Que te estimule o te desaliente a viajar –ya sea por tierra o por aire–, dependerá de su punto de vista, como también de varios otros factores. Lo más importante es el tipo de embarazo que hayas tenido hasta ahora: es probable que obtengas el visto bueno si no ha sido complicado. También pesará en su decisión la etapa en que estás (la mayoría de los médicos aconseja no viajar en avión después de la semana 36) y si corres algún riesgo de parto prematuro. Asimismo es muy importante cómo te has estado sintiendo. Los síntomas del embarazo que se multiplican a medida que pasan los meses también tienden a multiplicarse con el paso de las millas; viajar puede aumentar los dolores de espalda y el cansancio, empeorar las várices y las hemorroides, y agregar cargas emocionales y físicas. Otras consideraciones incluyen hasta dónde y por cuánto tiempo tendrás que viajar (y cuánto tiempo estarás en tránsito), qué tan exigente será el viaje en términos físicos y emocionales, como también qué tan necesario es hacerlo (los viajes opcionales o los que puedan ser cancelados fácilmente hasta después del parto, son preferibles evitarlos ahora). Si viajas en avión, también tendrás que tener en cuenta las restricciones de la aerolínea de tu elección, en caso de que las tenga. Algunas no te dejarán viajar en el noveno mes sin una carta de tu médico en la que garantice que no estás en peligro inminente de entrar en proceso de parto durante el vuelo. Otras son más tolerantes.

Si tu médico te da luz verde, hay muchos otros arreglos que deberás hacer además de los del viaje. En la página 270 encontrarás consejos para hacer tu viaje más llevadero, seguro y cómodo. Es muy importante que descanses mucho. Pero lo más importante es que lleves el nombre, número de teléfono y dirección de un médico recomendado (y del hospital o centro de natalidad donde atienda) en tu lugar de destino y, por supuesto, cuyos servicios estén cubiertos por tu seguro en caso de que los necesites. Si haces un viaje de larga distancia, podrías considerar la posibilidad de que tu pareja te acompañe ante la remota eventualidad de que entres en proceso de parto cuando llegues a tu destino. Así, al menos no tendrás que dar a luz sin él.

Hacer el Amor Este Mes

"Estoy confundida. He oído muchas informaciones contradictorias acerca de si las relaciones sexuales en las últimas semanas del embarazo son seguras, y si desencadenan el parto"

Se han hecho muchas investigaciones sobre las relaciones sexuales hacia el final del embarazo, pero en general los resultados son contradictorios dejándote a ti y a tus pares sin saber bien cómo proceder, en el caso de que todavía sientas ganas de proceder. Se cree que ni las relaciones sexuales ni el orgasmo en sí desencadenan el parto a menos que estén dadas las condiciones, aunque muchas parejas impacientes por dar a luz han disfrutado tratando de demostrar lo contrario. Si están dadas las condiciones, se ha teorizado que las prostaglandinas en el semen podrían contribuir a ayudar a empezar la fiesta del parto. Pero esto tampoco está comprobado, ni es una teoría con la que puedas contar para acelerar tu visita al hospital, aun en las

condiciones más adecuadas. De hecho, un estudio arrojó que las mujeres con embarazos de bajo riesgo que mantuvieron relaciones sexuales en las últimas semanas cargaron en su interior a sus bebés por un poco más de tiempo que quienes se abstuvieron de hacer el amor durante ese período. ¿Todavía estás confundida?

En base a lo que se sabe, la mayoría de los médicos y parteras permite a las pacientes con embarazos normales hacer el amor hasta el día del parto. Y, al parecer, la mayoría de las parejas puede hacerlo sin problemas.

Consulta con tu médico para saber cuál es la más reciente opinión autorizada y qué es lo más seguro en tu situación. Si te da luz verde (que es lo más probable) sumérgete en las sábanas con tu pareja, si tienes la voluntad y las energías (y la habilidad gimnástica que podrías necesitar a estas alturas). Pero si la luz es roja (y probablemente lo será si estás en alto riesgo de parto prematuro, si tienes placenta previa o si estás experimentando un sangrado inexplicable), trata de lograr la intimidad por otras vías. Mientras todavía puedan disfrutar a solas de algunas noches, regálense una cena romántica a la luz de las velas o un paseo a la luz de la luna. Mímense mientras ven televisión o enjabónense mutuamente bajo la ducha. O usa el masaje como medio íntimo. O haz todo lo que quieras hacer excepto…, aprovechando las manos y la boca a gusto, siempre y cuando tu médico no te haya prohibido tener orgasmos. Es posible que la experiencia no sea tan satisfactoria como el sexo hecho y derecho, pero trata de recordar que tienes por delante una larga vida amorosa… aunque las opciones serán escasas, por lo menos hasta que el bebé se acostumbre a dormir durante toda la noche.

Tu Pareja

"El bebé no ha nacido todavía y la relación con mi marido ya parece estar cambiando. Los dos estamos absortos en el nacimiento y en el bebé que está por llegar, en vez de estar pendientes el uno del otro tal como solía ocurrir"

Los bebés traen mucho consigo a la vida de una pareja: alegría, entusiasmo y una cantidad de pañales sucios, para empezar. Pero también traen cambios: y considerando su presencia diminuta, cambios bastante grandes para su tamaño.

No es de sorprender que la relación con tu esposo sea uno de los ámbitos en los que observes estos cambios y, al parecer, ya los has notado. Y eso, en realidad, es positivo. Cuando el bebé tercia en la relación, tu pareja experimentará algunos cambios de dinámica y modificación de prioridades. Pero esta conmoción previsible suele ser menos estresante y más fácil de adaptar, cuando la pareja comienza la evolución natural e inevitable de su relación durante el embarazo. En otras palabras, los cambios en tu relación probablemente representarán un cambio positivo si empiezan antes de la llegada del bebé. Las parejas que no anticipan por lo menos alguna alteración al romance habitual –aquellas que no se dan cuenta de que el vino y las rosas a menudo darán lugar a flemas y puré de zanahorias, que las maratones amorosas quedarán atrás de las maratónicas sesiones para adormecer al bebé, que un trío no siempre resulta tan íntimo como un dúo, al menos no de la misma manera– suelen encontrar más dificultades para enfrentar la realidad cuando a ella se suman las exigencias de un recién nacido.

Piensa y planea con anticipación, y prepárate para el cambio. Pero a medida que ambos se disponen a dedicarse al bebé, no olviden que no es el único que necesitará dedicación. Aunque es normal y saludable estar concentrada en el embarazo y en su adorable resultado, también es importante reservar algunas energías emocionales para la relación que creó a ese pequeño ser. Ahora es el momento de aprender a combinar el cuidado y nutrición de tu bebé con el cuidado y nutrición de tu relación. Mientras estás ocupada emplumando tu nidito, haz un esfuerzo por reforzar el romance. Por lo menos una vez por semana hagan algo juntos que no esté relacionado con el nacimiento o con los bebés. Vean una película, salgan a cenar, jueguen golfito, visiten un mercado de pulgas. Y mientras vas de compras para el pequeñín, compra algo especial (e inesperado) para esa otra persona importante en tu vida. O sorpréndelo con un par de entradas para un espectáculo o un juego deportivo que le encante. En la cena, dedica por lo menos algún momento para preguntarle cómo le fue en el trabajo, para hablar de ustedes dos, para discutir las noticias del día, para rememorar la primera cita, para fantasear sobre una segunda luna de miel (aunque no se vea venir durante muchas lunas), sin que sea necesario mencionar al bebé. De vez en cuando lleva aceite de masajes a la cama y masajéense como deben; aunque no estés de ánimo para hacer el amor –o si te parece una tarea demasiado exigente en estos días– cualquier tipo de contacto contribuirá a la intimidad. Ninguno de estos recursos para reavivar el amor disminuirá el entusiasmo por la llegada del gran día, pero les recordará a ambos que en la vida hay más que cursos de Lamaze y ropa infantil.

Tener en mente este principio tan importante te facilitará mantener encendida la lamparita del amor más

El Banco de Sangre del Cordón Umbilical

Como si no tuvieras suficientes preocupaciones antes del nacimiento del bebé, ésta es otra decisión que deberás tomar: ¿querrás conservar la sangre del cordón umbilical de tu bebé? Y si es así, ¿cómo?

La conservación de la sangre del cordón, un procedimiento indoloro que toma menos de cinco minutos y que se hace después que el cordón ha sido cortado, es completamente segura para la mamá y el niño (siempre que el cordón no sea prensado y cortado prematuramente). La sangre del cordón umbilical del recién nacido contiene células madres que en algunos casos pueden usarse para tratar determinados trastornos del sistema inmunológico o enfermedades de la sangre. Y se están llevando a cabo investigaciones para determinar si estas células pueden ser útiles también para tratar otras afecciones como diabetes, parálisis cerebral e, incluso, enfermedades cardíacas.

Hay dos modos de almacenar la sangre: puedes pagar por un almacenamiento privado o puedes donar la sangre a un banco de sangre público. El almacenamiento privado puede ser costoso, y los beneficios para las familias de escaso riesgo —en otras palabras, aquellos que no tienen antecedentes familiares de trastornos inmunológicos— todavía no son del todo claros.

Por estos motivos, el ACOG recomienda que los médicos presenten los pros y los contras del almacenamiento de la sangre del cordón mientras que la Academia Americana de Pediatría (AAP) no recomienda el almacenamiento privado de la sangre del cordón, a menos que un miembro de la familia tenga una afección médica que pudiera ser tratada con un trasplante de células madres ahora o en un futuro cercano. Estas afecciones incluyen leucemia, linfoma y neuroblastoma; anemia de las células falciformes, anemia aplástica y algún tipo de talasemia; enfermedad de Gaucher y síndrome de Hurler; síndrome de Aldrich; y severa hemoglobinopatía. Pero la AAP apoya que los padres donen la sangre del cordón a un banco de sangre público. Esto no cuesta nada al donante y podría salvar una vida.

Investiga los antecedentes médicos de tu familia para saber si el almacenamiento privado de la sangre del cordón sería de utilidad para ti. O si sientes que los potenciales beneficios futuros compensan el costo, independientemente de tus antecedentes familiares, contrata un banco privado (lee más abajo). También puedes consultar con tu médico las opciones respecto a esta materia.

Para información general sobre el almacenamiento de la sangre del cordón umbilical, visita parentsguidecordblood.com. Para informarte sobre la donación de la sangre del cordón, toma contacto con el Registro Internacional de Sangre del Cordón Umbilical, International Cord Blood Registry, en (650) 635-1452, cordblooddonor.org; o el Programa Nacional de Donantes de Médula Ósea, National Marrow Donor Program, en (800) MARROW2 (627-7692), marrow.org. Para las opciones de bancos privados, toma contacto con el Registro de Sangre del Cordón, Cord Blood Registry, en (888) 932-6568, cordblood.com; o ViaCord en (877) 535-4148, viacord.com.

adelante, cuando los dos se turnen para atender al bebé a las 2 de la mañana. Y esa lamparita encendida, después de todo, es lo que hará feliz y seguro el nido de amor que estás preparando para tu bebé, y que compartirán todos como una familia segura y feliz compuesta por tres.

La Lactancia

Durante las últimas 30 semanas, probablemente has visto (y sentido) cómo tus senos han ido creciendo y creciendo… y creciendo. Si has pensando en lo que está ocurriendo debajo de esas ahora gigantescas tazas, sabrás que tus senos no están creciendo al azar sino preparándose para una de las tareas más importantes de la naturaleza: la lactancia del bebé.

Está claro que tus senos ya están preparados para ella. Aunque tú también lo estés, o aunque todavía estés evaluando tus opciones para alimentar al bebé, probablemente querrás saber más sobre este asombroso proceso, que convierte los senos (¡tus senos!) en los más perfectos proveedores del más perfecto alimento infantil. Aquí recibirás algunos consejos e ideas valiosas, pero para aprender más sobre la lactancia (desde el porqué hasta el cómo) consulta Qué Esperar en el Primer Año (*What to Expect the First Year*).

Por qué Dar Pecho Es lo Mejor

Al igual que la leche de cabra es el alimento ideal para los cabritos y la leche de vaca es la mejor para los terneritos, tu leche humana es el alimento perfecto para tu recién nacido. Y éstas son las razones:

Es un alimento a la medida. Preparado para satisfacer las necesidades de los infantes humanos, la leche materna contiene por lo menos 100 ingredientes que no se encuentran en la leche de vaca y que no pueden ser reproducidos por las fórmulas comerciales. La principal proteína en la leche de tu pecho es lactalbúmina, que es más nutritiva y digerible que el principal contenido proteínico de la leche de vaca y el componente de la fórmula, caseinógeno. La cantidad de grasa en las dos leches es similar, pero la de la leche materna es de más fácil digestión para el bebé. A los infantes también les resulta más fácil absorber los importantes micronutrientes en la leche materna que en la leche vacuna.

Es segura. Puedes estar segura de que la leche que sale directamente de tu seno no está mal preparada, contaminada, alterada o estropeada. Nunca hay que retirarla de los estantes ni tiene fecha de expiración.

Alivia la barriga. Los bebés amamantados casi nunca padecen de estreñimiento, gracias a que la leche materna es fácil de digerir. Asimismo, rara vez tienen diarrea, ya que al parecer la leche de mamá parece destruir algunos organismos causantes de la diarrea y estimular el crecimiento de una flora beneficiosa en el aparato digestivo, que también contribuye a evitar trastornos digestivos. Desde un punto de vista puramente estético, la caquita de un bebé amamantado tiene un olor más dulce (al menos hasta que comienza a consumir sólidos). También tiende a producir menos sarpullidos del pañal.

Aplasta las grasas. La lactancia no sólo tiende a formar menos niños excedidos de peso, sino que tomar la leche materna por lo menos durante seis meses (o, mejor todavía, por un año) parece estar relacionado con menores tasas de obesidad en la vida adulta. También podría vincularse con menores registros de colesterol en el futuro.

Estimula el cerebro. La lactancia parece aumentar ligeramente el coeficiente intelectual (IQ, por sus siglas en inglés) del niño. Esto no sólo podría estar relacionado con los ácidos grasos que contiene (DHA-ácido docosahexaenoico), sino con la proximidad e interacción entre el bebé y la madre que genera la lactancia, y que naturalmente estimula el desarrollo intelectual.

Evita las alergias. Prácticamente ningún bebé es alérgico a la leche materna (aunque de vez en cuando un recién nacido puede tener una reacción alérgica a determinado alimento o alimentos en la dieta de la mamá, incluyendo leche de vaca). Por otra parte, la beta-lactoglobulina, una sustancia que contiene la leche de vaca, puede desencadenar una reacción alérgica con una variedad de síntomas, que van de leves a severos. Las fórmulas con leche de soya, que suelen ser las sustitutas cuando un bebé es alérgico a la leche de vaca, se diferencian todavía más en su composición de la pensada por la sabia naturaleza y también pueden causar una reacción alérgica. Los estudios revelan, asimismo, que los bebés amamantados tienen menos probabilidad de contraer asma de niños que los alimentados con fórmula.

Previene infecciones. Los bebés amamantados no sólo tienen menos predisposición a tener diarrea sino también a todo tipo de infecciones, incluyendo las del aparato urinario y las del oído. De hecho, una serie de estudios sugiere que los niños amamantados parecen presentar un menor número de enfermedades, incluyendo meningitis bacterial, síndrome de muerte súbita (SIDS, por sus siglas en inglés), diabetes, algunas variantes de cáncer infantil, la enfermedad de Crohn y otros trastornos digestivos crónicos. En parte, la protección se debe a los factores inmunológicos que reciben a través de la leche materna y del calostro, la sustancia que precede a la leche.

Fortalece la boca. Debido a que succionar el pecho requiere mayor esfuerzo que chupar de un biberón, la lactancia podría estimular un desarrollo óptimo de las mandíbulas, los dientes y el paladar. Asimismo, estudios recientes indican que los bebés amamantados tienen menor probabilidad de tener caries durante la infancia que quienes no lo son.

Expande pronto las papilas gustativas. ¿Quieres criar un niño con paladar aventurero? Empieza dándole el pecho. El desarrollo de esas pequeñas papilas gustativas con la leche materna, que adquieren el sabor de todo lo que has comido, podría acostumbrar al bebé a todo un mundo de sabores. Los investigadores señalan que los bebés amamantados tienen menor probabilidad de tener gustos tímidos que los alimentados con fórmula cuando se gradúan a la sillita alta. Eso aumenta las probabilidades de que abran la boca con gusto ante esa cuchara llena de ñame (o ese tenedor de pollo con curry) más adelante.

La lactancia también ofrece una serie de ventajas para la mamá:

Conveniencia. La lactancia no exige planificación, empaque ni un equipo apropiado y está siempre disponible (en el parque, en un avión, en la mitad de la noche) a la temperatura justa. Cuando amamantas, puedes tomar al bebé y salir a la calle sin tener que proveerte de biberones, tetillas o artículos de limpieza. Y tus senos siempre estarán listos (¡tampoco puedes olvidarte de llevarlos!). Asimismo, puedes olvidarte de esas incursiones a la cocina a las 2 de la mañana para buscar el repuesto de la fórmula y alimentarlo tarde por la noche no requiere nada más complicado que un camisón de fácil acceso y una tierna

Preparándote para la Lactancia

Afortunadamente, la naturaleza ha resuelto todos los detalles, por lo tanto no es mucho lo que tienes que hacer para prepararte para amamantar mientras estás esperando (además de leer todo lo que puedas). Algunos expertos en lactancia aconsejan que durante los últimos meses del embarazo no te enjabones los pezones y las aréolas y que sólo los enjuagues con agua (de todos modos, es poco probable que se ensucien). El jabón tiende a secar los pezones, lo que podría provocar dolor al principio del amamantamiento. Si sientes sequedad o picazón en los senos, usa una crema o loción suaves para aliviarte, pero evita aplicarlos en los pezones o las aréolas. Si tienes secos los pezones, usa una crema en base a lanolina como Lansinoh.

La regla de que no se necesita preparación también se aplica a las mujeres con pezones pequeños o planos. Los pezones planos no necesitan ser acondicionados para amamantar con pezoneras, manipulación o una bomba manual de extracción durante el embarazo. Estas técnicas no sólo son menos efectivas que no tener tratamiento, sino que pueden ser más perjudiciales que beneficiosas. Las pezoneras, además de ser embarazosamente visibles, pueden causar transpiración y sarpullido. La manipulación manual y el bombeo pueden estimular contracciones y, ocasionalmente, incluso provocar una infección en los senos.

Una posible excepción: podrías pensar en planificar por anticipado si tienes pezones invertidos (aquellos que se retraen cuando aprietas la aréola), lo que podría dificultar la lactancia. Las pezoneras podrían ayudar a que los pezones sobresalgan de la aréola, pero probablemente no querrás usarlos con frecuencia por los motivos antes señalados. Pregunta a tu médico el nombre de un asesor de lactancia que pueda aconsejarte, o toma contacto con la sucursal local de La Leche League.

---

y acogedora intimidad con tu pequeño. Cuando no estás cerca del bebé (si trabajas fuera de casa, por ejemplo), te puedes extraer leche por adelantado y guardarla en el congelador para llenar el biberón según sea necesario.

Economía. La leche materna es gratis, como también su sistema de suministro.

Rápida recuperación. Cuando el bebé succiona tus pechos, desencadena la liberación de la hormona oxitocina, que contribuye a acelerar la contracción del útero a su tamaño anterior al embarazo. Eso podría disminuir el flujo de loquios (sangrado vaginal posparto), lo que conlleva a una menor pérdida de sangre. Amamantar también te permite perío-dos de reposo, lo que es particularmente importante durante las primeras seis semanas que siguen al parto.

Rápido retorno a tu figura anterior al embarazo. Todas esas calorías extra que tu bebé te está exprimiendo significan que, aunque estés agregando más calorías a tu dieta para producir leche, no acumularás las libras en tu cuerpo, y podrías recuperar tu cintura de antaño más pronto.

Postergación del período. Tu período tardará más en regresar ¿alguien podría reclamar por eso? Pero a menos que quieras tener hijos muy seguidos –o disfrutas de las sorpresas– no debes depender de la lactancia como tu único recurso

Los Senos: ¿Sensuales o Prácticos?

¿O todas las anteriores? Si lo piensas, tener dos o aun más papeles en la vida no es inusual, incluso cuando esos roles son muy diferentes y requieren distintas habilidades y actitudes (como, por ejemplo, amante y madre). Bajo esa perspectiva, puedes ver los diferentes roles de los senos: uno sensual y otro práctico. Los dos son importantes y no son excluyentes. Puedes desempeñar uno y otro (y de hecho, el amamantar provoca una sensualidad especial en muchas mujeres y sus parejas). Ten esto en cuenta cuando decidas si amamantarás o no.

anticonceptivo. La mayoría de las madres que amamanta exclusivamente, probablemente está protegida durante algunos meses después del parto. Sin embargo, podría empezar a menstruar a los cuatro meses de dar a luz y ser fértil antes de ese primer período.

Fortalece los huesos. La lactancia puede fortalecer la mineralización de tus huesos después del destete y podría reducir el riesgo de fractura de cadera después de la menopausia, siempre y cuando consumas suficiente calcio para satisfacer tus necesidades y los requerimientos para la producción de leche.

Beneficios para la salud. Darle pecho al bebé puede reducir tus riesgos de algunas variantes de cáncer. Las mujeres que amamantan tienen menor riesgo de desarrollar cáncer ovárico y de mama. La lactancia también parece reducir el riesgo de la diabetes de tipo 2.

La mayor y mejor ventaja de todas. La lactancia te pone en contacto íntimo con tu bebé, piel a piel, ojo a ojo, por lo menos seis a ocho veces por día. La gratificación emocional, la intimidad, el compartir el amor y el placer, no sólo puede ser muy satisfactorio y contribuir a la relación madre-hijo, sino que también puede afianzar el desarrollo cerebral de tu bebé. Una nota para las mamás de mellizos: todas las ventajas de la lactancia se te dan por partida doble. Consulta la página 483 para encontrar consejos sobre lactancia para dos.

Para mayor información sobre lactancia, toma contacto con la sucursal local de La Leche League, (800) La Leche (525-3243) o visita LLLUSA.org.

Por qué Algunas Prefieren el Biberón

Tal vez has decidido que la lactancia no es para ti. O quizás hay algún motivo por el que no puedas amamantar, al menos no exclusivamente. No te sientas culpable si prefieres el biberón al pecho (o aun si combinas ambos; consulta la página 362). Éstas son algunas de las ventajas del biberón:

Mayor responsabilidad compartida. Dar el biberón permite al papá compartir con más facilidad las responsabilidades alimenticias y los beneficios del contacto con el bebé (aunque también el padre de un niño alimentado con leche materna puede obtener los mismos beneficios siempre y cuando su bebé tome el biberón con leche de la madre, como también involucrándose en otras actividades del cuidado del recién nacido como bañarlo, cambiarle el pañal y ponerlo a dormir).

Mayor libertad. El biberón no ata a la madre al bebé. Ella puede trabajar fuera de la casa sin preocuparse de extraer y almacenar leche. Puede viajar algunos días sin el bebé, aun dormir durante toda la noche, porque alguien más puede alimentar al pequeño. Por supuesto, estas opciones también están disponibles para las mamás que amamantan, que se extraen leche o la suplementan con fórmula.

Potencialmente, más romance. El biberón no interfiere con la vida sexual de la pareja (excepto cuando el bebé se despierta y reclama atención en ese momento preciso). La lactancia podría interferir, en alguna medida. En primer lugar, porque las hormonas de la lactancia pueden mantener la vagina relativamente seca (aunque los lubricantes vaginales pueden remediar el problema); y segundo, porque la leche que sale de los senos durante el acto sexual puede actuar como una ducha de agua fría para algunas parejas. Para aquellos que alimentan al bebé con el biberón, los senos pueden desempeñar un papel estrictamente sensual en vez de utilitario.

Menores limitaciones a tu dieta. El biberón no interfiere con tus gustos alimenticios. Puedes comer todos los alimentos picantes y el repollo que quieras (aunque muchos bebés no objetan esos sabores en la leche materna, y algunos hasta los disfrutan), así como beber una copa diaria de vino o un cóctel sin tener que pensar en la próxima vez que tienes que dar pecho. Además, no tienes que preocuparte por cumplir tantos requerimientos nutricionales.

Nada de exhibiciones públicas. Si te incomoda la posibilidad de dar el pecho en público, amamantar puede resultar inconcebible. Pero ese temor se suele superar pronto. Muchas mujeres que intentan amamantar, pronto descubren que lo hacen con toda naturalidad (y con la mayor discreción) aun en los lugares más públicos.

Menos estrés. Algunas mujeres temen que son demasiado impacientes o tensas

para amamantar. Pero una vez que lo intentes, podrías descubrir que la lactancia es muy relajante: reduce el estrés en vez de inducirlo (al menos una vez que está bien establecida).

Tomar la Decisión de Amamantar

Para más y más mujeres, la opción es clara. Algunas saben que preferirán dar el pecho al biberón antes siquiera de decidir quedar embarazadas. Otras, que nunca lo pensaron demasiado antes del embarazo, optan por la lactancia después de leer sobre sus numerosos beneficios. Algunas se muestran indecisas durante el embarazo hasta el momento en que dan a luz. Y unas pocas mujeres, convencidas de que amamantar no es para ellas, no pueden despojarse del sen-

¿Piercing en los Senos?

Estás lista para dar el pecho a tu futuro bebé, pero un anillo o arete se interpone entre ambos y no sabes qué hacer. Si tienes un *piercing* en el pezón, hay buenas noticias para ti: no hay evidencia que demuestre que la perforación de los pezones ejerce un efecto en la capacidad femenina de amamantar. Pero los expertos (tanto en el negocio de la lactancia como en el de los *piercings*) coinciden en que deberías remover el anillo o arete del pezón, antes de dar pecho a tu bebé. No sólo debido a la posibilidad de una infección para ti, sino también porque el ornamento podría representar un peligro de ahogo para tu bebé o lastimar sus delicadas encías, lengua o paladar durante su alimentación.

Amamantar después de una Operación de Senos

Muchas mujeres que se han sometido a reducciones de senos son capaces de amamantar, aunque la mayoría no produce suficiente leche como para alimentar al bebé sólo por esa vía. Si serás capaz de amamantar a tu bebé –y qué porcentaje deberás suplementar con fórmula– dependerá en parte de cómo te realizaron la operación. Consulta con tu cirujano. Si se tuvo cuidado para preservar los conductos lácteos y las vías nerviosas, hay buenas probabilidades de que al menos puedas producir algo de leche. Lo mismo se aplica si tuviste una operación debido a cáncer de seno o a senos fibroquísticos.

Si tu cirujano te da buenas noticias, aumenta tus probabilidades de éxito leyendo sobre el amamantamiento y trabajando con un asesor de lactancia que esté familiarizado con los desafíos de ésta después de la reducción de senos. Será de vital importancia controlar rigurosamente el consumo de tu bebé (vigilando su crecimiento y el número de pañales sucios y mojados). Si no produces suficiente leche, supleméntala con biberones de fórmula (aplica la combinación). También considera el uso de un sistema de complemento que te permita amamantar y suplementar con fórmula a la vez y que pueda estimular la producción de leche, para que tu bebé tenga la alimentación suficiente. Recuerda que la lactancia –incluso si no es la única o principal fuente de alimentación de tu bebé– es beneficiosa. Visita bfar.org para más información sobre lactancia después de una reducción de senos.

La cirugía para aumentar los senos tiene mucha menos probabilidad de interferir con la lactancia, pero depende de la técnica, la incisión y los motivos de la intervención. Aunque muchas mujeres con implantes pueden alimentar al bebé exclusivamente a través de la lactancia, una minoría significativa podría no producir suficiente leche. Para asegurarte de que tu suministro satisfaga la demanda de tu bebé, tendrás que vigilar rigurosamente su crecimiento y el número de pañales sucios y mojados acumulados diariamente.

timiento insistente de que deben hacerlo de todos modos.

¿Estás indecisa? Pruébalo: podría gustarte. Siempre puedes dejarlo si no te agrada, pero al menos habrás despejado esas dudas insistentes. Y lo mejor de todo es que tú y tu bebé habrán cosechado algunos de los beneficios más importantes de la lactancia, aunque sólo haya sido por un breve período.

Pero asegúrate de darle una oportunidad a la lactancia. Las primeras semanas podrían ser exigentes, incluso para las más entusiastas de la leche materna, y es siempre un proceso de aprendizaje (aunque recibir consejos de una asesora de lactancia o una hermana o amiga que haya amamantado podría facilitarte el proceso si tienes dificultades). Un mes completo, o aun seis semanas de dar el pecho, es lo que se necesita usualmente para establecer una relación alimenticia exitosa y para dar a la mamá la oportunidad de decidir si la lactancia es lo mejor para ella.

La Mezcla del Pecho y el Biberón

Algunas mujeres que deciden amamantar descubren –por un motivo u otro– que no pueden o no quieren hacerlo exclusivamente. Quizás alimentar al bebé sólo a través del pecho no resulta práctico en el contexto de su estilo de vida (demasiados viajes de negocios lejos de casa o un trabajo que hace de la extracción de leche una pesadilla). Tal vez resulta demasiado exigente desde el punto de vista físico. Afortunadamente, ni la lactancia ni el biberón son opciones excluyentes, y para algunas mujeres la combinación de ambos resulta práctica. Si eliges esta opción, ten en cuenta que deberás esperar hasta que la lactancia esté bien establecida (al menos de dos a tres semanas) antes de introducir la fórmula. Para mayor información sobre cómo combinar ambas vías de alimentación lee Qué Esperar en el Primer Año (*What to Expect the First Year*).

Cuando No Puedes o No Debes Dar el Pecho

Lamentablemente, la opción de amamantar no está disponible para todas las madres primerizas. Algunas mujeres no pueden o no deben dar el pecho a sus recién nacidos. Los motivos podrían ser emocionales o físicos, debido a la salud de la madre o del bebé, ya sean temporales (en cuyo caso la lactancia podría comenzar más adelante) o de largo plazo. Los factores maternos más comunes que podrían prevenir o interferir con la lactancia incluyen:

- Enfermedades debilitantes serias (como insuficiencia cardíaca o renal, o anemia severa) o delgadez extrema. Sin embargo, algunas mujeres logran superar los obstáculos y amamantar a sus bebés.

- Infecciones serias, como una tuberculosis activa no tratada. Durante el tratamiento, los senos pueden ser bombeados para extraer la leche y establecer un suministro una vez que se reanude la lactancia.

- Afecciones crónicas que necesitan medicamentos que pasan a la leche materna y podrían ser perjudiciales para el bebé, como antitiroideos, anticarcinógenos o antihipertensivos así como fármacos que alteran el ánimo como litio, tranquilizantes o sedantes. Si tomas cualquier tipo de medicamento, consulta con tu médico si es que estás considerando amamantar. En algunos casos, un cambio de medicamento o el espaciamiento de las dosis podrían permitirte amamantar. Una necesidad temporal de medicamentos, como penicilina, aun en el momento de dar el pecho, habitualmente no tendrían por qué interferir con la lactancia. Las mujeres que necesitan antibióticos durante el parto o debido a una infección en los senos (mastitis), pueden seguir dando pecho mientras toman su medicación.

- La exposición a determinadas sustancias químicas tóxicas en el lugar del trabajo. Consulta con la Administración de Seguridad y Salud Laboral (OSHA por sus siglas en inglés, lee la página 209).

- Abuso de alcohol. Un trago ocasional está bien, pero demasiado alcohol puede acarrear problemas a un bebé amamantado.

- Abuso de drogas, incluyendo el uso de tranquilizantes, cocaína, heroína, metadona o marihuana.

- Sida, o infección del VIH, que puede transmitirse por fluidos corporales, incluyendo la leche materna.

Algunas condiciones del recién nacido podrían dificultar la lactancia, aunque no imposibilitarla (con el apoyo médico adecuado). Éstas incluyen:

- Un bebé prematuro o muy pequeño, que podría tener dificultades para succionar o aferrarse de manera adecuada. Un bebé prematuro enfermo y que tiene que pasar un tiempo en la unidad de terapia intensiva neonatal (NICU, por sus siglas en inglés) tal vez tampoco pueda ser amamantado, aunque puedes extraerte leche para establecer un buen suministro y alimentarlo con leche materna con la ayuda del personal del hospital.

- Los trastornos como intolerancia a la lactosa o fenilcetonuria (PKU) en los que no se puede digerir ni leche humana ni de vaca. En el caso de la PKU, los bebés pueden ser amamantados si también reciben una fórmula suplementaria libre de fenilalanina mientras que con la intolerancia a la lactosa (que es extremadamente inusual al nacer), la leche materna puede ser tratada con lactasa para hacerla digerible.

- El labio leporino u otras deformidades en la boca que interfieren con la succión. Aunque el éxito del amamantamiento depende en cierta medida del tipo de defecto, por lo general es posible. Los bebés con fisura del paladar no pueden tomar pecho, pero de todos modos pueden ser alimentados con leche extraída de la madre.

Muy rara vez, el suministro de leche materna no resulta adecuado, quizás debido a un insuficiente tejido glandular en el seno, y no es posible amamantar,

Cuando Papá lo Sabe Todo

Al igual que en el tango, hacen falta dos para amamantar... pero a menudo se necesitan tres para llevarlo a cabo. Según algunas investigaciones, cuando los papás apoyan la lactancia, las madres tienen una probabilidad de intentarlo el 96% de las veces mientras que cuando los padres son ambivalentes, sólo el 26% de sus compañeras lo intenta. Además, dicen los investigadores, mantener al papá interesado en la materia (suministrándole muchos conocimientos sobre el tema para que pueda apoyarte mejor) puede prolongar el período de lactancia, además de facilitar la tarea en general. Papis: ¡atención! ¡Únanse al equipo de la lactancia!

a pesar de todo el esfuerzo materno e infantil.

Si no puedes amamantar a tu bebé –por más que lo desees– no hay motivo para agregar sentimientos de culpa a tu decepción. De hecho, es importante que no te culpes para evitar que dichos sentimientos interfieran con el importante proceso de conocer y amar a tu bebé. Un proceso en el que de ninguna manera es imprescindible amamantar.

El
Noveno
Mes

Aproximadamente de 36 a 40 Semanas

POR FIN HA LLEGADO EL MES QUE tanto esperabas, para el que trabajaste con esfuerzo y por el que quizás te preocupaste un poquito. Lo más probable es que te sientas muy bien preparada (¡para sostener al bebé en tus brazos... para volver a verte los dedos de los pies... para dormir boca abajo!) y, a la vez, sin la más mínima preparación. De todos modos, pese al inevitable vértigo de actividad (más citas con el médico, la compra del pequeño ajuar, proyectos por completar en el trabajo, la elección de la pintura para el cuarto del bebé), te podría parecer que el noveno mes es el más largo de todos. Excepto, por supuesto, si no das a luz en la fecha prevista. En ese caso, el décimo mes es el más largo.

Tu Bebé Este Mes

Semana 36 Con un peso de unas 6 libras y una longitud de unas 20 pulgadas, tu bebé está casi listo para ser depositado en tus brazos. Ahora mismo, casi todos sus sistemas (desde el circulatorio hasta el músculoesquele- tal) están prácticamente equipados para la vida en el exterior. Aunque el aparato digestivo también está preparado para funcionar, todavía no ha tenido la oportunidad de practicar. Recuerda que hasta ahora el bebé se ha nutrido a través del cordón umbilical, sin necesitar digestión alguna. Pero eso está por cambiar. En cuanto el bebé succione tu pecho (o el biberón) por primera vez, el sistema digestivo se pondrá en marcha… y comenzarán a amontonarse los pañales.

Semana 37 Éstas son algunas noticias que te entusiasmarán: si tu bebé naciera ahora mismo, sería considerado de término completo. Ten en cuenta que eso no significa que ha dejado de crecer, o que esté preparado para la vida en el exterior. Mientras sigue aumentando de peso al ritmo de una media libra por semana, el feto promedio a esta edad pesa unas 6½ libras (aunque el tamaño varía de un feto a otro, al igual que ocurre con un recién nacido). La grasa sigue acumulándose en tu bebé, formando hoyitos adorables en esos codos, rodillas y hombros encantadores, e irresistibles pliegues en el cuellito y las muñecas. Para mantenerse activo hasta el gran debut, tu bebé está practicando hasta la perfección la técnica de la inhalación y exhalación del líquido amniótico (para tener listos los pulmones para esa primera aspiración), la de chuparse el pulgar (para esa primera succión), la de pestañear y la de girar de un lado a otro (lo que explica por qué ayer sentiste esa colita adorable en el costado izquierdo y hoy se ha volcado a la derecha).

Semana 38 Con 7 libras y las 20 pulgadas (una o dos de más o de menos), tu bebé ya no es tan pequeñín. De hecho, ya es suficientemente grande para el gran día. Con sólo dos semanas más en el útero (o cuatro, como máximo), todos sus sistemas están (casi) listos. Para terminar de prepararse para su aparición en el mundo (y para las fotos

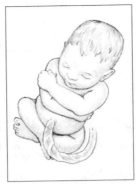

Tu Bebé, Noveno Mes

de la gran ocasión), el bebé está ocupándose de algunos detalles de último minuto, como deshacerse de la vernix y el lanugo, así como también de producir más surfactante, que impedirá que los sacos de aire en los pulmones se adhieran uno al otro cuando empiece a respirar (algo que empezará a hacer muy pronto). ¡El bebé estará contigo antes de lo que imaginas!

Semana 39 No hay mucho que reportar esta semana, al menos en la sección de altura y peso. Afortunadamente para ti y para tu piel superestirada (y tu espalda dolorida), el crecimiento del bebé ha reducido su velocidad o, incluso, cesado hasta el nacimiento. En promedio, un bebé pesa de 7 a 8 libras y mide de 19 a 21 pulgadas (aunque el tuyo podría ser un poquito más grande o más pequeño). De todos modos, sigue progresando en algunas áreas, especialmente en el cerebro, que crece y se desarrolla a toda marcha (a un ritmo vertiginoso que continuará durante los primeros tres años de vida). Además, la piel rosada de tu bebé se ha vuelto blanca o blancuzca (independientemente del color de piel que tendrá, porque la pigmentación no ocurre hasta poco después de nacer). Algo que debes haber notado a esta altura si es tu primer embarazo: la cabeza del bebé puede haber descendido hasta tu pelvis. Este cambio de posición podría permitirte respirar mejor (y tener menos acidez), aunque podría dificultarte un poco caminar (o hacerlo como un pato).

Semana 40 ¡Felicitaciones! Has alcanzado el término oficial de tu embarazo (y quizás el límite de tu paciencia). Para empezar, tu bebé está considerado de término completo y podría pesar entre 6 y 9 libras y medir entre 19 y 22 pulgadas, aunque algunos recién nacidos perfectamente saludables vienen en tamaño menor o mayor. Cuando tu bebé haga su aparición podrías notar que él o ella (y en ese momento sabrás a ciencia cierta si es niño o niña) sigue en posición fetal, a pesar de que sus días de feto han terminado. Es sólo la fuerza del hábito (después de pasar nueve meses en los confines reducidos de tu útero, tu bebé todavía no se da cuenta que ahora tiene espacio para estirarse) y de la comodidad (esa posición acurrucadita se siente bien). Cuando recibas a tu recién llegado dale la bienvenida y más. Aunque será tu primer encuentro cara a cara, tu bebé reconocerá el sonido de tu voz, como también la del papá. Y si no llega a tiempo (decidiendo ignorar la fecha de nacimiento que tenías anotada en el calendario), estás en buena –aunque nerviosa– compañía. Casi la mitad de todos los embarazos se pasa de la marca de las 40 semanas, aunque probablemente tu médico no permitirá que la tuya pase de las 42 semanas.

Semanas 41–42 Parece que el bebé ha decidido demorar su salida. Menos del 5% de los bebés nace en la fecha calculada, y un 50% decide extender su estadía en el Hotel Útero, bien entrado el décimo mes. Recuerda, además, que la mayor parte del tiempo un bebé pasado de término no lo es realmente, es sólo que la fecha no era la correcta. Con menor frecuencia, un bebé podría ser realmente posmaduro. En estos casos, suele nacer con una piel seca, agrietada, suelta y arrugada (todo completamente temporal). Eso se debe a que la vérnix protectora se ha desprendido en las semanas previas, en anticipo a una fecha de nacimiento que ya pasó. Un feto "de mayor edad" también tendrá uñas más largas, posiblemente cabello más largo y decididamente poco y nada de esa pelusita de bebé (lanugo). También son más alertas y abren más los ojos (después de todo son más viejos y más sabios). Para asegurarse de que todo está bien, es posible que tu médico controle rigurosamente a un bebé posmaduro, realizando pruebas sin estrés y controles del líquido amniótico o perfiles biofísicos.

Lo que Podrías Estar Sintiendo

Es posible que experimentes todos estos síntomas en un momento u otro, o sólo unos pocos. Algunos podrían venir del mes pasado y otros ser completamente nuevos. Incluso hay algunos que ni siquiera adviertes porque ya te has acostumbrado a ellos y/o porque están eclipsados por nuevos y emocionantes indicios de que el parto está a la vuelta de la esquina:

Físicamente

- Cambios en la actividad fetal (más contorsiones y menos pataditas, a medida que tu bebé tiene cada vez menos espacio para moverse)

- El flujo vaginal se vuelve más intenso y contiene más mucosidad, que podría estar teñido de rojo o de una coloración marrón o rosa después

Un Vistazo Interior

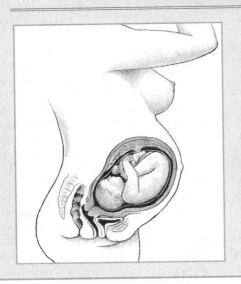

Tu útero está ahora justo debajo de las costillas y tus medidas ya no varían tanto de semana a semana. La parte superior del útero tiene aproximadamente 38 a 40 centímetros desde la parte superior del hueso púbico. Tu aumento de peso se desacelera o, incluso, se detiene a medida que se acerca el gran día. Tu piel abdominal se ha estirado tanto como puedas imaginarlo, y es probable que ahora más que nunca estés caminando como un pato, posiblemente debido a que el bebé ha descendido en anticipo al parto inminente.

de las relaciones sexuales o de un examen pélvico o a medida que el cuello del útero empieza a dilatarse

- Estreñimiento

- Acidez, indigestión, flatulencia, hinchazón

- Dolores de cabeza, desvanecimientos o mareos ocasionales

- Congestión nasal y ocasional hemorragia nasal. Oídos tapados

- Encías sensibles

- Calambres en las piernas por la noche

- Mayor dolor y pesadez de espalda

- Incomodidad y dolor de nalgas y pelvis

- Creciente hinchazón de tobillos y de pies y, ocasionalmente, de las manos y el rostro

- Estrías

- Picazón en el abdomen y un ombligo protuberante

- Várices en las piernas

- Hemorroides

- Mayor facilidad para respirar después de que el bebé ha bajado

- Ganas frecuentes de orinar después de que el bebé ha bajado, ya que nuevamente hay presión sobre la vejiga

- Creciente dificultad para dormir

- Contracciones Braxton Hicks más frecuentes e intensas (algunas podrían ser dolorosas)

- Mayor torpeza y dificultad para circular

- Calostro que sale de los pezones (aunque tal vez esta sustancia no aparecerá sino hasta después del parto)

- Mayor fatiga o mayor energía (síndrome del nido), o períodos alternados de uno y otro

- Mayor apetito o pérdida del apetito

Emocionalmente

- Alivio de haber llegado casi al final

- Más entusiasmo, ansiedad, aprensión y distracción

- Irritabilidad e hipersensibilidad (especialmente con las personas que te preguntan ¿Sigues esperando?)

- Impaciencia e inquietud

- Sueños y fantasías sobre el bebé

Qué Puedes Esperar en el Control Médico de Este Mes

Este mes pasarás más tiempo que nunca en el consultorio de tu médico (aprovisiónate de buena lectura para la sala de espera, si ya has agotado las revistas del consultorio) ya que tendrás citas semanales. Estas visitas serán más interesantes –el médico calculará el tamaño del bebé e, incluso, aventurará una fecha de nacimiento– y emocionantes, ante la proximidad del gran día. Aunque podría haber variantes dependiendo de tus necesidades y del estilo de práctica del profesional, es posible que tu médico controle lo siguiente:

- Tu peso (el aumento generalmente se reduce o se detiene)

- Tu presión sanguínea (podría ser ligeramente más alta que a mediados del embarazo)

- Tu orina, para medir el nivel de azúcar y proteína

- Tus manos y pies para comprobar si hay hinchazón, y piernas en busca de várices

- Tu cuello del útero mediante examen interno para comprobar si han comenzado los procesos de borramiento (adelgazamiento del cuello uterino) y dilatación (apertura del cuello uterino)

- Altura del fondo del útero

- El latido cardíaco fetal

- El tamaño fetal (podrías obtener un cálculo estimado de peso), la presentación (de cabeza o de nalgas), la posición (mirando hacia delante o hacia atrás) y el descenso (¿ya está encajado?) por medio del tacto

- Preguntas y preocupaciones que quieras discutir, particularmente las relacionadas con el parto y el alumbramiento. Lleva una lista contigo. Si has sentido alguna contracción Braxton Hicks, incluye su frecuencia y duración, y otros síntomas que hayas experimentado, especialmente los inusuales.

Además, tu médico podría darte un protocolo del parto y el alumbramiento (cuándo llamar si crees que comenzó el proceso del parto, cuándo dirigirte al hospital o al centro de natalidad). Si no lo recibes, no olvides pedir estas instrucciones.

Lo que Podrías Estar Preguntándote

Frecuencia Urinaria... de Nuevo

"Durante los últimos días me parece que estoy constantemente en el baño. ¿Es normal que ahora esté orinando con tanta frecuencia?"

¿Te hace acordar al primer trimestre? Eso se debe a que tu útero vuelve a su posición inicial: abajo en la pelvis, presionando firmemente la vejiga. Y esta vez, el peso del útero es significativamente mayor, lo que significa que también es mayor la presión sobre la vejiga, como también esa necesidad de ir al baño una y otra vez. Por eso ve al baño una y otra vez. Mientras esa urgencia no se vea acompañada por signos de infección (consulta la página 498), es completamente normal. No te tientes a reducir los líquidos en un intento por reducir tus viajes al baño: tu organismo necesita esos fluidos más que nunca. Y, como siempre, ve tantas veces como sientas ganas (y que puedas encontrar un baño).

Filtraciones en los Senos

"Una amiga me dijo que goteaba leche de los senos en el noveno mes, pero a mí no me ha ocurrido. ¿Significa que no tengo leche?"

La leche no se produce hasta que el bebé está listo para beberla, y eso no ocurre hasta tres o cuatro días después del nacimiento. Lo que tu amiga filtraba era calostro, un líquido diluido, amarillento, que es el precursor de la leche materna madura. El calostro está cargado de anticuerpos para proteger al recién nacido y contiene más proteínas y menos grasas y azúcar láctea (facilitando su digestión) que la leche materna que llegará después.

Algunas mujeres –aunque no todas por cierto– filtran este líquido hacia el final del embarazo. Pero aun las mujeres que no lo hacen, están produciendo calostro. ¿No goteas, pero sientes curiosidad? Si presionas la aréola podrías exprimir unas cuantas gotas (pero no la presiones con demasiada fuerza, ya que sólo te provocará dolor en el pezón). ¿Aun así no sale nada? No te preocupes. Tu bebé podrá consumir lo que necesite cuando llegue el momento (si planeas amamantar). Que no haya filtración de calostro no significa que tu suministro no abastecerá la demanda.

Si tienes filtraciones de calostro, probablemente serán unas pocas gotas. Pero si es más que eso, podrías considerar el uso de protectores mamarios en el sostén para proteger tu ropa (y para prevenir situaciones potencialmente embarazosas). Y es mejor que te acostumbres a la imagen de las camisetas mojadas como anticipo de lo que te espera en sostenes, camisones y blusas.

El Sangrado en Este Mes

"Inmediatamente después que hice el amor con mi marido esta mañana, empecé a sangrar un poquito. ¿Significa que el proceso de parto ya empezó?"

No encargues todavía las tarjetas con el anuncio del nacimiento. Una mucosidad de tinte rosado o rojizo que aparece poco después de las relaciones sexuales o de un examen vaginal, o una mucosidad de tinte marrón que aparece a las 48 horas, suele ser una reacción normal del cuello uterino sensible magullado o manipulado, y no un indicio de que está por comenzar el proceso de parto. Pero una mucosidad rosada o marrón o sangrienta, acompañada de contracciones u otras señales de parto inminente, ya sea después de tener relaciones sexuales o no, podría indicar el comienzo del proceso de parto (consulta la página 388).

Si notas un sangrado de rojo brillante o sangrado rojo persistente después de las relaciones sexuales –o en cualquier momento– consulta con el médico.

Ruptura de la Bolsa de Agua en Público

"Estoy muy preocupada de que se me rompa la bolsa de agua en público"

Avanzado el embarazo, la mayoría de las mujeres se preocupa de tener una filtración amniótica -especialmente en público-, pero en realidad a pocas les sucede. Contrariamente a la creencia popular, tu "bolsa de agua" (o mejor dicho, tus membranas) probablemente no se romperá antes de que empiece el proceso del parto. De hecho, más del 85% de las mujeres entra en la sala de parto con sus membranas intactas. Y aunque estés entre el 15% de quienes tienen una filtración antes del parto, no deberías sentir temor a formar un charco a tus pies en público. A menos que estés acostada (algo que probablemente no harás en público, de todos modos), es improbable que el líquido amniótico salga precipitadamente. Lo más usual es que se filtre como un chorrito tenue o un goteo menor. Eso se debe a que cuando estás derecha (parada, cami-

---

¿Ya Está Llorando el Bebé?

El sonido más glorioso que escuchan los padres primerizos es el primer llanto del bebé al nacer. ¿Pero puedes creer que tu pequeño ya está llorando en tu interior? Según los investigadores, es cierto, ya que descubrieron que los fetos en el tercer trimestre muestran comportamiento de llanto –temblor en el mentón, boca abierta, profundas inhalaciones y exhalaciones, y reacciones de sobresalto– cuando se produce un ruido y vibración intensa cerca de la barriga de la mamá. Se sabe que el reflejo del llanto está bien desarrollado aun en los infantes prematuros, de modo que no es de sorprender que los bebés estén perfeccionando esta habilidad mucho antes de estar listos para salir (¡lo que explica por qué son tan buenos para llorar una vez que nacen!)

---

nando o incluso sentada), la cabeza de tu bebé actúa como el corcho en una botella, bloqueando la apertura del útero y manteniendo la mayor parte del líquido amniótico en el interior. En otras palabras, es probable que el pronóstico para el resto de tu embarazo sea "principalmente seco".

Algo más para tener en cuenta: si de hecho experimentas una pérdida visible de líquido en público, puedes estar segura de que nadie a tu alrededor te mirará fijo, te señalará o se reirá. Por el contrario, te ofrecerán ayuda o te ignorarán discretamente. Después de todo, nadie podrá dejar de advertir que estás embarazada, por lo tanto difícilmente confundirán el líquido amniótico con otra cosa.

El aspecto positivo de la ruptura de la bolsa de agua (en público o en casa) es que, por lo general, suele ser seguido por el proceso de parto, típicamente dentro de las 24 horas. Si el parto no empieza espontáneamente en ese lapso, tu médico tal vez lo iniciará por ti. Lo que significa que la llegada de tu bebé está a un día, de un modo u otro.

Aunque no es realmente necesario, usar un pantiprotector o una toalla femenina absorbente en las últimas semanas podría darte una sensación de seguridad, como también mantenerte fresca a medida que tu flujo vaginal aumenta. En las últimas semanas también podrías colocar debajo de las sábanas toallas gruesas, una lámina de plástico o almohadillas de cama de hospital, en caso de que rompas la bolsa de agua en la mitad de la noche.

El Descenso del Bebé

"Ya pasé mi semana 38 y el bebé todavía no ha bajado. ¿Eso quiere decir que el parto se retrasará?"

El hecho de que tu bebé no parezca estar dirigiéndose a la puerta de salida no significa necesariamente que saldrá tarde. El "descenso" también llamado "encajamiento", es lo que ocurre cuando el bebé baja a la cavidad pélvica de la mamá, una señal de que la parte visible (lo primero que saldrá, usualmente la cabeza) está encajada en la porción superior del hueso pélvico. En los embarazos primerizos, por lo general, el descenso sucede de dos a cuatro semanas antes del nacimiento mientras que en las mujeres que han tenido hijos antes, no ocurre hasta que comienzan el proceso de parto. Pero como con casi todo aspecto del embarazo, las excepciones a la regla... son la regla. Tu bebé puede descender cuatro semanas antes de la fecha prevista y dar

a luz dos semanas tarde, o puedes ir al parto sin que haya bajado en lo más mínimo. O todo parecía indicar que la cabeza de tu bebé estaba bien encajada, para luego volver de nuevo hacia arriba (lo que significa que no estaba encajada todavía).

Con frecuencia, el descenso es evidente. No sólo podrías notar la diferencia (tu barriga parece más baja –quizás muy baja– e inclinada más hacia delante), sino también sentirla. A medida que se alivia la presión ascendente del útero sobre el diafragma, puedes respirar con más facilidad. Y con tu estómago menos atestado, también puedes comer con más facilidad y terminar tus comidas sin una secuela de acidez e indigestión. Por supuesto, estos cambios favorables suelen ser compensados con una serie de incomodidades, incluyendo presión sobre la vejiga (lo que vuelve a enviarte al baño con más frecuencia), sobre las articulaciones pélvicas (lo que te dificulta caminar o "andar como pato"), y sobre el área perineal (a veces con dolor); pequeñas conmociones o tirones en la pelvis (gracias a que la cabeza del bebé ejerce una presión intensa); y una sensación de desequilibrio (debido a que tu centro de gravedad se ha desplazado una vez más).

Es posible, sin embargo, que el bebé descienda sin que lo notes. Por ejemplo, si ya lo estabas llevando bajo, tu perfil de embarazada no cambiará visiblemente después del descenso. Y si nunca experimentaste dificultades para respirar o para terminar una comida completa sin malestares o si siempre orinaste con frecuencia, es probable que no detectes ninguna diferencia evidente.

Para determinar si la cabeza de tu bebé está encajada, tu médico tomará en cuenta dos indicadores: primero, hará un examen interno para ver si la parte visible –idealmente la cabeza– está en la pelvis; segundo, palpará esa parte externamente (presionando tu barriga) para determinar si está encajado en posición o si todavía "flota" libremente.

El avance de la parte visible por la pelvis se mide en "estaciones", cada una de ellas de un centímetro de largo. Se dice que el bebé completamente encajado está en la "estación cero", es decir, que la cabeza fetal ha descendido al nivel de los huesos prominentes a ambos lados de la parte media de la pelvis. Un bebé que acaba de empezar a descender podría estar en la estación menos 4 o menos 5. Una vez que comienza el alumbramiento, la cabeza continúa avanzando por la pelvis pasando de 0 a números positivos: más 1, más 2, hasta que empieza a "coronarse" en la apertura externa de la vagina en más 5. Aunque una mujer que inicia el parto en la estación cero probablemente tendrá que empujar menos que la mujer en menos tres, no siempre es así ya que la estación no es el único factor que incide en la evolución del parto.

Aunque el que la cabeza fetal esté encajada sugiere claramente que el bebé puede atravesar la pelvis sin dificultad, tampoco es garantía. Por el contrario, un feto que sigue flotando libremente al comenzar el parto no necesariamente enfrentará dificultades para atravesar la salida. Y de hecho, la mayoría de los fetos que todavía no está encajado al comienzo del parto sale por la pelvis sin problemas. Esto es particularmente cierto en las mamás que ya han dado a luz uno o más bebés.

Cambios en los Movimientos del Bebé

"Mi bebé solía patear con mucha energía y aunque todavía lo siento moverse, ahora parece menos activo"

Cuando sentiste por primera vez a tu bebé, por ahí por el quinto mes

más o menos, tenía un amplio espacio en el útero para acrobacias, pataditas y puñitos. Ahora que su ámbito se ha reducido bastante, apenas tiene espacio para hacer gimnasia. En esta suerte de chaleco de fuerza uterino hay poco lugar más que para darse vuelta, girar y menearse, que es lo que probablemente has estado sintiendo. Y una vez que el bebé ha encajado la cabeza en la pelvis, se moverá aún menos. Pero a esta altura del proceso no es importante qué tipo de movimiento fetal sientas (o incluso si es en un solo lado), sino que sientas algo todos los días. Pero si no sientes ningún tipo de actividad (lee la pregunta siguiente) o si sientes un arranque súbito de actividad frenética, espasmódica o violenta, consulta con tu médico.

"Apenas sentí al bebé esta tarde. ¿Qué significa?"

Lo más probable es que haya dormido una siesta (los fetos mayorcitos, al igual que los recién nacidos, tienen intervalos periódicos de sueño profundo) o que tú hayas estado demasiado ocupada o activa para advertir algún movimiento. Para tranquilizarte, detecta la actividad usando la prueba de la página 312. Posiblemente quieras repetir esta prueba rutinariamente, dos veces por día a lo largo del tercer trimestre. Diez movimientos o más durante cada período de prueba es una señal de que el nivel de actividad de tu bebé es normal. Menos de diez, sugiere que podría ser necesaria una evaluación médica para determinar la causa de esta inactividad. Por lo tanto, si ése es tu caso, consulta con el médico. Aunque un bebé relativamente inactivo en el útero puede ser perfectamente saludable, la inactividad a esta altura podría ser una señal de sufrimiento fetal. Detectarlo pronto y tomar medidas suele prevenir consecuencias serias.

¿Bajas de Peso?

Puede que te espere una agradable sorpresa en uno de los pesajes este mes. Al llegar al final del embarazo, la mayoría de las futuras mamás también pone término al aumento de peso. En vez de ver que las cifras en la balanza suben (y suben), podrías empezar a ver que los números se estancan —o incluso bajan— en las últimas semanas. ¿A qué se debe? Después de todo, tu bebé no está perdiendo peso, y tus tobillos (ni qué hablar de tus caderas) siguen hinchados, muchas gracias. Lo que ocurre, en realidad, es perfectamente normal. De hecho, esta interrupción del aumento de peso (o tendencia a la baja) es un indicio de que tu organismo se prepara para el parto. El líquido amniótico empieza a disminuir (menos agua significa menos peso), y la soltura del intestino (frecuente a medida que se acerca el parto) también puede hacer bajar las cifras, así como el sudar la gota gorda (especialmente si has trabajado horas extras preparando el "nidito"). Y si te entusiasma esta pérdida de peso, espera a que llegue el día del nacimiento. ¡Es ahí cuando experimentarás la mayor baja de peso de tu vida en un solo día!

"He leído que los movimientos fetales supuestamente se reducen a medida que se acerca el parto, pero mi bebé parece más activo que nunca"

Cada bebé es diferente, aun antes de nacer, especialmente en lo que respecta al nivel de actividad y, sobre todo, a medida que se acerca su debut. Aunque algunos bebés se mueven un poquito menos mientras se preparan para nacer, otros mantienen un ritmo enérgico hasta que llega el momento de su primer encuentro cara a cara con mamá. En el embarazo avanzado hay, por lo general, una declinación gradual en el número de movimientos, probablemente debido al menor espacio de maniobra, a una reducción en el líquido amniótico y a una mejor coordinación fetal. Pero a menos que estés haciendo un recuento de cada movimiento, es probable que no adviertas una gran diferencia.

El Instinto del Nido

"He oído acerca del instinto del nido. ¿Es una de esas leyendas de embarazadas o es real?"

La necesidad de anidar puede ser tan real y poderosa para algunos seres humanos como lo es para nuestros amigos emplumados o cuadrúpedos. Si has presenciado el nacimiento de perritos o gatitos, habrás notado lo inquieta que se pone la madre justo antes de dar a luz, corriendo frenéticamente de un lado a otro, desgarrando papeles en un rincón hasta que, finalmente, cuando siente que todo está en orden, se instala en el lugar donde nacerán sus cachorros. Muchas futuras mamás también experimentan la necesidad incontrolable de preparar sus nidos justo antes de parir. Para algunas, es sutil. De pronto, sienten la necesidad urgente de limpiar y reabastecer la heladera y de asegurarse de que haya papel higiénico en la casa para unos seis meses. Para otras, este estallido inusual de energía frenética se manifiesta en un comportamiento que resulta dramático, a veces irracional y, a menudo, gracioso (por lo menos para quienes lo presencian), limpiando cada rinconcito del cuarto del bebé con un cepillo de dientes, reacomodando los contenidos de los estantes de la cocina en orden alfabético,

Preparándote

A esta altura, ni hace falta decir que educarte sobre el nacimiento es uno de los mejores modos de prepararte para esta experiencia memorable. Por eso, asegúrate de que tu pareja y tú se instruyan al máximo: lee el próximo capítulo, además de cualquier otro material sobre el parto y el alumbramiento que puedas conseguir; ve DVDs; tomen juntos una clase de parto. Pero no dejes que tu preparación termine allí. Prepárate para las cuestiones prácticas y estéticas y planea también tu entretenimiento. Considera, por ejemplo, si te interesa grabar el acontecimiento con una videocámara (siempre que esté permitido donde des a luz) o si unas cuantas fotografías serán suficientes. ¿La música te relajará cuando más lo necesites, o prefieres paz y tranquilidad? ¿Qué te distraerá más entre las contracciones: jugar póquer con tu pareja o un solitario en tu teléfono celular; revisar el correo electrónico en tu computadora portátil o ver repeticiones de tus comedias favoritas en televisión? Prepárate también para la posibilidad de que, una vez que empiecen esas contracciones, tal vez no tendrás paciencia para las distracciones. No te olvides de incluir los materiales que necesitarás para las actividades que has planeado (incluyendo baterías para la cámara, además del cargador del teléfono) en la maleta que llevarás al hospital o centro de natalidad (consulta la página 384 para una lista completa de lo que conviene empacar).

lavando todo lo que no ha sido usado, o doblando y volviendo a doblar la ropa del bebé durante horas interminables.

Aunque no es un factor de predicción confiable del comienzo del proceso de parto, el instinto del nido suele intensificarse a medida que se aproxima el gran día, tal vez como respuesta a la mayor cantidad de adrenalina que circula por el organismo de la futura mamá. Ten en cuenta, de todos modos, que no todas las mujeres lo experimentan, y que éstas son igualmente exitosas en el mantenimiento y cuidado de sus polluelos. El impulso de sentarse frente al televisor en las últimas semanas del embarazo es tan común como el impulso de limpiar los armarios y es igualmente comprensible. O mejor dicho, aun más comprensible.

Si experimentas el instinto del nido, suavízalo con una cuota de sentido común. Suprime ese impulso incontrolable de pintar tú misma el cuarto del bebé; deja que otra persona se trepe a la escalera con el balde y rodillo mientras tú supervisas la operación desde la comodidad de una silla. No permitas tampoco que un exceso de limpieza doméstica te agote, ya que necesitarás una reserva de energías para el parto y para el flamante bebé. Y lo más importante, ten en cuenta las limitaciones de tu propia especie. Aunque puedas compartir este instinto con los miembros del reino animal, tú eres sólo un humano, y no puedes esperar hacerlo todo antes de que tu pequeña criatura llegue a tu nido.

Cuándo Darás a Luz

"Acaban de hacerme un examen interno y la doctora me dijo que es posible que pronto entre en el proceso de parto. ¿Puede detectar exactamente cuánto me falta?"

¿Cómo Anda el Bebé?

A medida que tu embarazo se acerca a su fin (sí, algún día terminará), tu médico controlará de cerca tu salud y la de tu bebé, especialmente una vez que pases la marca de las 40 semanas. Eso se debe a que 40 semanas es la estada uterina óptima para los bebés; los que se quedan un período más largo pueden enfrentar potenciales desafíos (crecer demasiado como para un parto vaginal, experimentar una declinación en la función de la placenta, o una caída en los niveles del líquido amniótico). Por fortuna, tu médico puede realizar numerosos exámenes y evaluaciones sobre el bienestar fetal para asegurarse de que todo está bien y termine bien.

Recuento de pataditas. Tu registro de los movimientos fetales (consulta la página 312), aunque no es infalible, puede dar una indicación de cómo anda tu bebé. Diez movimientos por hora son una señal reconfortante. Si no adviertes suficiente actividad, se toman entonces otras pruebas.

Monitoreo fetal sin estrés (NST). En el consultorio de tu médico te conectarán a un monitor fetal (del mismo tipo que se usa en el parto) para medir el ritmo cardíaco de tu bebé y sus respuestas al movimiento. Se trata de un aparato con un botón (una especie de timbre como los de los programas de juegos en televisión), que debes presionar cada vez que sientas que el bebé se mueve. El control se prolonga de 20 a 40 minutos y permite detectar si el feto experimenta algún estrés.

Estimulación fetal acústica (FAS) o estimulación vibroacústica (VAS). Este examen sin estrés, en el que se coloca un instrumento productor de sonido y vibraciones en el abdomen de la madre para determinar la reacción del feto a ellos, es útil si hay dudas acerca de cómo interpretar un NST regular.

Prueba de tolerancia a las contracciones (CST) o prueba de oxitocina (OCT). Si los resultados de un examen sin estrés son poco claros, tu médico podría ordenar un test de estrés. Esta prueba, efectuada en un hospital, detecta de qué modo el bebé responde al "estrés" de las contracciones uterinas, para tener una idea de cómo reaccionará durante el parto real. En ese examen más complejo y prolongado (podría tomar algunas horas), te conectarán a un monitor fetal. Si las contracciones no se producen espontáneamente, te administrarán una dosis baja de oxitocina vía intravenosa (o te pedirán que estimules tus pezones) para desencadenar las

---

Tu doctora puede aventurar un pronóstico de cuándo darás a luz, pero sólo será una suposición profesional, al igual que la fecha original del parto. Hay señales de que éste se aproxima y que el médico observa al comienzo del noveno mes, tanto palpando el abdomen como realizando un examen interno. ¿El bebé ya está encajado? ¿A qué nivel o estación ha descendido la parte visible del bebé? ¿Han comenzado el borramiento (adelgazamiento del cuello uterino) y la dilatación (apertura del cuello uterino)? ¿El cuello del útero ha empezado a suavizarse y a desplazarse al frente de la vagina (otro indicador de que se aproxima el parto) o sigue todavía firme y ubicado hacia atrás?

Pero "pronto" puede significar desde una hora a tres semanas o más. El

contracciones. El modo en que el feto responda a las contracciones indica su probable condición como también la de la placenta. Si los resultados son inequívocos, esta simulación de las condiciones del parto permite formular un pronóstico acerca de si el feto puede permanecer seguro en el útero y si puede sobrellevar las exigentes demandas del parto real.

Un perfil biofísico (BPP). Un BPP por lo general evalúa, por medio del uso de ultrasonido, cuatro aspectos de la vida en el útero: respiración fetal, movimiento fetal, tono fetal (la capacidad de tu bebé de flexionar un dedo de la mano o del pie) y volumen del líquido amniótico. Si todos ellos arrojan resultados normales, el bebé probablemente está bien. Si alguno de estos aspectos no está claro, se efectuarán otras pruebas (como CST o VAS) para obtener un panorama más preciso sobre el estado del bebé.

El perfil biofísico "modificado". El perfil biofísico "modificado" combina el NST con una evaluación de la cantidad de líquido amniótico. Un bajo nivel de líquido amniótico podría indicar que el feto no está produciendo suficiente orina y que la placenta no está funcionando como debiera. Si el feto reacciona adecuadamente a la prueba sin estrés y los niveles del líquido amniótico son adecuados, es probable que todo esté bien.

Velocimetría Doppler de la arteria umbilical. Este examen usa ultrasonido para revisar el flujo de sangre a través de la arteria umbilical. Un flujo débil, ausente o en dirección contraria indica que el feto no está recibiendo suficiente nutrición y, probablemente, no está creciendo bien.

Otras pruebas sobre el bienestar fetal. Éstas incluyen un examen de ultrasonido regular para documentar el crecimiento fetal, una muestra de líquido amniótico (por medio de amniocentesis), electrocardiografía fetal u otros exámenes (para evaluar el corazón fetal) y estimulación del cuero cabelludo fetal (que indica cómo reacciona el feto a la presión o pellizco en el cuero cabelludo).

La mayor parte del tiempo, los fetos pasan estos exámenes sin problema, lo que significa que pueden continuar donde están hasta que se encuentren preparados para hacer su debut. Muy rara vez los exámenes producen resultados "poco alentadores", que en realidad no son tan desalentadores como parece. Como estas pruebas producen muchas lecturas falsas, un resultado "poco alentador" no diagnostica decididamente sufrimiento fetal, sino que significa que tu médico continuará examinando a tu bebé. Y en el caso de que existan señales de sufrimiento fetal, te inducirá el parto (consulta la página 397).

pronóstico del médico de que "comenzarás el proceso de parto esta tarde" podría dar paso a medio mes o más de embarazo, mientras que otro pronóstico de que "faltan semanas para el parto" podría dar lugar al alumbramiento horas después. El hecho es que el encajamiento, borramiento y dilatación se pueden producir gradualmente a lo largo de un período de semanas o, incluso, de

un mes o más en algunas mujeres, y de la noche a la mañana en otras. Por esta razón, estos indicios están lejos de ser indicadores confiables para precisar el comienzo del proceso de parto.

Por eso siéntete libre de preparar las maletas, pero no dejes el motor del auto en marcha. Al igual que toda embarazada que te precedió en la sala de parto, todavía tendrás tiempo para el juego de

¿Una Autoinducción de Parto?

¿Qué pasa si se te ha pasado la fecha y sigues tan embarazada como siempre (mejor dicho más embarazada que nunca), sin que tu bebé dé señales de ceder? ¿Deberías dejar que la naturaleza siga su curso, sin importar cuánto se tarde? ¿O deberías tomar el asunto en tus propias manos y recurrir a técnicas de autoinducción del parto? Y si tomas la cuestión en tus manos ¿dará resultado? Si bien hay muchos métodos naturales que puedes usar para tratar de iniciar el parto (y otros tantos cuentos de viejas), es difícil demostrar que alguno de ellos dará resultado. Algunas mujeres están convencidas de que sí, aunque ninguno de los métodos caseros transmitidos de boca en boca ha sido comprobado efectivamente. Tal vez eso se debe en parte a que cuando parecen dar resultado es difícil establecer si realmente dio resultado o si el parto comenzó coincidentemente en el mismo momento.

De todos modos, si tu paciencia se agota (¿a quién no le ocurre después de las 40 semanas?) podrías probar lo siguiente:

Caminar. Se ha sugerido que caminar puede ayudar a colocar el bebé en la pelvis, gracias a la fuerza de gravedad o al vaivén de tus caderas (o a caminar como pato). Una vez que tu bebé presiona el cuello uterino –literalmente– el parto podría avanzar. Si tus caminatas no desencadenan el proceso de parto, no te perjudicará el ejercicio. De hecho, podrías estar en mejor forma para el parto, sea cuando sea que comience.

Tener sexo. Por cierto a esta altura te sentirás del tamaño de un pequeño hipopótamo, pero saltar a la cama con tu pareja podría ser un modo efectivo de mezclar negocios con placer. O no. Algunas investigaciones indican que el semen (que contiene prostaglandina) puede estimular las contracciones, mientras que otras señalan que las mujeres que siguen manteniendo relaciones sexuales bien avanzado el embarazo podrían cargar a sus bebés por más tiempo que quienes se abstienen. ¿Qué hacer entonces? Opta por el sexo, si estás de ánimo. Después de todo, podría ser la última vez en un

---

la espera, sabiendo que la única certeza que puedes tener es que tu día llegará tarde o temprano… en algún momento.

El Bebé Pasado de Término

"Llevo una semana pasada de término. ¿Eso significa que mi parto se producirá sólo por inducción?"

La fecha mágica está marcada en rojo en el calendario y cada día de las 40 semanas que la precedieron está tachada con gran expectativa. Finalmente, llega

el gran día y, al igual que en la mitad de todos los embarazos, el bebé falta a la cita. La anticipación se convierte en desaliento. El cochecito y la cuna siguen vacíos un día más. Y después una semana. Y luego, como en un 10% de los embarazos, sobre todo entre las madres primerizas, dos semanas más. ¿El embarazo terminará alguna vez?

Aunque para las mujeres que han llegado a la semana 42 podría ser difícil de creer, ningún embarazo en la historia se ha prolongado por siempre, incluso, antes de que comenzara la práctica del parto inducido. Los estudios indican

largo tiempo que puedas (o quieras) tener relaciones sexuales. Si la actividad sexual acelera el parto, estupendo. Si no… igualmente estupendo.

Otros métodos naturales presentan potenciales contratiempos (aunque han sido transmitidos en el tiempo desde las parteras a los cuentos de viejas y luego a los doctores actuales). Por eso, antes de probarlos en casa, discútelos primero con tu médico:

Estimular los pezones. ¿Te interesa pellizcarte los pezones? (¡ay!) ¿O retorcértelos? (doble "ay"). Estimular tus pezones durante algunas horas por día (sí, horas) puede liberar tu propia oxitocina natural y provocarte contracciones. Pero he aquí la advertencia: la estimulación de los pezones –tan atractiva como pueda parecer (o no)– puede conducir a contracciones uterinas dolorosamente prolongadas e intensas. Por eso, a menos que tu médico te lo aconseje y vaya controlando tu progreso, podrías pensarlo cuatro veces –dos por cada pezón– antes de que tú o tu pareja recurran a esta técnica.

Beber aceite de castor. ¿Esperas abrirte paso al parto con un cóctel de aceite de castor? Muchas mujeres han estado transmitiendo esta poco atractiva receta durante generaciones, bajo la teoría de que este poderoso laxante te estimulará los intestinos, que a su vez incitarán al útero a contraerse. La advertencia para este consejo: el aceite de castor (aun mezclado con una bebida más atrayente) puede causar diarrea, calambres intensos e, incluso, vómitos. Antes de bebértelo de un trago, asegúrate de que estás en forma para empezar el proceso de parto de ese modo.

Beber té y remedios herbales. El té de hojas de frambuesa, el *cohosh* negro u otros remedios herbales podrían ser justo lo que tu abuela te ha recomendado para inducir el parto, pero como no se han hecho estudios para establecer la seguridad de los tratamientos herbales como inductores del parto, no uses ninguno sin recibir antes el visto bueno de tu médico.

Y mientras evalúas la efectividad de los métodos del tipo "hágalo usted mismo", recuerda que en una o dos semanas *entrarás* en el proceso de parto, ya sea por cuenta propia o con alguna ayudita de tu médico.

que un 70% de los embarazos aparentemente postérmino no lo es. Sólo se cree que es tardío debido a un error de cálculo del momento de la concepción, por lo general gracias a una ovulación irregular o a la incertidumbre de la mujer sobre la fecha exacta de su último período. Y de hecho, cuando se realiza un ultrasonido temprano para confirmar la fecha de parto, los diagnósticos de embarazos postérmino descienden notablemente de un cálculo que se suponía del 10% a aproximadamente un 2%.

Aunque estés en ese 2% de mujeres cuyo embarazo está realmente pasado de término, el médico no dejará que pases de las 42 semanas. De hecho, la mayoría de los profesionales no deja que el embarazo siga hasta esa etapa y deciden en cambio inducirlo cuando tu bebé ha registrado 41 semanas uterinas. Y, por supuesto, si en cualquier momento los exámenes demuestran que la placenta ya no está cumpliendo con su trabajo o si los niveles de líquido amniótico han descendido demasiado –o si hay otros indicios de que el bebé no esté progresando– tu médico tomará medidas y, dependiendo de la situación, te inducirá el parto o practicará una cesárea. Esto significa que, aunque no entres en el proceso de parto de manera natural, no estarás embarazada para siempre.

"He oído decir que los bebés pasados de término no siguen progresando. Acabo de pasar la semana 40. ¿Esto quiere decir que es necesario tomar medidas para que mi bebé nazca?"

El hecho de que tu embarazo ha sobrepasado las 40 semanas asignadas no significa necesariamente que tu bebé ha excedido su estada uterina ni que tenga que salir corriendo. Muchos bebés continúan creciendo y progresando hasta el décimo mes. Pero cuando un embarazo entra en postérmino (técnicamente en la marca de las 42 semanas), el que fuera un ambiente uterino ideal puede volverse menos hospitalario.

La placenta envejecida puede dejar de suministrar suficientes nutrientes y oxígeno, y la producción del líquido amniótico puede caer.

Los bebés nacidos después de pasar algún tiempo en ese ambiente poco propicio son llamados posmaduros. Tienen la piel seca, agrietada, suelta y arrugada, luego del desprendimiento de la vernix caseosa que la protegía. Al ser "mayores" que otros nuevos bebés tienen uñas más largas y más cabello y, por lo general, tienen los ojos abiertos y están alerta. Como suelen ser más grandes que los bebés de 40 semanas, poseen una mayor circunferencia cefálica, y como a veces pueden padecer sufrimiento fetal, es más probable que los bebés posmaduros nazcan por cesárea. También podrían necesitar algún cuidado especial en la sala de tera-

---

Sesión de Masaje para Mamá

¿No tienes sino tiempo de sobra en tus manos mientras esperas la llegada del bebé? Dales buen uso a esas manos (o a las manos de alguien especial) y date un masaje. Un masaje perineal puede ayudar a estirar gentilmente el periné de una primeriza (el área de piel entre la vagina y el recto), que a su vez puede disminuir la sensación punzante que se produce cuando la cabeza del bebé se corona durante su nacimiento. Y he aquí otra ventaja que apreciarás: según algunos expertos, podría ayudarte a evitar una episiotomía o algún desgarro.

Aquí te indicamos el masaje adecuado para el periné: con manos limpias (y uñas cortas) inserta los pulgares o índices (lubricados con un poquito de gel K-Y, si te agrada) dentro de la vagina. Presiona hacia abajo (hacia el recto) y desliza los dedos a través de la parte inferior y los costados del periné.

Repítelo diariamente durante las últimas semanas del embarazo, cinco minutos (o más) cada vez. ¿No estás de ánimo para un masaje perineal? No es algo que debas hacer. No te preocupes si no te sientes cómoda con la idea, si te parece demasiado rara, o si no tienes tiempo. Aunque algunas evidencias anecdóticas apuntan desde hace tiempo a su efectividad, las investigaciones clínicas todavía no la han confirmado. Aun sin el masaje, tu cuerpo se estirará cuando llegue el momento. Y no te preocupes por el masaje perineal si ya has tenido uno o dos bebés. Tu periné no lo necesita, y probablemente tampoco se beneficiará con el masaje.

Si te decides por el masaje, hazlo gentilmente. Lo último que querrías hacer antes del parto es empujar demasiado fuerte, rasguñarte o irritar la piel sensible allí adentro. En definitiva: masajea con cuidado.

pia intensiva neonatal, durante un breve período después de nacer. Y, aunque la mayoría de los bebés posmaduros llega a casa un poquito más tarde de lo previsto, lo hacen completamente sanos.

Para prevenir la posmaduración, muchos médicos optan por inducir el parto cuando se tiene seguridad de que el embarazo ha superado las 41 semanas y el cuello uterino está maduro (suave y listo para dilatarse) o antes si existen complicaciones de cualquier tipo. Otros médicos podrían preferir esperar un poco más y realizar uno o más exámenes de evaluación (lee el recuadro en la página 376) para comprobar que el bebé sigue bien en el útero, y repetir dichas pruebas una o dos veces por semana hasta el comienzo del proceso de parto. Pregunta a tu médico cuál es su plan o lo que suele hacer cuando un bebé tarda en llegar.

Por supuesto, lo más probable es que tu bebé decida hacer su aparición más temprano que tarde, y sin que nadie se lo ordene.

Parto con Más de un Invitado

"Estoy muy entusiasmada de tener a mi bebé y deseo compartir la experiencia con mis hermanas y mis mejores amigas y, por supuesto, con mi mamá. ¿Sería inusual que todas ellas nos acompañasen a mí y a mi marido en la sala de parto?"

Alguien tiene una fiesta de cumpleaños (tu bebé, por cierto) y si eres como un número creciente de futuras mamás, la lista de invitados se vuelve cada día más numerosa. Decididamente, no tiene nada de raro querer que las personas más íntimas te acompañen en el gran día y, de hecho, es una tendencia que está ganando popularidad en los círculos de la natalidad.

Comida para Llevar

¿Hambrienta de parto? ¿Estás lista para hacer –o comer– cualquier cosa que desencadene esa primera contracción verdadera? Aunque no hay ciencia alguna que lo respalde, muchas historias de viejas (o viejas amigas) te hablarán de una última cena que terminó con un viaje directo a la sala de parto. Entre las versiones más oídas: si tu estómago lo tolera, come algo picante. O bien ordena algo que te revolucione los intestinos –y con suerte el útero– (¿tal vez una caja de *muffins* de salvado, acompañados de una botella de jugo de ciruelas?). ¿No estás de ánimo para algo tan estimulante? Algunas mujeres aseguran que las berenjenas, los tomates y el vinagre balsámico dan resultado (no necesariamente juntos) mientras que otras afirman que la piña da el pase al tren expreso del parto. Sea lo que sea que te apetezca, recuerda que a menos que tu bebé y tu organismo estén listos para embarcarse en el parto, es improbable que la cena apriete el gatillo.

¿Por qué algunas mujeres sienten que mientras más, más diversión en el día del parto? Para empezar, el uso extendido de la epidural ha hecho el parto menos arduo para muchas madres. Con poco o nada de dolor que lidiar –o sobrellevar con una respiración trabajosa–, hay más oportunidad de socializar (además, es mucho más fácil estar en un ambiente festivo sin tener que gemir ni jadear). Además, los hospitales y centros de natalidad también facilitan la reunión, proporcionando algunas salas de parto más espaciosas (mejor equipadas para acomodar

Planificar con Tiempo

¿Cuánto debes esperar durante el proceso de parto antes de llamar a tu médico? ¿Debes llamarlo si se te rompe la bolsa de agua? ¿Cómo puedes contactarlo si las contracciones empiezan fuera de las horas regulares de oficina? ¿Deberías llamar primero y después dirigirte al hospital o centro de natalidad? ¿O al revés?

No esperes hasta que empiece el proceso de parto para conocer las respuestas a estas importantes preguntas. Discute el tema y otros detalles logísticos del parto con tu médico en la próxima visita, y escribe toda la información pertinente. De no ser así, seguramente te olvidarás de las instrucciones una vez que comiencen las contracciones.

Así también asegúrate de conocer la mejor ruta al lugar donde vas a dar a luz, más o menos cuánto te tomará llegar allí en distintos momentos del día, y qué tipo de transporte hay disponible si no tienes alguien que te lleve (no pienses en manejar tú). Y si hay otros niños en casa, o algún familiar de edad avanzada, o una mascota, planea anticipadamente cómo van a ser atendidos.

Haz copias con toda esta información y llévalas en la cartera que probablemente usarás en el gran día y en la maleta que hayas preparado, como también deja algunas en la puerta del refrigerador o en la mesa de luz.

---

a los invitados) y más cómodas (con sofás y sillas extra para que los visitantes descansen mientras esperan a que el actor principal se decida a entrar en escena). Algunos, incluso, tienen acceso a Internet para mantener a los invitados ocupados cuando hay una pausa en la acción. Las políticas hospitalarias también se han flexibilizado y algunos hospitales y centros de natalidad han abierto sus puertas (para tantos como quepan por ella). Y tener una banda de amigas y familiares podría ser justo lo que el médico o la partera te recetaron. Muchos profesionales consideran que contar con distracción, apoyo y manos amigas hacen más feliz a la futura mamá y le permiten relajarse más durante el parto, lo que siempre es positivo, ya sea en un nacimiento medicado o no.

Claramente, hay muchos buenos motivos por los cuales podrías desear tener a tu lado a un séquito de amigas alentándote en la sala de parto. Pero hay algunas consideraciones a tener

en cuenta antes de enviar las invitaciones: tendrás que conseguir que las autoridades médicas aprueben tu lista de invitados (no todos los médicos son receptivos al grupo y algunos hospitales limitan el número). También tendrás que asegurarte de que tu marido esté conforme con la lista de invitados (recuerda que, aunque tú tendrás a cargo la mayor parte del trabajo, ambos son los anfitriones de la fiesta, y él no querrá verse relegado a un segundo plano). Piensa, también, si realmente estarás cómoda con tantos ojos sobre ti durante un momento tan íntimo (habrá gemidos, rugidos, pis, probablemente algo más embarazoso que eso y, además, estarás medio desnuda). Algo más a tener en cuenta: ¿Crees que algunos invitados (como tu hermano o tu suegro, por ejemplo) se sentirán cómodos con lo que presenciarán, y que tal vez su incomodidad te pondrá nerviosa cuando necesitarás más que nunca estar relajada? ¿Querrás que todos los invitados estén hablando alrededor tuyo cuando desees paz y tranquilidad (y descanso)? ¿Te sentirás obligada a entretener a tus invitados cuando necesites concentrarte en el nacimiento de tu bebé?

Si decides que te va bien la compañía, sé flexible a la hora de hacer la lista de invitados. Recuerda (y recuerda a los invitados) que siempre existe la posibilidad de que tu nacimiento vaginal sin complicaciones puede dar paso a una cesárea inesperada, en cuyo caso sólo el futuro papá será autorizado a seguir el proceso en el quirófano. O que te des cuenta –después de más o menos dos horas de empujar– que ya no toleras más a los invitados y que podrían ser invitados… a salir. Y si terminas por arrepentirte de haberlos invitado, no te preocupes de herir sus sentimientos si les pides que se retiren. En tu condición de mujer en parto, tus sentimientos son los únicos que cuentan.

¿No te sientes inclinada a invitar a un grupo? No dejes que la moda –ni familiares insistentes– te impulsen a atestar la sala de parto. Lo que sientas bien para ti y para tu pareja será la decisión adecuada.

¿Otro Parto Prolongado?

"Mi primer parto se prolongó 30 horas y finalmente di a luz después de empujar tres horas. Aunque los dos salimos bien, me aterra tener que pasar por lo mismo otra vez"

Toda mujer con la suficiente valentía para volver a subir al cuadrilátero después de un primer round tan exigente merece un alivio. Y lo más probable es que lo tengas. Aunque las perspectivas de un alumbramiento más fácil mejoran significativamente la segunda vez, no hay nada seguro en la sala de parto. La posición de tu bebé y otros factores podrían alterar dichas probabilidades. Y a menos que tengas una bola de cristal, no hay manera de predecir con precisión lo que pasará esta segunda vez.

Pero los segundos partos y subsiguientes son, por lo general, más fáciles y más breves que los primeros, a veces de manera pronunciada. Habrá menor resistencia por parte de tu ahora más espacioso canal de parto y de tus músculos más flojos, y aunque el proceso no será sin esfuerzos –raramente lo es– probablemente será mucho menos severo. La diferencia más marcada podría radicar en la cantidad de veces que tengas que empujar; los segundos y subsiguientes bebés suelen aparecer en cuestión de minutos en vez de horas.

El Cuidado Maternal

"Ahora que el bebé ya casi está aquí, me estoy empezando a preocupar de cómo lo voy a cuidar. Jamás he tenido a un recién nacido en brazos"

La mayoría de las mujeres no nace madre –al igual que los hombres tampoco nacen padres– con un conocimiento instintivo de cómo tranquilizar a un bebé que llora, cambiar un pañal o bañarlo. Tanto la maternidad como la paternidad son un arte adquirido, que requiere mucha práctica para perfeccionarlo (o casi perfeccionarlo, puesto que no existen la madre o el padre perfectos).

En una época las mujeres practicaban rutinariamente con bebés ajenos antes de tener los propios, cuidando de hermanitos menores u otros niños en la familia o el vecindario. Pero actualmente, muchas mujeres –como tú– nunca han tenido en brazos a un recién

Qué Llevar al Hospital o Centro de Natalidad

Aunque podrías presentarte sólo con tu barriga y la tarjeta de tu seguro médico, probablemente ir al hospital o centro de natalidad con las manos vacías no es la mejor idea. Pero sí lo es viajar con una carga liviana (no hay necesidad de llevar una maleta abultada que haga juego con tu barriga), de modo que empaca sólo lo que crees que realmente usarás o necesitarás. Asegúrate de preparar con tiempo la maleta (para no estar corriendo por toda la casa de arriba abajo en busca de tu iPod cuando las contracciones se repitan cada cinco minutos) con todos –o algunos– de los siguientes artículos a tu gusto:

Para la Sala de Parto

- Este libro y el Diario y Organizador de Qué Esperar en el Embarazo (*The What to Expect Pregnancy Journal and Organizer*), que tiene amplio espacio para incluir notas sobre el parto, el alumbramiento y el contacto con el bebé. Un lápiz y un bloc también podrían resultarte útiles para anotar preguntas y respuestas sobre procedimientos y sobre tu estado y el del bebé; instrucciones para cuando regreses a casa; los nombres del personal que te ha atendido.

- Varias copias de tu plan de nacimiento, si es que usas uno (lee la página 317).

- Un reloj pulsera con minutero para cronometrar las contracciones. Todavía mejor, haz que tu pareja use uno todo el tiempo durante las últimas semanas de tu embarazo.

- Un MP3, iPod o reproductor de CDs, junto con algunas de tus canciones favoritas, si es que la música te calma y relaja.

- Una cámara y/o equipo de vídeo, si no confías en tu memoria para captar el momento (y si las reglas del establecimiento o centro de natalidad permiten que se cubra el acontecimiento; la mayoría lo permite). No te olvides de llevar baterías extras y/o el cargador.

- Entretenimiento: una computadora portátil, un libro de Sudoku o palabras cruzadas, un videojuego portátil, tejido o cualquier elemento de distracción que se te ocurra.

- Lociones, aceites o cualquier otra crema favorita que uses para masajes.

- Una pelota de tenis o un artículo para masajear la espalda, para ejercer presión, si te molestan los dolores en esa zona.

- Una almohada de tu casa para sentirte más cómoda durante y después del parto.

- Chupetines o caramelos no endulzados para evitar la sequedad en la boca.

- Un cepillo de dientes, dentífrico y enjuague bucal (podrías sentirte desesperada por refrescarte después de unas ocho horas más o menos).

- Calcetines gruesos por si se te enfrían los pies.

- Pantuflas cómodas, en caso de que

nacido hasta que nace su primer bebé. Su entrenamiento para la maternidad llega con la práctica, con un poquito de ayuda de los libros, revistas y páginas web sobre la maternidad y, si son suficientemente afortunadas como para encontrarlo cerca, de una clase sobre el cuidado del bebé. Esto significa que en la primera o segunda semana –y a menudo, más tiempo– una mamá primete sientas con ganas de dar algunos pasitos durante el proceso de parto, y para que más adelante puedas dar un paseo por los pasillos entre las sesiones de alimentación del bebé.

- Cualquier artículo para sujetar el pelo, si lo tienes largo, para que no te caiga en la cara. También un cepillo para el cabello si lo consideras conveniente.

- Un par de sándwiches u otros bocadillos para tu pareja, para que no tenga que alejarse de tu lado cuando su estómago empiece a protestar.

- Una muda de ropa para tu pareja, tanto por conveniencia como si planea pasar la noche en el hospital.

- Un teléfono celular y su cargador (aunque podrían no permitirte usar el celular en el cuarto).

Para el Posparto

- Una bata y/o camisón/pijama si prefieres usar tu propia ropa de dormir a la del hospital. Asegúrate de que se abra en el frente si vas a amamantar. Pero recuerda que aunque tus propias prendas te levanten el ánimo, podrían terminar manchadas y ensangrentadas.

- Artículos de baño, incluyendo champú y acondicionador, jabón, desodorante, espejo de mano, maquillaje y cualquier otro artículo esencial de belleza e higiene.

- Tu marca favorita de toallas femeninas absorbentes, aunque el hospital también te suministrará algunas (olvídate de los tampones).

- Un par de mudas de ropa interior y un sostén para lactancia.

- Todo el material de entretenimiento antes mencionado, además de libros (incluyendo un libro sobre nombres de bebés, si la decisión todavía está en el aire).

- Un suministro de bocadillos: una combinación de frutas secas, semillas, dátiles, además de hojuelas de soya, barras de cereal y otras opciones saludables para impedir los ataques de hambre cuando estés cansada de la comida del hospital o te sientas hambrienta entre comidas.

- Una lista de teléfonos de familiares y amistades para darles la buena noticia. Una tarjeta telefónica o número de tarjeta en el caso de que no tengas recepción en tu celular o el hospital no permita su uso.

- Un conjunto de ropa para cuando salgas del hospital, teniendo en cuenta que todavía vas a tener una barriga prominente (probablemente lucirás como si estuvieras embarazada de cinco a seis meses, así que planea con esa idea en mente).

- Un atuendo de salida para el bebé: un kimono o un enterito elástico, camiseta, escarpines, una manta gruesa por si hace frío. Probablemente el hospital te proporcionará los pañales, pero lleva algunos extra por si acaso.

- Una silla de bebé para el auto. La mayoría de los hospitales no te permitirá salir con el bebé a menos que viaje seguro en un asiento infantil aprobado y colocado hacia atrás. Además, es lo que dicta la ley.

riza podría sentirse completamente desorientada cuando el bebé llora más de lo que duerme, los pañales se filtran y el champú que promete no provocar lagrimitas las provoca de todas maneras.

Lenta pero segura –un pañal sucio, una sesión alimenticia maratónica, una noche en vela a la vez– toda nueva mamá (aun la más inexperta) comienza a sentirse como una veterana de la maternidad. La ansiedad da paso a la seguridad. Al bebé que temía alzar en brazos (¿no se romperá?) ahora lo sostiene tranquilamente con su brazo izquierdo mientras que paga cuentas en Internet o pasa la aspiradora con el derecho. Puede administrar vitaminas en gotas, bañar y vestir al bebé, con los ojos cerrados (a veces literalmente). A medida que desarrolla su capacidad maternal y adquiere un ritmo predecible, la maternidad se convierte en algo completamente natural. Ella empieza a sentirse como la mamá que es y, aunque te parezca difícil imaginarlo ahora, a ti también te ocurrirá.

Aunque nada hará que esos primeros días con el bebé sean tarea fácil, empezar el proceso de aprendizaje antes de tener el bebé en tus brazos (y a tu cuidado las 24 horas del día) puede hacerlos menos abrumadores. Estos consejos pueden ayudar a las mamás y papás a estar seguros en su nuevo papel: visitar una sala de maternidad para ver de cerca a los recién nacidos; sostener, cambiar el pañal y tranquilizar al bebé de una amiga o miembro de la familia; leer acerca del primer año del bebé; visitar páginas web y tableros de mensajes sobre el primer año de vida (nadie puede enseñarte más sobre la maternidad que otra mamá; consulta whattoexpect.com) y ver un DVD o asistir a una clase sobre el cuidado infantil (y resucitación artificial, CPR en inglés). Para mayor tranquilidad, habla con amigos que hayan tenido hijos recientemente. Te aliviará saber que prácticamente todos llegan a este nuevo trabajo con los mismos nervios que la nueva mamá y el nuevo papá.

Aprovisiona la Cocina

Aunque la compra de cochecitos, pañales y ropa diminuta ha sido tu prioridad en estos días, no te olvides de darte una vuelta por el supermercado. Aun con los tobillos hinchados y una barriga supergrande, las compras de provisiones son más fáciles con un embarazo de nueve meses que lo que volverá a ser en un largo tiempo. Por eso aprovecha y aprovisiónate ahora para no tener que hacerlo después con el bebé (y la silla para el auto y la bolsa de pañales) a cuestas. Llena la despensa, la heladera y el congelador hasta el tope con alimentos saludables fáciles de servir: palitos de queso, yogur, barras de frutas congeladas, frutas congeladas para hacer batidos, cereal, barras de granola, sopas, frutas y frutos secos. No te olvides tampoco de los productos de papel (usarás toallas de papel en cantidad, y los platos y vasos desechables te vendrán bien cuando no tengas tiempo para lavar). Y mientras estés en la cocina –y tengas el tiempo– cocina algunas porciones extra de tus alimentos congelados favoritos (lasaña, pequeños panes de carne, chile, panqueques, muffins) y guárdalos en el congelador en contenedores de comidas individuales claramente marcados. Estarán listos para cocinarse en el microondas en el posparto.

Preparto, Parto Falso, Parto Real

Todo parece tan sencillo en la televisión... A eso de las 3 de la mañana, la embarazada se sienta en su cama, se pone una mano experta sobre la barriga y despierta a su marido diciéndole con tono calmo, casi sereno, "Querido, ya es hora".

Pero, te preguntarás, ¿cómo sabe esta mujer que ha llegado el momento? ¿Cómo puede reconocer el parto con una confianza tan fría e imperturbable si nunca lo ha experimentado antes? ¿Qué es lo que le da tanta seguridad de que no va a ir al hospital, ser examinada por el médico de guardia, descubrir que todavía le falta y ser enviada de vuelta a casa –entre las sonrisitas disimuladas del personal del turno nocturno–, tan embarazada como llegó? El libreto, por supuesto.

De nuestro lado de la pantalla (sin libreto en la mano), es más probable que nos despertemos a las 3 de la mañana con una incertidumbre total. ¿Son éstos los dolores del parto o más contracciones Braxton-Hicks)? ¿Debo encender la luz y empezar a contar? ¿Despierto o no a mi esposo? ¿Saco a mi médico de la cama a la madrugada para reportar lo que podría ser un parto falso? Y si lo hago y no es el momento, ¿me convertiré en la mujer de las falsas alarmas y no me tomarán en serio cuando sea verdad? ¿O quizás seré la única entre las mujeres de mis clases de natalidad que no reconozca el comienzo del proceso de parto? ¿Partiré demasiado tarde al hospital para terminar dando a luz en el asiento trasero de un taxi (y apareciendo en los noticieros)? Las cuestiones se multiplican más rápido que las contracciones.

El hecho es que la mayoría de las mujeres, por preocupada que esté, no se equivoca al detectar la llegada del parto. La gran mayoría, gracias al instinto, suerte o contracciones de intensidad inequívoca, llega al hospital o centro de natalidad ni antes ni después, sino en el momento adecuado. De todos modos, no hay motivos para dejar que tu juicio se guíe por el azar. Familiarizarte por anticipado con los signos del preparto, el parto falso y el parto real te ayudará a despejar las preocupaciones y aclarar la confusión cuando empiecen esas contracciones (¿o no lo son?)

Síntomas de Preparto

Antes del parto está el preparto, una suerte de antesala del gran espectáculo que prepara la escena antes del acontecimiento central. Los cambios físicos del preparto pueden preceder al parto real en un mes o más, o sólo en unas pocas horas. El preparto se caracteriza por el inicio del borramiento y dilatación del cuello del útero, que tu médico puede confirmar examinándote, así como también por una serie de signos que tú misma podrías notar:

Descenso. Por lo general, en el caso de las primerizas el feto empieza a descender hacia la pelvis entre dos y cuatro semanas antes del parto. En embarazos posteriores, el asentamiento en la pelvis suele producirse sólo cuando el parto está por comenzar.

Sensación de creciente presión en la pelvis y el recto. Los calambres (similar a los de la menstruación) y el dolor en la ingle son comunes, y especialmente probables en embarazos posteriores. También podría manifestarse un persistente dolor de espalda a la altura de la cintura.

Pérdida de peso. El aumento de peso podría reducirse en el noveno mes. A medida que se acerca el parto, incluso podrías bajar alrededor de 2 ó 3 libras.

Cambios en los niveles de energía. Algunas embarazadas de nueve meses se sienten cada vez más agotadas mientras que otras experimentan impulsos de energía y vitalidad. Un impulso incontenible de fregar los pisos y ordenar los armarios ha sido asociado al "instinto del nido", en el que la hembra de la especie –en este caso tú– prepara el nido para la inminente llegada (consulta la página 374).

Cambios en el flujo vaginal. Si le has seguido el rastro, podrías notar que tu flujo aumenta y se espesa.

Pérdida del tapón mucoso. A medida que el cuello uterino se adelgaza y dilata, el "corcho" de mucosidad que cierra el orificio del útero queda desalojado (consulta la página 391). Esta masa gelatinosa de mucosidad puede bajar por la vagina una o dos semanas antes de que comiencen las primeras contracciones reales o justo al inicio del proceso de parto.

Pérdidas rosadas o sanguinolentas. Cuando el cuello del útero se adelgaza y dilata, los vasos capilares se suelen romper tiñendo la mucosidad de rosa o de sangre (lee la página 392). Por lo general, este "espectáculo" indica que el parto está por comenzar dentro de las 24 horas, aunque en algunos casos podría estar a días de distancia.

Intensificación de las contracciones Braxton Hicks. Estas contracciones de práctica (lee la página 335) podrían volverse más frecuentes y más intensas e, incluso, dolorosas.

Diarrea. Algunas mujeres experimentan deposiciones blandas justo antes del comienzo del parto.

Síntomas de Parto Falso

¿Es o no es? El parto real probablemente no ha comenzado si:

- Las contracciones no son regulares ni aumentan en frecuencia o intensidad. Las contracciones reales no siguen necesariamente una pauta fija, pero se volverán más intensas y frecuentes con el tiempo.

- Las contracciones disminuyen cuando caminas o cambias de posición (aunque esto también podría ocurrir al comienzo del parto real).

- Presentas un flujo de tono marrón. Este tipo de flujo suele ser resultado de un examen interno o de una relación sexual en las 48 horas anteriores.

- Los movimientos fetales se intensifican brevemente con las contracciones. (Informa inmediatamente a tu médico si la actividad se vuelve frenética o espasmódica).

Ten en cuenta que el parto falso (aunque no es el real) no es una pérdida de tiempo, incluso si te impulsó a trasladarte al hospital o al centro de natalidad. Es la forma que tiene tu cuerpo de activarse, alistarse y prepararse para el gran acontecimiento, para que cuando llegue el momento esté listo… aunque tú no lo estés.

Síntomas del Parto Real

Nadie sabe exactamente qué desencadena el parto real (y a las mujeres les preocupa más el "cuándo" que el "por qué"), pero se cree que se debe a una combinación de factores. Este proceso muy complejo comienza con el feto, cuyo cerebro emite una serie de mensajes químicos (que probablemente podrían traducirse como "¡Mami, déjame salir de aquí!") que desencadenan una reacción hormonal en cadena en la madre. Estos cambios hormonales a su vez abren el camino a las prostaglandinas y oxitocina, sustancias que provocan las contracciones cuando todos los sistemas del parto se han activado.

Te darás cuenta que las contracciones del preparto han dado paso al parto real si:

- Las contracciones se intensifican, en vez de suavizarse, y no se alivian con un cambio de posición.

- Las contracciones se vuelven progresivamente más frecuentes y dolorosas, y generalmente (no siempre) más regulares. No necesariamente cada contracción será más dolorosa o más larga que la anterior (por lo general duran de 30 a 70 segundos), aunque la intensidad aumenta a medida que avanza el proceso. También aumenta la frecuencia, aunque no siempre lo hace en intervalos perfectamente regulares.

- Las primeras contracciones se sienten como un malestar gastrointestinal, o fuertes calambres menstruales, o como una presión en el abdomen. Podrías sentir el dolor sólo en el bajo abdomen o en la espalda y el abdomen y es posible que se propague a las piernas (particularmente la parte superior de los muslos). Pero su localización no es un indicador tan confiable debido a que las contracciones del parto falso también podrían sentirse en estas partes del cuerpo.

- Tienes una pérdida de color rosa o teñida de sangre.

En el 15% de los casos, la bolsa de agua se rompe –del todo o de a poquito– antes del comienzo del parto. Pero en muchos otros, las membranas se rompen espontáneamente durante el parto, o son desgarradas artificialmente por el médico.

Cuándo Llamar al Médico

Probablemente tu médico te ha dicho cuándo llamarlo si crees que has comenzado el proceso de parto (por ejemplo, cuando las contracciones se repiten cada cinco a siete minutos). No esperes intervalos regularmente exactos; puede que nunca los tengas. Si no estás segura de estar en parto real –pero las contracciones son bastante regulares–, llámalo de todos modos. Tu médico probablemente será capaz de detectar por el sonido de tu voz, si estás hablando mientras experimentas una contracción real, si ya ha llegado el momento, pero siempre y cuando no trates de ocultar el dolor por una cuestión de cortesía telefónica. Aunque hayas controlado y repasado las listas precedentes y todavía no estés segura, llama a tu médico. No te sientas culpable de despertarlo en la mitad de la noche (la gente que se gana la vida trayendo bebés al mundo no espera trabajar sólo de 9 a 5) ni te avergüences si resulta ser una falsa alarma (no serás la primera futura mamá que malinterpreta los síntomas de parto, ni tampoco la última). No asumas que porque no estás segura de que sea el parto real, no lo sea verdaderamente. Peca de prudente y llama.

También llama inmediatamente al médico si las contracciones son cada vez más intensas, pero aún faltan semanas para tu fecha de parto, si se rompe la bolsa de agua, pero el proceso de parto no ha comenzado, si se rompe la bolsa de agua y tiene una tonalidad marrón verdusca, si notas sangre de color rojo brillante, o si sientes que el cordón umbilical se desliza al cuello uterino o a la vagina.

¿Estás Lista?

Para estar segura de que estás preparada para la llegada de tu bebé cuando él esté listo, empieza a leer ahora sobre el parto y el nacimiento en el próximo capítulo.

Parto y Nacimiento

¿ESTÁS HACIENDO LA CUENTA regresiva?¿Ansiosa por volver a verte los pies? ¿Desesperada por dormir boca abajo… o simplemente por dormir? No te preocupes, el fin (del embarazo) se acerca. Y mientras te imaginas ese momento feliz –cuando tengas por fin el bebé en tus brazos en vez de dentro de la barriga– es posible que pienses mucho (y te plantees muchas preguntas) sobre el proceso que hará posible ese momento: el parto y el alumbramiento. Tal vez te preguntarás cuándo comenzará el parto. Y, aun más importante, cuándo terminará. ¿Seré capaz de aguantar el dolor? ¿Necesitaré una epidural (y cuándo puedo tenerla)?

¿Un monitor fetal? ¿Una episiotomía? ¿Qué pasa si deseo un parto y alumbramiento de cuclillas? ¿Sin medicamentos? ¿Y qué sucede si el parto no progresa? ¿O si avanza tan rápido que no tengo tiempo de llegar al hospital o al centro de natalidad?

Provista con las respuestas a estas (y otras) preguntas –además del apoyo de tu pareja y tus asistentes del parto (médicos, parteras, enfermeras, doulas y otros)– estarás preparada para cualquier eventualidad durante el parto y alumbramiento. Recuerda que, aunque nada de lo demás salga según lo planeado, lo más importante es que el parto y el alumbramiento te brindarán un hermoso bebé.

Lo que Podrías Estar Preguntándote

Tapón Mucoso

"Creo que he perdido el tapón mucoso. ¿Debo llamar al médico?"

No encargues champaña todavía. El tapón mucoso –esa barrera clara, globular, gelatinosa que te ha servido como un "corcho" del cuello uterino

durante tu embarazo– a veces se desplaza cuando empiezan la dilatación y el adelgazamiento. Algunas mujeres notan la pérdida del tapón mucoso (¿qué fue eso que cayó en el inodoro?), pero otras no (especialmente si eres de las que tiran la cadena rápidamente). Aunque la pérdida del tapón es una señal de que tu cuerpo se está preparando para el gran día, no es un indicio confiable de que el gran día ha llegado, ni que está a la vuelta de la esquina. A esta altura, el parto podría ocurrir en uno o dos días, o aun semanas, mientras tu cuello uterino sigue abriéndose gradualmente. En otras palabras, todavía no hay necesidad de que llames al médico o que empaques a toda velocidad.

¿No hay ningún tapón en tu ropa interior ni en el inodoro? No te preocupes. Muchas mujeres no lo pierden con anticipación (y otras no lo advierten), lo que no tiene influencia alguna sobre el eventual progreso del parto.

Flujo de Sangre

"Tengo un flujo mucoso rosado. ¿Significa que está por comenzar el parto?"

Da la impresión de que ha empezado una escena sangrienta… pero felizmente esta producción particular es sólo un anticipo del parto y no una película de terror. La pérdida de ese flujo sanguiento, una descarga mucosa teñida de rosa o marrón con sangre, suele ser un signo de que los vasos sanguíneos en el cuello uterino se desgarran a medida que se dilata y adelgaza y que el proceso que conduce al alumbramiento está en camino (¡algo digno de aplaudir!). Una vez que la escena sangrienta ha hecho su debut en tu ropa interior o en el papel higiénico, es probable que la llegada de tu bebé esté a uno o dos días. Pero como el parto es un proceso con un horario errático, permanecerás en suspenso hasta que sientas las primeras contracciones.

Si tu flujo se vuelve repentinamente rojo brillante, contacta a tu médico de inmediato.

La Ruptura de la Bolsa de Agua

"Me desperté en la mitad de la noche y encontré la cama mojada. ¿Perdí el control de la vejiga o se rompió la bolsa de agua?"

Si olfateas las sábanas probablemente tendrás una pista. Si huele algo dulzón (no como la orina, que tiene el olor más intenso del amoníaco), es probable que sea líquido amniótico. Si sigues perdiendo el líquido pálido y color pajizo (que no secará, ya que lo seguirás produciendo hasta el alumbramiento, reemplazándose a sí mismo cada ciertas horas) es otra señal de que probablemente se han desgarrado las membranas que rodean a tu bebé y que contienen el líquido amniótico con el que ha vivido nueve meses. Otra prueba: puedes tratar de contener el flujo comprimiendo los músculos pélvicos (ejercicios de Kegel). Si el flujo se detiene, es orina. Si no se detiene, es líquido amniótico.

Es más probable que adviertas la pérdida estando acostada. Por lo general cesa, o al menos disminuye, cuando te paras o te sientas, puesto que la cabeza del bebé actúa como un corcho, bloqueando temporalmente el flujo. La filtración es más intensa –estés sentada o parada– si la ruptura en las membranas se ha producido abajo, cerca del cuello uterino, que más arriba.

Tu médico probablemente te ha dado una serie de instrucciones a seguir si se te rompe la bolsa de agua. Si no las recuerdas o si tienes dudas sobre lo que debes hacer, llámalo, de día o de noche.

"La bolsa de agua ya se rompió, pero no he tenido ninguna contracción. ¿Cuándo comenzará el parto y qué debo hacer mientras tanto?"

Es probable que el parto esté en camino, y pronto. La mayoría de las mujeres cuyas membranas se rompen antes del comienzo del parto puede esperar a sentir la primera contracción dentro de las próximas 12 horas, mientras que el resto dentro de las 24 horas.

Pero aproximadamente una de cada diez advierte que el parto tarda un poquito más. Para prevenir una infección a través del saco amniótico roto (mientras más se demore el parto mayor es el riesgo), la mayoría de los médicos induce el parto dentro de las 24 horas de la ruptura, si la futura mamá está en la fecha señalada o cerca, y algunos pocos lo inducen, incluso, a las seis horas. Muchas mujeres que han experimentado una ruptura prefieren una inducción pronta en vez de pasarse 24 horas de espera mojada.

Lo primero que debes hacer si experimentas una pérdida o flujo de líquido de la vagina –además de tomar una toalla y una caja de toallas higiénicas femeninas– es llamar a tu médico (a menos que te haya dado otra indicación). Mientras tanto, mantén el área vaginal lo más limpia posible para evitar infección. No tengas relaciones sexuales (aunque de todos modos no es probable que las quieras ahora), usa una toalla higiénica femenina, (no un tampón) para absorber el flujo, no trates de hacerte tú misma un examen interno y, como siempre, límpiate de adelante hacia atrás cuando vayas al baño.

Cuando las membranas se rompen prematuramente y la parte visible del bebé todavía no está encajada en la pelvis (más probable cuando el bebé está de nalgas o es prematuro), a veces el cordón umbilical puede quedar "prolapsado": penetra en el cuello uterino o, incluso, en el interior de la vagina, arrastrado por el flujo del líquido amniótico. Si puedes ver un pliegue del cordón umbilical en la apertura vaginal, o si crees que sientes algo dentro de la vagina, llama al 911. Para saber más sobre lo que tienes que hacer en caso del prolapso del cordón, consulta la página 610).

Líquido Amniótico Oscuro

"Las membranas se han roto y el líquido no es claro, sino que tiene una coloración marrón verdoso. ¿Qué significa?"

Tu líquido amniótico probablemente está teñido con meconio, una sustancia verdusca marrón que es en realidad el primer movimiento de vientre de tu bebé. Por lo general, el meconio es despedido después del nacimiento como la primera deposición del bebé. Pero a veces –por ejemplo, cuando el feto ha experimentado estrés en el útero y, más a menudo, cuando ha pasado la fecha indicada– el meconio pasa al líquido amniótico antes del nacimiento.

El teñido de meconio de por sí no es una señal segura de sufrimiento fetal, pero como sugiere esa posibilidad, comunícalo a tu médico inmediatamente. Es probable que quiera empezar el parto (si las contracciones todavía no están a toda marcha) y controlará rigurosamente a tu bebé durante todo el proceso de parto.

Bajo Nivel de Líquido Amniótico durante el Parto

"Mi médico me dijo que la cantidad de mi líquido amniótico es baja y que necesita complementarla. ¿Es motivo de preocupación?"

Por lo general, la naturaleza mantiene el útero bien provisto con un suministro de líquido amniótico que se reabastece por sí solo. Afortunadamente, aun cuando los niveles están bajos durante el parto, la ciencia médica puede intervenir y complementar esa fuente natural con una solución salina bombeada directamente al saco amniótico por medio de un catéter dentro del útero. Este procedimiento, llamado amnioinfusión, puede reducir significativamente la posibilidad de que sea necesario un alumbramiento quirúrgico por sufrimiento fetal.

Contracciones Irregulares

"En las clases de preparación para el parto nos dijeron que no fuéramos al hospital hasta que las contracciones fueran regulares y a intervalos de cinco minutos. Las mías se presentan con menos de cinco minutos de intervalo, pero no son en absoluto regulares. No sé qué hacer"

Al igual que no hay dos mujeres que tengan el mismo embarazo, no hay dos que tengan exactamente el mismo parto. El parto descrito a menudo en los libros, las clases, o en la consulta del médico es lo típico, es decir, lo que muchas mujeres más o menos pueden experimentar. Pero muchos partos no siguen esa pauta de contracciones a intervalos regulares y de intensidad progresiva.

Si experimentas contracciones intensas, largas (20 a 60 segundos), frecuentes (más o menos de 5 a 7 minutos de intervalo), aunque varíen considerablemente en duración e intervalos, no esperes a que se regularicen antes de llamar a tu médico o dirigirte al hospital o centro de natalidad, independientemente de lo que hayas oído o leído. Es posible que tus contracciones sean ya tan regulares como lo serán durante todo el proceso y que estés bien encaminada en la fase activa del parto.

La Llamada a tu Médico durante el Parto

"Acabo de empezar a sentir las contracciones y me vienen cada tres o cuatro minutos. Me siento tonta de llamar al médico, ya que me dijo que debíamos pasar en casa las primeras horas del proceso de parto"

Mejor tonta que arrepentida. Es cierto que la mayoría de las primerizas (cuyo parto es lento al comienzo, con un aumento gradual de contracciones) puede confiar en pasar las primeras horas en casa, terminando de empacar tranquilamente y de preparar todo para el bebé. Pero no parece que tu caso siga esa pauta típica de las primerizas. Si tus contracciones han comenzado intensamente –con duración de por lo menos 45 segundos y con una frecuencia menor a 5 minutos– tus primeras horas de parto bien podrían ser las últimas (y si no eres primeriza, tu parto puede estar todavía más avanzado). Es probable que buena parte de la primera etapa del parto haya transcurrido sin dolor y que tu cuello del útero se haya dilatado significativamente durante ese tiempo. Esto significa que no llamar a tu médico, arriesgando una carrera dramática al hospital o centro de natalidad a último momento –o de no llegar a tiempo– podría ser mucho más insensato que levantar el teléfono ahora.

Por eso no dudes en llamar. Cuando lo hagas, sé clara y específica sobre la frecuencia, duración e intensidad de las contracciones. Como tu médico está acostumbrado a juzgar la fase del parto parcialmente por el sonido de la voz de

Parto de Emergencia si Estás Sola

Seguramente no necesitarás las siguientes instrucciones, pero mantenlas a mano por si acaso:

1. Trata de mantener la calma. Puedes hacerlo.

2. Llama al 911 (o el número local de emergencia) para el servicio médico de emergencia. Pídeles que contacten a tu médico.

3. Busca a una vecina o alguna otra persona que te pueda ayudar, si es posible.

4. Empieza a jadear para que evites las ganas de empujar.

5. Lávate las manos y la zona vaginal, si puedes.

6. Coloca algunas toallas limpias, periódicos o sábanas sobre una cama, sofá o el piso y recuéstate mientras esperas a que llegue la ayuda (quita el seguro de la puerta para que puedan entrar fácilmente).

7. Si pese a tus jadeos el bebé empieza a salir antes de que llegue el personal médico, ayúdale a salir empujando cada vez que sientas la necesidad.

8. Cuando empiece a aparecer el extremo de la cabecita, jadea o sopla (no empujes), y aplica una suave contrapresión a tu perineo para impedir que la cabeza salga de golpe. Deja que salga gradualmente, y no lo jales. Si ves una sección del cordón umbilical alrededor del cuello del bebé, inserta un dedo debajo y pásalo suavemente por sobre la cabeza del bebé.

9. A continuación, toma la cabeza gentilmente con las dos manos y presiónala muy suavemente hacia abajo (no jales), empujando al bebé al mismo tiempo, a fin de que salga el primer hombro. Cuando aparezca el antebrazo, levántale la cabeza cuidadosamente, tanteando el hombro restante para que salga. Una vez que los hombros están libres, el resto del cuerpo de tu bebé debería salir fácilmente.

10. Coloca al bebé sobre tu abdomen o, si el cordón es suficientemente largo (no tires de él), sobre tu pecho. Envuelve rápidamente al bebé con mantas, toallas o cualquier otro material que esté limpio.

11. Seca la boca y nariz del bebé con un paño limpio. Si todavía no ha llegado la ayuda y el bebé no respira ni llora, frótale la espalda, manteniendo su cabeza más baja que los pies. Si todavía sigue sin respirar, despéjale la boca con un dedo limpio y dale aire en la nariz y la boca dos veces, con rapidez y extrema gentileza.

12. No trates de sacar la placenta. Pero si sale por sí sola antes de que llegue la ayuda de emergencia, envuélvela en toallas o periódicos y, si es posible, mantenla elevada por encima del nivel de la cabeza del bebé. No hay necesidad de tratar de cortar el cordón.

13. Consérvense tú y tu bebé abrigados y cómodos hasta que llegue la ayuda.

---

la mujer cuando habla mientras experimenta una contracción, no trates de disimular tu malestar, de demostrar valentía o de mantener un tono tranquilo cuando describas lo que sientes. Deja que las contracciones hablen por sí solas, y con toda su voz.

Si crees que estás lista pero tu médico no parece creerlo así, pregúntale si puedes ir al hospital o al centro de natalidad o a su consultorio para que examinen tu progreso. Lleva tu maleta por si acaso, pero prepárate para regresar a casa si sólo has empezado a dilatar y todavía no ha llegado el gran momento.

No Llegar a Tiempo al Hospital

"Tengo miedo de no llegar a tiempo al hospital"

Afortunadamente, la mayoría de los partos repentinos de los que has oído ocurren en las películas y la televisión. En la vida real, los alumbramientos rara vez ocurren sin avisar, especialmente los de las primerizas. Pero muy de vez en cuando, una mujer que no ha experimentado dolor de parto o sólo ha tenido dolores intermitentes, repentinamente siente una necesidad incontrolable de empujar con fuerza, a menudo confundiéndola con la necesidad de ir al baño.

Aunque es una posibilidad remota, es buena idea que tu pareja y tú se familiaricen con los principios básicos de un alumbramiento de emergencia (lee los recuadros, en las páginas 395 y 400). Una vez que lo hayas hecho, tranquilízate, sabiendo que un alumbramiento sorpresa es una posibilidad muy remota.

Un Parto Breve

"He oído que algunas mujeres tienen partos muy cortos. ¿Es común?"

Aunque son historias ideales para contar, no todos los partos de los que has oído son tan breves como parecen. A menudo, una futura mamá que parece tener un parto fugaz ha tenido en realidad contracciones indoloras durante horas, días, incluso semanas, que le han dilatado gradualmente el cuello del útero. En el momento en que finalmente siente una, ya estás en la etapa final del parto.

Dicho eso, ocasionalmente el cuello uterino se dilata muy rápido y logra en cuestión de minutos lo que al cuello uterino promedio (en especial el de una mamá primeriza) le toma horas. Y felizmente, aun este tipo de parto abrupto o precipitado (que toma tres horas o menos de comienzo a fin), rara vez conlleva riesgos para el bebé.

Si tu parto parece comenzar con todo vigor –con contracciones intensas y a intervalos cortos– ve rápidamente al hospital o centro de natalidad (para que tú y tu bebé sean controlados rigurosamente). Podrían darte medicamentos para disminuir un poquito las contracciones y aliviar las presiones sobre tu bebé y tu propio cuerpo.

Parto con Dolor de Espalda

"Desde que empezaron las contracciones me duele tanto la espalda a la altura de la cintura que no sé cómo podré soportarlo hasta el nacimiento del bebé"

Lo que tal vez estás experimentando es lo que se conoce en el círculo de la obstetricia como "parto con dolor de espalda". Técnicamente, ocurre cuando el feto se encuentra en una posición posterior, con la cara para arriba y la nuca presionándote el sacro, o la parte posterior de la pelvis. Irónicamente, esta posición es llamada *sunny-side up*, aunque no hay nada alegre en un parto con dolor de espalda. Es posible, sin embargo, que experimentes el dolor de espalda durante el parto cuando el bebé no está en esta posición o que continúes padeciéndolo después de que el bebé ha girado de una posición posterior a una anterior, tal vez debido a que la zona se ha convertido en un foco de tensión.

Cuando sientes este tipo de dolor –que a menudo no disminuye entre contracciones y que puede volverse inaguantable– la causa no tiene mucha importancia. Lo que sí la tiene es el cómo aliviarlo, aunque sea un poco. Si optas por una epidural, pídela (no hay necesidad de esperar, especialmente si tienes mucho dolor). Quizás necesitarás una dosis superior a la habitual para aliviarte completamente del dolor de espalda, y por eso informa al anestesista. Otras opciones (como narcóticos) también alivian el dolor. Si quieres prescindir de los medicamentos, varias medidas podrían ayudarte a aliviar la incomodidad del dolor de espalda. Vale la pena intentar cualquiera de ellas:

Aliviar la presión. Trata de cambiar de posición. Camina (aunque quizás no puedas una vez que las contracciones son frecuentes e intensas), agáchate, ponte de cuclillas, en cuatro patas… o cualquier posición que te resulte más cómoda y menos dolorosa. Si sientes que no puedes moverte y prefieres estar recostada, acuéstate de costado, con la espalda arqueada, en posición fetal.

Calor o frío. Haz que tu pareja (o doula o enfermera) use compresas tibias, una almohadilla térmica o bolsas o compresas de agua fría o lo que más te alivie. O alterna frío y calor.

Presión y masaje. Pídele a tu pareja que pruebe varios modos de aplicar presión al área de mayor dolor, o zonas adyacentes, hasta encontrar el que parezca surtir efecto. Puede intentarlo con los nudillos, la parte inferior de la palma de una mano y ejerciendo presión con la otra, una pelota de tenis o un masajeador de espalda, usando presión directa o un movimiento circular firme. Puede

aplicarte presión o darte un masaje firme mientras estás sentada o recostada de costado. Y te puede aplicar crema, aceite o talco periódicamente para evitar una posible irritación.

Reflexología. Para el parto con dolor de espalda esta terapia requiere aplicar una firme presión de los dedos justo debajo del centro de la parte redondeada del pie.

Otros métodos analgésicos alternativos. La hidroterapia decididamente puede aliviar. Si tienes alguna experiencia en meditación, visualización o autohipnosis para el dolor, practícalas. A menudo dan resultado y, por cierto, no te perjudicarán. La acupuntura también podría ser de ayuda, pero tendrás que coordinar con anticipación la presencia de un terapeuta de turno cuando comience el parto.

Parto Inducido

"Mi médico quiere inducir el parto. Pero todavía no es mi fecha y pensé que la inducción era solamente para los bebés pasados de término"

A veces la Madre Naturaleza necesita una ayudita para que una embarazada se convierta en madre. Un 20% de los embarazos terminan necesitando ese empujoncito y aunque muchas veces la inducción es necesaria debido a que el bebé está pasado de término, hay muchos otros motivos por los cuales tu médico podría sentir que la naturaleza requiere un impulso, como por ejemplo:

- Se han roto las membranas, pero las contracciones no han empezado en las 24 horas siguientes (aunque algunos médicos inducen mucho antes).

- Los exámenes sugieren que tu útero

ya no es un hogar saludable para tu bebé, debido a que la placenta ya no funciona de manera óptima, o los niveles del flujo amniótico son bajos, o por otro motivo.

- Las pruebas sugieren que el bebé no está progresando y ya está suficientemente maduro como para nacer.

- Tienes una complicación, como preeclampsia o diabetes gestacional, o una enfermedad crónica o aguda, que hace riesgoso continuar tu embarazo.

- Existe la preocupación de que no llegarás a tiempo al hospital o centro de natalidad una vez que el parto ha comenzado, ya sea porque estás a mucha distancia o porque has tenido un parto muy breve antes.

Si todavía no estás segura sobre los motivos de tu médico para inducir el parto, pide una mejor explicación. Para enterarte de todo lo que necesitarás saber sobre la inducción, sigue leyendo.

"¿Cómo funciona la inducción?"

La inducción, al igual que el parto desencadenado naturalmente, es un proceso, y a veces muy largo. Pero al contrario del parto natural, tu organismo recibirá una ayuda si es que te inducen. El parto inducido generalmente involucra una serie de pasos (aunque no necesariamente experimentarás todos ellos):

- En primer lugar, el cuello uterino necesita madurar (suavizarse) para que el parto pueda comenzar. Si llegas con el cuello uterino maduro estupendo, probablemente avanzarás a la etapa siguiente. Si el cuello uterino no está dilatado, ni ha adelgazado, ni está blando, tu médico probablemente te administrará una sustancia hormonal como la prostaglandina E en forma de un gel vaginal (o un supositorio vaginal en forma de tableta) para ini-

ciar el proceso. En este procedimiento indoloro se usa una jeringa para introducir el gel en la vagina cerca del cuello uterino. Después de unas pocas horas para dejar que el gel haga efecto, te revisarán para constatar si el cuello uterino se suaviza y comienza a adelgazar y dilatarse. De no ser así, te administrarán una segunda dosis del gel prostaglandina. En muchos casos, el gel es suficiente para iniciar las contracciones y el parto. Si tu cuello uterino está suficientemente maduro, pero las contracciones no han comenzado, el proceso de inducción continúa (Nota: algunos médicos usan agentes mecánicos para madurar el cuello uterino, como un catéter con un globo inflable, dilatadores graduados para estirarlo gentilmente o, incluso, un agente botánico –llamado Laminaria japonicum– que, cuando se inserta, abre gradualmente el cuello uterino a medida que absorbe el líquido alrededor).

- Si el saco amniótico todavía está intacto, tu médico podría retirar con el dedo las membranas finas que conectan el saco amniótico con el útero para liberar prostaglandina (este proceso no siempre es indoloro y aunque no tiene el propósito de romper la bolsa de agua, a veces lo hace). O también podría romper artificialmente las membranas para tratar de iniciar el parto (consulta la página 403).

- Si ni la prostaglandina ni la remoción o ruptura de las membranas han provocado contracciones regulares, tu médico te administrará lentamente Pitocin por vía intravenosa, una forma sintética de la hormona oxitocina (que es producida naturalmente por el organismo por medio del embarazo y que también desempeña un papel importante en el parto), hasta que las contracciones estén bien establecidas.

El fármaco misoprostol, administrado por la vagina, podría utilizarse como alternativa a otras técnicas de maduración e inducción. Algunas investigaciones demuestran que el misoprostol reduce la cantidad de oxitocina necesaria y acorta el parto.

- Tu bebé será controlado constantemente para determinar cómo va lidiando con el parto, al igual que tú, para asegurar que el fármaco no sobreestimule el útero, desencadenando contracciones demasiado prolongadas o intensas. Si eso sucede, la tasa de infusión puede reducirse o abandonarse todo el proceso. Una vez que tus contracciones estén a toda marcha, la oxitocina podría cesar o disminuirse la dosis, y tu parto debería avanzar al igual que un parto no inducido.

- Si después de 8 a 12 horas de oxitocina el parto no ha comenzado o progresado, tu médico podría detener el proceso de inducción para darte la oportunidad de descansar antes de intentarlo nuevamente o, dependiendo de las circunstancias, podría detener el proceso para dar paso a una cesárea.

Comer y Beber durante el Parto

"He oído versiones contradictorias acerca de si está bien comer y beber durante el parto"

¿Debes incluir la comida en tu agenda cuando estás en proceso de parto? Eso depende de con quién hables. Algunos médicos prohíben toda comida y bebida durante el parto, basándose en la teoría de que el alimento en el aparato digestivo podría ser aspirado, o "respirado hacia adentro", de ser necesaria la anestesia general de emergencia. Estos médicos suelen aceptar los cubitos de hielo, suplementados según necesidad por líquidos intravenosos. Muchos otros profesionales permiten líquidos y sólidos ligeros (léase: pizza sin corteza rellena) durante un parto de bajo riesgo, argumentando que una mujer necesita tantos líquidos como calorías para mantenerse fuerte y hacer mejor su trabajo, y que el riesgo de la aspiración (que sólo existe si se emplea anestesia general, y que rara vez existe excepto en situaciones de emergencia), es extremadamente bajo: 7 en 10 millones de nacimientos. Esta posición ha sido respaldada por investigaciones, según las cuales las mujeres a quienes les permiten comer y beber durante el parto tienen procesos más breves en un promedio de 90 minutos, tienen menos probabilidad de necesitar oxitocina para acelerar el parto, requieren menos analgésicos, y tienen bebés con mayores registros en la puntuación Apgar que las mujeres que ayunan. Consulta con el médico para saber qué incluirá tu menú durante el parto.

Aunque tu médico te dé el visto bueno para comer, lo más probable es que no estés ansiosa por comer demasiado cuando empiecen las contracciones a toda marcha (y, además, tendrás muchas distracciones). Después de todo, el parto realmente puede arruinarte el apetito. De todos modos, un ocasional bocadillo ligero y fácil de digerir durante las primeras horas del parto –chupetines helados, Jell-O, puré de manzana, frutas cocidas, pasta sola, tostada con mermelada o sopas claras son opciones ideales– podría ayudarte a mantener tus energías cuando más las necesitas (probablemente no serás capaz de comer, o no querrás hacerlo, durante las etapas posteriores del parto activo). Cuando decidas –con la ayuda de tu médico– qué comer y cuándo, también recuerda que el parto puede

Parto de Emergencia: Consejos para el Acompañante

En la Casa o en la Oficina

1. Trata de mantener la calma mientras consuelas y tranquilizas a la madre. Recuerda que aunque no sepas absolutamente nada sobre cómo ayudar a dar a luz a un bebé, el cuerpo de la madre y su bebé pueden hacer la mayor parte del trabajo por su cuenta.

2. Llama al 911 (o tu número local de emergencia) y solicita el servicio médico de emergencia. Pídeles que contacten al médico de la madre.

3. Haz que la madre empiece a jadear para impedir que empuje.

4. Si hay tiempo, lávate las manos y lava el área vaginal de la madre con agua y jabón (usa un producto antibacterial, si tienes uno a mano).

5. Si hay tiempo, coloca a la madre sobre la cama (o un escritorio o una mesa) y deja que las nalgas queden ligeramente al borde, con las manos bajo los muslos para mantenerlos elevados. Un par de sillas podría servir de apoyo para los pies de la madre. Unas pocas almohadas o almohadones debajo de los hombros y la cabeza le ayudarán a enderezarse en una posición a medio sentar, que puede facilitar el alumbramiento. Si estás esperando la ayuda de emergencia y la cabeza del bebé todavía no ha aparecido, haz que la madre se acueste a lo largo, ya que así se podría retrasar el alumbramiento hasta que llegue el personal médico.

Si es posible, protege la superficie de "la sala de parto improvisada", con un mantel de plástico, cortina de baño, periódicos, toallas o material similar. Puedes colocar un recipiente debajo de la vagina de la madre para recoger el líquido amniótico y la sangre.

6. Si no hay tiempo para llevarla a una cama o una mesa, coloca periódicos o toallas limpias o ropa doblada debajo de las nalgas de la madre. Protege la superficie de ser posible, tal como se describe en el número 5.

7. Cuando empiece a aparecer el extremo de la cabeza del bebé, pídele a la madre que jadee o sople (pero que no empuje) y aplica una gentil presión en el periné (el área entre la vagina y el ano), para impedir que la cabeza salga súbitamente. Deja que la cabeza emerja gradualmente, y no trates de tirarla. Si ves una sección del cordón umbilical alrededor del cuello del bebé, inserta un dedo debajo y pásalo suavemente por sobre la cabeza del bebé.

8. A continuación, toma la cabeza gentilmente con las dos manos y presiónala muy suavemente hacia abajo (no tires de ella) pidiéndole a la madre que empuje al mismo tiempo para extraer el primer hombro que se asoma. Cuando aparezca el antebrazo, levántale la cabeza cuidadosamente, tanteando el hombro restante para que salga. Una vez que los hombros están libres, el resto del cuerpo del bebé debería salir fácilmente.

---

provocarte náuseas. Algunas mujeres vomitan a medida que avanza el parto, aun sin haber comido.

Aunque comas o no durante el parto, tu pareja decididamente puede hacerlo y debería hacerlo (no lo querrás débil cuando más lo necesitas).

Recuérdale que coma antes de que vayas al hospital o centro de natalidad (su mente probablemente estará concentrada en tu barriga y no en la suya) y que lleve unos cuantos bocadillos para no alejarse de tu lado cuando le empiece a rugir el estómago.

9. Coloca el bebé sobre el abdomen de la madre o, si el cordón es suficientemente largo (no lo jales), sobre su pecho. Envuelve rápidamente al bebé en mantas, toallas o cualquier otra prenda que esté limpia.

10. Limpia la boca y nariz del bebé con un paño limpio. Si todavía no ha llegado la ayuda y el bebé no respira ni llora, frótale la espalda, manteniendo su cabeza más baja que los pies. Si todavía no comienza a respirar, despéjale la boca un poco más con un dedo limpio y dale dos bocanadas de aire, rápidas y extremadamente suaves, en su boca y nariz.

11. No trates de sacar la placenta. Pero si sale por sí sola antes de que llegue la ayuda de emergencia, envuélvela en toallas o periódicos y, si es posible, mantenla elevada por encima del nivel del bebé. No hay necesidad de tratar de cortar el cordón.

12. Mantén a la madre y el bebé abrigados y cómodos hasta que llegue la ayuda profesional.

Camino del Hospital

Si estás en tu automóvil y el alumbramiento es inminente, detente en algún lugar seguro. Si tienes un teléfono celular a mano, llama para pedir ayuda. Si no lo tienes, enciende las luces de advertencia o intermitentes. Si alguien se detiene a ayudar, pídele que llame al 911 o al servicio médico local de emergencia. Si estás en un taxi, dile al conductor que pida ayuda por radio o que use su propio celular.

De ser posible, ayuda a la madre en el asiento posterior. Colócale debajo un abrigo, una chaqueta o una manta. Después, si no ha llegado la ayuda de emergencia, sigue los pasos indicados para el alumbramiento en la casa. En cuanto nazca el bebé, dirígete al hospital más cercano.

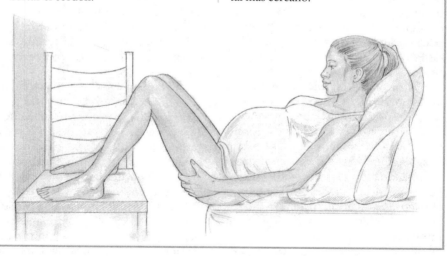

Suero Intravenoso de Rutina (IV)

"¿Es cierto que me administrarán suero intravenoso en cuanto ingrese en el hospital cuando esté en parto?"

Eso depende de las políticas del hospital donde darás a luz. En algunos hospitales es de rutina dar suero intravenoso a todas las embarazadas, un catéter flexible insertado en la vena (por lo general, en la mano o en el antebrazo) para suministrar fluidos y medicación. Se hace por precaución, para prevenir la deshidratación, como también para ahorrar un paso más adelante en caso de que surja una emergencia y se necesite medicación (en ese caso ya hay una línea instalada para administrar los fármacos, y no se necesitan más pinchazos). Otros hospitales y médicos omiten el suero intravenoso de rutina y, en cambio, esperan hasta que exista una necesidad evidente. Consulta por anticipado cuál es la política de tu médico, y si te opones enérgicamente a que administren suero intravenoso, díselo. Quizás sea posible esperar hasta que surja la necesidad, si es que se presenta.

Decididamente recibirás suero si la epidural es parte del plan. Los fluidos son administrados rutinariamente antes y durante la aplicación de la epidural, para reducir la probabilidad de una baja de presión sanguínea, un efecto secundario común de esta vía para el alivio del dolor. El suero intravenoso también permite una administración más fácil de Pitocin si se necesita intensificar el proceso de parto.

Si terminas recibiendo un suero intravenoso de rutina o uno con epidural que esperabas evitar, probablemente notarás que no es tan molesto. Es sólo ligeramente incómodo cuando se inserta la aguja, pero después casi ni te darás cuenta. Cuando está instalado en una barra móvil, lo puedes llevar contigo al baño o en una caminata por el pasillo. Si te opones enérgicamente al suero intravenoso, pero las políticas del hospital disponen lo contrario, pregunta a tu médico si administrar heparina (*heparin lock*) podría ser una opción en tu caso.

La heparina se inserta a través de un catéter en la vena, que queda conectado, para prevenir coágulos. Con esta opción el personal del hospital tiene acceso a una vena abierta en el caso de una emergencia, pero no te conecta innecesariamente a una barra.

Monitoreo Fetal

"¿Estaré conectada a un monitor fetal mientras estoy en el proceso de parto? ¿Cuál es el propósito?"

Para alguien que se ha pasado los primeros nueve meses de su vida flotando pacíficamente en un baño amniótico tibio y reconfortante, el trayecto a través de los estrechos confines de la pelvis maternal no será tarea fácil. Tu bebé será exprimido, comprimido, empujado y moldeado con cada contracción. Y aunque la mayoría de los bebés viaja por el canal de parto sin problemas, otros sienten el estrés de ser exprimidos, comprimidos, empujados y moldeados, y reaccionan con una desaceleración en la tasa cardíaca, movimientos rápidos o lentos, u otros signos de sufrimiento fetal. Un monitor fetal evalúa el modo en que tu bebé está lidiando con el estrés del parto, registrando la respuesta de su latido cardíaco a las contracciones uterinas.

¿Pero eso significa que el monitoreo debe ser continuo? La mayoría de los expertos dice que no, y se fundamenta en investigaciones según las cuales en los casos de parto de bajo riesgo sin medicamentos se puede evaluar efectivamente la condición del bebé con revisiones cardíacas intermitentes mediante un Doppler o un monitor fetal. Por eso, si entras en esa categoría, probablemente no te conectarán a un monitor fetal durante todo el parto. Sin embargo, si te inducen, si tienes una epidural o si presentas determinados factores de riesgo (como presentar coloración con meconio), es muy probable que te conecten a un monitor fetal durante todo el parto.

He aquí tres tipos de monitoreo fetal continuo:

Monitoreo externo. En este tipo de monitoreo, usado con mayor frecuencia, se fijan dos dispositivos en el abdomen. Uno, un receptor y transmisor de ultrasonidos, registra el latido fetal. El otro, un manómetro, mide la intensidad y duración de las contracciones uterinas. Ambos están conectados a un monitor, y las medidas se registran de manera digital e impresa. Cuando estás conectada a un monitor externo, podrás moverte alrededor de la cama o de un sillón cercano, pero no tendrás completa libertad de movimientos a menos que se use telemetría (lee esta misma página).

Durante la segunda etapa del parto (cuando empieces a empujar), cuando las contracciones pueden sobrevenir con tanta velocidad e intensidad que es difícil saber cuándo empujar y cuándo detenerse, el monitor puede usarse para indicar con precisión el comienzo y el final de cada contracción. O también el uso del monitor podría abandonarse prácticamente durante esta etapa a fin de no interferir con tu concentración. En este caso, la tasa cardíaca de tu bebé será controlada periódicamente a través de un Doppler.

Monitoreo interno. Cuando se requieren resultados más precisos –como cuando hay motivos para sospechar que el bebé está experimentando sufrimiento fetal– podría usarse un monitor interno. En este tipo de monitoreo te insertan un electrodo diminuto en la vagina hasta el cuero cabelludo de tu bebé, y te colocan un catéter en el útero o fijan un manómetro externo en el abdomen para medir la intensidad de tus contracciones. Aunque el monitoreo interno ofrece un registro ligeramente más preciso del latido cardíaco del bebé y de tus contracciones que el monitor externo, sólo se usa cuando es necesario (ya que su uso conlleva un ligero riesgo de infección). Tu bebé podría presentar un pequeño moretón o rasguño donde se insertó el electrodo, pero cicatrizará en unos pocos días. Con un monitor interno tus movimientos estarán más limitados, pero de todos modos podrás cambiar de posición.

Monitoreo con telemetría. Disponible sólo en algunos hospitales, este tipo de monitoreo usa un transmisor que se fija en el muslo para transmitir el tono cardíaco del bebé (por medio de ondas radiales) hasta el puesto de la enfermera, permitiéndote dar una o dos vueltas por el pasillo sin que se interrumpa el monitoreo por un solo instante.

Ten en cuenta que tanto con el monitoreo interno como el externo, las falsas alarmas son comunes. La máquina puede empezar a sonar intermitentemente si el transductor se ha movido de su lugar, si el bebé ha cambiado de posición, si el monitor no funciona correctamente, o si las contracciones comienzan a cobrar una intensidad repentina. Tu médico tendrá en cuenta todos estos y otros factores antes de llegar a la conclusión de que tu bebé esté en dificultades. Si los registros anormales continúan, pueden llevarse a cabo otras evaluaciones (como estimulación del cuero cabelludo fetal) para determinar la causa del conflicto. Si se confirma sufrimiento fetal, lo más seguro es que se opte por la cesárea.

Ruptura Artificial de Membranas

"Me temo que si la bolsa de agua no se rompe por sí sola, el médico tendrá que desgarrarla artificialmente. ¿Me dolerá?"

La mayoría de las mujeres no siente nada cuando se rompen artificialmente sus membranas, especialmente si ya está en proceso de parto (cuando hay dolores mucho más significativos con que lidiar). Si experimentas cierta incomodidad, será probablemente por la introducción en la vagina del Amniohook (el dispositivo largo de plástico que parece un gancho de tejido crochet y punta afilada, usado para efectuar el procedimiento) que por la ruptura en sí. También es probable que todo lo que sientas sea sólo un chorrito de agua seguido pronto –al menos eso se espera– por contracciones más fuertes y más rápidas que harán mover a tu bebé. La ruptura artificial de las membranas también se efectúa para permitir otros procedimientos, como monitoreo fetal interno, cuando es necesario.

Aunque las investigaciones más recientes parecen indicar que la ruptura artificial de las membranas no acorta el período del parto ni disminuye la necesidad de Pitocin, muchos médicos recurren a ella en un intento por agilizar un parto muy lento. Si no hay un motivo apremiante para romper las membranas (el parto avanza normalmente), tú y tu médico podrían decidir esperar hasta que ocurra naturalmente. A veces, las membranas se quedan obstinadamente intactas durante el nacimiento (el bebé llega todavía rodeado por la bolsa de agua, lo que significa que deberá romperse inmediatamente después de nacer), lo que tampoco presenta problema.

Una Episiotomía

"Oí decir que las episiotomías ya no son de rutina. ¿Es cierto?"

Afortunadamente, oíste bien. La episiotomía –un corte quirúrgico en el periné (el área muscular entre la vagina y el ano) para agrandar la abertura vaginal justo antes de que aparezca la cabeza del bebé– ya no se practica rutinariamente al dar a luz. De hecho, en estos días las parteras y la mayoría de los médicos rara vez efectúan el corte sin una buena razón.

No siempre fue así. En un tiempo se suponía que la episiotomía prevenía el desgarro espontáneo del periné y la incontinencia urinaria y fecal posparto, como también que reducía el riesgo de trauma de nacimiento del bebé (por empujar con su cabeza por mucho tiempo y con fuerza el periné). Pero ahora se sabe que los infantes llegan bien sin necesidad de episiotomía, y que las madres también parecen estar mejor sin ella. El parto promedio no parece ser más largo, y las madres a menudo experimentan menor pérdida de sangre, menor infección y menor dolor perineal después de dar a luz sin una episiotomía (aunque de todos modos podrías experimentar pérdida de sangre e infección con un desgarro). Además, las investigaciones han indicado que las episiotomías tienen mayor probabilidad que los desgarros espontáneos de convertirse en desgarros graves de tercer o cuarto grado (los que están en las proximidades o en el interior del recto, causando a veces incontinencia fecal).

Pero aunque las episiotomías ya no se recomiendan, todavía tienen un papel reservado en determinadas circunstancias. Por ejemplo, cuando el bebé es grande y necesita una ruta de salida más amplia, cuando el bebé necesita salir rápidamente, cuando hay que utilizar fórceps o ventosa obstétrica, o para dar alivio a la distocia de hombro (cuando un hombro queda atascado en el canal de parto durante el alumbramiento).

Si necesitas una episiotomía, te aplicarán una inyección (si hay tiempo) con un analgésico local antes del corte, aunque podrías no necesitar una local si ya te anestesiaron con una epidural o si el perineo ya está adormecido por la presión de la cabeza de tu bebé durante la coronación. Tu médico tomará entonces las tijeras quirúrgicas y hará una incisión mediana (también llamada línea media; un corte directamente hacia el recto) o una incisión medio lateral (que se aleja del recto en forma oblicua). Después de la aparición de tu bebé y de la placenta, el médico coserá la incisión (te darán una inyección de analgésico local si no recibiste una o si ha pasado el efecto de la epidural).

Para reducir la posibilidad de que necesites una episiotomía y para facilitar el alumbramiento sin tener que recurrir a una, algunas parteras recomiendan el masaje perineal (lee la página 380) durante algunas semanas antes de la fecha indicada, si eres una mamá primeriza (si has dado a luz vaginalmente antes, el masaje previo probablemente no logrará mucho más). Durante el parto, también pueden ser de ayuda: compresas tibias para aliviar la incomodidad perineal, masaje perineal, estar de pie o de cuclillas y exhalar o gruñir mientras empujas para facilitar que se estire el periné. Durante la fase en que tengas que empujar, tu médico probablemente usará presión perineal, la aplicación de una presión gentil en el periné para que la cabeza de tu bebé no emerja demasiado rápido y cause un desgarro innecesario.

Si todavía no lo has hecho, discute acerca de la episiotomía con tu médico. Es muy probable que coincida con la opinión de que no debería hacerse a menos que hubiese un buen motivo. Si te parece, documenta también en tu plan de natalidad lo que piensas de este procedimiento. Pero ten en cuenta que, muy ocasionalmente, las episiotomías resultan ser necesarias, y que la decisión final debe tomarse en la sala de parto, cuando esa cabecita adorable se asome.

Fórceps

"¿Qué probabilidad hay de que necesite fórceps para dar a luz?"

Bastante improbable en estos días. Los fórceps –instrumentos largos y curvos en forma de tenaza que se usan para ayudar a que la cabeza del bebé descienda por el canal de parto– sólo son usados en un porcentaje muy reducido de nacimientos (la extracción con ventosa es más común; lee la siguiente pregunta). Pero si tu médico decide usar fórceps, tranquilízate, ya que son tan seguros como una cesárea o una extracción con ventosa cuando un profesional experimentado los usa correctamente (muchos médicos jóvenes no han sido entrenados en su uso, y algunos se resisten a utilizarlos).

Los fórceps son considerados cuando una mujer en proceso de parto está exhausta o tiene una afección cardíaca o hipertensión sanguínea que podrían perjudicar su salud si hace esfuerzos extenuantes. También podrían usarse si hay urgencia para que el bebé salga debido a sufrimiento fetal (suponiendo que el bebé esté en una posición favorable, por ejemplo, cerca de la coronación), o si el bebé está en una posición desfavorable durante la etapa de empujar (los fórceps pueden usarse para hacer rotar la cabeza del bebé a fin de facilitar su salida).

El cuello uterino deberá estar totalmente dilatado, la vejiga vacía y las membranas rotas antes de que se usen los fórceps. Después te aplicarán un anestésico local (a menos que tengas una epidural en curso). Es probable también que te hagan una episiotomía para agrandar la apertura vaginal y permitir la colocación de los fórceps. Los extremos curvos de los fórceps se colocarán de a uno a la vez alrededor de las sienes del bebé, fijados en posición y usados para extraerlo gentilmente. Los fórceps podrían provocar algunos moretones o hinchazón en el cuero cabelludo del bebé, pero desaparecerán a los pocos días.

Si tu médico intenta usar los fórceps, pero con un resultado infructuoso, probablemente te harán una cesárea.

Extracción con Ventosa

"El obstetra de mi amiga usó una extracción con ventosa para facilitar el alumbramiento. ¿Es lo mismo que los fórceps?"

Hace el mismo trabajo. El extractor por ventosa es una taza de plástico que se coloca en la cabeza del bebé y usa una succión gentil para ayudarle a salir por el canal del parto. La succión previene que la cabecita vuelva a subir por el canal entre contracciones y puede usarse para ayudar a la mamá mientras empuja durante las contracciones. La extracción con ventosa se usa en un 5% de los alumbramientos y ofrece una buena alternativa a los fórceps y la cesárea en las circunstancias adecuadas.

Tu médico podría usar la extracción con ventosa por el mismo motivo que podría usar fórceps durante el nacimiento (lee la pregunta anterior). Los alumbramientos por succión se asocian a un menor trauma en la vagina (y

Extractor con Ventosa

posiblemente menos probabilidades de necesitar una episiotomía) y una menor necesidad de anestesia local que en el caso de los fórceps, motivos por los cuales cada vez más médicos la prefieren por sobre los fórceps.

Los bebés nacidos por extracción con ventosa experimentan cierta hinchazón en el cuero cabelludo que, por lo general, no es seria, no requiere tratamiento y desaparece en unos pocos días. Al igual que con los fórceps, si esta técnica no da resultado para permitir la salida exitosa del bebé, se recomienda realizar una cesárea.

Si durante el nacimiento el médico te sugiere la necesidad de una extracción con ventosa para acelerar el proceso, podrías querer preguntarle si puedes descansar durante varias contracciones (si el tiempo lo permite) antes de intentarlo nuevamente. Esa pausa podría ayudarte a reponer fuerzas como para empujar y dar a luz a tu bebé. También puedes intentar un cambio de posición: apoyarte sobre manos y pies o en cuclillas. Es posible que la fuerza de gravedad cambie de posición la cabeza del bebé.

Antes del parto, pregúntale al médico todo lo que necesites saber sobre el posible uso de la extracción con ventosa (o fórceps). Mientras más sepas, mejor preparada estarás para todo lo que se te presente al dar a luz.

Posiciones de Parto

"Sé que no es conveniente acostarse de espaldas durante el parto. ¿Pero cuál es la mejor posición?"

No hay necesidad de pasar el parto acostada y, de hecho, tenderse de espaldas es probablemente el modo

Posiciones de Parto

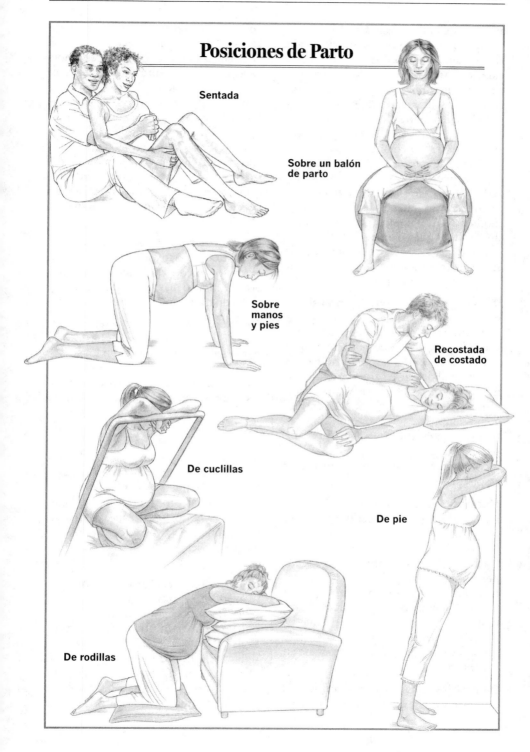

Sentada

Sobre un balón
de parto

Sobre
manos
y pies

Recostada
de costado

De cuclillas

De pie

De rodillas

menos eficiente de dar a luz: primero, porque no estás aprovechando la ayuda de la gravedad para que tu bebé pueda salir, y segundo, porque existe el riesgo de comprimir importantes vasos sanguíneos (y posiblemente de interferir con el flujo sanguíneo al feto). Se aconseja a las futuras mamás tomar cualquier otra posición que sea cómoda y cambiar de posición cada vez que puedan (y quieran). Moverte durante el proceso de parto, como también variar frecuentemente de posición, no sólo alivia la incomodidad sino también podría permitir un resultado más rápido.

Puedes escoger cualquiera de las siguientes posturas para el parto y alumbramiento (o sus variantes):

De pie o caminar. Ponerte en posición vertical no sólo ayuda a aliviar el dolor de las contracciones sino también aprovecha la gravedad, que podría permitir que la pelvis se abra y tu bebé descienda por el canal de parto. Aunque es improbable que te encamines a una pista, mucho menos una vez que las contracciones empiecen a todo vapor, caminar (o inclinarte, apoyándote sobre una pared o tu compañero) puede ser una medida efectiva durante las primeras etapas del parto.

Mecerse. Aunque tu bebé todavía no ha nacido, igualmente disfrutará un poquito de balanceo, al igual que tú, en especial cuando empiecen las contracciones. Acomódate en una silla o permanece erguida y mécete hacia adelante y hacia atrás. El movimiento podría permitir que tu pelvis se mueva y estimular al bebé a descender. Permanecer derecha te permite usar a tu favor la fuerza de gravedad para que te ayude en el proceso.

De cuclillas. Una vez que te aproximes a la fase de empujar, podrías ponerte de cuclillas. Hay un motivo por el cual las mujeres han dado a luz en posición de cuclillas durante siglos: da resultado. Esa posición permite que la pelvis se abra completamente, dando a tu bebé más espacio para moverse hacia abajo. Puedes usar a tu pareja como respaldo (probablemente te temblarán las piernas, de modo que necesitarás todo el apoyo que puedas conseguir), o puedes usar una barra, a menudo adosada a la cama del hospital (al apoyarte sobre ella evitarás que se te cansen las piernas en esta posición).

Balones de parto. Sentarte o inclinarte sobre uno de estos grandes balones de ejercicios puede ayudarte a abrir la pelvis, y es mucho más fácil que permanecer de cuclillas durante períodos largos.

Sentarse. Ya sea en la cama (el respaldo de la cama puede elevarse hasta quedar sentada casi derecha), en los brazos de tu compañero o sobre un balón de parto, sentarte puede aliviar el dolor de las contracciones y podría permitir que la gravedad te ayude a hacer descender a tu bebé por el canal de parto. También podrías considerar una silla de parto, si hay alguna disponible, especialmente diseñada para apoyar a la mujer si adopta la posición sentada o de cuclillas durante el alumbramiento y, teóricamente, para acelerar el parto. Otra ventaja: las mamás tienen una mejor visión del nacimiento en esta posición.

Arrodillarse. ¿Tienes parto con dolor de espalda? Arrodillarte sobre una silla o sobre los hombros de tu marido es una buena posición cuando la cabeza del bebé presiona tu columna vertebral. Estimula al bebé a moverse hacia delante, quitándote esa carga de la espalda. Aunque no experimentes un parto con dolor de espalda, arrodillarte podría ser una posición efectiva para el alumbramiento. Estar de rodillas te permite desplazar y transferir parte de la presión hacia la zona inferior de la columna mientras empujas, lo que parece reducir aún más el dolor del alumbramiento que si estás sentada.

Sobre manos y pies. Ponerte en esta posición es otro medio de sobrellevar más cómodamente el parto con dolor de espalda, y ayuda a tu cachorrito a salir más rápido. Esta posición te permite hacer inclinaciones pélvicas para mayor comodidad, a la vez que da a tu compañero o tu doula acceso a tu espalda para masajearte y ejercer presión. Incluso, podrías considerar dar a luz en esta posición (no importa qué clase de parto tengas), ya que ayuda a abrir la pelvis y usa la gravedad para estimular la salida del bebé.

Recostada de lado. ¿Estás demasiado cansada para sentarte? ¿O permanecer de cuclillas? Acostarte de costado es mucho mejor que hacerlo de espaldas, ya que no comprime las venas más importantes de tu organismo. También es una buena opción para dar a luz, ya que ayuda a desacelerar un nacimiento demasiado apresurado como también a aliviar el dolor de algunas contracciones.

Recuerda que la mejor posición es la que sea mejor para ti. Y lo que es mejor en las primeras etapas del parto podría hacerte sentir miserable más adelante, por lo tanto cambia de posición tanto –o tan poco– como quieras. Si estás siendo monitoreada continuamente, tus movimientos se verán limitados. Te resultará difícil caminar, por ejemplo, pero no tendrás problema para ponerte de cuclillas, mecerte, sentarte, apoyarte sobre tus manos y pies o recostarte de lado. E incluso si te han administrado una epidural, podrás sentarte, recostarte de costado o mecerte.

Distensión Provocada por el Parto

"Me inquieta la posibilidad de que mi vagina se estire y se desgarre durante el alumbramiento. ¿Volverá a ser la misma de antes?"

Decididamente la Madre Naturaleza tenía a las mamás en mente cuando diseñó las vaginas. Su increíble elasticidad y sus pliegues estilo acordeón permiten que este notable órgano se abra para dar a luz (y permitir la salida de ese bebé de 7 a 8 onzas) y después –en un período de semanas tras el alumbramiento– volver casi a su tamaño original. En otras palabras, tu vagina está diseñada para pasar por este proceso.

El periné también es elástico, aunque menos que la vagina. Los masajes durante los meses anteriores al parto

La Puntuación Apgar

La puntuación Apgar es el primer examen de tu bebé, y es un medio de evaluar rápidamente la condición de tu recién nacido. Al minuto, y luego a los cinco minutos después del nacimiento, una enfermera, partera o médico controla su Apariencia (color), Pulso (latido cardíaco), Mueca (reflejos), Actividad (tono muscular) y Respiración. Los bebés que obtienen más de 6 puntos, como es el caso de la mayoría, están bien. Los que tienen entre 4 y 6 suelen necesitar resucitación, que generalmente incluye succionar las vías respiratorias y administrarles oxígeno. Los que obtienen menos de 4, requieren técnicas de resucitación más enérgicas.

podrían ayudar a aumentar su elasticidad y reducir el estiramiento (aunque no te excedas; lee la página 380). Igualmente, entrenar los músculos de la pelvis con los ejercicios de Kegel durante este período podría afianzar su elasticidad, fortalecerlos y acelerar su retorno a la normalidad.

La mayoría de las mujeres encuentra que el ligero aumento en el espacio vaginal que típicamente se experimenta en el posparto es imperceptible y no interfiere para nada con el placer sexual. Para aquellas que eran demasiado ceñidas, ese espacio extra podría ser una ventaja decisiva, haciendo las relaciones sexuales más placenteras y, en algunos casos, literalmente menos dolorosas. Muy ocasionalmente, sin embargo, en una mujer que antes estaba "a punto", la distensión vaginal es tal que reduce la satisfacción sexual. A menudo, los músculos vaginales se ajustan a tiempo. Practicar los ejercicios de Kegel fiel y frecuentemente ayuda a acelerar ese proceso. Si seis meses después de dar a luz todavía sientes que tu vagina no ha vuelto a su tamaño original, consulta al médico sobre otros posibles tratamientos.

Sangre a la Vista

"La vista de la sangre me impresiona. No estoy segura si podré observar el nacimiento de mi bebé"

Buena noticias para las madres aprensivas. En primer lugar, durante el parto no se derrama mucha sangre, al menos no más de la que ves en tus períodos. Segundo, no serás realmente una espectadora en el parto sino una participante muy activa, que tendrá que aplicar toda su concentración y energía a empujar para ayudar a salir al bebé. En medio del entusiasmo y la expectativa (y admitámoslo, del dolor y la fatiga), es improbable que adviertas, y mucho menos que te impresione, algún sangrado. Si les preguntas a tus amigas que han sido mamás recientemente, pocas podrán contarte cuánta sangre hubo durante el parto (si es que la hubo).

Si de todos modos estás convencida de que no deseas ver sangre alguna, sencillamente quita la vista del espejo en el momento del nacimiento (y también mira para otro lado si te practican una episiotomía). En cambio, mira más allá de tu barriga para tener una buena visión del bebé cuando aparezca. Desde este punto de vista, prácticamente no verás nada de sangre. Pero antes de decidirte a no observar el nacimiento de tu propio bebé, ve algunos partos ajenos en DVDs. Probablemente estarás más asombrada que aterrorizada.

Algunos papás también se preocupan acerca de cómo reaccionarán al presenciar el nacimiento. Si tu marido está nervioso por este aspecto del parto, pídele que lea la página 522.

El Nacimiento

Dar a luz es el gran desafío de una vida, pero también una demanda emocional y física como ninguna otra. Es una experiencia que estarás esperando con ansiedad (y quizás un poco de temor), pero que probablemente recordarás –cuando todo haya pasado– con la alegría más desbordante (y quizás un poco de alivio).

Afortunadamente, no irás sola.

Además del apoyo de tu compañero, habrá también numerosos profesionales médicos en la escena. Pero aun con toda esa experiencia a tu lado, te ayudará a aprender algo por tu cuenta.

Después de nueve meses –graduándote de náuseas a hinchazones, de acidez estomacal a dolor de espaldas–, prácticamente ya sabes a cierta ciencia lo que puedes esperar cuando estás esperando. ¿Pero qué puedes esperar cuando estés en el parto y alumbramiento?

En realidad es algo difícil de pronosticar (digamos imposible). Como todo embarazo, cada parto y alumbramiento es diferente. Pero al igual que fue un consuelo saber lo que podías esperar durante los meses de gestación de tu bebé, también será reconfortante tener una idea general de lo que podrías esperar durante las horas del parto. Incluso si termina siendo completamente distinto a lo que esperabas (con la excepción de ese final feliz para atesorar y acurrucar).

Etapas y Fases del Parto

El parto se desarrolla en tres etapas: proceso de parto, alumbramiento del bebé y salida de la placenta. A menos que el proceso de parto se abrevie (o elimine) con una cesárea, todas las mujeres pasan por esta etapa, que incluye el parto inicial, el parto activo y el parto de transición. La frecuencia e intensidad de las contracciones puede ayudar a precisar en qué fase del parto estás, así como también algunos de los síntomas que estás experimentando en el proceso. Los exámenes internos periódicos confirmarán el progreso.

Etapa Uno: Proceso de parto

Fase 1, Inicial (Latente): adelgazamiento (borramiento) y apertura (dilatación) del cuello del útero hasta 3 cm; contracciones de 30 a 45 segundos de duración, a intervalos de 20 minutos o menos.

Fase 2, Activa: dilatación del cuello del útero hasta 7 cm; contracciones de 40 a 60 segundos de duración y con 3 a 4 minutos de diferencia.

Fase 3, De transición: dilatación del cuello del útero hasta 10 cm (totalmente dilatado); contracciones de 60 a 90 segundos de duración y separadas de 2 a 3 minutos.

Etapa Dos: Nacimiento del bebé

Etapa Tres: Salida de la placenta

Etapa Uno: Parto

Fase 1: Inicio

Esta fase es habitualmente la más prolongada y, afortunadamente, la menos intensa del parto. Durante un lapso de horas, días o semanas (a menudo sin contracciones perceptibles ni molestas), o durante un período de dos a seis horas con contracciones inequívocas, tu cuello uterino comenzará a adelgazar y se dilatará hasta 3 centímetros.

En esta fase por lo general las con-

Toma Nota

En vez de tomar el primer pedacito de papel que encuentras para escribir la frecuencia de tus contracciones, abre la sección del nacimiento en el Diario y Organizador de Qué Esperar en el Embarazo (*The What to Expect Pregnancy Journal and Organizer*) y registra allí toda la información y tu experiencia del parto (o, mejor aun, haz que lo haga tu pareja). De este modo tendrás un *souvenir* para ayudarte a recordar el acontecimiento… aunque difícilmente lo olvidarás.

tracciones duran de 30 a 45 segundos, aunque pueden ser más breves. Tienen una intensidad de leve a moderada, pueden ser regulares o irregulares (a intervalos de unos 20 minutos, más o menos) y se van acercando progresivamente, aunque no necesariamente siguiendo una pauta regular.

Durante esta fase temprana del parto, podrías experimentar alguno o todos los siguientes síntomas:

- Dolor de espalda (ya sea constante o con cada contracción)

- Calambres parecidos a los de la menstruación

- Presión en el bajo abdomen

- Indigestión

- Diarrea

- Una sensación de calor en el abdomen

- Pérdida de sangre (mucosidad manchada de sangre)

- Ruptura de las membranas amnióticas (se romperá la bolsa de agua), aunque

es más probable que ocurra durante el parto activo.

Emocionalmente podrías sentir entusiasmo, alivio, expectativa, incertidumbre, ansiedad, temor. Algunas mujeres están relajadas y conversadoras, mientras que otras tensas y aprensivas.

Qué puedes hacer. Por supuesto estás excitada (y nerviosa), pero es importante relajarte, o al menos intentarlo. Esto podría tardar un rato.

- Si es de noche, trata de dormir (quizás no puedas hacerlo después, cuando las contracciones lleguen con todo). Si toda esa adrenalina en efervescencia no te deja dormir, levántate y haz algunas tareas domésticas para distraerte. Cocina algunos platos más para agregar a la reserva en el congelador, dobla la ropa del bebé, termina de lavar para que la canasta de la ropa esté vacía cuando regreses (volverá a llenarse muy pronto), o conéctate a tu tablero de mensajes favorito para saber si hay alguien en tu misma situación. Si es de día, cumple con tu rutina habitual, siempre que no te lleve lejos de casa (no vayas a ningún sitio sin tu celular). Si estás en el trabajo, es probable que quieras dirigirte a tu casa (difícilmente podrás terminar algo en el trabajo). Si no has planeado nada, realiza una actividad relajante para mantenerte ocupada. Sal a caminar, ve televisión, envía correos electrónicos a las amistades y familiares, termina de empacar.

- ¡Avisa a la prensa! Bueno… quizás no a la prensa (al menos todavía), pero decididamente querrás poner en alerta a tu compañero si no está a tu lado. Si él está en el trabajo probablemente no tendrá que salir corriendo –a menos que quiera hacerlo–, ya que a esta altura no hay mucho que pueda hacer. Si has contratado a una doula, sería buena idea comunicárselo también a ella.

- Come algún bocadillo ligero si estás hambrienta (sopa, tostada con mermelada, pasta sola o arroz, Jell-O, un helado chupetín, una banana o algo que tu médico te haya sugerido). Éste es el mejor momento para consumir alimentos energéticos. Pero no comas pesado y evita los alimentos difíciles de digerir (hamburguesas, papitas fritas). También te conviene evitar todo lo que sea ácido como jugo de naranja o limonada. Y decididamente bebe agua, ya que es importante mantenerte hidratada.

- Ponte cómoda. Date una ducha tibia, usa una almohadilla térmica si te duele la espalda, toma acetaminofeno (Tylenol) si tu médico lo aprueba. No tomes aspirina o ibuprofeno (Advil, Motrin).

- Cronometra las contracciones (desde el comienzo de una hasta el comienzo de la siguiente) durante media hora si parecen acercarse una de otra a menos de 10 minutos de distancia y cuéntalas periódicamente, incluso si aún no son tan frecuentes. Pero no te obsesiones con el reloj.

- Recuerda orinar frecuentemente, aunque no sientas la necesidad. Una vejiga llena puede retrasar el progreso del parto.

- Usa técnicas de relajación si te ayudan, pero no empieces ningún ejercicio de respiración todavía porque puedes aburrirte y agotarte mucho antes de que lo necesites realmente.

Para el acompañante: qué puedes hacer. Si estás disponible durante esta fase, aquí te sugerimos lo que puedes hacer para ayudar. Si también hay una doula presente, ella puede compartir contigo lo siguiente:

- Practica a llevar la cuenta de las contracciones. El intervalo entre las contracciones se mide desde el comienzo de una hasta el comienzo de la siguiente. Cuéntalas periódicamente y lleva un registro. Cuando estén a menos de 10 minutos de distancia, lleva la cuenta con mayor frecuencia.

- La calma es contagiosa. Durante esta fase inicial del parto, tu función más importante es mantener a tu compañera relajada. Y lo mejor para ello es mantenerte tú mismo tranquilo, tanto por dentro como por fuera. Le podrías contagiar tu ansiedad sin darte cuenta, que puede transmitirse no sólo con palabras sino también mediante el

Llama a tu Médico Si...

Tu médico probablemente te habrá dicho que no lo llames hasta que estés en la etapa más activa del parto, aunque podría haberte sugerido que lo contactes antes si el parto comienza durante el día o si se rompen las membranas. Llámalo inmediatamente si se te rompen las membranas y el líquido amniótico es turbio o verdusco, si experimentas un sangrado vaginal de color rojo brillante, o si no sientes actividad fetal (será difícil de notar porque estarás distraída por las contracciones, por lo tanto intenta la prueba de la página 312). Aunque quizás no sientas ganas, es mejor que tú llames y hables con el médico, en vez de que lo haga tu acompañante. En un diálogo con intermediarios se puede perder mucha información.

tacto, o aun las expresiones (por favor, nada de ceños fruncidos). Practicar juntos ejercicios de relajación o darle a ella un masaje gentil y lento podría ayudar. Pero es demasiado pronto para que ella empiece los ejercicios de respiración. Por ahora, limítate a respirar.

- Ofrece consuelo, tranquilidad y apoyo. Ella los necesitará de ahora en adelante.

- Conserva tu sentido del humor, y ayúdale a que ella también lo haga; el tiempo vuela, después de todo, cuando te diviertes. Será más fácil reírte ahora que cuando las contracciones lleguen con todo (ella probablemente no encontrará casi nada divertido).

- Prueba a distraerla. Sugiere actividades que les ayude a los dos a desviar su atención del parto: intenten con los videojuegos, vean un episodio de alguna comedia o un programa de reality show, revisen las páginas web de las celebridades para ver quién cumplirá

Rumbo al Hospital o al Centro de Natalidad

En algún momento cerca del fin de la fase inicial o el comienzo de la fase activa (probablemente cuando tus contracciones sucedan cada cinco minutos o menos y más pronto si vives lejos del hospital o si éste no es tu primer bebé), tu médico te dirá que tomes tu maleta y te movilices. Llegar al hospital o centro de natalidad será más fácil si puedes tomar contacto con tu compañero en cualquier lugar y a cualquier hora por teléfono celular o bíper y si puede llegar rápidamente (no trates de conducir y toma un taxi o pide a alguna persona amiga que te lleve si es que no puedes comunicarte con tu compañero); si has planeado tu ruta por anticipado; si estás familiarizada con las reglas del estacionamiento (si puede ser un problema, tomar un taxi sería lo más conveniente), y si sabes qué entrada te llevará más rápido a obstetricia. En el camino, si quieres reclina el asiento frontal lo más atrás que te resulte cómodo (no te olvides de ajustarte el cinturón de seguridad). Si tienes frío, lleva una manta para abrigarte.

Una vez que llegues al hospital o centro de natalidad, probablemente podrás esperar lo siguiente:

- Registrarte: si te registraste con anticipación (y es mejor que lo hagas), el proceso de admisión será rápido y fácil; si estás en parto activo y sin ánimo como para responder preguntas, dile a tu compañero que se haga cargo. Si no te has registrado antes, tú (o, mejor tu compañero) tendrás que pasar por un proceso más largo, de modo que prepárate para llenar una serie de formularios y responder muchas preguntas.

- Una vez que estés en la sala de parto y alumbramiento, una enfermera te llevará a tu habitación (probablemente una sala de parto, alumbramiento y recuperación, LDR en inglés). A veces, podrían llevarte primero a una sala de evaluación, donde te examinarán el cuello del útero, el pulso cardíaco de tu bebé y controlarán tus contracciones durante algún tiempo para constatar si estás o no en parto activo. En algunos hospitales o centros de natalidad, tu compañero y otros familiares tal vez tendrán que esperar afuera mientras te admiten y te preparan. Si quieres que tu compañero permanezca a tu lado, hazlo saber, ya que la mayoría de los esta-

años junto con tu bebé el próximo año, cocinen algo para la reserva en el congelador o salgan a dar un paseo corto.

- Conserva tu propia fuerza para poder estimular la de ella. Come periódicamente, pero de manera solidaria (no te engullas una hamburguesa gigante mientras ella se conforma con un budín). Prepara un sándwich para llevarte al hospital o centro de natalidad, pero evita todo lo que tenga un olor intenso o persistente. Ella no estará en condiciones de aguantar tu aliento a mortadela o cebolla.

Fase 2: Parto Activo

La fase activa del parto suele ser más breve que la primera, con una duración de 2 a 3½ horas (con un rango amplio que se considera normal). Las contracciones son más concentradas ahora, logrando más en menos tiempo,

blecimientos son flexibles. (Nota al compañero: éste es un buen momento para hacer algunos llamados telefónicos prioritarios o conseguir un bocadillo si no has traído uno de casa. Si no te llaman a la sala en unos 20 minutos más o menos, recuérdales a las enfermeras que estás esperando. Prepárate para la posibilidad de que te pidan ponerte un bata limpia de hospital sobre tu ropa).

- La enfermera tomará datos pidiéndote, entre otras cosas, cuándo comenzaron las contracciones, a qué intervalos, si se te han roto las membranas y, posiblemente, qué y cuándo fue lo último que comiste.

- La enfermera pedirá tu firma (o la de tu marido) en un formulario rutinario de consentimiento.

- La enfermera te dará una bata de hospital para que te cambies y podría pedirte una muestra de orina. Te controlará el pulso, la presión sanguínea, la respiración y la temperatura. Revisará si se filtra líquido amniótico o si hay sangrado, escuchará el latido fetal con un Doppler o te conectará a un monitor fetal, si se considera necesario. Podría evaluar también el feto y su posición.

- Dependiendo de las políticas de tu médico y el hospital o centro de natalidad (e idealmente de tus preferencias), podrían inyectarte suero intravenoso.

- Tu enfermera, tu médico, o un médico de turno o partera te examinarán para comprobar el grado de dilatación y adelgazamiento del cuello uterino (si es que no lo hicieron antes). Si las membranas no se han desgarrado espontáneamente y estás dilatada al menos de 3 a 4 cm (muchos médicos prefieren esperar hasta que el cuello uterino se ha dilatado 5 cm), te podrían romper las membranas artificialmente, a menos que tú y tu médico hayan decidido esperar hasta que se rompan por sí solas o hasta más adelante en el parto. El procedimiento suele ser indoloro y todo lo que sentirás es un flujo de líquido tibio.

Si tienes cualquier pregunta –sobre la política del hospital o centro de natalidad, sobre tu estado, sobre los planes de tu médico– que no haya sido respondida antes, ahora es el momento para que tu compañero o tú las formulen. Tu compañero también puede aprovechar esta oportunidad para entregar a los asistentes del parto tu plan de nacimiento, si es que tienes uno.

¿Nos Estamos Retrasando?

Probablemente querrás hacer todo lo posible para que el parto avance. Y para lograr su progreso –lo que ocurre la mayoría de las veces– se requieren tres componentes: contracciones uterinas intensas que dilaten efectivamente el cuello del útero, un bebé en posición para una salida fácil, y una pelvis suficientemente espaciosa como para permitir el paso del bebé. Pero en algunos casos el parto no avanza según lo previsto debido a que el cuello uterino se tarda en dilatarse, el bebé se demora más de lo esperado en descender por la pelvis, o tus esfuerzos de empujar no te están llevando (a ti o a tu bebé) a ningún sitio.

A veces, las contracciones se retrasan después de que la epidural hace efecto. Pero ten en cuenta que las expectativas sobre el progreso del parto son diferentes para quienes reciben la epidural (la primera y segunda etapas podrían ser más largas, y eso no es motivo de preocupación).

Para activar un parto estancado hay varios pasos que tu médico (y tú) pueden dar:

- Si estás en la fase inicial del parto y el cuello del útero no se está dilatando ni adelgazando, tu médico podría sugerirte alguna actividad (como caminar) o exactamente lo opuesto (dormir y descansar, tal vez asistida por técnicas de relajación). Esto te ayudará a descartar el parto falso (las contracciones del parto falso suelen detenerse con actividad o con una siesta).

- Si no experimentas dilatación con la rapidez que esperabas, tu médico podría tratar de activar el proceso administrándote Pitocin (oxitocina), prostaglandina E u otro estimulante del parto. Incluso podría sugerirte un estimulante natural que puedes controlar con tus propias manos (o las de tu compañero): la estimulación de los pezones.

- Si ya estás en la fase activa del parto, pero el cuello uterino se está dilatando muy lentamente (menos de 1 a 1,2 cm de dilatación por hora en las mujeres primerizas y 1,5 cm por hora en las que han tenido hijos antes), o si tu bebé no se está desplazando hacia abajo por el canal de nacimiento a una tasa de más de 1 cm por hora en las primerizas o de 2 cm en las demás, tu médico podría romperte las membranas y/o seguir administrando oxitocina.

- Si terminas empujando durante más de dos horas (si eres una madre primeriza que no ha tenido una epidural) o tres horas (si has tenido una epidural), tu médico revaluará la posición del bebé, verá cómo te sientes, intentará tal vez sacar al bebé a través de extracción con ventosa o (menos probablemente) fórceps, o se decidirá por una cesárea.

Para mantener la pelota (y el bebé) en juego durante todo el parto, recuerda que debes orinar periódicamente, porque la vejiga llena puede interferir con el descenso del bebé. Si tienes una epidural, es probable que te vacíen la vejiga con un catéter. Los intestinos llenos también pueden tener el mismo efecto y por eso, si no has ido al baño en 24 horas, inténtalo. También podrías tratar de activar un parto lento, aprovechando la gravedad (sentada en posición vertical, de cuclillas, de pie o caminando). Lo mismo para tratar de empujar en la etapa en que tengas que hacerlo. Una posición semisentada o casi de cuclillas podría ser muy efectiva para el alumbramiento.

La mayoría de los médicos practica una cesárea después de 24 horas de parto activo (a veces antes) si no se ha registrado progreso suficiente a esa altura. Algunos esperarán más, siempre que la madre y el bebé se encuentren bien.

y, además, van ganando en intensidad (en otras palabras, más dolorosas). A medida que se intensifican y se alargan (de 40 a 60 segundos, con un punto máximo que dura aproximadamente la mitad de ese tiempo), y se hacen más frecuentes (generalmente de 3 a 4 minutos, aunque el patrón puede que no sea regular) el cuello uterino se dilata hasta 7 centímetros. Con menos interrupciones en la acción, hay menos oportunidad de descansar entre las contracciones.

Probablemente ahora estarás en el hospital o centro de natalidad, y puedes esperar sentir alguno –o todos– de los siguientes síntomas (aunque no sentirás dolor si te han administrado una epidural):

- Creciente dolor e incomodidad con las contracciones (quizás no puedas hablar mientras las experimentas)

- Creciente dolor de espalda

- Incomodidad o pesadez en las piernas

- Fatiga

- Creciente presencia de sangre

- Ruptura de las membranas (si no ocurrió antes), o podrían rompértelas artificialmente ahora.

Emocionalmente, podrías estar inquieta y sentir que te cuesta más relajarte; o tu concentración podría ser más intensa y sentirte completamente absorbida por tus esfuerzos del parto. Tu confianza podría empezar a tambalearse ("¿Seré capaz de soportarlo?"), como también tu paciencia ("¿Terminará alguna vez el parto?"), o podrías sentirte entusiasmada y motivada de que las cosas realmente están empezando a suceder. Sean cuales sean tus emociones, son completamente normales. Sólo prepárate para empezar a estar "activa".

No te Hiperventiles

Con todo el esfuerzo que exige el parto, algunas mujeres empiezan a hiperventilarse o a aumentar en exceso la intensidad y frecuencia de su respiración, lo que les produce bajos niveles de anhídrido carbónico en la sangre. Si te sientes mareada o aturdida, si tu visión es borrosa o si sientes un hormigueo o adormecimiento de los dedos de las manos y los pies, comunícalo a tu compañero, a la enfermera, al médico o la doula. Te darán una bolsa de papel para que respires (o te sugerirán que lo hagas utilizando tus manos como un bozal). Unas pocas inhalaciones y exhalaciones te harán sentir mejor rápidamente.

Suponiendo que todo se desarrolla con normalidad y seguridad, durante el parto activo el personal del hospital o centro de natalidad te dejará sola (o se alejará de ti sin salir de tu habitación), controlándote y monitoreándote según sea necesario, pero también permitiéndote que avances en el proceso junto con tu compañero y otro personal de apoyo sin interferencia. Puedes esperar que ellos:

- Te tomen la presión sanguínea.

- Controlen a tu bebé con un Doppler o monitor fetal.

- Cronometren y controlen la intensidad de tus contracciones.

- Evalúen la cantidad y calidad de pérdida de sangre.

- Te conecten un suero intravenoso si vas a querer una epidural.

- Traten de acelerar tu parto si está progresando muy lentamente, utilizando Pitocin o desgarrando artificialmente las membranas (si es que siguen intactas).

- Te hagan exámenes internos periódicos para controlar el progreso del parto y cuán dilatado está el cuello uterino.

- Te administren analgésicos si así lo deseas.

También serán capaces de responder cualquier pregunta que puedas tener (no dudes en preguntar o que lo haga tu compañero) y de proporcionarte un apoyo adicional a medida que transcurre el parto.

Qué puedes hacer. Ahora se trata de que estés cómoda, por lo tanto:

- No vaciles en pedir a tu compañero todo lo que necesites para mantenerte lo más cómoda posible, ya sea que te frote la espalda para aliviar el dolor o que te aplique un paño húmedo sobre la cara. Es importante que le hagas saber lo que necesitas. Recuerda que, aunque él haga todo lo posible por ayudar, le resultará muy difícil anticipar tus necesidades, especialmente si es su primera vez.

- Comienza tus ejercicios de respiración, si planeas hacerlos, en cuanto las contracciones se intensifiquen demasiado como para poder hablar durante su transcurso. ¿Planeaste por anticipado y practicaste antes? Pídele a la enfermera o doula algunas sugerencias sencillas sobre cómo respirar. Haz todo aquello que te relaje y te haga sentir más cómoda. Si los ejercicios no te dan resultado, no te veas obligada a seguir practicándolos.

- Si quieres algún alivio al dolor, éste es un buen momento para solicitarlo. Te pueden administrar una epidural en cuanto sientas que la necesitas.

- Si estás en un parto sin alivio para el dolor, trata de relajarte entre una contracción y otra. Esto te resultará cada vez más difícil a medida que se hagan más frecuentes, pero también es cada vez más importante que lo consigas, ya que tus reservas de energías comenzarán a disminuir. Usa las técnicas de relajación que aprendiste en las clases de parto o intenta el ejercicio de la página 153.

- Mantente hidratada. Con el visto bueno de tu médico, bebe con frecuencia líquidos claros para reemplazar fluidos y mantener la boca humedecida. Si estás hambrienta –siempre con la aprobación del médico– come un bocadillo ligero (otro helado chupetín, por ejemplo). Si tu médico no te permite llevarte nada a la boca, chupar cubitos de hielo te ayudará a refrescarte.

- Muévete un poco si puedes (no podrás moverte mucho si tienes una epidural). Camina un poco, si es posible, o por lo menos cambia de posición a medida que lo necesites (consulta la página 407 para sugerencias de posiciones para el parto).

- Orina con frecuencia. Debido a una tremenda presión pélvica, podrías no advertir la necesidad de ir al baño, pero una vejiga llena puede impedirte lograr el progreso que decididamente deseas. No hay necesidad de correr al baño si tienes una epidural (no es que puedas hacerlo de todas maneras), debido a que lo más probable es que te hayan conectado un catéter para vaciar la vejiga.

Para el acompañante: qué puedes hacer. Si hay una doula presente, ella puede ayudar con muchos de los siguientes consejos. Ponte de acuerdo por anticipado sobre quién hará cada tarea para ayudar a tu esposa.

- Entrega una copia del plan de nacimiento a la enfermera u otro auxiliar en el parto para que todos conozcan sus preferencias. Si hay cambio de turno, asegúrate de que las nuevas enfermeras también reciban una copia.

- Si la futura mamá desea medicación, comunícaselo a la enfermera o al médico. Respeta cualquier decisión que ella tome: seguir sin medicación o que le administren analgésicos.

- Hazle caso en todo. Dale lo que ella te pida. Ten en cuenta que lo que ella quiera puede variar de un momento a otro (en un segundo querrá subir el volumen de la televisión, en el segundo siguiente querrá apagarla). Lo mismo en cuanto a sus estados de ánimo y su reacción hacia ti. No lo tomes como una ofensa personal si no responde a tus intentos por consolarla, no los aprecia o, incluso, si parece molesta. Relájate, si eso es lo que ella parece preferir, pero prepárate a intervenir diez minutos después, si ella quiere. Recuerda que tu papel es importante, aunque a veces te sientas superfluo o un estorbo. Ella lo apreciará por la mañana (o cuando sea que todo haya terminado).

- Prepara el ambiente. Si es posible, mantén la puerta cerrada, las luces bajas y el cuarto silencioso para crear un ambiente relajado y apacible. La música suave también puede ser útil (a menos que ella prefiera ver televisión; recuerda que ella manda). Sigue estimulándola a que efectúe sus técnicas de relajación y respira al igual que ella durante las contracciones, pero no insistas si ella no está de ánimo o si la presión para que practique las técnicas empieza a abrumarla. Si las distracciones parecen ayudar, recurre a los naipes o a videojuegos, a una conversación ligera o la TV. Pero distráela sólo en la medida en que ella quiera distraerse.

- Anímala. Tranquilízala y elogia sus esfuerzos (a menos que tus palabras la pongan más nerviosa) y evita todo tipo de crítica (aun las constructivas). Sé su animador o "porrista" (pero con discreción, ya que probablemente no apreciará desbordes de entusiasmo). Si el progreso del parto es lento, sugiérele que piense sólo en una contracción a la vez, y recuérdale que cada punzada de dolor la acerca más al bebé. Pero si encuentra irritante tu estímulo, detente, y limítate a demostrarle solidaridad si eso es lo que necesita.

- Mantén la cuenta de las contracciones. Si está conectada a un monitor, pídeles al médico o a la enfermera que te enseñen a leerlo. Más adelante, cuando las contracciones se sucedan una detrás de otra, puedes anunciar la siguiente cuando llegue, a menos que ella empiece a sentirse molesta (el monitor podría detectar la tensión del útero antes que ella lo advierta, y puede hacerle saber cuándo tiene una si es que no la siente debido a la epidural). También puedes estimular a tu esposa a sobrellevar esas contracciones exigentes anunciándole cuando termina el peor momento de cada una. Si no hay monitor, pídele a una enfermera que te enseñe a reconocer la llegada y el término de las contracciones, poniéndole una mano sobre el abdomen (a menos que ella no la quiera allí).

- Masajéale el abdomen o la espalda, o usa presión o cualquier otra técnica que hayas aprendido para hacerla sentir más cómoda. Deja que ella te diga qué tipo de presión o tacto o masaje le ayuda. Si prefiere que no la toques para nada, entonces quizás sería mejor que la consueles verbalmente. Recuerda que lo que le sienta bien en un momento podría irritarla al siguiente, y viceversa.

- Recuérdale que vaya al baño al menos cada hora si no tiene un catéter. Ella podría no sentir la necesidad, pero una vejiga llena puede interponerse en el progreso del parto.

- Sugiérele cada tanto que cambie de posición. Llévala a dar una caminata por el pasillo, si es posible.

- Actúa como el hombre de hielo… es decir, averigua dónde está la máquina para producir hielo y mantén siempre una provisión. Si le permiten beber líquidos o comer bocadillos ligeros, ofréceselos periódicamente. Los helados chupetines podrían resultarle especialmente refrescantes. Pregúntale a la enfermera si hay algún puesto donde puedas comprarlos.

- Mantenla fresca. Usa un paño humedecido en agua fría para mantener su cuerpo y rostro fresco. Refréscala a menudo.

- Si tiene los pies fríos, ofrécele un par de calcetines y pónselos (a ella no le resulta fácil alcanzarse los pies).

- Sé su voz y sus oídos. Ella ya tiene una carga bien pesada y por eso trata de aliviarla. Sírvele de intermediario con el personal médico en la medida de lo posible. Intercepta las preguntas del personal que tú mismo puedas responder, y pídeles explicaciones de procedimientos, equipos y uso de medicamentos, de modo que puedas comunicarle a ella qué sucede. Por ejemplo, éste podría ser el momento adecuado para averiguar si les darán un espejo para que ella pueda ver el nacimiento. Sé su partidario cuando sea necesario, pero trata de librar sus batallas con discreción, quizás fuera del cuarto, para que ella no se vea perturbada.

Fase 3: Transición

La transición es la fase más exigente del parto pero, afortunadamente, suele ser la más breve. De pronto, la intensidad de las contracciones aumenta. Se vuelven muy intensas, con 2 a 3 minutos de distancia y de 60 a 90 segundos de duración, con puntos muy intensos que duran la mayor parte de la contracción. Algunas mujeres, particularmente las que ya han dado a luz antes, experimentan puntos máximos múltiples. Podrías sentir que las contracciones nunca desaparecen del todo y que no puedes relajarte completamente entre una y otra. Los últimos 3 centímetros de dilatación, hasta completar 10 centímetros, probablemente están muy cerca; en promedio de 15 minutos a una hora, aunque podría tomar hasta tres horas.

Sentirás mucho durante la transición (a menos, por supuesto, que estés anestesiada por una epidural u otra medicación analgésica), y podrías experimentar alguno –o todos– de los siguientes síntomas:

- Un dolor más intenso durante las contracciones

- Presión intensa en la parte inferior de la espalda y/o periné

- Presión rectal, con o sin urgencia de empujar o mover el vientre (incluso podrías sentir la necesidad de gruñir: ¡y no lo evites!)

- Un aumento en el flujo de sangre a medida que se rompen más capilares en el cuello uterino

- Sensación de calor intenso y transpiración o frío y temblor (o podrías pasar de uno a otro)

- Calambres en las piernas que podrían temblar en forma descontrolada

- Náusea y/o vómitos

- Mareo entre contracciones debido a que el oxígeno se desvía del cerebro a la zona del alumbramiento

- Una sensación de opresión en la garganta o el pecho

- Agotamiento

Emocionalmente, podrías sentirte vulnerable y abrumada, como si hubieras llegado al fin de tu límite. Además de frustración por no ser capaz de empujar todavía, podrías sentirte desalentada, irritable, desorientada, inquieta y podrías tener dificultades para concentrarte y relajarte (quizás te parezca imposible hacer cualquiera de las dos cosas). Pero también podrías sentir que crece tu entusiasmo en medio del estrés: ¡tu bebé ya casi está aquí!

Qué puedes hacer. Resiste. Para el final de esta fase, que no está demasiado lejos, tendrás el cuello uterino totalmente dilatado y será hora de empezar a empujar para sacar al bebé. En vez de pensar en la tarea que tienes por delante, trata de pensar en lo lejos que ya has llegado.

- Continúa usando técnicas de respiración, si es que son de ayuda. Si sientes la necesidad de empujar, resiste. Jadea o sopla en cambio, a menos que te hayan instruido a hacer otra cosa. Si empujas cuando el cuello uterino todavía no está totalmente dilatado puede causarle hinchazón, lo que podría demorar el alumbramiento.

- Si no deseas que nadie te toque innecesariamente, y si las manos de tu compañero que te reconfortaban ahora te irritan, díselo sin dudar.

- Trata de relajarte entre contracciones (tanto como te sea posible) con una respiración lenta, profunda y rítmica.

- Mantén tu concentración en el premio final: ese pequeño bebé que pronto acunarás en tus brazos.

Cuando tengas una dilatación de 10 centímetros, te trasladarán a la sala de parto, si es que ya no estás allí. O, si estás en una cama de parto, sencillamente removerán el pie de la cama para prepararte para el alumbramiento.

Para el acompañante: qué puedes hacer. Una vez más, si hay una doula presente, puede compartir contigo estas técnicas reconfortantes:

- Si tu esposa tiene una epidural u otro tipo de alivio al dolor, pregúntale si necesita otra dosis. La transición puede ser muy dolorosa, y si se está pasando el efecto de la epidural, no estará precisamente feliz. De ser así, comunícalo a las enfermeras o al médico. Si sigue sin medicación, te necesitará más que nunca (sigue leyendo).

- Acompáñala, pero dale su espacio si ella lo desea. A menudo, las mujeres en transición no quieren que las toquen, pero, como siempre, reacciona a lo que ella quiera. Un masaje abdominal podría ser contraproducente ahora, aunque la presión aplicada a la parte baja de la espalda podría aliviarle algo su dolor en esa área. Prepárate a detenerte si es que te lo pide.

- No hables de más. Éste no es el momento para diálogos intrascendentes y probablemente tampoco para bromas. Ofrécele un consuelo tranquilo y ayúdala con instrucciones breves y directas.

- Estimúlala mucho, a menos que ella prefiera que te quedes callado. En este momento, el contacto visual o el tacto podrían expresar mucho más que las palabras.

- Respira junto con ella a lo largo de cada contracción si es que te parece que le ayuda.

- Ayúdala a descansar y relajarse entre contracciones, tocando ligeramente su abdomen para mostrarle cuándo ha terminado una contracción. Recuérdale que aspire lenta y rítmicamente entre contracciones, si es que puede.

- Si sus contracciones parecen acortar sus intervalos y/o si ella siente la nece-sidad de empujar –siempre que no haya sido examinada recientemente– infórmaselo a la enfermera. Podría estar totalmente dilatada.

- Ofrécele cubitos de hielo o un sorbo de agua con frecuencia, y sécale la frente a menudo con un paño húmedo y fresco. Si tiene frío, ofrécele una manta o un par de calcetines.

- Concéntrate en la recompensa que ambos están por obtener. Ha sido un largo camino, pero no falta mucho para que empiece la fase de empujar, y para que el bebé llegue también a tus brazos.

Etapa Dos: Tiempo de Empujar y Alumbramiento

Hasta ahora, tu participación activa en el nacimiento de tu hijo ha sido insignificante. Aunque decididamente has cargado con el peso del proceso, el útero y el cuello uterino (además del bebé) han hecho la mayor parte del trabajo. Pero ahora que la dilatación está completa, es necesaria tu ayuda para empujar al bebé hacia el canal del parto y la salida. Los empujones y el alumbramiento por lo general toman entre media y una hora, pero a veces pueden cumplirse en 10 (o aun menos) breves minutos o en 2, 3 o aun más largas horas.

Las contracciones de la segunda etapa suelen ser más regulares que las de la transición. Todavía tienen una duración de unos 60 a 90 segundos, pero a veces están más distanciadas (de 2 a 5 minutos más o menos) y posible-mente son menos dolorosas, aunque a veces más intensas. En esta etapa debe-ría haber un período de descanso bien marcado entre ellas, aunque puede que todavía tengas dificultades para recono-cer el comienzo de cada contracción.

En esta segunda etapa, es común que experimentes lo siguiente (aunque decididamente sentirás mucho menos –o quizás nada– si has tenido una epidural):

- Dolor durante las contracciones, aun-que posiblemente no demasiado

- Una necesidad incontenible de empujar (aunque no todas las muje-res la sienten, especialmente con una epidural)

- Mucha presión rectal (lo mismo que en el caso anterior)

- Un impulso renovado de energía (un nuevo aliento) o fatiga

- Contracciones muy visibles, mientras tu útero se eleva visiblemente con cada una de ellas

- Un aumento en la pérdida de sangre

- Una sensación de hormigueo, estira-miento o ardor en la vagina cuando

El Nacimiento del Bebé

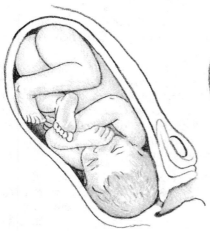

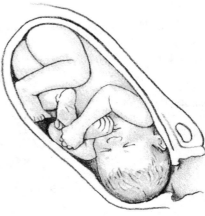

1. El cuello uterino se ha adelgazado, pero todavía no ha empezado a dilatarse lo suficiente.

2. El cuello uterino está completamente dilatado y la cabeza del bebé ha empezado a presionar sobre el canal de parto (vagina).

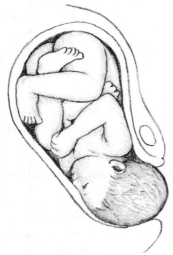

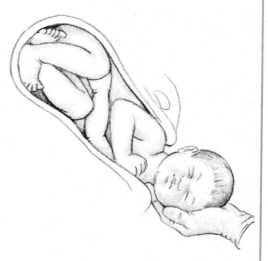

3. Para permitir que el diámetro más angosto de la cabeza del bebé calce en la pelvis materna, el bebé generalmente gira en algún momento del parto. Aquí, la cabeza levemente moldeada se ha coronado.

4. La cabeza, la parte más grande del bebé, está afuera. El resto del cuerpo debería salir fácil y rápidamente.

aparece la cabeza de tu bebé (por algo se le llama "el anillo de fuego")

- Una sensación resbaladiza y húmeda cuando sale el bebé

Emocionalmente, podrías sentirte aliviada de que ahora puedes empezar a empujar (aunque algunas mujeres se sentirán avergonzadas, inhibidas o asustadas). También podrías sentirte entusiasmada y llena de júbilo o, si los empujones se prolongan mucho más de una hora, frustrada y abrumada. En una segunda etapa prolongada, podrías descubrir que te preocupas más por terminar con la odisea que por ver al bebé (y eso es absolutamente comprensible y normal).

Qué puedes hacer. Es hora de que el bebé vea la luz. Por eso ponte en una posición para empujar (cuál te conviene dependerá de la cama, silla o bañera en la que te encuentres, las preferencias de tu médico y, ojalá, lo que te resulte más cómodo y efectivo). Una posición semisentada o casi de cuclillas suele ser la mejor, porque la gravedad puede ayudar en el proceso del nacimiento y podría dar más poder a tu acción de empujar. Encajar el mentón en el pecho cuando estás en esta posición te ayudará a concentrar tu fuerza donde se necesita. A veces, si tus esfuerzos no hacen descender a tu bebé por el canal de parto, podrías intentar otra posición. Si has estado semiinclinada, por ejemplo, podrías ponerte sobre tus manos y pies o de cuclillas.

Una vez que estés lista para empezar a empujar, hazlo con toda tu fuerza. Mientras más eficiente sea tu empuje y mientras más energías apliques al esfuerzo, más rápido será el viaje de tu bebé hacia el canal de parto. Si empujas frenética y desorganizadamente, desperdiciarás tu energía y será muy poco

lo que puedas lograr. Ten en cuenta los siguientes consejos al empujar:

- Relaja el cuerpo y los muslos y después empuja como si tuvieras que mover el vientre (el mayor movimiento de tu vida). Concentra tu energía en la vagina y el recto y no en la parte superior del cuerpo (lo que podría provocar dolor de pecho después del alumbramiento) y tampoco en la cara (el esfuerzo en el rostro podría dejarte con marcas en las mejillas y ojos inyectados de sangre, además de que no ayudan en nada a la salida de tu bebé).

- Hablando de mover el vientre, como estás presionando la zona perineal, todo lo que tengas en el recto también será empujado. Si tratas de evitarlo podrías demorar el proceso. No dejes que la inhibición ni la vergüenza obstaculicen el ritmo de tu esfuerzo. Prácticamente todas las mujeres lo experimentan involuntariamente (o un poquito de orina) durante el alumbramiento. Nadie en el cuarto lo pensará dos veces ni tampoco tienes por qué hacerlo tú. Las toallas femeninas higiénicas se encargarán de llevarse todo lo que salga.

- Aspira profundamente varias veces cuando se intensifica la contracción a fin de prepararte para empujar. Cuando la contracción llega a su máximo, aspira hondo y después empuja con toda tu fuerza; conteniendo el aliento si quieres o exhalando al empujar, lo que te resulte más cómodo. Si quieres que las enfermeras o tu compañero te guíen contando hasta diez mientras empujas, está bien. Pero si ves que interrumpe tu ritmo o no te ayuda, pídeles que no lo hagan. No hay ninguna fórmula mágica acerca de cuánto debe durar cada uno de tus esfuerzos o cuántas veces deberías empujar con cada contracción: lo más importante es hacer lo que salga naturalmente. Podrías sentir hasta cinco veces la urgencia de presionar, con empujones de pocos segundos cada uno, o quizás sientas la necesidad de hacerlo sólo dos veces, pero ambos más prolongados. Sigue dichos impulsos y darás a luz a tu bebé. En realidad, lo harás también aunque no atiendas esas urgencias o si no experimentas ninguna. El empujar no se da naturalmente en toda mujer y, si es tu caso, tu médico, enfermera o doula pueden ayudarte a dirigir tus esfuerzos y canalizarlos si pierdes tu concentración.

- No te frustres si ves la coronilla de la cabeza del bebé y después desaparece. El nacimiento es un proceso de dos pasos adelante y uno atrás. Sólo recuerda que estás avanzando en la dirección correcta.

- Descansa entre contracciones. Si estás realmente agotada, especialmente cuando la etapa de empujar se eterniza, tu médico podría sugerirte que no hagas ningún esfuerzo durante varias contracciones para que puedas recuperar tus fuerzas.

- Deja de empujar cuando te lo indiquen (como ya podrías estar haciéndolo, para impedir que la cabeza del bebé salga con demasiada rapidez). Si sientes la necesidad de empujar, jadea y sopla en cambio.

- Recuerda de dar un vistazo al espejo (si hay uno disponible) una vez que haya algo que mirar. Ver la coronilla de tu bebé (y alcanzarla y tocarla) podría inspirarte para seguir empujando. Además, a menos que tu compañero lo esté videograbando, no habrá repeticiones para ver.

Mientras empujas, las enfermeras y/o tu médico te darán apoyo y orientación; seguirán monitoreando el latido cardíaco del bebé, ya sea con un Doppler o un monitor fetal; y preparándose para el nacimiento acomodando paños estériles y arreglando el instrumental, enfundándose los delantales quirúrgicos y guantes, y rociando antiséptico en tu área perineal (aunque las parteras por lo general sólo usan guantes y no aplican los paños). También te efectuarán una episiotomía de ser necesario, o usarán extracción con ventosa o, menos probablemente, fórceps.

Una vez que emerja la cabeza de tu bebé, el médico succionará la nariz y boca del pequeño para remover el exceso de mucosidad y después ayudará a que salgan los hombros y el torso. Por lo general, sólo tendrás que empujar brevemente para ayudar a ello: la cabeza es lo más difícil y el resto sale con bastante facilidad. El cordón umbilical será engrapado (por lo general después que deja de latir) y cortado –ya sea por el médico o por tu compañero– y te entregarán al bebé o lo depositarán sobre tu barriga. (Si has convenido recolectar la sangre del cordón, lo harán ahora). Éste es un gran momento para mimar y sentir el contacto de piel a piel, de modo que levántate el camisón y acerca al bebé. En caso de que necesites un motivo para hacerlo, los estudios indican que los bebés que tienen contacto de piel a piel con sus madres justo después de nacer duermen más tiempo y están más tranquilos horas después.

¿Cuál es el próximo paso para tu bebé? Las enfermeras y/o un pediatra evaluarán su condición y lo calificarán según la escala Apgar al minuto y a los cinco minutos después de nacer (lee el recuadro en la página 409); le darán una fricción enérgica, estimulante y secante; posiblemente tomarán las huellas del bebé como recuerdo; te colocarán una pulsera de identificación en la muñeca y otra en el tobillo del bebé; le adminis-

Un Primer Vistazo al Bebé

Quienes esperan que sus bebés nazcan rozagantes y suaves como un querubín de Boticelli, podrían llevarse una tremenda sorpresa. Nueve meses inmerso en un baño amniótico, una docena de horas de compresión en un útero en contracciones y su paso por el estrecho canal de nacimiento dejan su huella en la apariencia del recién nacido. Los bebés que nacen por cesárea tienen una ventaja temporal en lo que se refiere a su apariencia.

Afortunadamente, la mayoría de las características poco agraciadas del recién nacido es temporal. Una mañana, después de un par de semanas de llevar a tu casa a tu pequeño arrugado, ligeramente escuálido y de ojos saltones, te despertarás para darte cuenta de que un querubín adorable ha tomado su lugar en la cuna.

Cabeza de forma extraña. Al nacer, la cabeza del infante es, proporcionalmente, la parte más grande del cuerpo con una circunferencia tan grande como la de su pecho. A medida que crezca, el resto del cuerpo irá ganando terreno. A menudo, la cabeza se ha moldeado para calzar dentro de la pelvis de mamá, dándole una forma curiosa, casi cónica. La presión contra un cuello uterino no suficientemente dilatado puede distorsionar más la cabecita, dejándole un chichón. Éste desaparecerá en uno o dos días, el moldeado en el término de dos semanas, y a esa altura la cabeza de tu bebé empezará a adquirir esa redondez angelical.

El cabello del recién nacido. El cabello que cubre la cabeza del bebé al nacer puede tener poco parecido con el que tendrá más adelante. Algunos recién nacidos son prácticamente calvos, otros tienen una melena tupida, pero la mayoría presenta una capa ligera de cabello suave. A la larga, todos perderán esa cabellera de recién nacido (aunque podría ocurrir tan gradualmente que no lo notes), para ser reemplazada por un crecimiento capilar nuevo, posiblemente de diferente color y textura.

Cubierta de vérnix caseosa. Esta sustancia con consistencia de queso que recubre el feto en el útero, se cree que protege la piel de la prolongada exposición al líquido amniótico. Al nacer, los bebés prematuros tienen bastante de este revestimiento, los que llegan a tiempo sólo un poco mientras que los bebés posmaduros no tienen casi nada, excepto tal vez en los pliegues de la piel y debajo de las uñas.

Hinchazón de los genitales. Esto puede ocurrir tanto en los niños como en las niñas recién nacidos. Los pechos, trarán un ungüento ocular no irritante para prevenir infecciones (puedes pedir que se lo apliquen después de que hayas tenido tiempo de abrazarlo); lo pesarán y después lo cubrirán con una manta para impedir pérdida de calor. En algunos hospitales y centros de natalidad, algunos de estos procedimientos podrían omitirse; en otros, se dejarán para más tarde, de modo que tendrás más tiempo para intimar con tu recién nacido.

Después recibirás a tu bebé de nuevo (suponiendo que todo esté bien) y podrías, si lo deseas, empezar a amamantarlo (pero no te preocupes si tú y/o tu bebé no lo logran inmediatamente; lee Cómo empezar a amamantar, página 470).

en ambos géneros, también podrían estar hinchados (a veces incluso abultados, segregando una sustancia blanca o rosa conocida popularmente como "leche de bruja") debido a la estimulación de las hormonas maternas. Las hormonas también podrían estimular en las niñas una secreción vaginal de color blanco lechoso, o aun teñido de sangre. Estos efectos son normales y desaparecen en una semana a diez días.

Ojos saltones. La hinchazón alrededor de los ojos de los recién nacidos, normal para alguien que ha estado inmerso en líquido amniótico durante nueve meses y luego apretado dentro del estrecho canal de parto, podría aumentar con el ungüento que se utiliza para protegerlo de las infecciones oculares. Pero desaparece en algunos días. Los ojos de los bebés de raza blanca suelen tener –aunque no siempre– un color azul pizarra, sin importar el color que adopten más adelante. En los bebés de color, los ojos suelen ser marrones al nacer.

Piel. La piel de tu bebé aparecerá rosa, blanca o aun grisácea al nacer (aunque eventualmente se vuelve marrón o negra). Eso se debe a que la pigmentación no se manifiesta hasta unas pocas horas después del nacimiento. Una variedad de sarpullidos, granitos diminutos y cabellos blancos podrían aparecer en la piel del bebé debido a las hormonas maternales, pero de duración temporal. También podrías notar sequedad en la piel y grietas debido a su primera exposición al aire, lo que también pasará.

Lanugo. Un cabello fino y sedoso, llamado lanugo, podría cubrir los hombros, espalda, frente y sienes de los bebés nacidos a término. Por lo general, se desprende hacia fines de la primera semana. Ese cabello puede ser más abundante, y durará más, en un bebé prematuro mientras que podría haber desaparecido en uno posmaduro.

Marcas de nacimiento. Una mancha rojiza en la base del cráneo, en el párpado o en la frente, llamada mancha de salmón, es muy común, especialmente en los recién nacidos de raza blanca. Las manchas mongol –pigmentaciones azul grisácea de la capa profunda de la piel, que pueden aparecer en la espalda, nalgas y, a veces, en los brazos y muslos– son más comunes en asiáticos, europeos del sur y negros. Estas marcas desaparecen con el tiempo, por lo general cuando el niño tiene unos 4 años. Las hemangiomas, marcas de nacimiento de color fresa, pueden ser diminutas, del tamaño de una moneda de 25 centavos o aun mayores. Con el tiempo se van desdibujando hasta convertirse en una mota gris perlado, para finalmente desaparecer por completo. Las manchas de color café con leche pueden aparecer en cualquier parte del cuerpo y, por lo general, son poco visibles y no desaparecen.

En algún momento, el bebé será conducido a la sala de recién nacidos (si has dado a luz en un hospital) para someterlo a un examen pediátrico más completo y a algunos procedimientos de protección de rutina (incluyendo un examen de sangre con un pinchazo en el talón y una vacuna de hepatitis B). Una vez que la temperatura de tu bebé esté estable, recibirá primero un baño, en el que tú (y/o el papi) podrán ayudar. Si has acordado que el bebé comparta tu cuarto, lo traerán de vuelta tan pronto sea posible y lo depositarán en una cuna junto a tu cama.

Para el compañero: qué puedes hacer. Una vez más, estas responsabilidades pueden ser compartidas con una doula.

- Continúa dándole consuelo y apoyo (un "te quiero" en un susurro puede ser más valioso para ella durante la última etapa que cualquier otra cosa), pero no te sientas herido si el objeto de tus afanes no parece advertir que estás allí. Sus energías están necesariamente enfocadas en otro sitio.

- Ayúdala a relajarse entre contracciones con palabras tranquilizadoras, un paño fresco en la frente, cuello y hombros y, de ser posible, masajes en la espalda o presión para ayudarle a aliviar el dolor de espalda.

- Sigue dándole cubitos de hielo o fluidos para humedecerle la boca según sea necesario. Probablemente estará sedienta con todo el esfuerzo que está realizando.

- Sostenle la espalda mientras empuja, si es necesario; tómale la mano, límpiale la frente, o haz todo lo que parezca ayudarla. Si se desplaza de su posición, ayúdale a retomarla.

- Señálale su progreso periódicamente. A medida que el bebé empieza a coronarse, recuérdale que esté atenta al espejo para tener confirmación visual de lo que va logrando. Cuando no esté mirando, o si no hay espejo disponible, ve dándole descripciones pulgada a pulgada. Tómale la mano y toquen juntos la cabeza del bebé para mayor inspiración.

- Si te ofrecen la oportunidad de recibir a tu bebé cuando emerja o, más adelante, cortar el cordón, no temas. Ambas son tareas relativamente fáciles, y recibirás instrucciones paso a paso y apoyo de los asistentes. Deberías saber, de todos modos, que el cordón no puede cortarse como un trozo de soga. Es más resistente de lo que podrías pensar.

Etapa Tres: Salida de la Placenta

Lo peor ya pasó y lo mejor ya llegó. Todo lo que queda es ultimar los detalles pendientes, por así decirlo. Durante esta etapa final del nacimiento (que generalmente dura entre cinco minutos y media hora o más), saldrá la placenta, que ha sido el soporte vital de tu bebé dentro del útero. Seguirás experimentando contracciones leves de aproximadamente un minuto de duración, aunque podrías no advertirlas (¡después de todo estás más preocupada por tu recién nacido!). El estrechamiento del útero separa la placenta de la pared uterina y la hace descender al segmento inferior del útero o a la vagina de modo que pueda ser expulsada.

Tu médico ayudará a extraer la placenta ya sea tirando gentilmente de la cuerda con una mano mientras con la otra presiona y masajea el útero o bien ejerciendo presión descendiente sobre la parte superior del útero, pidiéndote que empujes en el momento adecuado. Puede que te den algo de Pitocin (oxitocina) por medio de una inyección o de tu suero intravenoso para estimular las contracciones uterinas, que acelerará la expulsión de la placenta, ayudará al útero a retrotraerse a su tamaño original y reducirá la pérdida de sangre. Una vez que haya salido la placenta, el médico la examinará para comprobar que esté intacta. De no ser así, te inspeccionará el útero de forma manual en busca de fragmentos de placenta y los removerá.

Ahora que ha terminado el proceso del parto y el alumbramiento, podrías sentirte totalmente agotada o, por el contrario, experimentar un impulso de renovada energía. Si has estado privada de alimentos y bebidas, tal vez te sentirás muy sedienta y, especialmente si el parto ha sido prolongado, hambrienta. Algunas mujeres sienten escalofríos a esta altura y todas experimentan una pérdida vaginal de sangre (loquios), comparable a un período menstrual intenso.

¿Cómo te sentirás emocionalmente después de haber dado a luz a tu bebé? Toda mujer reacciona de manera diferente, y tu reacción será normal para ti. Tu primera respuesta emocional podría ser de alegría, pero es igualmente probable que sea de alivio. Tal vez te sientas llena de júbilo y conversadora, eufórica y entusiasmada, un poquito impaciente por tener que empujar para expulsar la placenta o someterte a la recuperación de una episiotomía o un desgarro, o quizás tan absorta frente a lo que acunas en tus brazos (o tan aplastada, o un poquito de ambas sensaciones) que no lo advertirás. Es posible que te sientas más unida a tu pareja y ligada íntimamente a tu nuevo bebé, o (y esto es igualmente normal) que te sientas un poquito distanciada (¿quién es este extraño husmeando mis senos?) o, incluso, un tanto resentida, especialmente si el alumbramiento fue difícil (¡así que ésta es la personita que me hizo sufrir tanto!). Sea cual sea tu reacción, llegarás a amar profundamente a tu bebé. A veces estas cosas toman tiempo (para leer más sobre cómo intimar, lee la página 465).

Qué puedes hacer.

- ¡Abraza bien a tu recién nacido! Una vez que corten el cordón umbilical, tendrás una oportunidad de ama-

mantarlo o simplemente de mimarlo. Háblale también. Como tu bebé reconocerá tu voz, un arrullo, una canción o unas palabritas susurradas le resultarán tranquilizantes (es un extraño nuevo mundo, y podrás ayudarle a que tenga algún sentido para él). Bajo ciertas circunstancias, tu bebé podría ser colocado en una cuna térmica durante un tiempo o quizás en los brazos de tu pareja mientras sale la placenta. Pero no te preocupes. Tendrás mucho tiempo para intimar con tu bebé.

- Pasa algún tiempo intimando también con tu pareja, y disfrutando del flamante trío.

- Ayuda a extraer la placenta, de ser necesario, empujando cuando te lo digan. Algunas mujeres ni siquiera tienen que empujar para que salga. Tu médico te dirá qué debes hacer.

- Aguanta durante la reparación de una episiotomía o desgarro.

- ¡Enorgullécete de tu logro!

Todo lo que resta hacer, entonces, es que el médico suture cualquier desgarro (si no tienes anestesia, te darán una local) y te limpie. Probablemente te darán una bolsa de hielo para aplicar en el periné a fin de disminuir la inflamación (pide una si no te la ofrecen). La enfermera también te ayudará a ponerte una toalla femenina absorbente o te colocará algunas almohadillas espesas debajo del trasero (recuerda que sangrarás bastante). Una vez que estés lista, te trasladarán a una sala posparto (a menos que hayas dado a luz en lo que se llama sala de parto, alumbramiento, recuperación y posparto –LDRP, en inglés–, en cuyo caso te quedarás donde estás).

Para el acompañante: qué puedes hacer.
Si hay una doula presente, ella podría seguir ayudando, concentrándose en los

aspectos más prácticos del cuidado posparto mientras tú pasas algún tiempo invalorable junto a los dos astros del espectáculo.

- Ofrece algunas palabras de merecido elogio a la flamante mamá, y felicítate también a ti mismo por un trabajo bien hecho.

- Empieza a intimar con tu bebé, abrazándolo y mimándolo, cantándole o hablándole. Recuerda que ya ha oído tu voz muchas veces durante su estada en el útero y está familiarizado con su sonido. Oírla en este extraño ámbito nuevo, lo reconfortará.

- No te olvides de mimar e intimar también con la nueva mamá.

- Pide una bolsa de hielo para aliviarle la zona perineal, si es que la enfermera no le ha ofrecido una.

- Pide jugo para la nueva mamá, ya que posiblemente esté muy sedienta. Después de que se haya rehidratado y que ambos estén de ánimo, abre la champaña o la sidra burbujeante si los has traído para celebrar.

- Si has traído el equipo necesario, toma las primeras fotos del bebé o capta a tu asombroso recién nacido en vídeo.

Nacimiento por Cesárea

En un nacimiento por cesárea no podrás participar activamente como puedes hacerlo en uno vaginal, y algunas lo consideran una ventaja. En vez de resoplar, jadear y empujar para que tu bebé llegue al mundo, te limitarás a acostarte y dejar que el trabajo pesado lo hagan los demás. De hecho, tu contribución más importante al nacimiento por cesárea será la preparación: mientras más sepas al respecto, más cómoda te sentirás. Por eso es buena idea leer esta sección con anticipación, aunque no tengas planeada una cesárea.

Gracias a la anestesia local y a la liberalización de las regulaciones hospitalarias, la mayoría de las mujeres (y sus compañeros) puede presenciar los nacimientos por cesárea. Como no están preocupadas por empujar o por el dolor, suelen ser capaces de relajarse (al menos en cierto grado) y maravillarse con el nacimiento. Esto es lo que puedes esperar en un parto típico por cesárea:

- Se aplicará una infusión vía intravenosa (si es que ya no la tienes) para permitir

un rápido acceso si se necesitan medicamentos o fluidos adicionales.

- Se administrará anestesia: ya sea una epidural o un bloqueo de la espina dorsal (ambas te adormecerán la parte inferior del cuerpo, pero no te dormirán). En escasas situaciones de emergencia, cuando un bebé debe nacer inmediatamente, podría usarse anestesia general (que te pone a dormir).

- Te lavarán el abdomen con una solución antiséptica. Te insertarán un catéter (un tubo angosto) en la vejiga para mantenerla vacía y no obstaculizar al cirujano.

- Te colocarán paños estériles en torno del abdomen expuesto. Te pondrán una pantalla opaca al nivel de los hombros para que no veas cuando hacen la incisión.

- Si tu pareja asiste al alumbramiento, le enfundarán un delantal esterilizado. Se sentará cerca de tu cabeza para que pueda darte apoyo emocional y tomarte de la mano; podría tener la opción de ver la operación quirúrgica.

- Si la tuya es una cesárea de emergencia, el procedimiento podría ir muy rápido. Trata de mantener la calma y concentrarte ante tanta actividad, y no dejes que te preocupe (así es como a veces funcionan las cosas en un hospital).

- Una vez que el médico esté seguro de que la anestesia ha surtido efecto, te hará una incisión (por lo general un corte horizontal de bikini) en la parte inferior del abdomen, justo encima de la línea púbica. Podrías sentir la sensación de que te abren un cierre, pero no dolor.

- Después se hace una segunda incisión, esta vez en el útero. Se abre el saco amniótico y, si todavía no se ha desgarrado, se succiona el fluido. Podrías oír un ruido de gorgoteo o chorro.

- Después el bebé se extrae, por lo general mientras un asistente presiona el útero. Si tienes una epidural (aunque probablemente no con un bloqueo de la espina dorsal), tal vez sentirás algunos tirones como también cierta presión. Si estás ansiosa por ver la llegada de tu bebé, pregúntale al médico si puede bajar un poquito la pantalla para que veas el nacimiento en sí, pero no los detalles más gráficos.

- Luego succionan la nariz y la boca de tu bebé. Oirás el primer llanto, el cordón será rápidamente engrapado y cortado, y podrás dar un rápido vistazo a tu recién nacido.

- Mientras el bebé recibe la misma atención de rutina que recibe el bebé que nace tras un parto vaginal, el médico removerá la placenta.

- Ahora el médico hará rápidamente una revisión rutinaria de tus órganos reproductivos y coserá las incisiones que se hayan hecho. La incisión uterina será suturada con puntos absorbibles, que no necesitan ser removidos. La incisión abdominal podría cerrarse con puntos o con grapas quirúrgicas.

- Podrían administrarte una inyección de oxitocina por vía intramuscular o por tu suero intravenoso, para ayudar a que el útero se contraiga y para controlar la hemorragia. También podrían darte antibióticos vía intravenosa para reducir las probabilidades de infección.

Es posible que tengas algún momento para mimar al bebé en la sala de parto, pero mucho dependerá de tu condición y la del pequeño, como también de las reglas del hospital. Si no puedes tomar en brazos al bebé, quizás tu marido pueda. Si tienen que llevárselo a la unidad de cuidado neonatal intensivo (NICU, en inglés), no te desanimes. Es un procedimiento de rutina en muchos hospitales después de una cesárea y es más probable que indique una precaución que un problema en el estado de tu bebé. En cuanto a intimar con el bebé, lo harás tarde o temprano, y por eso no te preocupes si los cariñitos deben esperar un poco más.

Felicitaciones... ¡Lo has logrado!
¡Ahora relájate y disfruta de tu nuevo bebé!

PARTE 3

Mellizos, Trillizos y Más

Cuando Tienes un Embarazo Múltiple

Cuando Esperas Más de un Bebé

¿TIENES DOS (O MÁS) PASAJEROS EN el buque madre? Aunque hayas deseado tener un embarazo múltiple, tu primera reacción a la noticia de que esperas más de un bebé puede incluir toda una gama de emociones: de incredulidad a alegría, de entusiasmo a temor (digamos, miedo). Y entre todas

¿Ves Doble... por Todos Lados?

Si te parece que los embarazos múltiples se están multiplicando últimamente, estás en lo cierto. De hecho, un 3% de los bebés en Estados Unidos nace ahora en un set de dos, de tres o más, y la mayoría (un 95%) de estos nacimientos múltiples corresponde a mellizos. Y doblemente sorprendente, es que el número de nacimientos de mellizos ha aumentado más del 50% en los últimos años, y los nacimientos de trillizos y más han subido un asombroso 400%.

¿A qué se debe este auge de embarazos múltiples? El aumento en el número de las mamás de mayor edad tiene mucho que ver con ello. Las mujeres que superan los 35 años tienen naturalmente más probabilidades de aportar más de un óvulo durante la ovulación (gracias a las mayores fluctuaciones hormonales, específicamente FSH, hormona estimulante de los folículos), aumentando las oportunidades de tener mellizos. Otro factor es el aumento de los tratamientos de fertilidad (también más comunes entre las mamás de mayor edad), que multiplican las posibilidades de un embarazo múltiple. Y a juicio de algunos expertos, otro factor sorprendente podría ser el incremento de la obesidad. Las mujeres con BMIs de preparto superior a 30 tienen mayores opciones de tener mellizos fraternales que las mujeres con menores BMIs.

las exclamaciones de alegría y mares de lágrimas, vendrán las preguntas: ¿Los bebés nacerán sanos? ¿Lo estaré yo? ¿Podré conservar mi propio médico o tendré que consultar a un especialista? ¿Cuánto tendré que comer y cuánto peso debo aumentar? ¿Tendré espacio suficiente en mi interior para dos bebés? ¿Habrá suficiente espacio en casa para dos bebés? ¿Podrán nacer a término? ¿Necesitaré reposo en cama? ¿Dar a luz a dos será el doble de difícil?

Cargar un bebé conlleva su cuota de desafíos y cambios. Cargar más de uno… bueno, probablemente ya habrás sacado la cuenta. Pero no te preocupes. Estarás a la altura de las circunstancias. O al menos lo estarás cuando te proveas de la información en este capítulo (y el apoyo de tu compañero y tu médico). Por eso siéntate (cómodamente, mientras todavía puedes) y prepárate para tu maravilloso embarazo múltiple.

Lo que Podrías Estar Preguntándote

Cómo Detectar un Embarazo Múltiple

"Acabo de enterarme de que estoy embarazada y tengo un presentimiento de que son mellizos. ¿Cómo puedo saberlo con certeza?"

Ya ha quedado atrás la etapa en que los embarazos múltiples tomaban por sorpresa a los papás en la sala de parto. Actualmente, la mayoría de los futuros padres descubre la emocionante noticia mucho antes. ¿Cómo?:

Ultrasonido. La prueba está a la vista… es decir, en la imagen del ultrasonido. Si estás buscando una confirmación certera de que estás gestando más de un bebé, lo mejor es un ultrasonido. Aun uno realizado en el primer trimestre, entre las seis y ocho semanas puede a veces detectar un embarazo múltiple (y es muy probable que te hagan un ultrasonido en esta etapa para comprobar si el nivel de hCG en la sangre es elevado o si has concebido usando tratamiento para la fertilidad, aunque algunos médicos también lo hacen por rutina). Pero si quieres

estar absolutamente segura de que estás viendo doble, tendrás que esperar a un ultrasonido después de la semana 12 (porque los realizados tempranamente no siempre revelan a los dos bebés).

Doppler. El tictac del corazón sigue… y sigue… Por lo general, tu médico puede captar el latido cardíaco del bebé después de la novena semana. Y aunque es difícil distinguir dos latidos con sólo un Doppler, si el profesional es un oyente experimentado y cree detectar dos latidos, existe una buena probabilidad de que tengas un embarazo múltiple (el ultrasonido confirmará la noticia).

Niveles hormonales. La hormona hCG del embarazo se detecta en la orina más o menos a los 10 días después de la concepción y su nivel sube rápidamente a lo largo del primer trimestre. A veces (aunque no siempre) un nivel de hCG superior al habitual puede indicar fetos múltiples. Vale aclarar, sin embargo, que el rango de los niveles normales de hCG para mellizos también cae dentro del rango normal para un solo feto, por lo

¿Fraterno o Idéntico?

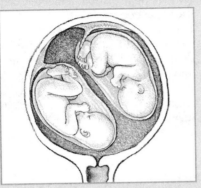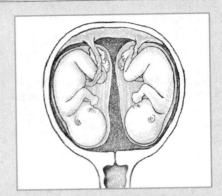

Los mellizos fraternos (izquierda), son producto de dos óvulos fertilizados al mismo tiempo y cada uno tiene su propia placenta. Los mellizos idénticos (derecha), que proceden de un óvulo fertilizado que se divide y luego se desarrolla en dos embriones diferentes, podrían compartir la placenta o –dependiendo del momento en que se divide el óvulo– podrían tener cada uno la suya.

Los mellizos fraternos son los casos más comunes, y tus probabilidades de tenerlos aumentan con tu edad y con el número de hijos que tengas. Tus probabilidades de tener mellizos en general, aumentan si hay mellizos en tu familia por el lado de la madre.

tanto un número elevado de hCG de por sí solo no indica un embarazo múltiple.

Resultados de los exámenes. Un resultado inusualmente alto (positivo) en el examen cuádruple (lee la página 68) en el segundo trimestre, puede indicar a veces un embarazo múltiple.

Tus medidas. No es de sorprender que, mientras más bebés, más grande el útero. En cada visita, tu médico controla el fondo del útero para medir ese crecimiento. Una medida mayor de lo esperado para la edad gestacional podría ser una señal de que llevas más de un bebé a bordo (aunque no siempre; consulta la página 174).

En definitiva: muchas pistas podrían apuntar a la posibilidad de un embarazo múltiple (incluyendo tu instinto de futura mamá), pero sólo un ultrasonido te lo puede confirmar a ciencia cierta. Consulta con tu médico.

Cómo Escoger el Médico

"Acabo de descubrir que estoy esperando mellizos. ¿Puedo seguir viendo a mi obstetra ginecólogo regular o necesito buscar un especialista?"

Si estás satisfecha con tu médico, no hay motivo para reemplazarlo por un especialista sólo porque tendrás dos bebés que atender. Sólo asegúrate de que realmente estás feliz con tu médico, ya que pasarás más tiempo con él durante tu embarazo de mellizos (más bebés significa más visitas al consultorio). Si el profesional es una partera, probablemente podrás seguir viéndola siempre y cuando tengas un médico a bordo para los exámenes regulares y el parto.

¿Te agrada tu obstetra regular pero también la idea de recibir atención extra? Muchos obstetras ginecólogos envían a sus pacientes con embarazos múltiples a un especialista para consultas periódicas, lo que resulta un buen acuerdo si quieres combinar el confort familiar del cuidado de tu médico con la experiencia de un especialista. Las futuras mamás de más de un bebé que tienen necesidades especiales específicas (como edad avanzada, antecedentes de abortos espontáneos o una dolencia crónica) podrían considerar cambiar a un especialista en medicina materno-fetal (también conocido como perinatólogo). Discute esta posibilidad con tu médico si tu embarazo está dentro de una categoría de mayor riesgo.

Cuando escojas al médico para tu embarazo múltiple, también tendrás que considerar el hospital al que está afiliado. Idealmente, querrás un establecimiento con la capacidad para cuidar de bebés prematuros (con una unidad de cuidado neonatal intensivo) en caso de que tus bomboncitos lleguen antes de tiempo, como suele ocurrir en este tipo de embarazos.

También consulta la política del médico respecto a temas relacionados con nacimientos múltiples: ¿Te inducirán a las 37 ó 38 semanas o tendrás la opción de pasar más allá de ese margen de tiempo si todo va bien? ¿Será posible un parto vaginal o el médico practica sólo cesáreas en casos de embarazos múltiples? ¿Podrás dar a luz en una sala de parto y alumbramiento (LDR, en inglés) o en una sala de operaciones como medida de precaución?

Para más información general acerca de cómo elegir al médico, consulta la página 22.

Síntomas del Embarazo

"He oído que cuando estás esperando mellizos, los síntomas son peores que cuando se trata de un solo bebé. ¿Es cierto?"

El doble de bebés suele duplicar las incomodidades del embarazo, pero no siempre. Cada embarazo múltiple, al igual que cada embarazo de un solo feto, es diferente. La futura mamá de uno solo podría experimentar suficiente náusea y vómitos por dos, mientras que la de múltiples podría pasar todo su embarazo sin un solo día de mareo. Lo mismo con los demás síntomas.

Pero aunque no esperes una dosis doble de náuseas (o acidez estomacal, o calambres en las piernas, o várices), tampoco puedes descartarlo. En promedio, las incomodidades se multiplican en un embarazo múltiple, lo que no es de sorprender dado el peso extra que llevarás y las hormonas extra que ya estás produciendo. Entre los síntomas que podrían aumentar en proporción –aunque no necesariamente– cuando esperas mellizos o más se cuentan:

- Náuseas matutinas. La náusea y vómitos podrían empeorar en un embarazo múltiple gracias a –entre otras cosas– el mayor nivel hormonal que circula en el sistema de la mamá. Además, esta indisposición podría empezar antes y prolongarse por más tiempo.

- Otros problemas de la barriga. Aquí se incluyen acidez, indigestión y estreñimiento. La mayor acumulación de gases (y más carga gástrica, ya que estas mamás comen por partida triple o más) puede conducir a un aumento en el tipo de incomodidades digestivas que son características del embarazo.

- Fatiga. No hace falta mencionarlo.

Mientras más peso estés arrastrando, más arrastrada te sentirás. La fatiga también puede aumentar con la energía extra que gasta la futura mamá de mellizos (tu cuerpo tiene que trabajar el doble para gestar dos bebés). La falta de sueño también te puede agotar (es suficientemente difícil descansar con una barriga del tamaño de una sandía, y ni que hablar si las sandías son dos).

■ Todas las demás incomodidades físicas. Todo embarazo conlleva su cuota de incomodidades y dolores y tu embarazo de mellizos podría traer una cuota un poquito mayor. Cargar ese bebé extra puede traducirse en un aumento de dolor de espalda, punzadas en la pelvis, calambres, tobillos inflamados y várices, por nombrar algunas incomodidades. Respirar por partida triple también puede representar un esfuerzo extra, especialmente a medida que tus bebés crecen lo suficiente como para ejercer presión en tus pulmones.

■ Movimiento fetal. Aunque cada embarazada podría sentir en cierto punto que está esperando un pulpo, los ocho miembros que llevas dentro realmente pueden dar un buen golpe. Mejor dicho muchos golpes y paraditas.

Ya sea que tu embarazo termine duplicando o no tu incomodidad, hay algo seguro: duplicará la recompensa. Nada mal para nueve meses de trabajo.

Comer Bien cuando Esperas Más de un Bebé

"Estoy decidida a alimentarme bien ahora que estoy embarazada de trillizos, pero no estoy segura de qué es lo que eso significa: ¿tengo que comer el triple?"

¡A comer se ha dicho, mamá! Alimentar a cuatro exige activar esas mandíbulas. Aunque no tendrás literalmente que cuadruplicar tu consumo diario (como tampoco una mujer que espera uno solo tiene que comer el doble), necesitarás una buena alimentación en los meses que vienen. Las futuras mamás de más de un bebé deben consumir de 150 a 300 calorías extra por cada feto, por orden del médico (buenas noticias si buscas licencia para comer, pero no tan buena si las náuseas o la barriga llena te cortan el apetito). Esto se traduce en 300 a 600 calorías extra si tienes mellizos, y de 450 a 900 calorías extra para trillizos (si es que has comenzado con un peso promedio antes del embarazo). Pero antes de consumir esa cantidad extra como un pase gratuito a Burritolandia (extra guacamole para el Bebé A, extra crema agria para el Bebé B, frijoles refritos para el Bebé C), piénsalo dos veces. La calidad de lo que comas será tan importante como la cantidad. De hecho, una buena nutrición durante un embarazo múltiple ejerce un impacto todavía mayor sobre el peso del bebé al nacer que para un bebé solo.

¿Entonces cómo comer bien cuando esperas más de uno? Revisa la Dieta del Embarazo (consulta el Capítulo 5) y:

Consume comidas ligeras. Mientras más grande tengas la barriga, más pequeñas querrás las comidas para que se te asienten en el estómago. Consumir cinco o seis comidas ligeras y bocadillos saludables no sólo aliviará tu carga digestiva (y la acumulación en la barriga), sino que además te permitirá conservar energías (y te proporcionará la misma riqueza nutritiva).

Haz que tus calorías cuenten. Escoge comidas que tengan muchos nutrientes en porciones pequeñas. Los estudios indican que una dieta rica en calorías y en nutrientes mejora significativamente tus probabilidades de tener bebés saludables a término. Por otra parte, desperdiciar el espacio privilegiado en comida chatarra significa que tendrás menos lugar para alimentos nutritivos.

Busca nutrientes extra. No es de sorprender que necesites multiplicar los nutrientes por cada bebé, lo que significa que tendrás que agregar algunas porciones a tu Dieta de la Docena Diaria (lee la página 102). Se recomienda que las mujeres que esperan más de un bebé consuman una porción extra de proteína, una porción extra de calcio y una porción extra de granos integrales. Pregúntale al médico qué es lo recomendable en tu caso.

Aumenta tu dosis de hierro. Otro nutriente que necesitarás reforzar es el hierro, que ayuda a tu organismo a producir glóbulos rojos (necesitarás muchos para el mayor flujo de sangre que usará tu fábrica de bebés múltiples) y a prevenir la anemia, que suele manifestarse en este tipo de embarazos. La carne roja, las frutas secas, las semillas de calabaza y la espinaca son estupendas fuentes de hierro (puedes encontrar más alimentos ricos en hierro en la página 109). Pregúntale a tu médico si tu vitamina prenatal y posiblemente un suplemento de hierro podrían completar el resto.

Deja el agua correr. La deshidratación puede provocar un parto prematuro (un riesgo que corren las futuras mamás de bebés múltiples), por lo tanto bebe por lo menos ocho vasos de 8 onzas de líquido por día.

Para mayor información acerca de cómo alimentarte bien cuando tienes un embarazo múltiple, consulta Qué esperar: comer bien cuando estás esperando (*What to Expect: Eating Well When You're Expecting*).

Aumento de Peso

"Sé que tengo que aumentar más de peso por estar esperando mellizos, ¿pero cuánto más?"

Prepárate a aumentar. La mayoría de los médicos aconseja a las mujeres que esperan mellizos que aumenten de

Cuándo Aumentar cuando Subes de Peso por Partida Doble o Más

Situación del Embarazo	Aumento de Peso en el Primer Trimestre	Aumento de Peso en el Segundo Trimestre	Aumento de Peso en el Tercer Trimestre	Aumento Total de Peso
Peso Inferior a lo Normal con Mellizos	4–6 libras	19–23 libras	17–21 libras	40–50 libras
De Normal a Excedida de Peso con Mellizos	3–4 libras	19–22 libras	13–19 libras	35–45 libras
Trillizos	4–5 libras	30+ libras	11–15 libras	45+ libras

El Calendario de los Embarazos Múltiples

¿ Ya empezaste a contar para llegar a tus 40 semanas? Es posible que no tengas que contar tan alto después de todo. Un embarazo de mellizos podría ser considerado a término tres semanas antes, a las 37 semanas, lo que es por cierto un motivo para celebrar (tres semanas menos de hinchazón, acidez… ¡y de espera!). Pero al igual que el 95% de los bebés únicos no llega en la fecha prevista, los múltiples también mantienen a la expectativa a sus mamás y papás (y médicos). Podrían permanecer hasta las 39 semanas (o más), o también podrían hacer su aparición antes de haber completado las 37 semanas. De hecho, el embarazo promedio de mellizos dura 35½ semanas.

Si tus bebés terminan sobrepasando su término de 37 semanas, tu médico podría decidir inducirlos a las 38 semanas, dependiendo de cómo se encuentren ellos y tú, al igual que de sus propias preferencias. Asegúrate de conversarlo con tu médico mucho antes de que el final se acerque, ya que muchos difieren acerca de cómo manejar las últimas etapas de un embarazo múltiple.

35 a 45 libras y a las que esperan trillizos un promedio de 50 libras (un poquito menos si estabas excedida de peso antes del embarazo; un poquito más si pesabas menos). Parece sencillo ¿no es así? Pero la realidad es que ganar suficiente peso no siempre es tan fácil como parece cuando tienes dos –o más– pasajeros a bordo. De hecho, existe una variedad de desafíos que puedes enfrentar durante el embarazo que podría impedir que las cifras de la balanza suban con suficiente rapidez.

Un intruso que se puede interponer entre tú y tu aumento de peso en el primer trimestre es la náusea, que podría dificultarte tragar la comida… y mantenerla allí. Comer pequeñas cantidades de alimentos reconfortantes (y ojalá nutritivos) a lo largo de todo el día puede ayudarte a sobrellevar esos meses de mareos. Busca aumentar una libra por semana durante el primer trimestre, pero si te das cuenta que no puedes subir tanto, o si tienes dificultades para subir algo siquiera, no te preocupes. Podrías divertirte poniéndote al día más adelante. Sólo preocúpate de tomar tu vitamina prenatal y mantenerte hidratada.

Aprovecha el segundo trimestre (que tal vez será el más cómodo, y en el que comerás con ganas más fácilmente) como la oportunidad de consumir la carga nutritiva que tus bebés necesitan para crecer. Si no aumentaste de peso durante el primer trimestre (o si bajaste debido a intensas náuseas y vómitos), tu médico podría indicarte que subas de 1½ a 2 libras por semana durante este período si esperas mellizos, o 2 a 2½ por semana en el caso de trillizos. (Si has estado aumentando de peso regularmente durante el primer trimestre, sólo tendrás que aumentar 1½ libra semanal para mellizos o 2 por semana para trillizos). Puede que parezca mucho peso en poco tiempo, y así es. Pero es un peso importante. Refuerza tu plan alimenticio con porciones extra de proteína, calcio y granos integrales. ¿La acidez y la indigestión empiezan a afectar tu estilo de alimentación? Divide tus nutrientes a lo largo de esas seis (o más) comidas ligeras.

A medida que te acercas a la recta final (es decir, al tercer trimestre), proponte una meta de 1½ a 2 libras por semana hasta el séptimo mes. Hacia las 32 semanas, tus bebés podrían pesar

4 libras cada uno, lo que no te dejará mucho espacio para los alimentos en tu atestado estómago. De todos modos, aunque ya te estarás sintiendo muy abultada, tus bebés tendrán que ganar bastante más peso, y apreciarán la nutrición que suministra una dieta bien equilibrada. Por eso antepone calidad a cantidad y disminuye el ritmo a un aumento de una libra semanal o menos en el octavo mes, y sólo una libra más o menos en total para el noveno mes (esto adquiere más sentido si recuerdas que los embarazos múltiples no llegan a las 40 semanas).

Ejercicio

"Me encanta correr, pero ahora que estoy esperando mellizos, ¿puedo seguir ejercitándome?"

El ejercicio puede beneficiar a la mayoría de los embarazos, pero cuando te mantienes en forma por partida triple, debes ejercitarte con cuidado. Si tu médico te da el visto bueno para que te ejercites en el primer y segundo trimestres (pregúntale), probablemente te orientará a opciones más gentiles que la de correr. Decididamente te aconsejará evitar todo entrenamiento que imponga mucha presión descendente sobre tu cuello uterino o eleve demasiado tu temperatura corporal. La ACOG recomienda que las futuras mamás de mellizos se abstengan de los ejercicios aeróbicos de fuerte impacto (que podrían incluir correr) debido a que pueden aumentar en ellas el riesgo de parto prematuro. Esto también cuenta para las corredoras experimentadas.

¿Buscas una rutina más sensible para ustedes tres? Las buenas opciones incluyen natación o aeróbicos acuáticos para embarazadas, estiramientos, yoga prenatal, entrenamiento ligero de pesas livianas y bicicleta estacionaria, todos ejercicios que no te exigen estar de pie mientras los practicas. Y no te olvides de los ejercicios de Kegel, diseñados para fortalecer la pelvis (que necesita refuerzo extra cuando hay bebés extra en su interior).

Sin importar lo que hagas durante tu entrenamiento, si el esfuerzo te provoca contracciones Braxton Hicks o enciende cualquier luz roja de las enumeradas en la página 240, detente inmediatamente, descansa, bebe agua y llama a tu médico si no cesan en 20 minutos o más.

Sentimientos Encontrados

"Todos piensan que es muy emocionante el que estemos esperando mellizos, excepto nosotros. Estamos decepcionados y asustados. ¿Qué nos sucede?"

No les pasa absolutamente nada. Las fantasías prenatales no suelen incluir dos cunas, dos sillitas altas, dos cochecitos o dos bebés. Para la llegada de un bebé, te preparas psicológicamente, como también física y financieramente, y cuando descubres de pronto que tienes dos, los sentimientos de decepción no son inusuales. Ni tampoco lo es la sensación de temor. Las responsabilidades inminentes de cuidar de un nuevo bebé son ya intimidantes sin tener que duplicarlas.

Aunque algunos padres y madres se alegran al saber que esperan más de uno, otros tardan en acostumbrarse a la noticia. Es tan común sentir una conmoción inicial como una alegría inicial; experimentar una sensación de pérdida de intimidad y normalidad en la relación de pareja que tendrás con un solo bebé para imaginarte inmediatamente que tendrás dos. En vez de imaginarte a ustedes dos meciendo, alimentando y mimando a ese bebé, podrías tener dificultades para llegar a aceptar el cómo será el día a día

Conexiones Múltiples

Como futura mamá de múltiples, estás por incorporarte a un club especial ya rebosante de miles de mujeres como tú, que también esperan una delicia por partida doble y que, sin duda, también experimentan una doble ansiedad. La afiliación a este club en particular viene con muchas recompensas. Al hablar con otras futuras mamás de múltiples que saben exactamente cómo te sientes, podrás compartir tus temores, tus alegrías, tus síntomas y tus anécdotas divertidas (las que nadie más comprendería). También podrás recibir consejos reconfortantes de otras mamás que tienen más de uno en camino (como también de aquellas que ya han recibido múltiples cigüeñas).

Únete a un grupo de diálogo en línea (consulta whattoexpect.com para un tablero de mensajes sobre múltiples) o pídele a tu médico que te conecte con otras mujeres embarazadas de mellizos en su consultorio e inicia tu propio grupo. También hay organizaciones nacionales que te pueden entregar información de contacto de clubes locales, incluyendo la Organización Nacional de Clubes de Madres de Mellizos (*National Organization of Mothers of Twins Clubs*), nomotc.org, o puedes buscar en línea una filial local de múltiples. También puedes revisar las páginas en línea que atienden específicamente a padres y madres de múltiples: mothersofmultiples.com; twinstuff.com.

con dos recién nacidos. También podrías verte inundada de sentimientos contradictorios: preguntarte primero ¿por qué nosotros? Y después sentirte culpable por cuestionar tu doble bendición (especialmente si tuviste que librar una lucha para quedar embarazada). Todos estos sentimientos (y los demás que podrías experimentar) constituyen una reacción perfectamente normal a la noticia de que tu embarazo y tu vida están tomando un giro inesperado y muy especial.

Por eso acepta el hecho de que te sientes ambivalente frente a la llegada de los dos bebés y no te cargues de culpa (como tus sentimientos son normales y comprensibles, no hay absolutamente nada de qué sentirte culpable). Aprovecha los meses del embarazo para acostumbrarte a la idea de que tendrás mellizos (aunque no lo creas, te acostumbrarás ¡y te sentirás feliz!). Habla con tu pareja con total franqueza (mientras más manifiestes tus sentimientos, menos te pesarán y más rápido podrás

aceptarlos). Habla con alguien que haya tenido mellizos y, si no conoces a nadie, búscalas por medio de grupos y tableros de mensajes. Compartir tus sentimientos con otras mujeres que los hayan sentido, y reconocer que ustedes no son los primeros padres que los experimentan, les ayudará a aceptarlo y, a su tiempo, a entusiasmarse con este embarazo y los dos preciosos bebés que pronto cuidarán. Descubrirás que los mellizos podrán duplicar el esfuerzo al principio, pero también duplicarán el placer a lo largo del trayecto.

Comentarios Inapropiados

"No puedo creerlo, pero cuando les dije a mis amistades que esperábamos mellizos, una de ellas me dijo 'Mejor que te pase a ti que a mí'. Pensé que ella estaría feliz por mí... ¿Por qué habría de hacer un comentario tan fuera de lugar?"

Puede que ése sea el primer comentario insensible que te hayan lanzado durante tu embarazo de mellizos, pero probablemente no será el último. Desde compañeros de trabajo hasta familiares, pasando por amistades, o esas perfectas extrañas (digamos, no tan perfectas) en el supermercado, te sorprenderás por los comentarios rudos que la gente es capaz de decir suelta de cuerpo a una futura mamá de mellizos: desde "¡Oh! Estás tan enorme, que debes tener allí una camada" hasta "Oye, ya sabes en lo que te metiste" pasando por "Yo nunca podría lidiar con más de uno a la vez".

¿A qué se debe tanta falta de tacto? La verdad es que mucha gente no sabe cómo reaccionar a la noticia de que estás esperando más de un bebé. Unas sencillas "¡Felicitaciones!" sería lo más adecuado, pero la mayoría supone que los mellizos son especiales (lo son) y por lo tanto necesitan reaccionar con un comentario "especial". Curiosas por lo que debe ser estar embarazada de mellizos, asombradas por lo que tendrás que pasar una vez que nazcan, las personas no tienen idea de cómo responder, y por eso reaccionan con una respuesta completamente fuera de lugar. Sus intenciones son buenas, pero sus comentarios inapropiados.

¿Cuál es la mejor manera de reaccionar ante la descortesía? No te lo tomes como algo personal ni tampoco muy seriamente. Date cuenta que aunque tu amiga metió la pata, seguramente tenía el propósito de desearte lo mejor (y probablemente no tiene idea de que te ofendió, y por eso tú trata de no ofenderte). Recuerda además que tú eres la mejor portavoz de las mamás de mellizos, y que tendrás muchas oportunidades de difundir las bondades de tener más de un bebé a la vez.

"La gente insiste en preguntarme si hay mellizos en mi familia o si me sometí a un tratamiento de fertilidad. No me avergüenzo de haber concebido a mis bebés usando un fármaco para la fertilidad, pero no es algo que quiera compartir con extraños"

La mujer embarazada provoca reacciones como nadie, pero una mujer que espera mellizos pasa a estar en boca de todos. Súbitamente tu embarazo se hace público, y gente que apenas conoces (o no conoces para nada) se inmiscuye en tu vida personal (y hábitos del dormitorio) y te presiona para obtener información personal sin pensarlo dos veces. Pero allí está la cuestión: esa gente no está pensándolo realmente dos veces, y ni siquiera una vez. No se proponen ser impertinentes, sino que sencillamente son curiosos (los bebés múltiples son un tema fascinante, después de todo) y no han sido instruidos en el arte de la discreción. Si estás dispuesta a contar los detalles jugosos, larga todo el rollo ("Bueno, al principio probamos con Clomid, y cuando eso no dio resultado tratamos IVF, lo que significa que mi marido y yo fuimos a una clínica de fertilidad..."). Cuando estés en la mitad del relato, la preguntona probablemente estará al borde del aburrimiento y pensando cómo zafar. O, en cambio, puedes probar con alguna de las siguientes respuestas la próxima vez que alguien te pregunte por la concepción de tus mellizos:

- "Fueron una gran sorpresa". Esto puede reflejar la realidad, sin importar si concebiste o no con un tratamiento de fertilidad.

- "Hay mellizos en la familia... ahora". Esto les tapará la boca aunque sigan intrigados.

- "Tuvimos relaciones sexuales dos veces en la misma noche". ¿Quién no lo ha hecho en algún momento?

Aunque la última vez haya sido en tu luna de miel, no es mentira... y dará por terminado el cuestionario.

- **"Fueron concebidos con amor".** Bueno, es un hecho, pero ¿qué más van a preguntar?

- **"¿Por qué preguntas?"** Si ellas mismas están tratando de concebir, quizás se iniciará una conversación que podría ayudarlas (la infertilidad puede ser un camino solitario, como probablemente ya lo sabes). Y si no, podría detener su curiosidad. Después de todo, no están tan interesadas en hablar de sus propias vidas como lo están de la tuya.

¿No estás de ánimo para una respuesta ingeniosa? ¿O de responder siquiera (especialmente después que has escuchado la misma pregunta cinco veces en un día)? No tiene nada de malo decirle a quien pregunta que no es de su incumbencia. "Es un asunto personal" como respuesta, lo dirá todo.

La Seguridad en las Cifras

"Recién nos habíamos acostumbrado a la idea de que estoy embarazada, cuando descubrí que estoy esperando mellizos. ¿Hay un riesgo extra para ellos o para mí?"

Los bebés extra conllevan ciertos riesgos extra, pero no tantos como pudieras pensar. De hecho, no todos los embarazos de mellizos son clasificados de "alto riesgo" (aunque más de dos decididamente entran en esa categoría), y la mayoría de las futuras mamás de más de un bebé puede esperar embarazos relativamente tranquilos (por lo menos en términos de complicaciones). Además, llegar a tu embarazo de mellizos provista de un poquito de conocimientos sobre los riesgos y complicaciones potenciales, puede ayudarte a evitar muchos, y te preparará en el caso de que encuentres alguno. Por eso tranquilízate (los embarazos de mellizos son realmente seguros), pero sigue leyendo.

Para los bebés, los riesgos potenciales incluyen:

Parto prematuro. Los mellizos tienden a llegar antes que los que vienen en solitario. Más de la mitad de los mellizos (el 59%), la mayoría de los trillizos (93%) y prácticamente todos los cuatrillizos nacen prematuramente. Mientras las embarazadas con un solo feto dan a luz, en promedio, a las 39 semanas, el nacimiento promedio de los mellizos ocurre entre las 35 y 36 semanas. Los trillizos por lo general llegan (también en promedio) a las 32 semanas, y los cuatrillizos a las 30. (Ten en cuenta que un embarazo a término para los mellizos es de 37 semanas y no 40). Después de todo, aun con lo confortable que sea el útero para tus pequeños, también puede resultar bastante atestado a medida que crecen. Asegúrate de conocer los signos del parto prematuro, y no dudes en llamar a tu médico inmediatamente si experimentas alguno de ellos (consulta la página 324).

Escaso peso al nacer. Como muchos embarazos múltiples terminan pronto, la mayoría de los bebés llega pesando menos de 5½ onzas, que es considerado bajo peso al nacer. La mayoría de los bebés de 5 onzas nace saludablemente, gracias a los progresos en el cuidado de esos pequeños recién nacidos, pero los bebés que pesan menos de 3 libras corren un mayor riesgo de complicaciones de la salud, como también de incapacidades a largo plazo. Si te aseguras de que tu salud prenatal es óptima y de que tu dieta contiene numerosos nutrientes (incluyendo la cantidad correcta de calorías) puede ayudar a que tus bebés nazcan con un peso mayor (consulta Qué esperar en el primer año –*What to Expect the First Year*– para leer más sobre los bebés prematuros).

Síndrome de transfusión de mellizo a mellizo (TTTS). Esta situación intrauterina, que se presenta en un 15% de casos de embarazos de mellizos idénticos que comparten la placenta (los mellizos fraternales casi nunca se ven afectados, porque nunca comparten la placenta), ocurre cuando se cruzan los vasos sanguíneos en la placenta compartida, provocando que un bebé reciba mucho flujo sanguíneo mientras que el otro muy poco. Esta condición es peligrosa para los bebés, aunque no para la madre. Si lo detectan en tu embarazo, tu médico podría optar por usar amniocentesis para drenar el exceso de fluido, mejorando el flujo sanguíneo en la placenta y reduciendo el riesgo de parto prematuro. La cirugía con láser para sellar la conexión entre los vasos sanguíneos es otra opción que tu médico puede considerar. Si estás lidiando con TTTS, consulta fetalhope.org para mayor información y recursos.

Un embarazo múltiple también puede incidir sobre la salud de la futura mamá:

Preeclampsia. Mientras más bebés tengas, más placenta cargarás a bordo. Esta placenta extra (junto con las hormonas

---

Beneficios Múltiples

¡Buenas noticias! Nunca ha habido una época más segura para concebir, y dar a luz a más de un bebé, por numerosas razones reconfortantes. Esto es con lo que puedes contar en estos días como futura mamá de mellizos o más:

- Partir con el pie derecho. Como en estos días se descubre casi siempre al inicio del embarazo que estás esperando más de un bebé, tendrás tiempo extra para planear y prepararte para ellos, además de tiempo de sobra para recibir la mejor atención prenatal. Y el buen cuidado prenatal es la receta para un embarazo saludable (por partida doble en el caso de un embarazo múltiple).

- Muchas más visitas al médico. El buen cuidado prenatal comienza con más visitas frecuentes al médico. Lo verás cada dos a tres semanas (en vez de cada cuatro) hasta el séptimo mes y más frecuentemente a partir de entonces. Y esas visitas podrían ser más profundas a medida que progresa tu embarazo. Te realizarán los mismos exámenes que a las mamás de hijos únicos, pero también podrían someterte a exámenes internos más tempranamente (en busca de indicios de parto prematuro).

- Fotos, fotos, fotos. De tus bebés, claro está. Te harán más ultrasonidos para controlar a tus bebés y asegurarse de que su desarrollo y crecimiento es normal y de que el embarazo es saludable. Lo que significa una mayor tranquilidad, además de fotos extra para tu álbum.

- Atención extra. Una buena atención prenatal también significa atención extra a tu propia salud para reducir tus riesgos de determinadas complicaciones (como hipertensión, anemia, desprendimiento de la placenta y parto prematuro, todos ellos más comunes en este tipo de embarazos). Con toda esta atención extra, cualquier problema que se presente será tratado rápidamente.

extra que conlleva tener dos bebés) puede provocar hipertensión sanguínea, que a su vez puede desembocar en preeclampsia. Ésta afecta a una de cada cuatro madres de mellizos y, por lo general, se detecta tempranamente gracias a un cuidadoso control de tu médico. Para saber más sobre esta afección y las opciones de tratamiento, consulta la página 590.

Diabetes gestacional. Las mamás que esperan múltiples tienen una probabilidad ligeramente mayor de padecer diabetes gestacional que una mamá que espera sólo un bebé. Eso probablemente se debe a que los altos niveles de hormonas pueden interferir con la capacidad de la madre para procesar insulina. Por lo general, la dieta puede controlar (o incluso prevenir) esta afección, pero a veces se necesita una dosis extra de insulina (consulta la página 589 para leer más al respecto).

Problemas con la placenta. Las mamás con embarazos múltiples corren un riesgo ligeramente mayor de complicaciones como placenta previa (placenta baja) o desprendimiento de la placenta (separación prematura de la placenta). Afortunadamente, una cuidadosa atención (que estarás recibiendo) puede detectar placenta previa mucho antes de que plantee un riesgo significativo. El desprendimiento no puede detectarse antes de que ocurra, pero como tu embarazo es controlado rigurosamente, pueden tomarse medidas para evitar complicaciones si es que se da el caso.

Reposo en Cama

"¿Tendré que hacer reposo en cama sólo porque estoy esperando mellizos?"

¿Reposar o no en la cama? Ésa es la pregunta que se hacen muchas futuras mamás de mellizos, y para muchos

médicos la respuesta no siempre es fácil. Eso se debe a que no hay una respuesta fácil. El jurado obstétrico sigue sin decidir si el reposo en cama ayuda a prevenir las complicaciones a veces asociadas a un embarazo múltiple (como parto prematuro y preeclampsia). Por eso mientras tanto, hasta que se tenga más información, algunos médicos lo recomiendan en ciertos casos. Mientras más bebés lleve la embarazada, es más probable que le prescriban reposo, ya que el riesgo de complicaciones crece con cada feto adicional.

Conversa con tu médico al inicio de tu embarazo acerca de cuál es su filosofía respecto al reposo en cama. Algunos médicos lo aconsejan rutinariamente para todas las embarazadas de más de un bebé (a menudo a partir de las 24 y las 28 semanas). Cada vez más se hace en base a caso por caso, en una actitud de cautelosa espera.

Si te recomiendan descansar en la cama, consulta la página 615 para leer consejos acerca de cómo sobrellevarlo. Y ten en cuenta que aunque no te envíen a la cama, tu médico probablemente te aconsejará que te tomes el embarazo con calma, que disminuyas tus tareas y que evites estar de pie por mucho tiempo tanto como te sea posible durante la segunda mitad de tu embarazo... por lo tanto, prepárate a descansar.

Síndrome del Mellizo Desaparecido

"He oído hablar del síndrome del mellizo desaparecido. ¿Qué es eso?"

Detectar los embarazos múltiples tempranamente mediante la tecnología del ultrasonido tiene muchas ventajas, porque mientras más pronto tú y tu médico descubran que llevas dos (o más) bebés que cuidar, mejor será la atención que puedas tener. Pero a veces saberlo demasiado pronto tiene su desventaja. Una temprana identificación de embarazos de mellizos también revela pérdidas que antes de los ultrasonidos no se detectaban.

La pérdida de uno de los dos mellizos durante el embarazo puede ocurrir en el primer trimestre (a menudo antes de que la madre sepa siquiera que espera mellizos) o, menos frecuentemente, más adelante en el embarazo. Durante una pérdida en el primer trimestre, el tejido del mellizo abortado suele ser reabsorbido por la madre. Este fenómeno, conocido como el síndrome del mellizo desaparecido, ocurre en un 20% a 30% de los embarazos múltiples. La documentación sobre el síndrome del mellizo desaparecido ha aumentado significativamente en las últimas décadas, a medida que se han hecho rutinarios los exámenes de ultrasonidos, el único medio para asegurarte a comienzos del embarazo que esperas mellizos. Los investigadores reportan más casos de este fenómeno en mujeres mayores de 30 años, aunque eso podría deberse a que las madres de más edad en general tienen mayores tasas de embarazos múltiples, especialmente con el uso de tratamientos de fertilidad.

Rara vez se presenta algún síntoma cuando ocurre la pérdida temprana de uno de los mellizos, aunque algunas madres experimentan calambres leves, sangrado o dolor pélvico, similar al de un aborto espontáneo (aunque ninguno de estos síntomas es una indicación segura de tal pérdida). Una disminución en los niveles hormonales (detectados en exámenes tempranos) también podría indicar que se ha perdido un feto.

La buena noticia es que cuando ocurre el síndrome del mellizo desaparecido en el primer trimestre, la madre suele experimentar un parto normal y da a luz a un bebé saludable sin complicaciones ni intervenciones. En el caso mucho menos probable de que un mellizo muera en el segundo o tercer trimestre, el bebé restante podría correr un mayor riesgo de restricción del crecimiento intrauterino, y la madre de parto prematuro, infección o sangrado. El bebé debe ser entonces vigilado cuidadosamente, como también el resto del embarazo para prevenir complicaciones.

Para consejos sobre cómo sobrellevar la pérdida de un mellizo en el útero, consulta la página 628.

Nacimiento de Más de un Bebé

Probablemente has pasado mucho tiempo preguntándote (bueno, quizás obsesionándote) sobre el día en que darás a luz a tu esperado bebé. Todo nacimiento es una jornada inolvidable, pero si tienes mellizos (o más), la tuya no será probablemente la típica historia que has escuchado sobre los partos de las mamás que tienen un solo bebé. No es de sorprender que la situación pueda volverse un poquito más complicada en el caso de que tengas dos o más bebés que se dirigen al canal de salida... como también mucho más interesante.

¿Tu parto y alumbramiento requerirán el doble de esfuerzo? ¿Cuál será el modo ideal de que tus recién nacidos lleguen a tus brazos? Las respuestas pueden depender de muchos factores, como la posición fetal, tu salud y la seguridad de los bebés, entre otros. Los nacimientos múltiples tienen más variables –y más sorpresas– que los de un solo bebé. Pero como recibirás dos (o más) por el precio de un solo parto, tu nacimiento múltiple será un muy buen trato independientemente del trabajo que te dé. Y recuerda que cualquier ruta que tus bebés sigan desde tu útero apretado hasta tu aún más apretado abrazo, el mejor modo es el que resulte más saludable y seguro para ellos y para ti.

Proceso de Parto de Mellizos o Más

¿En qué se diferenciará tu proceso de parto del de una madre de un solo bebé? Éstas son algunas posibilidades:

- Podría ser más corto. ¿Tendrás que soportar el doble de dolor para atesorar el doble de alegría? No. De hecho, en lo que respecta al parto, probablemente tendrás un agradable alivio (por fin). La primera etapa del parto suele ser más breve en estos casos, lo que significa que podrías necesitar menos tiempo para llegar al momento en que puedas empezar a empujar, si darás a luz vaginalmente. ¿La desventaja? Que llegarás más pronto a la parte dura del parto.

- O podría ser más largo. Como el útero de la mamá que espera más de un bebé está superestirado, las contracciones son a veces más débiles. Y contracciones más débiles podrían significar mayor tiempo para dilatarse completamente.

- Serás controlada con mayor rigurosidad. Como tu equipo médico tendrá que tener el doble de cuidado durante el parto, te vigilará más que en la mayoría de los partos en que se espera un solo bebé. Durante todo el proceso probablemente te conectarán a dos (o más) monitores fetales para que tu

Diferencia de Minutos o Segundos

¿Con que diferencia nacerán tus bebés? En los partos vaginales, la mayoría de los bebés nace de 10 a 30 minutos de diferencia. En una cesárea pueden ser sólo segundos, o hasta uno o dos minutos, entre nacimientos.

médico controle cómo responde cada bebé a tus contracciones. Al comienzo, podrían controlar el latido cardíaco de los bebés con monitores externos, lo que podría permitirte quitártelos periódicamente para dar unos pasos o entrar en la tina de hidromasaje para aliviar el dolor. En las etapas posteriores del proceso de parto, el Bebé A (el más cercano a la salida) podría ser vigilado internamente con un electrodo en el cuero cabelludo, mientras el Bebé B seguirá siendo controlado externamente. Al estar conectada a una maquina ya no podrás dar paseos por los pasillos (aunque a esta altura, ya se te habrán pasado todas las ganas de caminar). Asegúrate de discutir con tu médico el monitoreo fetal y cómo afectará tu movilidad.

- Probablemente te administrarán una epidural. Si estás interesada en recibirla, te alegrará saber que las epidurales son firmemente recomendadas –o aun exigidas– en los partos de más de un bebé, en el caso de que sea necesaria una cesárea de emergencia. Si quieres evitar la epidural, habla con tu médico, porque las políticas de los profesionales y los hospitales difieren en este tema.

- Probablemente darás a luz en una sala de operaciones. La mayoría de los hospitales lo requiere, para mayor seguri-

Posición, Posición, Posición

Rápido. Tira una moneda a la suerte. ¿Cara (arriba) o cruz (abajo)? ¿O quizás una combinación de las dos? Nadie puede adivinar cómo se presentarán los bebés a la hora de nacer (y cómo terminarás dando a luz). Aquí puedes dar un vistazo a las posibles maneras en que podrían presentarse y los probables escenarios para cada situación.

Vértice/vértice. Ésta es la posición más favorable en que pueden presentarse los mellizos el día del nacimiento, y es la que se da en un 40% de los casos. Si tus dos bebés están en la posición vértice (con las cabezas hacia abajo), probablemente iniciarás un parto natural con un intento de alumbramiento vaginal. Ten en cuenta, sin embargo, que aun los bebés que vienen en unidad en perfecta posición a veces necesitan cesárea. Y en los mellizos esto vale por partida doble.

Vértice/nalgas. Si esperas un parto vaginal, la segunda mejor posibilidad es la presentación vértice/nalgas. Esto significa que si el Bebé A tiene la cabeza hacia abajo y está bien posicionado para salir, es posible que tu médico pueda manipular al Bebé B de la posición de nalgas a la de cabeza después del nacimiento del Bebé A. Esto puede hacerse aplicando presión manual en tu abdomen (versión externa) o introduciendo literalmente su mano en tu útero para dar vuelta al Bebé B (versión interna). La versión interna parece mucho más complicada de lo que es en realidad; como el Bebé A ya ha estirado el canal de parto, el procedimiento es bastante rápido. Si el Bebé B permanece obstinadamente

de nalgas, tu médico podría efectuar la extracción de nalgas, en la que tu bebé es extraído a través de los pies.

Nalgas/vértice o nalgas/nalgas. Si el Bebé A está de nalgas, o si tus dos bebés lo están, seguramente tu médico recomendará una cesárea. Aunque la versión externa se realiza frecuentemente cuando un bebé que viene sin hermanitos se presenta de nalgas (y podría funcionar en el caso mencionado anteriormente), es considerada demasiado riesgosa en este caso.

El Bebé A en posición oblicua. ¿Quién podría imaginar que hay tantas posiciones para los bebés? Cuando el Bebé A está en posición oblicua, significa que su cabeza apunta hacia abajo, pero hacia alguna de tus caderas en vez de directamente hacia el cuello uterino. En un embarazo de un solo bebé con presentación oblicua, el médico probablemente intentará la versión externa para colocar la cabeza del bebé de cara a la salida, pero cuando se trata de mellizos es considerado riesgoso. En este caso pueden ocurrir dos escenarios: una presentación oblicua podría corregirse espontáneamente a medida que avanzan las contracciones, permitiendo un nacimiento vaginal, o lo más probable es que tu médico recomiende una cesárea, para evitar un parto prolongado y agotador que podría conducir o no a un alumbramiento vaginal.

Transversal/transversal. En este caso, los dos bebés están en posición horizontal atravesando el útero. Una doble posición transversal casi siempre exige una cesárea.

dad (y en caso de que una cesárea de emergencia sea necesaria). Es probable que pases el proceso de parto en una habitación acogedora con bonitas cor-

tinas y cuadros relajantes en las paredes, pero cuando llegue el momento de empujar, probablemente te trasladarán a la sala de operaciones.

Dar a Luz a Mellizos

Esto es lo que puedes esperar al dar a luz a mellizos:

Alumbramiento vaginal. Aproximadamente la mitad de todos los mellizos nacidos en estos días llega al mundo de la manera tradicional, pero eso no significa que la experiencia sea igual que para las mamás que tienen un solo bebé. Una vez que estás completamente dilatada, la salida del Bebé A podría ser bastante sencilla ("¡sólo me hizo falta empujar tres veces!") o una odisea interminable ("¡me tomó tres horas!"). Aunque este último panorama no es nada seguro, algunas investigaciones han demostrado que la fase en la que debes empujar (etapa dos), suele ser más larga en el parto de mellizos que en el de un solo bebé. El segundo mellizo en un parto vaginal suele llegar de 10 a 30 minutos después del primero, y la mayoría de las madres dice que el nacimiento del Bebé B es tarea fácil comparado con el del Bebé A. Dependiendo de la posición del Bebé B, éste podría necesitar alguna ayuda del médico, que puede intervenir moviendo la cabecita hacia el canal del parto (versión interna) o usando la extracción con ventosa para acelerar su salida. La posibilidad de este tipo de intervención es otro motivo por el cual muchos médicos aconsejan enérgicamente la epidural para las mamás que esperan más de un bebé. (Sentir un brazo en el útero mientras intenta sacar a un bebé no es tarea fácil sin anestesia).

Alumbramiento mixto. En pocos casos (muy rara vez), el Bebé B debe nacer por cesárea, después del nacimiento vaginal del Bebé A. Esto sólo se efectúa cuando se produce una situación de emergencia que pone en riesgo al Bebé B, como desprendimiento de la placenta o prolapso del cordón. (Todos esos monitores superimportantes le indican a tu médico cómo está el Bebé B después de la llegada del Bebé A). El alumbramiento

---

Recuperación de un Parto de Múltiples

Además de tener tus manos el doble de llenas, la recuperación de un parto múltiple será muy similar al de uno de un solo bebé, por lo tanto lee los capítulos 17 y 18. Sin embargo, puedes esperar las siguientes diferencias posparto:

- Probablemente tu barriga tardará más tiempo en recuperar su tamaño normal (después de todo se estiró más). Es posible que tengas más piel con que lidiar después de todo ese estiramiento.

- Podrías experimentar más loquios (sangrado vaginal) por un período más prolongado. Eso se debe a que acumulaste más sangre en el útero durante tu embarazo, y ahora tiene que salir.

- Te llevará más tiempo volver a ponerte en forma, debido a que probablemente estuviste inactiva durante los últimos tres meses de tu embarazo (sin importar el estado físico que tenías antes del embarazo).

- Estarás más dolorida durante más tiempo debido al peso extra que llevaste en tu embarazo. Sin mencionar todo lo que tendrás que llevar de un lado para otro después de haber dado a luz.

Amamantar a Dos es Bueno para la Mamá

Probablemente ya sabes que amamantar es lo mejor para tus bebés (consulta en la página 483 los consejos para amamantar a más de un bebé). ¿Pero sabías que también le hace bien a tu cuerpo en el posparto? Amamantar libera hormonas (oxitocinas) que ayudan al útero a contraerse a su tamaño normal (y recuerda que el tuyo se estiró aún más). Esto, a su vez, reducirá el flujo de loquios, lo que significa que perderás menos sangre. Y si te preocupa perder los kilos de más, considera que tus recién nacidos son máquinas naturales de liposucción: amamantar a dos bebés quemará grasas y calorías el doble de rápido, lo que quiere decir que también tendrás licencia para seguir comiendo más. Si amamantas a tres (o más), la ventaja de las calorías se multiplica.

Si tus recién nacidos están en la unidad neonatal de cuidado intensivo (NICU), es posible que al principio no puedas amamantarlos directamente, pero se beneficiarán mucho con la nutrición ideal que sólo tú puedes proporcionales (especialmente si son prematuros). Por eso conéctate a un extractor eléctrico (tus bebés probablemente podrán ser alimentados con la leche extraída) y sigue bombeando hasta que sean dados de alta y estén listos para prenderse a tus senos.

mixto no es precisamente divertido para la mamá: llegado el momento puede ser muy alarmante y, después del nacimiento de los bebés, viene la recuperación tanto de un parto vaginal como de una operación quirúrgica abdominal, es decir, dolor por partida doble. Pero cuando es necesario, puede ser un procedimiento que salve la vida del bebé, y eso bien vale la pena.

Cesárea programada. Tu médico lo discute contigo por anticipado y fija una fecha. Los motivos posibles para este plan incluyen que hayas tenido una cesárea anterior (el nacimiento vaginal después de una cesárea, no es práctica común para cuando se espera más de un bebé), placenta previa u otras afecciones obstétricas o médicas, o posiciones fetales que hagan inseguro el parto vaginal. En la mayoría de las cesáreas, tu pareja puede acompañarte hasta la sala de operaciones, donde probablemente te administrarán bloqueo espinal (una versión ampliada de la epidural usada para bloquear el dolor en un parto vaginal). Podrías sorprenderte de la rapidez del proceso después de que te anestesian: los nacimientos del Bebé A y el Bebé B ocurrirán en un intervalo de pocos segundos a uno o dos minutos.

Cesárea imprevista. Una cesárea no programada es otro posible camino de entrada de tus bebés al mundo. En este caso podrías ir a tu cita semanal prevista y descubrir que vas a conocer a tus bebés ese mismo día. Es mejor estar preparada, y por eso en las últimas semanas del embarazo, asegúrate de tener tu bolso preparado para partir. ¿Cuáles son los motivos de una cesárea imprevista? La restricción del crecimiento intrauterino (cuando los bebés se quedan sin espacio para crecer) o un agudo aumento en tu presión sanguínea (preeclampsia). Otra posibilidad surge si tu proceso de parto se prolonga mucho tiempo sin registrar progresos. Un útero que soporta 10 o más libras de bebés podría estar demasiado estirado para contraerse efectivamente, de modo que una cesárea podría ser la única salida.

Dar a Luz a Trillizos

¿Te preguntas si tus trillizos están destinados a tomar la ruta de salida abdominal? La cesárea es el procedimiento más utilizado en el caso de trillizos, no sólo porque es lo más seguro, sino porque son más comunes en los partos de alto riesgo (una categoría en la que siempre entran los trillizos) y porque son más comunes en las mamás de mayor edad (que dan a luz a la mayoría de los trillizos). Pero algunos médicos dicen que el parto vaginal puede ser una opción en el caso de que el Trillizo A (el más cercano a la puerta de salida) tenga una presentación de cabeza y no se den otras complicaciones (como preeclampsia en la madre o sufrimiento fetal en uno o más de los bebés). En algunos pocos casos, el primer bebé o el primero y segundo podrían nacer vaginalmente, y el último requerir cesárea. Por supuesto, más importante que dar a luz vaginalmente a los tres, es que ustedes cuatro salgan de la sala de operaciones en buenas condiciones, y toda ruta que se tome para ese fin será un éxito.

PARTE 4

Después de que Nace el Bebé

Posparto: La Primera Semana

FELICITACIONES! EL MOMENTO QUE habías estado esperando durante (más o menos) 40 semanas, finalmente ha llegado. Ya has dejado atrás meses de embarazo y largas horas de parto y eres oficialmente una madre, con un nuevo bebé en tus brazos en vez de dentro de tu barriga. Pero la transición del embarazo al posparto conlleva algo más que un bebé. También trae consigo una variedad de síntomas nuevos (adiós molestias, dolores e incomodidades del embarazo, hola a los del posparto) y una avalancha de preguntas (¿Por qué estoy transpirando tanto? ¿Por qué tengo contracciones si ya he dado a luz? ¿Podré volver a sentarme alguna vez? ¿Por qué luzco todavía como si estuviera en el sexto mes de embarazo? ¿De quién son estos senos?). Con un poco de suerte, tendrás oportunidad de leer con anticipación acerca de éstos y muchos otros temas del posparto. Una vez que comience tu labor de mamá de tiempo completo, no te será fácil encontrar un momento para leer (ni qué decir de usar el inodoro).

Lo que Podrías Estar Sintiendo

Durante la primera semana posparto, dependiendo del tipo de parto que hayas tenido (fácil o difícil, vaginal o por cesárea), además de otros factores puntuales, podrías experimentar todos o algunos de los siguientes síntomas:

Físicamente

- Sangrado vaginal (loquios) similar al de tu período

- Cierta incomodidad perineal si tuviste una cesárea

- Calambres abdominales (dolores posteriores al parto) a medida que se contrae el útero

- Agotamiento

- Incomodidad perineal, dolor, adormecimiento si tuviste un parto vaginal (especialmente si te pusieron puntos)

- Dolor alrededor de la incisión y, posteriormente, adormecimiento en el área si es que tuviste una cesárea (especialmente si es la primera)

- Incomodidad al sentarte y caminar si tuviste una episiotomía, reparación de un desgarro o una cesárea

- Dificultad para orinar durante uno o dos días

- Estreñimiento; incomodidad para ir al baño durante los primeros días

- Hemorroides, como continuación del embarazo, o nuevas por el esfuerzo de haber empujado

- Dolor general, especialmente si tuviste que empujar mucho

- Ojos inflamados; marcas azules y negras alrededor de los ojos, en las mejillas, o en otras partes del cuerpo, debido al esfuerzo de empujar enérgicamente

- Sudoración, a veces abundante, particularmente en la noche

- Incomodidad en los senos y congestión a partir más o menos del tercer o cuarto día después del parto

- Pezones irritados o agrietados, si estás amamantando

Emocionalmente

- Entusiasmo, tristeza u oscilaciones entre uno y otra

- Nervios de la nueva mamá; temor de tener que cuidar de tu nuevo bebé, especialmente si eres primeriza

- Frustración si atraviesas momentos difíciles para empezar a amamantar

- Sensación de sentirte abrumada frente a los desafíos físicos, emocionales y logísticos que encaras

- Entusiasmo de tener que comenzar tu nueva vida con tu nuevo bebé

Lo que Podrías Estar Preguntándote

Sangrado

"Sabía que sangraría después del parto, pero cuando me levanté de la cama por primera vez y vi correr la sangre por mis piernas me asusté un poco"

Toma unas cuantas toallas higiénicas femeninas y relájate. Esta descarga de sangre, mucosa y tejidos sobrantes del útero, conocida como loquios, es normalmente tan o más abundante que un período menstrual durante los primeros tres a diez días del posparto. Podría totalizar hasta dos tazas antes de que empiece a disminuir y, a veces, parecerá muy intensa. Una descarga súbita cuando te pones de pie en los primeros días es normal (es sólo el flujo que se ha acumulado mientras has estado acostada o sentada). Como la sangre y un ocasional coágulo sanguíneo son los ingredientes predominantes de los loquios durante el período del posparto inmediato, tu descarga podría ser muy roja durante cinco días a tres semanas, para volverse gradualmente a un rosa aguado, luego marrón y finalmente blanco amarillento. Deberías usar toallas higiénicas absorbentes y no tampones. El flujo podría continuar de manera intermitente durante un par de semanas o, incluso, hasta seis semanas. En algunas mujeres, el sangrado ligero continúa durante tres meses. El flujo es diferente en cada una.

La lactancia –y/o el Pitocin (oxitocina) administrado por vía intravenosa, que es ordenado rutinariamente por algunos médicos después del parto– podrían reducir el flujo de loquios al estimular las contracciones uterinas. Estas contracciones posteriores al parto ayudan a encoger el útero a su tamaño normal con mayor rapidez, a la vez que perforan los vasos sanguíneos expuestos en el lugar donde la placenta se desprendió del útero. Para saber más sobre estas contracciones, lee la siguiente pregunta.

Si estás en el hospital o centro de natalidad y crees que tu sangrado es excesivo, comunícaselo a una enfermera. Si una vez que regresas a casa experimentas lo que parece ser un sangrado anormalmente intenso (consulta la página 613), llama a tu médico inmediatamente y si no puedes contactarlo, ve a la sala de emergencia (a la del hospital donde diste a luz, si es posible).

Dolores después del Parto

"He sentido calambres en el abdomen, especialmente cuando amamanto. ¿A qué se debe?"

¿Pensaste que ya habías sentido la última contracción? Lamentablemente no terminan después del parto, ni tampoco sus incomodidades. Estos llamados dolores posteriores son

desencadenados por las contracciones del útero a medida que se encoge (desde unas 2⅓ libras hasta apenas un par de onzas) y hace su descenso normal de regreso a la pelvis tras el nacimiento del bebé. Puedes llevar la cuenta de cómo se va encogiendo, presionando ligeramente debajo del ombligo. Hacia el final de las seis semanas es probable que no lo sientas más.

Los dolores posteriores pueden ser decididamente molestos, pero cumplen un buen propósito. Además de ayudar al útero a encontrar el camino de regreso a su tamaño y ubicación usuales, estas contracciones ayudan a reducir el sangrado normal posparto. Es probable que sean más dolorosos en las mujeres cuyos músculos uterinos no están tonificados debido a nacimientos previos o a un estiramiento excesivo (como en el caso de partos de mellizos o más). Los dolores posteriores pueden ser más pronunciados durante la lactancia, cuando se libera la oxitocina que estimula las contracciones (algo positivo, realmente, porque significa que tu útero se está encogiendo más rápido) y/o si te han administrado Pitocin (oxitocina) por vía intravenosa después del parto.

Los dolores deberían disminuir naturalmente dentro de cuatro a siete días. Mientras tanto, el acetaminofeno (Tylenol) podría servir de alivio. Si no lo hace o si el dolor persiste por más de una semana, consulta a tu médico para descartar otros problemas posparto, incluyendo una infección.

Dolor Perineal

"No tuve una episiotomía ni desgarros. ¿Por qué siento tanto dolor en esa zona?"

No puedes esperar que unas siete libras de bebé pasen sin dejar rastro. Incluso si tu periné quedó casi intacto durante el parto, esta zona se ha visto distendida, magullada y traumatizada, y el resultado normal de ello es una molestia que va de leve a no tanto. El dolor puede ser peor si toses o estornudas, e incluso podría resultarte incómodo sentarte por unos días. Puedes seguir los mismos consejos ofrecidos en la siguiente respuesta para las mujeres con dolores posteriores a un desgarro.

También es posible que al empujar durante el parto hayas desarrollado hemorroides y, posiblemente, fisuras anales, que pueden ser desde incómodas hasta extremadamente dolorosas. Consulta la página 294 para leer consejos sobre cómo lidiar con las hemorroides.

"Me desgarré durante el parto y ahora estoy increíblemente dolorida. ¿Es posible que los puntos se hayan infectado?"

Todas las que dan a luz vaginalmente (y a veces aquellas que tienen un parto prolongado, antes de dar a luz por cesárea) pueden esperar dolor perineal. Pero no es de sorprender que ese dolor se intensifique si el periné se desgarró o si lo cortaron quirúrgicamente (es decir, si te practicaron una episiotomía). Al igual que toda herida nueva recién tratada, el sitio de una laceración o episiotomía tardará en cicatrizar, por lo general, de 7 a 10 días. El dolor de por sí en esta etapa, a menos que sea muy severo, no es una señal de que hayas desarrollado una infección.

Además, la infección (aunque posible) es muy improbable si la zona perineal ha sido bien cuidada desde el parto. Mientras estás en el hospital o centro de natalidad, una enfermera te revisará por lo menos una vez al día para asegurarse de que no haya inflamación u otras indicaciones de infección en el periné. También te instruirá sobre la higiene perineal posparto, que es importante para prevenir infecciones, no sólo en

la zona donde se realizó la reparación, sino también en el tracto genital (puede haber gérmenes). Por este motivo, las mismas precauciones se aplican para quienes dan a luz completamente intactas. Éste es el plan de autocuidado para un periné posparto saludable:

- Cambia tu toalla higiénica femenina absorbente por lo menos cada cuatro a seis horas.

- Rocía o esparce agua tibia (o una solución antiséptica, si te lo han recomendado tu médico o la enfermera) sobre el periné mientras orinas para aliviar la irritación, y después de terminar para mantener el área limpia. Sécate dándote palmadas con gasas o con toallitas de papel humedecidas que vienen junto con las toallas higiénicas femeninas que te entregan en el hospital. Y siempre hazlo de adelante hacia atrás, gentilmente, y sin frotar.

- Mantén tus manos alejadas del área hasta que cicatrice del todo.

Aunque la incomodidad probablemente será mayor si te han reparado un desgarro (con posible picazón alrededor de los puntos acompañada de inflamación), las siguientes sugerencias serán bienvenidas sin importar cómo hayas dado a luz. Para aliviar el dolor perineal:

Dale frío. Para reducir la hinchazón y brindar un alivio reparador, usa almohadillas con agua de hamamelis, un guante quirúrgico lleno de hielo picado, o una toalla higiénica absorbente con una bolsa fría incorporada, y aplícalos en la zona afectada cada dos horas durante las primeras 24 horas después del parto.

Dale calor. Los baños tibios de asiento (en el que sólo sumerges las caderas y las nalgas) durante 20 minutos unas pocas veces por día, o compresas calientes, aliviarán la incomodidad.

Cuándo Llamar a tu Médico en el Período Posparto

Pocas mujeres se sienten en perfecto estado físico (o emocional) después de dar a luz, lo que es normal en el posparto. Especialmente en las primeras seis semanas después del parto, es común experimentar una variedad de molestias, dolores y otros síntomas incómodos (o desagradables). Sin embargo, no es frecuente tener una complicación grave. De todos modos, es prudente estar informada. Por si acaso, todas las flamantes mamás deberían estar concientes de los síntomas que pudieran apuntar a un problema posparto. Llama a tu médico sin demora si experimentas cualquiera de los siguientes síntomas:

- Sangrado que sature más de una toalla higiénica femenina por hora durante algunas pocas horas. Si no lo encuentras inmediatamente, llama al servicio de emergencia local y haz que la enfermera de turno te evalúe por teléfono. Ella te podrá decir si deberías dirigirte o no a la sala de emergencia. Mientras esperas o te encaminas a la sala de emergencia, si es necesario, recuéstate y aplica una bolsa de hielo (o una bolsa de plástico con cierre llena de cubitos de hielo y un par de toallas de papel para absorber el hielo que se va derritiendo) en la parte inferior del abdomen (directamente sobre el útero, si puedes localizarlo).

- Gran cantidad de sangre *roja brillante* en cualquier momento después de la primera semana posparto. Pero no te preocupes por un sangrado ligero tipo menstrual hasta unas 6 semanas (en algunas mujeres hasta 12) o un flujo que aumenta cuando estás más activa o cuando estás amamantando.

- Un sangrado con olor desagradable. Debería oler como un flujo menstrual normal.

- Numerosos o grandes coágulos (del tamaño de un limón o mayor) en el sangrado vaginal. Sin embargo, son normales los pequeños coágulos en los primeros días.

Adormécela. Usa anestésicos locales en forma de aerosoles, cremas, ungüentos o almohadillas recomendados por tu médico. El acetaminofeno (Tylenol) también puede ser de ayuda.

Quítale presión. Para disminuir la presión en la zona, acuéstate de costado cuando te sea posible y evita pasar largos períodos de pie o sentada. Sentarte sobre una almohada (especialmente una que tenga un orificio en el centro) o un tubo inflado (generalmente comercializado para quienes sufren de hemorroides) también podría ser de ayuda, así como endurecer las nalgas antes de sentarte.

No la aprietes. La ropa ajustada, especialmente la ropa interior, puede frotar e irritar el área y retrasar la cicatrización. Deja que tu periné respire lo más posible (por ahora, prefiere la ropa suelta a las medias ajustadas).

Ejercítala. Los ejercicios de Kegel, efectuados con la mayor frecuencia posible después del parto y hasta el período posparto, estimularán la circulación en el área, promoviendo la cicatrización y mejorando el tono muscular. No te preocupes si no sientes los músculos al hacer los ejercicios, ya que la zona estará entumecida después del parto. Recuperarás la sensibilidad gradualmente a lo largo de las próximas semanas. Si el periné se enrojece, duele, se hincha, o si detectas un olor desagra-

- Una ausencia total de sangrado durante los primeros días posparto.

- Dolor o incomodidad, con o sin hinchazón, en el área abdominal inferior más allá de los primeros días después de dar a luz.

- Dolor persistente en el área perineal más allá de los primeros días.

- Después de las primeras 24 horas, una temperatura superior a los 100°F durante más de un día.

- Mareos intensos.

- Náuseas y vómitos.

- Dolor localizado, inflamación, coloración roja, ardor y sensibilidad en un seno después que se ha aliviado la congestión, ya que podrían ser signos de mastitis o infección en el seno. Empieza el tratamiento casero (página 481) mientras esperas contactar a tu médico.

- Hinchazón y/o coloración roja localizada, ardor y supuración en el lugar de la incisión de la cesárea.

- Después de las primeras 24 horas, dificultad para orinar; dolor excesivo o ardor al orinar; frecuente necesidad de orinar, pero sin resultados; orina escasa y/u oscura. Bebe mucha agua mientras tratas de ponerte en contacto con el médico.

- Dolor agudo en el pecho (no dolor general en el pecho, que es normal después del esfuerzo realizado al empujar); respiración o latido cardíaco acelerados; color azulado en la punta de los dedos o los labios.

- Dolor localizado, sensibilidad y calor en la pantorrilla o el muslo, con o sin coloración roja, hinchazón y dolor cuando flexionas el pie. Descansa, con la pierna elevada, mientras llamas al médico.

- Depresión que afecta tu capacidad de lidiar con tu situación o que no cesa después de algunos días; sentimientos de enfado hacia tu bebé, particularmente si están acompañados de impulsos violentos. Consulta la página 495 para leer más sobre la depresión posparto.

dable, podría tratarse de una infección. Consulta con el médico.

Moretones del Parto

"Parece que hubiera estado más bien en un cuadrilátero que en una sala de parto. ¿A qué se debe?"

¿Te ves y te sientes como si te hubieran dado una paliza? Así es el posparto normal. Después de todo, probablemente trabajaste más duro para dar a luz a tu bebé que la mayoría de los boxeadores sobre el *ring*, aunque sólo hayas enfrentado a un rival de 7 a 8 libras. Debido a las poderosas contracciones y al esfuerzo extenuante de empujar

(especialmente si lo hiciste con la cara y el pecho en vez de con la parte inferior del cuerpo), podrías haber quedado con una variedad de recuerdos poco gratos. Éstos podrían incluir ojos negros o inyectados de sangre (las gafas negras te permitirán disimularlo en público hasta que tus ojos vuelvan a su estado normal, y las compresas frías durante 10 minutos, varias veces al día, podrían ayudar a acelerar esa recuperación) y magullones, que van desde pequeños puntitos en las mejillas hasta moretones más grandes en la cara o área superior del pecho. También podrías sentir hinchazón en el pecho y/o dificultad para respirar hondo, debido al esfuerzo realizado por tus músculos pectorales esforzados (los baños o duchas calientes o una almohadilla térmica podrían aliviarte), dolor y sensibilidad en el área del hueso caudal (el calor y los masajes pueden ayudar) y/o dolor general en todo el cuerpo (también el calor puede aliviar).

Dificultad para Orinar

"Han pasado varias horas desde que di a luz y no he podido hacer pis"

Hacer pis no es fácil para la mayoría de las mujeres durante las primeras 24 horas de posparto. Algunas mujeres no sienten ninguna necesidad mientras que otras tienen ganas pero no pueden hacer pis. Y otras logran orinar, pero con dolor y ardor. Hay muchos motivos por los cuales la función básica de la vejiga se vuelve un trabajo duro después del parto:

- La capacidad de retención de la vejiga aumenta porque repentinamente tiene más espacio para expandirse y, por lo tanto, tu necesidad de orinar podría ser menos frecuente que durante el embarazo.

- La vejiga podría haber quedado magullada durante el alumbramiento, además de temporalmente paralizada, impidiendo que envíe las señales necesarias de urgencia aun cuando está llena.

- Haber recibido una epidural podría haber disminuido la sensibilidad de la vejiga o tu atención a sus señales.

- El dolor en el área perineal puede causar espasmos de reflejo en la uretra (el tubo por el que sale la orina), dificultando la expulsión de la orina. La hinchazón del periné también podría impedirte orinar con tranquilidad.

- La sensibilidad de la zona tras un desgarro o la reparación de una episiotomía podría causar ardor y/o dolor al orinar. El ardor podría aliviarse en parte, parándote con una pierna a cada lado del inodoro al orinar para que el flujo salga directamente hacia abajo, sin rozar puntos doloridos. Rociarte agua tibia en el área mientras orinas también puede disminuir la incomodidad (usa el rociador que la enfermera probablemente te dio; pide uno si no lo hizo).

- La deshidratación, especialmente si no tomaste nada de líquido durante un parto prolongado ni recibiste fluidos vía suero intravenoso.

- Una serie de factores psicológicos podría impedirte expulsar la orina: temor al dolor, falta de privacidad, vergüenza o incomodidad de usar un recipiente en la cama o de necesitar asistencia para ir al baño.

Aunque sea difícil hacer pis después del parto, es esencial que vacíes la vejiga dentro de seis a ocho horas para evitar una infección urinaria, la pérdida de tono muscular en la vejiga a causa de una distensión excesiva, y el sangrado (debido a que una vejiga llena podría dificultar las contracciones uterinas normales del posparto que pueden contener el sangrado). Por lo tanto, la enfermera te preguntará insistentemente después del parto si has cumplido con esta importante misión. Incluso, podría pedirte que la primera orina del posparto la hagas en un recipiente para poder medir la cantidad y podría palparte la vejiga para asegurarse de que no está distendida. Para ayudar a agilizar el proceso:

- Bebe mucho líquido: lo que entra es muy probable que salga. Y además perdiste mucho durante el parto.

- Da unos pasos. Levantarte de la cama y dar un pequeño paseo lo antes posible después del parto, en cuanto seas capaz, ayudará a activar tu vejiga (y el intestino).

- Si te incomoda el público (¿y a quién no?), haz que la enfermera espere afuera mientras orinas. Puede regresar cuando hayas terminado y darte una demostración de higiene perineal, si es que no lo ha hecho todavía.

- Si estás demasiado débil como para caminar hasta el baño y debes usar un recipiente, pide un poco de agua tibia para rociar sobre el área perineal (que podría estimularte a orinar). También te ayudará a sentarte sobre el recipiente en vez de acostarte sobre él. También en este caso la privacidad puede ser la clave del éxito.

- Entibia la zona perineal en un baño de asiento o enfríala con bolsas de hielo, sea cual sea la alternativa que te provoque más ganas de orinar.

- Abre el grifo del agua mientras tratas de hacer pis. Si haces correr el agua del lavamanos estimularás tu propia tubería…

Si fracasan todos los esfuerzos y no has hecho pis en ocho horas más o menos después del parto, tu médico podría ordenarte un catéter (un tubo insertado en tu uretra) para vaciar la vejiga. Un buen incentivo para probar los métodos anteriores.

Después de 24 horas, el problema de la escasez se suele convertir en un problema de abundancia. Por lo general, la mayoría de las nuevas mamás empieza a orinar con frecuencia y abundancia a medida que expele el exceso de líquido. Si todavía tienes dificultades para orinar, o si orinas muy poco en los días siguientes, es posible que tengas una infección urinaria (consulta la página 538 para leer sobre sus signos y síntomas).

"Parece como que no puedo controlar la orina. Se me sale sola"

El estrés físico del parto puede inutilizar temporalmente muchas par-

tes, incluyendo la vejiga. O no deja salir la orina… o la deja salir con demasiada facilidad, como en tu caso. Esa filtración (llamada incontinencia urinaria) ocurre debido a una pérdida de tono muscular en la zona perineal. Los ejercicios de Kegel, que se recomiendan para todo posparto, pueden ayudar a restablecer el tono y a que recuperes el control del flujo de orina. Consulta la página 490 para más consejos sobre cómo lidiar con la incontinencia; si continúa, llama al médico.

Ese Primer Movimiento Intestinal

"Di a luz hace dos días y todavía no he podido ir al baño. Realmente tengo ganas, pero me asusta mucho la posibilidad de que se me abran los puntos"

El primer movimiento intestinal en el posparto es un hito que casi toda mujer que acaba de dar a luz está ansiosa por dejar detrás. Y mientras más te demores en hacerlo, más nerviosa e incómoda estarás.

Hay varios factores fisiológicos que podrían interferir. Para empezar, los músculos abdominales que asisten a la eliminación se han estirado durante el parto, volviéndose flojos y a veces temporalmente inefectivos. Por otra parte, los mismos intestinos podrían haberse entorpecido durante el parto. Y, por supuesto, pueden haberse vaciado al dar a luz (¿recuerdas esa diarrea que te dio antes del parto? ¿Lo que se te escapó mientras empujabas?), y probablemente quedaron despejados porque no comiste alimentos sólidos durante el parto.

Pero quizás los inhibidores más potentes a la actividad intestinal en el posparto son psicológicos: la preocupación por el dolor; el temor infundado de que se te abrirán los puntos; la preocupación de que empeorarás las hemorroides; la vergüenza natural por la falta de privacidad en el hospital o centro de natalidad, y la presión de "cumplir", que a veces resulta el impedimento más grande. Sólo porque el estreñimiento posparto es común, no significa que no puedas combatirlo. Éstos son algunos pasos que puedes dar para movilizar el proceso:

No te preocupes. Nada te impedirá más mover el intestino que preocuparte acerca de mover el intestino. No te preocupes de que se te abran los puntos: no ocurrirá. Finalmente, no te preocupes si demoras algunos días en regularizarte, ya que también está bien.

Pide alimentos con fibra. Si estás todavía en el hospital o el centro de natalidad, elige todos los granos integrales del menú (especialmente cereal de salvado) y frutas y vegetales frescos. Como las porciones pueden ser escasas, supleméntalas con alimentos estimulantes del intestino traídas desde afuera como manzanas y peras, pasas y otras frutas secas, nueces, semillas y panecillos de salvado. Si ya estás en casa, asegúrate de comer regularmente y bien, y de estar consumiendo tu cuota de fibra. Abstente de los alimentos que te puedan estancar (como esas tentadoras cajas de chocolate de regalo, que seguramente se están apilando en tu mesa de luz).

Bebe mucho líquido. No sólo necesitas compensar los líquidos que perdiste durante el proceso de parto y el alumbramiento, sino también ingerir líquidos adicionales para ayudar a ablandar las deposiciones si no has podido ir al baño. El agua siempre da resultado, pero también podrías descubrir que el jugo de manzana o de ciruela es particularmente efectivo. El agua tibia con limón es otra buena opción.

Mastica, mastica... y mastica. En algunas personas la goma de mascar estimula los reflejos digestivos y puede ayudarles a normalizar el sistema.

Levanta la cola de la silla. Un cuerpo inactivo fomenta los intestinos perezosos. No necesariamente tendrás que dar vueltas en la pista de atletismo al día siguiente del parto, pero podrás dar paseos cortos por los pasillos. Los ejercicios de Kegel, que pueden practicarse en la cama casi inmediatamente después del parto, te ayudarán a tonificar no solamente el periné sino también el recto. En casa, haz caminatas con el bebé. Consulta la página 502 para sugerencias de ejercicios posparto.

No te esfuerces. Esforzarte no te abrirá los puntos, pero puede provocar o agravar las hemorroides. Si ya las tienes, podrías aliviarte con baños de asiento, anestésicos locales, almohadillas con agua de hamamelis, supositorios o compresas calientes o frías.

Usa ablandadores fecales. Muchos hospitales envían a las madres a casa provistas de un ablandador fecal y un laxante, y lo hacen por una buena razón. Los dos pueden ayudarte a poner en marcha el proceso.

Tu primer movimiento intestinal podría ser más bien doloroso. Pero no temas. A medida que las deposiciones se vayan ablandando y te vayas regularizando, la incomodidad se aliviará y a la larga se irá, para que vuelvas a ir al baño sin pensarlo siquiera.

Transpiración Excesiva

"Me despierto por las noches empapada de sudor. ¿Es normal?"

Es desagradable, pero es normal. Las nuevas mamás siempre están transpirando, y por un par de buenos motivos. Para empezar, tus niveles hormonales están descendiendo, reflejando el hecho de que ya no estás embarazada, como ya lo habrás notado. Además, la transpiración (como la orina frecuente) es el modo que tiene tu cuerpo después del parto de deshacerse de los líquidos acumulados en el embarazo, lo que seguramente te alegrará. Pero algo que no te hará feliz es lo incómoda que puede hacerte sentir la transpiración y por cuánto tiempo durará. Algunas mujeres siguen transpirando a mares durante varias semanas o más. Si transpiras por lo general de noche, como ocurre con la mayoría de las mamás flamantes, cubrir la almohada con una toalla absorbente podría ayudarte a dormir mejor (también ayudará a proteger la almohada).

No te desesperes, es normal. Pero asegúrate de beber suficientes líquidos para compensar los que estás perdiendo, especialmente si estás amamantando, pero también si no lo estás haciendo.

Fiebre

"Acabo de regresar del hospital y tengo una temperatura de unos 101ºF. ¿Debo llamar al médico?"

Siempre es buena idea mantener informado al médico si no te sientes bien enseguida después de haber dado a luz. La fiebre en el tercer o cuarto día después del parto, podría ser una señal de infección posparto, aunque también podría ser causada por una enfermedad no relacionada con este período. La fiebre también puede ser ocasionada por la combinación del entusiasmo y agotamiento comunes en el período inicial de posparto. Una fiebre baja (menos de 100ºF) acompaña ocasionalmente la congestión cuando te sale tu primera leche, y no es motivo de alarma. Pero como precaución, informa a tu médico si la fiebre es superior a los 100ºF y dura más de un día durante las tres primeras semanas de posparto o si es una fiebre más alta y se prolonga por más de unas pocas horas –incluso si está acompañada de síntomas evidentes de resfrío o gripe, o vómitos– para determinar su causa e iniciar cualquier tratamiento adecuado.

Senos Congestionados

"Finalmente me bajó la leche, dejándome los senos tres veces más grandes de lo normal, y tan duros y doloridos que ni siquiera me puedo poner el sostén. ¿Es esto lo que me espera hasta el destete?"

Justo cuando pensabas que tus senos no podían agrandarse más, lo hacen. Esa primera leche llega dejándote los senos congestionados, dolorosamente sensibles, palpitantes, duros… y a veces tan grandes que te asustan. Y para empeorar las cosas, esta congestión (que podría extenderse hasta las axilas) puede hacer que amamantar resulte muy doloroso y, si tus pezones están achatados por la hinchazón, puede ser frustrante para tu bebé. Mientras más tarden tu bebé y tú en acoplarse para las primeras sesiones de amamantamiento, probablemente peor será la hinchazón.

Pero por suerte, no durará mucho. La congestión, con todos sus incómodos efectos, irá gradualmente cediendo una vez que se establezca un sistema bien coordinado de oferta y demanda de leche, por lo general en cuestión de días. El dolor en los pezones –que alcanza su punto máximo alrededor de la vigésima vez que das el pecho, si es que llevas la cuenta– disminuye rápidamente a medida que se endurecen. Y con un cuidado adecuado (consulta la página 480), también disminuirán las grietas y el sangrado en los pezones que algunas mujeres experimentan.

¿Me Quedo o Me Voy?

¿Te preguntas cuándo podrás llevarte el bebé a casa? El tiempo que debas permanecer en el hospital con tu bebé, dependerá del tipo de parto que hayas tenido, tu condición, y la de tu bebé. Por ley federal, tienes derecho a que tu seguro médico pague por una estada de 48 horas después de un parto vaginal normal y 96 horas después de una cesárea. Si tanto tú como tu bebé se encuentran en buen estado y estás ansiosa por irte a casa, podrías arreglar con tu médico una salida rápida. En ese caso, planea la visita de una enfermera a tu casa (tu plan de seguro podría pagarla) o llevar a tu recién nacido al consultorio del pediatra unos pocos días después, sólo para asegúrarte de que no haya surgido ningún problema. Evaluará el peso y estado general del bebé (incluyendo control de ictericia), además de la alimentación (sería útil si llevas un registro en un diario).

Si te quedas las 48 ó 96 horas completas, aprovecha la oportunidad para descansar todo lo que te sea posible. Necesitarás esa reserva de energía cuando regreses a casa.

Hasta que la lactancia se haga un hábito arraigado –y sea completamente indolora para ti– hay algunos pasos que puedes seguir para aliviar la incomodidad en los senos y acelerar el establecimiento de un buen suministro de leche (lee todo acerca de cómo empezar en la página 470).

Las mujeres que no tienen dificultades para iniciar la lactancia (especialmente las que ya han amamantado antes) podrían no experimentar mucha hinchazón. Mientras el bebé reciba su ración de leche, eso también es normal.

Congestión Si No Estás Amamantando

"No estoy dando pecho. He oído que extraer la leche puede ser doloroso"

Tus senos están programados para llenarse de leche (más bien atiborrarse) alrededor del tercer o cuarto día después del parto, planees o no usarla para alimentar a tu bebé. Esta congestión puede ser incómoda, aun dolorosa, pero es sólo temporal.

Tus senos producen la leche sólo según sea necesario. Si ésta no es usada, la producción cesará. Aunque podría continuar una filtración esporádica durante varios días, o incluso semanas, la congestión severa no debería durar más de 12 a 24 horas. Durante este período, pueden ser de utilidad las bolsas de hielo, los analgésicos para dolores leves y un sostén de soporte. Evita la estimulación de los pezones, la extracción de la leche o las duchas calientes, todo lo cual puede activar la producción de leche y prolongar ese ciclo doloroso.

¿Dónde Está la Leche Materna?

"Hace dos días di a luz y no me sale nada de los senos cuando los aprieto. Ni siquiera calostro. ¿Mi bebé estará pasando hambre?"

No sólo no está pasando hambre, sino que ni siquiera está hambriento todavía. Los bebés no nacen con un gran apetito ni con necesidades nutricionales inmediatas. Y para cuando tu bebé empiece a estar hambriento de la sustanciosa cuota de leche materna (al tercer o cuarto día de nacer), sin duda serás capaz de satisfacerlo.

Lo que no quiere decir que tus senos estén vacíos ahora. El calostro, que suministra a tu bebé suficiente nutrición (por ahora), además de importantes anticuerpos que su cuerpecito todavía no puede producir (y que también le ayudan a vaciar su sistema digestivo de una mucosa excesiva y el meconio de los intestinos), ya está presente en la reducida dosis necesaria. Una cucharadita de té más o menos por alimentación es todo lo que tu bebé necesita en estos momentos. Pero hasta el tercer o cuarto día después del parto, cuando tus senos empiezan a crecer y a sentirse llenos (lo que indica que la leche ha bajado), no es tan fácil extraerla a mano. Un bebé de un día, ansioso de succionar, está mejor equipado que tú para extraer el calostro que necesita.

Vínculo Afectivo

"Esperaba conectarme con mi bebé tan pronto como naciera, pero no siento absolutamente nada. ¿Qué me pasa?"

Momentos después de dar a luz, te entregan a tu pequeño bebé y es más hermoso y perfecto de lo que habías imaginado. Te mira y se cruzan las miradas de ambos, formando un vínculo instantáneo entre madre e hijo. Mientras sostienes ese cuerpecito diminuto, hueles su dulzura, le cubres de besos la carita suave, y sientes emociones que nunca imaginaste, que te abruman con su intensidad. Eres una mamá enamorada.

Y lo más probable, es que hayas estado soñando o, por lo menos, imaginándolo mientras soñabas despierta. Las escenas como ésas son ideales en los sueños –y en los comerciales– pero no tienen nada que ver con lo que experimentan muchas mamás primerizas. Una escena posiblemente más realista es la siguiente: después de un parto prolongado y de mucho esfuerzo que te ha dejado agotada física y emocionalmente, te colocan en tus

brazos debilitados a un extraño regordete de cara rojiza y lo primero que notas es que no se parece al querubín de mejillas sonrosadas que esperabas. Lo segundo que adviertes es que no deja de chillar. Lo tercero, que no tienes idea de cómo hacer para que deje de berrear. Te esfuerzas por amamantarlo pero él no coopera; tratas de socializar con él, pero está más interesado en chillar que en dormir y, francamente, a estas alturas, lo único que tú quieres, precisamente, es dormir. Y no puedes dejar de preguntarte (después de haberte despertado): ¿perdí mi oportunidad de establecer un vínculo con él?

De ninguna manera. El proceso de vinculación es diferente para cada madre y cada bebé y no viene con fecha fija. Aunque algunas mamás se conectan con sus recién nacidos con mayor rapidez que otras –quizás porque han tenido experiencia previa con infantes, sus expectativas eran más realistas, su parto más fácil, o sus bebés más receptivos– pocas hallan que ese lazo se cimienta con una supergoma de velocidad. Se va formando gradualmente, con el tiempo, algo para lo cual tu bebé y tú tienen tiempo de sobra.

Por eso date ese tiempo. Tiempo para acostumbrarte a ser una madre (es un gran ajuste, después de todo), y tiempo para llegar a conocer a tu bebé que, digámoslo, es un desconocido en tu vida. Satisface las necesidades básicas de tu recién nacido (y las tuyas) y hallarás que la conexión amorosa se va desarrollando día a día, y abrazo tras abrazo. Y hablando de abrazos, no los limites. Mientras más lo hagas, más lo sentirás. Aunque al principio no lo sientas como algo natural, mientras más tiempo pases abrazando, cuidando, alimentando, masajeando, cantando, mimando y hablándole a tu bebé –mientras más tiempo pases piel a piel y cara a cara– más natural y cercano lo empezarás a sentir. Aunque no lo creas, antes de darte cuenta te sentirás como la madre que eres (¡de verdad!), conectada con tu bebé con el tipo de amor con el que soñaste.

"Mi hijo nació prematuro y fue conducido inmediatamente a la unidad de cuidado neonatal intensivo (NICU). Los médicos dicen que estará allí por lo menos unas dos semanas. ¿Será muy tarde para establecer un vínculo afectivo cuando salga?"

Para nada. Es cierto que resulta maravilloso tener la oportunidad de establecer un vínculo inmediatamente después del nacimiento, a través del contacto piel a piel y cara a cara. Es un primer paso en el desarrollo de una conexión duradera madre-hijo. Pero es sólo el primer paso. Y este paso no tiene necesariamente que ocurrir tras el parto. Puede ocurrir horas o días después en la cama del hospital, o por las ventanillas de una incubadora o, incluso, semanas después en la casa.

Y afortunadamente, podrás tocar, hablarle o posiblemente sostener a tu bebé aunque esté en la NICU. La mayoría de los hospitales no solamente permite el contacto de padres-hijo en tal situación, sino que lo estimula. Habla con la enfermera a cargo de la NICU para saber cómo puedes conectarte con tu recién nacido durante este período. Para leer más acerca del cuidado de los bebés prematuros, consulta Qué esperar en el primer año (*What to Expect the First Year*).

Ten en cuenta, además, que aun las mamás y papás que tienen la oportunidad de conectarse en la sala de maternidad, no necesariamente sienten esa vinculación instantánea (lee la pregunta anterior). El amor que dura toda una vida tarda en desarrollarse, un tiempo que tu bebé y tú empezarán a disfrutar juntos muy pronto.

El Bebé en la Habitación

"Tener al bebé en mi propio cuarto me pareció una gran idea cuando estaba embarazada. Pero en ese entonces no tenía idea de lo cansada que iba a estar. ¿Qué tipo de madre sería si le pidiera a la enfermera que se lo lleve?"

Pues serías una madre muy humana. Acabas de completar uno de los mayores desafíos de la vida, dar a luz, y estás por comenzar uno aún más exigente, criar un niño. La necesidad de un poquito de descanso entre uno y otro es completamente normal y comprensible.

Tener al bebé en tu cuarto todo el día es una opción maravillosa en el cuidado de la maternidad orientada a la familia, que da a los flamantes padres la oportunidad de empezar a conocer al recién llegado desde el primer minuto. Pero no es un requisito, ni tampoco es para todos. Algunas mujeres lo sobrellevan muy fácilmente, por supuesto, quizás porque sus partos fueron relativamente fáciles o porque llegan a la tarea con experiencia previa. Para ellas, un infante inconsolable a las 3 de la mañana no será exactamente una alegría, pero tampoco una pesadilla. Sin embargo, para una nueva mamá que haya estado privada de sueño constantemente, exhausta por el proceso de parto y el alumbramiento, y que nunca ha estado más cerca de un bebé que un aviso de pañales (¿te resulta familiar?), esos berridos en la madrugada pueden hacerla sentir abrumada y sin saber qué hacer.

Si estás feliz de tener al bebé en el cuarto contigo, magnífico. Pero si accediste a este arreglo sólo para darte cuenta más tarde que realmente preferirías dormir un poco, estás en tu derecho de cambiar de opinión. La tenencia parcial (durante el día, pero no de noche) podría ser una buena solución para ti.

O quizás prefieras dormir bien la primera noche y empezar a tener el bebé contigo a partir de la segunda. Sólo asegúrate de que te lleven al bebé para su alimentación –y que no le den ningún biberón suplementario– si es que estás amamantando.

Sé flexible. Concéntrate en la calidad del tiempo que pasas con tu bebé en el hospital en vez de la cantidad, y no te sientas culpable de incluir tus propias necesidades en la ecuación. La compañía permanente empezará muy pronto en tu casa. Descansa todo lo que necesitas ahora y estarás mejor preparada para manejar la situación después.

Recuperación de una Cesárea

"¿Cómo será mi recuperación de una cesárea?"

La recuperación de una cesárea es similar a la de cualquier cirugía abdominal, con una encantadora diferencia: en vez de perder la vesícula biliar o el apéndice, ganas un flamante bebé.

Por supuesto, hay otra diferencia, presumiblemente menos encantadora. Además de recuperarte de la operación quirúrgica, también te estarás reponiendo del parto. Excepto por un periné intacto, experimentarás las mismas incomodidades posparto durante las próximas semanas (¡qué afortunada!) que habrías sentido de haber dado a luz vaginalmente: dolores posteriores, loquios, incomodidad perineal (si tuviste un proceso de parto prolongado antes de la operación), senos congestionados, fatiga, cambios hormonales y transpiración excesiva, por nombrar sólo algunas.

En cuanto a la recuperación quirúrgica, puedes esperar lo siguiente en la sala de recuperación:

Dolor alrededor de la incisión. Una vez que desaparece el efecto de la anestesia, tu herida, al igual que cualquier herida, te va a doler, aunque el grado de intensidad dependerá en gran parte de muchos factores, incluyendo tu umbral del dolor y cuántas cesáreas hayas tenido (la primera suele ser la más incómoda). Probablemente te darán analgésicos según los necesites, que podrían hacerte sentir aturdida o dopada, pero también te facilitarán el necesario descanso. No tienes que preocuparte si amamantas; el medicamento no pasará al calostro, y para el momento en que salga la leche, tal vez no necesitarás ningún analgésico fuerte. Si el dolor continúa durante semanas, como ocurre a veces, puedes depender sin riesgos de los analgésicos de venta libre. Pide a tu médico una recomendación y la dosis. Para facilitar la cicatrización, trata de no levantar nada pesado durante las primeras semanas después de la operación.

Posible náusea con o sin vómitos. Esto no siempre se produce como efecto de la operación, pero si te ocurre, podrían darte un medicamento para la náusea.

Agotamiento. Probablemente te sentirás algo débil después de la cirugía, en parte debido a la pérdida de sangre, en parte a la anestesia. Si pasaste por algunas horas de proceso de parto antes de la operación, podrías sentirte más exhausta. También es posible que te sientas emocionalmente consumida (después de todo, acabas de tener un bebé... además de una operación quirúrgica), sobre todo si la cesárea no fue planeada.

Evaluaciones regulares de tu condición. Una enfermera controlará tus signos vitales (temperatura, presión sanguínea, pulso, respiración), tu producción de orina, el flujo vaginal, el estado de la herida y la firmeza y nivel del útero (a medida que se va encogiendo y regresando hacia su posición original en la pelvis). También controlará el suero intravenoso y el catéter urinario.

Una vez que te hayas trasladado a tu habitación, puedes esperar lo siguiente:

Más controles. La enfermera seguirá revisando tu condición.

Remoción del catéter urinario. Esto probablemente ocurrirá poco después de la operación. Orinar podría resultarte difícil, y por eso prueba los consejos de la página 460. Si no dan resultado, podrían reinsertarte el catéter hasta que puedas hacer pis por tu cuenta.

Estímulo para que hagas ejercicio. Antes de que dejes la cama, te estimularán a mover los dedos de los pies, flexionar los pies para estirar los músculos de las pantorrillas, empujar contra el fondo de la cama con los pies, y voltearte de lado a lado. También puedes intentar los ejercicios de las páginas 504 y 505. Tienen el propósito de mejorar la circulación, especialmente en tus piernas, y prevenir la formación de coágulos sanguíneos. (Pero prepárate porque algunos de ellos pueden ser muy incómodos, al menos durante las primeras 24 horas).

Levantarte entre las 8 y 24 horas después de la operación. Con la ayuda de una enfermera, te sentarás primero, apoyada en el respaldo elevado de la cama. Después, usando las manos como apoyo, levantarás las piernas sobre el costado de la cama y las suspenderás durante algunos minutos. Luego, lentamente, te ayudarán para que te pares en el piso, con las manos todavía sobre la cama. Si te sientes mareada (lo que es normal), vuelve a sentarte erguida. Estabilízate durante unos minutos antes de dar un par de pasos y luego dalos lentamente, ya que los primeros podrían ser muy dolorosos. Aunque podrías necesitar

ayuda las primeras veces que te pongas de pie, esta dificultad para movilizarte será temporal. De hecho, pronto podrías sentirte más ágil que la mujer que acaba de dar a luz vaginalmente en el cuarto de al lado, y lo más probable es que tendrás una ventaja a la hora de sentarte.

Lento retorno a una dieta normal. Aunque solía ser rutinario mantener a las mujeres con líquidos intravenosos durante las primeras 24 horas de una cesárea y limitarlas a líquidos claros durante uno o dos días (y todavía lo es en algunos hospitales y para algunos médicos), podría ser mejor empezar a consumir alimentos sólidos mucho antes. Las investigaciones han demostrado que las mujeres que comienzan a consumir sólidos antes (gradualmente, pero a partir ya de las cuatro a ocho horas después de la operación) evacuan más rápido y, por lo general, están listas para ser dadas de alta 24 horas antes que las que son mantenidas sólo con líquidos. Los procedimientos pueden variar de un hospital a otro y de médico en médico y tu condición después de la cirugía también podría jugar un papel importante para decidir el momento de retirar el suero intravenoso y en que puedes volver a sentarte a la mesa. Ten en cuenta, además, que el retorno a la alimentación con sólidos vendrá en etapas. Empezarás con líquidos, pasando a algo suave y fácilmente digerible (como Jell-O) y a partir de allí lentamente. Pero tu dieta deberá permanecer durante unos días con los alimentos blandos y fáciles de digerir (no pienses siquiera en que alguien te lleve una hamburguesa a escondidas). Una vez que hayas vuelto a los sólidos, no te olvides de aumentar también los líquidos, especialmente si estás amamantando.

Dolor que se extiende al hombro. La irritación del diafragma, causada por pequeñas cantidades de sangre en la barriga, puede provocar un dolor agudo de hombro durante algunas horas después de la operación. Un analgésico puede ayudar.

Posible estreñimiento. Como la anestesia y la cirugía (sumadas a tu dieta limitada) podrían hacer más perezosos tus intestinos, es posible que pasen algunos días antes de que puedas ir al baño, y eso es normal. También podrías experimentar algunos gases dolorosos debido al estreñimiento. Para acelerar el proceso, especialmente si te sientes incómoda, podrían recetarte un ablandador fecal, un supositorio o un laxante suave. Los consejos de la página 461 también serán de utilidad.

Molestias abdominales. A medida que el aparato digestivo (temporalmente fuera de servicio por la cirugía) vuelve a funcionar, los gases atrapados pueden causar un dolor considerable, especialmente cuando presionan sobre la línea de la incisión. La incomodidad podría intensificarse cuando te ríes, toses o estornudas. Pídele al médico o a la enfermera que te recomienden algún remedio. Un supositorio podría ayudar a liberar los gases, como también caminar ida y vuelta por el pasillo. También podría brindarte algún alivio recostarte de costado o de espaldas, con las rodillas levantadas, respirando profundamente.

Pasar tiempo con tu bebé. Te estimularán a mimar y alimentar a tu bebé lo antes posible (si estás amamantando, coloca al bebé sobre una almohada sobre tu incisión o recuéstate de costado al darle el pecho). Y sí, incluso puedes levantar a tu bebé. Si lo permiten tu estado y las regulaciones del hospital, probablemente podrás tener a tu bebé en la habitación permanente o parcialmente; la compañía de tu marido en la cama también podría serte de gran ayuda. Pero no insistas en tener al bebé todo el tiempo en la habitación si no estás preparada para ello, o si necesitas un buen descanso.

Remoción de los puntos. Si los puntos no son autoabsorbentes, serán removidos de cuatro a cinco días después del parto. El procedimiento no es muy doloroso, aunque podrías sentir cierta molestia. Cuando te quiten el vendaje, dale un buen vistazo a la incisión junto con la enfermera o el médico; pregunta cuánto tiempo tardará en cicatrizar, qué cambios serán normales y cuáles podrían requerir atención médica.

En la mayoría de los casos, lo normal es regresar a casa tras dos o cuatro días después del parto. Pero tendrás que tomártelo con calma, ya que seguirás necesitando ayuda con el cuidado de bebé y de ti misma. Trata de tener a alguien junto a ti todo el tiempo durante las primeras dos semanas.

De Regreso a Casa con el Bebé

"En el hospital, las enfermeras le cambiaban el pañal a mi bebé, lo bañaban y me decían cuándo amamantarlo. Ahora que estoy en casa con él, me siento poco preparada y completamente abrumada"

Es cierto que los bebés no nacen con las instrucciones escritas en sus colitas adorables (¿no sería eso conveniente?). Pero por suerte, suelen regresar del hospital con instrucciones del personal médico sobre su alimentación, baño y cambio de pañales. ¿Ya las perdiste? ¿O quizás terminaron untadas con la caquita color mostaza la primera vez que trataste de cambiar el pañal, intentando al mismo tiempo leer las instrucciones para cambiarle el pañal? No te preocupes, hay abundante información para ayudarte a cumplir tu nueva tarea como nueva madre, tanto en libros como en Internet. Además, probablemente ya habrás concertado la primera visita al pediatra, donde te darán todavía más información, sin mencionar las respuestas a las 3.000 preguntas que habrás acumulado (si es que recuerdas escribirlas y llevarlas contigo).

Por supuesto, se necesita algo más que información para hacer de una nueva mamá una experta. Exige paciencia, perseverancia y práctica, práctica… y práctica. Afortunadamente, los bebés te perdonan todo a medida que aprendes. No les importa que les pongas los pañales al revés o te olvides de limpiarles detrás de las orejitas al bañarlos. Tampoco vacilan en comunicarse: decididamente te harán saber si están hambrientos, cansados o si has preparado el baño demasiado frío (aunque al principio no sabrás distinguir el motivo preciso de la queja). Y lo mejor de todo es que como tu bebé nunca tuvo otra mamá con quien compararte, decididamente darás la talla en sus registros. De hecho, eres la mejor que haya tenido jamás.

¿Sigues padeciendo de falta de confianza? Lo que más podría ayudarte —además del paso del tiempo y la acumu-

lación de experiencia– es saber que estás en buena compañía. Toda mamá (aun las experimentadas, que seguramente envidias) se siente superada en esas primeras semanas, especialmente cuando el agotamiento del posparto –sumado a la falta de sueño y a la recuperación del parto– deja sentir su efecto, en cuerpo y alma. Por eso corta ese ritmo frenético (y de paso córtate una rebanada de queso y quizás alguna rodaja de pan; la escasez de azúcar en la sangre puede contribuir a ese sentimiento abrumador), y date mucho tiempo para acostumbrarte y llevar adelante el programa maternal. Muy pronto (antes de lo que piensas), los desafíos cotidianos del cuidado del bebé ya no serán tan exigentes. De hecho, te resultarán tan naturales que podrás cumplirlos mientras duermes (y a menudo te sentirás como si así fuera). Cambiarás pañales, alimentarás, ayudarás a eructar y reconfortarás con toda soltura, con un brazo atado a la espalda (o al menos, con un brazo doblando la ropa lavada, poniéndote al día con tu correo electrónico, leyendo un libro, llevándote un bocado de cereal a la boca, o cumpliendo tareas múltiples). Serás una madre. Y las madres, en el caso de que no te hayas enterado, pueden hacerlo todo.

Cómo Empezar a Amamantar

No hay nada más natural que amamantar a un bebé. Bueno, no siempre, al menos no enseguida. Los bebés nacen para ser amamantados, pero no necesariamente nacen sabiendo cómo hacerlo. Lo mismo para las mamás. Los senos son algo natural y se llenan automáticamente de leche, pero saber cómo colocarlos efectivamente en la boquita del bebé es un arte que se aprende.

Lo cierto es que, aunque amamantar es un proceso natural, es un proceso natural que no necesariamente les viene naturalmente –o rápidamente– a algunas madres y bebés. A veces hay factores físicos que frustran esos primeros intentos, y otras veces es sólo la falta de experiencia por parte de ambos participantes. Pero sea cual sea lo que se interponga entre el bebé y el seno, no pasará mucho tiempo antes de que se sincronicen perfectamente. Algunas de las relaciones más satisfactorias en esta materia comienzan con varios días –o incluso semanas– de errores, esfuerzos fallidos y lágrimas por partida doble.

Aprender con anticipación todo lo que puedas sobre la lactancia –incluyendo cómo hacer frente a esos contratiempos inevitables– puede ayudar a esa adaptación mutua. Leer mucho o asistir a una clase prenatal sobre la lactancia será invalorable, como también lo siguiente:

- Empieza pronto. Lo ideal es en la misma sala de natalidad, de ser posible (lee El ABC de amamantar en la página 474). Haz saber a tu médico que te gustaría empezar a amamantar tan pronto como puedas después de dar a luz (y de paso escribe ese pedido en tu plan de nacimiento, si es que estás usando uno). No te desanimes si tú o tu bebé (o ambos) no están en la misma sintonía enseguida. Eso no significa que no puedas empezar exitosamente más adelante. Y recuerda que aun si puedes hacerlo tempranamente no garantizará una primera experiencia satisfactoria. Los dos tienen mucho que aprender.

- Mantén unido el equipo de amamantamiento. Arregla que el niño esté en tu cuarto a tiempo completo o parcial, si te parece, a fin de estar lista para darle el pecho cuando el bebé esté preparado. Si prefieres descansar entre una alimentación y otra –te lo has ganado– pide que te traigan al bebé cada vez que tenga hambre (te llevarán el bebé para que le des el pecho cuando esté hambriento).

- Recluta toda la ayuda que puedas. Idealmente, una asesora de lactancia te acompañará al menos en tus dos primeras sesiones de amamantamiento para darte instrucciones prácticas, consejos útiles y quizás algún material de lectura. Si no te ofrecen este servicio, pregunta si una asesora de lactancia o una enfermera experimentada en el tema puede observar tu técnica y orientarte si tu bebé y tú no se sincronizan bien. Si sales del hospital o centro de natalidad antes de recibir esta ayuda, tu técnica debería ser evaluada por alguien con experiencia en lactancia –el pediatra, una enfermera a domicilio o una asesora externa en lactancia– en unos pocos días. También puedes encontrar consejos y contactos de asesoras de lactancia llamando a la filial local de La Leche League. O contacta a la Asociación Internacional de Consultores en Lactancia (*International Lactation Consultant Association*, ILCA) en el (919) 861-5577 o en ilca.org, para localizar una consultora de lactancia en tu zona.

- No te dejes influir por los consejos ajenos. Considera limitar el número de visitantes (quizás sólo tu marido) mientras tu bebé y tú disfrutan la experiencia de amamantar. Aunque estés ansiosa por presentar a tu recién llegado, deberás mantener un ambiente tranquilo –y completa concentración– durante esas sesiones de aprendizaje.

- Ten paciencia si tu bebé tarda en empezar. Puede que esté tan agotado como tú después del parto, quizás más. Los recién nacidos están somnolientos, y el tuyo probablemente estará especialmente adormecido y perezoso frente al seno materno si tú recibiste anestesia o si tuviste un proceso de parto prolongado y difícil. Eso no es problema porque los recién nacidos necesitan poca nutrición durante los primeros días de vida. Cuando tu bebé empiece a sentir hambre, estará preparado para saciarlo de verdad. Lo que los bebés necesitan, aun antes, es el cuidado de la madre. El contacto con el pecho es tan importante como succionar.

- **No le des el biberón.** Asegúrate de que el apetito e instinto de succión de tu bebé no se vean obstaculizados entre una alimentación y otra por enfermeras bien intencionadas que le lleven biberones con fórmula o agua azucarada. En primer lugar, porque no hace falta mucho para satisfacer el apetito de un recién nacido. Si a tu bebé le dan una pequeña alimentación suplementaria, ya estará demasiado satisfecho para cuando sea el momento de amamantar. Si no lo amamantas, tus senos no serán estimulados para producir leche, y podría iniciarse un círculo vicioso que interferirá con el desarrollo de un buen sistema de oferta y demanda. Segundo, porque como un pezón de goma requiere menos esfuerzo, el reflejo de succión de tu bebé podría volverse perezoso cuando le ofrecen el biberón. Enfrentado al desafío más exigente de chupar el seno, el bebé podría abandonar el intento. Los chupetes también pueden interferir con el amamantamiento (aunque no en todos los casos). Por eso imparte instrucciones –por medio de tu médico– que, tal como lo recomienda la Academia Americana de Pediatría (*American Academy of Pediatrics*), no deben dar suplementos alimenticios ni chupetes a tu bebé en la sala de recién nacidos a menos que sea necesario desde el punto de vista médico.

- **Alimenta a pedido.** Y si la demanda todavía no se manifiesta, alimenta con frecuencia de todos modos, intentando por lo menos 8 a 12 sesiones diarias. No sólo mantendrá feliz a tu bebé, sino también estimulará la producción de leche y aumentará tu suministro para satisfacer su demanda creciente. Por otra parte, imponer un programa de alimentación cada cuatro horas puede empeorar la congestión de los senos y hacer que más adelante el bebé no reciba la suficiente alimentación.

- **Amamanta sin límites.** En el pasado, se suponía que había que limitar las sesiones iniciales (cinco minutos en cada seno) para impedir la irritación de los pezones, a fin de endurecerlos gradualmente. Pero la irritación de los pezones se debe a una posición inadecuada del bebé en el seno y tiene poco que ver con la duración de la alimentación. La mayoría de los recién nacidos requieren de 10 a 45 minutos para completar una alimentación (no es tan fácil como parece). Mientras la posición sea correcta, no hay necesidad de imponer límites a estas sesiones.

- **Trata de vaciarlos.** Idealmente, al menos un seno debería "vaciarse" en cada alimentación, y esto es realmente más importante que asegurarte de que el bebé se alimente de ambos. Cuando un seno no se vacía lo suficiente, el bebé no recibe la leche que sale al final de la sesión y que es la que contiene más de las calorías que necesita para ganar peso que la leche que sale primero (ésta sirve para saciar la sed del bebé mientras que la leche final es la fortalecedora). La leche final también sacia más, lo que significa que mantiene más tiempo lleno el tanque del bebé. Por eso no le cortes el suministro sólo porque se haya alimentado durante 15 minutos en el seno número uno y espera hasta que parezca dispuesto a terminar. Después ofrécele el segundo seno, pero sin forzarlo. Recuerda iniciar la sesión siguiente con ese segundo seno que no se vació completamente.

- **No permitas que el bebé adormecido se acueste si eso significa que estará dormido durante toda la sesión alimenticia. Algunos bebés, especialmente en sus primeros días de vida, podrían no despertarse lo suficiente como para nutrirse. Si han pasado tres horas desde la última alimentación de tu recién nacido, entonces es hora de despertarlo. Ésta es una manera de hacerlo. Primero, si está envuelto o muy abrigado, desenvuélvelo ya que el aire fresco ayudará a comenzar el proceso para despertarlo. Después intenta sentarlo, sosteniéndole y frotándole la espalda gentilmente con una mano y el mentón con la otra. Masajearle los brazos y piernas o aplicarle un toque de agua fría en la frente también podría servir de ayuda. En el momento en que comience a moverse, adopta rápidamente la posición para amamantarlo. O deposita a tu bebé adormilado sobre tu seno desnudo. Los bebés tienen un sentido agudo del olfato y el aroma de tu seno podría despertarlos.

- No trates de alimentar al bebé cuando está llorando. Idealmente, lo alimentarás cuando insinúe las primeras señales de hambre o interés en succionar, lo que podría incluir chuparse las manos o buscar el pezón, o quizás mostrarse particularmente alerta. Trata de no esperar hasta que comience a llorar frenéticamente, una tardía señal de que tiene hambre. Pero si ha empezado el frenesí, mécelo y tranquilízalo antes de darle el pecho. O si no, ofrécele un dedo para que chupe hasta que se calme. Después de todo, aun estando tranquilo es difícil para un lactante inexperto hallar el pezón, y si llega al extremo del frenesí, podría ser imposible.

- Mantén la calma. Relájate y trata de mantener la calma no importa lo frustrante que llegue a ser el episodio. Si has permitido la presencia de visitantes, hazlos salir 15 minutos antes de la alimentación y usa ese rato para tranqui-

Amamantar en Cuidado Intensivo

Si tu bebé debe estar en la unidad de cuidado neonatal intensivo por algún motivo y no puede ir a casa contigo, no te resignes a no darle el pecho. Los bebés prematuros o que tienen otros problemas están mejor con la leche materna, aunque no estén en condiciones de succionar el pecho. Habla con el neonatólogo y la enfermera a cargo para que te digan cuál es el mejor modo de amamantar a tu bebé en esta situación. Si no puedes hacerlo directamente, quizás puedas extraerte leche para que se la den por un tubo o por biberón. Si esto tampoco es posible, pregunta si puedes extraerte leche para conservar un suministro hasta que tu bebé esté listo para alimentarse directamente de ti.

lizarte un poco. Haz algunos ejercicios de relajación antes de empezar (lee la página 153) o sintoniza música suave. Cuando amamantes, trata de mantener la calma. Las tensiones no sólo dificultan el descenso de la leche (el modo de hacer que la leche esté disponible a la succión) sino que también puede generar estrés en el bebé (los infantes son extremadamente sensibles a los cambios de ánimo de su mamá). Y un bebé ansioso no se alimenta efectivamente.

- Lleva la cuenta. Una vez que salga la leche y hasta que la lactancia esté bien establecida, lleva un registro escrito sobre las sesiones alimenticias del bebé (cuándo empezaron y terminaron) como también el número de pañales sucios y mojados por día. Aunque te parezca obsesivo, realmente te ayudará

El ABC de Amamantar

1. Elige un lugar tranquilo. Hasta que tu bebé y tú hayan automatizado el proceso, busca un lugar que tenga pocas distracciones y un bajo nivel de ruido.

2. Ten una bebida a tu lado para que puedas beber mientras lo hace el bebé. Evita toda bebida caliente (que te podría quemar a ti o al pequeño si se vuelca); si no estás desesperada por una bebida fría, opta en cambio por algo más tibio. Agrega un bocadillo saludable si ha pasado mucho tiempo desde tu última comida.

3. A medida que te vas acostumbrando a dar el pecho, puedes tener a mano un libro o una revista para distraerte durante las sesiones maratónicas. (Pero no te olvides de quitar la vista de tu lectura de tanto en tanto para conectarte con el bebé). Durante las primeras semanas encender el televisor puede ser una distracción excesiva. Lo mismo hablar por teléfono; baja el tono y deja que el contestador automático haga su trabajo, o haz que otra persona atienda los llamados.

4. Ponte cómoda. Si estás sentada, una almohada sobre la falda puede elevar a tu bebé a una altura confortable. Asegúrate también de que tus brazos estén apoyados sobre una almohada o los brazos del sillón. Tratar de sostener a un bebé de 6 a 8 libras sin apoyo puede producirte calambres y dolores en los brazos. Y levanta las piernas, si puedes.

5. Coloca a tu bebé de costado de cara a tu pezón. Asegúrate de que todo el cuerpo del bebé esté frente a ti –barriga a barriga– con orejas, hombros y caderas en línea recta. La cabeza del bebé no debe girar hacia el costado, sino que debería estar en línea recta con su cuerpecito. (Imagina lo difícil que sería para ti beber y tragar con la cabeza de costado. Es lo mismo para tu bebé). Una posición correcta es esencial para evitar la irritación de los pezones y otros problemas de la lactancia.

Los especialistas en lactancia recomiendan dos posiciones para amamantar durante las primeras semanas. La primera se llama posición de cuna cruzada: sujeta la cabeza del bebé con la mano opuesta (si le das el pecho derecho, toma a tu bebé con la mano izquierda). Descansa tu mano sobre los omóplatos del bebé, con tu pulgar detrás de una oreja y tus otros dedos detrás de la otra oreja. Usando tu otra mano, sostén tu seno poniendo el pulgar por encima del pezón y la aréola (el área negra) en el lugar donde la nariz de tu bebé lo tocará. Tu dedo índice debería estar en el lugar donde el mentón del pequeño tocará el seno. Aprieta suavemente el seno para que el pezón apunte hacia la nariz del bebé. Ya estás lista para que el bebé se prenda a tu pecho (lee el paso 6).

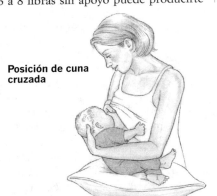

Posición de cuna cruzada

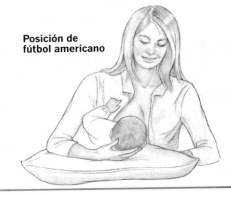

Posición de fútbol americano

La segunda se llama posición de fútbol americano. Es especialmente útil si has tenido una cesárea y quieres evitar colocar al bebé sobre tu barriga; o si tus senos son grandes; o si tu bebé es pequeño o prematuro; o si amamantas mellizos. Coloca al bebé a tu lado en posición semisentado de frente a ti, con sus piernas bajo tu brazo (tu brazo derecho si le das el seno derecho). Sostén la cabeza de tu bebé con la mano derecha y sostén el seno como si lo hicieras para la posición de cuna cruzada.

En cuanto estés más cómoda con el amamantamiento, puedes añadir la posición de cuna, en el que la cabeza del bebé reposa sobre la parte interior del codo, y la posición recostada de lado, en que tu bebé y tú están recostados de costado, barriga a barriga. Esta posición es conveniente cuando das el pecho en la mitad de la noche.

6. Suavemente toca los labios del bebé con tu pezón hasta que abra bien la boca, como para bostezar. Algunos especialistas en lactancia aconsejan dirigir el pezón hacia la nariz del bebé y luego hacia el labio superior para que abra bien la boca. Esto previene que el labio inferior se vuelva hacia adentro al mamar. Si el bebé aleja su cabeza, gentilmente acaricia su mejilla más cercana a ti. El reflejo hará que el bebé gire la cabeza hacia tu seno.

7. Una vez que tenga abierta su boquita, aproxímalo. No muevas tu pecho hacia tu bebé. Muchos problemas de lactancia se producen porque la mamá se inclina hacia el bebé, tratando de empujar el seno dentro de la boca. Por el contrario, mantén la espalda derecha y acerca el bebé a tu seno.

8. No fuerces el pezón dentro de una boca no receptiva; deja que tu bebé tome la iniciativa. Podría requerir un par de intentos antes de que tu bebé abra la boca para alimentarse.

9. Asegúrate de que el bebé se aferre tanto al pezón como a la aréola que lo rodea. Succionar sólo el pezón no comprime las glándulas lácteas y puede causar dolor y grietas. También cuida de que el bebé esté prendido solamente al pezón y la aréola. Algunos infantes están tan ansiosos por succionar que se prenden a cualquier parte del seno (aunque no despida leche), provocando un doloroso moretón.

10. Si el seno está bloqueando la nariz de tu bebé, presiona ligeramente el seno con el dedo. Si elevas un poquito al bebé podrías ayudarle a tener más espacio para respirar. Pero al maniobrar asegúrate de que no se suelte de la aréola.

11. Comprueba que esté tragando. Si ves un movimiento rítmico intenso y estable en las mejillas del bebé es porque la leche está fluyendo.

12. Si tu bebé ha terminado de succionar pero sigue aferrado al seno, desprenderlo abruptamente te podría lastimar el pezón. Por el contrario, corta la succión presionando primero el seno o poniendo el dedo en la comisura de la boca del bebé para dejar entrar un poco de aire.

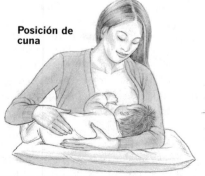

Posición de cuna

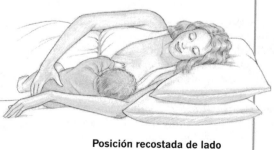

Posición recostada de lado

Lleva la Cuenta

Para estar segura de que cada
seno tenga la oportunidad de
ser estimulado, usa un recordatorio
como una anotación en tu diario de
lactancia, una pequeña cinta elástica para el cabello enrollada en la
tirilla de tu sostén o un brazalete en
la muñeca para indicar de qué lado
amamantaste la última vez. En tu
siguiente sesión empieza con el otro
lado (y cambia la cinta o el brazalete
al otro lado).

a darte una buena idea de cómo marcha el proceso, y también te permitirá
reportar el progreso con precisión al
pediatra (te lo preguntará). Sigue bata-
llando durante por lo menos de 8 a 12
alimentaciones en cada período de 24
horas, pero nunca fuerces a tu bebé a
que succione. Aunque la duración de
las sesiones podría variar considerablemente, una vez que la congestión e
irritación de los pezones se haya reducido, promediarán una media hora
cada una, por lo general divididas
entre ambos senos (aunque a veces un
bebé sacará la cara o se dormirá antes
de prenderse al segundo seno, lo que
está bien siempre y cuando el primero
se haya vaciado). El aumento de peso
de tu bebé y el registro de los pañales
te darán un panorama aun más claro
sobre el consumo del bebé. Debería
haber por lo menos seis pañales mojados (la orina debe aparecer clara y
no de coloración amarilla oscura) y
por lo menos tres movimientos de
intestino durante un período de 24
horas. Independientemente de cuánto
tiempo mame el bebé, si la ganancia
de peso y la producción son satisfactorias, puedes suponer que el consumo
también lo es.

Congestión: cuando la Leche Baja

Justo cuanto tú y tu bebé parecían
estar en sintonía respecto a la lactancia, la leche se interpone. Hasta ahora,
tu bebé ha estado extrayendo fácilmente
pequeñas cantidades de calostro (primera leche) y tus senos han manejado
fácilmente su carga. Pero de pronto, sin
previo aviso, la leche baja. En unas pocas
horas los senos se te hinchan y los sientes
duros y doloridos. Amamantar con ellos
puede ser frustrante para el bebé y muy
incómodo para ti.

Por suerte, este miserable capítulo
en la lactancia suele ser muy breve, no
más de 24 a 48 horas (aunque ocasionalmente podría prolongarse hasta una
semana). Mientras dura, aquí puedes
encontrar una serie de métodos para
aliviar la congestión de los senos y la
incomodidad que conlleva:

- Caliéntalos. Recurre brevemente al
calor para suavizar la aréola y facilitar
el descenso al comienzo de la sesión.
Para hacerlo, coloca un paño mojado
en agua tibia, no caliente, sólo en la
aréola, o sumerge el seno en un recipiente con agua tibia.

- Masajéalos. También puedes estimular
el flujo lácteo masajeando el seno que
succiona tu bebé.

- Enfríalos. Usa bolsas de hielo después
de amamantar para reducir la congestión. Y aunque pueda parecer un poco
extravagante y lucir más extraño todavía, las hojas de repollo helado también
podrían aliviarte (usa las hojas grandes
del exterior y haz un orificio en el centro de cada una para tu pezón; enjuaga
y seca antes de aplicar).

- Vístete a la medida. Usa un sostén de
lactancia bien calzado todo el tiempo
(con tiras anchas y sin revestimiento
de plástico). Como la presión sobre

tus senos doloridos y congestionados puede causar dolor, no lo uses demasiado ajustado. Y usa ropa suelta que no se frote contra tus senos sensibles.

■ Sé constante. No te tientes a esquivar o ahorrar una sesión debido al dolor. Mientras menos succione tu bebé, más congestionados tendrás los senos, y más te dolerán.

■ Échale mano al asunto. Extrae un poquito de leche de cada seno antes de amamantar, para aliviar la congestión. Esto hará fluir la leche y suavizará el pezón para que tu bebé pueda aferrarse mejor a él.

■ Varía. Cambia de posición para dar el pecho de una sesión a otra (prueba la posición de fútbol americano en una alimentación y la posición de cuna en la siguiente; consulta la página 474). Esto garantizará que todos los conductos lácteos se vacíen y podría aliviar la molestia de la congestión.

■ Busca algún alivio. Para los dolores severos toma acetaminofeno (Tylenol) u otro analgésico leve que te recete el médico.

Filtración de Leche

Las primeras semanas de lactancia podrían ser muy húmedas. La leche puede filtrarse, gotear o aun chorrear de tus senos, en cualquier momento y lugar, y sin aviso. De pronto sientes el hormigueo del descenso, y antes de que puedas ponerte un protector mamario o un suéter para cubrirte, descubrirás el círculo delator de humedad que da nuevo significado a las sexys camisetas mojadas.

Además de esos momentos inoportunos en público ("con razón el muchacho del correo me miraba con esa sonrisa…"), podrías experimentar filtraciones espontáneas cuando duermes o te das una ducha tibia, cuando oyes llorar a tu bebé, cuando piensas o hablas de él. Es posible que gotees leche de un seno mientras estás amamantando con el otro. Y si tu bebé se ha acostumbrado a una rutina alimenticia más o menos regular, tus senos podrían comenzar a gotear con anticipación antes de que él empiece a succionar.

Aunque puede ser incómodo, desagradable y embarazoso, este efecto secundario de la lactancia es completamente normal y muy común, sobre todo en las primeras semanas. (No filtrar nada o apenas muy poquito puede ser tan normal y, de hecho, muchas madres que ya han tenido un bebé podrían notar que sus senos tienen menos filtraciones que la primera vez). En la mayoría de los casos, a medida que se establece la

Próxima Parada: Tránsito Despejado

¿Has tenido uno o dos problemitas amamantando? Sigue dando el pecho a tu bebé y pronto verás lo fácil que resultará (una vez que le tomes el ritmo, descubrirás que no hay modo más fácil de alimentar a un bebé). Mientras tanto, consigue la ayuda que necesites para superar cualquier dificultad que hayas encontrado, ya sea con los consejos de este libro o a través de una asesora en lactancia. Además, no dejes que los problemitas de amamantar a tu primer bebé te desalienten de hacerlo con el siguiente. Gracias a la experiencia previa de la madre (y la de sus senos), amamantar es lo más natural del mundo para el segundo bebé y siguientes, haciendo menos frecuentes la congestión y el dolor en los pezones, además de otros problemas.

La Dieta de la Lactancia

Es el sueño de una adicta a la televisión: quemar las calorías equivalentes a una corrida de 5 millas sin levantarse del sillón. ¿Y sabes algo? Ese sueño te pertenece ahora que estás amamantando a tu pequeño buñuelito. Así es. La producción de leche quema 500 calorías diarias, lo que significa que puedes comer 500 calorías extra por día (en relación con tu cifra de preembarazada, y no tu cuota de embarazada) para cumplir esa necesidad.

¿Alguien dijo papitas fritas? No exactamente. La calidad cuenta tanto como la cantidad (recuerda que todavía, en cierto modo, estás comiendo por dos). La buena noticia es que probablemente ya eres experta en eso de alimentarte bien, con toda esa práctica que has tenido en los últimos nueve meses. Y eso no es todo: comer bien mientras amamantas es muy parecido a comer bien mientras estás embarazada, pero (todavía mejor) con recomendaciones menos exigentes. Además, aunque las calorías cuentan, no necesitarás contarlas. Sencillamente sigue la Dieta de la Lactancia lo mejor que puedas:

Qué comer. Como siempre, comer bien es conseguir el equilibrio adecuado de buenos alimentos (buenos para ti). Trata de incluir lo siguiente todos los días mientras amamantas:

- Proteína: 3 porciones
- Calcio: 5 porciones (esto es 1 más que el requisito de 4 durante el embarazo)
- Alimentos ricos en hierro: 1 porción o más
- Vitamina C: 2 porciones
- Vegetales de hojas verdes y amarillas, frutas amarillas: de 3 a 4 porciones
- Otras frutas y vegetales: 1 o más porciones
- Granos integrales y otros carbohidratos complejos: 3 porciones o más
- Alimentos ricos en grasas: cantidades moderadas; no necesitarás tanto como durante el embarazo
- Por lo menos 8 vasos de agua, jugo u otras bebidas sin cafeína o alcohol
- Alimentos ricos en DHA (ácido graso) para promover el crecimiento cerebral de tu bebé (busca esta grasa fabulosa en el salmón silvestre, sardinas, nueces, semillas de lino, como también huevos enriquecidos con DHA)
- Vitamina prenatal diariamente

lactancia, el sistema se asienta y las filtraciones disminuyen considerablemente. Aunque tal vez no te será posible cerrar completamente el grifo, puedes intentar sentirte un poco menos incómoda:

- Aprovisiónate de protectores mamarios. Si tienes filtraciones, notarás que en las primeras semanas posparto estarás cambiándotelos con la misma frecuencia con que das el pecho y, a veces, aun más frecuentemente. Ten en cuenta que, al igual que un pañal, deberían cambiarse cada vez que se mojen. Usa protectores que no tengan revestimiento de plástico o impermeable, ya que sólo atraparán más la humedad y provocarán irritación en los pezones. Algunas mujeres prefieren los desechables, mientras que a otras les agrada el contacto de los reusables de algodón.

- Protege tu cama. Si estás filtrando

Es posible que necesites aumentar tu consumo de calorías a medida que tu bebé crece y tiene más hambre, o disminuirla si suplementas el pecho con fórmula y/o sólidos, o si tienes considerables reservas de grasa que quisieras empezar a quemar.

Qué no comer. Cuando amamantas tienes muchas más opciones para el menú que cuando estabas esperando, aunque con ciertas advertencias. Está bien descorchar ese pinot noir que te había tentado (o disfrutar de esa cerveza espumosa que te obsesionaba). Pero bebe con prudencia (un par de vasos por semana, preferiblemente enseguida después de dar el pecho, en vez de antes, para dejar pasar unas horas a fin de que el alcohol se metabolice y que menos de él llegue a tu bebé). ¿Tiempo de volver al hábito del café donde lo dejaste? Depende de que tan fuerte era ese hábito. Más de una taza o dos puede poner nervioso a tu bebé e impedirles dormir bien a los dos. Y aunque es seguro volver a disfrutar del sushi, sigue evitando el pescado con niveles altos de mercurio, como el tiburón, el blanquillo y la caballa, y limita los que puedan contener cantidades moderadas de ese metal pesado.

De qué tener cuidado. Si tienes antecedentes familiares de alergias, consulta con el médico para saber si deberías evitar los maníes y los alimentos que los contengan (y posiblemente otros alimentos altamente alergénicos). También ten cuidado con las hierbas, aun de algunos té herbales aparentemente inofensivos. Atente a las marcas confiables y elige sabores que sean considerados seguros durante la lactancia como naranja, menta, frambuesa, té rojo, manzanilla y escaramujo. Lee cuidadosamente las etiquetas para asegurarte de que no lleven mezclas de otras hierbas y bébelos sólo con moderación. Y en lo que respecta a sustitutos del azúcar, sucralosa (Splenda) o aspartamo son considerados mejores que la sacarina.

Qué vigilar en tu bebé. Algunas mamás descubren que su dieta afecta las barrigas y el temperamento de sus bebés. Lo que tú comes cambia el gusto y el olor de tu leche (eso ocurre con todas las mamás), lo que es positivo porque expones al bebé a sabores diferentes. Pero algunos bebés pueden ser ocasionalmente sensibles a determinados alimentos que terminan en la leche de la madre. Si sospechas que algo en tu dieta está provocando el rechazo de tu bebé a la alimentación (o alterando su barriga), intenta eliminar ese alimento durante unos días para medir la respuesta. Algunos de los alimentos más problemáticos son la leche de vaca, huevos, pescado, frutas cítricas, nueces y trigo.

Para mayor información acerca de qué comer cuando amamantas, consulta *Qué puedes esperar: comiendo bien cuando estás esperando* (*What to Expect: Eating Well When You're Expecting*).

---

mucha leche durante la noche, usa protectores extra o coloca una toalla grande sobre las sábanas mientras duermes. Lo último que querrás en estos momentos es tener que cambiar las sábanas todos los días o, peor todavía, comprar un colchón nuevo.

■ No bombees para prevenir las filtraciones. Si intentas extraer más leche, en vez de controlar las filtraciones estarás estimulando tus senos, producirás más leche, y más serán las filtraciones con las que tendrás que lidiar.

■ Trata de contener el exceso. Una vez que la lactancia se haya establecido y la producción de leche se haya estabilizado, puedes tratar de detener la filtración presionando los pezones (aunque probablemente no en público) o sosteniendo tus brazos contra los pechos cuando sientas que te está por salir. Pero no lo hagas en las primeras

Medicamentos y Lactancia

Se sabe que muchos medicamentos son seguros de usar durante la lactancia mientras otros no lo son. Y todavía no hay juicio cierto sobre el resto. Pero al igual que lo hiciste cuando estabas esperando, revisa todos los medicamentos (con o sin receta médica) con tu médico y el pediatra de tu bebé antes de tomarlo, y asegúrate de que todo profesional que te recete uno nuevo sepa que estás amamantando. Ten en cuenta que suele ser mejor tomar los medicamentos justo después de dar el pecho, para que los niveles en la leche sean los más bajos posibles cuando vuelvas a alimentar a tu bebé.

semanas, porque podrías inhibir el descenso de la leche y obstruir el conducto lácteo.

Pezones Irritados

Los pezones sensibles pueden hacer de la lactancia una experiencia miserable y frustrante. Afortunadamente, la mayoría de las mujeres no sufre irritación por mucho tiempo y, por el contrario, sus pezones se fortalecen rápidamente y dar el pecho se convierte en un placer indoloro. Pero algunas mujeres, especialmente las que tienen "bebés barracuda" (con una succión vigorosa) o que no han encontrado la posición correcta para amamantar, siguen experimentando irritación y grietas. Para aliviar la incomodidad y para que puedas empezar a disfrutar de la experiencia intenta lo siguiente:

- Busca la posición correcta. Asegúrate de que tu bebé esté en la posición correcta, de cara a tu seno (mira el recuadro en la página 474). Varía la posición de amamantamiento para que una parte diferente de la aréola sea comprimida en cada alimentación, pero manteniendo siempre al bebé de cara a tus senos.

- Deja que tus pezones respiren (hazlo cuando estés en casa). Expón brevemente al aire los pezones irritados o agrietados después de cada alimentación. Protégelos de la frotación de la ropa y otros irritantes. Y si estás realmente irritada, podrías pensar en rodearlos con un "colchón de aire" usando copas protectoras de pezones.

- Mantenlos secos. Cámbiate los protectores mamarios tan pronto se mojen. También asegúrate de que no tengan revestimiento de plástico, que sólo atrapa la humedad. Si vives en un clima húmedo, usa un secador de cabello, en el nivel tibio, en cada seno (a unas 6 u 8 pulgadas de distancia) durante no más de dos o tres minutos después de amamantar. Esto es muy reconfortante, aunque difícil de explicar si alguien llega de improviso cuando lo estás haciendo.

- Cura con la misma leche. La leche materna puede ayudar a curar los pezones irritados. Por eso deja la leche que haya quedado en el seno después de dar de mamar, en vez de secarla. O extrae unas pocas gotas de leche al final de la sesión y frótatela en los pezones, dejando que se sequen antes de ponerte de nuevo el sostén.

- Frótalos. Aunque los pezones están protegidos y lubricados naturalmente por glándulas sudoríparas y aceites en la piel, usar una preparación comercial de lanolina modificada puede prevenir y/o curar las grietas. Después de dar el pecho, aplícate lanolina ultra purificada de aplicación médica como

Lansinoh, pero evita los productos en base a petróleo y Vaselina, como también otros productos aceitosos. Lava los pezones sólo con agua, nunca con jabón, alcohol o toallitas húmedas, estén o no irritados. Tu bebé ya está protegido de tus gérmenes, y la leche en sí es limpia.

- Prueba el té para dos. Moja las bolsitas de té regular en agua fría y colócatelas sobre tus pezones irritados. Las propiedades del té pueden ayudar a aliviarlos y curarlos.

- Trátalos equitativamente. No favorezcas un seno porque está menos irritado o porque el pezón no está agrietado; el único medio de fortalecer los pezones es usarlos. Además, para que los dos senos tengan una buena producción, deben recibir igual tiempo de estimulación.

  Si un pezón está mucho más irritado que el otro, amamanta del menos sensible primero porque el bebé succionará más vigorosamente cuando tenga hambre. Trata de hacer esto sólo cuando no tengas más remedio –y durante no más de unos pocos días– porque podría impedir que el seno irritado reciba la estimulación que necesita y, a la larga, afectará tu producción de leche. Por suerte, lo peor de la irritación no debería prolongarse por más tiempo (si se prolonga, consulta a una asesora de lactancia, ya que una posición inadecuada podría ser la causa del problema).

- Tranquilízate antes de dar el pecho. La relajación favorecerá el descenso de la leche (lo que significa que el bebé no tendrá que succionar con tanta fuerza), mientras que la tensión lo inhibirá.

- Busca alivio. Toma acetaminofeno (Tylenol) antes de amamantar para aliviar la irritación.

- Vigila. Si tus pezones están agrietados, está atenta a posibles signos de infección del seno (lee el texto a continuación) que puede ocurrir cuando los gérmenes penetran un conducto lácteo por una grieta en el pezón.

Cuando la Lactancia se Complica

Una vez que se establece la lactancia, suele ser un proceso fácil hasta que llega el momento del destete. Pero de vez en cuando, se presentan uno o dos obstáculos en el camino, entre ellos:

Conductos lácteos obstruidos. A veces, un conducto lácteo se obstruye y retiene la leche. Esta condición –caracterizada por una pequeña protuberancia roja y sensible en el pecho– puede desembocar en una infección, por lo tanto es importante resolverla pronto. El mejor modo de hacerlo es ofrecer primero el seno afectado y dejar que tu bebé lo vacíe todo lo posible. Si no termina la tarea, extrae toda la leche restante a mano o con un extractor. Impide que haya presiones sobre el conducto asegurándote de que tu sostén no esté demasiado ajustado (no uses por ahora los que tienen soporte de alambre) y variando las posiciones de lactancia para ejercer presión sobre distintos conductos. Aplicar bolsas calientes o compresas tibias antes de amamantar o aplicar masajes suaves también podría ayudar (el mentón del bebé, si está en la posición adecuada, puede dar un excelente masaje a un conducto obstruido). No aproveches este momento para el destete, porque dejar de amamantar ahora sólo agravará la obstrucción.

Infección de seno. Una complicación más seria y menos común de la lactancia es la mastitis, o infección de mama, que puede desarrollarse en uno o dos senos, más a menudo durante el primer período posparto (aunque puede ocurrir en cualquier momento durante la lactancia). Los factores que pueden combinarse para causar mastitis son no vaciar los senos de la leche en cada sesión, los gérmenes (usualmente de la boca del bebé) que entran en los conductos lácteos por medio de una grieta en el pezón, y una menor resistencia en la mamá debido a estrés y fatiga.

Los síntomas más comunes de mastitis son severa irritación o dolor, endurecimiento, enrojecimiento, ardor e hinchazón del seno, con síntomas similares a la gripe: escalofríos generalizados y una fiebre de 101°F a 102°F. Si experimentas estos síntomas, consulta a tu médico inmediatamente. Necesitarás un tratamiento médico que podría incluir reposo en cama, antibióticos, analgésicos, mayor ingestión de líquidos y aplicaciones de calor húmedo. Deberías empezar a sentirte mucho mejor dentro de las 36 a 48 horas después de empezar con los antibióticos. Si no es así, informa al médico, ya que tal vez necesitará recetarte otro tipo de antibiótico.

Sigue amamantando durante el tratamiento. Como los gérmenes del bebé probablemente fueron los que causaron la infección, no serán perjudiciales. Los antibióticos recetados para la infección también serán seguros. Y el vaciado del seno ayudará a prevenir la obstrucción de los conductos lácteos. Amamanta (si puedes, ya que podría ser muy doloroso) en el seno infectado, y saca con un extractor todo lo que no terminó el bebé. Si el dolor es tan intenso que no puedes amamantar, intenta bombear a mano o usar una bomba manual (lo que te lastime menos) mientras estás recostada en una bañera de agua tibia con tus senos flotando cómodamente; puedes dejar que la leche caiga en el agua. (No uses una bomba eléctrica en la bañera).

Una demora en el tratamiento de la mastitis o descontinuar el tratamiento demasiado pronto podría provocar un absceso de mama, cuyos síntomas incluyen un dolor extremo y punzante; hinchazón localizada, sensibilidad y ardor en el área del absceso, y oscilaciones de temperatura entre 100°F y 103°F. El tratamiento incluye antibióticos y, por lo general, un drenaje quirúrgico. El drenaje podría permanecer en su sitio después de la cirugía. En la mayoría de los casos no es posible seguir amamantando con ese seno, pero sí con el otro hasta que se produzca el destete.

La Lactancia después de una Cesárea

El momento para amamantar a tu recién nacido después de un parto quirúrgico dependerá de cómo te sientas y de la situación de tu bebé. Si ambos están en buen estado, probablemente podrás presentarle el seno en la sala de recuperación, poco después de terminada la operación. Si estás aturdida por la anestesia general o si tu bebé necesita cuidado inmediato, esta primera sesión alimenticia podría tener que esperar. Si después de 12 horas no has podido reunirte con tu bebé, pregunta si puedes usar una bomba para extraer tu primera leche (calostro) y empezar la lactancia.

Probablemente, te resultará incómodo al principio dar el pecho después de una cesárea. Será menos molesto si tratas de evitar las presiones sobre la incisión con una de estas técnicas: coloca una almohada en la falda, debajo del bebé; recuéstate de costado o utiliza la posición de fútbol americano (página 474), también con el apoyo de un almohadón. Tanto los dolores que sientas después de amamantar como la irritación en el lugar de la incisión son normales e irán disminuyendo en los días siguientes.

Dar el Pecho a Mellizos

La lactancia, como casi todo aspecto del cuidado de más de un recién nacido, parece por lo menos el doble de exigente. Sin embargo, una vez que hayas tomado el ritmo (¡y lo harás!), encontrarás que no sólo es posible sino el doble (o el triple) de gratificante. Para amamantar exitosamente a los mellizos o más, deberías:

Comer bien... y mucho. Cumple las recomendaciones dietéticas para las madres lactantes (consulta la Dieta de la lactancia en la página 478), y agrega lo siguiente: de 400 a 500 calorías por encima de tus necesidades anteriores al embarazo por cada bebé que amamantes (podrías tener que aumentar tu ingestión de calorías a medida que los bebés crezcan y tengan más hambre, o disminuirla si suplementas el seno con fórmula y/o sólidos, o si tienes considerables reservas de grasas de las que te quieres desprender); una porción adicional de proteína (para un total de cuatro) y una porción adicional de calcio (seis en total) o el equivalente en suplementos de calcio.

Bombea. Si tus bebés están en la NICU y todavía son demasiado pequeños para ser amamantados, o si necesitas ayuda extra para estimular tu suministro al comienzo, considera usar un doble extractor eléctrico. Más adelante, la extracción te permitirá ganar unas pocas horas valiosas de sueño mientras alguna otra persona alimenta a los bebés. No te desalientes si el extractor no te satisface completamente; ninguno puede vaciar un seno tan bien como un bebé. Pero la estimulación regular de un extractor (y tus bebés) vaciará a la larga tu provisión de leche.

Amamanta a los dos a la vez (o no). Tienes dos senos y dos (o más) bocas

Biberón para el Bebé

¿Escoges el biberón o la combinación? Dar el biberón suele ser mucho más fácil que empezar a dar el pecho (especialmente porque la fórmula viene con instrucciones, pero los senos no). Pero de todos modos hay mucho que aprender, y puedes leer todo acerca del tema en Qué esperar en el primer año (*What to Expect the First Year*).

que alimentar. ¿Crees que puedes alimentar dos bebés a la vez? Podrías hacerlo, especialmente con una ayudita (como los almohadones grandes de lactancia para mellizos). Una ventaja evidente de dar el pecho a dos bebés a la vez es que no te pasarás todo el día y la noche amamantando (primero el Bebé A, ahora el Bebé B, y de vuelta al Bebé A, sin parar). Para alimentar a los dos juntos, primero colócalos sobre el almohadón y luego conéctalos al seno (o puedes pedir a alguien que te entregue a los bebés uno por uno, especialmente si todavía te estás acostumbrando a la maniobra).

Si la lactancia simultánea no te atrae, no lo hagas. Puedes alimentar con un biberón a uno (utilizando leche extraída o fórmula, si estás suplementando) y con el seno al otro (y luego invertir el proceso), o amamantar primero a uno y después al otro. Algunos bebés son muy eficientes y completan una alimentación en sólo 10 a 15 minutos. Si éste es tu caso, considérate afortunada: no pasarás más tiempo amamantando que el promedio de la lactancia simultánea.

¿Tienes tres (o más) bebés que alimentar? Amamantar a trillizos (e incluso cuatrillizos) también es posible. Amamanta de a dos por vez y después da

Dar el Pecho a Mellizos

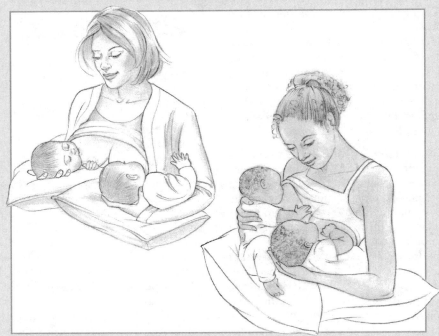

Algunas mamás de múltiples prefieren amamantar a un bebé a la vez, porque lo consideran más sencillo y satisfactorio. Otras prefieren no pasarse todo el día dando el pecho y descubren que amamantar a dos bebés simultáneamente ahorra tiempo y funciona bien. Éstas son dos posiciones que puedes usar para amamantar a dos al mismo tiempo: (1) Coloca a ambos bebés en la posición de fútbol americano. Usa almohadas para apoyar las cabecitas de tus bebés. (2) Combina la posición de cuna y la de fútbol americano, usando también almohadas como apoyo y experimentando hasta que tanto tú como tus bebés se sientan cómodos.

el pecho al tercero, recordando cambiar al bebé que se alimenta solo la próxima vez. Para más información sobre la lactancia de múltiples, consulta mostonline.org o tripletconnection.org.

Recluta el doble de ayuda. Consigue toda la ayuda que puedas para las tareas domésticas, preparación de alimentos y cuidado infantil y así podrás conservar las energías que necesitas para promover la producción de leche.

Trata cada cena de manera diferente. Aun los mellizos idénticos tienen diferentes personalidades, apetitos y maneras de mamar. Por eso trata de comprender las necesidades de cada uno. Y lleva un registro muy cuidadoso para asegurarte de que cada bebé se alimente bien en cada sesión.

Ejercita ambos senos. Cambia de seno con cada bebé en cada sesión alimenticia, a fin de que ambos senos sean estimulados igualmente.

Dale Tiempo

Ya has sido mamá durante una semana (con las estrías, dolores de posparto y ojeras para demostrarlo), y ya podrías estar preguntándote: ¿Cuándo me voy a sentir como una mamá? ¿Cuándo podré lograr que el bebé se acople al seno sin pasarme 20 minutos intentándolo? ¿O lograr hacer eructar a mi bebé? ¿O dejar de preocuparme de lastimarlo cada vez que lo levanto? ¿Cuándo voy a poder hacerle arrumacos sin sentirme como una tonta? ¿Cuándo descifraré qué significa cada llanto… y cómo responder a cada uno de ellos? ¿Cómo colocar un pañal sin que haya filtraciones? ¿O vestir al bebé sin tanto esfuerzo?

¿O lavar con champú esos cabellos de ángel sin verter jabón en sus ojitos tiernos? ¿Cuándo me saldrá naturalmente esa tarea que la naturaleza me encomendó?

La verdad es que dar a luz te hace madre, pero no necesariamente te hace sentir como una madre. Sólo lo logrará el tiempo que inviertas en esta tarea a veces abrumadora, siempre sorprendente. La dedicación cotidiana (día a día, noche a noche) de ser madre nunca es fácil, pero absoluta y positivamente se vuelve más fácil.

Por eso tranquilízate, felicítate y date tiempo, mamá. ¡Que dicho sea de paso, ya lo eres!

Posparto:
Las Primeras
6 Semanas

ROBABLEMENTE YA ESTARÁS acostumbrándote a tu nueva vida como mamá novata o tratando de imaginar cómo equilibrar el cuidado del nuevo bebé con las demandas de los niños mayores. Seguramente, gran parte de tu rutina diurna –y nocturna– está centrada en el recién llegado. Los bebés, después de todo, no se cuidan a sí mismos. Pero eso no significa que tú tengas que descuidarte (¡sí, las mamás también tienen necesidades!).

Aunque la mayoría de tus preguntas y preocupaciones tal vez gira en torno a tu bebé en este momento, seguramente tendrás algunas que se centran en ti, desde tu estado emocional ("¿Dejaré alguna vez de llorar durante los comerciales de seguros?") hasta el estado de tu relación sexual ("¿Volveré alguna vez a tener ganas de hacerlo?") pasando por el estado de tu cintura ("¿Podré usar pantalones vaqueros con cierre otra vez?"). La respuesta es sí, sí y sí. Sólo dale tiempo.

Lo que Podrías Estar Sintiendo

Las primeras seis semanas del posparto son consideradas un período de "recuperación". Aunque hayas tenido un embarazo sin complicaciones y el parto más fácil de la historia (pero especialmente si no fue así), tu cuerpo se ha estirado y se ha exigido al máximo, y nece-

sita una oportunidad para reponerse. Al igual que cada embarazada, toda nueva mamá es diferente, y por eso cada una tendrá una recuperación a un ritmo distinto, con una colección diferente de síntomas posparto. Dependiendo del tipo de parto que tuviste, con cuánta ayuda

cuentas en casa, y una variedad de factores individuales, podrías esperar todos o
algunos de los siguientes síntomas:

Físicamente

- Continuo flujo vaginal similar al
período (loquios), primero de
color rojo oscuro, después de
rosa a marrón y finalmente blanco
amarillento

- Fatiga

- La continuación de algunos dolores,
incomodidades y adormecimiento
en el periné, si has tenido un parto
vaginal (especialmente si te dieron
puntos) o si experimentaste el
proceso del parto antes de tener una
cesárea

- Dolor decreciente en la incisión,
continuo entumecimiento si tuviste
una cesárea (especialmente si fue la
primera)

- Alivio gradual del estreñimiento y,
con suerte, de las hemorroides

- Disminución gradual de tu barriga a
medida que el útero retrocede dentro
de la pelvis

- Pérdida gradual de peso

- Disminución gradual de la hinchazón

- Incomodidad en los senos e irritación
de los pezones hasta que la lactancia
esté bien establecida

- Dolor de espalda (por el
debilitamiento de los músculos
abdominales y por tomar en brazos al
bebé)

- Dolor en las articulaciones (por el
aflojamiento de la articulaciones
durante el embarazo en preparación
para dar a luz)

- Dolor en los brazos y cuello (por
tomar en brazos y alimentar al bebé)

- Pérdida de cabello

Emocionalmente

- Euforia, malhumor o una oscilación
entre una y otro

- Sensación de agobio, sentimiento
creciente de confianza, u oscilaciones
entre ambas sensaciones

- Poco interés en el sexo o, menos
frecuentemente, un aumento en el
deseo sexual

Qué Puedes Esperar en el Examen Posparto

Tu médico probablemente te programará un examen entre las 4 y las
6 semanas del posparto. (Si has tenido
cesárea, podría citarte a las tres semanas posparto para revisar la incisión).
Durante la visita posparto, puedes esperar que te controlen lo siguiente, aunque el detalle exacto dependerá de tus
necesidades particulares y del estilo de
práctica de tu médico. No te olvides de
escribir todas las preguntas que seguramente tendrás (y que tal vez olvidarás si
no las escribes).

- Presión sanguínea

- Peso, que posiblemente habrá bajado
entre 17 y 20 libras

- El útero, para controlar si ha
retornado a la posición, tamaño y
lugar original

- El cuello uterino, que estará
retornando a su estado anterior al
embarazo, pero que todavía estará
congestionado

- La vagina, que se habrá contraído

y recuperado gran parte de su tono muscular

- El lugar de la episiotomía o reparación de laceraciones, de haberlas; o si tuviste una cesárea, el lugar de la incisión

- Los senos

- Las hemorroides o várices si tienes una u otra

- Preguntas o problemas que quieras consultar. Lleva una lista escrita

En esta visita, tu médico también discutirá contigo el método de control de natalidad que planees usar (en caso de que no quieras quedar embarazada inmediatamente). Si planeas usar un diafragma y el cuello uterino se ha recuperado, te prepararán para uno (bota el viejo, porque ya no te calzará bien); si no has cicatrizado completamente, podrías tener que usar condones. También podrían recetarte píldoras anticonceptivas, pero si estás amamantando, tus anticonceptivos orales quedarán limitados a los que sean seguros durante la lactancia (como la minipíldora sólo de progesterona). Para más información sobre las opciones para el control de natalidad, consulta Qué Esperar en el Primer Año (*What to Expect the First Year*).

Lo que Podrías Estar Preguntándote

Agotamiento

"Sabía que estaría cansada después de dar a luz, pero no he dormido nada en más de cuatro semanas y me siento agotada. No es nada divertido"

Nadie se está riendo, especialmente ninguno de los otros flamantes padres y madres privados de sueño. Y nadie se pregunta tampoco por qué estás tan agotada. Después de todo, estás haciendo malabarismos incesantes al alimentar, hacer eructar, cambiar pañales, mecer y moverte de un lado a otro. Estás tratando de lidiar con la montaña de ropa sucia que parece acumularse y aumentar cada día, y con la pila de notas de agradecimiento que parece nunca terminar. Sales de compras (¿te volviste a quedar sin pañales?) a duras penas (¿quién iba a pensar que necesitarías tantos accesorios del bebé sólo para ir a comprar leche al supermercado?). Y estás haciendo todo esto con un pro-medio de unas tres horas de sueño por noche (si tienes suerte), y con un cuerpo que todavía se está recuperando del parto. En otras palabras, tienes una multitud de buenas razones para autocalificarte como Nuestra Señora del Perpetuo Agotamiento.

¿Hay alguna cura para este síndrome de fatiga maternal? Realmente no, por lo menos hasta que tu bebé empiece a dormir toda la noche. Pero mientras tanto, hay muchos medios para recuperar parte de tus energías, o por lo menos, las suficientes como para seguir adelante:

Consigue ayuda. Contrata a alguien, si tienes los medios. Si no los tienes, depende de voluntarias. Éste es el momento de dejar que tu mamá, tu suegra o tus mejores amigas te den una mano. Sugiéreles que lleven al bebé a dar una vuelta en el cochecito mientras duermes una siesta, o que te recojan las compras del supermercado, la ropa de la lavandería o esa bolsa de pañales que tanto necesitas.

Comparte la carga. La maternidad es también paternidad, una tarea compartida. Aunque tu socio tenga un compromiso de 9 a 5, debería compartir la carga de tareas del bebé cuando esté en el hogar. Lo mismo con la limpieza, la lavandería, la comida y las compras. Juntos pueden dividir y conquistar las responsabilidades, y después escribir a quién le corresponde cada tarea para que no haya confusión. (Si eres madre soltera, consigue la ayuda de alguien cercano para que te ayude en todo lo posible).

No te preocupes por pequeñeces. La única pequeñez que cuenta ahora es tu bebé. Todo lo demás debe pasar a un distante segundo plano hasta que te sientas con más energías. Por eso deja que el polvo se acumule donde quiera (aunque sea sobre esas notas de agradecimiento que no tienes tiempo de enviar). Y mientras ignoras esas notas, gana tiempo enviando un correo electrónico colectivo con la foto del bebé.

Despacho a domicilio. Es hora de encontrar comercios y restaurantes que entreguen a domicilio, ya sea la comida caliente que nunca tienes tiempo de cocinar, o el termómetro rectal que te olvidaste de comprar. Incluso puedes encargar por Internet las compras del almacén al igual que los artículos esenciales para el bebé. Pide en cantidad para que no te quedes sin pañales tan pronto (pero no los compres con demasiada anticipación para que no le queden pequeños al bebé antes de usarlos).

Duerme cuando duerma el bebé. Sí, lo has oído antes y probablemente gruñirás si vuelves a oírlo. Después de todo, la hora de la siesta del bebé es el único momento en que puedes lidiar con las otras 300 tareas que parecen nunca aca-

bar. Pero deja de gruñir y empieza a roncar. Recuéstate incluso por 15 minutos durante una de las siestas diurnas del bebé y te sentirás mejor para hacer frente al llanto cuando comience de nuevo (en 15 minutos).

Alimenta al pequeño y a ti. Sí, estás ocupada alimentando al bebé, pero no te olvides de alimentarte también. Combate la fatiga consumiendo bocadillos y comidas ligeras que combinen proteínas y carbohidratos complejos para tener energía de largo aliento en vez de un impulso momentáneo: barritas de queso y galletitas; una combinación de frutas secas, semillas y dátiles; trocitos de vegetales con salsa de frijoles; un batido; un yogur, una banana y una barra de granola. Ten el refrigerador, la guantera del auto y tu bolsa de pañales surtidos de ese tipo de bocadillos, para estar siempre aprovisionada. Aunque el azúcar y la cafeína (esa golosina de gran tamaño y ese *latte* cargado, consumidos en rápida sucesión) podrían parecer la solución evidente para la provisión de energías, recuerda lo siguiente: aunque te den el impulso momentáneo que ansías a corto plazo, pronto desembocarán en un agotamiento de energías y te sentirás fundida. Y no te limites a comer; bebe también mucha agua, no sólo porque perdiste mucho líquido durante el parto, sino también porque la deshidratación puede producir agotamiento. Todos estos consejos se aplican a las nuevas mamás, pero son especialmente importantes para aquellas que amamantan y que siguen comiendo por dos.

Si estás realmente aplastada, consulta al médico para que descarte cualquier otra posible causa física responsable de tu agotamiento (como la tiroiditis posparto; consulta la página 497). Si te sientes un poco triste o deprimida (consulta la página 493), toma medidas para controlarlo también, porque la tristeza posparto también está vinculada con la fatiga (y con la tiroiditis). Si compruebas que estás bien de salud, ten la seguridad de que tus días de zombi estarán contados. Sobrevivirás y podrás volver a dormir bien.

Pérdida de Cabello

"Parece como que se me cae el cabello de repente. ¿Me estaré quedando calva?"

No te estás quedando calva, sino que estás volviendo a la normalidad. Regularmente, una cabeza promedio pierde 100 cabellos diarios (aunque no todos a la vez y por eso generalmente no te das cuenta), los cuales son reemplazados constantemente. Sin embargo, durante el embarazo los cambios hormonales impiden que esos cabellos se caigan, lo que significa que tu cabeza los conserva (¿recuerdas lo espeso que sentías el pelo estando embarazada?). Pero no hay nada bueno que sea eterno, incluyendo la interrupción de la caída del pelo. Todos esos cabellos que debían haberse caído durante el embarazo se irán en algún momento después de dar a luz, por lo general, en los primeros seis meses de posparto, y a menudo en mechoncitos inquietantes. Algunas mujeres que dan el seno exclusivamente dicen que no se les empieza a caer el cabello hasta que destetan a su bebé o cuando suplementan la lactancia con fórmula o sólidos. Te consolará saber que cuando llegue el momento de que tu bebé esté listo para soplar las velitas de su primer pastel de cumpleaños y tenga su propia cabecita llena de cabello, el tuyo también deberá haber vuelto a la normalidad.

Para mantener tu cabello saludable, sigue tomando un suplemento vitamínico, come bien y dale un trato considerado. Eso significa lavarlo con champú sólo cuando sea necesario (como si tuvieras tiempo ahora para champú), usar un acondicionador para reducir la necesidad de lidiar con los enredos, utilizar un peine de dientes gruesos si tienes que desenredártelo mojado, y evitar freírte el cabello con un rizador o planchas de alisado (como si tuvieras tiempo para arreglártelo, de todos modos).

Habla con tu médico si la pérdida de cabello te parece excesiva.

Incontinencia Urinaria Posparto

"Pensé que tendría más control sobre la vejiga después de tener al bebé, pero di a luz hace casi dos meses y todavía me hago encima cuando toso o me río. ¿Voy a quedar así para siempre?"

¿Así que tu vejiga de mamá flamante te está fallando… a ti y a tu ropa interior? Es completamente normal que a veces se filtre orina involuntariamente en los meses (sí, meses) después de dar a luz, por lo general cuando ríes, estornudas, toses o ejecutas cualquier actividad extenuante. Y es bastante común, ya que más de un tercio de las mamás lo experimenta. Esto se debe a que el embarazo, el parto y el alumbramiento debilitaron los músculos alrededor de la vejiga y la pelvis, dificultándote controlar el flujo de orina. Además, a medida que tu útero se encoge en las semanas posteriores al parto, se deposita directamente sobre la vejiga comprimiéndola y dificultándole contener la marea. Los cambios hormonales posteriores al embarazo también pueden maltratar la vejiga.

Es posible que tardes de tres a seis meses, o aun más, en recuperar el completo control de la vejiga. Hasta entonces, usa panti protectores o toallas femeninas para absorber la filtración de orina (nada de tampones, por favor, ya que no bloquean el flujo de orina y de todos modos están vedados en el posparto), y adopta las siguientes medidas para volver a tomar control del proceso.

Sigue con Kegel. ¿Pensaste que ya habías dejado atrás los ejercicios de Kegel ahora que tienes a tu bebé? No tan rápido. Continuar con estos ejercicios para fortalecer la pelvis te ayudará a recuperar ahora el control de la vejiga y preservarlo más adelante en tu vida.

Quítate un peso de encima. Empieza a deshacerte de esas libras de más del embarazo porque todo ese peso extra sigue aplicando presión sobre la vejiga.

Enséñale buenos hábitos a tu vejiga. Orina cada 30 minutos –antes que sientas la necesidad– y después trata de ir prolongando la distancia entre una y otra ida al baño, aumentando unos pocos minutos cada día.

Normaliza el intestino. Trata de evitar el estreñimiento para que los intestinos llenos no añadan presión sobre la vejiga.

Bebe con ganas. Sigue bebiendo por lo menos ocho vasos de líquido todos los días. Tal vez piensas que si disminuyes el consumo de líquidos, podrías reducir las filtraciones indiscretas, pero en realidad la deshidratación te hace vulnerable a las infecciones urinarias. Una vejiga infectada es más propensa a filtrar, y una vejiga que filtra es más propensa a infectarse.

Incontinencia Fecal

"Estoy muy avergonzada, porque se me salen los gases involuntariamente e, incluso, he soltado algunas pequeñas deposiciones. ¿Qué puedo hacer?"

Como flamante mamá, decididamente esperabas tener que limpiar la caquita de tu bebé, pero probable-mente no contabas con tener que limpiar la tuya. Algunas nuevas mamás añaden la incontinencia fecal y los gases involuntarios a esa larga lista de síntomas desagradables del posparto. Eso se debe a que durante el parto y el alumbramiento, los músculos y nervios del área pélvica se estiran y a veces se dañan, lo que te dificulta controlar cómo y cuándo los desechos salen de tu cuerpo (al igual que las ventosidades). En la mayoría de los casos el problema se soluciona a medida que se recuperan los músculos y nervios, por lo general, en unas pocas semanas.

Hasta entonces, evita los alimentos difíciles de digerir (nada frito, y olvídate de los de los frijoles y el repollo), y evita comer excesivamente o de prisa (mientras más aire tragues, más probable es que salga en forma de gas). Seguir con los ejercicios de Kegel te puede ayudar a fortalecer esos músculos flojos como también los que controlan la orina (que también podrías estar filtrando en estos días).

Una Pequeña Ayuda para las Filtraciones que No Cesan

¿Has agotado ya todo truco de tu arsenal para lidiar con la incontinencia urinaria o fecal del posparto –incluyendo los ejercicios de Kegel– sin ningún éxito? No dejes que la vergüenza te impida hablar con tu médico. Él te podría aconsejar retroalimentación (una técnica física y mental que puede ser notablemente efectiva para aliviar la incontinencia), otros tratamientos, o, en un caso particularmente severo, la cirugía. Afortunadamente, en la mayoría de los casos la situación se suele resolver sin esa clase de intervención.

Dolor de Espalda Posparto

"Pensé que el dolor de espalda se me pasaría después de dar a luz, pero no ha sido así. ¿Por qué?"

Bienvenido una vez más dolor de espalda. Si eres como casi la mitad de las mamás que acaba de dar a luz, tu viejo compañero del embarazo ha vuelto en una visita inoportuna. Parte del dolor sigue teniendo la misma causa, es decir, los ligamentos aflojados por las hormonas que todavía no se han afianzado. Podrías pasar varias semanas con dolores hasta que los ligamentos recuperen su fuerza. Lo mismo para los músculos abdominales, estirados y debilitados, que alteraron tu postura durante el embarazo, ejerciendo presión sobre la espalda. Y por supuesto, ahora que tienes un bebé que cuidar, hay un nuevo motivo para ese dolor de espalda: cada vez que lo levantas, meces, alimentas y mimas. Especialmente a medida que esa pequeña carga adorable que llevas en brazos se vuelve más grande y pesada, tu espalda sentirá una presión y un estrés creciente.

Aunque el tiempo lo cura casi todo, incluyendo esas incomodidades y dolores del posparto, hay otros medios para volver a poner en forma tu espalda:

- Tonifica la barriga. Practica algunos ejercicios ligeros como los movimientos pélvicos que fortalecen los músculos que sustentan la espalda.

- Agáchate y levántate con tino. Dale un descanso a la espalda doblando las rodillas al agacharte para recoger ese pañal del piso o para levantar al bebé.

- Quítale el imán al sofá. Cuando alimentes a tu bebé, no te lances automáticamente al sofá (aunque parezca tentador, dado tu estado de agotamiento). Tu espalda te agradecerá si tiene un buen apoyo (usando almohadas, apoyabrazos o cualquier otro soporte que te permita sentarte cómodamente).

- Levántate y anda. Seguro que estás corriendo (y meciendo) todo el día, pero cuando no tengas que hacerlo, toma asiento. Cuando tengas que levantarte, colocar un pie sobre una banqueta baja restará presión a la zona lumbar.

- Vigila tu postura. Mamá, escucha a tu madre y párate erguida, aunque te estés bamboleando de un lado a otro. Andar con los hombros caídos provoca dolor de espalda. A medida que crece tu bebé, evita sustentar ese peso creciente en una cadera, lo que desequilibrará más la espalda y, además, producirá dolor de cadera.

- Levanta los pies. ¿Quién merece tener los pies en alto más que tú? Además, elevar los pies ligeramente cuando estés sentada –y cuando des el pecho– te aliviará la presión sobre la espalda.

- Lleva puesto a tu bebé. En vez de tenerlo siempre en brazos, llévalo en un portabebés o en un canguro. No sólo será relajante para el bebé, sino también para tus doloridos brazos y espalda.

- Aprende a alternar. Muchas mamás se acostumbran a cargar siempre a su bebé o dar el biberón con un brazo u otro. En cambio, alterna los brazos para que los dos se ejerciten (y para que no te duela más un lado de tu cuerpo).

- Frótalos. Un masaje profesional, si tienes el tiempo y los medios, es decididamente lo que están reclamando tus músculos. Pero en un apuro, pídele a tu esposo que te dé un masaje.

- Eleva la temperatura. Una almohadilla térmica puede aliviarte los dolores dorsales y musculares. Aplícala con frecuencia, especialmente durante esas maratónicas sesiones alimenticias.

A medida que tu organismo se acostumbra a alimentar al bebé, probablemente notarás que el dolor de espalda disminuye (además del dolor en brazos, caderas y cuello) e, incluso, podrías descubrir que tienes unos flamantes tríceps. Mientras tanto, esto podría ayudar a reducir los dolores, aliviándote la carga: vacía esa bolsa de pañales. Carga sólo lo que sea estrictamente necesario, que de todos modos es bastante peso.

Tristeza Posparto

"Estaba segura de que estaría encantada cuando naciera mi bebé, pero, por el contrario, me siento deprimida. ¿Qué me pasa?"

Es el mejor momento, es el peor momento. Y así es como se siente cerca de un 60% a 80% de las nuevas mamás después de dar a luz. La llamada tristeza posparto se manifiesta de repente –por lo general de tres a cinco días después del parto, pero a veces un poquito antes o un poquito después– con una carga inesperada de tristeza e irritabilidad, brotes de llanto, inquietud y ansiedad. Y es inesperada, porque ¿no se suponía que tener un bebé te haría feliz y no miserable?

Realmente se hace fácil comprender por qué te sientes así si tomas distancia por un momento y das una mirada objetiva a lo que está sucediendo en tu vida, tu cuerpo y tu mente: rápidos cambios en los niveles hormonales (que caen dramáticamente después de dar a luz); un parto extenuante, seguido de una agotadora vuelta a casa, y agravado por las demandas incesantes del cuidado del recién nacido; falta de sueño; posibles sentimientos de decepción (esperabas sentir la maternidad automáticamente y no ha sido así; esperabas un querubín de formas redondeadas y recibiste un pequeñín arrugadito con cráneo puntiagudo); dificultades para amamantar (pezones irritados, dolorosa congestión de los senos); descontento con tu apariencia (bolsas debajo de los ojos, rollitos en la barriga, el hecho de que tienes más hoyitos en los muslos que en todo tu bebé), y tensión en la relación de pareja (¿de qué relación me hablan?). Con esa abrumadora lista de desafíos que enfrentar (y ni siquiera has empezado a pensar en las tareas domésticas) no es de extrañar que te sientas decepcionada.

La tristeza posparto probablemente se irá desvaneciendo en las próximas semanas, a medida que te adaptas a tu nueva vida y empiezas a tener un poquito más de descanso o, a decir verdad, empiezas a funcionar más efectivamente con menos descanso. Mientras tanto, intenta seguir los siguientes consejos para ayudarte a salir de ese bajón posparto:

Reduce el nivel de exigencias. ¿Te sientes abrumada e incompetente en tu nuevo papel de mamá? Recuerda que no lo serás por mucho tiempo. Después de sólo un par de semanas en la tarea, probablemente te sentirás mucho más cómoda en ese papel maternal. Mientras tanto, reduce el nivel de exigencias para ti y para tu bebé. Y después, bájalos todavía más. Grábate esto en la cabeza aun después de que te hayas convertido en una madre experta: no existen los padres perfectos, ni tampoco los bebés perfectos. Esperar demasiado sólo traerá mayor decepción y depresión. En cambio, limítate a hacer lo mejor que puedas (que a estas alturas podría no ser lo mejor que quisieras, pero está bien de todos modos).

No lo hagas sola. Nada es más deprimente que quedarte sola con un recién nacido que no para de llorar, esa pila de ropa sucia para lavar, una torre de platos sucios y la promesa (o más bien garantía) de una nueva noche sin poder dormir. Por eso pide ayuda: a tu cónyuge, tu madre, tu hermana, tus amigas, una doula o un servicio de limpieza.

Arréglate. Parece trivial, pero sorprendentemente es cierto. Pasar un poquito de tiempo arreglándote, contribuirá a que te sientas mejor. Por eso date una ducha y enciende el secador antes de que tu marido vuelva a casa, cámbiate la ropa transpirada por prendas limpias y considera aplicarte un poquito de maquillaje (y mucho lápiz corrector).

Sal de casa. Es sorprendente el efecto que un cambio de escenario puede ejercer sobre tu ánimo, especialmente cuando ese panorama no incluye una pila de correo sin abrir (y cuentas sin pagar). Trata de salir de tu casa por lo menos una vez al día: lleva a tu bebé a dar un paseo por el parque, visita a amigas (y, si tus amigas son también mamás, puedes intercambiar con ellas anécdotas conmovedoras… y después reírte de ellas), pasea por el centro comercial. Todo lo que te ayude a evitar compadecerte a ti misma.

Date algún gusto. Ve a ver una película, sal a cenar con tu esposo, haz una cita de 30 minutos con la manicura (alguien seguramente accederá a vigilar el bebé durante ese tiempo) o, incluso, regálate una ducha prolongada. Ocasionalmente, sé tú la prioridad. Te lo mereces.

Mueve el esqueleto. Los ejercicios activan esas endorfinas que te hacen sentir bien, dándote un impulso natural (y sorprendentemente prolongado). Por eso, inscríbete en una clase de ejercicios posparto (preferiblemente una que incluya a los bebés en la diversión o en un club que ofrezca guardería infantil), ejercítate con un DVD, practica el ejercicio del cochecito (ése que te tonifica empujando un cochecito desbordante de bebé), o sencillamente sal a dar un paseo.

No olvides los bocadillos. Muy a menudo, las nuevas mamás están tan ocupadas llenando las barrigas de sus bebés que se olvidan de llenar las propias. Es un error, ya que un bajo nivel de azúcar en la sangre no sólo disminuye los niveles de energía sino que también aplasta el ánimo. Para mantenerte más a nivel, física y emocionalmente, ten bocadillos sustanciosos y fáciles de masticar al alcance de la mano. ¿Te tienta en cambio una barra de chocolate? Date el gusto, especialmente si el chocolate realmente te hace feliz, pero no demasiado a menudo porque la exaltación inducida por el azúcar en la sangre suele desvanecerse pronto.

Llora… y ríe. Si necesitas un buen llanto, no lo retengas. Y cuando termines, pon alguna comedia frívola en la televisión para reírte. Pero ríete también de todas las desventuras que probablemente experimentarás (en vez de llorar por ellas), como cuando la caquita del bebé desbordó el pañal, o cuando los senos te gotearon estando en la fila del supermercado, o cuando salivaste en exceso después de darte cuenta de que habías salido sin las toallitas húmedas. Ya sabes lo que dicen: la risa es la mejor medicina. Además, un buen sentido del humor es el mejor amigo de los padres.

¿Todavía estás triste, hagas lo que hagas? Sigue recordando que superarás la tristeza posparto en una o dos semanas –ocurre con la mayoría de las mamás– y muy pronto disfrutarás de la mejor etapa.

Si el sentimiento de tristeza persiste (por más de dos semanas) o empeora, y empieza a interferir con tu funcionamiento, llama inmediatamente al médico y lee la siguiente columna.

"Me siento maravillosamente desde que di a luz hace tres semanas. ¿Es posible que este sentimiento positivo se transforme en una maravillosa depresión?"

La tristeza posparto es común, pero de ningún modo figura en la lista obligada de toda flamante mamá. De hecho, no hay motivos para suponer que te encaminarás a un choque emocional sólo porque te has sentido exaltada. Como la depresión posparto suele ocurrir en la primera o segunda semana posparto, se puede suponer con fundamento que has escapado a ella.

Pero el hecho de que no te sientas deprimida no significa necesariamente que todos en tu casa hayan sorteado con éxito la tristeza posparto. Se crea o no,

los nuevos papás también experimentan cambios hormonales posparto. Algunos estudios revelan que aunque no es probable que los nuevos papás se depriman cuando lo hacen sus esposas, su riesgo aumenta notablemente cuando la flamante mamá se siente maravillosamente. Por eso, asegúrate de que tu marido no tenga depresión; algunos nuevos papás tratan de ocultar esos sentimientos para no deprimir a sus esposas.

Depresión Posparto

"Mi bebé tiene más de un mes y no puedo dejar de sentirme deprimida. ¿No debería sentirme mejor ahora?"

Cuando la tristeza no se supera, es posible que se deba a la depresión posparto. Aunque "tristeza posparto" y "depresión posparto" suelen usarse indistintamente, son en realidad dos

---

Dónde Buscar Ayuda para la Depresión Posparto

Ninguna madre flamante debería padecer de depresión posparto (PPD, por sus siglas en inglés). Pero lamentablemente a muchas les afecta, ya sea porque suponen que es normal e inevitable después de dar a luz (no lo es) o porque se avergüenzan de pedir ayuda (no deberían).

A fin de que las mujeres que necesiten ayuda la reciban lo antes posible, y para que puedan empezar a disfrutar de su nuevo bebé tan pronto como puedan, se están llevando a cabo campañas de educación pública para dar a conocer la PPD. A los hospitales se les requiere –o se les requerirá– enviar a las nuevas mamás a sus casas con material educativo sobre la PPD para que ellas (y sus parejas) tengan más probabilidades de detectar los síntomas tempranos y buscar tratamiento. Los médicos

también se están instruyendo más, aprendiendo a detectar los factores de riesgo durante el embarazo que puedan predisponer a una mujer a la PPD, a tomar exámenes exploratorios rutinarios de la enfermedad en el posparto, y a tratarla rápida, segura y exitosamente. Varios exámenes estandarizados (Escala Edimburgo para la Depresión Posnatal y Escala Exploratoria para la Depresión Posparto de Cheryl Beck) son efectivas para la detección de la PPD.

La PPD es una de las formas más tratables de la depresión. Por eso, si la sufres, no la padezcas más tiempo del que debas. Comunícalo y busca ahora mismo la ayuda que necesitas. Para mayor ayuda, toma contacto con Apoyo Posparto Internacional (Postpartum Support International) (800) 944-4PPD (4773); postpartum.net.

estados muy diferentes. La verdadera depresión posparto (PPD, por sus siglas en inglés) es menos común (afecta a un 15% de las mujeres) y mucho más duradera (dura desde unas pocas semanas a un año o más). Puede comenzar durante el mismo parto, pero más a menudo después de uno o dos meses. A veces la PPD se manifiesta tarde; no empieza hasta que la mujer tiene su primer período posparto o hasta que desteta al bebé (tal vez debido a la fluctuación hormonal). Las mujeres más susceptibles a la PPD son las que la han padecido antes, que tienen antecedentes personales o familiares de depresión o síndrome premenstrual, que han pasado mucho tiempo sintiéndose deprimidas durante el embarazo, que han tenido un embarazo o parto complicados, o que tienen un bebé enfermo.

Los síntomas de la PPD son similares a los de la tristeza posparto, aunque mucho más pronunciados. Incluyen llanto e irritabilidad; problemas para dormir (no poder hacerlo o querer dormir todo el día); problemas alimentarios (no tener apetito o tener hambre voraz); sentimientos persistentes de tristeza, desesperanza, desamparo; incapacidad (o falta de voluntad) para cuidar de sí o del recién nacido; retraimiento social; aversión al recién nacido; preocupación excesiva; sentimiento de soledad, y pérdida de memoria.

Si todavía no has intentado seguir los consejos para neutralizar la tristeza posparto (consulta la página 493) pruébalos ahora. Algunos también podrían ser útiles para aliviar la depresión posparto. Pero si tus síntomas han persistido durante más de dos semanas sin ninguna mejoría visible o si tienes síntomas más graves durante más de unos pocos días, es probable que no puedas superar tu PPD sin ayuda profesional. No esperes para comprobarlo. Primero, llama a tu médico y dile francamente cómo te sientes. Podría hacerte un examen tiroideo; como las irregularidades en los niveles de la hormona tiroides pueden desembocar en inestabilidad emocional, éste suele ser uno de los primeros pasos para evaluar la depresión posparto (lee la próxima página). Si tus niveles de tiroides son normales, pide que te remitan a un terapeuta especialista en depresión posparto y arregla una cita rápida. Los antidepresivos (varios son seguros, aunque estés amamantando), combinados con asesoría, te pueden ayudar a que te sientas mejor rápidamente. Algunos médicos recetan dosis bajas de antidepresivos durante el último trimestre del embarazo a las mujeres con antecedentes depresivos; otros recomiendan que las mujeres en riesgo elevado tomen antidepresivos enseguida después de dar a luz para prevenir la depresión posparto. La fototerapia también puede aliviar los síntomas de la PPD. (En la fototerapia, te sientas con los ojos abiertos frente a una caja que emite un tipo de luz que imita la luz del día y causa un cambio bioquímico positivo en tu cerebro y que puede hacerte sentir mejor). Sea cual sea el tratamiento (o combinación de tratamientos) que tu terapeuta y tú decidan es el más conveniente, recuerda que es fundamental una intervención rápida. De no ser así, la depresión puede impedirte crear un vínculo con tu bebé, cuidarlo y disfrutarlo. También puede tener un efecto devastador en las otras relaciones de tu vida (con tu esposo y otros hijos), como también sobre tu propia salud y bienestar.

Algunas mujeres, en vez de (o además de) padecer depresión posparto, se sienten extremadamente ansiosas o temerosas y a veces experimentan ataques de pánico que incluyen latido cardíaco y respiración acelerados, sensación de calor o de frío, dolor de pecho, mareo y temblores. Estos síntomas también requieren un rápido tratamiento por parte de un terapeuta calificado, que podría incluir medicación.

¿La Tiroiditis te Tiene a Maltraer?

Casi todas las madres novatas se sienten débiles y cansadas. La mayoría tiene dificultades para bajar de peso. Muchas padecen algún grado de depresión y cierta pérdida de cabello. No es un panorama muy atractivo, pero para la mayoría de las mamás es completamente normal en el período posparto, si bien comienza gradualmente a mejorar con el paso de las semanas. Para el 5% a 9% de las mujeres que padece de tiroiditis posparto (PPT, por sus siglas en inglés), sin embargo, el panorama quizás no mejora con el tiempo. Y como los síntomas de la PPT son tan parecidos a los que experimentan todas las nuevas madres, la afección podría no ser diagnosticada ni tratada.

La PPT puede comenzar entre uno y tres meses después del parto con un breve episodio de hipertiroidismo (demasiada hormona tiroides). Este período de exceso de hormona tiroides circulando en la sangre puede durar algunas semanas o más. Durante este período hipertiroideo, la mujer puede estar cansada, irritable y nerviosa; sentir mucho calor, y experimentar mayor transpiración e insomnio, todos los cuales son síntomas comunes en el posparto, haciendo todavía más difícil el diagnóstico. Por lo general, no se necesita tratamiento para esta fase.

Aunque no ocurre siempre, típicamente este período será seguido por otro de hipotiroidismo (poca hormona tiroides). Con el hipotiroidismo continúan la fatiga junto con la depresión (más duradera y a menudo más severa que la típica depresión del posparto), los dolores musculares, la excesiva pérdida de cabello, la piel reseca, la intolerancia al frío, los olvidos y la incapacidad para perder peso.

Si tus síntomas de posparto parecen ser más pronunciados y persistentes de lo que esperabas, especialmente si te impiden comer, dormir y disfrutar de tu nuevo bebé, consulta a tu médico. Algunos exámenes pueden determinar si la PPT es la causa de tus problemas. No te olvides de mencionar todo antecedente familiar de problemas de tiroides debido a que existe un vínculo genético muy fuerte.

La mayoría de las mujeres se recupera de la PPT dentro de un año después de dar a luz. Mientras tanto, un tratamiento con hormona tiroides suplementaria puede ayudarles a sentirse mejor con mucha mayor rapidez. Sin embargo, aproximadamente un 25% de las mujeres que sufre la afección, permanece hipotiroidea, lo que requiere tratamiento de por vida (tan fácil como tomar una pastilla todos los días y hacerse un examen de sangre por año). Aun en aquellas que se reponen espontáneamente, la tiroiditis probablemente reaparecerá durante o después de embarazos subsiguientes. Algunas podrían desarrollar hipotiroidismo o la enfermedad de Graves (hipertiroidismo) más adelante en su vida. Por este motivo, es prudente que las mujeres que hayan tenido PPT se hagan un examen anual de tiroides y, si planean otro embarazo, que se examinen en el período de preconcepción y durante el embarazo (debido a que un problema de tiroides no tratado puede interferir con la concepción y ocasionar problemas durante el embarazo).

Un 30% de las mujeres que padece PPD también manifiesta signos del trastorno obsesivo compulsivo posparto (PPOCD, por sus siglas en inglés), aunque éste también puede producirse por sí solo. Sus síntomas incluyen comportamientos obsesivos compulsivos, como levantarse cada 15 minutos para asegurarse de que el bebé todavía está respirando, limpiar la casa frenéticamente, o tener pensamientos obsesivos de lastimar al recién nacido (como arrojar al bebé por la ventana o lanzarlo escaleras abajo). Las mujeres que padecen de PPOCD se horrorizan de sus pensamientos macabros y violentos, aunque no los llevan a cabo (sólo podrían hacerlo quienes padecen de psicosis posparto; consulta más abajo). De todos modos, pueden tener tanto miedo de perder el control y de llevar a cabo dichos impulsos, que podrían terminar descuidando a sus bebés. Al igual que la PPD, el tratamiento para el PPOCD incluye una combinación de antidepresivos y terapia. Si tienes pensamientos y/o comportamientos obsesivos, busca ayuda reportando tus síntomas al médico.

Mucho más infrecuente y más grave que la PPD es la psicosis posparto. Sus síntomas incluyen la pérdida de la realidad, alucinaciones y/o delirio. Si experimentas sentimientos suicidas, violentos o agresivos; si oyes voces o tienes visiones o manifiestas otros indicios de psicosis, llama al médico y ve a la sala de emergencia inmediatamente. No subestimes lo que sientes ni te dejes convencer por las afirmaciones de que dichos sentimientos son normales durante el período posparto, porque no lo son. Para estar segura de que no ejecutarás ninguno de los sentimientos peligrosos mientras esperas por ayuda, trata de que una vecina, familiar o amiga se quede contigo o ponga a tu bebé en un lugar seguro (como en la cuna).

Cómo Bajar de Peso en el Posparto

"Sabía que no estaría lista para usar bikini justo después de dar a luz, pero dos semanas después todavía me veo como si estuviera embarazada de seis meses"

Aunque el parto produce una pérdida de peso más rápida que cualquier dieta que encuentres en las listas de éxitos editoriales (un promedio de 12 libras de la noche a la mañana), la mayoría de las mujeres no la considera lo suficientemente rápida. Especialmente después de que atisban en el espejo su perfil panzudo posparto.

El hecho es que nadie sale de la sala de parto luciendo mucho más delgada de lo que entró. Parte del motivo de esa barriga protuberante posparto es tu útero todavía agrandado, que se reducirá a su tamaño original en unas seis semanas, disminuyendo de paso tu circunferencia. Otro motivo de tu barriga hinchada podrían ser los líquidos sobrantes, que deberían salir pronto. Pero el resto del problema radica en esos músculos abdominales estirados, que probablemente requerirán mayor esfuerzo para tonificar (Consulta Cómo volver a ponerte en forma, página 502).

Aunque te cueste sacártelo de la mente, ni siquiera pienses en la forma de tu cuerpo durante las primeras seis semanas posparto, especialmente si estás amamantando. Éste es un período de recuperación durante el cual una amplia nutrición (y descanso) es importante tanto para la energía como para la resistencia a la infección. Seguir una dieta posparto saludable debería ponerte en camino hacia una pérdida de peso lenta, pero estable. Si después de seis semanas no has bajado nada de peso, puedes empezar a reducir calorías. Si estás dando el pecho, no te excedas. Consumir muy pocas calorías puede reducir tu producción de leche, y quemar grasa demasiado rápido puede liberar toxinas en la sangre, que podrían terminar en la leche de tus senos. Si no estás amamantando, puedes embarcarte en una dieta razonable y equilibrada para bajar de peso después de las seis semanas posparto.

Algunas mujeres descubren que las libras de más se van cuando están amamantando; otras se decepcionan de ver que la balanza no cede. Si este último es tu caso, no te desesperes; podrás deshacerte del exceso de libras cuando destetes al bebé.

La rapidez con que retornes a tu peso previo al embarazo dependerá también de cuántas libras hayas aumentado durante los nueve meses. Si no aumentaste mucho más de 25 a 35 libras, probablemente podrás ponerte esos pantalones vaqueros que usabas antes del embarazo en unos pocos meses, sin necesidad de una dieta estricta. Si aumentaste 35 libras o más, es posible que te cueste más esfuerzo y más tiempo –de 10 meses a 2 años– para volver al peso del preembarazo y a tus pantalones ajustados.

Sea como sea, date un descanso, además de tiempo. Recuerda que te tomó nueve meses aumentar ese peso de embarazo y que podrías demorarte por lo menos lo mismo para deshacerte de él.

Recuperación Prolongada de una Cesárea

"Hace una semana tuve una cesárea. ¿Qué puedo esperar ahora?"

Aunque decididamente has progresado mucho desde que te practicaron la cesárea, al igual que toda nueva mamá todavía tienes un período de recuperación por delante en las próximas semanas. Recuerda que mientras más consciente estés sobre la necesidad que tienes de descansar ahora –como también de seguir las instrucciones de tu médico– más breve será el período de tu recuperación. Mientras tanto, puedes esperar lo siguiente:

Poco o ningún dolor. Por lo general debería haber desaparecido a esta altura. Pero si sigues dolorida, un poco de acetaminofeno (Tylenol) podría ayudarte.

Mejora progresiva. Tu cicatriz estará sensible y te provocará dolor durante algunas semanas, pero mejorará progresivamente. La ropa ligera te puede proteger de la irritación, y probablemente te sentirás más cómoda usando ropa suelta que no te frote la piel. Alguna sensación ocasional de tironeo en torno al lugar de la incisión es parte normal del proceso de cicatrización y a la larga desaparece. Si sientes picazón, pídele a tu médico que te recomiende algún ungüento. La insensibilidad en torno a la cicatriz tal vez durará varios meses. La protuberancia en el tejido de la herida disminuirá, y la cicatriz podría volverse rosa o púrpura hasta que finalmente desaparezca.

Si el dolor persiste, si el área en torno de la herida se vuelve rojo intenso, o si de la herida tienes una pérdida de color marrón, gris, verde o amarilla, llama al médico. Tal vez se deba a que la incisión se ha infectado. (Una pérdida ligera de color claro suele ser normal, pero repórtala a tu médico de todas maneras).

Una espera de cuatro semanas (por lo menos) para la actividad sexual. Las normas son más o menos iguales que para las que han dado a luz vaginalmente, aunque el modo en que esté cicatrizando tu incisión también se tomará en cuenta para determinar cuánto deberás esperar. Lee la próxima pregunta para más información.

De vuelta a los ejercicios. En cuanto se desvanezca el dolor, podrás empezar a ejercitarte. Los ejercicios de Kegel siguen siendo importantes aunque tu periné esté intacto, porque el embarazo le pasó la cuenta a esos músculos de la pelvis. Concéntrate también en los ejercicios que fortalezcan los músculos abdominales (Consulta Cómo volver a ponerte en forma, página 502). Sigue el lema "lento y gradual"; inicia un programa de ejercicios paulatinamente y continúalo a diario. Deberás esperar varios meses antes de volver a ser lo que eras.

Reanudar la Vida Sexual

"¿Cuándo podemos reiniciar nuestra vida sexual?"

En parte depende de ti, aunque también querrás incluir a tu médico en la decisión (probablemente no en el calor del momento). Por lo general, se aconseja a las parejas que reanuden su vida sexual cuando la mujer se sienta físicamente en condiciones, después de cuatro semanas de posparto, aunque algunos médicos dan la luz verde tan pronto como a las dos semanas, mientras que otros siguen la vieja regla de las seis semanas. En determinadas circunstancias (por ejemplo, si la cicatrización ha sido lenta o si has padecido una infección), tu médico podría recomendarte esperar más tiempo. Si el médico todavía te dice que esperes, pero tú crees que estás lista para seguir adelante, pregúntale si hay algún motivo por el que todavía no debas tener sexo. Si no lo hay, pregúntale si puedes empezar antes. Si hay alguna razón por la cual la actividad sexual podría no ser segura todavía, date una ducha fría —sería una buena idea si lo hacen juntos— y espera el visto bueno. Ten en cuenta que el tiempo vuela cuando estás cuidando de un recién nacido. Mientras tanto, satisfáganse mutuamente con juegos amorosos que no incluyan la penetración.

"Mi partera me dijo que puedo empezar a tener relaciones sexuales, pero tengo miedo de que me vaya a doler. Además, para ser sincera, no tengo ganas"

Seguramente tener relaciones sexuales no es tu máxima prioridad en estos días y ni siquiera está entre las primeras veinte ¿no es así? No tiene nada de raro. La mayoría de las mujeres pierde esa necesidad durante el posparto —y más allá— por una variedad de motivos. En primer lugar, como habrás imaginado, el sexo en el posparto puede ser más doloroso que placentero, especialmente si tuviste un parto vaginal, pero, sorprendentemente, incluso si experimentaste el proceso del parto y después tuviste una cesárea. Después de todo, tu vagina se ha estirado a sus límites máximos, y posiblemente se ha desgarrado o, para colmo, ha sido cortada quirúrgicamente y suturada, dejándote demasiado dolorida para sentarte, y ni qué hablar de pensar en sexo. Tus lubricantes naturales todavía no han vuelto a funcionar, dejándote incómodamente seca donde preferirías estar húmeda, sobre todo si estás dando pecho. Y al dolor potencial se suma el hecho de que los bajos niveles de estrógeno hacen que el tejido vaginal permanezca delgado, y la delgadez no es lo ideal cuando se trata de la vagina.

Pero además de los físicos, tu libido tiene otros problemas que enfrentar en el posparto: tu comprensible preocupación por una persona muy pequeñita y necesitada, propensa a despertarse con un pañal sucio y una barriga vacía en los momentos menos oportunos. Ni qué mencionar varios otros factores destructores del romance (el olor acre del reflujo del día anterior en tus zapatos, la pila de ropa sucia del bebé al pie de tu cama, el aceite para bebé en tu mesa de luz donde solías tener aceite para masajes, el hecho de que no puedas recordar cuándo te diste tu última ducha). No es de extrañar que el sexo no esté en tu agenda.

¿Querrás volver a hacer el amor? Por supuesto. Al igual que todo lo demás en tu nueva y a veces abrumadora vida, sólo requerirá tiempo y paciencia (especialmente de tu pareja, que seguramente está ansioso porque termine esta sequía). Por eso espera hasta sentirte bien, o prepárate con los siguientes consejos:

Lubrícate. El uso de la jalea K-Y, Astroglide u otro lubricante hasta que se reactiven tus secreciones puede reducir el dolor e, idealmente, aumentar el placer. Cómpralas de tamaño grande para aumentar la probabilidad de que los usen generosamente… en los dos.

Suéltate un poco. Hablando de lubricación, beber un vasito de vino también te puede ayudar a relajarte e impedir que te pongas tensa y experimentes dolor durante el coito (sólo asegúrate de beberlo después de alimentar al bebé, si estás dando el pecho). Otro gran modo de soltarte es con un masaje, y por eso pide uno antes de cerrar el trato.

Entra en calor. Por supuesto, tu compañero probablemente está más ansioso que nunca por poner manos a la obra. Y aunque quizás él no necesite muchos juegos preliminares –o ninguno–, tú decididamente sí. Por eso, reclámalos. Y después, pide un poco más. Mientras más esfuerzo dedique él a hacerte entrar en calor (si el tiempo lo permite antes de que el bebé vuelva a despertarse), mejor será el acontecimiento principal para ambos protagonistas.

Habla con franqueza. Tú sabes qué es lo que te provoca dolor y qué te hace sentir bien, pero tu socio no lo sabe a menos que le des un mapa preciso de instrucciones ("Más a la izquierda… no, a la derecha… no, más abajo… un poquito más arriba; ¡allí, perfecto!). Por eso, oriéntalo cuando llegue el momento.

Ponte en la posición correcta. Experimenta y encuentra una posición que ponga menos presión sobre toda zona sensible y te dé control sobre la profundidad de la penetración (éste es un

---

¿De Vuelta al Romance?

Para informarte más sobre cómo retomar la actividad sexual, el control de natalidad y disfrutar del primer año, consulta Qué Esperar en el Primer Año, *What to Expect the First Year*.

---

momento para el cual 'mientras más adentro' no es necesariamente mejor). La mujer arriba (si tienes las energías) o los dos de costado son excelentes opciones en el posparto. Esté quien esté a cargo de los movimientos, asegúrense de que vayan a ritmo lento y cómodo.

Vigorízate. No, no hace falta que levantes pesas ni nada por el estilo. Bombea sangre y fortalece el tono muscular de la vagina haciendo los ejercicios que seguramente ya estás cansada de oír (pero que deberías hacer de todos modos): los de Kegel. Hazlos día y noche (y no te olvides de hacerlos también en medio de la pasión amorosa, ya que ese movimiento los complacerá a ambos).

Encuentra medios alternativos de gratificación. Si todavía no encuentras placer en las relaciones sexuales, busca la satisfacción mediante la masturbación mutua o el sexo oral. O si ambos están demasiado agotados, busquen placer en la mera compañía. No tiene absolutamente nada de malo (por el contrario) acostarse juntos mimándose, besándose y contando las hazañas del bebé.

En definitiva, aunque la actividad sexual duela un poco la primera vez (y la segunda y la tercera), no la canceles ni te rindas. No tardará mucho (aunque así lo parezca) antes de que el placer vuelva a acompañarlos completamente a ti y a tu pareja.

Volver a Quedar Embarazada

"Pensé que amamantar era una forma de control de natalidad, pero oí que una mujer puede quedar embarazada mientras da el pecho, aun antes de tener el período"

A menos que no te preocupe volver a quedar embarazada pronto, ni siquiera pienses en la lactancia como un anticonceptivo.

Es verdad que, en promedio, las mujeres que amamantan reanudan su ciclo normal más tarde que quienes no lo hacen. En las madres que no dan pecho, el período generalmente reaparece entre las 6 y las 12 semanas después de dar a luz, mientras que las madres que amamantan lo tienen en promedio entre los 4 y los 6 meses. Como en todo, sin embargo, los promedios son engañosos. Hay casos de mamás que dan el pecho que han iniciado sus períodos tan temprano como en 6 semanas y tan tarde como en 18 meses de posparto. El problema es que no hay ningún modo seguro de pronosticar cuándo tendrás tu primer período posbebé, aunque varias variables pueden incidir: por ejemplo, la frecuencia de la lactancia (más de tres veces por día parece suprimir mejor la ovulación), duración de la lactancia (mientras más des el pecho, más se demorará en reaparecer el período) y si suplementas o no las alimentaciones (que tu bebé tome fórmula, sólidos o aun agua puede interferir con el efecto supresor de la ovulación que provoca amamantar).

¿Por qué preocuparte por el control de natalidad antes de esa primera visita posparto de la menstruación? Porque el momento en que ovulas por primera vez después de dar a luz es tan imprevisible como el de tu menstruación. Algunas mujeres tienen un primer período estéril; es decir, que no ovulan durante ese ciclo inicial. Otras ovulan antes del período, y por lo tanto, pueden pasar de un embarazo a otro sin haber tenido un solo período. Como tú no sabes qué será primero, el período o el óvulo, es aconsejable que tengas mucho cuidado.

Por supuesto pueden ocurrir accidentes. Por eso, incluso si has estado usando anticonceptivos –y especialmente si no lo has hecho– el embarazo sigue siendo una posibilidad. Si tienes alguna sospecha de que puedas estar esperando nuevamente, lo mejor es que te hagas un examen de embarazo. Consulta la página 45 para informarte sobre embarazos seguidos.

Cómo Volver a Ponerte en Forma

U na cosa es lucir un embarazo de seis meses cuando, de hecho, estás embarazada de seis meses, y otra muy diferente es lucir así cuando acabas de dar a luz. Casi todas las mujeres pueden esperar salir de la sala de parto no mucho más delgadas que cuando entraron, con un pequeño bultito en sus brazos y otro bultito considerable en la barriga. En cuanto a los pantalones vaqueros que reservaste en un alarde de optimismo para el viaje de regreso a casa, probablemente quedarán guardados para ser sustituidos por pantalones anchos y sueltos.

¿Cuánto tiempo después de ser una flamante mamá dejarás de lucir como una futura mamá? La respuesta dependerá

Reglas de Ejercicios para las Primeras Seis Semanas

- Usa un sostén de soporte y ropa cómoda.

- Trata de dividir tu programa de ejercicios en dos o tres sesiones breves en vez de una sesión larga diaria (esto tonifica mejor los músculos y es menos exigente para tu cuerpo en recuperación, y además, será más probable que puedas acomodarlos en tu agenda).

- Empieza cada sesión con el ejercicio que consideres menos agotador.

- Ejecuta los ejercicios lentamente y no hagas ninguna serie rápida de repeticiones. Descansa brevemente entre movimientos (el refuerzo muscular ocurre en ese momento y no mientras te estás moviendo).

- Al igual que durante el embarazo, evita los movimientos erráticos, espasmódicos y de rebote durante las primeras seis semanas de posparto, mientras los ligamentos todavía están flojos. Durante este período, también evita los ejercicios que requieran lle-var las rodillas contra el pecho, de elevarte de la posición de acostada a sentada y de levantar ambas piernas.

- No olvides de reponer los líquidos perdidos durante la sesión de ejercicios. Conserva una botella de agua a tu lado durante tu gimnasia y bebe a menudo. Bebe uno o dos vasos extra de líquidos para las sesiones breves de ejercicios (más si son más prolongadas o más vigorosas).

- Tómatelo con calma. "Si no te duele no sirve" no fue un lema creado con una nueva mamá en mente. No hagas más de lo recomendado, aunque sientas que puedes, y detente antes de sentirte cansada. Si te excedes, probablemente no lo sentirás hasta el día siguiente, cuando podrías estar tan agotada y dolorida que ni siquiera serás capaz de hacer ningún ejercicio.

- No dejes que cuidar de tu bebé te impida cuidarte a ti misma. A tu bebé le encantará estar acostado sobre tu pecho durante tu rutina de ejercicios.

principalmente de cuatro factores: cuánto peso aumentaste durante el embarazo, qué tan bien controlaste tu consumo de calorías, cuánto ejercicio realizas, y de tu metabolismo y tus genes.

"¿Quién necesita ejercicio?", podrías preguntarte. "No he dejado de moverme desde que regresé del hospital. ¿Eso no cuenta?" Lamentablemente, no mucho. Agotador como es cuidar de un recién nacido, ese tipo de actividad no te fortalecerá el periné y los músculos abdominales que han sido estirados y han quedado flojos por el embarazo y el parto; sólo lo logrará un programa de ejercicios. Y el tipo adecuado de ejercicio posparto hará algo más que tonificarte. Te ayudará a mantener a raya esos dolores de espalda al levantar al bebé, contribuirá a la cicatrización y a acelerar la recuperación del parto y alumbramiento, te ayudará a que se fortalezcan las articulaciones debilitadas por el embarazo, mejorará tu circulación y reducirá el riesgo de varios otros síntomas desagradables del posparto, desde várices a calambres en las piernas. Los ejercicios de Kegel, que activan los músculos del periné, te ayudarán a evitar el estrés y la incontinencia urinaria como también los problemas sexuales posparto. Finalmente, los ejercicios pueden hacerte más feliz. A medida que las endorfinas libera-

Posición Básica

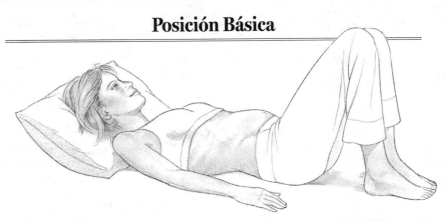

Recuéstate de espaldas, con las rodillas dobladas y las plantas de los pies apoyadas planas sobre el piso. Apoya la cabeza y los hombros en almohadones y descansa los brazos estirados a los costados.

Inclinación Pélvica

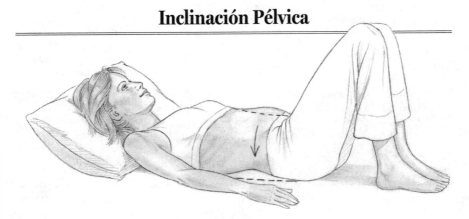

Recuéstate de espaldas en la posición básica. Respira hondo. Después exhala mientras haces presión contra el piso con la zona lumbar por unos 10 segundos. Luego relájate. Repite tres o cuatro veces para empezar a aumentar gradualmente el número a 12 y después 24.

das por los ejercicios circulen por tu organismo, mejorando tu ánimo y tu capacidad para hacer frente a la situación, te sentirás mucho mejor equipada para manejar el estrés de la maternidad. De hecho, los estudios demuestran que las mamás que reanudan los ejercicios dentro de las seis semanas de dar a luz se sienten mejor sobre sí mismas. En una palabra, se sienten mejor.

Y probablemente puedes empezar antes de lo que piensas. Si tuviste un parto vaginal sin complicaciones y no tienes ningún problema de salud que te pueda detener, puedes empezar tu programa de ejercicios posparto ya a las

Deslizamiento de Piernas

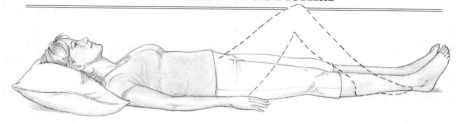

Adopta la posición básica. Lentamente extiende las piernas hasta que descansen planas sobre el piso. Desliza el pie derecho sobre el piso hacia las nalgas, mientras inhalas. Mantén la zona lumbar contra el piso. Exhala mientras deslizas la pierna de nuevo hasta estirarla. Repite con el pie izquierdo. Empieza con tres o cuatro deslizamientos por pierna y aumenta gradualmente hasta que puedas hacer una docena o más, cómodamente. Después de tres semanas, cambia a una elevación de piernas modificada (levantando una pierna a la vez apenas sobre el piso y volviendo a bajarla muy lentamente), si te resulta cómodo.

Elevación de Cabeza/Hombros

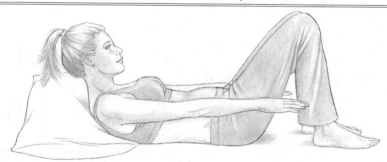

Adopta la posición básica. Respira hondo para relajarte y después eleva la cabeza ligeramente y estira los brazos hacia fuera, a la vez que exhalas. Baja la cabeza lentamente e inhala. Levanta la cabeza un poquito más cada día, hasta que llegues a levantar también los hombros del piso. No intentes llegar a sentarte completamente durante las primeras seis semanas, y luego sólo si siempre has tenido muy buen tono muscular en la barriga. También fíjate primero si tienes una separación abdominal (mira la página 506).

24 horas de dar a luz. (Si has tenido un parto quirúrgico o traumático, consulta primero con tu médico).

Pero ni se te ocurra empezar a todo tren; tu cuerpo en recuperación necesita tomárselo con calma y lentamente. El siguiente programa de tres fases te ayudará a orientarte. Puedes suplemen-

tarlo usando un libro o DVD de ejercicios posparto, o uniéndote a una clase para nuevas mamás (la camaradería te ayudará con la motivación, y muchas incluyen a los infantes en las rutinas), y haciendo de los paseos diarios con el bebé en el cochecito una parte de tu rutina.

Fase 1: Veinticuatro Horas después de Dar a Luz

¿No ves la hora de volver a hacer ejercicios? Hazlo con calma, empezando con:

Kegel. Realmente puedes empezar con los ejercicios de Kegel tan pronto como después de dar a luz (consulta la página 318 para seguir las instrucciones si no lo has hecho antes), aunque probablemente no podrás sentirte a ti misma al principio debido a la insensibilidad perineal. Los Kegel pueden hacerse en cualquier posición cómoda, y la comodidad es clave cuando acabas de traer al mundo a un bebé. Cualquier momento es conveniente para practicar los Kegel, pero trata de establecer una rutina cada vez que alimentas al bebé, lo que harás muchas veces en los próximos meses. Ve aumentando hasta 25 repeticiones de cuatro a seis veces por día, y continúa por el resto de tu vida en aras de la buena salud pélvica (y mayor placer sexual).

Respiración diafragmática profunda. En la posición básica (consulta el recuadro, página 504), coloca las manos en la barriga para sentirla cómo se eleva mientras inhalas lentamente por la nariz; endurece los músculos abdominales mientras exhalas lentamente por la boca. Empieza con sólo dos a tres respiraciones profundas por vez, para evitar hiperventilarte, y ve aumentando gradualmente. (Algunas señales de que te estás excediendo incluyen mareo o desfallecimiento, hormigueo, o visión borrosa).

Fase 2: Tres Días después del Parto

¿Estás ansiosa por volver a tener el cuerpo que tenías antes? Te contentará saber que es hora de subir otro peldaño en la escalera del ejercicio. Pero antes de dar ese paso, asegúrate de que el par de músculos verticales que forman la pared abdominal no se hayan separado durante el embarazo. Si te ha ocurrido, debes cerrarlos antes de que los ejercicios empiecen a intensificarse (consulta el recuadro en la página siguiente). Una vez que la separación se haya cerrado, o si nunca has tenido una, avanza hacia el levantamiento de cabeza/hombros, deslizamiento de piernas e inclinaciones pélvicas (mira las ilustraciones en las páginas 504 y 505).

Todos estos ejercicios deben hacerse en la posición básica. Al principio hazlos en la cama y después pasa a un piso bien acolchado. (Una colchoneta de ejercicios es una buena inversión, no sólo porque facilita estos ejercicios y los hace más cómodos, sino también porque tu bebé podrá practicar volteretas y empezar a gatear más adelante).

Cierra la Brecha

¡No mires ahora! Pero probablemente tienes un agujerito en el medio de la barriga (y no es precisamente tu ombligo). Una característica muy común del embarazo conocida en los círculos obstétricos como diastasis, es un espacio en tus músculos abdominales que puede agrandarse a medida que se expande el abdomen. Puede tardar en cerrar uno o dos meses después del parto, y deberás esperar hasta que desaparezca antes de empezar esas flexiones y otros ejercicios abdominales para que no corras el riesgo de lesionarte. Para comprobar si tienes una separación, examínate de la siguiente manera: mientras te recuestas en la posición básica, levanta la cabeza ligeramente con los brazos extendidos hacia delante; después palpa encima del ombligo en busca de una protuberancia suave. Esa protuberancia indica una separación.

Si tienes una separación, podrías contribuir a corregirla más rápidamente con el siguiente ejercicio: adopta la posición básica e inhala. Ahora cruza las manos sobre la barriga, usando los dedos para juntar los costados de los músculos abdominales mientras exhalas, empujando el ombligo adentro hacia la columna vertebral a la vez que levantas lentamente la cabeza. Exhala mientras bajas la cabeza lentamente. Repite tres o cuatro veces, dos veces por día.

Fase 3: Después de tu Examen Posparto

Ahora, con el visto bueno de tu médico, puedes empezar a practicar un programa más activo que incluya caminar, correr, andar en bicicleta, nadar, realizar ejercicios acuáticos, aeróbicos, yoga, Pilates, pesas o rutinas similares. O inscríbete en una clase de ejercicios posparto. Pero no trates de hacer demasiado en muy poco tiempo. Como siempre, deja que tu cuerpo sea tu guía.

Sácale el Jugo a la Leche

Buenas noticias para las mamás que dan el pecho y que quieren ejercitar su derecho a ejercitarse. El ejercicio –aun el de elevada intensidad– no te agriará la leche, como alguna vez pudiste haber oído. Tal vez la sale, debido a la transpiración en tus pezones, pero tu bebé podría disfrutar de ese sabor añadido. Por eso, una vez que tu médico lo autorice, ejercita tu cuerpo. Amamantar a tu bebé antes de los ejercicios podría hacerte sentir más cómoda (puesto que tus senos no estarán tan llenos), aunque no es necesario. Y no te olvides de usar un sostén que te proporcione mucho apoyo, ya que lo necesitarás más que nunca.

PARTE 5

Para los Papás

CAPÍTULO 19

Los Padres También Esperan

Aunque salvo por posibles sorpresas médicas o milagros de Hollywood, sólo las mujeres pueden quedar embarazadas, es indudable que los papás también esperan. Como padre no sólo eres un miembro esencial en el equipo fabricante del bebé, sino también un apoyo invaluable de tu esposa embarazada y de tu hijo por nacer. En los próximos meses, participarás plenamente en el sorprendente proceso del embarazo; en el entusiasmo, la responsabilidad y, por supuesto, en la inquietud. Algunas de tus preocupaciones se superpondrán a las de la futura mamá; otras serán exclusivamente tuyas. Y al igual que tu pareja, tienes derecho a tu cuota de tranquilidad, no sólo durante el embarazo y el nacimiento, sino también en el período posparto.

Por eso, este capítulo está dedicado al socio equitativo, pero a veces olvidado de la reproducción. Pero ten en cuenta que las páginas que siguen no son sólo para tus ojos, al igual que el resto del libro tampoco está dedicado exclusivamente a la futura mamá. Leyendo este capítulo, tu esposa puede

En sus Marcas, Listos... ¡Fuera!

Puedes darle a tu bebé el mejor comienzo en la vida aun antes de que el espermatozoide concrete su cita con el óvulo. Si tu pareja todavía no está embarazada, aún tienen tiempo de ponerse en la mejor forma para producir un bebé. Lee el Capítulo 1 y sigue las sugerencias para el período de la preconcepción. Pero si ya están esperando, no hay problema. Sólo empiecen ahora a cuidarse bien ustedes mismos y entre sí.

obtener valiosa información sobre cómo te sientes, qué te preocupa y qué esperas; leyendo el resto de este libro tú podrás comprender mejor los desafíos físicos y emocionales que ella enfrentará durante el embarazo, parto y posparto y, a la vez, te ayudará a prepararte mejor en esta aventura.

Lo que Podrías Estar Preguntándote

Lidiar con los Síntomas de tu Mujer

"Mi esposa tiene, literalmente, todo síntoma posible; náuseas y antojos, y además orina todo el tiempo. No estoy seguro de qué debo hacer. Me siento desvalido"

¿Parece como que la mujer de tu vida ha sido secuestrada por extraterrestres? Más o menos: ha sido dominada por las hormonas del embarazo (que a veces hacen parecer una invasión extraterrestre como un juego de niños). Estas hormonas, vitales para la gestación del bebé, también pueden producir una amplia variedad de síntomas incómodos (y a veces enloquecedores): difíciles de sobrellevar para ella y para ti de presenciar, sin saber qué hacer.

Afortunadamente, no tienes por qué quedarte mirando y, en realidad, hay mucho que puedes hacer. Para ayudar a tu compañera embarazada a sentirse mejor mientras tú te sientes menos indefenso, lee sobre todos los síntomas individuales descritos en este libro, y prueba algunas de las siguientes estrategias para enfrentarlos:

Mareo y náuseas. La llamada náusea matutina es un síntoma del embarazo que decididamente no le hace honor a su nombre. Es una experiencia de 24 horas que puede enviar corriendo a tu esposa al baño en la mañana, en la tarde y en la noche, y hacer que abrace el inodoro con mayor frecuencia que a ti. Por eso toma medidas para ayudarla a sentirse mejor o, por lo menos, a no sentirse peor. Abandona la loción para después de afeitar que de pronto ella encuentra repulsiva y evita que tus aros de cebolla se acerquen a su campo olfativo (su sentido del olfato está más agudo que nunca). Llénale el tanque de gasolina para que ella no tenga que acercarse a la bomba de expendio. Consíguele alimentos que le caigan bien al estómago y no le provoquen otra carrera al inodoro: ginger ale, batidos suaves, galletas saladas (pero pregunta primero: lo que para una mujer delicada se deletrea a-l-i-v-i-o, para otra se deletrea v-ó-m-i-t-o-s). Acompáñala para darle apoyo cuando esté vomitando: apártale el cabello de la cara, tráele un poco de agua helada, frótale la espalda. Estimúlala a comer comidas ligeras durante el día en vez de tres comidas abundantes (distribuir la carga y mantener su barriguita llena pueden aliviar sus náuseas). Y recuerda, nada de bromas. Si tú estuvieras vomitando durante diez semanas consecutivas no lo encontrarías nada divertido. Y ella tampoco.

Antojos y aversiones. ¿Has notado que ahora odia comidas que le encantaban, o que se vuelve loca por comidas que nunca antes había comido (o que come ahora en combinaciones tan peculiares)? No le tomes el pelo por estos antojos y aversiones: ella probablemente es tan impotente para controlarlos como tú para comprenderlos. En cambio, ayú-

Socios en Paternidad sin Importar con qué Nombre

La mayoría de los consejos en este capítulo también se aplica a la pareja de la embarazada en una familia no tradicional. Busca y elige las preguntas y respuestas adecuadas a tu situación o que se puedan aplicar a ella.

dala manteniendo a distancia los olores que le molestan (¿Te encantan las alitas de pollo? Ámalas en otro sitio). Sorpréndela con el sándwich de pepinillos en vinagre, melón y queso suizo que repentinamente le apasiona. Haz un esfuerzo extra –o dos– y ve al almacén a medianoche para comprarle ese *brownie* de chocolate que le antoja. Ambos se sentirán mejor.

Agotamiento. Si crees que *tú estás* cansado al final del día, piensa lo siguiente: tu esposa gasta más energías tendida en un sofá gestando un bebé, que tú haciendo físicoculturismo en el gimnasio. Estará mucho más cansada de lo que nunca la has visto y mucho más de lo que puedas imaginar. Por eso ante tal desafío, recoge el guante. Y tus pantalones. Y la procesión de calcetines y zapatillas en el pasillo. Adelántate con la aspiradora, la lavandería y la limpieza del inodoro (los olores de los productos de limpieza la harán sentir más enferma). Invítala a que observe tu rutina de limpieza doméstica desde una posición reclinada en el sofá (aunque ésa siempre haya sido tu posición predilecta).

Problemas para dormir. Aunque ella está fabricando un bebé, lo más probable es que no esté durmiendo plácidamente como uno. Por eso, en vez de roncar a su lado la próxima vez que la ataque el insomnio del embarazo, hazle compañía hasta que se quede dormida. Cómprale un almohadón gigante para ayudarle a estar cómoda o rodéala con almohadas extra para fabricarle un nidito confortable. Ayúdala a relajarse frotándole la espalda, prepárale un baño, tráele una taza de leche tibia y un *muffin*. Conversen en la cama. Mímala según lo necesite y lo desee. Y si una cosa lleva a la otra, es posible que ambos puedan dormir mejor (pero no esperes una noche de pasión por tus esfuerzos, ya que abundan los motivos por los que ella podría no estar de ánimo en estos días).

Orina frecuente. Allí va… otra vez. La frecuencia urinaria será la constante compañera de tu esposa en el primer trimestre, y volverá con creces en el último trimestre también. Por eso trata de no acaparar el baño y siempre déjalo listo para que ella lo use. Recuerda bajar el asiento del inodoro después de usarlo (especialmente por la noche), y mantén el pasillo libre de obstáculos (tu maletín, tus zapatillas, esa revista) e ilumínalo con una lucecita nocturna para que ella no se tropiece en el camino. Y sé lo más comprensivo que puedas cuando ella tenga que levantarse tres veces durante la película o detenerse seis veces camino a la casa de tus padres.

Síntomas Solidarios

"Mi esposa es la que está embarazada, ¿pero por qué soy yo el que tiene náusea matutina?"

¿Te sientes curiosamente… embarazado? Las mujeres monopolizan el mercado del embarazo, pero no sus síntomas. Tanto como la mitad o más (dependiendo del estudio) de los futuros padres experimenta algún grado del Síndrome de la Covada, o "embarazo solidario" durante la gestación de sus esposas. Los síntomas de la covada pueden imitar virtualmente todos los síntomas normales del embarazo, incluyendo náusea y vómitos, dolor abdominal, cambios de apetito, aumento de peso, antojos, estreñimiento, calambres en las piernas, mareo, fatiga y cambios de ánimo.

Un número de emociones que puedan haberse asentado en tu psiquis en estos días podría desencadenar estos síntomas, desde solidaridad (deseas ser tú el que sienta los dolores de ella, y por eso los sientes) hasta ansiedad (estás estresado por el embarazo o por el hecho de convertirte en padre), pasando por celos (ella se ha convertido en el centro de atención y a ti te gustaría compartirlo). Pero los síntomas solidarios van mucho más allá de la empatía (y de otros sentimientos normales en el futuro papá). De hecho, hay factores físicos en juego. Aunque no lo creas, las hormonas femeninas de tu esposa no son las únicas que están en ebullición en estos días. Las investigaciones revelan que el embarazo y el posparto también impulsan el suministro hormonal de los papás. Aunque tú (y los otros futuros padres) no producirán suficientes hormonas femeninas para crecer senos, podrías producir suficientes como para crecer un poco la barriga, o para hacerte abalanzar a tu hamburguesa favorita, o correr a la nevera para darte un atracón de pepinillos en vinagre a medianoche (o las tres cosas). Y estas fluctuaciones hormonales no vienen al azar ni son una señal de un perverso sentido del humor de la Madre Naturaleza. Están destinadas a activar tu faceta paterno-maternal, es decir, es el modo que tiene la naturaleza de hacer salir el padre en potencia que llevas dentro. Lo que no solamente te preparará para el cambio de pañales que se avecina, sino también para lidiar con los cambios que los dos enfrentan ahora. Estos cambios hormonales te facilita-

rán canalizar esos sentimientos, a veces incómodos, en actividades productivas. Aplica tu solidaridad a preparar la cena y fregar el inodoro; supera dichas ansiedades comentándolas con tu esposa y con amigos que ya son papás; siéntete menos marginado, involucrándote en el embarazo y en la preparación para la llegada del bebé.

Ten la seguridad de que todos los síntomas que persisten durante el embarazo desaparecerán pronto después del parto, aunque podrías descubrir que otros afloran en el período posparto. Y tampoco te estreses si no te has sentido ni un solo día enfermo –o nauseabundo o adolorido– durante el embarazo de tu mujer. Si no padeces de náusea o vómitos ni aumentas de peso no significa que no sientas empatía ni te identifiques con tu esposa o que no estés destinado a la crianza; es sólo que has encontrado otros medios de manifestar tus sentimientos. Todo futuro padre, al igual que toda futura madre, es distinto.

Sentirse Excluido

"Ahora que la concepción ha quedado atrás, siento que no tengo nada que ver con el embarazo"

No es de sorprender que muchos futuros padres se sientan marginados. Después de todo, es ella la que recibe toda la atención (de amigas, de familiares, del médico). Es ella la que tiene la conexión física con el bebé (y la barriga para demostrarlo). Tú sabes que estás por convertirte en padre, pero por ahora no tienes mucho para demostrarlo.

Pero no te preocupes. El mero hecho de que el embarazo no ocurra en tu cuerpo no significa que no puedas compartirlo. No esperes una invitación para actuar. Tu esposa tiene mucho en su mente (y mucho para desahogarse), y

Recursos para los Papás

Los futuros papás necesitan tanta tranquilidad, apoyo, información y simpatía como las futuras mamás. Éstas son algunas direcciones que puedes consultar, tanto durante el embarazo como cuando seas un padre hecho y derecho: whattoexpect.com; fathermag.com; fathersforum.com; fatherville.com; bcnd.org.

depende de ti que entres en acción. Dile que te sientes marginado y pídele que te deje participar. Es posible que ni siquiera se dé cuenta de que te está excluyendo del embarazo, o podría pensar que no estás particularmente interesado en él.

Pero recuerda también que el mejor modo de evitar sentirte marginado es tomar la sartén por el mango y actuar. Sigue estos consejos:

- Asiste regularmente a los exámenes prenatales. Cada vez que puedas (si no lo estás haciendo ya), acompáñala a sus exámenes médicos. Ella apreciará tu apoyo moral y tú apreciarás la oportunidad de oír las instrucciones que tiene el médico para ti (así puedes ayudarla a que ella las siga, y a recordárselas si es que la bruma del olvido le hace perder el rastro). Además, podrás hacer las preguntas que tengas. Las visitas también te permitirán entender los cambios milagrosos que experimenta el cuerpo de tu esposa. Y, lo mejor de todo, podrás compartir esos momentos trascendentales con ella (oír el latido cardíaco, ver esos miembros diminutos en el ultrasonido).

- Acompaña el embarazo. No tienes que presentarte a trabajar luciendo una camiseta que diga "Bebé a bordo" ni con un bigote de leche, pero puedes ser un verdadero socio en el embarazo: ejercítate con ella (te tonificará a ti también); deja el alcohol a un lado (para ella es mucho más fácil unirse al club de los abstemios si tiene un camarada que bebe refrescos); come bien (por lo menos cuando estás con ella); y, si fumas, deja el cigarrillo (permanentemente, ya que el humo de segunda mano no es bueno para nadie, menos para tu bebé).

- Instrúyete. Aun los papás con doctorados (incluso en medicina) tienen mucho que aprender en lo que respecta al embarazo, el parto y el cuidado del bebé, al igual que lo hacen las mamás la primera vez. Lee libros y revistas; visita páginas web. Asistan juntos a clases de parto; asiste a clases para papás, si están disponibles. Conversa con amigos y colegas que hayan tenido hijos recientemente, o dialoga con otros padres en la Internet.

- Conéctate con tu bebé. Es posible que la mujer embarazada tenga ventaja para conectarse con el bebé por nacer porque lo tiene cómodamente instalado en el útero, pero eso no significa que tú no puedas empezar a conocer también al nuevo miembro de la familia.

Háblale, léele y cántale con frecuencia a tu bebé; un feto puede oír más o menos a partir del sexto mes en adelante, y escuchar tu voz a menudo ahora le ayudará a reconocerla después de nacer. Disfruta de las pataditas y contorsiones de tu bebé, colocando la mano o la mejilla en la barriga desnuda de tu esposa durante algunos minutos todas las noches. También es un modo agradable de sentirte próximo a ella.

- Compra una cuna, un cochecito y la ropa del bebé con tu compañera. Decoren el cuarto juntos. Revisen los libros con sugerencias de nombres. Asistan a consultas con posibles pediatras. En general, participa activamente en todos los aspectos de planificación y preparación para la llegada del bebé.

- Considera tomar una licencia. Empieza a estudiar la política de licencia por paternidad de tu trabajo. Así, te asegurarás de que no te perderás nada de la diversión después de que nazca el bebé.

Sexo

"Desde que mi esposa quedó embarazada, está súperexcitada sexualmente. ¿Es normal? (no es que me esté quejando). ¿Es seguro tener relaciones con tanta frecuencia?"

Los rumores se confirman: algunas mujeres parecen no satisfacerse nunca cuando están embarazadas. Y por un buen motivo. Ahora que está emba-

El Sexo durante la Espera

Con toda seguridad lo has hecho antes. ¿Pero lo has hecho al estilo del embarazo? Aunque las reglas básicas del juego también se aplican cuando están esperando, descubrirás que el sexo en el embarazo requiere algunos ajustes, un poco de delicadeza y mucha flexibilidad… literalmente hablando. Sigue estas sugerencias para encaminarte en la dirección correcta:

- Espera a que te den luz verde. ¿Acaso ayer ella estaba de lo más insinuante, pero hoy está fría como un témpano? Al igual que sus estados de ánimo, los impulsos sexuales de la embarazada también varían. Tendrás que aprender a navegar con la corriente (y a saber esperar).

- Caliéntala antes de poner en marcha tu propio motor. Puede que no haga falta decirlo, pero es imprescindible cuando tu mujer está embarazada. Avanza tan lentamente como ella necesite que lo hagas, asegurándote de que disfrute de los juegos preliminares antes de emprender la marcha.

- Pide instrucciones. El mapa de lo que se siente bien o no se siente bien puede haber cambiado (incluso desde la semana pasada), de modo que no te confíes en seguir direcciones posiblemente pasadas de moda. Siempre pregunta adónde ir. Es posible que tengas que ser especialmente delicado cuando se trata de tocar esos senos súper gigantes. Aunque quizás hayan alcanzado proporciones notables, pueden ser sensibles aun al tacto más gentil, sobre todo en el primer trimestre. Lo que significa que por un tiempo podrías tener que conformarte con eso de "se mira y no se toca".

- Ponla al volante. Escoge posiciones, teniendo en cuenta su comodidad. Una de las favoritas del embarazo es que ella esté arriba, ya que así puede controlar mejor la penetración. Otra, es que ella se acueste de costado, de espaldas a ti. Y cuando su barriga empiece a interponerse entre los dos, trata de superar el inconveniente de manera creativa: prueba desde atrás con ella de rodillas o sentada en tu falda mientras estás tendido.

- Prepárate para cambiar de camino. ¿No todos los caminos conducen a Roma? Busca senderos alternativos al placer que los dos puedan disfrutar: masturbación, sexo oral, masaje mutuo.

razada, los genitales de tu esposa están repletos de hormonas y sangre, dejando los nervios de allí abajo en estado de excitación. Otras partes también están hinchadas (debes haberlo notado, por cierto), incluyendo lugares (como los senos y las caderas) que pueden hacer que una mujer se sienta más mujer que nunca, y con una mayor carga sensual. Todo esto es normal (como también lo es tener menos ganas, lo que les pasa a muchas mujeres) y seguro, siempre que el médico haya dado el visto bueno para mantener relaciones.

Por eso dale el gusto cada vez que ella tenga ganas. Siéntete afortunado de tener tanta suerte tan frecuentemente. Pero siempre atiende sus sugerencias, especialmente en este momento. Muéstrate seductor si ella está predispuesta, pero no avances sin tener luz verde.

Aunque algunas mujeres tienen ganas durante los nueve meses, otras sienten que la fiesta no empieza hasta el segundo trimestre; y otras experimentan deseos en el segundo, para perderlos en el tercero. Por eso, prepárate para acomodarte a su agenda sexual cuando pase de "vía libre" a "prohibido el paso" en 60 segundos (frustrante, pero completamente normal). Ten en cuenta, también, que habrá algunos desafíos logísticos desde la mitad hasta el final del embarazo cuando su cuerpo experimente muchos cambios.

"Encuentro a mi esposa increíblemente sexy, pero ella dejó de sentir ganas el mismo día en que descubrimos que estaba embarazada"

Aun las parejas que siempre han estado en buena sintonía sexual pueden encontrarse fuera de onda una vez que saben que están esperando un bebé. Eso se debe a que una multitud de factores, tanto físicos como emocionales, pueden afectar el deseo sexual, el placer y el desempeño durante el embarazo. Tu libido podría reforzarse sólo por el gusto que te da lo que estás viendo; la redondez, plenitud y madurez de las formas de la embarazada les resulta sorprendentemente sensual, incluso súpererótico, a muchos hombres. O tu lujuria podría verse alimentada por el afecto; el hecho de que estén esperando un bebé podría profundizar tus sentimientos ya intensos por tu esposa, despertando pasiones todavía más fuertes.

Pero al igual que el aumento de tu excitación sexual es tan comprensible como normal, también lo es la disminución de la de ella. Es posible que los síntomas del embarazo hayan apagado su libido (no es tan fácil abandonarse al sexo cuando se está ocupada devolviendo el almuerzo, o excitarse cuando acosan los dolores de espalda e inflamación de tobillos, o levantar la temperatura amorosa cuando no se puede ni levantar de la cama), particularmente en esos incómodos primer y tercer trimestres. O tal vez así como tú te sientes tan entusiasmado con su nueva redondez, ella sienta totalmente lo opuesto (lo que para ti es un trasero sexy para ella es un trasero gordo). O que esté preocupada con todo lo relativo al bebé y/o tenga dificultades para equilibrar los papeles de madre y amante.

Cuando ella no esté de ánimo (y aunque *nunca* lo esté), no lo tomes como algo personal. Inténtalo una y otra vez en otro momento, pero siempre con espíritu deportivo mientras esperas que el barco llegue a buen puerto. Acepta esos "ahora no" o "no me toques ahí" con una sonrisa comprensiva y un abrazo, para hacerle sentir que la amas aunque no puedas demostrárselo del modo que te gustaría. Recuerda que a ella le pasa una infinidad de cosas por la mente (y por el cuerpo) y que es seguro suponer que tus necesidades sexuales no son por ahora su prioridad.

Decididamente existe la posibilidad de que tu paciencia rinda buenos frutos, quizás en el segundo trimestre, cuando algunas mujeres recuperan el deseo sexual. No te preocupes si tu vida sexual no florece en ese entonces o si vuelve a decaer en el tercer trimestre (debido a un aumento en su fatiga, o por sus dolores de espalda, o por esa barriga del tamaño de una pelota de baloncesto) o en el período posparto (cuando ninguno de los dos probablemente estará demasiado propenso al romance). Nutrir los demás aspectos de tu relación (establecer esa conexión amorosa sin hacer el amor), te asegurará que tarde o temprano reanudarán la relación sexual tal como antes de interrumpirla.

Mientras tanto, no presiones tu agenda sexual y, a la vez, intensifica el romance, la comunicación y los mimos. No sólo los acercará más, sino también que, como son poderosos afrodisíacos para muchas mujeres, podrían llevarte a lo que estás buscando. Cuando una cosa lleve a la otra, asegúrate de proceder con cuidado y prudencia (consulta la página 515).

Y no te olvides de decirle a menudo lo sexy y atractiva que la encuentras embarazada. Las mujeres pueden ser intuitivas, pero no leen el pensamiento.

"Ahora que estamos esperando, no parezco muy interesado en el sexo. ¿Es normal?"

Los padres en la espera, al igual que las futuras madres, pueden experimentar una variada gama de reacciones respecto a su libido durante el embarazo; algunas de ellas asombrosas, pero todas normales. Y hay muchos motivos por los cuales tu impulso sexual podría estar apagado en este momento. Quizás tu esposa y tú trabajaron tan conscientemente para la concepción, que de pronto el sexo está asociado a un trabajo duro. Quizás estás tan concentrado en el bebé y en convertirte en papá, que tu dimensión sexual ha pasado a segundo plano. O te está tomando tiempo acostumbrarte a los cambios en el cuerpo de tu pareja (especialmente porque son un recordatorio patente de cómo están cambiando sus vidas y relación). O el temor de lastimarla a ella o al bebé durante las relaciones sexuales (no ocurrirá) te ha enfriado el entusiasmo. O quizás podría haber un impedimento: el hecho de que nunca hayas hecho el amor con una madre (aunque esa madre resulte ser una mujer con quien siempre te encantó hacer el amor). O podría ser un factor extravagante el que te está frenando: intimar con tu esposa embarazada podría significar acercarse demasiado a tu bebé durante una actividad decididamente adulta (aunque el bebé está completamente ajeno a ella). Los cambios hormonales normales que experimentan los futuros papás también puede aplacarlos sexualmente.

Confundir estos sentimientos conflictivos aún más, podría provocar malos entendidos; tú piensas que ella no está interesada, por lo tanto inconscientemente congelas tus necesidades. Ella cree que tú no estás interesado, entonces decide darles a sus deseos una buena ducha fría.

Trata de enfocarte menos en la cantidad y más en la calidad de la intimidad compartida. Menos podría no ser más, pero gratificante de todos modos. Incluso podrías descubrir que intensificar otro tipo de intimidad –tomarse de las manos, los abrazos inesperados, las confidencias– podría ponerlos más a tono para hacer el amor. Y tampoco te sorprendas si tu libido cobra impulso una vez que te hayas acostumbrado a los cambios emocionales y físicos del embarazo.

También es posible que tu apagón sexual continúe durante los nueve meses… y más allá. Después de todo, aun las parejas para las que el sexo nunca es suficiente durante el embarazo pueden sentir que su vida sexual se paraliza una vez que el bebé está en casa, por lo menos en los primeros dos meses. Todo esto está bien, y es temporal. Mientras tanto, asegúrate de que la crianza de tu bebé no interfiera con el cuidado y alimentación de sus relaciones. Dale un lugar al romance (y, de paso, enciende algunas velas y prepara la cena mientras ella duerme una siesta). Sorpréndela con flores o regalándole un camisón sexy (también los hay para embarazadas). Invítala a un paseo a la luz de la luna o compartan una dosis de chocolate caliente y caricias en el sofá. Confíale tus sentimientos y temores y aliéntala a que te revele los suyos. No dejes de abrazarla y besarla (una y otra vez). Ambos se mantendrán en una tibia calidez mientras esperan a que vuelvan a entrar en calor.

También asegúrate de que tu esposa sepa que tu falta de libido no tiene nada que ver con ella, física ni emocionalmente. Las futuras mamás pueden sufrir una devastadora pérdida de confianza por la imagen de su cuerpo embarazado, particularmente cuando empiezan a acumularse las libras. Si le haces saber (a menudo, con palabras y caricias) que te resulta más atractiva que nunca, le ayudará a no tomar personalmente la caída de tu interés sexual.

Para más consejos sobre cómo disfrutar más del sexo cuando lo practicas menos, consulta la página 281.

"Aunque el médico nos dijo que las relaciones sexuales son seguras durante el embarazo, he tenido dificultades para mantenerlas porque temo lastimar a mi esposa o al bebé"

M uchos futuros papás enfrentan ese mismo temor en lo que respecta al sexo durante el embarazo. Y no es de sorprender. Es natural que antepongas a tu esposa y al bebé y que trates de protegerlos a toda costa (incluyendo olvidarte de tu propio placer).

Pero no temas, y escúchalo del propio médico. Si les ha dado el visto bueno para las relaciones sexuales durante el embarazo (y la mayoría de las veces es así), el sexo es completamente seguro hasta el parto. Tu bebé está fuera de tu alcance (aun para los mejor dotados), bien protegido y amparado en su hogar uterino, insensible a todo daño, incapaz de ver o de enterarse de nada, y perfectamente ajeno a lo que pasa al momento de la penetración. Aun esas contracciones leves que tu esposa podría sentir después del orgasmo no son motivo de preocupación, ya que no son las del tipo que desencadenan el parto prematuro en un embarazo normal. De hecho, las investigaciones indican que las mujeres de bajo riesgo que se mantienen sexualmente activas durante el embarazo tienen menos probabilidades de tener un parto prematuro. Y hacer el amor no sólo no lastimará a tu esposa, sino que le puede hacer muy bien satisfacer su creciente necesidad de compañía física y emocional, y hacerle ver que la deseas en momentos en que ella se siente menos deseable. Aunque debes actuar con cuidado (escucha sus propias instrucciones y dales prioridad a sus necesidades), puedes hacerlo con toda confianza… y sentirte bien al hacerlo.

¿Sigues preocupado? Díselo a ella. Recuerda que la comunicación abierta y franca acerca de todo, incluyendo el sexo, es la mejor política.

Sueños del Embarazo

"Últimamente he tenido los sueños más extraños, y no estoy seguro de cómo interpretarlos"

¿Así que tus sueños han pasado a ser más interesantes que tu vida real últimamente? ¡No estás solo! Para casi todos los futuros papás y mamás, el embarazo es una etapa de sentimientos intensos, los cuales experimentan fuertes oscilaciones que van desde un jubiloso anticipo hasta ansiedad de pánico… ida y vuelta. No es de sorprender que muchos de estos sentimientos se manifiesten en los sueños, donde el subconsciente puede representarlos y canalizarlos de manera segura. Los sueños sobre sexo, por ejemplo, podrían ser la manera que tiene tu subconsciente de decirte lo que probablemente ya sabes: estás preocupado por el modo en que el embarazo y la llegada del bebé está afectando y seguirá afectando tu vida sexual. No sólo son temores normales, sino también válidos. Admitir que tu relación experimentará algunos cambios ahora que el bebé formará un trío, es el primer paso para asegurarte de que el dúo seguirá rozagante.

Los sueños eróticos son muy comunes al comienzo del embarazo. Más adelante, podrías notar una temática familiar. Posiblemente soñarás con tus padres o abuelos a medida que tu subconsciente intente vincular las generaciones pasadas con la futura. O quizás sueñes que vuelves a ser un niño, lo que podría expresar el comprensible temor a las responsabilidades que se avecinan y una nostalgia por un pasado sin ellas. Podrías incluso soñar que tú mismo estás embarazado, lo que podría significar solidaridad por la carga que experimenta tu esposa, celos por la atención que ella recibe o, sencillamente, el deseo de conectarte con tu bebé por nacer. Los sueños en que dejas caer al bebé o que te olvidas de asegurarlo en el asiento del auto pueden expresar tus inseguridades de convertirte en un padre (las mismas inseguridades que comparten todos los futuros padres). Los menos frecuentes sueños machistas –marcar una anotación en el fútbol americano o manejar un auto de carrera– pueden revelar el temor subconsciente de que la crianza disminuirá tu masculinidad. Pero la otra cara de tu subconsciente también podría recibir igual exposición (a veces, incluso en la misma noche); soñar que cuidas de tu bebé te ayuda a prepararte para tu nuevo rol como papá proveedor. Los sueños de soledad y de marginación son extremadamente comunes; expresan esos sentimientos de exclusión que tantos futuros papás experimentan.

Pero por supuesto, no todos tus sueños expresarán ansiedad. Algunos sueños –en los que te encuentras a un bebé, en los que estás en un *baby shower* o en los que paseas por el parque con la familia– demuestran tu entusiasmo ante la llegada inminente del bebé. (Encontrarás más temas oníricos en la página 314).

Hay algo seguro: no eres el único que tiene esos sueños. Las futuras madres (por los mismos motivos) también están sujetas a sueños extraños, con la diferencia de que las hormonas los hacen todavía más vívidos. Compartir por la mañana los sueños que ambos han tenido puede ser un ritual íntimo, esclarecedor y terapéutico, siempre y cuando no se los tomen demasiado en serio. Después de todo, los sueños… sueños son.

Cómo Sobrevivir a sus Cambios de Ánimo

"Había oído sobre los cambios de ánimo de las embarazadas, pero no estaba preparado para esto. Un día está entusiasmada, al día siguiente deprimida, y parece que no puedo hacer nada bien"

Bienvenido al mundo maravilloso y extravagante de las hormonas del

Son tus Hormonas (de Verdad)

¿Pensaste que por ser hombre eras inmune a los cambios hormonales habitualmente reservados a las mujeres? Piénsalo bien. Las investigaciones han revelado que los futuros y nuevos padres experimentan una disminución en los niveles de testosterona y un aumento de la hormona estradiol (una hormona sexual femenina). Se especula que esta variación hormonal, que es también común en el reino animal, hace aflorar la ternura en los machos. También puede contribuir a algunos síntomas extraños y sorprendentes en los futuros papás, similares a los del embarazo, incluyendo antojos de comidas, náuseas, aumento de peso y cambios de ánimo. Además, podría mantener a raya la libido del papá (a menudo algo positivo, ya que un impulso sexual incontenible puede ser inconveniente durante el embarazo, y decididamente cuando hay un nuevo bebé en la casa). Los niveles hormonales suelen retornar a sus niveles normales en tres a seis meses, poniendo fin a esos síntomas seudoembarazo y un retorno a la libido normal (aunque no necesariamente a la vida sexual regular hasta que el bebé duerma durante toda la noche).

embarazo. Maravilloso porque trabajan duro para nutrir a esa pequeña vida que ha tomado residencia dentro de la barriga de tu pareja (y que pronto acunarás en tus brazos). Y extravagante porque, además de tomar control de su cuerpo (y de hacerla sentir miserable con frecuencia), también toman control de su mente y la vuelven llorosa, entusiasmada al extremo, desproporcionadamente disgustada, feliz hasta decir basta, y estresada… y todo eso antes del almuerzo.

Por eso no es de extrañar que los cambios de ánimo de la futura mamá sean más pronunciados durante el primer trimestre, cuando esas hormonas del embarazo están en su plenitud (y cuando recién se está acostumbrando a ellas). Pero incluso cuando las hormonas se han asentado en el segundo y tercer trimestre, todavía puedes esperar una montaña rusa de emociones por parte de tu esposa, que seguirá experimentando sus altibajos (y ocasionales estallidos emocionales) hasta dar a luz, y más allá.

¿Entonces qué debe hacer el futuro papá? Aquí hay algunos consejos:

Sé paciente. El embarazo no durará para siempre (aunque habrá momentos durante el noveno mes en los que los dos se preguntarán si será así). Esto también pasará, y pasará de manera mucho más placentera si tienes paciencia. Mientras tanto trata de mantener tu perspectiva, y de hacer todo lo que puedas para que aflore tu paciencia de santo.

No tomes sus arranques como algo personal. Y tampoco se los reproches. Después de todo están totalmente fuera de su control. Recuerda que son las hormonas las que hablan… y lloran sin motivo aparente. Evita también poner de manifiesto sus estados de ánimo. Aunque no es capaz de controlarlos, está bien consciente de ellos. Y lo más probable es que ella no esté más contenta que tú con ellos. No es fácil estar embarazada.

Ayuda a apaciguar esos cambios. Ya que un bajo nivel de azúcar en la sangre puede hacerle desencadenar el sube y baja emocional, ofrécele bocadillos cuando empiece a desfallecer (un plato de galletas saladas y queso, un batido de fruta y yogur). El ejercicio puede liberar esas endorfinas del bienestar que ella tanto necesita ahora, y por eso sugiérele una caminata antes o después de la cena (es también un buen momento para dejar ventilar los temores y ansiedades que la pueden estar aplastando).

Haz un esfuerzo extra. Es decir, lava la ropa, ve a su restaurante favorito y llévale comida cuando vuelvas del trabajo a casa, haz las compras en el supermercado el sábado, descarga el lavaplatos… ya te habrás hecho una idea. Ella no sólo apreciará los esfuerzos que haces –sin que te lo pidan– sino que tú también apreciarás su mejor estado de ánimo.

Tus Propios Cambios de Ánimo

"Desde que nos dieron el resultado positivo en la prueba del embarazo me siento bastante aplastado. No sabía que los padres podían deprimirse durante el embarazo"

Los padres comparten con sus compañeras mucho más que la esperada llegada del bebé. Mucho antes de que llegue a sus vidas, pueden compartir muchos de los síntomas, incluyendo los bajones de ánimo del embarazo… que son sorprendentemente comunes en los futuros papás. Aunque tú no puedes culpar tan abiertamente a tus hormonas como tu esposa (aunque las hormonas de los varones también fluctúan durante el embarazo), es probable que tu bajón emocional esté vinculado con el cúmulo de sentimientos normales, pero conflictivos –desde ansiedad hasta temor pasando por ambivalencia– que la mayoría de los futuros papás (y futuras mamás) trata de sobrellevar en los meses que preceden a este importante cambio de vida.

Pero puedes ayudar a elevar tu ánimo –y quizás prevenir la tristeza pos-

parto, que padece un 10% de los nuevos papás– con lo siguiente:

- Habla. Manifiesta tus sentimientos para que no te aplasten. Compártelos con tu esposa (y no te olvides de dejar que ella ventile los suyos), haciendo de la comunicación una rutina diaria. Coméntalos con algún amigo que haya sido padre recientemente (nadie te comprenderá mejor que él) o, incluso, con tu propio padre. O busca algún espacio en Internet: un tablero de mensajes para futuros o nuevos papás.

- Muévete. Nada te levanta tanto el ánimo como acelerar el pulso. El ejercicio no sólo te ayudará a lidiar con tus sentimientos –o sopesarlos, o despedirlos– sino que también puede dar un buen impulso a esas endorfinas que tan bien te hacen sentir.

- Ocúpate del bebé. Prepárate para el anticipado arribo, dedicándote a todo lo relacionado con el bebé. Podrías descubrir que predisponerte a su llegada te ayudará a mejorar tu ánimo.

- Elimina (o reduce) el alcohol. Beber mucho puede deprimirte todavía más. Aunque el alcohol tiene fama de levantar el ánimo, es técnicamente un depresivo, y es por eso que la mañana siguiente nunca es tan feliz como la noche anterior. Además, es un mecanismo que sólo ayuda a encubrir los sentimientos con los que estás tratando de lidiar. Y lo mismo ocurre con otras drogas.

Si estas sugerencias no te ayudan a levantar el ánimo, o si tu depresión se profundiza o empieza a interferir en tu relación con tu esposa, tu trabajo y otros aspectos de tu vida, no esperes. Busca ayuda profesional (de tu médico o un terapeuta) para poder empezar a disfrutar lo que debería ser un cambio de vida feliz y digno de entusiasmo.

Preocupaciones del Embarazo y el Parto

"Estoy entusiasmado con el nacimiento de nuestro bebé, pero me estresa la idea de estar en la sala de parto. ¿Qué pasa si no puedo mantener el control?"

Pocos padres entran en la sala de parto sin un poquito de ansiedad… o mucha. Aun los obstetras que han asistido los nacimientos de miles de bebés de sus pacientes pueden experimentar una repentina pérdida de confianza al enfrentarse al nacimiento de su propio hijo.

Pero muy pocos de esos temores de los futuros papás –de no saber qué hacer, de venirse abajo, desmayarse, enfermarse y ser causa de humillación de sí mismo o de su esposa, o de no estar a la altura de las expectativas– llegan a concretarse. De hecho, la mayoría de los papás se comporta con sorprendente soltura durante el proceso, manteniendo su compostura, la cabeza fría y el almuerzo en su estómago. Y aunque estar preparado para el nacimiento –asistiendo a clases de educación sobre el parto, por ejemplo– hace la experiencia más satisfactoria para todos los participantes, aun los padres menos preparados se comportan durante el parto y el alumbramiento mejor de lo que podrían haber imaginado.

Pero, al igual que ante todo lo nuevo y desconocido, el parto resulta menos temible e intimidante si sabes qué esperar. Por eso, conviértete en un experto en el tema. Lee la sección sobre parto y alumbramiento a partir de la página 410. Busca en Internet. Edúcate, observando atentamente los DVDs sobre parto y alumbramiento. Visita el hospital o centro de natalidad con anticipación para familiarizarte con el terreno. Habla con amigos que hayan asistido al nacimiento de sus hijos, y probablemente descubrirás que ellos también estaban preocupados antes del nacimiento, pero que se comportaron como verdaderos profesionales.

Aunque es importante recibir una educación, recuerda que el parto no es el examen final. No te sientas presionado para desempeñarte bien. Las parteras y los médicos no evaluarán cada uno de tus movimientos ni te compararán con el papá de la sala de al lado. Y, lo que es más importante, tampoco tu esposa. A ella no le importará si te olvidaste de las técnicas de apoyo que aprendiste en clase. Estar junto a ella, tomarle la mano, estimularla y regalarle el confort de una cara y un tacto familiar es lo que ella necesitará y apreciará más que nada.

¿Todavía estás ansioso? Algunas parejas descubren que tener una doula presente durante el nacimiento les ayuda a sobrellevar el parto y el alumbramiento con menos estrés y más comodidad (consulta la página 322).

"Ver sangre me hace sentir enfermo, y por eso me preocupa asistir al parto"

A la mayoría de los futuros padres –y madres– le preocupa cómo reaccionará ante la presencia de sangre en el parto. Pero es probable que ni siquiera te des cuenta, y menos aún que te moleste, por un par de motivos. En primer lugar, típicamente no hay mucha sangre que ver. Segundo, el entusiasmo y la maravilla de presenciar la llegada de tu bebé los mantendrá a ambos absortos (como también los esfuerzos del parto).

Si a primera vista la sangre te molesta (aunque es realmente probable que no lo haga), concentra la mirada en el rostro de tu esposa mientras la estimulas durante esos últimos empujones. Probablemente querrás revivir ese momento trascendental y a esa altura, la sangre es lo último que notarás.

"Mi esposa tiene una cesárea programada. ¿Hay algo que deba saber con anticipación?"

Mientras más aprendas ahora sobre la cesárea, mejor será la experiencia para ustedes dos. Aunque no tendrás que ayudar tanto apoyando a tu mujer como lo harías en un parto vaginal, tu participación será más valiosa de lo que imaginas. La reacción del papá a una cesárea puede afectar el nivel de temor y ansiedad de su mujer, y un padre menos estresado contribuye en gran medida a una mamá menos estresada. Y no hay mejor modo de reducir tu estrés que si sabes qué esperar. Por eso inscríbanse juntos a una clase de educación para el parto que incluya cesáreas en el programa, lean sobre el parto quirúrgico y su recuperación (consulta las páginas 430 y 467) y prepárate tanto como puedas.

Aunque cualquier cirugía puede asustar un poco, recuerda que las cesáreas son extremadamente seguras tanto para la mamá como para el bebé. Además, la mayoría de los hospitales se esfuerza por hacerlas lo más familiares posibles, y te da la posibilidad de observar (si quieres), sentarte al lado de tu esposa, tomarle la mano y sostener al bebé nada más nacer, al igual que la pareja que está teniendo un parto vaginal en la sala de al lado.

Ansiedad por los Cambios de Vida

"Desde que lo vi en el ultrasonido, he estado entusiasmado por el nacimiento de nuestro hijo. Pero también me preocupa cómo cambiarán nuestras vidas una vez que seamos padres"

Los pequeñitos traen grandes cambios en la vida, sin ninguna duda, y a todos los futuros padres les preocupa.

Las futuras mamás también se estresan pensando en esos cambios, pero como están físicamente tan involucradas en el proceso del embarazo tienen una ventaja para adaptarse (sus vidas ya son bastante diferentes). Para los papás, los cambios pueden parecer menos graduales, menos bruscos. Pero pensar y preocuparse ahora de ellos es positivo, porque te da la oportunidad de prepararte de manera realista para el impacto que la paternidad tendrá en tu vida. Las preocupaciones más frecuentes de los futuros papás incluyen:

¿Seré un buen padre? No hay un futuro papá (o mamá) que no tenga ésta entre sus diez principales preocupaciones. Para ayudar a responder la tuya, consulta la página 525.

¿Cambiará nuestra relación? Casi toda pareja de padres primerizos descubre que su relación sobrelleva algunos cambios cuando el bebé la transforma en un trío. Esperar este cambio de manera realista durante el embarazo es un primer paso importante para lidiar efectivamente con él en el posparto. Estar solos nunca será tan sencillo como bajar las persianas y dejar que la contestadora automática en el teléfono haga su trabajo; desde el momento en que el bebé llegue a casa del hospital, la intimidad espontánea y la completa privacidad serán recursos valiosos y, a menudo, inalcanzables. Es posible que tengan que planificar el romance (una intimidad a la carrera durante la siesta del bebé) en vez de dejarlo a los impulsos del momento, y las interrupciones podrían ser la regla (después de todo, no puedes dejar que el bebé conteste el teléfono). Pero mientras ustedes dos hagan el esfuerzo por reservarse algún tiempo para estar juntos —ya sea reanudar el romance tras una cena tardía una vez que el bebé esté en la cuna, o sacrificar un juego con los muchachos para practicar un juego

Tu Valiosa Compañía

La mejor manera de comenzar una nueva vida como padre es estando en casa con tu flamante familia. Por eso, si es factible y financieramente posible, considera tomarte todo el tiempo libre que puedas después del parto, amparado por la Ley de Permiso de Ausencia Familiar y Médica (que permite 12 semanas de ausencia impaga para madres y padres; consulta la página 202), la política de tu compañía (pregunta con anticipación sus detalles), o tomándote parte de tus vacaciones (la playa seguirá estando allí el próximo año, pero tu bebé será un recién nacido sólo una vez). O si eso es imposible (o no es de tu preferencia), considera trabajar tiempo parcial durante algunas semanas o trabajar desde casa.

Si ninguna de estas posibilidades te resulta práctica, y se impone el llamado del deber laboral, aprovecha al máximo tu tiempo fuera del trabajo. Procura estar en la casa tanto como puedas; aprende a decir que no a las horas extra y a las reuniones fuera de horario, y a los viajes de negocios que puedan ser aplazados o postergados. Trata de exceder tu cuota de tareas domésticas y del cuidado del bebé cada vez que estés en la casa, especialmente en el período posparto, cuando tu esposa sigue recuperándose del embarazo y el parto. Ten presente que sin importar lo estresante física o emocionalmente que sea tu trabajo, no hay tarea más exigente que cuidar de un recién nacido.

Crear un vínculo con tu bebé debe ser tu prioridad, sin olvidar dedicar también tiempo a fortalecer la relación con tu esposa. Atiéndela cuando estés en casa y hazle saber que piensas en ella cuando estás en el trabajo. Llámala a menudo para ofrecerle tu ayuda y simpatía (y para que ella pueda desahogarse tanto como lo necesita); sorpréndela llevándole flores o comida de su restaurante favorito.

---

totalmente diferente con tu esposa, o empezar con una cita nocturna semanal—tu relación sobrevivirá bien los cambios. De hecho, muchas parejas descubren que convertirse en un trío profundiza, fortalece y mejora el dúo, acercándolos más de lo que estaban antes.

¿Cómo nos dividiremos el cuidado infantil? La paternidad es una tarea de dos personas (al menos cuando hay dos padres), pero eso no significa que esté claro cómo se establecerá la división del trabajo una vez que el bebé sume uno más. No esperes hasta que el bebé necesite su primer cambio de pañal a medianoche, o su primer baño, para decidir esta cuestión. Empieza a dividir ahora las tareas, de manera equitativa. Algunos detalles de tu plan podrían cambiar una vez que empiecen a funcionar realmente como padres (ella se encargaría de bañarlo, pero tú resultaste hacerlo mejor), pero explorar las opciones en teoría ahora te hará sentir más confiado acerca de cómo funcionará el cuidado del bebé en la práctica más adelante. Además, les estimulará a los dos a comunicarse abiertamente sobre el tema, algo que todo equipo necesita para funcionar con eficiencia.

¿Cómo se verá afectado mi trabajo? Eso depende de tu horario. Si actualmente trabajas largas horas con poco tiempo libre, podrías necesitar (y desear) hacer algunos cambios para que la paternidad sea la prioridad en la vida que deseas. Y no esperes hasta que te conviertas oficialmente en padre. Piensa en tomarte tiempo libre ahora para visitas al médico, como también para ayudar a tu agotada esposa con los preparativos ante la llegada del bebé. Empieza a distanciarte de esas jornadas de 12 horas y resiste la tentación de continuar tu jornada laboral en casa. Evita los viajes y una carga pesada de trabajo en los dos meses antes y después de la llegada de tu bebé, si puedes. Y, de ser posible, considera tomar la licencia por paternidad en las primeras semanas de su vida.

¿Tendremos que abandonar nuestro estilo de vida? Probablemente no tendrás que decir adiós a tus actividades habituales ni a tu vida social, pero debes esperar hacer algunos ajustes, al menos en el comienzo. Un nuevo bebé pasa a ser, con toda razón, el centro de atención desplazando temporalmente algunos viejos hábitos. Las fiestas, las idas al cine y los deportes podrían ser difíciles de acomodar entre sus alimentaciones; las cenas íntimas para dos en tu restaurante favorito podrían pasar a ser cenas ruidosas para tres en restaurantes familiares que admiten niños llorosos. Tu círculo de amistades también podría variar un poco; podrías verte repentinamente gravitando hacia otros papás con cochecitos a cuestas para una compañía solidaria. No quiere decir que no haya lugar para los viejos amigos –y los pasatiempos de antaño–; sólo que tus prioridades probablemente tendrán que experimentar algunos cambios necesarios.

¿Puedo solventar una familia más numerosa? Como los gastos de la crianza aumentan cada vez más, muchos futuros padres pierden el sueño pensando en esta pregunta legítima. Pero hay muchos medios de reducir esos costos, incluyendo la opción de amamantar (no hay que comprar biberones ni fórmula), aceptar todos los regalos que les ofrezcan (la ropa nueva empieza a lucir como de segunda mano después de que el bebé devuelve un par de veces de todos modos), y hacer saber a familiares y amigos qué regalos necesitan realmente en vez de dejar que llenen las estanterías del cuarto del bebé con objetos que ustedes nunca usarán. Si alguno de los dos planea tomarse tiempo extra libre del trabajo (o de postergar por el momento planes de carrera) y esto te preocupa desde el punto de vista financiero, evalúalo comparándolo con los costos de una crianza valiosa y los gastos de transporte al trabajo. El ingreso perdido podría no ser tan alto después de todo.

Lo más importante de todo: en vez de pensar en lo que no tendrás más en tu vida (o para lo que no tendrás tantas oportunidades), trata de empezar a pensar en lo que ganarás en adelante: una personita muy especial con la que convivir. ¿Será tu vida diferente? Absolutamente. ¿Será mejor? Enormemente.

Temor de Ser Padre

"Quiero ser un buen padre, pero el hecho de pensarlo me aterra. Nunca he visto ni tomado en brazos a un recién nacido, y mucho menos he cuidado de uno"

Pocos hombres nacen siendo padres, como tampoco las mujeres nacen madres. Aunque el amor paternal puede llegar naturalmente, las habilidades de los padres (eso que te pone nervioso) deben ser aprendidas. Como todo nuevo papá o mamá, progresarán en esa función poco a poco, enfrentando uno a uno cada desafío, cada baño, cada sesión de atención nocturna, cada mimo y arrullo. Gradualmente, con persistencia, empeño y mucho amor (ésa podría ser la parte más fácil, una vez que veas esa carita radiante), el rol que parece intimidante –y sí, aterrador– pasará a ser natural. Aunque aprenderás mucho en el camino –como también de tus errores, que todo nuevo padre comete en cantidad–, podrías sentirte un poco más cómodo con cierta preparación formal.

Afortunadamente, las clases que enseñan todo lo básico para la crianza del bebé –desde cambiar los pañales hasta dar baños, desde alimentar hasta jugar– están llegando a las comunidades de todo el país. Hay campamentos de instrucción para los nuevos papás y otras clases preparatorias en muchos hospitales y centros comunitarios. En la próxima visita prenatal, pregunta sobre las clases que puedan tomar juntos como pareja, consulta en el hospital o centro de natalidad donde tu esposa dará a luz, o averigua en Internet. Incluye también en tu lista una clase sobre resucitación cardiopulmonar (CPR) infantil. También puedes aprender lo básico leyendo Qué Esperar en el Primer Año (*What to Expect the First Year*) o en Internet en whattoexpect.com. Si tienes amigos que hayan tenido hijos recientemente, pídeles algunas instrucciones prácticas. Pídeles que te dejen tomar en brazos, cambiar los pañales y jugar con sus bebés.

Y recuerda también, a medida que aprendes, que al igual que las madres tienen diferentes técnicas de crianza, también los padres. Tranquilízate, confía en tus instintos (sorpresa... los padres también los tienen), y siéntete con libertad para encontrar el estilo que funcione para ti y para tu bebé. Antes de que te des cuenta, estarás practicando el mejor de todos.

Lactancia

"Mi esposa piensa dar el pecho a nuestro bebé, y creo que sería bueno para él, pero me siento un poco raro con la idea"

Hasta ahora, habías pensado en los senos de tu esposa en términos sexuales. Y eso es natural. Pero aquí tienes algo que también es natural. Los senos tienen la conformación que tienen por otro buen motivo y para servir otro propósito realmente importante: la alimentación del bebé. No hay alimento más perfecto para un infante que la leche materna, y tampoco hay un método más perfecto de servirlo que el pecho (digamos dos). La alimentación ofrece una cantidad de beneficios saludables para el bebé (desde prevenir alergias, obesidad y enfermedades hasta promover el desarrollo cerebral) y para la mamá (la lactancia se vincula con una recuperación posparto más rápida y posiblemente un menor riesgo de cáncer de mama en el futuro). Puedes leer más sobre estos excelentes beneficios a partir de la página 357.

La decisión de tu esposa de preferir el pecho al biberón puede representar una impresionante diferencia en la vida de tu bebé, y también en la de ella. Por eso, trata de dejar de lado tus sentimientos y darle a ella tu voto de confianza para que amamante, lo que significa mucho más de lo que piensas. Aunque no sepas ni un detalle de la lactancia, tendrás una enorme influencia para determinar si tu esposa seguirá dando el pecho (y mientras más lo prolongue, mayores serán los beneficios de salud para ella y tu bebé). De hecho, las investigaciones indican que es mucho más probable que las madres intenten y logren amamantar cuando sus parejas las apoyan que si se muestran ambivalentes. Por eso toma muy en serio tu influencia. Lee sobre la lactancia, ve un DVD, habla con otros papás cuyas esposas hayan amamantado, y pregunta si habrá una asesora de lactancia en el hospital o centro de natalidad cuando el bebé esté listo para ser alimentado por primera vez. (Lección número uno: es un proceso natural, pero no se manifiesta naturalmente). Si tu esposa está demasiado avergonzada como para pedir ayuda –o si está demasiado agotada después de dar a luz– sé tú mismo su mejor apoyo y asegúrate de que la consiga.

Por cierto, ver a tu mujer amamantar podría parecerte raro al principio –casi tan raro como le podría parecer a ella también al principio– pero al poco tiempo parecerá natural, normal e increíblemente especial.

"Mi esposa está dando el pecho a nuestro hijo. Hay una intimidad entre ellos, que al parecer yo no comparto, y me siento excluido"

Algunos aspectos biológicos de la paternidad, naturalmente te excluyen: tú no puedes estar embarazado, dar a luz ni amamantar. Pero como descubren millones de nuevos padres todos los años, esas limitaciones físicas no tienen por qué relegarte al mero papel de espectador. Puedes compartir casi todas las alegrías, expectativas, pruebas y tribulaciones del embarazo, parto y alumbramiento de tu esposa –desde la primera patadita del bebé hasta el último empujón de ella en la sala de parto– como participante activo y de apoyo. Y aunque nunca seas capaz de ponerte el bebé al pecho (al menos no con el tipo de resultados que el pequeño espera), puedes compartir el proceso de alimentación participando de la siguiente forma:

Sé el alimentador suplementario del bebé. Una vez que esté establecida la lactancia, hay más de un modo de alimentar a un bebé. Y aunque tú no puedes amamantarlo, puedes ser quien le dé los biberones suplementarios (en caso de que estén en el menú de tu bebé). No sólo le dará un respiro a la mamá (ya sea en la mitad de la noche o en la mitad de la cena), sino que te dará a ti mayores oportunidades de acercarte a tu bebé. Aprovecha al máximo el momento: en vez de llevar el biberón a la boca del

Tu Propia Tristeza Posparto

Estás encantado de ser un padre flamante y eso es decir poco. Entonces ¿por qué también te sientes emocionalmente agotado? Después de toda la expectativa, la planificación, los gastos y el drama, tu bebé ha nacido y no sólo te sientes exhausto (debido a la privación de sueño) sino también un poquito deprimido. Bienvenido al Club del Posparto, donde de pronto te das cuenta por qué a la palabra *posparto* se le suele anteponer el término *tristeza*. No todo nuevo padre experimenta la llamada tristeza posparto, pero ambos pueden esperar una profusión de emociones (afortunadamente, por lo general uno de los dos a la vez). Prepárate. Y sé firme. Necesitarás la paciencia de un santo, la resistencia de un triatleta, un temperamento inalterable y sentido del humor (bien grande) para sobrellevar este período de ajuste. Adapta los consejos para la tristeza posparto de tu pareja (página 493) a tus propias necesidades durante este tramo exigente. Si no te ayudan, y si la tristeza posparto avanza hacia la depresión, pide ayuda profesional para que puedas empezar a disfrutar de la vida con tu nuevo bebé.

pequeño, adopta una posición de lactancia, con el biberón donde estaría el seno y con tu bebé arrimado a ti. Si te abres la camisa, lo que permitirá un contacto de piel, mejorarás la experiencia para los dos.

No duermas durante toda la noche hasta que lo haga tu bebé. Compartir las delicias de la alimentación también significa compartir las noches en vela.

Aunque no le estés dando biberones suplementarios, puedes convertirte en parte del ritual de la alimentación nocturna. Puedes ser quien levante al bebé, le cambie los pañales cuando haga falta, se lo lleves a la mamá para que le dé el pecho y lo devuelvas a la cuna una vez que se haya dormido de nuevo.

Participa en todos los demás rituales del bebé. La lactancia es la única actividad del cuidado del bebé limitada a las madres. Los papás pueden bañar, cambiar los pañales y acunar como la mejor de las mamás, llegado el caso.

Crear un Vínculo

"Estoy tan entusiasmado con nuestro nuevo bebé que me temo se me está yendo la mano en la atención que le presto"

Hay algunas cosas en la vida en las que puedes excederte, pero no en el amor y atención por tu bebé. No sólo los infantes prosperan con la atención de sus padres, sino que además no hay mejor modo de cimentar tu relación con tu nueva descendencia. El tiempo que pases con el bebé le ayudará también a tu esposa a conectarse mejor con él (una madre que lleva sola la carga de la atención del bebé podría estar demasiado agotada y resentida como para crear un buen vínculo).

Y que no te sorprenda tu propio entusiasmo por tu hijo. Algunos estudios han descubierto que los machos, tanto en los reinos humano y animal, experimentan un aumento de las hormonas femeninas al llegar su descendencia. La crianza, que durante mucho tiempo se pensó era competencia exclusiva de las madres, al parecer también llega naturalmente para los padres.

Y mientras estés ocupado criando a tu recién nacido, no te olvides de la

Vigila su Estado de Ánimo

La tristeza posparto es una cosa (normal y autolimitada), pero la verdadera depresión posparto es otra muy distinta. Se trata de una afección médica seria que requiere tratamiento profesional inmediato. Si la mamá de tu recién nacido sigue realmente abrumada varias semanas después de que el bebé llega a casa, o si experimenta arranques de llanto, irritabilidad o perturbación del sueño (aparte de la causada por el bebé), o si no come, o si no funciona normalmente –todo lo normal que pudiera esperarse dadas sus nuevas responsabilidades– ínstala a que se lo diga al médico. No te conformes si te dice que no. Puede que ella no reconozca los signos de la depresión. Asegúrate de que reciba el tratamiento que necesita para sentirse mejor. Consulta la página 495 para informarte sobre las señales de la depresión posparto.

otra relación que necesita atención: la que tienes con tu esposa. Asegúrate de decirle cuánto la quieres. Y de que ella reciba su cuota de atención.

"He oído sobre la importancia de crear un vínculo, y ambos tuvimos la oportunidad de sostener a nuestro bebé cuando nació. Sin embargo, cuatro días después siento amor, pero todavía no me siento conectado a él"

La conexión empieza con ese primer abrazo, pero es sólo el comienzo de la relación con tu bebé. Esa conexión flamante entre ustedes se irá profundizando y fortaleciendo, no sólo en las próximas semanas sino a lo largo de los muchos años que compartirán en su relación como padre e hijo.

En otras palabras, no esperes resultados inmediatos, ni te preocupes porque sientas que no los has tenido todavía. Aprovecha cada momento con tu nuevo bebé como una nueva oportunidad de construir el vínculo que has comenzado. Con cada cambio de pañal, cada baño, cada beso, cada caricia, cada mirada de esa carita, te estarás conectando. Hacer contacto visual y de piel (ábrete la camisa y acércalo a tu pecho mientras le cantas para que se duerma) puede fortalecer la cercanía y fortalecer el vínculo. (Según investigaciones, este tipo de contacto también acelerará su desarrollo cerebral, por lo tanto es positivo para los dos). Ten en cuenta que la relación podría ser un poquito unilateral al principio (hasta que tu recién nacido esté suficientemente alerta como para mostrarse reactivo, tú serás quien haga todas las sonrisas y arrullos), pero cada momento de tu atención contribuye al sentido naciente de bienestar de tu bebé y de hacerle saber que lo aman. La respuesta que recibirás una vez que empiece a sonreír confirmará que tu tiempo fue bien invertido, y que siempre estuvo la conexión entre los dos.

Si te parece que tu esposa está monopolizando el cuidado del bebé (podría hacerlo sin darse cuenta), hazle saber que estás interesado en participar. Ofrecerte para pasar tiempo solo con el bebé cuando sea posible –mientras tu esposa va a una clase de ejercicio, se encuentra con una amiga para un café, o se relaja en la bañera con un buen libro en la mano– garantizará que las buenas intenciones maternales no impidan que tú y tu hijo se conozcan bien. Y no pienses que debes pasar los momentos junto a tu hijo sólo en casa. Los recién nacidos son estupendamente portátiles, así que siéntete libre de empacar una bolsa de pañales, asegurarlo en el cochecito, el

asiento para el automóvil o un carrito, para llevarlo a dar un paseo o hacer una diligencia con él.

Sintiéndote Poco Sexy después del Parto

"El nacimiento de nuestro bebé fue absolutamente grandioso. Pero al parecer, el verlo nacer me enfrió sexualmente"

La respuesta sexual humana, comparada con la de otros animales, es extremadamente delicada. No sólo está a merced del cuerpo sino también de la mente (los perros no piensan en ello... sencillamente lo hacen). Y a veces la mente puede jugar muchas jugarretas. Uno de esos momentos, como probablemente sabes, es durante el embarazo. Otra, como estás descubriendo, es en el período posparto.

Es muy posible que la causa de tu repentina ambivalencia sexual no tenga nada que ver con haber visto nacer a tu bebé. La mayoría de los nuevos padres tiene el espíritu y el cuerpo algo menos predispuestos después del parto (aunque no hay nada anormal con aquellos que no les ocurre) por muchos motivos comprensibles: fatiga; temor de que tu bebé se despierte llorando cuando des el primer beso (especialmente si está compartiendo tu habitación); preocupación de que puedas lastimar a tu esposa antes de que su cuerpo esté totalmente recuperado; y, finalmente, una preocupación general, física y mental por tu recién nacido, que concentra tus energías donde más se necesitan en esta etapa de sus vidas. Tus sentimientos también pueden haberse visto influidos por el aumento temporal de las hormonas femeninas y la caída de testosterona que experimentan muchos

¿Sexo Posparto?

¿Estás experimentando la mayor sequía sexual desde tu primer año de estudiante universitario? ¿Crees estar exhibiendo los síntomas del ANE (acumulación nefasta de esperma)? Ten paciencia: ya llegará su hora, y por lo tanto, la tuya. Tu esposa todavía se está recuperando de una conmoción significativa de su sistema, no sólo producto del parto sino también de los nueve meses precedentes. Físicamente se ha visto muy exigida. Es posible que el médico o la partera le hayan dado el visto bueno para reanudar la vida sexual, pero es ella la que tiene la última palabra en la materia. Una vez que acceda a probar, tú deberás proceder lentamente y con extrema gentileza. Pregúntale qué le hace sentir bien, qué le provoca dolor, qué puedes hacer para ayudar. Y ni siquiera consideres engullir el plato principal hasta que hayas saboreado un par de aperitivos (ella necesitará mucho masaje, y la lubricación le ayudará a reactivar sus propios jugos, porque los cambios hormonales la han dejado extra seca). No te sorprendas si accidentalmente recibes un chorrito de leche en medio de la acción (a veces pasa, especialmente al principio). Ríanse juntos y reanuden lo que estaban haciendo.

nuevos padres, porque son las hormonas masculinas, tanto en las mujeres como en los hombres, las que alimentan la libido. Es probablemente el medio que tiene la naturaleza de ayudarles a criar, y el modo que tiene la naturaleza de quitarte el sexo de la mente cuando hay un nuevo bebé en la casa.

En otras palabras, es posible también que no te sientas sexualmente motivado, particularmente si tu esposa –al igual que la mayoría de las mujeres en el comienzo del posparto– tampoco se siente emocional o físicamente predispuesta. Es imposible predecir cuánto tiempo tardará antes de que retornen tu interés y el de ella. Como en todo lo relativo al sexo, la normalidad tiene una amplia gama. Para algunas parejas, el deseo precede aun al visto bueno del médico, que, dependiendo de las circunstancias, podría ser entre dos y seis semanas. Para otras, pueden pasar seis meses antes de que el sexo haga su reaparición. Algunas mujeres carecen de interés sexual hasta que dejan de amamantar, pero eso no significa que no puedan disfrutar de la intimidad del acto de amor.

Algunos padres, aun estando preparados para el parto, vuelven de la experiencia sintiendo que ese especial espacio que siempre estuvo destinado para el placer de pronto asume un propósito práctico. Pero a medida que transcurren las semanas, ese sentimiento generalmente también desaparece. La vagina, después de todo, tiene dos funciones realmente importantes: práctica y sexual. Ninguna excluye a la otra y, si lo piensas bien, están muy interconectadas. La vagina se usa para dar a luz sólo brevemente, pero es una fuente de placer para ti y para tu esposa durante toda una vida.

Mientras esperas que tu deseo sexual haga su inevitable reaparición (¡y lo hará!), asegúrate de dar a tu pareja toda la atención que indudablemente necesita. Las mujeres que acaban de dar a luz típicamente no se sienten muy deseables y, aunque la tuya no esté de ánimo para hacer el amor, decididamente está de ánimo para oír que la amas (y que piensas que es hermosa y sexy). Tampoco estará de más que intentes algunas iniciativas románticas para que ambos vuelvan a estar predispuestos, aun con lo difícil que pueda ser cuando tienes un recién nacido en casa. Enciende algunas velas aromáticas después de que el bebé se duerma para encubrir el aroma penetrante de pañales sucios; ofrécele un masaje sensual sin condiciones; acaríciala cuando estén los dos tendidos en el sofá. Quién sabe... quizás sientas que el deseo sexual vuelve antes de lo que imaginas.

"Ahora que mi esposa está amamantando, no puedo dejar de pensar en sus senos de una manera diferente. Parecen demasiado funcionales como para ser sexys"

Al igual que la vagina, los senos fueron diseñados para cumplir un propósito práctico y sexual (que, desde la perspectiva de la procreación, también es práctico). Y aunque a la larga estos propósitos no son mutuamente excluyentes, pueden entrar temporalmente en conflicto durante la lactancia.

Algunas parejas descubren que la lactancia les apaga el deseo sexual, especialmente si los senos están repletos por primera vez. Otras también se enfrían por motivos estéticos (filtrar leche, por ejemplo), o porque se sienten incómodas de usar la fuente de nutrición del bebé para su placer sexual. Pero podrían encontrar que este efecto se va desvaneciendo a medida que todos los involucrados se acostumbran a la lactancia.

Todo lo que te encienda o apague el deseo es lo que será normal para ti. Si sientes que los senos de tu esposa son demasiado funcionales como para ser sexys ahora, concentra los juegos sexuales previos en otro sitio de su cuerpo hasta que te sientas más cómodo de compartirlos con el bebé (o hasta el destete). Pero no te olvides de ser franco y honesto con tu esposa. Si dejas repentinamente de mostrar interés en sus pechos sin explicación alguna, podrías hacerla sentir poco deseable. Ten cuidado además de no albergar ningún resentimiento contra el bebé, por compartir los senos que tanto amas; trata de pensar en el amamantamiento como un "préstamo" temporal. Y disfruta del "interés" que viene con el préstamo: un bebé saludable y bien alimentado.

PARTE 6

Cómo Mantenerte Saludable durante el Embarazo

Si te Enfermas durante el Embarazo

SEGURAMENTE ESPERABAS LIDIAR con al menos algunos de los síntomas poco placenteros del embarazo durante los nueve meses (un poquito de náuseas matutinas, una dosis de calambres en las piernas, una cuota de indigestión y agotamiento), pero quizás no planeabas pescarte un fuerte resfrío o una desagradable (e irritante) infección. La verdad es que las embarazadas pueden enfermarse como las que más… e, incluso, mucho más, ya que la supresión del sistema inmunológico normal hace de las futuras mamás un blanco fácil para toda clase de gérmenes. Es más, enfermarte por dos te puede hacer sentir por lo menos el doble de incómoda, especialmente porque muchos de los remedios a los que estabas acostumbrada podrían tener que quedarse por un tiempo dentro del gabinete de primeros auxilios.

Por suerte, las enfermedades no relacionadas con el embarazo no afectarán el tuyo (aunque podrían afectar en cómo te sientas). La prevención es, por supuesto, la mejor manera de evitar enfermarte, y de mantener firme una salud radiante durante el embarazo. Pero cuando tu salud falla (como cuando un compañero de trabajo lleva su gripe a la oficina, los besos de tu sobrinito llegan cargados de gérmenes del resfrío, o cuando recoges algunas bacterias al mismo tiempo que recoges esos arándanos frescos), un tratamiento rápido, en la mayoría de los casos bajo la supervisión de tu médico, puede ayudarte a que te sientas mejor más pronto.

Lo que Podrías Estar Preguntándote

El Resfrío Común

"Estoy estornudando, tosiendo y la cabeza me va a estallar. ¿Puede este desagradable resfrío afectar a mi bebé?"

Los resfríos comunes son aun más comunes cuando estás embarazada debido a que tu sistema inmunológico normal se ve afectado. La buena noticia es que tú serás la única afectada. Tu bebé no puede pescar tu resfrío ni verse afectado por él de ninguna manera. La noticia no tan buena: los medicamentos y suplementos que tal vez acostumbrabas a tomar para el alivio o la prevención del resfrío, incluyendo aspirina e ibuprofeno, las megadosis de vitaminas y la mayoría de las hierbas, por lo general están prohibidos durante el embarazo (consulta la página 551 para encontrar información sobre el uso de medicinas en los 9 meses de gestación del bebé). Por eso, antes de que vacíes los estantes de la farmacia, toma el teléfono y llama a tu médico para preguntarle qué remedios son considerados seguros durante el embarazo, como también los que tendrán un mejor resultado en tu caso (probablemente podrás elegir de entre varios). Si ya has tomado algunas dosis de un remedio no recomendado durante el embarazo, no te preocupes, pero consulta a tu médico para estar totalmente segura.

Aunque por ahora no puedas tomar tu remedio regular para el resfrío, no tienes por qué sufrir (ni jugar a la futura mamá mártir) cuando estás tendida en la cama con una congestión nasal y una tos acatarrada, o incluso cuando sientes que el resfrío es inminente. Algunos de los remedios más efectivos para el resfrío no vienen en un frasco y son los más seguros para ti y tu bebé. Los siguientes consejos pueden ayudarte a poner fin a una amenaza de resfrío antes de que se convierta en una molesta sinusitis u otra infección secundaria, ayudándote a sentirte mejor rápidamente. Al primer estornudo o asomo de irritación de la garganta:

- **Descansa, si sientes la necesidad.** Llevar un resfrío a la cama no significa necesariamente reducir su duración, pero si tu organismo está pidiendo descanso a gritos, escúchalo. Por otra parte, si tienes ánimo para hacerlo (y si no tienes fiebre ni tos), un ejercicio de ligero a moderado puede ayudarte a que te sientas mejor más rápido.

- **No hagas pasar hambre a tu resfrío, tu fiebre... ni a tu bebé.** Come de la manera más nutritiva que puedas, considerando lo miserable que te puedas sentir y el poco apetito que probablemente tendrás. Escoge alimentos que te gusten o por lo menos que no te desagraden tanto. Trata de consumir alguna fruta cítrica o jugo (naranjas, mandarinas, toronjas), así como también muchas otras frutas y vegetales ricos en vitamina C todos los días, pero no tomes suplementos extra de vitamina C (más allá de lo que traiga tu suplemento vitamínico para el embarazo) sin aprobación médica. Lo mismo para el zinc y la echinacea.

- **Inúndate de líquido.** La fiebre, los estornudos y la secreción nasal te harán perder líquidos que tú y tu bebé necesitan. Las bebidas cálidas te aliviarán particularmente, y por eso ten un termo con una bebida o sopa caliente junto a tu cama y trata de beber al menos una taza por hora. El agua y los jugos fríos también son beneficiosos, si eso es lo que prefieres.

- Cuando estés recostada o durmiendo, usa un par de almohadas para mantener la cabeza elevada. Esto te facilitará respirar pese a la congestión nasal. Las tiras nasales también te pueden ayudar, ya que destapan delicadamente tus conductos nasales, facilitando la respiración. Se pueden comprar sin receta médica y están libres de fármacos.

- Mantén los conductos nasales húmedos a través de un humidificador y rociando el interior de la nariz con gotas nasales salinas (que tampoco contienen fármacos y son completamente seguras).

¿Es la Gripe o un Resfrío?

Cómo saber qué "insecto" te ha picado:

El resfrío. Un resfrío, incluso uno bien fuerte, es menos intenso que la gripe. Suele comenzar con irritación o picazón de garganta (que típicamente dura uno o dos días), seguida por una manifestación gradual de los síntomas del resfrío. Éstos incluyen una constante secreción nasal, seguida de congestión; muchos estornudos, y posiblemente una sensación general de dolor y fatiga leve. Hay poca o nada de fiebre (por lo general menos de 100°F). Quizás incluya tos, particularmente cerca del final del resfrío, que podría continuar durante una semana o más después de la disminución de otros síntomas.

La gripe. La gripe o influenza es más severa y suele manifestarse repentinamente. Los síntomas incluyen fiebre (por lo general de 102°F a 104°F), dolor de cabeza, irritación de garganta (que suele empeorar al segundo o tercer día), a menudo intensos dolores musculares, y debilidad y fatiga general (que puede durar un par de semanas o más). También podría incluir ocasionales estornudos y, a menudo, una tos que puede volverse severa. En algunos casos podrían presentarse náusea y vómitos, pero no hay que confundir esto con lo que suele llamarse la "gripe estomacal" (lee la página 541). Puedes evitar fácilmente la gripe si te vacunas contra ella.

- Si tienes la garganta irritada o áspera, o si estás tosiendo, haz gárgaras con agua con sal (¼ cucharadita de sal en 8 onzas de agua tibia).

- Trata de bajar la fiebre pronto. Para leer más sobre cómo tratar la fiebre, consulta la página 538.

- No postergues el llamado al médico ni te niegues a tomar el medicamento que te ha recetado, porque crees que todo fármaco es perjudicial durante el embarazo. Muchos no lo son. Pero asegúrate de que el médico que te los receta sepa que estás embarazada.

Si tu resfrío es suficientemente severo como para interferir con tu alimentación o el sueño, o si al toser despides una mucosidad verde o amarilla; si tienes tos con dolor de pecho o tienes dificultad para respirar; si sientes punzadas en la cavidad nasal (lee la siguiente pregunta), o si los síntomas te duran más de una semana, llama al médico. Es posible que tu resfrío haya derivado en una infección secundaria y podrías necesitar medicamentos para tu seguridad y la del bebé.

Sinusitis

"He tenido un resfrío por casi una semana. Ahora me están empezando a doler mucho la frente y las mejillas. ¿Qué debo hacer?"

Parece que tu resfrío se ha convertido en una sinusitis. Los signos de sinusitis incluyen dolor y a veces sensibilidad en la frente y/o una o ambas mejillas (debajo del ojo) y, posiblemente, alrededor de los dientes (el dolor suele empeorar cuando te inclinas o sacudes la cabeza), como también una mucosa espesa y oscura (verdusca o amarillenta).

La sinusitis después de un resfrío es muy común, pero es mucho más frecuente entre las embarazadas. Eso se debe a que tus hormonas tienden a inflamar las membranas mucosas (incluyendo las que están dentro de las cavidades nasales o que conducen a ellas), causando bloqueos que permiten que los gérmenes se acumulen y multipliquen en las cavidades nasales. Estos gérmenes tienden a quedarse allí más tiempo debido a que las células inmunológicas, que destruyen los gérmenes invasores, tienen dificultades para alcanzar los vericuetos profundos de las cavidades nasales. Como consecuencia, las infecciones sinusales que no son tratadas pueden persistir semanas o, incluso, volverse crónicas. El tratamiento con antibióticos puede aliviarte rápidamente (tu médico podrá recetarte uno que sea seguro para el embarazo).

Temporada de Gripe

"Estamos en otoño, y me pregunto si debo vacunarme contra la gripe. ¿Es seguro durante el embarazo?"

La vacuna para la gripe es decididamente tu mejor línea de defensa durante la temporada de gripe. No sólo es segura durante el embarazo, sino también es considerada una buena medida. De hecho, el Centro para el Control y Prevención de Enfermedades (CDC, por sus siglas en inglés) recomienda que toda embarazada reciba la vacuna durante la temporada de gripe (generalmente de octubre a marzo). Y como para el CDC las embarazadas son las primeras en la lista de prioridades para vacunarse (junto con los ancianos y los niños de 6 meses a 5 años), las futuras mamás pueden adelantarse al frente de la fila, incluso si la vacuna escasea. Pregunta a tu obstetra-ginecólogo o partera dónde puedes vacunarte. Si ellos no la ofrecen, haz una

cita con tu médico general. También puedes buscar clínicas de vacunación que a veces se instalan en las farmacias y almacenes locales durante la temporada de gripe.

Para mejor protección, la vacuna debe aplicarse antes de la temporada de gripe o al menos al comienzo de ésta. No es ciento por ciento efectiva debido a que sólo protege de los virus de gripe que se anticipa causarán la mayoría de los problemas en un año particular. De todos modos, aumenta en gran medida la probabilidad de que escapes intacta a la temporada de gripe. Y aunque no previene la infección, suele reducir la severidad de los síntomas. Los efectos secundarios son poco frecuentes y, por lo general, son leves.

Cuando te vacunes, pregunta si puedes recibir una vacuna sin timerosal (o con una cantidad reducida). Y prefiere la aguja a la vacuna nasal (FluMist). Esta vacuna, al contrario que la inyección, está elaborada con el virus vivo de la gripe (lo que significa que podría darte

Vacuna contra la Gripe para Dos

Vacunarte contra la gripe es bueno cuando estás embarazada, ¿pero sabías que sus beneficios también se extienden a tu bebé? Los investigadores han descubierto que los bebés de madres que recibieron la vacuna para la gripe durante el último trimestre de gestación parecen estar protegidos del virus durante los primeros seis meses de vida. Eso significa que si te vacunas ahora, mantendrás protegido a tu bebé hasta que llegue el momento en que reciba su primera vacuna contra la gripe.

una gripe leve) y no se recomienda para las embarazadas.

Si sospechas que tienes gripe (lee los síntomas en el recuadro, en la página 536), llama a tu médico para que te recomiende un tratamiento (y para que la gripe no se convierta en una neumonía). El tratamiento es por lo general sintomático, destinado a reducir la fiebre (toma medidas inmediatamente para reducir la fiebre; lee la siguiente pregunta), molestias y dolores, y congestión nasal. Lo más importante si tienes gripe (o cualquier virus) durante el embarazo: descansa y bebe mucho líquido, esencial para prevenir la deshidratación.

Fiebre

"Tengo un poquito de fiebre. ¿Qué debo hacer?"

Durante el embarazo, una fiebre baja (menos de 100.4°F) no debe preocuparte, pero tampoco la debes ignorar, lo que significa que tienes que tomar medidas para reducirla rápidamente. Vigila cuidadosamente tu temperatura para asegurarte de que no empiece a subir.

La fiebre que supera los 100.4°F durante el embarazo es más preocupante y debe ser informada inmediatamente a tu médico. Eso se debe a que la causa (como una infección que debería tratarse con antibióticos) puede imponer un problema de embarazo aun cuando la fiebre no lo haga. Mientras esperas hablar con tu médico toma dos acetaminofenos (Tylenol) para empezar a bajar la fiebre. Tomar un baño o ducha con agua tibia, beber bebidas frescas y vestir ropa y mantas ligeras también te ayudará a bajar la fiebre. La aspirina o el ibuprofeno (Advil o Motrin) *no* deben tomarse durante el embarazo a menos que te los recomiende tu médico específicamente.

Si has tenido fiebre alta antes en el embarazo y no lo informaste a tu médico, hazlo ahora.

Inflamación de la Garganta

"Mi hijo de tres años contrajo una inflamación en la garganta por estreptococo. Si me la contagia, ¿hay riesgo para el bebé?"

Si hay algo que los niños comparten con toda facilidad, son los gérmenes. Y mientras más chicos tengas en casa (particularmente los que van a la guardería infantil o a la escuela), mayores son tus probabilidades de pescar resfríos y otras infecciones durante el embarazo.

Por eso toma medidas preventivas (no compartas sus bebidas, resiste la tentación de terminar su emparedado de mantequilla de maní y gérmenes, lávate las manos con frecuencia) y fortalece tu sistema inmunológico –que ya está bajo durante el embarazo de todos modos– comiendo bien y descansando lo suficiente.

Si sospechas que has sucumbido al estreptococo, ve inmediatamente al médico para que te haga un cultivo de garganta. La infección no dañará al bebé, siempre y cuando sea tratada rápidamente con el tipo de antibiótico adecuado. Tu médico te recetará uno que sea efectivo contra el estreptococo y perfectamente seguro durante el embarazo. No tomes medicinas recetadas para tus niños ni para nadie más en la familia.

Infección del Sistema Urinario

"Me temo que tengo una infección urinaria"

Tu pobre vejiga machacada, que pasa meses y meses aplastada por tu útero creciente y su adorable ocupante, es el caldo de cultivo perfecto para visitantes indeseables: las bacterias. Estos pequeños seres se multiplican rápido en áreas donde se acumula la orina o donde se dificulta su flujo, es decir, en cualquier parte del aparato urinario estrujado por el útero en expansión. (Es esa misma compresión la que te impide pasar la noche sin levantarte varias veces para hacer pis). Esa compresión aquí y allí, añadida a las propiedades relajantes musculares de las hormonas que inundan tu cuerpo, les hace la vida más fácil a las bacterias intestinales que habitan tranquilamente en tu piel y tus deposiciones para entrar en tu tracto urinario y hacerte sentir miserable. De hecho, las infecciones urinarias son tan comunes durante el embarazo que por lo menos el 5% de las embarazadas puede esperar contraer al menos una, y quienes ya han tenido una, tienen una probabilidad en 3 de repetir. En algunas mujeres la infección es "silenciosa" (sin síntomas) y sólo se diagnostica después de un cultivo urinario de rutina. En otras, los síntomas pueden variar de leves a muy incómodos (ganas de orinar con frecuencia, dolor o ardor al orinar –a veces salen una o dos gotas–, presión o dolor agudo en el bajo vientre). La orina también podría tener mal olor y ser turbia.

Diagnosticar una infección urinaria es tan sencillo como sumergir una cinta reactiva en una muestra de orina en el consultorio del médico; la cinta reaccionará a los glóbulos rojos o blancos en la muestra. Los glóbulos rojos indican hemorragia en el sistema urinario mientras que los blancos indican una probable infección. Tratar una infección urinaria es tan sencillo como tomar toda la dosis de antibióticos recetados, dirigidos específicamente al tipo de bacterias detectado en el laboratorio al analizar la muestra de orina. (No vaciles en tomarlos, ya que tu médico te recetará uno de los muchos antibióticos que son seguros durante el embarazo).

Por supuesto, la mejor opción es prevenir las infecciones urinarias. Hay varias medidas que puedes tomar para reducir la posibilidad de contraer una durante el embarazo (o, conjuntamente con el tratamiento médico, ayudarte a recuperarte rápidamente cuando se produce una infección):

- Bebe muchos líquidos, especialmente agua, lo que ayudará a deshacerte de la bacteria. El jugo de arándano también podría ser beneficioso, posiblemente debido a que sus taninos impiden que la bacteria se adhiera a las paredes del sistema urinario. Evita el café y té (aun los descafeinados) y el alcohol, ya que podrían aumentar el riesgo de irritación.

- Lávate bien la zona vaginal y vacía la vejiga justo antes y después de mantener relaciones sexuales.

- Cada vez que orines, tómate el tiempo para vaciar bien la vejiga. Te ayudará si te inclinas hacia delante en el inodoro. A veces también es útil el "doble vaciado": después de orinar espera cinco minutos y luego inténtalo de nuevo. Y no te aguantes cuando tengas ganas, ya que "aguantar" regularmente aumenta la susceptibilidad a la infección.

- Para dar margen al área perineal usa ropa interior y media-pantalón con entrepierna de algodón, evita usar pantalones ajustados, no uses media-pantalón debajo de los pantalones, y duerme sin calzones y sin la parte de abajo del pijama si es posible (y cómodo).

- Mantén muy limpias y libres de irritación las áreas vaginal y perineal.

Límpiate de adelante hacia atrás después de usar el inodoro para impedir que la materia fecal penetre en la vagina o uretra (el pequeño tubo por el que se despide la orina desde la vejiga). Lávate diariamente (las duchas son mejores que los baños de tina) y evita las burbujas jabonosas y los productos perfumados (talcos, gel para ducha, jabones, rociadores, detergentes y papel higiénico). Y no entres en piscinas que no están adecuadamente cloradas.

- Cuando estás tomando antibióticos algunos médicos recomiendan comer yogur con cultivos activos o tomar probióticos para ayudarte a restablecer el equilibrio de las bacterias beneficiosas. Pregúntale a tu médico, ya que algunos probióticos son decididamente más potentes que otros.

- Fortalece tu resistencia comiendo una dieta nutritiva, descansando lo suficiente y ejercitándote, y no dejes que tu vida sea demasiado estresante.

Las infecciones en la parte inferior del sistema urinario no son nada divertidas, pero una amenaza potencial más seria es que las bacterias de una infección urinaria sin tratar viajen hasta los riñones. La infección renal no tratada puede ser muy peligrosa y podría desembocar en un parto prematuro, bebés de bajo peso al nacer, y otros problemas. Los síntomas son los mismos que los de la infección urinaria, pero con frecuencia están acompañados de fiebre (a veces hasta 103°F), escalofríos, sangre en la orina, dolor de espalda (en el medio de la espalda en uno o ambos costados), náusea y vómitos. Si experimentas estos síntomas, avisa inmediatamente al médico para recibir un tratamiento oportuno.

Candidiasis

"Creo que tengo candidiasis. ¿Debo tomar mis medicamentos regulares o debo ver al doctor?"

El embarazo nunca es el momento para autodiagnosticarte o medicarte, ni siquiera para algo aparentemente tan sencillo como una candidiasis. Aunque hayas tenido esta infección cientos de veces antes, aunque conozcas de memoria sus síntomas (una descarga amarillenta, verdosa o espesa y caseosa con mal olor, acompañada de ardor, picazón, coloración roja o dolor), y aunque te hayas tratado exitosamente con remedios sin receta médica en el pasado, esta vez consulta al médico.

El modo de tratamiento dependerá del tipo de infección que tengas, algo que sólo tu médico puede determinar en base a los exámenes de laboratorio. Si resulta ser una candidiasis, que es muy común durante el embarazo, tu médico podría recetarte supositorios vaginales, gel, ungüentos o cremas. El agente anti-levadura fluconazole (Diflucan) también puede recetarse durante el embarazo, aunque sólo en dosis bajas y durante no más de dos días.

Lamentablemente, la medicación hace desparecer la infección sólo temporalmente. A menudo, ésta regresa intermitentemente hasta después del parto y podría requerir tratamientos reiterados.

Podrías acelerar tu recuperación e impedir la reinfección manteniendo limpia y seca el área genital. Hazlo practicando una higiene minuciosa, especialmente después de ir al baño (sécate siempre de adelante hacia atrás); enjuagándote a fondo la zona vaginal después de enjabonarla durante un baño o ducha; evitando los jabones irritantes o perfumados y los baños de espuma;

Vaginosis Bacteriana

La vaginosis bacteriana (BV, por sus siglas en inglés) es la afección vaginal más común en las mujeres en edad de concebir y afecta hasta un 16% de las embarazadas. La BV, que ocurre cuando ciertos tipos de bacteria encontrados normalmente en la vagina empiezan a multiplicarse en grandes cantidades, suele ser acompañada por una descarga vaginal anormal de color gris o blanco con un intenso olor a pescado, dolor, picazón o ardor (aunque algunas mujeres con BV no reportan signos ni síntomas). Los médicos no están seguros sobre qué es lo que causa la alteración en el equilibrio normal de bacterias en la vagina, aunque se han identificado algunos factores de riesgo, como tener numerosos compañeros sexuales, irrigación vaginal, o el uso de un dispositivo intrauterino (IUD). La BV no se transmite por contacto sexual, pero se asocia a la actividad sexual (las mujeres que nunca han tenido relaciones rara vez se ven afectadas).

Durante el embarazo, la BV se vincula con un ligero aumento en ciertas complicaciones como la ruptura prematura de las membranas e infección del líquido amniótico, que pueden provocar un parto prematuro. También está asociado a un aborto espontáneo o bajo peso del infante al nacer. Algunos médicos realizan exámenes de BV a las mujeres con elevado riesgo de parto prematuro, aunque no hay evidencias claras de que tratar a dichas mujeres de riesgo elevado reduzca la incidencia de episodios prematuros. De todos modos, el tratamiento con antibióticos es efectivo para aliviar los síntomas. Algunas investigaciones también han sugerido que el tratamiento podría reducir las complicaciones asociadas con los nacimientos prematuros desencadenados por la BV y disminuir el número de días que esos bebés pasan en la unidad de cuidado neonatal intensivo (NICU).

usando calzones de algodón, y evitando los pantalones ajustados o calzas (especialmente las que no son de algodón). En general, deja que el área respire cuando puedas (duerme sin ropa interior, si es posible).

Comer yogur con cultivos probióticos vivos puede ayudar a mantener a raya la candidiasis. También puedes preguntar al médico si puedes usar un suplemento probiótico efectivo (muchos en el mercado no lo son). Algunas personas que padecen de candidiasis descubren que reducir el azúcar y los productos horneados elaborados con harina refinada también ayuda. No te irrigues, porque altera el equilibrio normal de bacterias en la vagina.

Virus Estomacales

"Tengo un virus estomacal y no puedo mantener nada en el estómago. ¿Perjudicará a mi bebé?"

Justo cuando creías que era seguro salir del baño vuelves con un virus (adiós náuseas matutinas, hola gripe estomacal). Y si adquieres el virus en tu primer trimestre, podría ser difícil diferenciar los síntomas de los de las náuseas matutinas.

Afortunadamente, tener un virus estomacal no perjudicará al feto, aunque te dañe el estómago. Pero el hecho de que el virus no moleste al bebé no significa que no deba ser tratado. Y aunque tu barriga se vea convulsionada por las hormonas, un virus o esa ensalada de huevo que pasó demasiado tiempo en la bandeja del almuerzo, el tratamiento es el mismo: descansa y concéntrate en los líquidos, especialmente si los estás perdiendo con vómitos o con diarrea. A corto plazo, son mucho más importantes que los sólidos.

Si no estás orinando con frecuencia o si tu orina es oscura (debería tener un color pajizo) podrías estar deshidratada. Los líquidos deben ser ahora tus mejores compañeros: trata de tomar frecuentemente sorbos de agua, jugos diluidos (la uva blanca es más suave para la barriga), sopas claras, té descafeinado, o agua caliente con limón. Si no puedes tragar, chupa cubitos de hielo o una paleta de helado. Respecto a los sólidos, sigue la intuición de tu estómago y prefiere aquellos que sean suaves, sencillos y libres de grasas (arroz blanco o tostadas secas, cereales bajos en fibras, puré de manzana, bananas). Y no olvides que el jengibre es bueno para lo que perturba a cualquier estómago enfermo. Tómalo en té o en gaseosa (mejor si contiene realmente jengibre) u otra bebida con jengibre, o chupa o mastica algunos caramelos de jengibre. También supleméntalo cuando puedas. Ingerir tu seguro vitamínico es una buena idea, especialmente ahora, por lo tanto trata de tomarlo cuando sea menos probable que lo devuelvas. Pero no te preocupes si no puedes mantenerlo durante algunos pocos días; no pasa nada.

Si no puedes retener nada, habla con el médico. La deshidratación es un problema para todo el que padece de un virus estomacal, pero es especialmente problemática cuando necesitas mantenerte hidratada por partida doble. Es posible que te aconseje tomar fluidos rehidratantes (como Pedialyte, que también viene en una variante que se puede congelar).

Consulta con el médico antes de abrir tu botiquín en busca de alivio. Los antiácidos como Tums y Rolaids son considerados seguros durante el embarazo, y algunos médicos podrían dar el visto bueno a los liberadores de gases, pero pregunta primero. Tu médico también podría recomendarte algunos antidiarreicos, pero probablemente sólo después de que hayas dejado atrás el primer trimestre. Como siempre, consulta con el médico antes de tomar cualquier remedio, para mayor seguridad.

Un consuelo para las barrigas delicadas: la mayoría de los virus estomacales desaparecen por sí solos en un día o poco más.

Listeriosis

"Una amiga que está esperando me dijo que me abstuviera de ciertos productos lácteos, porque son perjudiciales durante el embarazo. ¿Es cierto?"

Malas noticias para las aventureras culinarias. La leche no pasteurizada y los quesos elaborados con leche no pasteurizada (incluyendo mozzarella, queso Roquefort, quesos mexicanos, Brie, Camembert y feta) a veces te pueden enfermar, y esa posibilidad extremadamente improbable se vuelve un poquito más probable cuando estás esperando. Estos alimentos, junto con los jugos no pasteurizados, la carne cruda o poco cocida, pescados y mariscos, aves de corral, huevos, vegetales crudos sin lavar, hot dogs y carnes fiambres, muy ocasionalmente podrían contener listeria. Estas bacterias pueden causar una enfermedad seria (listeriosis), especialmente en individuos de alto riesgo, incluyendo niños de corta edad, ancianos, las personas con sistema inmunológico comprometido y las embarazadas, cuyo sistema inmunológico también está algo debilitado. Aunque el riesgo general de contraer listeriosis es extremadamente bajo –aun durante el embarazo–, la posibilidad de que cause problemas en el embarazo es mayor. La listeria, al contrario que muchos otros gérmenes, penetra directamente en el flujo sanguíneo y por eso puede llegar rápidamente al bebé por medio de la placenta (otros contaminantes alimenticios por lo general se quedan en el aparato digestivo y sólo representan una amenaza si entran en el líquido amniótico).

La listeriosis es difícil de detectar, en parte debido a que los síntomas pueden aparecer en cualquier momento entre las 12 horas y los 30 días después de que se ingieren alimentos contaminados, y en parte debido a que los síntomas (dolor de cabeza, fiebre, fatiga, dolores musculares y ocasionales náusea y diarrea) son similares a los de la gripe, y algunos incluso podrían ser confundidos por efectos secundarios del embarazo. Se necesitan antibióticos para tratar y curar la listeriosis. Si no se trata, la enfermedad puede causar serias complicaciones para la mamá y el bebé.

Por eso es importante prevenir la infección, en primer lugar, evitando los alimentos con riesgo de contener listeria, especialmente ahora, aunque eso signifique que pidas tu ensalada de taco sin queso fresco. Consulta la página 126 para leer más consejos sobre seguridad alimenticia y la prevención de enfermedades transmitidas por los alimentos. Pero ten presente que el riesgo de contraer la infección por tu alimentación diaria es extremadamente bajo, aun entre las embarazadas, por lo tanto no te estreses por el queso que esparciste sobre el pavo ahumado que habías venido disfrutando hasta ahora.

Toxoplasmosis

"Aunque mi marido es el que se encarga del cuidado de los gatos ahora que estoy embarazada, el hecho de convivir con ellos me pone nerviosa por la posibilidad de contraer toxoplasmosis. ¿Cómo puedo saber si la contraigo?"

Lo más probable es que no te ocurra. La mayoría de los infectados no presenta síntomas, aunque algunas personas notan un malestar leve, una fiebre ligera e inflamación glandular dos o tres semanas después de su exposición, seguida de un sarpullido uno o dos días después.

Pero es probable que no contraigas la enfermedad, en primer lugar. Si has vivido largo tiempo con gatos, es muy probable que ya te hayas infectado y hayas desarrollado anticuerpos al virus que causa la toxoplasmosis.

Si no eres inmune y experimentas los síntomas de la toxoplasmosis, probablemente te harán un examen. (No trates de autoexaminarte, ya que los exámenes caseros para la toxoplasmosis son muy poco confiables). En el caso improbable de que el examen dé positivo, posiblemente te recetarán antibióticos para reducir el riesgo de transmitir la infección a tu bebé.

La futura mamá corre escaso riesgo de contraer toxoplasmosis, y el riesgo de que el feto se infecte si la mamá no recibe tratamiento es de sólo el 15%. Mientras más temprano durante el embarazo se infecte la madre, es menos probable que transmita la enfermedad a su bebé, pero más serias serán las consecuencias. Mientras más tarde la contraiga durante el embarazo, mayor es la tasa de transmisión, pero menos severas las potenciales consecuencias. Afortunadamente, el número de embarazadas que padece de toxoplasmosis es pequeño, para empezar, y sólo 1 de cada 10.000 bebés nace con toxoplasmosis congénita severa.

Recientes progresos han posibilitado examinar la sangre fetal y/o el líquido amniótico y el hígado del feto vía ultrasonido para saber si se ha infectado o no, aunque por lo general no antes de las 20 a 22 semanas. Si no se detecta infección, es muy probable que el feto esté bien.

El mejor "tratamiento" para la toxoplasmosis, sin embargo, es la prevención. Consulta la página 86 para encontrar consejos sobre cómo evitar la infección.

Citomegalovirus (CMV)

"Mi hijo llegó de la guardería infantil con una nota que dice que hay un brote de CMV en su escuela. ¿Es algo de lo que deba preocuparme de contraer durante mi embarazo?"

Afortunadamente, las probabilidades de contraer citomegalovirus (CMV) de tu hijo y pasarlo a tu bebé son remotas. ¿Por qué? La mayoría de los adultos ya la contrajo durante su infancia y, si estás entre esa mayoría, no puedes "pescar" ahora el CMV (aunque podría "reactivarse"). Aunque te dé una nueva infección durante el embarazo, los riesgos para tu bebé son escasos. Pese a que la mitad de las mamás infectadas da a luz a bebés infectados, sólo un porcentaje mínimo padecerá efectos nocivos. Los riesgos son todavía menores en los bebés cuyas mamás han tenido una infección reactivada durante su embarazo.

De todos modos, a menos que sepas con certeza que eres inmune al CMV por haber tenido la infección en el pasado, tu mejor defensa es una ofensiva enérgica. Toma medidas preventivas como lavarte cuidadosamente después de cambiar los pañales de tus hijos o de ayudarles a ir al baño, y resiste la tentación de comer la comida que dejen tus preescolares. Y si trabajas en una guardería infantil, practica siempre buenas normas de higiene.

Aunque el CMV suele aparecer y desaparecer sin ningún síntoma evidente, ocasionalmente presenta fiebre, fatiga, inflamación glandular e irritación de garganta. Si notas cualquiera de estos síntomas, consulta a tu médico. Ya sean síntomas de CMV o de otra enfermedad (como gripe o infección de garganta), necesitarás algún tipo de tratamiento.

Quinta Enfermedad

"Me dijeron que una enfermedad de la que nunca había oído hablar –la quinta enfermedad– podía causar problemas durante el embarazo"

La quinta enfermedad es la quinta de un grupo de seis dolencias que pueden causar fiebre y sarpullidos en los niños. Pero al contrario que sus hermanas (como sarampión y varicela, que son las que reciben mayor atención), la quinta enfermedad no es muy conocida porque sus síntomas son leves y pueden pasar inadvertidos o, incluso, estar totalmente ausentes. La fiebre se presenta en sólo el 15% al 30% de los casos. Durante los primeros días, el sarpullido hace lucir las mejillas como si hubiesen sido abofeteadas, y después se propaga con el aspecto de tejido calado al tronco, las nalgas y los muslos, apareciendo y desapareciendo de manera intermitente (por lo general en respuesta al calor del sol o a un baño caliente) durante una a tres semanas. Suele confundirse con el sarpullido de la rubéola y otras enfermedades de la infancia o, incluso, una dermatitis causada por el sol o el viento.

Si estás expuesta regularmente al cuidado de un niño enfermo con la quinta enfermedad o si enseñas en una escuela donde es epidémica, aumentará ligeramente ese pequeño riesgo de contraer la enfermedad. Pero como la mitad de las mujeres en edad de concebir ha tenido la quinta enfermedad durante su niñez y ya son inmunes, la infección afortunadamente no es común entre las embarazadas. En el caso improbable de que una futura mamá contraiga la quinta enfermedad y su feto se infecte, el virus puede perturbar la capacidad del bebé en desarrollo para producir glóbulos rojos, lo que produce una forma de anemia u otras complicaciones. Si contraes la quinta enfermedad, tu médico te controlará para detectar signos de anemia fetal con ultrasonidos semanales durante ocho a diez semanas. Si el bebé se infecta en la primera mitad del embarazo, el riesgo de aborto espontáneo aumenta.

Para tu tranquilidad, el riesgo de que la quinta enfermedad te afecte a ti, tu embarazo o tu bebé es muy remoto. De todos modos, como siempre, tiene sentido tomar las medidas adecuadas para evitar cualquier infección cuando estás esperando (mira la página siguiente).

Sarampión

"No recuerdo si de niña recibí la vacuna contra el sarampión. ¿Debo vacunarme ahora?"

No. Durante el embarazo no se aplica ninguna vacuna contra el sarampión (un componente de la vacuna MMR, para sarampión, paperas y rubéola, o "tres en uno") debido a su riesgo teórico para el feto, aunque no ha habido informes de problemas entre los recién nacidos cuyas madres fueron vacunadas inadvertidamente. Además, hay buenas probabilidades de que ya seas inmune al sarampión, ya que la mayoría de las mujeres en edad de concebir ya tuvo la enfermedad o fue vacunada durante su niñez. Si tus antecedentes médicos no incluyen esta información y tus padres no recuerdan si fuiste vacunada, tu médico puede

tomarte un examen para determinar si eres inmune. Y aunque no lo seas, el riesgo de que contraigas sarampión es extremadamente remoto porque la enfermedad ha sido prácticamente erradicada de los Estados Unidos (lo que significa que será altamente improbable que la contraigas aquí).

En el caso sumamente improbable de que estés expuesta directamente a alguien con sarampión y no seas inmune, tu médico puede administrarte gammaglobulina (anticuerpos) durante el período de incubación –entre la exposición y el comienzo de los síntomas– para reducir la severidad de la enfermedad si llegas a desarrollarla. El sarampión, al contrario que la rubéola, no parece causar defectos de nacimiento, aunque podría vincularse con un mayor riesgo de aborto espontáneo o parto prematuro. Si llegas a contraer sarampión cerca de la fecha de parto, existe el riesgo de que transmitas la infección a tu recién nacido. También en este caso se puede administrar gammaglobulina para reducir la severidad de la infección. Ten en cuenta que todo esto es más bien teoría, dado lo infrecuente que es el sarampión en estos días.

Paperas

"Una compañera de trabajo acaba de contraer paperas. ¿Debo vacunarme para que no me dé a mí?"

No es tan fácil contraer paperas en estos días. De hecho, es casi imposible. Menos de 250 personas en los Estados Unidos desarrollan paperas cada año, gracias a las vacunaciones rutinarias a los niños de MMR (sarampión, paperas, rubéola). Y lo más probable es que tú también hayas recibido la vacuna cuando eras niña (o, menos probablemente, que hayas tenido la enfermedad), lo que significa que no la puedes con-

Mantenerse Sana

En el embarazo, período en el que necesitas mantener una buena salud por partida doble, el proverbio de prevenir es mejor que curar parece cobrar más sentido que nunca. Los siguientes consejos aumentarán tus probabilidades de mantenerte saludable cuando estás esperando (y también cuando no lo estás):

Fortalece tu resistencia. Consume la mejor dieta posible, duerme y ejercítate lo suficiente, y no te debilites exigiéndote al extremo. Reducir el estrés en tu vida lo que más puedas, también te ayudará a mantener tu sistema inmunológico en el mejor estado.

Evita a la gente enferma como a una plaga. En la medida de lo posible, trata de estar lejos de cualquier persona que tenga un resfrío, gripe, virus estomacal u otra afección perceptiblemente contagiosa. Mantén tu distancia de la gente que tose en el autobús, evita almorzar con una

colega que se queje de irritación de garganta, y evade el apretón de manos de un amigo con secreción nasal (los gérmenes, al igual que los saludos, pueden intercambiarse en un apretón de manos). También evita los espacios cerrados atiborrados o atestados.

Lávate las manos. Las manos son el principal trampolín para las infecciones, así que lávatelas con frecuencia y cuidadosamente con jabón y agua tibia (unos 20 segundos son suficientes), sobre todo después de haber estado con alguien enfermo y después de pasar algún tiempo en lugares públicos o de viajar en transporte público. Lavarte las manos es especialmente importante antes de comer. Mantén un desinfectante de manos en el cajón de tu escritorio y en tu cartera o maletín para cuando no tengas un lavamanos cerca.

No transmitas los gérmenes. En tu casa, trata de limitar el contacto con

traer ahora. Si no estás segura si te vacunaron contra las paperas o si las tuviste, pregunta a tus padres o al médico que te atendió de niña, si es posible.

Si resulta que no eres inmune, no puedes recibir la vacuna ahora porque podría ser perjudicial para tu feto. Pero aun sin inmunidad, el riesgo de contraer paperas es muy bajo. No es altamente contagiosa por medio de un contacto informal. Sin embargo, como la enfermedad parece desencadenar contracciones uterinas y está asociada con un aumento en el riesgo de aborto espontáneo en el primer trimestre, o de parto prematuro más adelante, mantente alerta a los primeros síntomas de la enfermedad (posiblemente un dolor impreciso,

fiebre y pérdida de apetito antes de la inflamación de las glándulas salivares; luego, dolor en los oídos y al masticar o al ingerir alimentos o bebidas ácidos o agrios). Avisa inmediatamente a tu médico si tienes esos síntomas, porque un rápido tratamiento puede reducir la posibilidad de complicaciones. También podrías considerar la vacuna MMR antes de decidir volver a quedar embarazada, para mayor seguridad.

Rubéola

"Es posible que haya estado expuesta a la rubéola en un viaje al exterior. ¿Debo preocuparme?"

niños o marido enfermos en la medida de lo posible. Evita terminar de comer lo que quede de sus emparedados o de beber de sus vasos. Y aunque todo niño enfermo necesita una dosis de terapia de besos y abrazos de mamá de vez en cuando, no te olvides de lavarte las manos y la cara después de esos mimos reconfortantes. También lávate las manos después de tocar sus sábanas, toallas y pañuelos de papel usados, especialmente antes de que te toques tus propios ojos, nariz y boca. Asegúrate de que los pequeños pacientes también se laven sus manos con frecuencia e instrúyelos a que tosan y estornuden tapándose con los codos en vez de las manos (también es un buen consejo para los adultos). Usa rociador desinfectante o toallitas húmedas para los teléfonos, teclados de computadoras, aparatos de control remoto y otras superficies que puedan tocar.

Si tus propios niños o algún niño con el que pases tiempo regularmente desarrollan un sarpullido de cualquier clase, evita el contacto y llama a tu médico inmediatamente a menos que sepas que eres inmune a la varicela, la quinta enfermedad y el citomegalovirus.

Toma precauciones con las mascotas. Mantén a las mascotas en buena salud, actualizando sus vacunas cada vez que sea necesario. Si tienes un gato, toma las precauciones para evitar la toxoplasmosis (página 86).

Cuidado con el Lyme. Evita estar al aire libre donde prevalezca la enfermedad de Lyme, o protégete convenientemente (página 549).

A cada uno lo suyo. No permitas que se compartan los cepillos de dientes y otros objetos de uso personal (ni tampoco dejes que esos cepillos de dientes estén muy cerca unos de otros). Usa vasos desechables para el enjuague bucal en el cuarto de baño.

Come alimentos seguros. Para evitar enfermedades transmitidas por los alimentos, practica hábitos saludables para preparar y guardar alimentos (consulta la página 126).

Por suerte, la mayoría de las embarazadas en los Estados Unidos es inmune a la rubéola (sarampión alemán), ya sea porque fue vacunada de niña (es la R en la vacuna MMR) o porque la contrajo en algún momento en su vida (por lo general durante la infancia). De hecho, el Centro para el Control y Prevención de las Enfermedades (CDC) considera que la rubéola está erradicada del país, de modo que son buenas las probabilidades de que no la contraigas y, por consiguiente, que no tengas que preocuparte. Si no estás segura si eres inmune o no (un 25% de las mujeres podría no ser inmune por haber nacido fuera de los Estados Unidos), puedes detectarlo con un simple examen –un título de anticuerpos de rubéola– que mide el nivel de anticuerpos al virus en la sangre y que la mayoría de médicos efectúa rutinariamente en la primera visita prenatal. Si no te tomaron este examen antes, deberían hacerlo ahora.

En el caso improbable de que no seas inmune (o si los niveles de anticuerpos en la sangre son bajos), no deberías considerar medidas drásticas inmediatamente. Para que el virus cause daño, tendrías que tener efectivamente la enfermedad. Los síntomas, que se presentan de dos a tres semanas después de haber estado expuesta, son por lo general leves (malestar, fiebre ligera y glándulas inflamadas, seguidos de un sarpullido ligero uno o dos días después), y que a veces podrían pasar inadvertidos. Si contrajiste la rubéola durante el embarazo (y, de nuevo, las probabilidades son extremadamente remotas), el riesgo para el bebé dependerá de cuándo lo hiciste. Durante el primer mes, la probabilidad de que el bebé desarrolle un defecto serio de nacimiento por la exposición en el útero es muy elevada. Para el tercer mes, el riesgo es significativamente menor. A partir de allí, el riesgo disminuye todavía más.

No hay modo de impedir que una mujer expuesta, sin inmunidad, contraiga la rubéola. Pero como la posibilidad de que estés expuesta a ella en los Estados Unidos es prácticamente nula, ese panorama casi nunca se presenta. De todos modos, si no eres inmune y no contrajiste la enfermedad esta vez, evita totalmente esta preocupación en embarazos subsiguientes vacunándote después de dar a luz. Como precaución, te aconsejarán no volver a quedar embarazada durante un mes después de la vacuna. Pero si concibes accidentalmente durante ese período, o si te vacunaron al inicio de tu actual embarazo, antes de que supieras que habías concebido, no te preocupes. Aparentemente no hay riesgos en ninguno de los dos casos.

Varicela

"Mi hija estuvo expuesta a la varicela en la guardería infantil, debido a que un niño no estaba vacunado. Si se contagia, ¿podría perjudicar al bebé que estoy gestando?"

No es probable. Bien aislado del resto del mundo, el feto no puede contraer la varicela o *chicken pox* de una tercera persona; sólo de su madre. Esto significa que tú tendrías que contraerla primero, lo que es improbable. En primer lugar, tu niña probablemente no la contraerá ni la traerá a casa si la vacunaron contra la varicela. En segundo lugar, es muy probable que tú hayas tenido la infección de pequeña y que seas inmune (entre el 85% y el 95% de la población adulta de los Estados Unidos la ha tenido). Pregunta a tus padres o revisa tus antecedentes médicos para saber si tuviste varicela. Si no puedes averiguarlo, pídele a tu médico que te haga un examen para detectar si eres inmune.

Aunque las probabilidades de que te infectes son escasas si no eres inmune, podrían recomendarte una inyección de inmunoglobulina contra la varicela zóster (VZIG) dentro de las 96 horas de una exposición personal documentada (en otras palabras, un contacto directo con alguien a quien le hayan diagnosticado varicela). De todos modos, no está claro si esto protegerá o no al bebé si contraes varicela, pero podría reducir las complicaciones para ti, una ventaja significativa ya que esta enfermedad leve de la infancia puede ser muy severa en los adultos. Si tienes un caso severo, podrían darte un fármaco antiviral para reducir aún más el riesgo de complicaciones.

Si te contagias durante la primera mitad de tu embarazo, las probabilidades son muy escasas (un 2%) de que tu bebé pueda desarrollar una afección llamada síndrome congénito de la varicela, que puede causar algunos defectos congénitos. Si contraes varicela más adelante durante tu embarazo, el peligro para el bebé es prácticamente nulo. La excepción es si te contagiaste justo antes (dentro del término de una semana) de dar a luz o justo después del parto. En ese caso extremadamente inusual, existe una leve probabilidad de que tu recién nacido nazca infectado y desarrolle el sarpullido característico en una semana más o menos. Para prevenir la infección neonatal, a tu bebé la darán una infusión de anticuerpos para la varicela, inmediatamente después del parto (o tan pronto como parezca que tú te has infectado en el posparto).

Incidentalmente el herpes zóster (*shingles*), que es una reactivación del virus de la varicela en alguien que ha tenido la enfermedad antes, no parece ser perjudicial para el feto en desarrollo, probablemente porque la madre y por lo tanto el bebé, ya tienen anticuerpos para el virus.

Si no eres inmune y escapas a la infección esta vez, pregunta a tu médico si debes vacunarte después de dar a luz para estar protegida en caso de embarazos futuros. La inmunización debería tener lugar por lo menos un mes antes de una nueva concepción.

Enfermedad de Lyme

"Vivo en un área con riesgo elevado de la enfermedad de Lyme. ¿Es peligrosa estando embarazada?"

La enfermedad de Lyme es más común entre aquellos que pasan tiempo en bosques frecuentados por ciervos, ratones u otros animales portadores de la garrapata del venado, pero también puede contraerse en ciudades sin bosques que tengan vegetación traída del campo o comprada en un mercado agrícola.

El mejor modo de proteger a tu bebé –y a ti– es tomando medidas preventivas. Si estás en exteriores en zonas boscosas o herbosas, o si estás manejando vegetación cultivada en dichas zonas, usa pantalones largos dentro de botas o medias, y mangas largas; usa en la ropa un repelente de insectos efectivo para la garrapata del venado. Cuando regreses a tu casa, revisa cuidadosamente tu piel por si tienes garrapatas. Si encuentras una, remuévela inmediatamente quitándola con pinzas y después ponla en un frasco y haz que tu médico la examine (remover

una garrapata dentro de las 24 horas prácticamente elimina la posibilidad de infección).

Si te ha picado una garrapata, visita a tu médico inmediatamente. Un examen de sangre podría determinar si estás infectada con la enfermedad de Lyme. Los primeros síntomas podrían incluir un sarpullido con ronchas con un puntito en el medio en el lugar de la picadura, fatiga, dolor de cabeza, rigidez en el cuello, fiebre y escalofríos, malestar generalizado, inflamación glandular cerca del lugar de la picadura mientras que los síntomas posteriores podrían incluir un dolor parecido a la artritis y pérdida de memoria.

Afortunadamente, los estudios han demostrado que un tratamiento rápido con antibióticos protege completamente al bebé cuya madre está infectada con Lyme, e impide que la mamá se enferme seriamente.

Hepatitis A

"A uno de los niños de la guardería infantil donde trabajo le acaban de diagnosticar hepatitis A. Si me contagio, ¿es posible que mi embarazo se vea afectado?"

La hepatitis A es una enfermedad muy común y casi siempre muy leve (a menudo sin síntomas visibles), y rara vez pasa a un feto o un recién nacido. Por eso, aunque la contraigas, no debería afectar tu embarazo. De todos modos, es mejor evitar todo tipo de infección y es conveniente tomar precauciones. Lávate las manos después de cambiar los pañales o de llevar a los pequeños al baño (la hepatitis A se contagia por la vía fecal-oral), y asegúrate de lavarte bien antes de comer. También podrías preguntar a tu médico sobre la vacuna contra la hepatitis A.

Hepatitis B

"Soy portadora de hepatitis B y acabo de descubrir que estoy embarazada. ¿El hecho de ser portadora dañará a mi bebé?"

Saber que eres portadora de hepatitis B es el primer paso para asegurarte de que tu condición no afectará a tu bebé. Como esta infección hepática puede ser transmitida de la madre al bebé durante el parto, deben tomarse medidas expeditivas durante el nacimiento para asegurarse de que no ocurra. Tu recién nacido será tratado dentro de las 12 horas tanto con inmunoglobulina para hepatitis B (HBIG) como con la vacuna para la hepatitis B (que es de rutina durante el nacimiento, de todos modos). Este tratamiento casi siempre previene que se desarrolle la infección. Tu bebé también será vacunado en uno o dos meses, y después a los seis meses (esto también es parte de la rutina para la serie de hepatitis B), y podría ser examinado a los 12 a 15 meses para asegurarse de que la terapia ha sido efectiva.

Hepatitis C

"¿La hepatitis C es motivo de preocupación durante el embarazo?"

La hepatitis C puede ser transmitida de la madre infectada al bebé al dar a luz, con una tasa de transmisión del 7% al 8%. Pero como la hepatitis C por lo general se transmite por la sangre (por ejemplo, por medio de transfusiones anteriores o por inyecciones de drogas ilegales), a menos que hayas tenido una transfusión o que estés en una categoría de alto riesgo, es improbable que estés infectada. La infección, de ser diagnosticada, puede tratarse potencialmente, pero no durante el embarazo.

Parálisis de Bell

"Esta mañana me levanté con un dolor detrás de la oreja y mi lengua estaba adormecida. Cuando me miré en el espejo, todo un costado de la cara se veía flácido. ¿Qué me pasa?"

Parece como si te hubiera dado la parálisis de Bell, una afección temporal causada por daños a los nervios faciales que produce debilidad o parálisis en un costado de la cara. La parálisis de Bell ataca a las embarazadas con una frecuencia tres veces mayor que a las que no lo están (aunque es poco común en general), y ocurre más a menudo en el tercer trimestre o al principio del período posparto. Se manifiesta repentinamente, y la mayoría de quienes la tienen –como tú– se levantan y ven su cara semiparalizada sin previo aviso.

Se desconoce la causa de esta parálisis facial temporal, aunque los expertos sospechan que ciertas infecciones virales o bacterianas pueden provocar hinchazón e inflamación de los nervios faciales y desencadenar esa afección. Otros síntomas que a veces acompañan la parálisis son dolor detrás de la oreja o en la nuca, mareo, babeo (debido a la debilidad de los músculos), sequedad en la boca, incapacidad de pestañear, sentido disminuido del gusto e insensibilidad en la lengua y, en algunos casos, dificultad para hablar.

La buena noticia es que la parálisis de Bell no se propagará más allá de tu cara ni empeorará. Y aun mejores noticias: la mayoría de los casos se resuelve completamente de tres semanas a tres meses sin tratamiento (aunque algunas deberán esperar hasta seis meses para recuperarse totalmente). Y la mejor noticia de todas: la afección no representa ninguna amenaza para el embarazo ni para el bebé. Aunque decididamente debes llamar al médico, es probable que no necesites tratamiento.

Medicamentos durante el Embarazo

Abre el folleto de cualquier remedio que se venda con o sin receta médica y lee la letra pequeña. Prácticamente todos advierten a las embarazadas que no tomen fármacos sin autorización médica. De todos modos, si eres como la futura mamá promedio, terminarás tomando por lo menos un remedio bajo receta durante tu embarazo y aun más medicamentos de venta libre. ¿Cómo saber cuáles son seguros y cuáles no?

Ningún remedio –con o sin receta médica, tradicional o de hierbas– es ciento por ciento seguro para el ciento por ciento de la gente el ciento por ciento de las veces. Y cuando estás embarazada, está en juego la salud y el bienestar de dos personas, una muy pequeñita y vulnerable, a la que tienes que tener en cuenta cada vez que tomas un medicamento. Afortunadamente, sólo se conocen unos pocos fármacos que se sabe son perjudiciales para el feto en desarrollo, y muchos remedios pueden ser usados sin riesgo durante el embarazo. De hecho, en determinadas situaciones es absolutamente necesario tomar un medicamento durante el embarazo.

Siempre es prudente comparar los riesgos potenciales de tomar un medicamento con sus beneficios potenciales, pero más que nunca durante el embarazo. Involucrar a tu médico en la decisión de tomar o no un remedio es buena idea en general, pero estando embarazada, es esencial. Por eso, consulta con tu médico antes de tomar cualquier medicamento mientras estás esperando, aunque sea uno sin receta médica que hayas usado rutinariamente en el pasado.

Una de las herramientas que tu médico usará para determinar la seguridad de un medicamento en particular es la calificación de las cinco letras (A, B, C, D o X) establecida por la Administración de Alimentos y Medicamentos (*Food and Drug Administration*, FDA) para determinar si un medicamento presenta riesgos para el feto. Se considera que los remedios de categorías A y B son generalmente seguros; los de la categoría A han sido sometidos a estudios controlados que no revelaron daños al feto, y los de la categoría B no demostraron riesgos a animales, o tampoco a seres humanos incluso si los estudios a animales revelaron algún efecto adverso. La categoría C significa que los datos no son concluyentes. Las otras categorías (D y X) se dan a los remedios que han demostrado ser riesgosos para el feto (aunque en algunos casos inusuales de riesgo para la vida los médicos puedan recetar un fármaco de categoría D debido a que es demasiado grande el riesgo para la madre si no lo toma). De todos modos, este sistema está lejos de ser perfecto ya que la FDA no requiere que los laboratorios productores de los fármacos efectúen estudios a largo plazo en embarazadas por motivos evidentes.

¿Sigues confundida sobre el ABC de los remedios durante el embarazo? Ésta es la norma de oro: nunca tomes ningún remedio –con o sin receta médica o de hierbas– sin consultar primero con el médico o la partera.

Remedios Comunes

Varios medicamentos son considerados seguros para las embarazadas, y pueden ser un saludable alivio si estás decaída con la nariz congestionada o un dolor de cabeza punzante. Otros medicamentos no son recomendados en la mayoría de los casos, aunque en determinadas situaciones podrían ser autorizados como, por ejemplo, después del primer trimestre o para un problema específico. Y muchos medicamentos están completamente prohibidos cuando estás esperando. Éste es el detalle de algunos de los medicamentos más comunes con los que podrías encontrarte durante el embarazo:

Tylenol. El acetaminofeno suele recibir luz verde para uso a corto plazo durante el embarazo, pero consulta a tu médico para la dosis adecuada antes de tomarlo por primera vez.

Aspirina. Tu médico probablemente te aconsejará que no tomes aspirina, en especial durante el tercer trimestre, ya que aumenta el riesgo de problemas potenciales para el recién nacido, así como también ciertas complicaciones antes y durante el parto (por ejemplo, un sangrado excesivo). Algunos estudios sugieren que las dosis muy bajas de aspirina podrían ayudar a prevenir la preeclampsia en determinadas circunstancias, pero sólo tu médico podrá decirte si se debe recetar en tu caso. Otros estudios sugieren que una dosis baja de aspirina, en combinación con el diluyente sanguíneo heparina, podría reducir la incidencia de aborto espontáneo recurrente en algunas mujeres con una afección conocida como síndrome del anticuerpo antifosfolípido. Nuevamente, sólo tu médico puede decirte si estos medicamentos son seguros para ti y bajo qué circunstancias.

Advil o Motrin. El ibuprofeno debería usarse con prudencia durante el embarazo, especialmente durante el primer y tercer trimestres, cuando puede tener los mismos efectos negativos que la aspirina. Tómalo sólo si te lo recomienda un médico que está en conocimiento de que estás embarazada.

Aleve. Naproxen, un antiinflamatorio sin esteroides (NSAID), no es recomendado bajo ninguna circunstancia durante el embarazo.

Rociadores nasales. Para un alivio temporal de una nariz congestionada, la mayoría de los rociadores nasales son seguros. Pregunta a tu médico su marca favorita y sugerencias de dosis. Los rociadores salinos son siempre seguros para usar, como también las tiras nasales.

Antiácidos. Una acidez persistente (tendrás muchas) suele responder a Tums o Rolaids (y además recibirás una dosis de calcio como apoyo). Pero consulta con tu médico para la dosis correcta.

Antigases. Muchos médicos aprueban antigases como Gas-X para el alivio ocasional de la hinchazón del embarazo, pero consulta con el tuyo primero.

Antihistamínicos. No todos los antihistamínicos son seguros durante el embarazo, pero varios probablemente recibirán el visto bueno de tu médico. Benadryl es el antihistamínico más recomendado durante el embarazo. Claritin también es considerado seguro, pero consulta con tu médico, porque no todos lo autorizarán, particularmente en el primer trimestre. Muchos facultativos permiten el uso de clorofeniramina (Chlor-Trimeton) y triprolidina de manera limitada.

Somníferos. Unisom, Tylenol PM, Sominex, Nytol, Ambien y Lunesta son, por lo general, considerados seguros durante el embarazo, y muchos médicos los permiten para uso ocasional. Siempre pregunta al médico antes de tomar éstos o cualquier otro remedio para dormir.

Descongestionantes. Sudafed es considerado el descongestionante oral más seguro en caso de que lo necesites durante el embarazo, siempre que lo uses de manera limitada. Consulta primero a tu médico y pregúntale la dosis adecuada.

Antidiarreicos. Kaopectate es considerado seguro para usar durante el embarazo en cantidades limitadas y por períodos limitados, pero pregunta primero a tu médico para estar segura (la mayoría aconsejará esperar hasta después del primer trimestre). Pepto-Bismol (y otros salicilatos) probablemente no deberían usarse durante el embarazo.

Antibióticos. Si tu médico te ha recetado antibióticos durante el embarazo, se debe a que la infección bacterial que tienes es más peligrosa que tomar los antibióticos para combatirla (muchos son considerados completamente seguros). Usualmente te recetarán antibióticos que caen dentro de las familias de la penicilina o eritromicina. Determinados antibióticos no son recomendados (como tetraciclinas), y por eso asegúrate de que todo médico que te recete antibióticos sepa que estás embarazada.

Antidepresivos. La depresión sin tratar en una futura mamá puede tener muchos efectos adversos en su bebé. Aunque las investigaciones sobre los efectos de los antidepresivos sobre el embarazo y el feto cambian constantemente, al parecer hay varios medicamentos que son seguros, otros que deberían evitarse completamente, y una tercera categoría de remedios que pueden considerarse caso a caso, evaluando su uso frente al riesgo de una depresión no tratada (o tratada de manera insuficiente). Consulta la página 561 para leer más sobre los antidepresivos.

Antináusea. Las tabletas somníferas Unisom (que contienen el antihistamínico doxilamina), tomadas en combina-

---

Mantente al Día

Las numerosas listas de los fármacos que son seguros, posiblemente seguros, posiblemente inseguros y decididamente inseguros durante el embarazo cambian todo el tiempo, en especial a medida que se introducen nuevos medicamentos. Otros dejan de requerir receta médica y pasan a ser de venta libre. Y otros son estudiados para determinar si son seguros para las embarazadas. Para estar al día sobre lo que es seguro o no, pregunta siempre primero a tu médico. También puedes consultar a la Administración de Alimentos y Medicamentos (*U.S. Food and Drug Administration*; toma contacto con tu oficina regional o visita fda.gov). O intenta con la oficina local de March of Dimes, o toma contacto con el Centro de Recursos de March of Dimes (*March of Dimes Resource Center*) en (888) MODIMES (663-4637); marchofdimes.com. También puedes consultar safefetus.com para comprobar la seguridad de un determinado medicamento durante el embarazo.

---

ción con la vitamina B_6 disminuyen los síntomas de la náusea matutina, pero sólo debes tomarlas si son recomendadas por tu médico. La desventaja de tomar este remedio durante el día es que produce somnolencia.

Antibióticos tópicos. Pequeñas dosis de antibióticos tópicos, como bacitracina o Neosporin, son seguras durante el embarazo.

Esteroides tópicos. Pequeñas cantidades de hidrocortisonas tópicas (como Cortaid), son seguras durante el embarazo.

Si Necesitas Medicamentos durante el Embarazo

Si tu médico te recomienda tomar un determinado medicamento mientras estás esperando, sigue los siguientes pasos para aumentar los beneficios y reducir los riesgos:

■ Discute con tu médico la posibilidad de tomar el medicamento en las dosis efectivas más pequeñas posibles por el tiempo más corto posible.

■ Toma el medicamento cuando te beneficie más: un medicamento para el resfrío por la noche, por ejemplo, para que te ayude a dormir.

■ Sigue las instrucciones minuciosamente. Algunos remedios deben tomarse con el estómago vacío mientras que otros acompañados de alimentos o leche. Si tu médico no te ha

Medicinas Herbales

Los suplementos y remedios de hierbas presentan tentadoras promesas (¡mejor memoria! ¡sueño más plácido! ¡inmunidad reforzada!), especialmente cuando el embarazo te deja pocas opciones abiertas de automedicaciones y cuando tu gabinete de primeros auxilios está parcialmente cerrado para ti. ¿Será perjudicial tragarte un par de píldoras de gingko biloba para que tus células cerebrales te recuerden pagar la cuenta de la luz de este mes? ¿O melatonina para garantizar que duermas como un bebé (aun cuando sea un futuro bebé el que te mantiene despierta)? ¿Y qué hay de una o dos echinaceas para mantener los gérmenes a raya luego de que un colega estornudó (dos veces) cerca de ti en esa reunión de la tarde? Después de todo, los envases dicen "totalmente natural" y los compraste en la tienda de alimentos saludables (¿qué puede ser más saludable que eso?).

En realidad, podrían dañarte, particularmente ahora que estás compartiendo esas píldoras con alguien pequeñito. Aunque se vendan como "totalmente natural" no significa que los preparados de hierbas sean "totalmente seguros", ni tampoco lo garantizan los antecedentes del comercio de alimentos saludables. Los preparados herbarios no son examinados ni aprobados por la FDA y no necesitan someterse a pruebas clínicas, lo que significa que se desconoce su seguridad (o falta de la misma). Aun aquellas hierbas que has escuchado que son beneficiosas durante el embarazo, podrían ser peligrosas en diferentes etapas durante esos nueve meses. Por ejemplo, algunas hierbas que se supone ayudan a inducir el parto pueden causar parto prematuro si se toman antes de llegar a término. Y muchas hierbas son decididamente peligrosas si se toman en cualquier momento durante el embarazo (como aceite de albahaca, cohosh negro o azul, aceite de clavo de olor, consuelda, enebro, muérdago, poleo, sasafrás, ñame silvestre y muchas otras).

Siempre conviene ser prudente cuando te estás automedicando con hierbas, pero es doblemente conveniente cuando lo estás haciendo por dos. Para ir a lo seguro, no tomes ninguna preparación de hierbas –ni siquiera las que hayas usado libremente antes de la concepción– a menos que te la recete tu médico durante el embarazo.

Si quieres sentirte una mujer natural durante el embarazo, recurre a otras terapias naturales que no incluyen ingerir nada (tratamientos de medicina alternativa como acupuntura, masajes y meditación).

dado ninguna instrucción, pregunta los detalles al farmacéutico; la mayoría entrega impresos con instrucciones e información (incluyendo posibles efectos secundarios) con cada remedio recetado que venden. No te asustes si lees que el remedio no está recomendado durante el embarazo, ya que la mayoría de los fármacos lleva esa advertencia aunque sean considerados seguros. Mientras te lo haya recetado o recomendado un médico que sepa que estás embarazada y que esté familiarizado con la seguridad de los medicamentos durante el embarazo, está bien que lo tomes.

■ Estudia las preparaciones sin medicamentos y aplícalas, según sea adecuado, para suplementar la terapia farmacológica. Por ejemplo, elimina todos los alergénicos que puedas de tu casa para que tu médico reduzca la cantidad de antihistamínicos que tomes. Ten en cuenta que los remedios de hierbas son considerados fármacos y no deben tomarse sin aprobación médica.

■ Asegúrate de que el medicamento llegue a destino tomando un sorbo de agua antes de tragar una cápsula o tableta, a fin de que baje más fácilmente, y tomando un vaso lleno después, para garantizar que irá rápidamente a donde debe ser absorbido.

■ Para seguridad adicional, trata de conseguir todos tus remedios recetados en la misma farmacia. El farmacéutico tendrá tu registro y todas tus recetas en la computadora y podría advertirte de posibles interacciones entre fármacos. También asegúrate de recibir la receta correcta (o medicación de venta general). Revisa el nombre y dosis en el frasco para asegurarte de que se trata del que te recetó tu médico (muchos nombres de fármacos y nombres de pacientes son similares, y las farmacias ocasionalmente cometen errores). Para mayor tranquilidad, pregunta al farmacéutico para qué es el remedio, o revisa el material impreso que lo acompaña. Si sabes que debías recibir un antihistamínico para tus alergias y el remedio que te dan es para la hipertensión, evidentemente has recibido el medicamento equivocado.

■ Pregunta los posibles efectos secundarios y cuáles deberías reportar a tu médico.

Una vez que estés convencida de que un remedio recetado es seguro para usar durante el embarazo, no vaciles en tomarlo porque todavía temes que de algún modo pueda dañar a tu bebé. No lo hará, pero tal vez sí lo hará si demoras el tratamiento.

CAPÍTULO 21

Si Tienes una Enfermedad Crónica

UALQUIER PERSONA QUE HA
vivido con una enfermedad
crónica sabe que la vida puede
volverse muy complicada, con sus requisitos de dietas especiales, medicamentos y monitoreo. Si a eso le añades el embarazo, enfrentas una carga todavía más pesada con los ajustes que debes hacer a la dieta especial, las modificaciones a los medicamentos, y la intensificación del monitoreo. Afortunadamente, con algunas precauciones y esfuerzos extra, casi todas las enfermedades crónicas son hoy completamente compatibles con el embarazo.

El grado en que tu dolencia crónica se verá afectado por el embarazo y viceversa dependerá de muchos factores. Este capítulo ofrece recomendaciones generales para embarazadas con enfermedades crónicas comunes. Usa esta lista en orden alfabético como guía, pero asegúrate de seguir las órdenes de tu médico, ya que probablemente las ha adaptado a tus necesidades específicas.

Lo que Podrías Estar Preguntándote

Anemia de Células Falciformes

"Tengo anemia de células falciformes y acabo de descubrir que estoy embarazada. ¿Estará bien mi bebé?"

Hasta hace pocos años, la respuesta no habría sido muy alentadora. Pero hoy las noticias son mucho mejores. Gracias a los grandes progresos médicos, las mujeres con anemia de células falciformes –incluso las que tienen complicaciones relacionadas con la afección como enfermedad cardíaca o renal– tienen una buena probabilidad de tener un embarazo y parto seguros y dar a luz a un bebé saludable.

El embarazo de la mujer que padece anemia de células falciformes, sin embargo, está clasificado como de alto riesgo. El estrés extra del embarazo aumenta sus probabilidades de experimentar una crisis de células falciformes, y este estrés extra aumenta los riesgos de determinadas complicaciones como aborto espontáneo, parto prematuro y restricción del crecimiento fetal. La preeclampsia es también más común en las mujeres con anemia de las células falciformes.

El pronóstico para ti y tu bebé será mejor si recibes el tratamiento médico más avanzado. Es probable que tengas exámenes prenatales con mayor frecuen-

cia que otras embarazadas, posiblemente cada dos a tres semanas hasta la semana 32, y cada semana a partir de entonces. Tu cuidado debe ser en equipo: tu obstetra debe estar familiarizado con la anemia de células falciformes y trabajar en estrecho contacto con un hematólogo especialista de esta afección durante el embarazo. Aunque no es seguro que sea una terapia beneficiosa o no, es posible que te hagan una transfusión de sangre por lo menos una vez (generalmente al comienzo del proceso de parto o justo antes del alumbramiento) o, incluso, periódicamente durante el embarazo.

En cuanto al nacimiento del bebé, tendrás las mismas probabilidades que cualquier otra mujer de dar a luz vaginalmente. Es posible que en el posparto te receten antibióticos para prevenir una infección.

Si los dos padres son portadores del

Cáncer durante el Embarazo

Aunque el cáncer no es común durante el embarazo, puede ocurrir, tal como en cualquier otro momento de la vida. El embarazo no causa cáncer ni aumenta tus probabilidades de contraerlo. Son sólo dos acontecimientos de la vida, uno alegre y otro desafiante, que a veces ocurren al mismo tiempo.

El tratamiento para el cáncer durante el embarazo requiere un delicado equilibrio entre entregar el mejor tratamiento para la madre y limitar todo riesgo posible al feto. El tipo de tratamiento que recibas dependerá de muchos factores: qué tan avanzado está el embarazo; el tipo de cáncer; la etapa del cáncer; y, por supuesto, tus deseos. Las decisiones que enfrentes para equilibrar tu bienestar con el de tu bebé podrían ser emocionalmente desgarradoras y necesitarás mucho apoyo antes de tomarlas.

Debido a que algunos tratamientos para el cáncer pueden dañar al feto, especialmente durante el primer trimestre, los médicos suelen retrasarlo hasta el segundo o tercer trimestres. Cuando se diagnostica cáncer en un embarazo avanzado, los médicos podrían esperar hasta después del nacimiento del bebé para iniciar un tratamiento, o bien podrían considerar inducir el parto antes. La noticia reconfortante es que las mujeres a quienes diagnostican cáncer durante el embarazo responden al tratamiento tan bien como quienes no están embarazadas, siempre y cuando se den las mismas condiciones.

Para mayor ayuda, toma contacto con el Instituto Oncológico Nacional (*National Cancer Institute*): cancer.gov, como también pregnantwithcancer. org o al (800) 743-4471, un sistema de apoyo para embarazadas con cáncer.

gen de la anemia de células falciformes, aumenta el riesgo de que su bebé herede una variante de la enfermedad. Por ese motivo, tu pareja debe ser examinado al comienzo de tu embarazo (si es que no lo fue antes de la concepción). Si es portador, podrías consultar a un asesor genético y posiblemente someterte a amniocentesis para saber si tu bebé está afectado.

Artritis Reumatoide

"Tengo artritis reumatoide. ¿Cómo afectará mi embarazo?"

No es probable que tu condición afecte demasiado tu embarazo, pero es probable que, a la inversa, el embarazo afecte tu condición… y, felizmente, para bien. La mayoría de las mujeres con artritis reumatoide (RA, por sus siglas en inglés) nota una disminución significativa en el dolor y la hinchazón de sus articulaciones durante el embarazo, aunque también existe un mayor riesgo de un estallido temporal de los síntomas en el posparto.

El mayor cambio que podrías experimentar estando embarazada es el manejo de tu dolencia. Debido a que algunos de los medicamentos utilizados para tratar la RA (como ibuprofeno y naproxen) no son seguros para usar avanzado el embarazo o durante todo el período de gestación, tu médico tendrá que cambiar a un tratamiento más seguro como, por ejemplo, esteroides.

Durante el proceso de parto y alumbramiento, será importante que elijas posiciones que no impongan demasiado estrés o esfuerzo a las articulaciones afectadas. Habla con el especialista que te trata la artritis y también con el médico prenatal para que te orienten sobre las posiciones más convenientes para el parto.

Asma

"He tenido asma desde niña. Me preocupa que los ataques y el medicamento que tomo puedan ser perjudiciales ahora que estoy esperando"

Descubrir que se está embarazada puede quitar el aliento a cualquier mujer, pero cuando eres asmática, estar a la vez sin aliento y embarazada puede plantearte nuevas y comprensibles preocupaciones. Si bien es cierto que una afección asmática severa aumenta en alguna medida el riesgo del embarazo, por fortuna este riesgo puede eliminarse casi completamente. De hecho, si estás frecuentemente bajo supervisión médica experta –por un equipo que incluya a tu obstetra, tu internista y/o tu médico para el asma– tus probabilidades de tener un embarazo normal y un bebé saludable son casi tan buenas como las de quienes no son asmáticas (lo que significa que ahora puedes respirar un poquito más tranquila).

Aunque el asma bien controlada sólo ejerce un efecto mínimo sobre el embarazo, éste puede tener efecto sobre el asma, aunque dicho efecto varía de una futura mamá a otra. Para aproximadamente un tercio de las asmáticas embarazadas, el efecto es positivo: su condición mejora. Para otro tercio se mantiene más o menos igual. Para el tercio restante (por lo general, las que sufren casos más severos) el asma empeora. Si ya has tenido hijos, probablemente descubrirás que tu asma se comporta más o menos del mismo modo que en los embarazos anteriores.

No es de sorprender entonces que controlar tu asma antes de concebir, o al inicio del embarazo, es la mejor estrategia para ti y para tu bebé. Los siguientes pasos te ayudarán a hacerlo, si es que no lo has hecho ya:

- Identifica los desencadenantes en el ambiente. Las alergias son una causa importante de asma, y probablemente ya sabes cuáles desencadenan problemas para ti. Evítalos y respirarás más fácilmente durante tu embarazo (consulta la página 221 para leer consejos acerca de cómo evitar las alergias). Los culpables más frecuentes son el polen, el pelo de los animales, el polvo y el moho. Los irritantes como el humo del tabaco, los productos de limpieza doméstica y los perfumes también pueden provocar una reacción, y por eso es buena idea mantenerlos a distancia (y, por supuesto, debes dejar de fumar si eres fumadora, y lo mismo para tu pareja). Si empezaste una serie de inyecciones para la alergia antes del embarazo, podrías continuarla.

- Ejercítate con cuidado. Si tu asma es inducida por los ejercicios, los remedios que te receten y que tomes antes de practicarlos o de realizar otra clase de esfuerzo físico, usualmente pueden prevenir un ataque. Pregunta a tu médico sobre otros consejos para ejercitarte.

- Mantente saludable. Trata de evitar resfríos, gripe y otras infecciones respiratorias que también son desencadenantes del asma (para consejos acerca de cómo mantenerte bien, consulta el recuadro en la página 546). Tu médico podría recetarte medicamentos para impedir un ataque de asma al comienzo de un resfrío y, probablemente, querrá tratar con antibióticos todas las infecciones respiratorias bacterianas excepto las minúsculas. La vacuna para la gripe —recomendada para todas las futuras mamás— es especialmente importante para ti, como también la vacuna para la infección de neumococos si estás considerada en el grupo de alto riesgo

(pregúntale a tu médico). Si padeces de sinusitis o reflujo –ambas condiciones muy comunes durante el embarazo– pídele a tu médico un plan de tratamiento, porque pueden interferir con el manejo de tu asma.

- Vigila atentamente tu flujo máximo de espiración. Sigue las instrucciones del médico para asegurarte de que recibes el oxígeno que tú y tu bebé necesitan. Vigila tu respiración con un medidor de flujo máximo de espiración, siguiendo las instrucciones de tu médico.

- Revisa tus medicamentos. Las reglas de medicación cambian cuando estás embarazada, de modo que limítate a usar las que tu médico te haya recetado durante el embarazo. Si tus síntomas son leves, quizás puedas salir adelante sin medicación. Si son de moderados a severos, te darán uno de los varios medicamentos considerados como seguros durante el embarazo (por lo general, las medicinas inhaladas parecen ser más seguras que las orales). No dudes en tomar los medicamentos que necesites... recuerda que ahora estás respirando por dos.

Si te da un ataque de asma, trátalo rápidamente con tu medicina recetada y así evitarás que a tu bebé le falte oxígeno. Pero si el medicamento no ayuda, llama a tu médico o dirígete inmediatamente a la sala de emergencia. Los ataques de asma pueden desencadenar contracciones uterinas tempranas, aunque éstas suelen terminar cuando se acaba el ataque (y por eso es importante detenerlo rápidamente).

Debido a tus antecedentes respiratorios, podrías encontrar especialmente preocupante la dificultad típica para respirar del embarazo avanzado. Pero no te preocupes, ya que es normal y no es peligrosa. Sin embargo, ten en cuenta que a medida que tu útero en crecimiento empieza a presionar tus pulmones, es posible que tus ataques asmáticos empeoren. Sólo asegúrate de tratar rápidamente dichos ataques.

¿De qué modo el asma afectará el proceso de parto y el alumbramiento? Si has decidido que no quieres anestesia durante el parto, te complacerá saber que el asma no interfiere con las técnicas de respiración de Lamaze y otros métodos para el nacimiento. Si lo que te interesa realmente es una epidural, tampoco debería ser un problema (pero los analgésicos narcóticos, como Demerol, probablemente serán evitados porque pueden desencadenar un ataque de asma). Aunque los ataques asmáticos durante el parto son infrecuentes, el médico probablemente te recomendará que continúes con tus medicamentos regulares durante el proceso; si tu asma ha sido suficientemente seria como para requerir esteroides orales o medicinas de tipo cortisona, podrías necesitar esteroides vía intravenosa para ayudarte a sobrellevar el estrés del parto y el alumbramiento. Te controlarán la oxigenación cuando ingreses en el hospital y, si es baja, podrían darte medicamentos preventivos. Aunque algunos bebés de mamás con asma experimentan una aceleración respiratoria después de nacer, suele ser sólo temporal.

En cuanto a tu asma posparto, es probable que compruebes que tus síntomas regresarán tal como estaban antes del embarazo dentro de los tres meses después de dar a luz.

Depresión

"Hace unos años me diagnosticaron depresión crónica, y desde entonces he estado tomando dosis bajas de antidepresivos. Ahora que estoy embarazada, ¿debo dejar de tomarlos?"

Más de una de cada diez mujeres en edad de concebir lucha contra la depresión, de modo que no estás sola. Afortunadamente para ti y para todas las futuras mamás que comparten tu situación, el panorama es alentador: con el tratamiento adecuado, las mujeres con depresión pueden tener embarazos perfectamente normales. Sin embargo, decidir qué tipo de tratamiento seguir durante el embarazo es una cuestión delicada, especialmente en lo que se refiere al uso de medicamentos. Junto con tu psiquiatra y tu médico prenatal deberás sopesar los riesgos y beneficios de tomar dichos fármacos –o no tomarlos– mientras estás gestando al bebé.

Quizás parezca una decisión fácil de tomar, al menos a primera vista. Después de todo, ¿puede haber motivos valederos para anteponer tu bienestar emocional al bienestar físico de tu bebé? Sin embargo, la decisión es bastante más complicada. Para empezar, las hormonas del embarazo pueden convulsionar tu estado emocional. Aun las mujeres que nunca han tenido trastornos del ánimo, depresión ni ninguna otra afección psicológica podrían experimentar cambios bruscos de ánimo cuando están esperando familia, aunque las mujeres con antecedentes de depresión corren un riesgo mayor de sufrir de depresión durante el embarazo y en el posparto. Y esto es especialmente cierto para las mujeres que dejan de tomar sus antidepresivos durante el embarazo.

Es más, la depresión no tratada no sólo te afectará a ti (y a quienes te rodean), sino probablemente también la salud de tu bebé. Las futuras mamás depresivas podrían no comer o dormir bien o no prestar la atención suficiente a su cuidado prenatal, y es más probable que beban y fumen. Cualquiera de dichos factores, combinados con los efectos debilitantes de una excesiva ansiedad y estrés, han sido asociados en algunos estudios a un mayor riesgo de nacimiento prematuro, bajo peso al nacer y una calificación Apgar más baja para los bebés. Pero tratar la depresión de manera efectiva –y mantenerla bajo control durante el embarazo– permite a una futura madre nutrir su cuerpo y a su bebé en desarrollo.

¿Y qué significa todo esto para ti? Significa que te conviene pensarlo dos veces (y consultar con tu médico, por supuesto) antes de considerar abandonar tus antidepresivos. Y entre reflexiones y consultas, tú y tu médico también deberán considerar qué antidepresivos satisfacen mejor tus necesidades ahora que estás esperando, que podrían ser o no ser los mismos que tomabas antes del embarazo. Determinados fármacos son más seguros que otros, y algunos no son recomendados durante el embarazo. Tu médico puede darte la información más actualizada, ya que siempre está cambiando. Lo que se sabe en este momento es que Wellbutrin suele ser una buena opción durante el embarazo. Prozac, Paxil, Zoloft y otros inhibidores selectivos de recaptación de serotonina (SSRI, por sus siglas en inglés) presentan muy pocos riesgos para el bebé y, por lo tanto, pueden ser buenas opciones. Pero algunos estudios indican que las embarazadas que toman Prozac podrían tener mayor probabilidad de parto prematuro, y los recién nacidos expuestos a Prozac y otros SSRI en el útero podrían experimentar síntomas de abstinencia (que no duran más de 48 horas), incluyendo llanto excesivo, temblores, problemas de sueño y trastornos gastrointestinales inmediatamente después de nacer. De todos modos, los investigadores advierten que estos riesgos no deben ser un impedimento para que las embarazadas tomen Prozac (u otros SSRI) si su depresión no puede ser tratada de manera efectiva con otros medios, ya que la depresión sin tratar conlleva sus propios riesgos, muchos de ellos con efectos a largo plazo.

Tu médico prenatal –junto con el profesional de salud mental– podrá indicarte los mejores medicamentos para ti durante tu embarazo, por lo tanto discute las opciones con ambos.

Recuerda, además, que las técnicas no medicinales a veces también pueden ayudar a luchar contra la depresión. La psicoterapia podría ser efectiva por sí misma o junto con medicamentos. Otras terapias que a veces pueden ser útiles, junto con medicaciones, incluyen la fototerapia y técnicas de medicina alternativa. El ejercicio (por el hecho de liberar esas endorfinas que te hacen sentir bien), la meditación (que te puede ayudar a manejar el estrés) y la dieta (mantener el nivel de azúcar en la sangre con comidas y bocadillos regulares y consumir muchos ácidos grasos omega-3 pueden ayudar a levantarte el ánimo). Habla con tu médico y tu profesional de salud mental para saber si esas opciones son adecuadas para ti.

Diabetes

"Soy diabética. ¿Cómo afectará a mi bebé?"

Hay muchas buenas noticias para las embarazadas diabéticas en estos días. De hecho, con un cuidado médico experto y un autocuidado responsable, tienes prácticamente las mismas probabilidades que cualquier otra futura mamá de tener un embarazo exitoso y un bebé saludable.

Las investigaciones han demostrado que la clave para manejar con éxito un embarazo con diabetes –ya sea que la diabetes sea de tipo 1 (diabetes de manifestación juvenil, en la que el organismo no produce insulina) o de tipo 2 (diabetes de manifestación adulta, en la que el organismo no responde como debe a la insulina)– es alcanzar niveles normales de glucosa en la sangre antes de la concepción y mantenerlos durante los nueve meses subsiguientes.

Ya sea que ya eras diabética al concebir o que la hayas desarrollado en el proceso, lo siguiente te ayudará a tener un embarazo seguro y un bebé saludable:

El médico adecuado. El obstetra que supervise tu embarazo debería tener mucha experiencia en el cuidado de futuras mamás diabéticas, y trabajar conjuntamente con el médico que ha controlado tu diabetes. Tendrás más visitas prenatales que otras futuras mamás y, probablemente, más instrucciones médicas que seguir (pero todo por una buena causa).

Buena planificación alimenticia. Una dieta orientada a tus necesidades personales debería ser planificada minuciosamente junto con tu médico, un nutricionista y/o una enfermera practicante con experiencia en diabetes. La dieta probablemente será rica en carbohidratos complejos, moderada en proteínas, baja en colesterol y grasa, y contendrá pocos o ningún dulce azucarado. Será importante incluir mucha fibra alimenticia, ya que algunos estudios demuestran que ésta podría reducir los requerimientos de insulina en los embarazos de las diabéticas.

La regulación de carbohidratos no es típicamente tan estricta como solía ser debido a que la insulina de acción rápida puede ajustarse si te excedes del límite en una u otra comida. De todos modos, el grado de tu restricción de los carbohidratos dependerá de la manera en que tu organismo reaccione a determinados alimentos. La mayoría de las diabéticas obtiene mejor resultado consumiendo sus carbohidratos de fuentes vegetales, granos (los integrales son mejores) y legumbres que de fru-

tas. Para mantener niveles normales de azúcar en la sangre, tendrás que tener especial cuidado de consumir suficientes carbohidratos por la mañana. Los bocadillos también serán importantes (aun más que para la futura mamá promedio) e, idealmente, deberían incluir tanto carbohidratos complejos (como pan de grano integral) y proteína (como frijoles o queso o pollo). El no desayunar o cenar, por ejemplo, o el no consumir bocadillos puede reducir peligrosamente el nivel de azúcar en la sangre, por lo tanto trata de comer a horario, aunque la náusea matutina o la indigestión te corten el apetito. Consumir seis comidas ligeras por día, regularmente espaciadas, cuidadosamente planeadas y suplementadas por bocadillos saludables, es la estrategia más sabia.

Aumento de peso razonable. Es mejor que trates de alcanzar tu peso ideal antes de concebir (algo que te conviene recordar si planeas otro embarazo). Pero si empiezas tu embarazo excedida de peso, no planees estilizarte durante el período de nueve meses. Consumir suficientes calorías es vital para el bienestar de tu bebé. Intenta aumentar de peso según las pautas que te fije tu médico (lo mejor es lenta y paulatinamente). Vigilarán el crecimiento del feto con ultrasonido, porque a veces los bebés de las diabéticas crecen mucho, aunque el peso de la mamá esté en regla.

Ejercicio. Un programa de ejercicios moderados, especialmente si tienes diabetes del tipo 2, te dará más energía, te ayudará a regular el azúcar en la sangre, y a ponerte en forma para dar a luz. Pero debes planearlo conjuntamente con tu programa de medicamentos y dieta, con la ayuda de tu equipo médico. Si no experimentas otras complicaciones médicas o de embarazo y estás físicamente en forma, es probable que un ejercicio moderado sea parte de tu programa –como caminar a paso enérgico, nadar y practicar bicicleta estacionaria (pero no trote)–. Es posible que sólo te den luz verde para ejercicios muy ligeros (caminatas suaves, por ejemplo) si no estabas en forma antes del embarazo, o si hay signos de problemas con tu diabetes, tu embarazo o el crecimiento del bebé.

Probablemente te pedirán que tomes las mismas precauciones recomendadas a toda embarazada para ejercitarse sin riesgo: comer un bocadillo antes de comenzar tus ejercicios; no ejercitarte al punto del agotamiento, y nunca hacerlo en un ambiente muy caluroso (80°F o más). Si estás con insulina, te aconsejarán que evites inyectarte en las partes del cuerpo que ejercites (las piernas, por ejemplo, si estás caminando) y que no reduzcas tu ingestión de insulina antes de ejercitarte.

Descanso. Descansar lo suficiente es muy importante, en especial en el tercer trimestre. Evita excederte, y trata de tomarte un momento libre durante la mitad del día para poner los pies en alto o dormir una siesta. Si tienes un trabajo exigente, es posible que tu médico te recomiende empezar tu licencia de maternidad antes.

Regulación de medicamentos. Si la dieta y el ejercicio por sí solos no controlan tu nivel de azúcar en la sangre, probablemente deberás usar insulina. Si terminas necesitando insulina por primera vez, el nivel del azúcar en la sangre puede estabilizarse bajo estrecha supervisión médica. Si estabas tomando medicamentos orales antes de concebir, podrían reemplazarlos durante el embarazo por insulina inyectada o una bomba de insulina bajo la piel. Como los niveles de las hormonas del embarazo que operan contra la insulina aumentan a medida que progresa el proceso de gestación, es posible que tu

dosis de insulina tenga que ser aumentada periódicamente. La dosis también tendrá que ser revisada a medida que tú y tu bebé aumenten de peso, si te enfermas o estás bajo estrés emocional, o si te excedes con los carbohidratos. Los estudios revelan que el fármaco oral glyburide podría ser una alternativa efectiva a la terapia de insulina durante el embarazo para algunos casos leves.

Además de asegurarte de que tu medicación para la diabetes sea adecuada, deberás tener mucho cuidado con cualquier otro medicamento que tomes. Muchos fármacos sin receta médica pueden afectar tus niveles de insulina –y algunos podrían no ser seguros durante el embarazo–, por lo tanto no tomes ninguno hasta consultar con el médico que controla tu diabetes y el que atiende tu embarazo.

Regulación del azúcar en la sangre. Es posible que tengas que controlar el nivel del azúcar en la sangre (con un sencillo método de un pinchazo en un dedo) por lo menos cuatro o hasta diez veces por día (tal vez antes y después de las comidas) para asegurarte de que se mantiene a niveles seguros. Si tienes diabetes de tipo 1, tu sangre también podría ser examinada por hemoglobina glucosilada (hemoglobina A1c), porque los niveles elevados de estas sustancia podrían ser un indicio de que los niveles de azúcar en la sangre no están siendo bien controlados. Para mantener los niveles normales de glucosa en la sangre tendrás que comer regularmente, ajustar tu dieta y ejercitarte y, de ser necesario, tomar medicación. Si dependías de la insulina antes del embarazo, es posible que experimentes más episodios de una baja en los niveles de azúcar en la sangre (hipoglucemia) que cuando no estabas embarazada, especialmente en el primer trimestre, por lo tanto es imprescindible un control cuidadoso. Y no salgas de tu casa (ni de ningún sitio) sin llevar los bocadillos adecuados.

Control de orina. Como tu cuerpo podría producir acetonas –sustancias ácidas que pueden producirse cuando el organismo descompone la grasa– durante esta regulación estricta de la diabetes, podrían controlarte regularmente la orina.

Control cuidadoso. No te preocupes si el médico te ordena muchos exámenes, especialmente en el tercer trimestre, o si incluso sugiere hospitalizarte en las últimas semanas del embarazo. Esto no significa que algo ande mal, sino que quiere asegurarse de que todo siga bien. Los exámenes estarán orientados principalmente a la evaluación regular de tu estado y el de tu bebé para determinar el momento óptimo del parto y, si es necesario, realizar cualquier otra intervención.

Es probable que controlen tu vista regularmente para examinar la condición de las retinas y que te tomen exámenes de sangre y orina cada 24 horas para evaluar los riñones (los problemas oculares y renales tienden a agravarse durante el embarazo, pero por lo general vuelven a su condición original después de dar a luz si te has cuidado durante todo el embarazo). La condición de tu bebé y de la placenta probablemente será evaluada durante todo el embarazo, a través de monitoreo fetal sin estrés y test de estrés (consulta la página 376), perfiles biofísicos y ultrasonido (para medir a tu bebé a fin de asegurarse de que crece como debe y para que así el parto se realice antes de que el bebé crezca demasiado para un alumbramiento vaginal). Y como existe un riesgo ligeramente mayor de problemas cardíacos en los bebés de las diabéticas, te harán un ultrasonido detallado de la anatomía fetal a las 16 semanas y un ultrasonido especial del corazón (electrocardiograma fetal) alre-

dedor de las 22 semanas, a fin de asegurarse de que todo anda bien.

Después de las 28 semanas, podrían pedirte que tú misma controles los movimientos fetales, tres veces por día (consulta la página 312, o sigue las instrucciones de tu médico).

Como las diabéticas corren un riesgo mayor de preeclampsia, tu médico también vigilará minuciosamente cualquier indicio temprano de esa afección.

Parto temprano electivo. Las mujeres que contraen diabetes gestacional, así como también las mujeres con diabetes leve preexistente bien controlada, pueden llegar sin riesgo a término. Pero cuando los niveles normales del azúcar en la sangre de la mamá no han sido bien mantenidos durante el embarazo, o si la placenta se deteriora tempranamente, o si se desarrollan otros problemas más adelante durante el embarazo, el parto podría producirse una o dos semanas antes de término. Los distintos exámenes ya mencionados ayudarán al médico a decidir cuándo inducir el parto o practicar una cesárea, lo suficientemente tarde como para que los pulmones fetales estén maduros para funcionar fuera del útero, pero no tan tarde como para comprometer la seguridad del bebé.

No te preocupes si llevan a tu bebé a una unidad de cuidado intensivo neonatal inmediatamente después de nacer. Éste es un procedimiento de rutina en la mayoría de los hospitales para los infantes de madres diabéticas. Tu bebé estará en observación por problemas respiratorios (que son improbables si le examinaron los pulmones y los encontraron suficientemente maduros para el parto) y por hipoglucemia (que, aunque es más común en los bebés de las diabéticas, se trata fácilmente). Podrías recibir pronto a tu bebé para empezar a darle el pecho, si ése es tu plan.

Enfermedad Tiroidea

"Me diagnosticaron hipotiroidismo cuando era adolescente y sigo tomando pastillas para la tiroides. ¿Es seguro seguir tomándolas mientras estoy embarazada?"

No solamente es seguro seguir tomando tu medicación, sino que además es vital para el bienestar de tu bebé y el tuyo. Una de las razones es que las mujeres con hipotiroidismo no tratado (una afección en la que la glándula tiroides no produce cantidades adecuadas de la hormona tiroxina) tienen más probabilidades de sufrir un aborto. Otra razón es que las hormonas tiroideas maternales son necesarias para el desarrollo inicial del cerebro fetal, ya que los bebés que no reciben dichas hormonas en ese período pueden nacer con problemas neurológicos y, probablemente, sordera. Después del primer trimestre, el feto produce sus propias hormonas tiroideas y está protegido aunque los niveles de la mamá sean bajos. Los niveles tiroideos bajos también se asocian a depresión maternal durante el embarazo y posparto; otro motivo importante para continuar tu tratamiento.

Tu dosis, sin embargo, podría necesitar un ajuste, debido a que el organismo requiere más hormona tiroidea cuando está gestando un bebé. Consulta con tu endocrinólogo y tu obstetra para asegurarte de que tu dosis sea la adecuada ahora, pero ten en cuenta que tus niveles probablemente serán controlados periódicamente durante el embarazo y posparto para constatar si tu dosis necesita un ajuste. Vigila también todo signo de que tu nivel tiroideo esté demasiado bajo o demasiado alto e infórmalo a tu médico (aunque muchos de esos síntomas probablemente familiares de hipotiroidismo, como fatiga, estreñimiento y sequedad de la piel, son tan similares a los del embarazo que a menudo es difícil distinguir cuál es la causa, repórtalos de todos modos).

La deficiencia de yodo, que se está haciendo más común entre las mujeres de edad de concebir en los Estados Unidos debido al menor consumo de sal con yodo, puede interferir con la producción de la hormona tiroidea, por lo tanto asegúrate de recibir cantidades adecuadas de este mineral. Se encuentra comúnmente en la sal con yodo y mariscos.

"Tengo la enfermedad de Graves. ¿Es un problema para el embarazo?"

La enfermedad de Graves es la forma más común del hipertiroidismo, una condición en la que la glándula tiroides produce una cantidad excesiva de hormona tiroides. Los casos leves de hipertiroidismo a veces mejoran durante el embarazo, porque el cuerpo embarazado requiere más hormona tiroidea que lo habitual. Pero el hipertiroidismo moderado a severo es otra historia. Si no se tratan, estas afecciones pueden conducir a serias complicaciones tanto para ti como para tu bebé, incluyendo aborto espontáneo y nacimiento prematuro, por lo tanto es necesario un tratamiento certero. Afortunadamente, cuando la enfermedad es tratada de manera adecuada durante el embarazo, es probable que el resultado sea positivo para la madre y el bebé.

Durante el embarazo, el tratamiento más común es a través del medicamento antitiroideo propiltiouracil (PTU, por sus siglas en inglés) en la dosis más baja que resulte efectiva. Si una mujer es alérgica al PTU, podría usarse metimazol (Tapazole). Si no se puede usar ninguno de los dos, tal vez sea necesaria una operación quirúrgica para remover la glándula tiroides, pero debería efectuarse al inicio del segundo trimestre para evitar el riesgo de aborto (en el primer trimestre) o de nacimiento prematuro (a finales del segundo o en el tercer trimestre). El yodo radiactivo no es seguro durante el embarazo, por lo tanto no formará parte de tu plan de tratamiento.

Si has tenido una operación quirúrgica o un tratamiento con yodo para la enfermedad de Graves antes de quedar embarazada, deberás continuar tu terapia de reemplazo de hormonas durante el embarazo (que no sólo es seguro sino esencial para el desarrollo de tu bebé).

Epilepsia

"Tengo epilepsia y estoy desesperada por tener un bebé. ¿Puedo tener un embarazo seguro?"

Con las precauciones adecuadas, decididamente puede haber un bebé saludable en tu futuro. Tu primer paso –preferiblemente antes de que te ocupes de las gestiones de la concepción– es controlar tu condición de la mejor manera posible, con la ayuda de tu neurólogo y del médico que hayas elegido para tu control prenatal (si ya has concebido, es crucial que consigas esa ayuda lo antes posible). Para mejores resultados, serán necesarios una supervisión minuciosa de tu condición y posibles ajustes frecuentes de la medicación, como también la comunicación entre tus médicos.

La mayoría de las mujeres siente que el embarazo no exacerba su epilepsia. La mitad no experimenta cambios en su enfermedad, y un porcentaje menor descubre que los ataques se vuelven menos frecuentes y más leves. Sólo unas pocas mujeres comprueban que sus ataques son más frecuentes y severos.

En cuanto al modo en que esta condición afecta el embarazo, las futuras mamás con epilepsia podrían tener probabilidades ligeramente mayores de experimentar náusea y vómitos excesivos (hiperemesis), pero no corren un riesgo mayor de complicaciones serias. Parece haber un ligero aumento en la incidencia de determinados defectos de nacimiento en los bebés de las madres epilépticas, pero más bien podrían ser causados por el uso de ciertos medicamentos anticonvulsivos durante el embarazo que por la epilepsia en sí.

Conversa con tu médico la posibilidad de tomar un descanso de tus medicamentos antes de la concepción. Esto sería posible si has estado libre de ataques durante algún período. Si los has estado teniendo en el último tiempo, es importante que trates de controlarlos lo más pronto posible. Necesitarás medicamentos para hacerlo, pero quizás sea posible que te cambien a un fármaco menos riesgoso que el que has estado

Cómo Ayudar a otras Mujeres con Epilepsia

Para mayor información sobre la epilepsia y el embarazo, consulta epilepsyfoundation.org. Para ayudarte a ti misma en el futuro o para ayudar a otras mamás con epilepsia, pregunta a tu médico acerca de inscribirte en el Registro de Fármacos Antiepilépticos en el Embarazo (*Antiepileptic Drug Pregnancy Registry*) (888) 233-2334, o aedpregnancyregistry.org. Su objetivo es determinar qué terapias se asocian con un mayor riesgo. También recibirás un paquete informativo sobre planificación para la concepción y cuidado prenatal.

tomando. Tomar un solo fármaco parece causar menos problemas en el embarazo que la terapia de más de una droga y es el camino preferible. Y es importante que no dejes de tomar un medicamento necesario por temor a perjudicar a tu bebé; no tomarlo –y tener ataques frecuentes– podría ser más peligroso.

Para todas aquellas que tomen medicinas para los ataques, se recomienda un ultrasonido estructural detallado, además de algunos exámenes exploratorios tempranos. Si has estado tomando ácido valproico (Depakene), el médico podría decidir controlar específicamente posibles defectos del tubo neural, como espina bífida.

Para todas las embarazadas epilépticas es importante dormir mucho, nutrirse bien y mantener niveles adecuados de líquidos. También podrían ser recomendables suplementos con vitamina D, ya que algunos medicamentos para la epilepsia pueden interferir con el metabolismo de esta vitamina. Durante las cuatro últimas semanas del embarazo, tal vez te recetarán un suplemento de vitamina K para reducir el riesgo de hemorragia, otra condición que hace que los bebés de las mamás que reciben tratamientos para los ataques epilépticos estén expuestos a un riesgo ligeramente mayor.

El proceso de parto y el alumbramiento probablemente no serán más complicados debido a tu epilepsia, aunque es importante que la medicación anticonvulsiva siga administrándose durante el proceso de parto para minimizar el riesgo de un ataque durante el alumbramiento. La anestesia epidural podría ser administrada para manejar el dolor del parto y el alumbramiento.

Tampoco deberías tener problemas para amamantar a tu bebé. La mayoría de los medicamentos para la epilepsia pasa a la leche materna en dosis tan minúsculas que es improbable que afecte a un bebé que se amamanta.

Esclerosis Múltiple

"Hace varios años me diagnosticaron esclerosis múltiple. Sólo he tenido dos episodios de esta condición y fueron relativamente leves. ¿Afectará mi embarazo? ¿Y mi embarazo incidirá sobre mi esclerosis múltiple?"

Hay buenas noticias para ti y tu bebé. Las mujeres con esclerosis múltiples (MS, por siglas en inglés) decididamente pueden tener embarazos normales y bebés saludables. Un buen cuidado prenatal, iniciado tempranamente (y, todavía mejor, terapias con agentes modificadores aun antes de la concepción), sumado a visitas regulares a tu neurólogo, te ayudarán a lograr el resultado más maravilloso. Y la buena noticia también se extiende al nacimiento. El parto y el alumbramiento generalmente no se ven afectados por la MS, ni tampoco las opciones de alivio para el dolor. Las epidurales y otros tipos de anestesia parecen ser completamente seguros para las futuras mamás con MS.

En cuanto a los efectos del embarazo sobre la MS, algunas mujeres experimentan recaídas cuando están esperando, como también en el período posparto, pero la mayoría retorna a su estado de preparto en unos tres a seis meses después de la llegada del bebé. Algunas mujeres con problemas al andar descubren que a medida que aumentan de peso durante el embarazo les resulta más difícil caminar, lo que no es de sorprender. Evitar un aumento excesivo de peso puede ayudar a reducir este problema. En definitiva: experimentes o no recaídas, el embarazo no parece afectar la tasa general de recaídas durante tu vida ni la magnitud de la condición.

Para mantenerte lo más saludable posible cuando estás esperando, trata de disminuir el estrés y descansar lo suficiente. También trata de evitar elevar demasiado tu temperatura corporal (no uses bañeras ni baños calientes ni te ejercites demasiado o al aire libre cuando hace mucho calor). Trata de combatir al máximo las infecciones, particularmente las urinarias, que son más comunes durante el embarazo (consulta la página 538 para informarte sobre las medidas preventivas).

El embarazo puede tener cierto impacto en el tratamiento de la MS. Aunque las dosis de bajas a moderadas de prednisone son consideradas seguras durante el embarazo, otros medicamentos para MS podrían no serlo. Deberás elaborar un régimen de medicación con tus médicos que sea seguro para tu bebé y lo más efectivo para ti.

Después del parto, hay buenas probabilidades de que puedas amamantar, al menos parcialmente. Si no es posible, ya sea debido a los medicamentos que debes tomar o porque te resulta físicamente estresante, no te preocupes. Los bebés no sólo prosperan con una buena fórmula sino también siempre están mejor cuando la mamá se siente bien.

Como regresar a trabajar pronto en el período posparto podría aumentar el agotamiento y el estrés –y con ello exacerbar tus síntomas– considera posponer ese regreso, si tus finanzas lo permiten. Si la MS interfiere con tu funcionamiento cuando tu hijo es muy pequeño, lee la página 572 donde encontrarás consejos sobre el cuidado del bebé para madres con incapacidades.

Otra observación: a muchas mujeres con MS les preocupa que puedan transmitir la enfermedad a sus hijos. Aunque ésta tiene un componente genético, situando a estos niños en un riesgo mayor de verse afectados de adultos, el riesgo es realmente muy reducido. Del 95% al 98% de los niños de madres con MS no presenta la enfermedad.

Escoliosis

"Me diagnosticaron escoliosis leve en la adolescencia. ¿Qué efectos puede tener la curvatura de mi columna sobre el embarazo?"

Afortunadamente, no muchos. Por lo general, las mujeres con escoliosis tienen embarazos y partos sin complicaciones y con el feliz resultado de un bebé saludable. De hecho, algunos estudios han indicado que no se presentan problemas significativos durante el embarazo que puedan ser atribuidos específicamente a la escoliosis.

Las mujeres con una curvatura severa de la columna vertebral, o cuya escoliosis afecta las caderas, pelvis u hombros, podrían experimentar mayor incomodidad, problemas respiratorios o dificultades para soportar el peso más adelante durante el embarazo. Si notas que el dolor de espalda aumenta durante el embarazo avanzado, trata de no mantenerte de pie lo que más puedas, toma baños tibios, pídele a tu pareja que te frote la espalda y sigue los consejos de la página 256 para combatir el dolor de espalda. También puedes preguntar a tu médico que te recomiende un fisioterapeuta obstetra que pueda ayudarte con algunos ejercicios específicos para el dolor asociado a la escoliosis. También averigua qué técnicas de medicina alternativa (página 92) podrían ayudarte.

Si deseas una epidural durante el parto, conversa con tiempo con tu médico para encontrar un anestesiólogo que tenga experiencia con futuras mamás con escoliosis. Aunque la dolencia por lo general no interfiere con la epidural, podría dificultar un poco su colocación. Pero un anestesiólogo experimentado no debería tener problemas para insertar la aguja donde debe.

Fenilcetonuria

"Nací con fenilcetonuria. El médico me autorizó a dejar mi dieta baja en fenilalanina en mi adolescencia, y me sentía bien. Pero cuando hablé de quedar embarazada, mi obstetra me dijo que debía retomar la dieta. ¿Es realmente necesario?"

Una dieta baja en fenilalanina, que consiste en una fórmula médica libre de fenilalanina y cantidades medidas con suma precisión de frutas, vegetales, pan y pasta (y que elimina todos los alimentos ricos en proteínas, incluyendo carne, aves, pescado, productos lácteos, huevos, frijoles y nueces) no es sabrosa ni fácil de seguir. Pero para las embarazadas con fenilcetonuria (PKU, por sus siglas en inglés) es absolutamente necesario. Si no sigues la dieta mientras estás embarazada podrías poner a tu bebé en gran riesgo de una serie de problemas, incluyendo serio déficit mental. Idealmente, el régimen bajo en fenilalanina debería reanudarse tres meses antes de la concepción, como también mantener bajos los niveles de fenilalanina en la sangre hasta el momento del parto (aun empezar la dieta al inicio del embarazo podría reducir la gravedad del retraso en el desarrollo de los bebés de madres con PKU). Y, por supuesto, están absolutamente prohibidos todos los alimentos endulzados con aspartamo (Equal o NutraSweet).

Sin duda, será difícil retornar a la dieta después de tantos años sin ella, pero claramente los beneficios para tu bebé en desarrollo bien valdrán el sacrificio. Si pese a este incentivo te cuesta seguir la dieta, podrías buscar ayuda profesional de un terapeuta que esté familiarizado con tu condición. Un grupo de apoyo de otras madres con PKU podría ser aún de mayor ayuda; la desdicha de esa privación alimenticia decididamente se beneficia con la compañía de quienes están igualmente privadas. Para mayor información, consulta pkunetwork.org.

Fibromialgia

"Hace unos pocos años me diagnosticaron fibromialgia. ¿Cómo afectará mi embarazo?"

El hecho de que estés consciente de tu condición te da una ventaja que muchas mujeres no tienen. La fibromialgia, una dolencia que afecta de 8 a 10 millones de estadounidenses cada año que se caracteriza por dolor, sensación de ardor y molestia en los músculos y tejidos suaves del cuerpo, suele no ser detectada en las embarazadas, posiblemente debido a que la fatiga, debilidad y estrés psicológico que causa son considerados signos normales del embarazo.

Probablemente ya estés acostumbrada a sentirte frustrada por la fibromialgia, debido a la falta de información disponible y de un tratamiento efectivo. Prepárate para frustrarte aún más, porque lamentablemente se sabe aun menos sobre el efecto del embarazo en la fibromialgia y viceversa. De lo poco que se sabe, hay algunas noticias positivas: los bebés nacidos de madres con fibromialgia no se ven afectados de modo alguno por esa condición. Aparte de eso, algunos estudios recientes han sugerido que el embarazo puede ser extremadamente exigente para una mujer con fibromialgia. Podrías sentirte más cansada y tiesa y experimentar molestias y dolores en más partes de tu cuerpo que una futura madre sin esta condición (aunque algunas mujeres afortunadas se sienten mejor durante el embrazo, de modo que puedes esperar que ése sea tu caso). Para disminuir los síntomas al mínimo, trata de reducir el estrés en tu vida tanto como te sea posible, comer una dieta bien equilibrada, ejercitarte

Síndrome de Fatiga Crónica

Por suerte, padecer el síndrome de fatiga crónica (CFS, por sus siglas en inglés) no impide tener un embarazo normal y un bebé saludable. Lamentablemente, eso es casi todo lo que saben los científicos acerca de los efectos del CFS sobre el embarazo. Aún no se han realizado estudios, de modo que lo poco que se sabe proviene de evidencias anecdóticas, que tienden a sugerir que el CFS afecta a diferentes mujeres de manera distinta durante el embarazo. Algunas futuras mamás notan que sus síntomas mejoran durante el embarazo, mientras que otras sienten que empeoran. Podría ser difícil determinarlo, ya que el embarazo es físicamente agotador para todas las mujeres, aun para quienes no tienen que lidiar con el CFS.

Si estás embarazada y tienes CFS, es importante que el médico que te ha estado tratando por esa afección sepa que estás esperando, y que el médico que hayas elegido para el cuidado prenatal sepa que tienes CFS. Juntos, incorporando las estrategias que te han ayudado en el pasado, podrán ayudarte a enfrentar tu CFS mientras vas gestando a tu futuro bebé.

moderadamente (nunca te excedas), y seguir haciendo elongaciones seguras y ejercicios de acondicionamiento (o yoga, ejercicios acuáticos, etc.) que podrían haberte ayudado antes de estar embarazada. Las mujeres con fibromialgia aumentan típicamente de 25 a 35 libras durante el primer año en que tienen la afección, de modo que durante el emba-

razo el aumento de peso excesivo puede ser un problema (no quiere decir que te inflarás como un globo, sino que podrías tener dificultades para mantenerte dentro de los patrones recomendados para el aumento de peso). Y como la afección se suele tratar con antidepresivos y analgésicos, tendrás que asegurarte de que tu médico y tu médico prenatal estén en contacto y que te mantengan sólo

Cómo Sacar el Mayor Provecho a tus Remedios

Si dependes de medicamentos orales para controlar una enfermedad crónica, es posible que tengas que hacer pequeños ajustes ahora que estás esperando. Por ejemplo, si la náusea matutina te tiene a maltraer en el primer trimestre, tomar tus medicinas justo antes de irte a la cama por la noche –para que puedan hacer efecto en tu organismo antes de que empiecen los vómitos matutinos– podría impedir que devuelvas y pierdas la mayor parte de las medicinas (pero consulta con tu médico antes, debido a que algunos medicamentos deben tomarse a determinadas horas del día).

Algo más que tendrás que tener en cuenta, como también tu equipo médico: algunos remedios se asimilan de manera diferente durante el embarazo. Por eso las dosis a las que estás acostumbrada no son necesariamente las adecuadas ahora que estás esperando. Si no estás segura de cuál es la dosis correcta durante el embarazo, o si tienes la impresión de que no estás recibiendo suficientes medicamentos –o demasiados– consúltalo a tus médicos.

con medicamentos seguros para usar durante el embarazo.

Fibrosis Quística

"Tengo fibrosis quística y sé que es una complicación en el embarazo, ¿pero qué tan complicado será?"

Como alguien que ha vivido con fibrosis quística (CF, por sus siglas en inglés) durante toda tu vida, ya estarás acostumbrada a los desafíos que exige tu condición, así como también a trabajar duro para enfrentarlos. Y aunque los desafíos aumentan durante el embrazo, hay muchas medidas que tú y tus médicos pueden tomar para que tu embarazo sea exitoso y seguro.

El primer desafío es aumentar el peso suficiente, y por eso será importante que trabajes en estrecho contacto con tus médicos para asegurarte de que los números en la balanza suban (una nutricionista podría ser una valiosa adición a tu equipo del embarazo). Para mantener una vigilancia más estrecha de tu peso y del crecimiento de tu bebé —como también de todos los aspectos de tu embarazo— tendrás que hacer visitas prenatales más frecuentes que la mamá promedio (la ventaja es que esto significará más oportunidades de oír el latido cardíaco de tu bebé, como también más oportunidades de hacer preguntas). Tu actividad podría verse limitada, y como corres un riesgo mayor de parto prematuro, habrá que tomar medidas adicionales para reducirlo y asegurar que tu bebé esté seguro hasta su término pleno. También es posible que necesites hospitalización periódica.

Una asesoría genética (si no la has tenido ya) podría permitirte determinar si tu bebé corre el riesgo de nacer o no con CF ("no" es el escenario más probable). Si tu marido no es portador de CF, hay muy pocas probabilidades de que

tu bebé se vea afectado por ella (aunque será portador). Si tu esposo es portador, hay un 50% de probabilidades de que tu bebé se vea afectado; los exámenes prenatales podrán confirmártelo.

Como ahora estás respirando por partida doble, tus médicos vigilarán atentamente tu cuidado pulmonar, especialmente a medida que tu útero en crecimiento va dejando menos margen de expansión a los pulmones. También te vigilarán por posibles infecciones pulmonares. Algunas mujeres con una afección pulmonar severa podrían comprobar que su estado empeora un poco cuando están embarazadas, pero sólo temporalmente. En general, el embarazo no parece ejercer ningún efecto negativo de largo plazo sobre la fibrosis quística.

El embarazo no es fácil para ninguna mujer, y por cierto la exigencia es mayor para las mujeres con CF. Pero esa recompensa que te espera —el hermoso bebé para el que tanto te esfuerzas— puede hacer que todos esos desafíos valgan la pena con creces.

Hipertensión

"He tenido hipertensión durante años. ¿De qué modo la presión alta afectará mi embarazo?"

Ahora que son más las mujeres que conciben a mayor edad, son también más las que conciben con hipertensión crónica, una afección que se vuelve más común con la edad. Por eso tienes mucha compañía (aunque hayas desarrollado tu hipertensión tempranamente en tu vida).

Tu embarazo es considerado de alto riesgo, lo que significa que tendrás que pasar más tiempo en el consultorio del médico y esforzarte más por cumplir sus instrucciones. Pero todo por una buena causa. Con la presión sanguínea bien controlada, un buen cuidado de ti misma y una vigilada atención médica, tienes la probabilidad de tener la mejor recompensa posible: un embarazo seguro y un bebé saludable.

Todo lo siguiente puede ayudarte a aumentar las probabilidades de un embarazo exitoso:

El equipo médico adecuado. El médico que supervise tu embarazo deberá tener mucha experiencia en el cuidado de futuras mamás con hipertensión crónica y debería incorporar en tu equipo del embarazo al médico que ha controlado tu hipertensión.

Estrecha vigilancia médica. Tu médico probablemente te programará visitas más frecuentes que a otras futuras madres y te ordenará muchos más exámenes, pero, ya sabes, es tiempo bien invertido. Tener hipertensión crónica aumenta tu riesgo de preeclampsia durante el embarazo como también otras complicaciones, de modo que tu médico prestará particular atención a tu bienestar durante tus 40 semanas.

Relajación. Los ejercicios de relajación sirven para calmar a cualquiera, pero particularmente a las que sufren de hipertensión. Las investigaciones han demostrado que estos ejercicios realmente pueden reducir la presión sanguínea. Revisa –y practica– el de la página 153, o considera la posibilidad de usar un CD de meditación o incluso de inscribirte en una clase.

Otras medidas alternativas. Intenta practicar alguna de las técnicas de medicina alternativa recomendadas por tu médico, como biorretroalimentación, acupuntura o masaje.

Mucho descanso. Como el estrés emocional y físico puede aumentar la presión sanguínea, no te excedas en nada. Toma frecuentes descansos durante el día, preferiblemente con los pies en alto. Si tienes un trabajo altamente estresante, el descanso podría no ser suficiente, y podrías considerar tomar una licencia o reducir el horario o las responsabilidades hasta que llegue el bebé. Si tienes las manos llenas en casa con otros niños, consigue tanta ayuda como puedas para aliviar la carga.

Control de la presión sanguínea. Podrían pedirte que tú misma te controles la presión sanguínea en casa. Hazlo cuando estés más descansada y relajada.

Dieta saludable. La Dieta para el Embarazo es un buen punto de partida, pero modifícala con la ayuda de tu médico para adaptarla a tus necesidades. Comer muchas frutas y vegetales, productos lácteos bajos en grasas o no grasos, y granos integrales, podría ayudarte especialmente a mantener la presión sanguínea baja.

Líquidos adecuados. Recuerda beber por lo menos ocho vasos de líquido por día, lo que debería ayudarte a aliviar la hinchazón leve de pies y tobillos. En la mayoría de los casos no se recomienda un diurético (un fármaco que extrae líquido del cuerpo y a veces se usa en el tratamiento de la hipertensión).

Remedios recetados. Que tus medicamentos cambien o no durante el embarazo dependerá de lo que has estado tomando. Algunas medicinas son consideradas seguras para las futuras mamás, y otras no.

Incapacidad Física

"Soy parapléjica debido a una lesión en la médula espinal y uso una silla de ruedas. Mi marido y yo hemos querido tener un bebé desde hace tiempo y finalmente quedé embarazada. ¿Qué debo hacer ahora?"

Al igual que toda embarazada, lo primero que necesitas es elegir un médico. Y como toda embarazada que está en una categoría de alto riesgo, lo ideal es que tu médico sea un obstetra o especialista en medicina materno-fetal que tenga experiencia con mujeres que enfrenten tus mismos desafíos. Podría ser más fácil de encontrar de lo que piensas, ya que un número creciente de hospitales está desarrollando programas especiales para entregar un mejor cuidado prenatal y obstétrico a mujeres con incapacidades físicas. Si en tu área no cuentas con uno de esos programas o médicos, necesitarás un profesional que esté dispuesto a aprender "en la práctica" y que sea capaz de ofrecerles a ti y a tu marido todo el apoyo que necesitan.

Las medidas adicionales que sean necesarias para que tu embarazo sea exitoso dependerán de tus limitaciones físicas. En todo caso, restringir tu aumento de peso al rango recomendado te ayudará a reducir el estrés en tu organismo. Comer la mejor dieta posible mejorará tu bienestar físico general y reducirá la probabilidad de complicaciones en el embarazo. Y mantener tu régimen de ejercicios te ayudará a tener mayor fuerza y movilidad cuando llegue el bebé (la hidroterapia podría ser particularmente efectiva y segura).

Debería reconfortarte saber que, aunque el embarazo podría resultar más difícil para ti que para otra futura mamá, no debería ser más estresante para tu bebé. Y no hay evidencias que indiquen un aumento en anormalidades fetales en los bebés de mamás con lesiones en la médula espinal (o de madres con otras incapacidades físicas no vinculadas con una enfermedad hereditaria o sistémica). Las mujeres con lesiones en la médula espinal, sin embargo, son más susceptibles a problemas como infecciones renales y dificultades en la vejiga, palpitaciones y sudoración, anemia y espasmos musculares. El parto también podría plantear problemas especiales, aunque en la mayoría de los casos es posible que sea por vía vaginal. Como las contracciones uterinas podrían ser indoloras, dependiendo del tipo de daño a tu médula espinal, tendrás que recibir instrucciones para saber reconocer otros indicios de parto inminente –como sangrado o ruptura de las membranas– o podrían pedirte que te palpes periódicamente el útero para comprobar si han comenzado las contracciones.

Mucho antes de la fecha de parto, traza un plan seguro para viajar al hospital, que contemple la posibilidad de que puedas estar sola en tu casa cuando comience el proceso de parto (podrías planear ir al hospital al inicio del proceso para evitar cualquier problema causado por las demoras en el camino). También asegúrate de que el personal del hospital esté preparado para tus necesidades adicionales.

Ser padre y madre siempre es un desafío, especialmente en las primeras semanas, y no es de sorprender que sea todavía más exigente para ti y tu marido (que tendrá que aumentar su cuota de participación). Si planeas con anticipación podrás enfrentar más exitosamente este desafío. Haz las modificaciones necesarias a tu casa para adaptarla al cuidado del bebé; recluta ayuda (pagada o de otro tipo) al menos para empezar. La lactancia, que por lo general es posible, te facilitará la vida (no hay que ir a la cocina a toda prisa a preparar biberones ni ir a comprar fórmula). También te ahorrará esfuerzos y tiempo si te llevan a tu casa los pañales y otros productos para el bebé. La mesa para cambiarlo debería adaptarse para que la uses desde la silla de ruedas y la cuna debería tener un costado deslizable para que puedas acostar y sacar al bebé fácilmente. Y si tendrás a tu cargo total o parcial el baño del bebé, la bañera infantil debería instalarse de modo que sea accesible (los baños diarios en la bañera no son imprescindibles, de modo que puedes limpiarlo con la esponja día por medio en la mesa para cambiarlo o en tu falda). Llevar al pequeño en un portabebé o canguro probablemente será el modo más conveniente, ya que te dejará las manos libres (si lo usas en cuanto te levantes por la mañana te permitirá poner o sacar al bebé según lo necesites). Unirte a un grupo de apoyo de madres con incapacidades (o revisar los grupos en línea) te proporcionará mucho consuelo y solidaridad y también te dará una mina de oro de ideas y consejos.

Para mayor información, toma contacto con *Through the Looking Glass* en el (800) 644-2666 o en Internet en lookingglass.org; o la Asociación Nacional de Lesiones en la Médula Espinal (*National Spinal Cord Injury Association*) en el (800) 962-9629 o en spinalcord.org.

Lupus

"Mi lupus ha estado bastante tranquilo últimamente, pero acabo de quedar embarazada. ¿Podría reactivarse de nuevo?"

Todavía hay algunas incógnitas sobre el lupus eritematoso sistémico (SLE, por sus siglas en inglés), especialmente durante el embarazo. Los estudios indican que el embarazo no afecta a largo plazo el estado de este trastorno autoinmunológico. Durante los nueve meses, algunas mujeres comprueban que su estado mejora; otras, que empeora. Y lo que es más confuso todavía es que lo que ocurra en un embarazo no pronostica necesariamente lo que ocurrirá en los siguientes. Al parecer, en el período posparto hay mayor riesgo de que se active.

No está claro si el SLE afecta o no el embarazo. De todos modos, parece ser que las mujeres con mejores pronósticos son aquellas que, como tú, conciben durante un período tranquilo de su enfermedad. Aunque el riesgo de pérdida del embarazo aumenta ligeramente, en general las posibilidades de tener un bebé saludable son excelentes. Quienes tienen el peor pronóstico son las mujeres con SLE con una severa insuficiencia renal (idealmente, la función de los riñones debería estar estable por lo menos seis meses antes de la concepción). Si tienes anticoagulante lúpico o anticuerpo antifosfolípido, podrían recetarte dosis diarias de aspirina y heparina.

Debido a esta condición, la atención de tu embarazo incluirá más y más frecuentes exámenes y medicamentos (como corticosteroides), y posiblemente más limitaciones. Pero si tú, tu obstetra o especialista en medicina materno-fetal y el médico que te trata el lupus trabajan en conjunto, las probabilidades de un resultado feliz son muy favorables por el que habrá valido la pena todo ese esfuerzo extra.

Síndrome del Intestino Irritable

"Tengo el síndrome del intestino irritable y me pregunto si al estar embarazada empeorarán mis síntomas"

Como el embarazo parece afectar el síndrome del intestino irritable (IBS, por siglas en inglés) de manera diferente a cada mujer, no es posible pronosticar como te afectará a ti. Algunas mujeres dicen no tener ningún síntoma mientras están esperando; otras reportan que sus síntomas empeoran durante sus nueve meses.

Un motivo por el que resulta tan difícil precisar los efectos del embarazo sobre el IBS y viceversa, es que los intestinos casi siempre se ven impactados por el embarazo. Las mujeres que esperan un bebé son más proclives al estreñimiento (también síntoma del IBS), aunque algunas embarazadas presentan excrementos blandos con mayor frecuencia (también un síntoma de IBS). Lo mismo para los gases y la hinchazón, que suelen empeorar cuando estás esperando, tengas o no tengas IBS. Y como las hormonas del embarazo crean caos en todas las partes del cuerpo, aun quienes padecen de IBS se preguntan si una mujer que suele tener diarrea se puede encontrar de pronto lidiando con el estreñimiento, mientras que una mujer generalmente estreñida le resulta fácil –demasiado fácil– evacuar el intestino.

Para mantener controlados tus síntomas, sigue fielmente las técnicas para combatir el IBS que usaste en otras etapas de tu vida: come porciones pequeñas y más frecuentes (buen consejo para toda embarazada); mantente bien hidratada (lo mismo); sigue una dieta alta en fibra para mejorar la digestión; evita alimentos picantes; evita el estrés excesivo, y aléjate de las comidas o bebidas que empeoren tus síntomas. También podrías considerar agregar algunos probióticos a tu dieta (en versión yogur o bebidas de yogur con cultivos activos, o en forma de polvo o cápsulas). Son sorprendentemente efectivos para regular la función intestinal y son seguros durante el embarazo. Consulta con tu médico.

Tener IBS te deja en una situación de riesgo ligeramente mayor de parto prematuro (y por eso debes estar alerta a cualquier signo de contracciones inminentes preparto; consulta la página 324). También existe una probabilidad mayor de que te practiquen una cesárea debido a tu condición.

TODO ACERCA DE...

Conseguir el Apoyo que Necesitas

Aunque todas las embarazadas necesitan mucho apoyo, las futuras mamás con una enfermedad crónica lo necesitan todavía más. Aunque hayas tenido tu afección durante años, sepas todo lo que hay que saber al respecto y la manejes con toda pericia, probablemente descubrirás que el embarazo cambiará las reglas del juego (incluyendo las que habías memorizado).

Aquí entra en juego ese apoyo extra. Ninguna embarazada debería sobrellevarlo sola, pero en tu condición de embarazada con una enfermedad crónica, desearás y necesitarás aun más compañía. Éstos son algunos de los tipos de apoyo que te beneficiarán:

Apoyo médico. Al igual que toda futura mamá, necesitarás encontrar (si es que no tienes uno ya) un médico prenatal a quien puedas consultar antes de concebir (de ser posible), cuide de ti durante el embarazo, y traiga al mundo a ese ser tan especial cuando llegue el momento. Pero al contrario que muchas otras futuras mamás, ese médico no será el único miembro de tu equipo obstétrico. También necesitarás traer a bordo al médico o médicos que te tratan por tu enfermedad crónica. Tu equipo de médicos trabajará en colaboración para asegurarte que tú y tu bebé estén bien cuidados (que los mejores intereses de tu bebé estén representados en el cuidado de tu enfermedad crónica, y que tus mejores intereses estén representados en el cuidado de tu bebé). La comunicación será una parte vital de ese trabajo en equipo, y por eso asegúrate de que todos ellos estén informados sobre los exámenes, medicamentos y otros componentes de tu cuidado médico.

Tus médicos tienen también muchos otros pacientes, y por eso es prudente suponer que no siempre habrá comunicación entre ellos. Si el especialista de tu enfermedad crónica te receta un nuevo medicamento, pregúntale si ha obtenido la aprobación de tu médico prenatal, y viceversa.

Apoyo emocional. Todos necesitan a alguien en quien apoyarse, pero tal vez notarás que necesitarás a varias personas. Alguien con quien desahogarte cuando te sientas resentida por tu dieta especial (¿huevos de Pascua en vez de conejitos de chocolate?). Para quejarte de estar estancada en interminables procedimientos médicos (¿seis exámenes en tres días?). Para llorar cuando te sientas especialmente ansiosa. Para hacer confidencias, dialogar, descargar. Para darte el apoyo emocional que anhela toda futura mamá... ya que tú podrías anhelarlo un poquito más todavía.

Tu pareja es la fuente ideal de este apoyo, por supuesto, especialmente porque ve por lo que estás pasando y haría cualquier cosa para ayudarte. Tus amistades y familiares también podrían prestarte un oído atento cuando lo necesites, aunque sus propios embarazos hayan sido más "normales" y no siempre se puedan identificar contigo. Pero probablemente descubrirás que nadie te comprende mejor que otra mamá en la misma situación, y que nadie te puede dar tanto consuelo, simpatía y apoyo satisfactorio.

Dependiendo de tu dolencia crónica y dónde vives, podrías encontrar un grupo de apoyo dirigido a futuras o nuevas mamás que estén en la misma o similar situación. O con un poquito de ayuda de tu equipo médico, incluso podrías ser capaz de iniciar uno tú misma (aunque sea sólo un grupo de dos: otra mamá con la que puedas almorzar o conversar por teléfono). O contactarte por la Internet, ya sea en tableros de mensajes para embarazadas o salas de diálogo para quienes tengan la misma afección crónica. No sólo encontrarás la mano amiga que estás buscando, sino también apoyo práctico: asesoramiento, consejos de tratamiento, estrategias, ideas de dieta y otros recursos para ayudarte a lidiar con tu importante doble misión: cuidar de tu enfermedad crónica y nutrir a tu futuro bebé.

Apoyo físico. No hay una futura mamá que no lo necesite en algún momento de su embarazo (probablemente en muchos): alguien que le haga las compras cuando está demasiado cansada para moverse, que limpie el inodoro para no tener que inhalar esas emanaciones, cocinar la cena cuando la presencia de un pollo crudo la descompone. Y para las mamás que lidian con los desafíos físicos de una enfermedad crónica, no hay ayuda que resulte excesiva. Consíguela donde puedas, y no vaciles en pedirla. Recluta a tu pareja para que recoja el guante (y la tintorería y las compras en el almacén) y todo lo que no tengas energías para recoger, pero también busca a amigas, familiares y, si puedes pagarlo, ayuda doméstica.

PARTE 7

Un Embarazo Complicado

Cómo Enfrentar un Embarazo Complicado

SI TE HAN DIAGNOSTICADO UNA complicación o sospechas que tu embarazo presenta cierta dificultad, en este capítulo encontrarás una lista de síntomas y tratamientos. Pero si hasta ahora no has tenido complicaciones, este capítulo no es para ti (no querrás saber nada al respecto). La mayoría de las mujeres tiene un embarazo y parto sin problemas. Aunque la información da poder –cuando la necesitas–, leer lo que puede salir mal cuando nada va mal para ti sólo te estresará, y sin motivo. No sigas leyendo y te ahorrarás preocupaciones innecesarias.

Complicaciones en el Embarazo

Es probable que las siguientes complicaciones, aunque más comunes que otras que se presentan en el embarazo, no sean experimentadas por la embarazada promedio. Por eso lee esta sección únicamente si te han diagnosticado una complicación o si presentas síntomas que pudieran indicar una dificultad. Si te han diagnosticado un problema, usa la información descrita en este capítulo como una guía general –para que tengas una idea de lo que enfrentas–, pero espera recibir consejos más específicos (y posiblemente diferentes) de tu médico.

Aborto Espontáneo Temprano

¿Qué es? Conocido en la jerga médica como aborto espontáneo, es la expulsión espontánea de un embrión o feto

Tipos de Aborto Espontáneo

Si has experimentado una pérdida al comienzo del embarazo, la tristeza que sientas será la misma, sin importar la causa o el nombre técnico del aborto. De todos modos, es útil que conozcas los diferentes tipos de aborto espontáneo para familiarizarte con los términos que podría usar tu médico.

Embarazo químico. El embarazo químico ocurre cuando un óvulo es fertilizado, pero no se desarrolla exitosamente ni se implanta totalmente en el útero. La mujer podría perder su período menstrual y suponer que está embarazada; incluso podría tener un resultado positivo en un examen de embarazo, porque su cuerpo ha producido algunos niveles –bajos, pero detectables– de la hormona del embarazo hCG, pero en un embarazo químico no habrá saco gestacional ni placenta en el examen de ultrasonido.

Óvulo anembriónico. Un óvulo anembriónico (o embarazo anembriónico) se refiere a un óvulo fertilizado que se adhiere a la pared del útero y empieza a desarrollar una placenta (que produce hCG), pero después no logra desarrollarse en un embrión. Lo que queda detrás es un saco gestacional vacío (que puede ser visualizado en un ultrasonido).

Aborto retenido. Un aborto retenido, que es muy poco común, se da cuando el embrión o feto muere, pero permanece en el útero. A menudo, el único indicio de aborto retenido es la pérdida de todos los síntomas del embarazo y, menos frecuentemente, una descarga color marrón. La confirmación del aborto se produce cuando el ultrasonido no revela latido cardíaco fetal.

Aborto incompleto. Un aborto incompleto se produce cuando parte del tejido de la placenta permanece dentro del útero y otra parte es expulsada por la vagina en forma de hemorragia. Con un aborto incompleto la mujer sigue acalambrada y sangrando (a veces de manera intensa), el cuello uterino permanece dilatado, los exámenes de embarazo siguen dando positivo (o los niveles de hCG en la sangre son todavía detectables y no bajan según lo esperado), y parte del embarazo sigue visible en un ultrasonido.

Aborto amenazado. Cuando hay algún sangrado vaginal, pero el cuello uterino permanece cerrado y el latido cardíaco fetal todavía se puede detectar (según registra el ultrasonido), es considerado un aborto amenazado. Aproximadamente la mitad de las mujeres con un aborto amenazado llega a tener un embarazo perfectamente saludable.

del útero antes de que éste sea capaz de vivir en el exterior (en otras palabras, el fin no planeado de un embarazo). Dicha pérdida en el primer trimestre se conoce como aborto espontáneo temprano. El 80% de los abortos espontáneos ocurre en el primer trimestre (si ocurre entre el fin del primer trimestre y la semana 20 se conoce como aborto espontáneo tardío; consulta la página 584).

El aborto espontáneo temprano suele estar relacionado con un defecto cromosómico u otro defecto genético en el embrión, pero también puede ser causado por factores hormonales u otros. Muy a menudo la causa no puede ser identificada.

¿Es común? El aborto espontáneo es una de las complicaciones más comu-

¿Sabías Que...?

En un embarazo normal, el aborto espontáneo *no* es causado por ejercicios, relaciones sexuales, trabajo duro, alzar objetos pesados, un susto repentino, estrés emocional, una caída o un golpe en la barriga. La náusea y vómitos, aunque sean severos, no causan un aborto espontáneo. De hecho, la náusea matutina se ha asociado con un menor riesgo de abortos espontáneos. Afortunadamente, la mayoría de las mujeres que experimenta un aborto espontáneo llega a tener un embarazo normal en el futuro.

nes al inicio del embarazo. Es difícil saberlo con certeza, pero los investigadores han calculado que más del 40% de las concepciones termina en aborto espontáneo. Y mucho más de la mitad de éstos ocurre tan temprano que ni siquiera se llega a sospechar del embarazo, lo que significa que estos abortos suelen pasar inadvertidos, pasando sólo por un período menstrual normal o a veces intenso. Consulta el recuadro de la página anterior para leer más sobre los diferentes tipos de aborto espontáneo al inicio del embarazo.

El aborto espontáneo puede ocurrirle a cualquier mujer y, de hecho, la mayoría que experimenta uno no tiene factores de riesgo conocidos. De todos modos, algunos factores aumentan el riesgo de aborto espontáneo. Uno es la edad; los óvulos más viejos de madres de mayor edad (y posiblemente el esperma de su compañero de mayor edad) tienen mayor riesgo de contener un defecto genético (una mujer de 40 años tiene un 33% de probabilidad de tener un aborto espontáneo, mientras que una de 20 años tiene una probabilidad del 15% de perder un embarazo). Otros factores

de riesgo incluyen deficiencias vitamínicas (especialmente de ácido fólico); exceso o déficit de peso; fumar; posible insuficiencia o desequilibrio hormonal, incluyendo una condición tiroidea no tratada; ciertas enfermedades de transmisión sexual, y determinadas enfermedades crónicas.

¿Cuáles son los signos y síntomas? Un aborto espontáneo puede incluir algunos o todos los siguientes síntomas:

- Calambres o dolor (a veces severo) en el centro del bajo vientre o la espalda

- Intenso sangrado vaginal (posiblemente con coágulos y/o tejidos) similar al de un período

- Un sangrado ligero que continúa por más de tres días

- Una disminución pronunciada –o pérdida– de los signos usuales del embarazo temprano, como sensibilidad en los senos y náusea

¿Qué pueden hacer tú y tu médico? No todo sangrado o manchado ligero es sinónimo de aborto espontáneo. De

¿Sabías Que...?

A veces es demasiado prematuro como para registrar el latido cardíaco fetal o para visualizar el saco gestacional en el ultrasonido, aun en un embarazo saludable. Las fechas podrían no ser precisas, o el equipo del ultrasonido no ser lo suficientemente moderno. Si tu cuello uterino sigue cerrado, si sangras sólo ligeramente y si el resultado del ultrasonido es ambiguo, te volverán a realizar un ultrasonido después de una semana para saber qué es lo que ocurre. También volverán a revisar tus niveles de hCG.

Si Has Tenido un Aborto Espontáneo

Aunque es difícil para los padres aceptarlo en el momento, debes saber que cuando ocurre un aborto espontáneo temprano, suele deberse a que las condiciones del embrión o feto eran incompatibles con la vida. El aborto espontáneo temprano es generalmente un proceso de selección natural en el que un embrión o feto defectuosos se pierde debido a que es incapaz de sobrevivir (defectuosos debido a una anormalidad genética; o dañados por factores ambientales, como radiación o drogas; o a causa de una implantación insuficiente en el útero, infección maternal, accidente al azar u otros motivos desconocidos).

Como sea, perder un bebé, aun al inicio, es trágico y traumático. Pero no dejes que la culpa agrave tu dolor. El aborto espontáneo no es culpa tuya. Manifiesta tu dolor, ya que es parte del proceso de superación. Espera estar triste, incluso deprimida, por un tiempo. Compartir tus sentimientos con tu marido, tu médico, un familiar o una amiga te ayudará. También si te incorporas a –o formas– un grupo de apoyo para parejas o madres solteras que han experimentado una pérdida en el embarazo o que busquen conectarse con otras en línea. Esta experiencia compartida con quienes saben exactamente cómo te sientes puede ser especialmente importante si has experimentado más de una pérdida. Para más sugerencias acerca de cómo lidiar con tu pérdida, consulta el Capítulo 23.

Para algunas mujeres, la mejor terapia es volver a quedar embarazada tan pronto como sea seguro. Pero antes de hacerlo, consulta con tu médico las posibles causas del aborto espontáneo. Muy a menudo, se trata sencillamente de un hecho fortuito causado por una anormalidad cromosómica, infección, exposición a sustancias químicas o teratogénicas (que causan defectos en el nacimiento), o el azar, y no es probable que se repita.

Sea cual sea la causa de tu aborto espontáneo, algunos médicos sugieren esperar de dos a tres meses antes de que trates de concebir nuevamente, aunque puedes reanudar las relaciones sexuales tan pronto te sientas con ánimo. Otros médicos dejan que la naturaleza tome su curso; les dicen a los pacientes que sus organismos sabrán cuándo es el momento de volver a concebir. Algunos estudios han demostrado que en efecto las mujeres tienen una tasa de fertilidad más alta de lo normal en los tres primeros ciclos después de una pérdida en el primer trimestre. Sin embargo, si tu médico recomienda un compás de espera, usa anticonceptivos confiables –como condón o diafragma– hasta que termine el período de espera. Aprovecha este período para poner tu cuerpo en la mejor forma posible para fabricar un bebé (consulta el Capítulo 1).

Por suerte, las posibilidades de que la próxima vez tengas un embarazo normal y un bebé saludable son excelentes. La mayoría de las mujeres que ha tenido un aborto espontáneo no vuelve a tener otro. De hecho, un aborto espontáneo es una garantía de que eres capaz de concebir, y la gran mayoría de mujeres que pierde un embarazo de este modo llega a completar otro normal.

hecho, muchas situaciones (aparte del aborto) podrían explicar el sangrado (consulta la página 151).

Si notas sangrado o manchado ligero, llama a tu médico. Lo evaluará y probablemente te practicará un ultrasonido. Si el embarazo sigue pareciendo viable (en otras palabras, si se detecta latido cardíaco en el ultrasonido), es posible que tu médico te

Las Opciones tras un Aborto Espontáneo

Casi todos los abortos espontáneos son completos, lo que significa que los contenidos del útero son expulsados por la vagina (por eso es que a menudo sale mucha sangre). Pero a veces –especialmente mientras más avanzado esté el embarazo en el primer trimestre– el aborto espontáneo no es completo y partes del embarazo permanecen en el útero (conocido como un aborto espontáneo incompleto). O el latido cardíaco se deja de escuchar en el ultrasonido, lo que significa que el embrión o feto ha muerto, pero sin que salga sangre (esto se llama un aborto espontáneo retenido). En ambos casos, el útero a la larga se vaciará –o deberá ser vaciado– para que tu ciclo menstrual normal pueda reanudarse (y puedas tratar de volver a quedar embarazada si así lo deseas). Hay varios modos en que esto puede lograrse:

Espera natural. Puedes escoger que la naturaleza siga su curso y esperar hasta que el embarazo sea expulsado naturalmente. La espera natural de un aborto espontáneo incompleto o retenido podría tomar desde unos pocos días hasta, en algunos casos, tres o cuatro semanas.

Medicación. La medicación –por lo general una píldora oral o un supositorio vaginal de misoprostol– puede ayudar a tu organismo a expulsar el tejido fetal y la placenta. Cuánto se demore en lograrlo varía de una mujer a otra, pero por lo general es sólo cuestión de días, a lo sumo, antes de que comience el sangrado. Los efectos secundarios de la medicación pueden incluir náuseas, vómitos, calambres y diarrea.

Cirugía. Otra opción es someterse a un procedimiento quirúrgico menor llamado dilatación y raspado (D and C, por sus siglas en inglés). Durante este procedimiento, el médico dilata tu cuello uterino y gentilmente retira el tejido fetal y la placenta del útero (ya sea por succión, raspado o ambos). El sangrado después del procedimiento suele durar no más de una semana. Aunque los efectos secundarios son infrecuentes, existe un ligero riesgo de infección después de este tipo de cirugía.

ordene reposo temporal en cama, además de vigilar tus niveles hormonales si estás en el inicio del embarazo (si suben los niveles de hCG es un buen signo). Y probablemente el sangrado cesará por sí solo.

Si tu médico comprueba que el cuello uterino está dilatado y/o no se detecta latido cardíaco en el ultrasonido (y tus fechas están correctas), se asume que ha ocurrido un aborto espontáneo o que está en progreso. En este caso, lamentablemente, nada puede hacerse para impedir la pérdida.

Si sientes mucho dolor por los calambres, tu médico podría recetarte un analgésico. No dudes en pedirlo si lo necesitas.

¿Puede prevenirse? La mayoría de los abortos espontáneos es resultado de un defecto en el embrión o feto y no puede evitarse. Sin embargo, hay medidas que puedes tomar para reducir el riesgo de abortos espontáneos prevenibles:

- Controla las enfermedades crónicas antes de la concepción.

- Toma un suplemento prenatal diario que incluya ácido fólico y otras vitaminas B. Nuevas investigaciones han demostrado que algunas mujeres

¿Cómo puedes decidir qué camino seguir? Tu médico y tú deberán tener en cuenta lo siguiente:

- Qué tan avanzado está el aborto espontáneo. Si el sangrado y los calambres ya son intensos, el aborto espontáneo probablemente está bien avanzado. En ese caso, permitir que progrese naturalmente podría ser preferible a una *D and C*. Pero si no hay sangrado (como en un aborto espontáneo retenido), el uso de misoprostol o practicar una *D and C* podrían ser mejores alternativas.

- Qué tan avanzado está el embarazo. Mientras más tejido fetal haya, mayor probabilidad de que se practique una *D and C* para limpiar el útero completamente.

- Tu estado emocional y físico. Esperar que ocurra un aborto natural después de que el feto ha muerto en el útero puede ser psicológicamente debilitante para una mujer, como también para su marido. Es posible que sea difícil comenzar a aceptar tu pérdida si todavía tienes parte del embarazo dentro de ti. Completar el proceso más rápido te permitirá

también reanudar pronto tus ciclos menstruales y, cuando llegue el momento adecuado, tratar de concebir nuevamente.

- Riesgos y beneficios. Como una *D and C* es invasiva, conlleva un riesgo ligeramente mayor (aunque muy bajo) de infección. La ventaja de completar pronto el aborto espontáneo, sin embargo, podría compensar con creces ese pequeño riesgo para la mayoría de las mujeres. Con un aborto espontáneo natural también existe el riesgo de que no se vacíe completamente el útero, en cuyo caso podría hacer falta practicar una *D and C* para completar la tarea de la naturaleza.

- Evaluación del aborto espontáneo. Cuando se practica una *D and C*, será más fácil evaluar la causa de aborto espontáneo mediante el examen del tejido fetal.

Independientemente de tu curso de acción, y aunque esta dura experiencia termine más tarde o más temprano, la pérdida será difícil para ti. Consulta el Capítulo 23 para ayudarte a sobrellevarlo.

---

tienen dificultades para concebir y/o mantener un embarazo debido a una deficiencia de ácido fólico o de vitamina B_{12}. Una vez que estas mujeres comienzan a tomar los suplementos adecuados, son capaces de concebir y llegar a término.

- Trata de llevar tu peso lo más cerca del ideal posible antes de concebir: estar muy excedida de peso o extremadamente delgada aumenta el riesgo para el embarazo.

- Evita las prácticas que aumentan el riesgo de aborto espontáneo, como el uso del alcohol y el cigarrillo.

- Sé prudente en el uso de medicamentos. Toma sólo aquellos que han sido aprobados por un médico que sabe que estás embarazada y evita los que se consideran riesgosos durante el embarazo.

- Toma medidas para evitar las infecciones, como las enfermedades de transmisión sexual (STD).

Si has tenido dos o más abortos espontáneos, puedes hacerte exámenes para tratar de determinar la posible causa y así evitar futuras pérdidas (lee el recuadro en la página 584).

Abortos Espontáneos Reiterados

Aunque tener un aborto espontáneo decididamente no significa que te volverá a ocurrir, algunas mujeres padecen de abortos recurrentes (definidos así cuando ocurren dos o tres seguidos). Si has tenido varios, te podrías preguntar si alguna vez llegarás a tener un embarazo saludable. En primer lugar, debes saber que hay una buena posibilidad de que llegues a tenerlo, aunque quizás debas manejar de manera diferente tus futuros embarazos. A veces las causas de los abortos espontáneos reiterados se desconocen, pero hay algunos exámenes que podrían arrojar ciertas luces sobre el motivo de su ocurrencia (incluso si cada uno de ellos ha tenido una causa diferente).

Generalmente no vale la pena tratar de determinar la causa de una sola pérdida, pero sí se recomienda una evaluación médica si has tenido dos o más seguidas. Algunos factores que podrían estar vinculados con los abortos espontáneos reiterados incluyen un problema de tiroides, problemas autoinmunológicos (cuando el sistema inmunológico de la madre ataca el embrión), una deficiencia vitamínica, o una deformidad uterina. En la actualidad, existen varios exámenes que pueden detectar los factores de riesgo para la pérdida de embarazos y sugerir varias medidas para evitarlos, en algunos casos muy fácilmente. Ambos padres deben hacerse exámenes de sangre para comprobar si tienen problemas cromosómicos que puedan ser transmitidos al feto. También te podrían examinar para saber si tienes trastornos de coagulación de la sangre (algunas mujeres producen anticuerpos que atacan sus propios tejidos, causando coágulos sanguíneos que pueden obstruir los vasos sanguíneos maternos que alimentan la placenta). Es posi-

Aborto Espontáneo Tardío

¿Qué es? La expulsión espontánea de un feto entre el fin del primer trimestre y la semana 20 es considerado un aborto espontáneo tardío. Después de la semana 20, la pérdida del bebé en el útero es llamado nacimiento de un feto sin vida.

La causa del aborto espontáneo tardío suele relacionarse con la salud de la madre, el estado de su cuello uterino o útero, su exposición a ciertas drogas u otras sustancias tóxicas, o problemas de la placenta.

¿Es común? Los abortos espontáneos tardíos ocurren en alrededor de uno de cada 1.000 embarazos.

¿Cuáles son los signos y síntomas? Después del primer trimestre, una descarga de color rosa durante varios días o de color marrón durante varias semanas podría indicar una amenaza de aborto espontáneo tardío. Un sangrado más intenso, especialmente acompañado de calambres, suele significar que el aborto espontáneo es inevitable, sobre todo si el cuello uterino se ha dilatado (el sangrado intenso podría tener otras causas, como placenta previa, página 595, desprendimiento de la placenta, página 596, un desgarro en el revestimiento uterino, o parto prematuro, páginas 599 y 600).

¿Qué pueden hacer tú y tu médico? Si tienes un manchado ligero de color rosa suave o marrón, llama al médico. El profesional evaluará el sangrado,

ble que te realicen un ultrasonido, una resonancia magnética (MRI) o una tomografía computarizada (CT, por sus siglas en inglés) en el útero. Además, podrían evaluar el interior de tu útero a través de una histeroscopia, y examinar el feto perdido para comprobar si existen anormalidades cromosómicas.

Una vez que conozcas la causa, o causas, puedes discutir con tu médico las opciones de tratamiento, y decidir cuál será el mejor modo de cuidar del siguiente embarazo. La cirugía podría ayudar a corregir algunos problemas uterinos y cervicales; la medicación para la tiroides puede tratar con facilidad un problema de tiroides, y los suplementos con supervisión médica pueden resolver con igual facilidad una deficiencia vitamínica. También podrían ser de ayuda los tratamientos hormonales, aquellos para prevenir los coágulos sanguíneos (dosis bajas de aspirina y/o heparina), como también los exámenes de anticuerpos. En algunos casos las pacientes con antecedentes de abortos

espontáneos tempranos que parezcan producir escasa progesterona podrían beneficiarse tomando la hormona, aunque este tratamiento es controversial. O, si el motivo es un exceso de prolactina, los medicamentos para reducir su nivel en la sangre de la madre podrían permitir que un embarazo siga su curso.

Aunque hayas tenido varios abortos espontáneos, todavía tienes una buena posibilidad de tener un embarazo exitoso en el futuro. Y aunque es posible que te resulte difícil aceptarlo o confiar en que así será, es importante que encuentres los medios para controlar tu comprensible temor de que volver a quedar embarazada signifique un nuevo aborto. El yoga, las técnicas de visualización y los ejercicios de respiración profunda pueden ayudarte a controlar la ansiedad, y el apoyo puede provenir de otras mujeres que hayan sufrido pérdidas similares. Compartir tus sentimientos con toda franqueza con tu compañero también puede ayudar. Recuerda que están juntos en esto.

posiblemente practicará un ultrasonido y revisará tu cuello uterino, y tal vez te prescribirá reposo en cama. Si el manchado cesa, es probable que no estuviera relacionado con un aborto espontáneo (a veces es desencadenado por las relaciones sexuales o un examen interno), lo que significa que, por lo general, se puede reanudar la actividad normal. Si el cuello uterino ha empezado a dilatarse y no tienes sangrado ni dolor, podría tratarse de una insuficiencia cervical y, en este caso, practicar un cerclaje (sutura del cuello uterino; lee la página 49) podría prevenir un embarazo espontáneo tardío.

Si estás experimentando el tipo de sangrado intenso y calambres dolorosos que indican un aborto espontáneo, lamentablemente no hay nada que

hacer para evitar lo inevitable. Mientras más avanzado tu embarazo, más probable que el médico te cite en el hospital. Podría ser necesario practicarte una dilatación y raspado (D *and* C, por sus siglas en inglés) para remover los restos del embarazo.

¿Puede prevenirse? Una vez que el aborto espontáneo está en curso no se puede detener. Pero si se determina la causa de un aborto tardío, es posible evitar que se repita la tragedia. Si el factor responsable fue una insuficiencia cervical no diagnosticada, podría practicarse un cerclaje al inicio del embarazo, antes de que el cuello uterino empiece a dilatarse. Si la responsable ha sido una enfermedad crónica, como diabetes, hipertensión o una afección tiroidea, esa condición puede controlarse antes del futuro embarazo. Una infección aguda puede prevenirse o tratarse. Y un útero de forma anormal, o distorsionado por el crecimiento de fibroides u otros tumores benignos, puede ser corregido en algunos casos a través de cirugía. La presencia de anticuerpos que desencadenan una inflamación de la placenta y/o coágulos puede tratarse con dosis bajas de aspirina e inyecciones de heparina en un embarazo posterior.

Embarazo Ectópico

¿Qué es? También conocido como embarazo tubal, se trata de un embarazo que se implanta fuera del útero, comúnmente en una trompa de Falopio, porque hay algo (como una cicatriz en la trompa) que obstruye o retrasa el movimiento del óvulo fertilizado hacia el útero. Un embarazo ectópico también puede ocurrir en el cuello uterino, en el ovario o en el abdomen. Lamentablemente, no hay manera de que un embarazo ectópico continúe con normalidad.

Un ultrasonido puede detectar un embarazo ectópico, a menudo a partir de la quinta semana. Pero sin un diagnóstico temprano y un tratamiento, el óvulo fertilizado podría seguir creciendo en la trompa de Falopio y provocar su ruptura. Si se rompe la trompa, su capacidad en el futuro de transportar un óvulo fertilizado al útero se destruye, y si la ruptura no es tratada puede provocar una hemorragia interna severa, potencialmente mortífera. Afortunadamente, un tratamiento rápido (por lo general cirugía o medicación) puede evitar dicha ruptura y remueve la mayor parte del riesgo para la madre y mejora en gran medida las probabilidades de preservar su fertilidad.

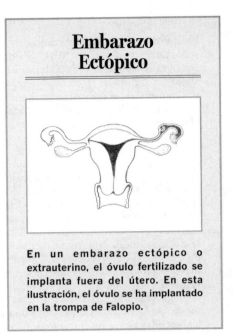

Embarazo Ectópico

En un embarazo ectópico o extrauterino, el óvulo fertilizado se implanta fuera del útero. En esta ilustración, el óvulo se ha implantado en la trompa de Falopio.

¿Es común? Un 2% de los embarazos es ectópico. Las mujeres en riesgo de tener un embarazo de este tipo incluyen aquellas con antecedentes de endometriosis, enfermedad inflamatoria pélvica, un embarazo ectópico anterior o una cirugía tubal (concebir después de que te ligaron las trompas conlleva un 60% de probabilidad de embarazo ectópico). También se incluyen en el grupo de riesgo las mujeres que quedaron embarazadas usando píldoras anticonceptivas de progesterona solamente o con dispositivo intrauterino (IUD) colocado (aunque con los nuevos IUD, especialmente los de tipo hormonal, la

¿Sabías Que...?

Más de la mitad de las mujeres tratadas por embarazos ectópicos conciben y tienen un embarazo normal dentro de un año.

probabilidad de un embarazo ectópico es significativamente menor); aquellas con enfermedades de transmisión sexual (STD), y las que fuman.

¿Cuáles son los signos y síntomas? Los síntomas tempranos de un embarazo ectópico incluyen:

- Un dolor agudo y acalambrado, usualmente en el bajo vientre (suele comenzar como un dolor leve y localizado que va aumentando hasta espasmos y calambres). El dolor podría empeorar al presionar los intestinos, toser o moverse

- Un sangrado anormal (manchado marrón o sangrado ligero que precede al dolor)

Si el embarazo ectópico pasa inadvertido y la trompa de Falopio se rompe, podrías experimentar:

- Náusea y vómitos
- Debilidad
- Mareo y/o desvanecimiento
- Dolor abdominal agudo y severo
- Presión rectal
- Dolor de hombro (debido a que la sangre se acumula debajo del diafragma)
- Sangrado vaginal más intenso

¿Qué pueden hacer tú y tu médico? Calambres ocasionales y aun un manchado ligero al inicio del embarazo no son motivo de alarma, pero informa a tu médico si experimentas cualquier tipo de dolor, manchado o sangrado. Llámalo inmediatamente si experimentas dolor agudo y acalambrado en el bajo vientre, sangrado intenso o cualquiera de los síntomas ya enumerados. Si se determina que tienes un emba-

> ## ¿Sabías Que...?
>
> Algunos calambres ocasionales en el bajo vientre al inicio del embarazo probablemente son el resultado de la implantación, del aumento normal del flujo sanguíneo o del estiramiento de los ligamentos a medida que el útero crece, y no signos de un embarazo ectópico.

razo ectópico (diagnosticado mediante un ultrasonido y exámenes de sangre), lamentablemente no hay modo de salvar el embarazo. Es probable que tengas que someterte a cirugía (laparoscopia) o recibir fármacos (metotrexato) para poner fin al embarazo de ocurrencia anormal. En algunos casos puede determinarse que el embarazo ectópico no sigue desarrollándose y que desaparecerá por sí solo con el tiempo, lo que eliminaría la necesidad de cirugía.

Debido a que el material residual que queda en la trompa podría dañarla, se practica un examen de seguimiento de los niveles de hCG para asegurarse de que el embarazo tubal ha sido removido o reabsorbido completamente.

¿Puede prevenirse? Tratarse las enfermedades de transmisión sexual (STD) y prevenirlas (practicando sexo seguro) puede ayudar a reducir el riesgo del embarazo ectópico, al igual que dejar de fumar.

Sangrado Subcoriónico

¿Qué es? También llamado hematoma subcoriónico, un sangrado subcoriónico es la acumulación de sangre entre el revestimiento uterino y el corion (la membrana fetal exterior, junto al útero)

¿Sabías Que...?

Un sangrado subcoriónico no afecta al bebé, y como te controlarán a través de ultrasonidos hasta que el hematoma se corrija por sí solo, te sentirás más tranquila cada vez que escuches el latido cardíaco de tu bebé (¡y eso será con mayor frecuencia que para la mayoría de los futuros padres!).

o debajo de la placenta, que a menudo (aunque no siempre) causa un visible manchado ligero o sangrado.

En la gran mayoría de los casos, las mujeres con sangrado subcoriónico llegan a tener embarazos perfectamente saludables. En algunos casos infrecuentes, el sangrado o coágulos que ocurren debajo de la placenta pueden causar problemas si alcanzan demasiado volumen, por lo tanto el sangrado subcoriónico debe ser monitoreado.

¿Es común? Alrededor del 1% de los embarazos tiene un sangrado subcoriónico. De las mujeres que experimentan sangrado en el primer trimestre, al 20% se le diagnostica sangrado subcoriónico como causa del manchado ligero.

¿Cuáles son los signos y síntomas? El manchado ligero o sangrado puede ser un signo de sangrado subcoriónico, a menudo a partir del primer trimestre. Pero por lo general es detectado durante un ultrasonido de rutina, sin que haya signos o síntomas visibles.

¿Qué pueden hacer tú y tu médico? Si experimentas un manchado ligero o sangrado, llama a tu médico. Es posible que te ordene un ultrasonido para comprobar si en efecto se trata de un sangrado subcoriónico, qué tan voluminoso es y dónde está localizado.

Hiperemesis Gravídica

¿Qué es? La hiperemesis gravídica es el término médico para referirse a la náusea y vómitos severos, continuos y debilitantes (no confundir con la típica náusea matutina, aun en un caso intenso). La hiperemesis suele empezar a ceder entre las semanas 12 y 16, aunque en algunos casos puede prolongarse durante todo el embarazo.

La hiperemesis gravídica no tratada puede provocar pérdida de peso, malnutrición y deshidratación. El tratamiento de la hiperemesis severa suele requerir hospitalización, principalmente por la administración de fluidos y fármacos para la náusea vía intravenosa, que efectivamente pueden proteger tu bienestar y el de tu bebé.

¿Es común? La hiperemesis gravídica ocurre en 1 de cada 200 embarazos. Esta complicación es más común en las mamás primerizas, en las madres jóvenes, en las mujeres obesas, en las portadoras de más de un feto y en las que la han experimentado en un embarazo anterior. Un estrés emocional severo puede aumentar el riesgo, al igual que desequilibrios endocrinos y deficiencia de vitamina B.

¿Cuáles son los signos y síntomas? Los síntomas de la hiperemesis gravídica incluyen:

- Náusea y vómitos severos y frecuentes
- Incapacidad de retener alimentos o, incluso, líquidos
- Signos de deshidratación, como no orinar frecuentemente u orina de color amarillo oscuro
- Pérdida de peso de más del 5%
- Sangre en el vómito

¿Sabías Que...?

Aunque la hiperemesis del embarazo te haga sentir miserable, es improbable que afecte a tu bebé. La mayoría de los estudios no revela diferencias de salud ni de desarrollo entre los hijos de las mujeres que experimentan la hiperemesis del embarazo y quienes no.

¿Qué pueden hacer tú y tu médico? Si tus síntomas son relativamente leves, puedes probar primero con algunos de los remedios naturales usados para combatir la náusea matutina, incluyendo jengibre, acupuntura y muñequeras de acupresión (consulta la página 140). Si no dan resultado, pregúntale a tu médico qué medicamentos te pueden ayudar (una combinación de vitamina B_6 y Unisom Sleep Tabs suele recetarse para los casos severos de náusea matutina). Pero si estás vomitando continuamente y/o perdiendo un peso significativo, el médico evaluará tu necesidad de líquidos intravenosos y/o hospitalización y, posiblemente, te recetará un tipo de fármaco antiemético (contra la náusea). Una vez que seas capaz de retener nuevamente los alimentos, modifica tu dieta eliminando los alimentos grasos y picantes, que tienen más probabilidades de provocarte náusea, como también evita los olores o gustos que tiendan a descomponerte. Además, trata de consumir comidas ligeras ricas en carbohidratos y proteínas durante todo el día, y bebe suficiente líquido (la mejor manera de evaluar tu consumo de líquido es vigilando tu producción urinaria; una orina un poco oscura es un signo de que no estás ingiriendo o reteniendo suficiente líquido).

Diabetes Gestacional

¿Qué es? La diabetes gestacional (GD, por sus siglas en inglés) –una forma de diabetes que aparece sólo durante el embarazo– ocurre cuando el organismo no produce cantidades adecuadas de insulina (la hormona que permite que el cuerpo convierta el azúcar de la sangre en energía). La GD suele comenzar entre las semanas 24 y 28 del embarazo (lo que explica por qué un examen exploratorio de glucosa se toma rutinariamente alrededor de las 28 semanas). La GD casi siempre desaparece después del parto, pero si la has tenido, te controlarán en el período posparto para asegurarse de que se ha ido.

La diabetes, tanto la que comienza en el embarazo como la que empieza antes de la concepción, no es perjudicial para el feto ni para la madre si está bien controlada. Pero si se permite que circule demasiada azúcar en la sangre de la madre y, por lo tanto, penetre en la circulación fetal por medio de la placenta, los problemas potenciales para la madre y el bebé son serios. Las mujeres que tienen una GD sin controlar tienen más probabilidades de tener un bebé demasiado grande, lo que puede complicar el parto. También corren el riesgo de desarrollar preeclampsia (hipertensión inducida por el embarazo). Una diabetes no controlada también podría conducir a problemas potenciales para el bebé después del nacimiento, como

¿Sabías Que...?

Hay pocos motivos de preocupación si tu diabetes gestacional está bien controlada. Tu embarazo progresará normalmente y tu bebé no debería verse afectado.

ictericia, dificultades respiratorias y bajos niveles de azúcar en la sangre. Más adelante durante su vida, podría presentar mayor riesgo de obesidad y diabetes de tipo 2.

¿Es común? La GD es muy común y afecta del 4% al 7% de las embarazadas. Como es más frecuente entre las mujeres obesas, las tasas de GD aumentan a la par de las tasas de obesidad en los Estados Unidos. Las futuras mamás de mayor edad tienen más probabilidad de desarrollar GD, como también las mujeres con antecedentes familiares de diabetes o GD. Las mujeres indias americanas, latinoamericanas y afroamericanas también corren un riesgo mayor de GD.

¿Cuáles son los signos y síntomas? La mayoría de las mujeres con GD no presenta síntomas, aunque algunas podrían experimentar:

- Sed inusual

- Orina frecuente y muy copiosa (a diferencia de la también frecuente pero ligera orina al inicio del embarazo)

- Fatiga (que podría ser difícil de diferenciar de la del embarazo)

- Azúcar en la orina (detectada en una visita rutinaria al médico)

¿Qué pueden hacer tú y tu médico? Alrededor de la semana 28, te someterán a un examen exploratorio de glucosa (consulta la página 321) y, de ser necesario, a un examen más elaborado de tolerancia a la glucosa, de tres horas. Si estos exámenes revelan que tienes GD, tu médico probablemente te ordenará una dieta especial (similar a la Dieta del Embarazo) y te sugerirá ejercicios para mantener la GD bajo control. También podrías tener que controlar tus niveles de glucosa en casa, utilizando un medidor de glucosa

o cintas reactivas. Si la dieta y el ejercicio no son suficientes para controlar tu nivel de azúcar en la sangre (por lo general lo son), podrías necesitar insulina suplementaria. La insulina puede inyectarse, pero es cada vez más frecuente utilizar el fármaco oral glyburide como tratamiento alternativo para la GD. Por fortuna, casi todos los riesgos potenciales asociados a la diabetes en el embarazo pueden eliminarse por medio del control riguroso de los niveles de azúcar en la sangre a través de un buen cuidado médico y autocuidado. Para más detalles sobre el control de la diabetes, consulta la página 561).

¿Puede prevenirse? Mantener atento control a tu aumento de peso (tanto antes como durante el embarazo) te puede ayudar a prevenir la GD. También los buenos hábitos en la dieta (comer muchas frutas y verduras y granos integrales, mantener bajo el consumo de azúcar refinada, y consumir suficiente ácido fólico) y un ejercicio regular (las investigaciones demuestran que las mujeres obesas que hacen ejercicios reducen a la mitad el riesgo de GD). Continuar esas medidas preventivas después de que nace el bebé también reduce significativamente el riesgo de desarrollar diabetes en el futuro.

Ten en cuenta además que tener GD te sitúa en mayor riesgo de desarrollar diabetes de tipo 2 después del embarazo. Para reducir significativamente ese riesgo mantén tu dieta saludable y un peso normal y, aun más importante, sigue ejercitándote después de que nazca el bebé (y más allá).

Preeclampsia

¿Qué es? También conocida como hipertensión inducida por el embarazo o toxemia, la preeclampsia es un trastorno que se desarrolla generalmente tarde durante el embarazo (después de la semana 20) y se caracteriza por una manifestación repentina de elevada presión sanguínea, excesiva hinchazón (edema) y proteína en la orina.

Si no es tratada, la preeclampsia podría transformarse en eclampsia, una condición mucho más seria que incluye convulsiones (consulta la página 606). Una preeclampsia sin tratar también puede causar varias complicaciones en el embarazo, como parto prematuro o restricción del crecimiento intrauterino.

¿Es común? La preeclampsia es diagnosticada a casi un 8% de las embarazadas. Las mujeres que están gestando más de un feto, las de más de 40 años, y las que sufren de presión sanguínea alta o diabetes corren mayor riesgo de desarrollar preeclampsia. Si te la diagnostican, tienes una probabilidad en tres de desarrollar esta condición en embarazos futuros. Ese riesgo es mayor si te diagnostican preeclampsia en tu primer embarazo o si la desarrollas al inicio de cualquier embarazo.

Los Posibles Motivos de la Preeclampsia

Nadie sabe a ciencia cierta las causas de la preeclampsia, pero éstas son algunas de las teorías que se manejan:

- Un vínculo genético. Los investigadores conjeturan que la composición genética del feto podría ser uno de los factores que predisponen un embarazo con esta enfermedad. Por eso, si tu madre o la madre de tu marido tuvieron preeclampsia durante sus embarazos con cualquiera de ustedes dos, tú también tienes probabilidades de tenerla.

- Un defecto en los vasos sanguíneos. Se ha sugerido que este defecto hace que los vasos sanguíneos de algunas mujeres se contraigan durante el embarazo en vez de ensancharse (como suele ocurrir). Según los investigadores, como resultado de este defecto de los vasos sanguíneos, se da una reducción en el suministro sanguíneo a órganos como los riñones y el hígado, lo que conduce a la preeclampsia. El hecho de que las mujeres que experimentan esta enfermedad durante su embarazo corren mayor riesgo de padecer en el futuro algún tipo de problema cardiovascular, también parece indicar que la afección podría ser resultado de una predisposición a la hipertensión sanguínea en algunas mujeres.

- Enfermedad periodontal. Las embarazadas con una severa enfermedad periodontal tienen el doble de probabilidad de experimentar preeclampsia en comparación con aquellas que tienen encías saludables. Los expertos creen que la infección que causa la enfermedad en las encías podría viajar a la placenta o producir sustancias químicas que pueden causar preeclampsia. De todos modos, no se sabe si la enfermedad periodontal causa preeclampsia o si sólo está asociada a ella.

- Una respuesta inmunológica a un cuerpo extraño: el bebé. Esta teoría supone que el organismo de la mujer se vuelve "alérgico" al bebé y la placenta. Esta "alergia" causa una reacción en el cuerpo materno que puede dañarle la sangre y los vasos sanguíneos. Mientras más similares sean los marcadores genéticos del padre y de la madre, más probable será esta respuesta inmunológica.

¿Sabías Que...?

Afortunadamente, en las mujeres que reciben atención médica regularmente, la preeclampsia es detectada pronto y es tratada con éxito. Con un cuidado médico adecuado y expeditivo, una mujer con preeclampsia cerca de su término tiene tan buenas probabilidades de tener un embarazo con un resultado positivo como una mujer con presión sanguínea normal.

¿Cuáles son los signos y síntomas? La preeclampsia puede incluir todos o cualquiera de los siguientes síntomas:

- Severa hinchazón de manos y cara

- Hinchazón de los tobillos que no desaparece después de 12 horas de descanso

- Aumento excesivo de peso repentino no relacionado con la comida

- Dolores de cabeza que no reaccionan a los analgésicos de venta libre

- Dolor en el abdomen superior

- Visión borrosa o doble

- Aumento en la presión sanguínea (a 140/90 o más en una mujer que nunca antes había tenido presión sanguínea elevada)

- Proteína en la orina

- Latido cardíaco acelerado

- Escasa orina

- Función renal anormal

- Reacciones reflejas exageradas

¿Qué pueden hacer tú y tu médico? El cuidado prenatal regular es el mejor modo de detectar la preeclampsia en sus etapas iniciales (tu médico podría darse cuenta por la proteína en la orina y un aumento en la presión sanguínea, o los síntomas recién enumerados). Estar alerta a dichos síntomas (y alertar a tu médico si los adviertes) también ayuda, particularmente si tienes antecedentes de hipertensión.

Si te diagnostican preeclampsia, tu tratamiento probablemente incluirá reposo en cama en tu casa y un cuidadoso control de la presión sanguínea y monitoreo fetal (aunque los casos más pronunciados podrían requerir reposo en el hospital). En casos de preeclampsia severa, el tratamiento es por lo general más agresivo e incluye adelantar el parto dentro de los tres días después del diagnóstico. Se empieza pronto administrando sulfato de magnesio vía intravenosa, ya que casi siempre impide que progrese a eclampsia.

Aunque hay tratamientos disponibles para controlar la preeclampsia durante períodos breves, no hay cura excepto adelantar el parto, que probablemente se recomendará en cuanto el bebé tenga la madurez física suficiente, o después que le den medicamentos para acelerar su madurez pulmonar. La buena noticia es que el 97% de las mujeres con preeclampsia se recupera completamente, con un rápido retorno a la presión sanguínea normal después del parto.

En cuanto a las investigaciones, los científicos están desarrollando exámenes de sangre y orina sencillos que pueden pronosticar qué futuras mamás tienen probabilidades de presentar esta complicación. Se ha descubierto que las mujeres que desarrollan preeclampsia revelan niveles elevados de una sustancia llamada soluble FH-1 en la sangre y la orina. Otra sustancia llamada endoglina también podría pronosticar esta condición. Con suerte, las investigaciones permitirán detectar esta condición anticipadamente.

¿Puede prevenirse? Las investigaciones han sugerido que para las mujeres en riesgo de preeclampsia, la aspirina u otros fármacos anticoagulantes podrían reducirlo, aunque los beneficios de esta terapia de inducción médica deben ser contrapesados con sus riesgos teóricos. Algunas investigaciones sugieren que una buena nutrición, a través de un consumo adecuado de antioxidantes, magnesio, vitamina y minerales, podría reducir el riesgo de preeclampsia, al igual que un adecuado cuidado dental.

El Síndrome HELLP

¿Qué es? El síndrome HELLP es una combinación de condiciones que puede afectar a una embarazada, ya sea por sí solo o en combinación con la preeclampsia, casi siempre en el último trimestre. El acrónimo en inglés significa hemólisis (H), en el que los glóbulos rojos en la sangre son destruidos demasiado pronto, causando un bajo recuento de éstos; enzimas hepáticas elevadas (EL), que indican que el hígado está funcionando de manera deficiente y no es capaz de procesar las toxinas en el cuerpo; y plaquetas bajas (LP), lo que dificulta que la sangre forme coágulos.

Cuando se desarrolla el síndrome HELLP puede amenazar tanto la vida de la madre como la del bebé. Las mujeres con un diagnóstico y tratamiento tardío corren un riesgo de 1 en 4 de padecer complicaciones serias, principalmente en forma de daños en el hígado o derrame cerebral.

¿Es común? El síndrome HELLP ocurre en menos de 1 de cada 10 embarazos con preeclampsia o eclampsia y en menos de 1 por cada 500 embarazos.

Las mujeres que desarrollan preeclampsia o eclampsia están en situación de riesgo, como también las que han tenido el síndrome HELLP en un embarazo anterior.

¿Cuáles son los signos y síntomas? Los síntomas del síndrome HELLP son muy imprecisos y consisten en (en el tercer trimestre):

- Náusea
- Vómitos
- Dolores de cabeza
- Malestar general
- Dolor y sensibilidad en el costado superior derecho del abdomen
- Síntomas de enfermedad de tipo viral

Los exámenes de sangre revelan un número bajo de plaquetas, enzimas hepáticas elevadas y hemólisis (la desintegración de los glóbulos rojos). Las funciones hepáticas se deterioran rápidamente en las mujeres con HELLP, de modo que el tratamiento es fundamental.

¿Qué pueden hacer tú y tu médico? El único tratamiento efectivo para el síndrome HELLP es adelantar el nacimiento de tu bebé, y por eso lo mejor que puedes hacer es estar atenta a sus síntomas (especialmente si tienes preeclampsia o si estás en riesgo de tenerla) y llama a tu médico inmediatamente si compruebas la presencia de alguno de ellos. Si tienes el síndrome HELLP, es posible que te den esteroides (para tratar la afección y ayudar a madurar los pulmones de tu bebé) y sulfato de magnesio (para prevenir ataques).

¿Puede prevenirse? Debido a que una mujer que ha tenido HELLP en un embarazo previo es probable que vuelva a tenerlo, es necesario que te controlen cuidadosamente en los embarazos posteriores. Lamentablemente, no hay nada que hacer para impedir esta condición.

Crecimiento Intrauterino Restringido

¿Qué es? El crecimiento intrauterino restringido (IUGR, por sus siglas en inglés) es un término empleado para un bebé más pequeño de lo normal durante el embarazo. Se diagnostica IUGR si el peso de tu bebé está por debajo del percentil 10 para su edad gestacional. El IUGR puede ocurrir si la salud de la placenta o si su suministro sanguíneo se ve afectado o si la nutrición, salud o estilo de vida de la madre impiden el crecimiento saludable del feto.

¿Es común? El IUGR ocurre en un 10% de los embarazos. Es más común en los embarazos primerizos, en el quinto y subsiguientes, en mujeres menores de 17 años o más de 35, en quienes ya han tenido un bebé con bajo peso al nacer, como también aquellas que tienen problemas en la placenta o anormalidades uterinas. Gestar más de un bebé es también un factor de riesgo, pero eso tal vez se deba más a las condiciones de poco espacio (es más difícil ubicar más de un montoncito de 7 libras en un solo útero) que a problemas con la placenta. Si tú también fuiste pequeña al nacer te sitúa en un mayor riesgo de tener un bebé pequeño, y el riesgo aumenta si el padre del bebé nació con esas mismas características.

¿Cuáles son los signos y síntomas? Sorprendentemente, tener poca barriga no es un indicio de IUGR. De hecho, rara vez hay signos externos evidentes de que el bebé no está creciendo como debería. En cambio, el IUGR generalmente se detecta durante un examen prenatal de rutina cuando el médico mide la altura del fondo del útero –la distancia entre el hueso púbico y la parte superior del útero– y comprueba que es demasiado pequeño para la edad gestacional del bebé. Un ultrasonido también puede detectar si el crecimiento del bebé es menor a lo esperado para su edad gestacional.

¿Qué pueden hacer tú y tu médico? Uno de los mejores factores para pronosticar la buena salud del bebé es su peso al nacer, por lo tanto tener IUGR puede presentar algunos problemas para el recién nacido, incluyendo dificultad para mantener una temperatura corporal normal o combatir una infección. Por eso es tan importante diagnosticar tempranamente el problema y tratar de mejorar las probabilidades de que el bebé tenga un resultado saludable al nacer. Podría intentarse una variedad de medidas, dependiendo de la supuesta causa, incluyendo reposo en cama, alimentación intravenosa de ser necesario, y medicamentos para mejorar el flujo sanguíneo a la placenta o para corregir un problema diagnosticado que pueda contribuir al IUGR. Si el ambiente intrauterino es pobre y no se puede mejorar, y si se sabe que los pulmones fetales están maduros, un parto anticipado es generalmente el

---

¿Sabías Que...?

Una mamá que ya ha tenido un bebé con bajo peso al nacer sólo corre un riesgo ligeramente mayor de tener otro con las mismas características. Pero, para su ventaja, las estadísticas demuestran que cada bebé subsiguiente tiene una probabilidad de nacer con un poco más de peso que el anterior. Si has tenido un bebé con restricción intrauterina del crecimiento (IUGR, por sus siglas en inglés) la primera vez, prestar atención a los posibles factores contribuyentes puede ayudarte a reducir el riesgo esta vez.

¿Sabías Que...?

Más del 90% de los bebés que nace pequeño –para lo que se espera según el término previsto– es saludable y alcanza a sus compañeritos que nacieron más grandes en los dos primeros años de vida.

mejor camino a seguir, ya que permitirá al bebé comenzar a vivir bajo condiciones más saludables.

¿Puede prevenirse? Una nutrición adecuada y la eliminación de los factores de riesgo pueden mejorar en gran medida las probabilidades de un crecimiento fetal normal y un peso adecuado al nacer. Controlar determinados factores de riesgo maternal (como presión sanguínea alta crónica, fumar, beber alcohol o usar drogas recreativas) que contribuyen a un escaso crecimiento fetal, también puede ayudar a prevenir el IUGR. Un buen cuidado prenatal también reduce los riesgos, como también una dieta excelente, un aumento de peso adecuado dentro de los patrones recomendados, y la reducción al mínimo del estrés físico y sicológico (incluyendo una falta de descanso crónica). Afortunadamente, aun cuando la prevención y el tratamiento son infructuosos y el bebé nace más pequeño de lo normal, las probabilidades de que se desarrolle bien son cada vez mejores, gracias a los muchos progresos en el cuidado del recién nacido.

Placenta Previa

¿Qué es? Se define como una placenta que cubre parcial o totalmente la abertura del cuello uterino. Al inicio del embarazo, la placenta baja es bastante común, pero a medida que el embarazo progresa y el útero crece, ésta suele des-

plazarse hacia arriba y alejarse del cuello uterino. Si no se mueve hacia arriba y cubre o toca parcialmente el cuello uterino se llama previa parcial. Si cubre completamente el cuello uterino se llama previa total o completa. Las dos pueden bloquear físicamente el paso del bebé al canal del parto, haciendo imposible un parto vaginal. También puede desencadenar una hemorragia avanzado el embarazo y en el alumbramiento. Mientras más cerca esté la placenta del cuello uterino, mayor es la posibilidad de sangrado.

¿Es común? La placenta previa ocurre en 1 de cada 200 partos. Es más probable que ocurra en mujeres de más de 30 años que en las menores de 20, y también es más frecuente en las mujeres que han tenido por lo menos otro embarazo o cualquier tipo de cirugía uterina (como

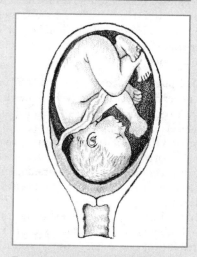

Placenta Previa

En esta ilustración, la placenta cubre completamente la boca del útero, lo que hace imposible un parto vaginal seguro.

una cesárea o una *D and C* después de un aborto espontáneo). Fumar o esperar más de un bebé también aumenta el riesgo.

¿Cuáles son los signos y síntomas? La placenta previa se descubre frecuentemente no sobre la base de síntomas sino durante un ultrasonido de rutina durante el segundo trimestre (aunque no exista siquiera la posibilidad de problemas con una previa hasta el tercer trimestre). A veces esta condición se anuncia en el tercer trimestre (o en ocasiones antes) con un sangrado rojo brillante. Por lo general, el sangrado es el único síntoma y usualmente no implica dolor.

¿Qué pueden hacer tú y tu médico? No es necesario hacer nada (y no tienes por qué preocuparte de tu placenta baja) hasta el tercer trimestre, en cuya etapa la mayoría de los casos de placenta previa se ha corregido por sí sola. Aun más tarde no es necesario ningún tratamiento si te han diagnosticado placenta previa pero no estás experimentando ningún sangrado (sólo deberás estar alerta a cualquier sangrado o signos de parto prematuro, que es más común con placenta previa). Si estás experimentando un sangrado relacionado a una placenta previa diagnosticada, el médico probablemente te ordenará reposo en cama, descanso pélvico (nada de sexo)

y te controlará de cerca. Si un parto prematuro parece inminente, podrías recibir inyecciones de esteroides para que los pulmones de tu bebé maduren más rápido. Aunque la afección no haya presentado problemas a tu embarazo (si no has tenido ningún sangrado y estás llegando a término), tu bebé de todos modos nacerá vía cesárea.

Desprendimiento de la Placenta

¿Qué es? El desprendimiento de la placenta o placenta abrupta, es la separación temprana de la placenta (el sistema de soporte del bebé) de la pared uterina durante el embarazo, en vez de hacerlo después del nacimiento. Si la separación es ligera, por lo general existe poco peligro para la madre o el bebé siempre y cuando el tratamiento sea expeditivo y se tomen las precauciones necesarias. Sin embargo, si el desprendimiento de la placenta es más severo, el riesgo para el bebé es considerablemente mayor. Esto se debe a que al desprenderse por completo de la pared uterina, el bebé ya no recibe oxígeno ni nutrición.

¿Es común? Ocurre en menos del 1% de los embarazos, casi siempre en la segunda mitad del embarazo y más a menudo en el tercer trimestre. El desprendimiento de la placenta puede ocurrirle a cualquiera, pero es más frecuente entre las mujeres que están gestando más de un bebé, que han experimentado este problema antes, que fuman o consumen cocaína, o que tienen diabetes gestacional, una predisposición a los coágulos, preeclampsia u otros estados de alta presión sanguínea durante el embarazo. Un cordón umbilical corto o un trauma debido a un accidente es ocasionalmente causa de un desprendimiento.

¿Cuáles son los signos y síntomas?

Los síntomas del desprendimiento de la placenta dependen de la severidad de la separación, pero por lo general incluyen:

- Sangrado (que podría ser de ligero a intenso, con o sin coágulos)
- Calambres o dolor abdominal
- Sensibilidad uterina
- Dolor en la espalda o el abdomen

¿Qué pueden hacer tú y tu médico?

Comunica inmediatamente a tu médico si tienes dolor abdominal, acompañado de sangrado en la segunda mitad del embarazo. Por lo general, se hace el diagnóstico utilizando los antecedentes de la paciente, un examen físico y la observación de las contracciones uterinas y la respuesta fetal a éstas. El ultrasonido puede ser de ayuda, pero sólo un 25% de los desprendimientos puede detectarse a través de este examen. Si se ha determinado que tu placenta se separó ligeramente de la pared uterina, pero no se ha desprendido del todo, y si los signos vitales de tu bebé son regulares, es probable que te ordenen reposo en cama. Si el sangrado continúa podrías necesitar líquidos vía intravenosa. Tu médico también podría darte esteroides para acelerar la maduración pulmonar de tu bebé, en caso de que necesites dar a luz antes de tiempo. Si el desprendimiento es significativo o si sigue avanzando, el único modo de tratarlo es dando a luz, por lo general, vía cesárea.

Corioamnionitis

¿Qué es?

La corioamnionitis es una infección bacterial de las membranas y el líquido amniótico que rodean y protegen a tu bebé. Es causada por bacterias comunes como E. coli o por estreptoco-

---

¿Sabías Que...?

Un diagnóstico y tratamiento rápido de corioamnionitis reduce en gran medida los riesgos para la mamá y el bebé.

---

cos del grupo B (para los que te examinarán alrededor de la semana 36 de tu embarazo). Se cree que la infección es causa importante de la ruptura prematura de las membranas (PPROM, por sus siglas en inglés) como también de parto prematuro.

¿Es común?

La corioamnionitis ocurre en 1% a 2% de los embarazos. Las mujeres que experimentan una ruptura prematura de las membranas corren un riesgo mayor de corioamnionitis, debido a que las bacterias de la vagina pueden filtrarse en el saco amniótico después de la ruptura. Las mujeres que han tenido la infección durante su primer embarazo tienen más probabilidades de volver a tenerla.

¿Cuáles son los signos y síntomas?

Es complicado diagnosticar la corioamnionitis, ya que ningún examen sencillo puede confirmar la presencia de la infección. Los síntomas pueden incluir:

- Fiebre
- Útero sensible y dolorido
- Aceleración de tu latido cardíaco y del de tu bebé
- Filtración de líquido amniótico de mal olor (si las membranas ya se han desgarrado)
- Descarga vaginal de olor desagradable (si las membranas están intactas)
- Aumento en el recuento de glóbulos blancos (un indicio de que el

organismo está combatiendo la infección)

¿Qué pueden hacer tú y tu médico? Llama a tu médico si notas cualquier filtración de líquido amniótico, no importa lo escasa que sea, o si adviertes una descarga de olor desagradable o cualquiera de los síntomas ya enumerados. Si te diagnostican corioamnionitis, probablemente te recetarán antibióticos para eliminar la bacteria y te programarán el parto de inmediato. Tú y tu bebé también recibirán antibióticos después del parto, para impedir que se desarrollen nuevas infecciones.

Oligohidramnios

¿Qué es? Oligohidramnios es una condición en la que no hay suficiente líquido amniótico rodeando y protegiendo al bebé. Por lo general se desarrolla en la última parte del tercer trimestre, aunque puede presentarse antes. Aunque la mayoría de las mujeres a quienes diagnostican esta condición tiene un embarazo completamente normal, existe un ligero riesgo de que el cordón umbilical se estreche si hay escaso líquido amniótico para que tu bebé flote en él. A menudo, esta condición es sólo el resultado de una filtración de fluido o una punción en el saco amniótico (que no notarías necesariamente). Con menor frecuencia, un bajo nivel de líquido amniótico puede sugerir un problema en el bebé como escaso crecimiento fetal o una afección renal o urinaria.

¿Es común? Del 4% al 8% de las embarazadas recibe un diagnóstico de oligohidramnios durante su embarazo, pero entre las mujeres que se han pasado dos semanas de la fecha prevista de parto, la cifra sube al 12%. En estos casos, las mujeres tienen más probabilidad de tener oligohidramnios, como también aquellas que han experimentado una ruptura prematura de membranas.

¿Cuáles son los signos y síntomas? No hay síntomas en la madre, pero los signos que podrían apuntar a esa condición son un útero que mide menos de lo que debiera y una menor cantidad de líquido amniótico detectada por un ultrasonido. También podría haber una disminución visible de actividad fetal y, en algunos casos, una repentina caída en el ritmo cardíaco fetal.

¿Qué pueden hacer tú y tu médico? Si te diagnostican oligohidramnios tendrás que descansar mucho y beber mucha agua. La cantidad de líquido amniótico será controlado atentamente. Si en algún momento esta condición pone en peligro el bienestar de tu bebé, tu médico podría sugerir practicar una amnioinfusión (en la que se aumentan los niveles de fluido por medio de una solución salina estéril) o podría optar por adelantar el parto.

Hidramnios

¿Qué es? La condición llamada hidramnios o polihidramnios, es un exceso de líquido amniótico alrededor del feto. La mayoría de estos casos son leves y pasajeros, y son sólo resultado de un cambio temporal en el equilibrio normal de la producción de líquido amniótico, en los que todo exceso de fluido tiende a ser reabsorbido sin necesidad de ningún tratamiento.

Pero cuando la acumulación de fluido es severa (lo que es poco común), puede indicar un problema con el bebé, como un defecto en el sistema nervioso central o gastrointestinal, o una incapacidad de tragar (los bebés típicamente tragan líquido amniótico). Demasiado líquido amniótico puede aumentar el riesgo de una ruptura prematura de membranas, parto prematuro, desprendimiento de la placenta, presentación de nalgas o prolapso del cordón umbilical.

¿Es común? El hidramnios ocurre en el 3% al 4% de los embarazos. Es más probable que se produzca cuando hay más de un feto en gestación y puede asociarse a una diabetes en la madre sin tratar.

¿Cuáles son los signos y síntomas? Por lo general, el hidramnios no presenta síntomas, aunque algunas mujeres podrían notar:

- Dificultades para sentir movimientos fetales (porque hay demasiada amortiguación)
- Un crecimiento inusualmente rápido del útero
- Incomodidad en el abdomen
- Indigestión
- Hinchazón de las piernas
- Falta de aliento
- Posiblemente, contracciones uterinas

El hidramnios suele detectarse durante un examen prenatal, cuando la altura del fondo del útero –la distancia entre el hueso púbico y la parte superior del útero– mide más de lo normal, o durante un ultrasonido que mide la cantidad de líquido en el saco amniótico.

¿Qué pueden hacer tú y tu médico? A menos que la acumulación de fluido sea muy severa, no hay absolutamente nada que necesites hacer excepto mantener tus citas con el médico, que seguirá controlando tu condición. Si la acumulación es más severa, podría sugerirte someterte a un procedimiento llamado amniocentesis terapéutica, durante la cual se saca líquido del saco amniótico para reducir la cantidad. Como el hidramnios te pone en un mayor riesgo de prolapso del cordón, llama a tu médico inmediatamente si la bolsa de agua se rompe por sí sola antes del parto.

Ruptura Prematura de las Membranas (PPROM)

¿Qué es? PPROM (por sus siglas en inglés) se refiere a la ruptura de las membranas o "bolsa de agua" que protege al feto en el útero, antes de las 37 semanas (en otras palabras, antes del término, cuando el bebé todavía es prematuro). El mayor riesgo de esta ruptura es un nacimiento prematuro; otros riesgos incluyen infección del líquido amniótico y un prolapso o compresión del cordón umbilical. (La ruptura prematura de las membranas, o PROM, que no es pretérmino –es decir, que ocurre después de las 37 semanas, pero antes de que empiece el proceso de parto– se detalla en la página 392).

¿Es común? La ruptura prematura pretérmino de las membranas ocurre en menos del 3% de los embarazos. Las mujeres en mayor situación de riesgo son aquellas que fuman durante su embarazo, las que tienen determinadas enfermedades de transmisión sexual, experimentan sangrado vaginal crónico o desprendimiento de la placenta, han tenido una ruptura de membranas anterior, tienen vaginosis bacteriana (BV, por sus siglas en inglés) o están gestando más de un bebé.

¿Sabías Que...?

Con un diagnóstico y tratamiento a tiempo y adecuados de PPROM, tanto la madre como el bebé deberían estar bien, pero si el nacimiento es prematuro, el bebé podría pasar una larga temporada en la unidad de cuidado intensivo neonatal.

¿Cuáles son los signos y síntomas? Los síntomas son filtraciones más o menos abundantes de fluido de la vagina. La manera de distinguir que se trata de líquido amniótico y no de orina es a través del olor: si huele como amoníaco, es orina. Si tiene un cierto olor dulzón, es líquido amniótico (a menos que esté infectado: en este caso el líquido tendrá un olor más desagradable). Si tienes dudas, llama a tu médico.

¿Qué pueden hacer tú y tu médico? Si tus membranas se rompieron después de 34 semanas, probablemente te inducirán el parto. Si es demasiado pronto para que tu bebé nazca sin riesgo, es posible que te pongan en reposo en el hospital y te den antibióticos para prevenir una infección, así como también esteroides para madurar los pulmones de tu bebé lo más rápido posible para un parto anticipado y seguro. Si empiezan las contracciones y se considera que el bebé está demasiado inmaduro para nacer, podrían darte medicamentos para detenerlas.

En algunos pocos casos, la ruptura de las membranas cicatriza y la filtración de líquido amniótico cesa por sí sola. Si así ocurre, te permitirán volver a casa y reanudar tu rutina normal, pero manteniéndote alerta por si comienzas a filtrar otra vez.

¿Puede prevenirse? Las infecciones vaginales, particularmente la BV, pueden desembocar en una PPROM; por lo tanto, controlar y tratarte dichas infecciones puede resultar efectivo para prevenir la ruptura prematura de las membranas.

Parto Pretérmino o Prematuro

¿Qué es? El proceso de parto que comienza después de la semana 20, pero antes de que termine la semana 37 del embarazo, es considerado parto prematuro.

¿Es común? El parto prematuro es un problema muy común; un 12% de los bebés nace prematuramente en los Estados Unidos.

Los factores de riesgo que conducen a un parto prematuro incluyen fumar, uso de alcohol, abuso de drogas, poco o excesivo aumento de peso, nutrición inadecuada, infección en las encías, otras infecciones (como las STD, vaginosis bacteriana, infecciones urinarias, infección del líquido amniótico), insuficiencia cervical, irritabilidad uterina, enfermedad maternal crónica, desprendimiento de la placenta y placenta previa. Las mujeres que tienen menos de 17 o más de 35 años, las que están gestando más de un bebé y quienes tienen antecedentes de parto prematuro también corren un riesgo más elevado. Los nacimientos prematuros también son más comunes entre las afroamericanas y las mujeres en una situación económica

¿Sabías Que...?

Un bebé prematuro probablemente necesitará pasar un tiempo en una unidad de cuidado intensivo neonatal (NICU) durante los primeros días, semanas o, en algunos casos, meses de su vida. Aunque esta condición ha sido asociada a un crecimiento lento y a demoras en el desarrollo, la mayoría de los bebés que nace antes de tiempo se pone al día y no presenta problemas a largo plazo. Gracias a los avances en la atención médica, tus probabilidades de llevarte a casa a un bebé saludable después de un nacimiento prematuro son muy buenas.

precaria. Además, un número considerable de partos prematuros es inducido por los médicos como una respuesta oportuna ante una afección médica que requiere un nacimiento temprano (como preeclampsia o PPROM).

De todos modos, debe investigarse mucho más acerca de las causas que desencadenan un parto prematuro; por lo menos la mitad de las mujeres que lo experimenta no presenta factores de riesgo conocidos.

¿Cuáles son los signos y síntomas? El parto prematuro puede incluir todos o algunos de los siguientes síntomas:

- Calambres similares a los de la menstruación

- Contracciones regulares que se intensifican y se hacen más frecuentes aunque cambies de posición

- Presión en la espalda

- Presión inusual en la pelvis

- Descarga con sangre de la vagina

- Ruptura de las membranas

- Cambios en el cuello uterino (adelgazamiento, apertura o borradura) según la medida del ultrasonido

¿Qué pueden hacer tú y tu médico? Como cada día en que el bebé permanece en el útero las probabilidades de supervivencia y de buena salud mejoran, posponer el parto lo que más se pueda será el objetivo principal. Si estás experimentando contracciones prematuramente y dependiendo de lo avanzado que esté tu embarazo, tu médico podría ponerte en reposo en cama en tu casa o internarte en el hospital para administrarte fluidos intravenosos (mientras mejor hidratada estés, menores serán las probabilidades de que continúen las contracciones, de modo que si estás en tu casa, sigue consumiendo líquidos). Podrían darte antibióticos, especialmente si se cree que una infección desencadenó el proceso de parto. También podrían darte medicamentos (agentes tocolíticos como terbutalina o sulfato de magnesio) para detener temporalmente las contracciones. Tal tez también te den

Cómo Pronosticar un Parto Prematuro

Aun entre las mujeres que tienen un riesgo elevado de parto prematuro, la mayoría llegará a término. Una manera de pronosticar un parto prematuro es examinar las secreciones cervicales o vaginales en busca de una sustancia conocida como fibronectina (fFN). Los estudios han indicado que algunas mujeres cuyos resultados de fFN dan positivo tienen una buena probabilidad de entrar en parto prematuro dentro de una a dos semanas después del examen. La prueba, sin embargo, es más precisa para diagnosticar a las mujeres que *no* corren el riesgo de parto prematuro (al no detectar fFN) que quienes lo corren. Cuando se detecta fFN, deben tomarse medidas para reducir las probabilidades de parto prematuro. El examen está ampliamente disponible, pero por lo general se reserva sólo para las mujeres de alto riesgo. Si no estás dentro de esa clasificación, no necesitarás este examen.

Otro examen exploratorio es el de la longitud cervical. Mediante un ultrasonido, se mide la longitud de tu cuello uterino y, si hay señales de que se está acortando o abriendo, tu médico podría tomar algunas medidas para prevenir un parto prematuro (por ejemplo, reposo en cama).

esteroides a fin de ayudar a que los pulmones de tu bebé maduren más rápido y así esté mejor preparado en caso de que el nacimiento prematuro se vuelva inevitable o necesario. Si tu médico determina que el riesgo de continuar el embarazo para ti o para tu bebé supera el riesgo del nacimiento prematuro, no se hará ningún intento por demorar el parto.

¿Puede prevenirse? No todos los nacimientos prematuros pueden evitarse, ya que no todos se deben a factores evitables. Sin embargo, todas las siguientes medidas podrían reducir el riesgo de parto prematuro (mejorando a la vez tus probabilidades de tener el embarazo más saludable posible): consumir ácido fólico antes del embarazo; recibir cuidado prenatal desde el comienzo; comer bien y mantenerte hidratada; recibir buena atención dental; evitar fumar, consumir cocaína, alcohol y otros fármacos no recetados por tu médico; examinarte –y tratarte, de ser necesario– ante cualquier infección como BV y UTI; y seguir las recomendaciones de tu médico en cuanto a la limitación de actividades extenuantes, incluyendo relaciones sexuales y horas que pases de pie o caminando en el trabajo, especialmente si ya has tenido partos prematuros. Las que hayan tenido partos prematuros en el pasado o que tengan un cuello uterino corto podrían beneficiarse con un suplemento de progesterona, administrada diaria o semanalmente, en forma de gel o de inyección.

Disfunción de la Sínfisis Púbica

¿Qué es? La disfunción de la sínfisis púbica (SPD, por sus siglas en inglés) ocurre cuando los ligamentos que normalmente mantienen alineado el hueso pélvico se aflojan y estiran demasiado pronto, antes del nacimiento (a medida que se acerca el parto se supone que empiecen a aflojarse). Esto, a su vez, puede hacer inestables los ligamentos pélvicos –también conocidos como sínfisis púbica, provocando dolor de mediano a intenso.

¿Es común? La incidencia del diagnóstico de SPD se da en 1 de cada 300 embarazos, aunque algunos expertos creen que más del 2% de las embarazadas experimentarán la SPD (aunque no a todas se lo diagnosticarán).

¿Cuáles son los signos y síntomas? El síntoma más común es un dolor desgarrador (como si tu pelvis se estuviera desencajando) y dificultades para caminar. Usualmente, el dolor se localiza en la zona púbica, pero en algunas mujeres se extiende hasta la parte superior de los músculos y el periné. El dolor puede agravarse cuando caminas y levantas peso, particularmente al elevar una pierna, como cuando subes una escalera, te vistes, te subes o bajas del auto, o aun cuando te das vuelta en la cama. En muy pocos casos los ligamentos se separan, una condición llamada diastasis de la sínfisis púbica o separación sinfísica, que puede causar un dolor más intenso en la pelvis, ingle, caderas y nalgas.

¿Qué pueden hacer tú y tu médico? Para evitar agravar esta condición limita las posiciones que signifiquen alzar peso y reduce en lo posible las actividades que involucren levantar o separar las piernas, incluso caminar, si te resulta muy incómodo. Trata de estabilizar esos ligamentos flojos usando un cinturón de sostén pélvico que actúa como un corsé, colocando los huesos en su lugar. Los ejercicios de Kegel y las inclinaciones pélvicas pueden ayudar a fortalecer los músculos de la pelvis. Si el dolor es severo, pregunta a tu médico sobre analgésicos o recurre a las técnicas de medicina alternativa como acupuntura o quiropráctica.

Muy rara vez, la SPD puede imposibilitar un parto vaginal y tu médico tendrá que optar por una cesárea. Y en casos aun menos frecuentes, la SPD puede empeorar después de dar a luz y requerir intervención médica. Pero para la mayoría de las mamás, una vez que nace el bebé y cese la producción de relaxina (esa hormona que afloja los ligamentos), los ligamentos volverán a la normalidad.

Nudos y Enredos en el Cordón Umbilical

¿Qué es? De vez en cuando, el cordón umbilical se anuda, se enreda, o se enrolla alrededor del feto, a menudo en el cuello (donde se le conoce como cordón nucal). Algunos nudos se forman durante el alumbramiento; otros se hacen durante el embarazo cuando el bebé se mueve. Mientras el nudo permanezca flojo, es probable que no cause problemas. Pero si se aprieta, podría interferir con la circulación de la sangre desde la placenta hacia el bebé y causar privación de oxígeno. Eso rara vez ocurre, pero cuando pasa, es más probable que sea durante el descenso de tu bebé por el canal del parto.

¿Es común? Los verdaderos nudos en el cordón umbilical ocurren aproximadamente en 1 de cada 100 embarazos, pero sólo en 1 de cada 2.000 será suficientemente apretado como para presentar problemas al bebé. Los cordones nucales más frecuentes ocurren hasta en una cuarta parte de los embarazos, pero muy rara vez imponen riesgos al bebé. Los bebés con cordones largos y los que son grandes para su edad gestacio-

nal corren mayor riesgo de desarrollar nudos verdaderos. Los investigadores conjeturan que las deficiencias nutricionales que afectan la estructura y barrera protectora del cordón, u otros factores de riesgo como fumar o el uso de drogas, gestar más de un bebé o tener hidramnio, pueden hacer a una mujer más proclive a tener un embarazo con un nudo en el cordón.

¿Cuáles son los signos y síntomas? El signo más común de un nudo en el cordón es la disminución de la actividad fetal después de la semana 37. Si el nudo se forma durante el proceso de parto, un monitor fetal detectará un ritmo cardíaco anormal.

¿Qué pueden hacer tú y tu médico? Puedes vigilar cómo está tu bebé, especialmente más adelante en el embarazo, contando regularmente sus pataditas y llamando a tu médico si notas algún cambio en la actividad fetal. Si un nudo en el cordón se aprieta durante el parto, el médico podrá detectar la disminución en el ritmo cardíaco de tu bebé y tomará las medidas adecuadas para que llegue seguro al mundo. Usualmente, la mejor medida es optar por un parto inmediato vía cesárea.

Cordón de Dos Vasos Sanguíneos

¿Qué es? En un cordón umbilical normal hay tres vasos sanguíneos –una vena (que lleva nutrientes y oxígeno al bebé) y dos arterias (que transportan desechos del bebé a la placenta y a la sangre de la madre)–. Pero en algunos casos, el cordón umbilical contiene sólo dos vasos sanguíneos: una vena y una arteria.

¿Es común? Alrededor del 1% de los embarazos individuales y el 5% de los múltiples tendrán un cordón de dos vasos. Las que presentan mayor riesgo son las mujeres caucásicas, las mayores de 40 años, las que esperan más de un bebé y las diabéticas. Los fetos femeninos tienen más probabilidad de tener un cordón de dos vasos que los masculinos.

¿Cuáles son los signos y los síntomas?
Esta condición no presenta signos ni síntomas y sólo se detecta en un examen de ultrasonido.

¿Qué pueden hacer tú y tu médico? En la ausencia de otra anormalidad, un cordón de dos vasos sanguíneos no afecta de ningún modo el embarazo y es probable que el bebé nazca completamente saludable. Por eso lo primero que puedes hacer es no preocuparte.

Si descubren que tienes un cordón de dos vasos, tu embarazo será controlado más atentamente, ya que esta condición conlleva un pequeño aumento de riesgo de escaso crecimiento fetal.

Complicaciones Poco Frecuentes en el Embarazo

Las siguientes complicaciones del embarazo son, por lo general, poco frecuentes. Es sumamente improbable que la embarazada promedio experimente alguna de ellas. Por eso (y esto merece repetirse) *solamente* lee esta sección si lo necesitas, y aun así, sólo lo que se aplica a tu caso. Si te diagnostican una de estas complicaciones durante tu embarazo, usa la información aquí descrita para enterarte sobre la afección y su tratamiento típico (como también para saber cómo prevenirla en embarazos futuros), pero ten en cuenta que el protocolo de tu médico para tratarla podría ser diferente.

Embarazo Molar

¿Qué es? En un embarazo molar, la placenta crece de manera inadecuada, convirtiéndose en una masa de quistes (también llamado mola hidatidiforme), pero no hay un feto que la acompañe. En algunos casos, un tejido embrionario o fetal está presente en forma identificable –pero no viable– y a eso se le conoce como embarazo molar parcial.

La causa del embarazo molar es una anormalidad durante la fertiliza-

ción, en la que dos juegos de cromosomas del padre se mezclan ya sea con un juego de cromosomas de la madre (molar parcial) o ninguno de los cromosomas de la madre (molar completo). La mayoría de los embarazos molares se descubre semanas después de la concepción. Todos los embarazos molares desembocan en aborto espontáneo.

¿Es común? Afortunadamente, los embarazos molares son relativamente infrecuentes ya que ocurren sólo en 1 de cada 1.000. Las mujeres menores de 15 o mayores de 45 años, como también las que han tenido abortos múltiples, corren un riesgo ligeramente mayor de un embarazo molar.

¿Sabías Que...?

Tener un embarazo molar no te pone en riesgo mayor de tener otro. De hecho, sólo del 1% al 2% de las mujeres que ha tenido un embarazo molar lo experimenta por segunda vez.

¿Cuáles son los signos y síntomas? Los síntomas de un embarazo molar pueden incluir:

- Una descarga continua o intermitente de tono marrón

- Náusea y vómito severos

- Calambres incómodos

- Presión sanguínea alta

- Útero más grande de lo esperado

- Útero pastoso (en vez de firme)

- Ausencia de tejido embrionario o fetal (según se ve en el ultrasonido)

- Niveles excesivos de hormona tiroidea en el sistema de la madre

¿Qué pueden hacer tú y tu médico? Llama al médico si experimentas cualquiera de los síntomas enumerados. Algunos pueden ser difíciles de diferenciar de los signos normales de comienzos del embarazo (muchos embarazos completamente normales incluyen sangrado leve y calambres y, la mayoría, náuseas), pero confía en tus instintos. Si crees que algo anda mal, habla con el médico, aunque sólo sea para escuchar una palabra reconfortante.

Si el ultrasonido revela que tienes un embarazo molar, el tejido anormal puede ser removido por medio de dilatación y raspaje (*D and C*). El seguimiento es crucial para asegurar de que no se agrava hacia un coriocarcinoma (lee la columna siguiente), aunque por suerte las probabilidades de que un embarazo molar se vuelva maligno son muy bajas. Tu médico probablemente te sugerirá que no quedes embarazada por un año después de un embarazo molar.

Coriocarcinoma

¿Qué es? El coriocarcinoma, una forma extremadamente poco común de cáncer relacionado con el embarazo, crece desde las células de la placenta. Este tumor maligno ocurre con mayor frecuencia después de un embarazo molar, un aborto espontáneo, un aborto o un embarazo ectópico, cuando algunos restos de tejidos de la placenta siguen creciendo pese a la ausencia de un feto. Sólo el 15% de los coriocarcinomas ocurre después de un embarazo normal.

¿Es común? El coriocarcinoma es extremadamente raro, y ocurre en sólo 1 de cada 40.000 embarazos.

¿Cuáles son los signos y los síntomas? Los signos de la enfermedad incluyen:

- Sangrado intermitente después de un aborto espontáneo, un embarazo, o la remoción de un embarazo molar

- Descarga de tejido anormal

- Niveles elevados de hCG que no vuelven a la normalidad después del término de un embarazo

- Un tumor en la vagina, útero o pulmones

- Dolor abdominal

¿Qué pueden hacer tú y tu médico? Llama a tu médico si experimentas alguno de los síntomas enumerados, pero ten en cuenta que es extremadamente improbable que sean signo de corio-

---

¿Sabías Que...?

Con un diagnóstico y tratamiento tempranos de coriocarcinoma, la fertilidad no se ve afectada. Sin embargo, por lo general se recomienda que el embarazo se aplace un año hasta después de completar el tratamiento de coriocarcinoma y de que no haya evidencias de una enfermedad residual.

carcinoma. Si te lo diagnostican, el pronóstico es reconfortante. Mientras todo tipo de cáncer conlleva algún riesgo, el coriocarcinoma responde extremadamente bien a la quimioterapia y a los tratamientos con radiación, y tiene una tasa de curación superior al 90%. Casi nunca es necesario practicar una histerectomía debido a la excelente respuesta de este tipo de tumor a la quimioterapia.

Eclampsia

¿Qué es? La eclampsia es el resultado de una preeclampsia no controlada o no resuelta (consulta la página 590). Dependiendo de la etapa del embarazo en que esté una mujer cuando desarrolla la eclampsia, su bebé podría correr el riesgo de nacer prematuramente debido a que el parto inmediato suele ser el único tratamiento. Pese a que la eclampsia pone a la madre en peligro de muerte, las fatalidades maternales a causa de ella son poco comunes en los Estados Unidos. Con un tratamiento óptimo y un seguimiento cuidadoso, la mayoría de las mujeres con eclampsia recupera su salud normal después del embarazo.

¿Es común? La eclampsia es mucho menos común que la preeclampsia y ocurre sólo en 1 de cada 2.000 a 3.000 embarazos, típicamente entre mujeres que no han estado recibiendo un cuidado prenatal regular.

¿Cuáles son los signos y síntomas? Las convulsiones o ataques –por lo general

---

¿Sabías Que...?

Muy pocas mujeres que reciben una atención prenatal regular pasan de una tratable preeclampsia a una más grave eclampsia.

---

cerca o durante el parto– son el síntoma más característico de la eclampsia. También pueden ocurrir convulsiones posparto, por lo general, dentro de las 48 horas después de dar a luz.

¿Qué pueden hacer tú y tu médico? Si ya has tenido preeclampsia y te empiezan las convulsiones, te darán oxígeno y fármacos para controlar los ataques y te inducirán el parto o te practicarán una cesárea cuando estés estable. La mayoría de las mujeres regresa rápidamente a la normalidad después del parto, aunque es necesario un riguroso seguimiento para asegurarse de que la presión sanguínea no se mantenga elevada y que no continúen los ataques.

¿Puede prevenirse? Los exámenes regulares le permitirán al médico detectar cualquier síntoma de preeclampsia. Si te la diagnostican, el médico te vigilará atentamente (y también tu presión sanguínea) para asegurarse de que tu estado no avance hacia una eclampsia. Tomar medidas para tratar de prevenir la preeclampsia también puede contribuir a evitar la eclampsia.

Colestasis

¿Qué es? La colestasis del embarazo es una condición en la que el flujo normal de bilis en la vesícula se obstaculiza (como resultado de las hormonas del embarazo), causando una acumulación de ácidos biliares en el hígado, que puede desembocar en el flujo sanguíneo. Es más probable que ocurra en el último trimestre, cuando las hormonas están en su máximo nivel. Por lo general, desaparece después de dar a luz.

La colestasis puede aumentar los riesgos de sufrimiento fetal, nacimiento prematuro o muerte fetal, y por eso un diagnóstico y un tratamiento temprano son cruciales.

¿Es común? La colestasis afecta de 1 a 2 embarazos de cada 1.000. Es más común en las madres que gestan más de un bebé, que han tenido daños al hígado, y aquellas cuyas madres o hermanas tuvieron colestasis.

¿Cuáles son los signos y síntomas? Más a menudo, el único síntoma es una picazón severa, particularmente en manos y pies, por lo general al final del embarazo.

¿Qué pueden hacer tú y tu médico? Los objetivos para tratar la colestasis son aliviar la picazón y prevenir complicaciones en el embarazo. La picazón puede tratarse con medicamentos, lociones o corticosteroides. A veces se usan remedios para ayudar a disminuir la concentración de ácidos biliares. Si la colestasis pone en peligro el bienestar de la madre o del feto, podría ser necesario un parto temprano.

Trombosis Venosa Profunda

¿Qué es? La trombosis venosa profunda (DVT, por sus siglas en inglés) es la formación de un coágulo sanguíneo en una vena profunda. Estos coágulos se forman en las extremidades inferiores, especialmente en el muslo. Las mujeres son más susceptibles a los coágulos durante el embarazo y parto y, sobre todo, en el período posparto. Esto ocurre porque la sabia naturaleza, preocupada por un exceso de sangre en el alumbramiento, tiende a aumentar la habilidad coagulante de la sangre, y a veces demasiado. Otro factor que puede contribuir es el útero agrandado, que dificulta que la sangre en la parte inferior del cuerpo retorne al corazón. Si no se trata, la DVT puede hacer que el coágulo avance a los pulmones y se convierta en un riesgo mortal.

¿Es común? La trombosis venosa profunda ocurre en uno de cada 1.000 a 2.000 embarazos (también puede ocurrir en el posparto). La DVT es más común si eres mayor, fumadora, tienes antecedentes familiares o personales de coágulos, o si tienes hipertensión, diabetes o una serie de otras afecciones, incluyendo enfermedades vasculares.

¿Cuáles son los signos y síntomas? Los síntomas más comunes de una trombosis venosa profunda incluyen:

- Sensación pesada o dolorosa en la pierna
- Sensibilidad en la pantorrilla o el muslo
- Hinchazón de ligera a severa
- Distensión de las venas superficiales
- Dolor en la pantorrilla al flexionar el pie (elevar los dedos del pie hacia el mentón)

Si el coágulo sanguíneo ha avanzado a los pulmones (embolia pulmonar), es posible experimentar:

- Dolor en el pecho
- Dificultad para respirar
- Tos con esputo espumoso y teñido de sangre
- Latido cardíaco y respiración acelerados
- Labios y extremos de los dedos azulados
- Fiebre

¿Qué pueden hacer tú y tu médico? Si te han diagnosticado DVT o algún tipo de coágulo sanguíneo en embarazos anteriores, díselo a tu médico. Además, si notas hinchazón y dolor en una sola pierna en cualquier momento durante tu embarazo, llama al médico enseguida.

Un ultrasonido o un MRI pueden practicarse para diagnosticar el coágulo sanguíneo. Si te detectan uno, podrían tratarte con heparina para diluir la sangre e impedir más coagulación (aunque la heparina debería ser descontinuada al acercarse el parto, para evitar que sangres excesivamente al dar a luz). Durante el proceso te vigilarán tu capacidad de coagulación.

Cuando un coágulo llega a los pulmones, podrías necesitar fármacos disolventes (y, rara vez, cirugía), como también un tratamiento para evitar efectos secundarios.

¿Puede prevenirse? Puedes prevenir los coágulos manteniendo tu sangre en circulación; hacer suficiente ejercicio y evitar largos períodos sentada te ayudarán a lograrlo. Si estás en situación de riesgo elevado, también puedes usar medias de compresión para prevenir la formación de coágulos en las piernas.

Placenta Accreta

¿Qué es? La placenta accreta es la condición en la que la placenta crece hacia las capas más profundas de la pared uterina y se adhiere firmemente. Dependiendo de la profundidad a la que llegan las células placentarias, la afección puede llamarse placenta percreta o placenta increta. La placenta accreta aumenta el riesgo de sangrado intenso o hemorragia durante la salida de la placenta.

¿Es común? Uno de cada 2.500 embarazos tendrá esta fijación anormal. La placenta accreta es el más común de estos problemas de fijación, con un 75% de los casos. En la placenta accreta, la placenta se fija profundamente en la pared uterina, pero no perfora los músculos uterinos. En la placenta increta, que representa el 15% de los casos, la placenta perfora los músculos uterinos. En la placenta percreta, que representa el 10% restante, la placenta no sólo penetra la pared uterina y sus músculos, sino también perfora la parte exterior de la pared e, incluso, podría fijarse a otros órganos cercanos.

Tu riesgo de placenta accreta aumenta si tienes placenta previa y si has tenido una o más cesáreas en el pasado.

¿Cuáles son los signos y síntomas? Por lo general no hay síntomas aparentes. La afección suele diagnosticarse mediante un ultrasonido Doppler o quizás sólo se detecte durante el parto, cuando la placenta no se desprende de la pared uterina después del nacimiento del bebé (como ocurriría normalmente).

¿Qué pueden hacer tú y tu médico? Lamentablemente, hay poco que puedas hacer. En la mayoría de los casos, la placenta debe ser extraida quirúrgicamente después del parto para detener el sangrado. Muy rara vez, cuando el sangrado no se puede controlar ligando los vasos sanguíneos expuestos, podría ser necesaria la extirpación del útero.

Vasa Previa

¿Qué es? Vasa previa es una condición en la que algunos de los vasos sanguíneos fetales que conectan al bebé con la madre se desplazan fuera del cordón umbilical a lo largo de la membrana por encima del cuello del útero. Cuando comienza el proceso de parto, las contracciones y la apertura del cuello uterino pueden provocar la ruptura de los vasos, causando un posible daño al bebé. Si la afección se diagnostica antes del parto, se programará una cesárea y el bebé nacerá saludable casi en un 100% de los casos.

¿Es común? Es infrecuente y afecta a 1 de cada 5.200 embarazos. Las mujeres que también tienen placenta previa, antecedentes de cirugía uterina o esperan más de un bebé corren el mayor riesgo.

¿Cuáles son los signos y síntomas? Por lo general, esta condición no presenta signos, aunque podría producirse sangrado en el segundo o tercer trimestres.

¿Qué pueden hacer tú y tu médico? Los exámenes de diagnóstico, como un ultrasonido regular o, todavía mejor, un ultrasonido Doppler en color, pueden detectar la vasa previa. Las mujeres a quienes les diagnostican esta condición darán a luz mediante cesárea, por lo general, antes de las 37 semanas, para asegurarse de que el parto no empiece por sí solo. Los investigadores están estudiando si la vasa previa puede tratarse con terapia de láser para eliminar los vasos en posición anormal.

Complicaciones en el Parto y Posparto

Muchas de las siguientes condiciones no pueden anticiparse antes del proceso de parto y el alumbramiento, y no es necesario que leas sobre ellas (ni empieces a preocuparte) antes de tiempo, ya que es muy improbable que ocurran durante o después de que des a luz. Están incluidas aquí para que, en el caso improbable de que experimentes una, puedas enterarte después del hecho o, en algunos casos, aprendas cómo puedes prevenirla en tu próximo parto y alumbramiento.

Sufrimiento Fetal

¿Qué es? El sufrimiento fetal es el término utilizado para describir lo que ocurre cuando hay un déficit en el suministro de oxígeno para el bebé en el útero, ya sea antes o durante el parto. El sufrimiento puede ser causado por varios factores, como preeclampsia, diabetes no tratada, desprendimiento de la placenta, falta o exceso de líquido amniótico, compresión o enredo del cordón umbilical, restricción del crecimiento intrauterino, o sencillamente porque la madre está en una posición en que aplica presión sobre los principales vasos sanguíneos, privando de oxígeno al bebé. Una privación sostenida de oxígeno y/o disminución del ritmo cardíaco puede ser grave para el bebé y deben corregirse lo antes posible, por lo general, programando un parto inmediato (en la mayoría de los casos por cesárea, a menos que el parto vaginal sea inminente).

¿Es común? Se desconoce con exactitud la incidencia del sufrimiento fetal, pero los rangos estimados van desde 1 cada 25 nacimientos a 1 por cada 100.

¿Cuáles son los signos y los síntomas? Los bebés que están bien en el útero tienen un pulso cardíaco firme y estable y responden a los estímulos con movimientos adecuados. Los bebés en sufrimiento experimentan una disminución en su ritmo cardíaco, un cambio en su patrón de movimientos (o, incluso, cesan totalmente el movimiento) y/o expelen su primer excremento, llamado meconio, estando todavía en el útero.

¿Qué pueden hacer tú y tu médico? Si crees que tu bebé podría experimentar sufrimiento porque has notado un cambio en su actividad (si parece haber disminuido significativamente, cesado, se ha vuelto muy sobresaltada y frenética, o por cualquier otro motivo que te ha preocupado), llama inmediatamente al médico. Una vez que estés en su consultorio o en el hospital (o en proceso de parto) te conectarán a un monitor fetal para comprobar si tu bebé experimenta signos de sufrimiento. Podrían darte oxígeno y fluidos extra por vía intravenosa para ayudar a oxigenar mejor la sangre y para que el pulso cardíaco de tu bebé vuelva a la normalidad. Volcarte hacia tu lado izquierdo para quitar presión a tus principales vasos sanguíneos podría resultar efectivo. Si estas técnicas no funcionan, el mejor tratamiento es un parto inmediato.

Prolapso del Cordón Umbilical

¿Qué es? El prolapso del cordón ocurre durante el parto cuando el cordón umbilical sale primero que el bebé por el canal del parto. Si el cordón queda comprimido durante el alumbramiento (como cuando la cabeza del feto presiona el cordón prolapsado), el suministro de oxígeno al bebé puede verse reducido.

¿Es común? Afortunadamente, el prolapso del cordón no es común y ocurre en 1 de cada 300 nacimientos. Determinadas complicaciones del embarazo aumentan el riesgo de prolapso como, por ejemplo, hidramnios, presentación de nalgas o cualquier posición en que la cabeza del bebé no cubra el cuello uterino, y parto prematuro. También podría ocurrir durante el nacimiento de un segundo mellizo. El prolapso es también un riesgo potencial si la bolsa de agua se rompe antes de que la cabeza del bebé haya empezado a encajarse en el canal de parto.

¿Cuáles son los signos y los síntomas? Si el cordón baja a la vagina, podrías sentirlo e, incluso, verlo. Si el cordón es comprimido por la cabeza del bebé, éste revelará signos de sufrimiento fetal en un monitor fetal.

¿Qué pueden hacer tú y tu médico? No hay modo de saber por anticipado si el cordón de tu bebé va a prolapsar. De hecho, sin monitoreo fetal, podrías no enterarte hasta después de que ocurra. Si sospechas que el cordón umbilical ha prolapsado y todavía no estás en el hospital, ponte sobre manos y pies con la cabeza abajo y la pelvis elevada para restar presión al cordón. Si notas que el cordón sobresale de la vagina, sopórtalo gentilmente con una toalla limpia. Llama al 911 o haz que alguien te lleve rápidamente al hospital (en el camino al hospital, recuéstate en el asiento trasero, con las nalgas elevadas). Si ya estás en el hospital cuando se produce el prolapso del cordón, el médico podría pedirte que te coloques rápidamente en una posición diferente, en la que sea más fácil desencajar la cabeza del bebé y quitar presión al cordón. El parto deberá ser inmediato, probablemente vía cesárea.

Distocia de Hombro

¿Qué es? La distocia de hombro es una complicación del parto y el alumbramiento en la cual uno o ambos hombros del bebé se atascan detrás del hueso pélvico materno, durante su descenso hacia el canal de parto.

¿Es común? El tamaño decididamente cuenta en lo que respecta a la distocia de hombro, condición que ocurre más frecuentemente con los bebés más grandes. Menos del 1% de los bebés que pesan 6 libras tienen distocia de hombro, pero esa tasa es considerablemente mayor en los que pesan más de 9 libras. Por ese motivo, las madres que tienen diabetes o diabetes gestacional no tratadas –y que por lo tanto podrían dar a luz a bebés muy grandes– tienen mayor probabilidad de toparse con esta complicación durante el parto. Las probabilidades también aumentan si pasas la fecha prevista de parto (ya que probablemente tu bebé será más grande) o si has tenido antes un bebé con distocia de hombro. De todos modos, muchos de estos casos ocurren sin que existan dichos factores de riesgo.

¿Cuáles son los signos y los síntomas? El alumbramiento se interrumpe después de que sale la cabeza y antes de que salgan los hombros. Esto puede ocurrir inesperadamente en un parto que ha transcurrido con total normalidad hasta ese momento.

¿Qué pueden hacer tú y tu médico? Se puede optar por una variedad de alternativas para extraer al bebé cuyo hombro está atascado en la pelvis, como cambiar la posición de la madre flexionando enérgicamente sus piernas hacia el abdomen, o aplicándole presión en la barriga, justo encima del hueso púbico.

¿Puede prevenirse? Mantener tu aumento de peso dentro de las normas recomendadas puede ayudar a que tu bebé no sea demasiado grande para atravesar el canal de parto, como también controlar cuidadosamente la diabetes o diabetes gestacional. Escoger una posición de parto que permita a la pelvis abrirse lo más posible, también podría ayudar a evitar la distocia.

Desgarros Perineales Serios

¿Qué es? La presión que ejerce la cabeza grande de tu bebé sobre los tejidos delicados del cuello uterino y la vagina pueden causarte roturas y desgarros en el periné, el área entre la vagina y el ano.

Los desgarros de primer grado (cuando sólo se desgarra la piel) y los de segundo grado (donde además de la piel se desgarra el músculo vaginal) son comunes. Pero los desgarros severos –los que se acercan al recto y afectan la piel vaginal, los tejidos y los músculos perineales (tercer grado), o los que cortan los músculos del esfínter anal (cuarto grado)– pueden causar dolor y aumentar no sólo el período de recuperación posparto sino también el riesgo de incontinencia, además de otros problemas de la pelvis. Los desgarros también pueden ocurrir en el cuello uterino.

¿Es común? Toda mujer que tenga un parto vaginal corre el riesgo de un desgarro, y hasta la mitad tendrá al menos un pequeño desgarro después de dar a luz. Los de tercer y cuarto grado son mucho menos comunes.

¿Cuáles son los signos y síntomas? El sangrado es el síntoma inmediato. Después de que el desgarro se repara, también podrías experimentar dolor y sensibilidad en la zona mientras cicatriza.

¿Qué pueden hacer tú y tu médico? Por lo general, los desgarros que miden más de 2 centímetros (casi 1 pulgada) o que siguen sangrando reciben puntos. Primero podrían administrarte un anestésico local, si es que no te lo aplicaron durante el parto.

Si terminas con un desgarro o teniendo una episiotomía, los baños de asiento, bolsas de hielo, hamamelis, anestésicos en atomizador o sencillamente exponer el área al aire pueden ayudarte a cicatrizar rápidamente y con menos dolor (consulta la página 457).

¿Puede prevenirse? El masaje perineal y los ejercicios de Kegel (consulta las páginas 380 y 318), realizados un mes antes de tu fecha de parto, podrían ayudar a hacer más flexible el área perineal y a que esté más capacitada para estirarse más allá de la cabeza de tu bebé cuando haga su salida. Las compresas tibias en el periné y un masaje perineal durante el proceso de parto pueden ayudar a evitar los desgarros.

Ruptura Uterina

¿Qué es? La ruptura uterina ocurre cuando un punto debilitado de la pared uterina –casi siempre el sitio de una cirugía uterina anterior como una cesárea o remoción de fibroides– se desgarra debido al esfuerzo a que la someten el parto y el alumbramiento. La ruptura uterina puede producir un sangrado incontrolado hacia el abdomen o, con menos frecuencia, hacia parte de la placenta o del bebé, entrando en el abdomen.

¿Es frecuente? Afortunadamente, las rupturas son infrecuentes en las mujeres que nunca han tenido una cesárea o cirugía uterina. Aun las que han tenido una cesárea en el pasado sólo tienen 1 probabilidad en 100 de sufrir una ruptura (y el riesgo es mucho menor cuando la mujer se somete a otra cesárea sin pasar por el proceso de parto). Las mujeres que corren el mayor riesgo de ruptura uterina son aquellas que intentan un parto vaginal después de una cesárea (VBAC, por sus siglas en inglés) y que han sido inducidas con prostaglandinas y/o Pitocin (oxitocina). Las anormalidades relacionadas con la placenta (como desprendimiento de la placenta, una que se separa prematuramente; o placenta accreta, una que se adhiere profundamente a la pared uterina), o la posición del feto (como un feto que yace cruzado) también pueden aumentar el riesgo de ruptura uterina. Esta condición es más común en las mujeres que ya han tenido seis hijos o más o que tienen un útero muy distendido (debido a fetos múltiples o exceso de líquido amniótico).

¿Cuáles son los signos y los síntomas? Un dolor abdominal punzante (una sen-sación de que algo se está desgarrando), seguido de un dolor impreciso y sensibilidad en la barriga durante el proceso de parto son los signos más comunes de la ruptura uterina. Típicamente, el monitor fetal mostrará una disminución significativa en el ritmo cardíaco del bebé. La madre podría desarrollar signos de bajo volumen sanguíneo, como un aumento en la tasa cardíaca, presión sanguínea baja, mareo, dificultad para respirar o pérdida del conocimiento.

¿Qué pueden hacer tú y tu médico? Si has tenido una cesárea o una intervención quirúrgica uterina, necesitarás evaluar los riesgos cuando consideres tus opciones de parto, especialmente si deseas intentar un parto vaginal. Discute con tu médico los datos según los cuales las prostaglandinas no deberían usarse para inducir el parto en una mujer que ya ha tenido una cirugía uterina.

Si experimentas una ruptura uterina será necesaria una cesárea inmediata, seguida de la reparación del útero. También podrían darte antibióticos para prevenir una infección.

¿Puede prevenirse? Para las mujeres con mayores factores de riesgo, el monitoreo fetal durante el proceso de parto puede alertar al médico sobre una ruptura inminente o en desarrollo. Las mujeres que intentan un parto vaginal después de una cesárea, no deberían ser inducidas.

Inversión Uterina

¿Qué es? La inversión uterina es una complicación poco frecuente del parto que se produce cuando parte de la pared uterina colapsa y se da vuelta de dentro para afuera, a veces sobresaliendo por el cuello uterino y hasta la vagina. Todavía no se dimensiona la gama de problemas que puede causar la inversión uterina, pero en muchos casos incluye la separación incompleta de la placenta de la pared uterina; luego la placenta empuja el útero cuando emerge del canal de parto. La inversión uterina, cuando pasa inadvertida y/o no se trata, puede producir hemorragia y conmoción. Pero ésa es una posibilidad remota, ya que ocurre sólo rara vez y es improbable que no sea advertida ni tratada.

¿Es común? La inversión uterina ocurre raramente; los casos reportados varían entre 1 por cada 2.000 nacimientos a 1 en varios cientos de miles. Corres mayor riesgo de inversión uterina si ya has tenido una en un parto anterior. Otros factores que aumentan ligeramente el riesgo muy remoto de esta condición incluyen un parto prolongado (que dure más de 24 horas), varios partos vaginales anteriores, o uso de fármacos como sulfato de magnesio o terbutaline (administrados para detener el parto prematuro). El útero también podría tener mayor probabilidad de invertirse si está demasiado relajado o si el cordón es empujado con demasiada fuerza en la tercera etapa del parto.

¿Cuáles son los signos y los síntomas? Los síntomas de la inversión uterina incluyen:

- Dolor abdominal

- Sangrado excesivo

- Signos de conmoción en la madre

- En una inversión completa, el útero será visible en la vagina

¿Qué pueden hacer tú y tu médico? Conoce tus factores de riesgo e informa al médico si has tenido una inversión uterina en el pasado. Si tienes una, el médico tratará de empujar el útero a su posición original, y después te dará fármacos como Pitocin (oxitocina) para estimular a que los músculos sueltos se contraigan. En los pocos casos en que esto no da resultado, la cirugía es una opción. En un caso u otro, podrías nece-sitar una transfusión sanguínea para compensar la pérdida de sangre durante la inversión. Y podrían darte antibióti-cos para prevenir una infección.

¿Puede prevenirse? Como una mujer que ha tenido una inversión uterina corre un mayor riesgo de sufrir otra, comunica a tu médico si has tenido una en el pasado.

Hemorragia Posparto

¿Qué es? Sangrar después de dar a luz, en lo que se conoce como loquios, es nor-mal. Pero a veces el útero no se contrae como debería después del parto, con-duciendo a una hemorragia posparto; un sangrado excesivo o descontrolado desde el lugar donde estaba adherida la placenta. La hemorragia posparto tam-bién puede ser causada por desgarros vaginales o cervicales no reparados.

La hemorragia también puede ocu-rrir hasta una a dos semanas después de dar a luz cuando quedan fragmentos de la placenta retenidos dentro del útero o adheridos a él. Una infección también puede causar hemorragia posparto, justo después de dar a luz o semanas después.

¿Es común? La hemorragia posparto ocurre más o menos entre el 2% y el 4% de los partos. Es más probable que ocurra un sangrado excesivo cuando el útero está demasiado relajado y no se contrae debido a un parto prolongado y agotador; el alumbramiento es traumá-tico; el útero está muy distendido debido a nacimientos múltiples, un bebé grande o exceso de líquido amniótico; una pla-centa tiene una conformación inusual o se separa prematuramente; la presen-cia de fibroides impiden la contracción simétrica del útero; o cuando la madre presenta un estado de debilitamiento general al momento de dar a luz (debido, por ejemplo, a anemia, preeclampsia o fatiga extrema). Las mujeres que toman fármacos o hierbas que interfieren con la coagulación sanguínea (como aspirina, ibuprofeno, gingko biloba, o altas dosis de vitamina E) también corren mayor riesgo de hemorragia posparto. Rara vez se debe a un trastorno de sangrado no diagnosticado de origen genético en la madre.

¿Cuáles son los signos y los síntomas? Los síntomas de la hemorragia posparto incluyen:

- Sangrado que empapa más de una toalla higiénica femenina por hora durante varias horas seguidas

- Sangrado intenso de color rojo brillante durante más de unos cuantos días

- Coágulos muy grandes (del tamaño de un limón o mayores)

- Dolor o hinchazón en la zona del bajo vientre después de unos cuantos días de dar a luz

La pérdida de grandes cantidades de sangre puede hacer que la mujer se sienta débil, mareada, sin aliento o que se le acelere el corazón.

¿Qué pueden hacer tú y tu médico? Después de la salida de la placenta, el médico la examinará para asegurarse de que esté completa, es decir, que no queden restos de ella dentro del útero. Probablemente te dará Pitocin (oxitocina) y también podría dar un masaje al útero para estimularlo a contraerse y así reducir el sangrado. Amamantar tan pronto como sea posible (si es que está en tus planes) también te ayudará a contraer el útero.

Es común sangrar un poco después de dar a luz, pero alerta de inmediato a tu médico si notas un sangrado anormalmente intenso o cualquiera de los otros síntomas ya enumerados, durante la primera semana posparto. Si el sangrado es severo como para ser considerado hemorragia, podrías necesitar fluidos intravenosos o, incluso, una transfusión de sangre.

¿Puede prevenirse? Evitar los suplementos o medicamentos que puedan interferir con la coagulación sanguínea (como los enumerados en esta página), especialmente en el último trimestre y en el período posparto inmediato, reducirá la posibilidad de sangrado posparto anormal.

Infección Posparto

¿Qué es? La gran mayoría de las mujeres se repone de un parto sin ningún problema, pero dar a luz puede dejarte proclive a una infección. Eso se debe a que puede quedar una variedad de heridas abiertas; en el útero (donde estaba adherida la placenta), en el cuello uterino, la vagina o el periné (especialmente si tuviste un desgarro o una episiotomía, aunque hubiese sido reparada), o en el lugar de la incisión de la cesárea. Las infecciones posparto también pueden ocurrir en la vejiga o los riñones si te cateterizaron. Un fragmento de placenta dejado inadvertidamente en el útero puede desembocar también en una infección. Pero la infección posparto más común es la endometritis, una infección de la membrana interior del útero (endometrio).

Aunque algunas infecciones pueden ser peligrosas, sobre todo si no son detectadas o tratadas, por lo general éstas simplemente hacen más lenta y difícil la recuperación posparto, y le restan tiempo y energía a tu prioridad número uno: aprender a conocer a tu bebé. Sólo por ese motivo es importante que busques ayuda lo antes posible para combatir cualquier posible infección.

¿Es común? Hasta un 8% de los partos da paso a una infección. Las mujeres que han dado a luz por cesárea o las que han tenido una ruptura prematura de las membranas corren mayor riesgo de infección.

¿Cuáles son los signos y los síntomas?

Los síntomas de la infección posparto varían, dependiendo de dónde esté localizada, aunque casi siempre hay presencia de:

- Fiebre
- Dolor o sensibilidad en el área infectada
- Descarga de olor desagradable (de la vagina en el caso de una infección uterina, o de una herida)
- Escalofríos

¿Qué pueden hacer tú y tu médico?

Llama al médico si tienes fiebre posparto de alrededor de 100°F durante más de un día; llámalo antes si la fiebre es superior o si notas alguno de los otros síntomas ya enumerados. Si tienes una infección, te recetarán antibióticos que deberías tomar hasta completar lo prescrito, aunque pronto empieces a sentirte mejor. También deberías descansar bastante (casi imposible con un recién nacido en casa, pero haz lo mejor que puedas) y bebe mucho líquido. Si estás amamantando, consulta con el médico y el farmacéutico para asegurarte de que todo medicamento que te den sea compatible con la lactancia (la mayoría de los antibióticos lo son).

¿Puede prevenirse?

El cuidado riguroso de la herida y la higiene después del parto (lávate las manos antes de tocarte la zona perineal, sécate de adelante hacia atrás después de ir al baño, y sólo usa toallas higiénicas femeninas absorbentes –no tampones– para el sangrado posparto) pueden ayudarte a prevenir infecciones.

TODO ACERCA DE...

Si te Ordenan Reposo en Cama

La idea de tenderte en la cama con una pila de revistas y el control remoto de la televisión parece bastante tentadora… hasta que te lo recetan por orden médica. El reposo en cama no es precisamente una fiesta de pijamas. Una vez que se impone la realidad y te das cuenta de que ni siquiera puedes salir a comprar leche o a juntarte con unas amigas para un café, el atractivo de quedarte en cama todo el día se desvanece rápidamente. Por eso es importante no perder de vista el panorama general (embarazo saludable, bebé saludable) y recordarte a ti misma que tu médico tiene buenos motivos para ordenarte reposo en cama.

Si te han puesto en cura de reposo, estás en buena compañía. Un millón de embarazos por año (es decir, la cuarta parte) es clasificado de "riesgo elevado" o "de riesgo". Y al 70% de estas mamás se le ordenará reposo en cama en algún momento durante sus 40 semanas. Aunque hay mucha controversia sobre los beneficios del reposo en cama, sigue siendo recetado porque muchos médicos creen, en base a su experiencia con las pacientes, que es efectivo para prevenir partos prematuros o reducir el avance de la preeclampsia e impide que un embarazo de alto riesgo se complique más. Entre los motivos sugeridos para prescribir

Tipos de Reposo en Cama

"Cura de reposo" es el término general que se usa cuando el médico quiere limitar tus actividades. Pero es probable que tus órdenes de movilización (o más bien de no movilización) incluyan una lista muy específica de lo que puedes hacer y otra de lo que decididamente no puedes hacer. Esto se debe a que las curas de reposo tienen distintas versiones, desde acostarte cada par de horas hasta descansar en la cama, pero levantándote periódicamente; desde quedarte en la cama, con la posibilidad de ir al baño, hasta quedarte en ella las 24 horas del día (a veces en el hospital). El tipo de reposo que te prescriban dependerá mucho del motivo por el que te han enviado a la cama. Éste es el detalle de cada tipo de cura de reposo:

Reposo programado. Con el objetivo de prevenir la necesidad de un reposo total más adelante, algunos médicos piden a las futuras mamás con ciertos factores de riesgo (como gestar más de un bebé o tener una avanzada edad maternal) descansar por un período determinado cada día. La recomendación podría variar desde sentarte con los pies en alto o recostarte (o, mejor, que duermas una siesta) durante dos horas al final de las tareas de cada jornada, o que descanses durante una hora, de costado, por cada cuatro horas que estés despierta. Algunos médicos podrían sugerir que reduzcas tu trabajo diario en el tercer trimestre y que restrinjas las actividades como hacer ejercicios, subir escaleras y caminar o estar de pie durante períodos prolongados.

Reposo modificado. Con el reposo modificado generalmente te prohíben trabajar, manejar y realizar tareas domésticas (¿no es digno de celebrar?)

Sentarte frente a tu escritorio para navegar la Internet está bien, como también estar de pie lo suficiente como para prepararte un sándwich o darte una ducha. Incluso podrían permitirte salir una noche por semana, siempre que la salida no exija una caminata larga o el uso de escaleras. Las mujeres con reposo modificado pueden dividir su jornada entre el sillón y la cama, pero subir y bajar escaleras debería quedar reducido a un mínimo.

Reposo estricto. Por lo general significa que necesitas estar en posición horizontal todo el día, excepto para visitas al baño o darte una ducha rápida (es preferible un baño tibio). Si hay escaleras en tu casa, tendrás que escoger un piso y quedarte allí (algunas mujeres tendrán autorización para subir y bajar una vez por día mientras que otras, una vez por semana). Y tu marido (o tu mamá, o una amiga o la persona que contrates para que te ayude) tendrán que asegurarse de que se hagan las tareas de la casa y que tengas lo necesario para pasar el día. Esto podría significar tener una nevera portátil junto a la cama con el desayuno, el almuerzo y la cena, y muchos bocadillos saludables.

Reposo en el hospital. Si necesitas constante vigilancia, como también fármacos vía intravenosa debido a que el parto prematuro ha comenzado, serás internada en el hospital. Y si se logra detener el parto, tal vez sea necesario extender tu estada en el hospital para asegurar un reposo total en la cama. Podrían incluso colocar la cama en un ángulo ligeramente inclinado (los pies más altos que la cabeza) para que la gravedad ayude a mantener a tus bebés creciendo en el útero por el mayor tiempo que sea posible.

reposo en cama: mantenerte acostada resta presión al cuello uterino; reduce la tensión en el corazón y mejora el flujo sanguíneo a los riñones, lo que ayuda a eliminar el exceso de fluidos; aumenta la circulación hacia el útero, suministrando oxígeno y nutrientes adicionales a tu bebé; y reduce el nivel de hormonas estresantes en el flujo sanguíneo que pueden desencadenar contracciones.

Ciertas futuras mamás tienen más probabilidad de terminar en cura de reposo, incluyendo las que tienen más de 35 años, las que están gestando más de un bebé, las que tienen antecedentes de abortos espontáneos debido a insuficiencia cervical, las que presentan complicaciones específicas en el embarazo, o las que tienen determinadas enfermedades crónicas.

Ya sea que el reposo en cama te ayude realmente a prevenir el parto prematuro o minimice los riesgos de otras complicaciones, está claro que permanecer acostada durante un período prolongado conlleva su cuota de desventajas. Las mujeres en cura de reposo prolongada pueden padecer dolor de caderas y músculos, dolor de cabeza, pérdida muscular (que podría dificultar mucho más su recuperación después del parto), irritaciones en la piel y depresión, y podrían ser más propensas a los coágulos sanguíneos. No poder moverse también puede agravar muchos de los síntomas normales del embarazo como acidez, estreñimiento, hinchazón de piernas y dolores de espalda. Finalmente, el descanso en la cama puede reducir tu apetito, que podría ser bueno para tu cintura (¿de qué cintura me hablas?), pero no tan bueno para tu bebé (o bebés) en crecimiento, que cuenta con esas calorías y nutrientes extra.

La buena y reconfortante noticia es que muchos de los efectos secundarios de la cura de reposo pueden ser reducidos siguiendo estos consejos:

- Mantén los sistemas en circulación. Lleva el máximo flujo sanguíneo al útero tendiéndote de costado y no de espaldas. Para sentirte acunada y cómoda, ponte una almohada debajo de la cabeza, otra debajo del vientre y entre las rodillas (o dos almohadas) y quizás también otra almohada detrás de ti, si es que te ayuda a equilibrarte. Cambia de lado cada hora más o menos para reducir los dolores corporales e impedir irritaciones cutáneas.

- Muévete lo que puedas. Pregúntale a tu médico si puedes hacer ejercicios con los brazos todos los días (usando pesas livianas) para impedir que se debiliten los músculos de la parte superior del cuerpo, lo que suele permitirse si estás en reposo modificado. Si te dan el visto bueno, puedes practicar flexión de bíceps y tríceps con pesas sentada en la cama. Sigue con estiramientos y torsiones de hombros.

- Estírate cuando puedas tanto como puedas. También consulta con tu médico si durante el reposo puedes hacer estiramientos suaves de piernas, flexionando los pies y moviendo los tobillos en círculos (sin levantarlos por encima del nivel de las caderas). Esto puede prevenir coágulos sanguíneos en las piernas y mantener los músculos un poco más firmes.

- Fíjate en lo que comes y cuánto comes. Una reducción significativa en el apetito de la mamá puede conducir a una pérdida de peso para ella y un menor peso al nacer del bebé, de modo que si ves que el tuyo disminuye, resiste comiendo bocadillos nutritivos y fáciles de digerir (los ricos en fibras, como frutas secas, también combaten el estreñimiento). Si comienzas a comer demasiado (por aburrimiento o depresión), un aumento excesivo de peso también podría traer inconvenientes. Por eso ten cuidado de no pasarte masticando todo el día, especialmente bocadillos ricos en calorías.

- **Mantén el consumo de líquidos.** Mantenerte hidratada es siempre importante cuando estás esperando, pero especialmente durante la cura de reposo (consumir líquidos suficientes disminuirá la hinchazón y el estreñimiento, y posiblemente impedirá las contracciones). Por eso asegúrate de que tu mesa de luz esté aprovisionada de agua y otras bebidas.

- **Combate la acidez con la gravedad.** Más tiempo acostada puede significar más acidez. Sentarte ligeramente en la cama (si te lo permiten), especialmente después de comer, mantendrá la acidez a raya.

- **Mantén expectativas realistas después de dar a luz.** No te esfuerces, teniendo en cuenta por todo lo que ha pasado tu organismo. No tendrás la misma capacidad aeróbica ni la misma fuerza muscular que tenías antes del reposo en cama, aunque hayas estado en la cama sólo algunas semanas. Por eso date la oportunidad de recuperarte y planea volver lentamente a tu antigua forma. Caminar, practicar yoga posparto y nadar son buenas actividades para empezar cuando tu médico te vuelva a dar la luz verde para hacer ejercicios.

La cura de reposo no solamente incide sobre tu bienestar físico. También puede afectar tu sanidad mental. Para mantenerte mentalmente sana mientras estás en posición horizontal:

Conéctate. Deja el teléfono a tu lado y hazles saber a familiares y amigas que deben estar disponibles para cuando necesites desahogarte (o para compartir quejidos, preocupaciones o risas). Mantente conectada también por medio del correo electrónico (éste es uno de los muchos motivos por los que también querrás tener una computadora a tu lado, o una portátil en la falda, o donde solías tener la falda…). Y no te olvides de visitar páginas *web* y tableros de mensajes, donde encontrarás a otras futuras mamás en los mismos zapatos (o pantuflas).

Prepárate. Anticipa lo que vas a necesitar cada día y pide a tu esposo que te lo lleve antes de irse por la mañana. Ten junto a la cama una nevera portátil con mucha agua, fruta, yogur, queso y sándwiches. Asegúrate de que el teléfono, las revistas, los libros y el control remoto del televisor estén a mano.

Programa el día. Trata de establecer una rutina, aunque el momento más atra-

Ayuda Maternal Mutua

Cada embarazo conlleva algunos riesgos, pero uno de riesgo elevado (o que se ha complicado) puede ocasionar muchos más. Enfrentar esos desafíos siempre es más fácil cuando tienes compañía: otras mamás que saben exactamente por lo que estás pasando, porque están en tu misma situación (o lo han estado). Es posible que existan grupos de apoyo en tu área para tu problema específico de embarazo (pregunta a tu médico), pero también es probable que encuentres ese apoyo en la Internet.

yente sea un baño en una bañera tibia seguida de una siesta, o una mañana en el sofá seguida de una tarde en la cama. Te sentirás un poquito mejor si le das cierta estructura a tu jornada.

Trabaja desde la casa. Si estás en reposo modificado y trabajas en un ámbito totalmente computarizado, quizás sea posible que trabajes desde tu casa todo o parte del tiempo de la cura de reposo. Entre conferencias telefónicas y correos electrónicos, podrías ser muy productiva como una gestora de telecomunicaciones. Habla con tu médico y con tu jefe para que todos sepan cuáles son tus capacidades y tus límites (aunque si tu trabajo es emocionalmente estresante, podrías no recibir el visto bueno de tu médico).

Aprovecha para hacer las compras para el bebé. Casi todo lo que puedes hacer en un comercio lo puedes hacer por Internet. Por eso, aprovecha este período de descanso en la cama para preparar todo lo que necesitará el bebé. Regístrate para su ajuar, encarga la cuna o encuentra tu futura doula, asesora de lactancia y niñera en línea. Y mientras lo hagas, pide también tus compras del almacén (¿te volviste a quedar sin leche, no es así?).

Encarga la cena. Mientras esperas esa entrega tan especial para ti, revisa la red de restaurantes del barrio que hacen entrega a domicilio. Ten los menús al alcance de la mano o búscalos en Internet.

Prueba la magia del cine. Contrata un servicio de DVDs por correo para encargar todas esas películas que no tuviste oportunidad de ver en el cine, y para las que tampoco tendrás tiempo cuando tengas un bebé en la casa.

Da fiestas en la cama. Llama a tus amistades para una reunión en el dormitorio, con pizza y películas (la mejor parte de este plan es que ellas tendrán que limpiar las migajas, y no tú).

Sé industriosa. Aprende a tejer, crochet o a hacer acolchados. O, mejor, haz que alguna amiga talentosa te acompañe y te enseñe. Podrás crear pequeños tesoros para tu bebé y, a la vez, conseguir una compañía tan necesaria. O dedícate a los álbumes de recortes (pronto tendrás más recuerdos que nunca que atesorar).

Organízate. Organiza todas esas fotos viejas en un álbum (por fin), o pasa tu libreta de direcciones a una base de datos de computadora. Te alegrará haberlo hecho cuando puedas imprimir las etiquetas con direcciones (para los anuncios de tu bebé, notas de agradecimiento, invitaciones a fiestas, tarjetas para las fiestas de fin de año…) en vez de escribirlas a mano.

Embellécete. Haz todo aquello que te haga sentir bien cada día, aun cuando a veces parezca innecesario. Cepíllate el cabello, maquíllate, unta tu barriga con una loción fragante (tu piel estará picante y seca de todos modos). Si está a tu alcance, considera llamar a algún estilista o manicura que vaya a tu casa (insinúa a tus amistades que éste sería un hermoso regalo de maternidad). No caigas en esa trampa de que "nadie me va a venir a ver de todos modos", ya que lucir bien te hará sentir bien, sin importar que otros te vean o no.

Refréscate. Encarga a tu esposo cambiar las sábanas de tu cama una vez por semana. Mantén a tu alcance toallitas húmedas y desinfectantes de manos para mantenerte limpia y relativamente fresca entre duchas y baños.

Empieza un diario. Piensa en el lado positivo: ahora es el momento ideal para empezar a registrar tus ideas o sentimientos sobre el embarazo o reposo en cama, o de escribirle algunas cartas a tu bebé que puedas compartir con él en el futuro. Consulta el Diario y organizador de Qué Esperar en el Embarazo (*The What to Expect Pregnancy Journal and Organizer*), que te puede ayudar a preservar los momentos del embarazo. Poner por escrito tus sentimientos es también un gran modo de desahogarte.

Ten siempre presente el premio. Enmarca algunas de las imágenes del ultrasonido y tenlas a tu lado, para que cuando enfrentes dificultades puedas recordar que tienes el mejor motivo del mundo para no desfallecer.

Cómo Lidiar con el Dolor de una Pérdida

S E SUPONE QUE EL EMBARAZO ES UN momento de gozo, desbordante de entusiasmo y de ensoñaciones sobre la vida con tu futuro bebé (mezclados con una pizca normal de inquietud y ansiedad). Y por lo general suele ser así, aunque no siempre. Si has experimentado la pérdida de un embarazo o de un recién nacido, sabes de primera mano que no hay palabras para expresar la magnitud de tu dolor. Este capítulo está dedicado a ayudarte a sobrellevar esa pena y a lidiar con una de las pérdidas más difíciles de la vida.

Aborto Espontáneo

S ólo porque a menudo el aborto espontáneo ocurre al inicio del embarazo no significa que no sea doloroso para los padres. El dolor que puede provocar es real, independientemente de qué tan pronto en el embarazo has perdido a tu bebé. A pesar de que nunca lo viste, excepto quizás en el ultrasonido, sabías que estaba creciendo dentro de ti y podrías haber formado un vínculo con el bebé, aunque fuese abstracto. Desde el momento en que descubriste que estabas embarazada puedes haber fantaseado sobre tu bebé y haberte imaginado como una flamante madre. Y después, todo el entusiasmo de meses (y años y décadas) se acaba abruptamente. Comprensiblemente, podrías sentir una amplia gama de emociones: triste y abatida por la pérdida; indignada y resentida de que te haya ocurrido a ti; posiblemente retraída de familiares y amistades (especialmente de quienes están embarazadas o acaban de tener bebés). Es posible que tengas dificultades para dormir y comer, y para aceptar la situación. Podrías llorar mucho o nada. Éstas son algunas de las muchas reacciones normales, saludables, ante la pérdida de un embarazo (recuerda que tu reacción es lo que es normal para ti).

De hecho, para algunas parejas, lidiar con la pérdida al inicio del embarazo podría ser, al menos en ciertos sentidos, tan difícil de sobrellevar como una pérdida más adelante. ¿Por qué? En primer lugar, porque como muchas parejas se abstienen de pasar la voz sobre su embarazo hasta completar el tercer mes, aun amistades íntimas y familiares podrían no haberse enterado todavía, lo que significa que el apoyo podría hacerse esperar. Aun quienes sabían sobre el embarazo y/o les informes sobre el aborto espontáneo podrían ofrecer menos apoyo que el que te habrían dado si el embarazo hubiese estado más avanzado. Podrían tratar de disminuir el significado de la pérdida diciéndote "No te preocupes, puedes volver a intentarlo", sin darse cuenta de que la pérdida de un bebé, no importa lo temprano que ocurra, puede ser devastadora. En segundo lugar, el hecho de que no tienes la posibilidad de sostener al bebé, tomarle una foto, ofrecerle un funeral y un entierro –rituales de duelo que pueden contribuir a dar alguna medida de consuelo a los padres de los bebés que nacen muertos– podría complicar el proceso de recuperación.

De todos modos, si has tenido un aborto espontáneo (o un embarazo ectópico o molar), es importante recordar que tienes derecho a entristecerte tanto –o tan poco– como lo necesites. Hazlo de cualquier manera que te ayude a consolarte y, a la larga, a seguir adelante.

Un Proceso Personal

Frente a un aborto espontáneo u otra pérdida del embarazo, las reacciones emocionales son muy variadas. Las parejas enfrentan, lidian, sobrellevan y procesan sus sentimientos de maneras completamente diferentes. Es posible que te sientas profundamente entristecida y aun devastada por la pérdida, y descubrir que el consuelo se tarda una eternidad. O puede que manejes la situación con pragmatismo, considerándola sólo como un obstáculo en el camino para tener un bebé. O quizás sientas que después de una tristeza momentánea, eres capaz de superar el trago amargo más rápido de lo que habrías imaginado: en vez de amargarte por la pérdida, tal vez prefieras mirar al futuro pensando en intentarlo otra vez. Sólo recuerda lo siguiente: la reacción normal frente a una pérdida es la que resulte normal para ti. Siente lo que te nazca de tu interior para consolarte y seguir adelante.

Quizás encontrarás consuelo en una ceremonia privada con familiares íntimos o sólo tú y tu esposo. O compartiendo tus sentimientos –individualmente, por medio de un grupo de apoyo, o en la red– con otras parejas que han experimentado un aborto espontáneo temprano. Como a muchas mujeres les ocurre al menos una vez durante sus años reproductivos, podría sorprenderte descubrir cuántas otras conocidas han tenido la misma experiencia que tú, pero nunca te lo habían dicho a ti o, incluso, nunca se lo habían comentado a nadie. Si no te sientes en condiciones de compartir tus sentimientos, o si no sientes la necesidad, no lo hagas. Haz sólo lo que sientas que está bien para

Repetición de Abortos Espontáneos

Sufrir la pérdida de un embarazo puede ser una carga emocional aplastante. Pero si has padecido más de una, podría ser infinitamente más devastadora, como si se agravara en escala creciente con cada pérdida. Es posible que te sientas desalentada, deprimida, indignada, irritada, incapaz de concentrarte en otros aspectos de tu vida (o en algo que no sean tus pérdidas). El consuelo emocional podría tardar más que la recuperación física y, además, la tristeza podría, literalmente, debilitarte. Es más, el dolor emocional podría provocarte síntomas físicos, incluyendo dolores de cabeza, pérdida de apetito o gula, insomnio y fatiga extrema (algunas parejas manejan de manera más pragmática las pérdidas reiteradas, y eso también es normal).

Quizás el tiempo no lo cura todo, pero decididamente te ayudará. Mientras tanto, la paciencia, la información y el apoyo podrían ser tus mejores remedios. Es posible que en tu zona existan grupos de apoyo para este tipo de pérdidas, por lo tanto pregúntale a tu médico o busca un grupo de apoyo en Internet, si crees que eso te pueda ayudar (algunas parejas prefieren consolarse mutuamente). Compartir con personas que han experimentado otras pérdidas, particularmente múltiples, te puede ayudar a sentirte menos sola, como también más esperanzada. Pero sobre todo, no permitas que el sentimiento de culpa agrave tu dolor. No es culpa tuya que hayas tenido un aborto espontáneo. En cambio, trata de pensar en lo fuerte que has sido (aunque no siempre te hayas sentido tan fuerte) y en lo decidida que estás a tener un bebé.

ti. Algunos de los consejos para quienes experimentan pérdidas más adelante en el embarazo también podrían servirte a ti. Asimismo, podrías leer sobre las Etapas del Duelo (consulta el recuadro en la página 631) que quizás se apliquen a tu caso.

Admite que siempre tendrás un lugar en el corazón para el embarazo que perdiste, y podrías sentirte triste o decaída en el aniversario de la fecha de parto prevista o en el aniversario de la pérdida misma, incluso años más tarde. Si sientes que te ayuda, planea hacer algo especial en ese momento –al menos por el primer año– que sea alentador y, a la vez, te permita recordar: planta algunas flores o un arbolito, comparte un picnic tranquilo en el parque, o una cena conmemorativa con tu marido.

Si bien es normal llorar tu pérdida –e importante consolarte a tu manera–, deberías empezar a sentirte mejor poco a poco, a medida que pasa el tiempo. Si no te sucede, o si tienes dificultades constantes para lidiar con el día a día –si no comes ni duermes, si no puedes concentrarte en el trabajo, si te estás aislando de familiares y amistades– o si sigues sintiéndote muy ansiosa (la ansiedad es un síntoma aun más común que la depresión después de un aborto espontáneo), una asesoría profesional podría ayudar a tu recuperación.

Trata de recordar que puedes volver a quedar embarazada –lo que es muy probable– y dar a luz a un bebé saludable. Para la gran mayoría de las mujeres, el aborto espontáneo es un acontecimiento aislado y, por cierto, una señal de futura fertilidad.

La Pérdida en el Útero

Cuando no oyes (o sientes) a tu bebé durante varias horas o más, es natural temer lo peor. Y lo peor es que tu bebé en gestación haya muerto.

Probablemente estarás sumida en una bruma de incredulidad y pesar si te dicen que no pueden localizar el latido cardíaco de tu bebé y que ha muerto en el útero. Quizás te resulte difícil o aun imposible continuar con una vida normal mientras llevas en tu interior un feto que ya no vive. Los estudios revelan que una mujer tiene mayor probabilidad de padecer una depresión severa después de tener un niño muerto si el parto es retrasado más de tres días después que se diagnostica la muerte. Por este motivo, se tomará en cuenta tu estado emocional cuando tu médico decida cuál será el próximo paso. Si el parto es inminente, o si ya ha comenzado, tu bebé muerto será traído al mundo. Si no hay indicios claros de que el parto esté por comenzar, la decisión de si inducirlo o no de inmediato, o permitir tu regreso a casa hasta que comience espontáneamente, dependerá de cuánto te falte para la fecha prevista, o de tu estado físico y emocional.

El proceso de duelo por el que atravesarás si tu feto ha muerto en el útero tal vez será muy similar al de los padres cuyo bebé ha muerto durante o después del nacimiento. Los mismos pasos te ayudarán a iniciar el largo período de consuelo, incluyendo –cuando sea posible y práctico– sostener a tu bebé en tus brazos y ofrecerle un funeral o servicio fúnebre. Lee más adelante para informarte sobre el tema.

La Pérdida durante o después del Nacimiento

A veces la pérdida de un bebé ocurre durante el parto o el alumbramiento, y otras veces, inmediatamente después del nacimiento. De un modo u otro, el mundo se te viene abajo. Habías esperado este momento durante meses, y ahora te irás a casa con las manos vacías.

Probablemente no hay un dolor más grande que el causado por la muerte de un hijo. Y aunque nada puede sanar el dolor que sientes, hay pasos que puedes seguir ahora para disminuir la inevitable tristeza que viene con la tragedia:

- Mira a tu bebé, sostenlo, dale un nombre. El duelo es un paso vital para aceptar tu pérdida y recuperarte, y es difícil condolerse por un niño sin nombre al que no has visto nunca.

Depresión Posparto y Pérdida del Embarazo

Cada padre y madre que pierde un bebé tiene motivos para sentirse triste. Pero para algunos, la tristeza puede llegar al extremo de la depresión y/o ansiedad posparto. Si no es tratada, la depresión posparto puede impedirte experimentar las etapas del duelo, que son esenciales para el consuelo. Aunque podría ser difícil distinguir la depresión posparto de la depresión causada por la pérdida trágica de un bebé, todo tipo de depresión requiere ayuda. Si manifiestas signos de depresión (pérdida de interés en las actividades cotidianas, imposibilidad de dormir, pérdida del apetito, tristeza extrema que interfiere con tu habilidad para manejarte en el día a día), no dudes en conseguir la ayuda que necesitas. Habla con tu médico prenatal o tu médico regular y pídeles que te recomienden a un profesional de la salud mental. La terapia –y, de ser necesario, medicación– pueden ayudarte a sentirte mejor.

El Término de la Lactancia cuando Muere un Bebé

Si has padecido la devastadora pérdida de tu bebé, lo último que deseas es otro recordatorio de lo que pudo haber sido y no fue. Desafortunadamente, la naturaleza puede presentar ese recordatorio cuando el fin del embarazo (aun cuando haya terminado trágicamente) señala automáticamente el comienzo de la lactancia, y los senos se llenan de la leche que tenías destinada para alimentar a tu bebé. Esto puede resultar muy doloroso, tanto física como emocionalmente, como también lidiar con esa producción de leche que se ha iniciado en pleno (en el caso de que tu bebé haya muerto después de que empezaste a amamantar o de que hayas empezado a extraerte leche cuando él estaba en la unidad de cuidado intensivo neonatal, NICU).

Si tu bebé murió en el útero o al nacer, y nunca tuviste la oportunidad de amamantar, tendrás que lidiar con la congestión de los senos. Bolsas de hielo, analgésicos suaves y un sostén de apoyo pueden ayudarte a reducir la incomodidad física que sientes. Evitar las duchas calientes, la estimulación de los pezones y la extracción de leche de tus senos te ayudará a evitar una mayor producción de leche. La hinchazón se irá en unos pocos días.

Si tu bebé murió después de que empezaste a amamantar o a extraerte leche (como podría ocurrir con un bebé en la NICU), pide ayuda a las enfermeras en el hospital o a una asesora de lactancia. Probablemente te aconsejarán sacar suficiente leche (usando una bomba o en forma manual si prefieres) para reducir la presión en los senos, pero no lo suficiente como para vaciarlos y estimular así a que sigan produciendo. La frecuencia y duración del bombeo varía de una mujer a otra, dependiendo de la cantidad de leche que hayas estado produciendo, la frecuencia de las sesiones de alimentación y el tiempo transcurrido desde el nacimiento de tu bebé, pero deberías dejar pasar más tiempo entre las extracciones y bombear por un período más corto. Ten en cuenta que es normal que te aparezcan gotas de leche en los senos durante semanas o meses después de que hayas descontinuado la lactancia y/o el bombeo.

Si tienes gran cantidad de leche, ya sea almacenada o en producción (si estás produciendo mucha leche o si estabas extrayéndote para mellizos, por ejemplo), podrías considerar donarla a un banco de leche. La donación podría ayudarte a encontrar algún sentido a la muerte de tu bebé. Pero, como siempre, haz lo que te ayude más.

Aun si tu bebé tiene deformaciones, los expertos aconsejan que es mejor verlo, debido a que lo que puedes imaginar suele ser peor que la realidad. Sostener y darle un nombre a tu bebé hará su muerte más real y, en definitiva, más fácil la recuperación. Por eso arregla un funeral y entierro o un servicio fúnebre, ya que te dará otra oportunidad de decirle adiós. Si hay un entierro, la tumba te ofrecerá un lugar permanente donde puedas visitar a tu bebé en el futuro.

- Guarda una fotografía u otros recuerdos (un mechón de cabello, una huella) para tener algunos recordatorios tangibles para atesorar cuando pienses en el bebé que perdiste. Trata de concentrarte en los detalles que querrás recordar más adelante —ojos grandes, pestañas largas, manos hermosas y dedos delicados, una cabecita llena de cabello.

- Discute los resultados de la autopsia y otros informes médicos con tu doctor para que te ayude a aceptar la realidad de lo que te ocurrió y para que te ayude en el proceso del duelo. Tal vez te dieron muchos detalles en la sala de parto, pero es posible que los medicamentos, tu estado hormonal y la conmoción te hayan impedido comprenderlos completamente.

- Pide a amistades o familiares que dejen los preparativos que habías hecho para el bebé en casa tal como estaban. Regresar a una casa que parece que nunca esperaba a un bebé, sólo hará más difícil aceptar lo ocurrido.

- Ten en cuenta que el proceso de duelo suele tener muchas etapas, incluyendo negación y aislamiento, indignación, depresión y aceptación. No te sorprendas si sientes esas emociones, aunque no necesariamente en ese orden. Y tampoco te sorprendas si no sientes ninguna de ellas, o si experimentas otras emociones en vez de éstas o además de éstas. Cada persona es diferente y reacciona de manera diferente, aun en una situación similar, y especialmente en algo tan personal.

- Espera momentos difíciles. Durante algún tiempo podrías sentirte deprimida, muy ansiosa, o sólo profundamente triste, y tener problemas para dormir, comer o concentrarte en el trabajo. También podrías mostrarte irascible con tu marido y con tus otros hijos, si los tienes. Es posible que te sientas sola –aun si estás rodeada de gente que te ama– y vacía e, incluso, podrías imaginar a tu bebé llorando en la mitad de la noche. Probablemente sentirás la necesidad de ser una niña,

de ser amada, mimada y cuidada. Todo esto es normal.

- Llora: tanto como quieras y con la frecuencia que sientas necesaria.

- Reconoce que los padres también están de duelo. Su dolor podría parecerte menos intenso o más breve que el tuyo, en parte porque él no llevó al bebé en su seno durante tantos meses. Pero eso no significa que su dolor sea menos real o que el proceso del duelo sea menos vital para consolarse. A veces, el padre tiene mayor dificultad para expresar su dolor, o podría guardarse sus emociones en un esfuerzo por mostrarse fuerte ante su pareja. Si crees que ése es el caso de tu marido, los dos podrían encontrar un alivio reconfortante desahogando el dolor mutuo. Estimúlalo a que se desahogue contigo, con un asesor o con otro padre que haya pasado por esa pérdida.

- Cuídense mutuamente. El dolor puede ser muy absorbente. Tú y tu marido podrían verse tan sumidos en vuestro dolor, que no les queden reservas emocionales para consolarse el uno al otro. Lamentablemente, pueden producirse problemas de relación cuando las parejas se aíslan de ese modo, dificultando aún más la recuperación. Aunque por cierto habrá momentos en que querrás estar sola con tus pensamientos, hazte también el tiempo para compartirlos con tu marido. Considera la posibilidad de ir juntos a un psicólogo o unirse a un grupo de apoyo para parejas. No sólo podría ayudarles a encontrar consuelo sino también a preservar e, incluso, profundizar la relación de pareja.

- No enfrentes el mundo sola. Si te aterra que las caras amigas te pregunten "¿Ya tuviste tu bebé?", lleva a una amiga que pueda responder las preguntas por ti en las primeras visitas al supermercado, la tintorería y otros sitios. Asegúrate de que la gente en el trabajo, en tu lugar de culto y en otras organizaciones en las que estés activa, esté informada antes de tu regreso para no tener que dar explicaciones difíciles más de lo absolutamente necesario.

- Ten en cuenta que algunas personas amigas o familiares podrían no saber qué hacer o decir. Algunas podrían sentirse tan incómodas, que se abstendrán de verte durante el período de duelo. Otras podrían decir cosas que te indignen en vez de consolarte: "Sé cómo te sientes" o "Oh, puedes tener otro bebé", o "Es bueno que el bebé haya muerto antes de que hayas formado un vínculo con él". Aunque por cierto tienen buenas intenciones, podrían no comprender que nadie que no ha perdido un bebé puede saber cómo se siente, que ningún otro bebé podrá ocupar jamás el lugar del que perdiste, o que los padres establecen un vínculo con el bebé mucho antes de su nacimiento. Si oyes ese tipo de comentarios con frecuencia, pide a alguna amiga íntima o familiar que explique cómo te sientes y que haga saber a los demás que sólo preferirías que te dijeran que sienten tu pérdida.

- Busca el apoyo de quienes ya han pasado por la experiencia. Al igual que muchos otros padres y madres, podrías cobrar fuerza incorporándote a un grupo para padres que hayan sufrido una pérdida. También hay grupos de apoyo en Internet que pueden ofrecer algún consuelo. Prueba compassionatefriends.org o missingangel.org. Pero trata de evitar que dichos grupos se conviertan en un mecanismo para perpetuar tu dolor en vez de dejarlo ir. Si después de un año sigues teniendo problemas para aceptar tu pérdida (o antes, si tienes problemas para funcionar normalmente), busca terapia individual.

- Cuídate. En vista de tanto dolor emocional, tus necesidades físicas podrían ser la menor de tus preocupaciones. Pero no debería ser así. Comer bien, dormir lo suficiente y hacer ejercicios es vital no sólo para mantener tu salud sino también para contribuir a tu recuperación. Haz un esfuerzo consciente para sentarte a comer, aunque no sientas muchas ganas. Date un baño tibio o haz algunos ejercicios de relajación para tranquilizarte antes de acostarte y para dormir mejor por la noche. Trata de incorporar alguna actividad física a tu jornada, aunque sea sólo una caminata antes de la cena. Y trata de distraerte de vez en cuando. Ve una película, acepta una invitación de tus amistades, tómate un fin de semana en el campo, y disfruta sin sentimientos de culpa. Para que la vida siga, después de todo, debes seguir viviendo.

- Recuerda a tu bebé de manera tan privada o tan pública como lo sientas. En lo que respecta a un funeral, haz lo que te parezca adecuado para ti. Podría ser una ceremonia completamente privada –que les permita a tu marido y a ti compartir vuestros sentimientos a solas– u otra que te rodee del amor y el apoyo de familiares, amistades y la comunidad.

- Honra la memoria de tu bebé de una manera que sea significativa para ti, si te ayuda. Compra libros para algún centro de cuidado infantil que atienda a niños necesitados, o haz una donación a alguna organización que ayude a las futuras mamás en desventaja; planta un árbol o un nuevo macizo de flores en tu jardín o en un parque local.

- Recurre a la religión, si te consuela. Para algunos padres en duelo, la fe es un gran consuelo.

- Vuelve a quedar embarazada, si es lo que deseas, pero no como un esfuerzo por sentirte mejor ni reemplazar al bebé que perdiste. Es mejor esperar hasta que haya pasado el momento de tristeza más profunda antes de pensar en volver a concebir. Consulta la página 631 para leer más sobre el tema.

- Puedes esperar que tu dolor disminuirá con el tiempo. Al principio sólo tendrás días malos, después algunos días buenos de vez en cuando; a la larga, habrá más días buenos que malos. Pero prepárate para la posibilidad de que los vestigios del dolor duren mucho más. El proceso de duelo, que podría incluir pesadillas y dolorosos *flashbacks*, suele no completarse hasta los dos años, pero lo peor suele quedar atrás de tres a seis meses después de la pérdida. Si luego de seis a nueve meses tu dolor sigue siendo el foco de tu vida, si tienes problemas para funcionar o para concentrarte, o si tienes poco interés en todo lo demás, busca ayuda. También búscala si, desde el comienzo, no has podido entristecerte en absoluto. Y recuerda que la depresión posparto también puede obstaculizar el proceso de sanación; consulta la página 624.

- Reconoce que el sentimiento de culpa puede agravar innecesariamente el dolor y dificultar más la aceptación de la pérdida. Si sientes que la pérdida de tu bebé fue un castigo por haber sido ambivalente sobre tu embarazo, o por carecer de la capacidad de crianza u otras cualidades necesarias para la maternidad, o por cualquier

otro motivo, busca ayuda profesional para que te ayude a comprender que de ninguna manera eres responsable de tu pérdida. Búscala también si has tenido dudas en el pasado y ahora crees que éstas se han confirmado (que no podías gestar un bebé vivo). Si te sientes culpable incluso de pensar en retomar tu vida normal porque serías insensible al bebé que perdiste, tal vez te pueda ayudar el pedir a tu bebé, en espíritu, perdón o permiso para volver a disfrutar de la vida. Podrías tratar de hacerlo en una "carta", en la que expreses tus sentimientos, esperanzas y sueños.

- A veces, la donación de órganos es posible cuando un bebé nace vivo y con algunos órganos en funcionamiento, pero con un pronóstico sin esperanzas. La posibilidad de ayudar a que otro bebé sobreviva podría darte algún consuelo en ese caso.

La Pérdida de un Mellizo

Los padres que pierden un mellizo (o más bebés, en el caso de trillizos o cuatrillizos), enfrentan la posibilidad de celebrar un nacimiento (o nacimientos) y lamentar una muerte (o muertes) al mismo tiempo. Si esto sucede, podrías sentirte en conflicto tanto como para lamentar la pérdida de un niño como para disfrutar del nacimiento de otro, ambos procesos de vital importancia. Comprender por qué te sientes de ese modo podría ayudarte a lidiar con tus sentimientos, que podrían incluir todos o algunos de los siguientes aspectos:

- Podrías sentirte desconsolada. Has perdido un bebé, y el hecho de que tienes otro no disminuye tu pérdida. Ten en cuenta que tienes derecho a estar de duelo por el bebé que perdiste, aunque estés celebrando el nacimiento de otro. De hecho, lamentar esa pérdida es una parte importante del proceso de recuperación. Tomar las medidas para los padres de duelo descritas en la sección anterior, podría ayudarte más fácilmente a aceptar la muerte de tu bebé como una realidad.

- Podrías sentirte feliz también, pero sin estar segura de manifestarlo públicamente. Tal vez sientas que es inapropiado demostrar entusiasmo por la llegada de tu bebé o, incluso, sentirte desleal con el que no sobrevivió. Es un sentimiento natural, pero que tendrás que tratar de olvidar. Amar y criar al hermanito será un modo maravilloso de honrar al bebé que no pudo sobrevivir; además, es esencial para el bienestar de tu bebé.

- Podrías querer celebrar, pero no sabes si está bien hacerlo. Un nuevo bebé es siempre motivo de celebración, aun cuando la feliz noticia llegue teñida de tristeza. Si te sientes incómoda de organizar una bienvenida al bebé, sin reconocer a la vez tu pérdida, considera realizar primero una ceremonia en memoria o de despedida del bebé que murió.

- Podrías considerar la muerte de tu bebé como un castigo, tal vez porque realmente no estabas segura de si lo deseabas, o si ibas a poder manejarte como madre de múltiples, o porque querías una niña más que un niño (o viceversa). Aunque este tipo de sentimiento de culpa es común entre las madres que experimentan una pérdida de embarazo de cualquier tipo, no tiene ningún fundamento. Nada de lo que hayas hecho –o que hayas imaginado o deseado– pudo haber causado la pérdida.

¿Por Qué?

Tal vez la dolorosa pregunta "¿por qué?" jamás encuentre respuesta. Pero podría ser útil dar un toque de realidad a la tragedia, averiguando las causas físicas de la muerte de un feto o un recién nacido. A menudo, el bebé luce perfectamente normal y el único modo de descubrir la causa de muerte es examinar minuciosamente el desarrollo del embarazo y hacer un examen completo del feto o bebé. Si el feto murió en el útero o nació muerto, también es importante que un experto haga un examen patológico de la placenta. Saber lo que sucedió (y no siempre es posible determinarlo) no te explicará realmente por qué les ocurrió a ti y a tu bebé, pero ayudará a cerrar el telón sobre un episodio y prepararte para un futuro embarazo.

- Podrías sentirte decepcionada de que no seas madre de múltiples. Es normal estar triste por la pérdida de este entusiasmo, especialmente si habías imaginado y planeado la llegada de más de un bebé durante meses. Incluso podrías lamentarte cuando veas otros mellizos. No te sientas culpable por sentirte así; es completamente comprensible.

- Podrías temer que resulte incómodo y difícil explicar tu situación a familiares y amistades, especialmente si habían estado esperando ansiosamente la llegada de mellizos. Para facilitar un poquito ese escenario, pídele a una amiga o familiar íntima que circule la voz y así no lo tengas que hacer tú. En las primeras semanas, trata de que alguien te acompañe cuando salgas con tu bebé, para que esa persona pueda anticiparse y responder las preguntas inevitables y posiblemente dolorosas.

- Podrías tener dificultades para lidiar con las reacciones y comentarios de familiares y amistades. En su afán por tratar de ayudar, amigas y parientes podrían exagerar su entusiasmo al dar la bienvenida a tu hijo sobreviviente, sin reconocer el hecho de que perdiste otro. O podrían instarte a olvidar al bebé perdido y apreciar al que tienes contigo. Aunque sus palabras y acciones sean bien intencionadas, también pueden herirte y contrariarte. Por eso no dudes en decirle a la gente –especialmente a quienes tengas más

cerca– cómo te sientes. Hazles saber que necesitas llorar al bebé que perdiste al igual que celebrar al recién llegado.

- Podrías sentirte demasiado deprimida por tu pérdida como para cuidar de tu nuevo bebé. O, si todavía estás embarazada, de cuidar de tu bebé cuidándote a ti misma de la mejor manera posible. No te castigues por tus sentimientos de infelicidad o contradictorios. Son normales y completamente comprensibles. Pero asegúrate de recibir la ayuda necesaria para empezar a satisfacer los requerimientos de tu bebé, tanto físicos como emocionales. Los grupos de apoyo te pueden

Reducción del Embarazo

A veces un ultrasonido revela que uno (o más) de los fetos en un embarazo múltiple no puede sobrevivir o tiene deformidades tan severas que las probabilidades de sobrevivir fuera del útero son mínimas y, todavía peor, que el feto defectuoso puede poner en peligro al bebé (o bebés) saludable. O también puede revelar que hay tantos fetos, que existe un riesgo significativo para la madre y todos sus bebés. En dichos casos, tu médico podría recomendar una reducción del embarazo. Contemplar este procedimiento puede ser doloroso –podría parecer sacrificar a un hijo para proteger a otro– y te dejará agobiada por la culpa, la confusión y sentimientos contradictorios. Quizás te resulte fácil tomar la decisión de hacerlo o no, o quizás te sea sumamente difícil.

No hay respuestas fáciles a este dilema, ni tampoco hay opciones perfectas, pero seguramente querrás hacer todo lo que puedas para abrazar la decisión que tomes. Estudia la situación con

tu médico y busca una segunda opinión –o tercera, o cuarta– hasta que estés segura de tu decisión en la medida de lo posible. También podrías pedirle a tu médico que te contacte con alguien del equipo de bioética del hospital (si hay uno disponible). Tal vez querrás compartir tus sentimientos con amistades íntimas o, por el contrario, mantener esta decisión personal en privado. Si la religión desempeña un papel importante en tu vida, es posible que quieras buscar orientación espiritual. Pero una vez que tomes tu decisión, trata de no dudar: acepta que es la mejor decisión que tienes a tu alcance bajo circunstancias tan difíciles. Y no te abrumes por un sentimiento de culpa, no importa lo que decidas. Recuerda que no es culpa tuya, por lo tanto no hay motivos para sentirte culpable.

Si terminas sometiéndote a la reducción del embarazo, podrías experimentar el mismo pesar que cualquier madre o padre que ha perdido uno o más bebés.

Las Etapas del Dolor

Ya sea que la pérdida de un bebé se produzca al inicio del embarazo, cerca del término o en el parto, probablemente experimentarás muchos sentimientos y reacciones. Aunque no podrás evitarlos, comprenderlos te ayudará a aceptar la pérdida tarde o temprano. Mucha gente que padece una pérdida atraviesa varias etapas en el camino hacia la sanación emocional. Estos pasos son comunes, aunque el orden en que pueden aparecer los tres primeros puede variar; al igual que los sentimientos que experimentes.

■ Conmoción y negación. Podrías sentir aturdimiento e incredulidad, el sentimiento de que "esto no me pudo haber ocurrido a mí". Es un mecanismo mental destinado a proteger tu psiquis del trauma de la pérdida.

■ Sentimiento de culpa e indignación. Desesperada por encontrar algún culpable de esa tragedia tan incomprensible, podrías culparte a ti misma ("debo haber hecho algo mal para causar el aborto espontáneo" o "si yo hubiese estado más feliz con el embarazo, mi bebé todavía estaría vivo"). O podrías culpar a otros –a Dios, por permitir que esto suceda, o a tu médico (aunque no haya ningún motivo). Podrías sentirte resentida y envidiosa de quienes están embarazadas o que sean madres y padres a tu alrededor, y aun tener sentimientos pasajeros de odio hacia ellos.

■ Depresión y desesperanza. Podrías sentirte triste todo o casi todo el tiempo, llorando constantemente, incapaz de comer o de dormir, desinteresada de todo o incapaz de funcionar. También podrías preguntarte si volverás a ser capaz de tener un bebé saludable.

■ Aceptación. Finalmente, aceptarás el hecho de la pérdida. Ten en cuenta que esto no significa que la olvidarás, sino sólo que serás capaz de aceptarla y volver a las exigencias de la vida.

---

ayudar, como también un consejero profesional.

■ Podrías sentir que estás sola en tu dolor. Recibir apoyo de otras personas que sepan por lo que estás pasando, puede ayudarte más de lo que imaginas. Busca ese apoyo en un centro local o en Internet. Puedes contactar al *Centers for Loss in Multiple Births* (CLIMB) en climb-support.org.

Independientemente de lo que estés sintiendo –y dada tu situación, tus sentimientos podrían abarcar toda la gama emocional– date tiempo. Lo más probable es que te sientas paulatinamente mejor (y mejor por sentirte mejor).

Volver a Intentarlo

Después de una pérdida, tomar la decisión de volver a intentar un embarazo –y un nuevo bebé– no siempre es fácil, y decididamente no es tan fácil como podrían pensar quienes te rodean. Es una decisión muy personal y también puede ser dolorosa. Éstos son algunos aspectos que podrías considerar para decidir cuándo –y si– lo intentarás nuevamente:

- Intentar tener otro bebé después de perder uno (o más) requiere valentía. Date el mérito que mereces –y la palmadita en la espalda que necesitas– al embarcarte en este proceso.

- El momento adecuado es el que sea adecuado para ti. Podría pasar un corto tiempo para que te sientas emocionalmente preparada para intentar tener otro bebé, o tomar mucho más tiempo. No te presiones (ni dejes que otros lo hagan) para intentarlo demasiado pronto. Y no dudes (ni te paralices) esperando más de lo que debas. Escucha a tu corazón y sabrás cuándo estarás emocionalmente preparada y lista para contemplar un nuevo embarazo.

- También deberás estar físicamente preparada. Consulta con tu médico para comprobar si necesitarás un período de espera. A menudo puedes intentarlo tan pronto como te sientas dispuesta (y tan pronto como tu ciclo menstrual empiece a cooperar). Si hay un motivo por el que tengas que esperar más tiempo del que quisieras (como podría ser el caso de un embarazo molar), usa ese período para ponerte en el mejor estado físico posible para la concepción (consulta el Capítulo 1), si es que ya no lo estás.

- Un nuevo embarazo podría ser menos inocente. Ahora sabes que no todos tienen un final feliz, lo que significa que en tu nuevo embarazo probablemente no darás nada por sentado. Tal vez te sientas más nerviosa que la primera vez, especialmente hasta que hayas pasado el aniversario de la semana en que perdiste a tu bebé (y si perdiste a tu bebé en su nacimiento, o justo antes o después, podrías preocuparte más durante los nueve meses). Podrías tratar de mantener tu entusiasmo a raya y descubrir que tu alegría se ve templada por la inquietud, tanto que hasta podrías vacilar en conectarte con tu nuevo bebé hasta que se haya disipado ese temor de amarlo y perderlo nuevamente. Es posible que estés más atenta que nunca a todo síntoma del embarazo: los que te dan esperanzas (senos hinchados, náusea y vómitos, las carreras frecuentes al baño) y los que despiertan tu ansiedad (punzadas pélvicas, sensación de calambres). Todo esto es completamente comprensible y normal, como descubrirás si te conectas con otras mujeres que han dado a luz después de experimentar una pérdida. Pero si este tipo de sentimientos te impide cuidar y nutrir tu nuevo embarazo, busca ayuda rápidamente para solucionarlo.

Pensar en esa recompensa inigualable –ese bebé que estás tan ansiosa por acunar– en vez de pensar en tu pérdida, te ayudará a mantener una actitud positiva. Recuerda que la gran mayoría de mujeres que ha experimentado una pérdida de embarazo o la pérdida de un bebé, llega a tener embarazos completamente normales y bebés completamente saludables.

Índice

Notas

....

....

....

....

....

....

....

....

....

....

....

....

....

Más sobre *Qué Esperar*®

Qué Esperar® en el Primer Año

La guía mes a mes, amplia y reconfortante, sobre el cuidado infantil durante el primer año.

"Cumple lo que promete...
Mejor que cualquier otro libro actual sobre el cuidado infantil".
—MARK D. WIDOME, MD, MPH, PROFESOR DE PEDIATRÍA,
HOSPITAL DE NIÑOS DE PENN STATE

◆ ◆ ◆

Qué Esperar® en los Años de la Infancia

Una guía completa para los padres de los niños que empiezan a caminar.

"Esta guía maravillosa...
es esencial en la biblioteca de los padres y madres".
—MARIAN WRIGHT EDELMAN, PRESIDENTA Y FUNDADORA DE
EL FONDO DE DEFENSA INFANTIL

◆ ◆ ◆

Qué Esperar® Comiendo Bien Cuando Estás Esperando

Todo lo que necesitas saber para nutrir un embarazo saludable, incluyendo 175 deliciosas recetas.

"Las recetas son deliciosas
y perfectamente adecuadas para la futura mamá de hoy en día".
—SHEILA LUKINS, EDITORA GASTRONÓMICA, *PARADE;*
COAUTORA DE LOS LIBROS DE COCINA *THE NEW BASICS*
Y *SILVER PALATE*

Qué Esperar® Diario y Organizador del Embarazo

El planificador "todo en uno" que ayuda a una futura madre a mantener el registro de los detalles del embarazo, desde la dieta hasta los controles médicos pasando por las compras del ajuar del bebé.

◆ ◆ ◆

Qué Esperar® Planificador para el Embarazo

Un planificador, diario de citas y registro de datos indispensable para el embarazo, en un práctico formato de calendario para colgar en la pared.

◆ ◆ ◆

Qué Esperar® Manual para la Niñera

Todo lo que una niñera necesita saber sobre el cuidado del niño, desde el recién nacido hasta el preescolar.

◆ ◆ ◆

Disponibles en tu librería local o visita www.workman.com. Para mayor información, contacta:

WORKMAN PUBLISHING COMPANY, INC.
225 Varick Street
New York, NY 10014-4381

¿Estás esperando?

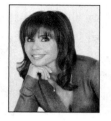

¡Acompáñame en WhatToExpect.com!

A la embarazada le encanta la compañía y el apoyo, y encontrarás mucho de los dos en WhatToExpect.com, el sitio web en inglés, compañero en línea de los libros What to Expect® (Qué Puedes Esperar). Acompáñame junto a toda una comunidad de futuras mamás que saben exactamente por lo que estás pasando (porque ellas están pasando por lo mismo), un grupo de amigas para compartir el entusiasmo y la ilusión, los momentos trascendentales milagrosos, los síntomas sorprendentes y la experiencia maravillosa (y a veces inesperada) de estar esperando.

Espero verte en WhatToExpect.com, ¡y que todos tus mejores deseos se hagan realidad!

heidi

Visita __WhatToExpect.com__ y encontrarás:

- Un calendario personalizado del embarazo día a día, que te ayudará a seguir el desarrollo de tu bebé

- Tableros de mensajes, blogs, galerías de fotos y perfiles sobre el embarazo, que te permitirán conectarte con otras futuras mamás

- La oportunidad de registrarte en What to Expect Today, nuestro boletín informativo personalizado enviado por correo electrónico

- Y una vez que nazca tu bebé, correos electrónicos personalizados con anuncios de nacimientos, consejos posparto, tableros de mensajes sobre el cuidado de los niños ¡y mucho más!